山东

药品监督管理年鉴

SHANDONG YAOPIN JIANDU GUANLI NIANJIAN

2020

山东省药品监督管理局 编

九州出版社
JIUZHOUPRESS

图书在版编目（CIP）数据

山东药品监督管理年鉴. 2020 / 山东省药品监督管理局编. -- 北京 : 九州出版社, 2020.11
ISBN 978-7-5108-9784-9

Ⅰ. ①山… Ⅱ. ①山… Ⅲ. ①药品管理—质量管理—山东—2020—年鉴 Ⅳ. ①R954—54

中国版本图书馆CIP数据核字（2020）第221502号

山东药品监督管理年鉴2020

作　　者	山东省药品监督管理局　编
出版发行	九州出版社
地　　址	北京市西城区阜外大街甲35号（100037）
发行电话	(010)68992190/3/5/6
网　　址	www.jiuzhoupress.com
电子信箱	jiuzhou@jiuzhoupress.com
印　　刷	山东麦德森文化传媒有限公司　0531-82666659
开　　本	889毫米×1194毫米　16开
印　　张	20.5
字　　数	600千字
版　　次	2020年12月第1版
印　　次	2020年12月第1次印刷
书　　号	ISBN 978-7-5108-9784-9
定　　价	300.00元

《山东药品监督管理年鉴（2020）》

编纂委员会

《山东药品监督管理年鉴（2020）》

编辑部

编辑说明

一、《山东药品监督管理年鉴（2020）》是由山东省药品监督管理局主办的行业性年鉴，每年编辑出版一卷。本年鉴以马克思列宁主义、毛泽东思想、邓小平理论、“三个代表”重要思想、科学发展观、习近平新时代中国特色社会主义思想为指导，坚持辩证唯物主义和历史唯物主义的立场、观点和方法，全面、客观、系统地记述2019年山东药品监督管理的发展成果。

二、本卷年鉴共设置17部分：1. 特载；2. 专记；3. 药品监督管理；4. 医疗器械监督管理；5. 化妆品监督管理；6. 政策法规和依法行政；7. 行政执法；8. 规划财务和科技管理；9. 新闻宣传和应急管理；10. 综合管理；11. 派出机构和药品检查员队伍建设；12. 党风廉政建设；13. 直属单位工作；14. 市县药品监管；15. 大事记；16. 附录；17. 索引。

三、本卷年鉴由山东省药品监督管理局机关各处室、各直属单位、各市县市场监管部门撰写供稿，并经单位领导审核，由《山东药品监督管理年鉴（2020）》编辑部组织统编。凡涉及的药品监管统计数字均以各单位报送材料为准，截止时间为2019年12月31日。

四、本卷年鉴在附录中收录了山东省药品监督管理统计报表，涉及药品、医疗器械、化妆品的相关行政受理、审批、监管等情况的分析汇总，便于读者对照使用。

五、本卷年鉴中的国家市场监督管理总局简称国家市场监管总局，国家药品监督管理局简称国家局，山东省药品监督管理局简称省局，各市市场监督管理局简称市局，县（市、区）市场监督管理局简称县（市、区）局。

图片专辑

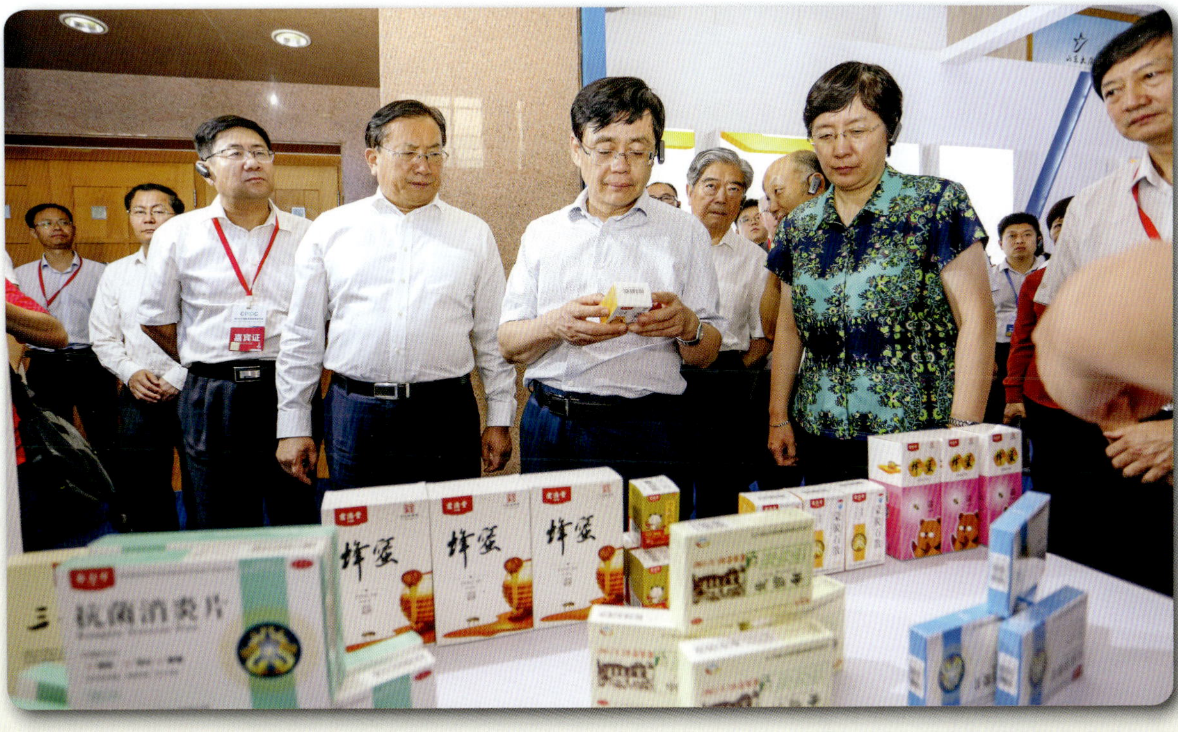

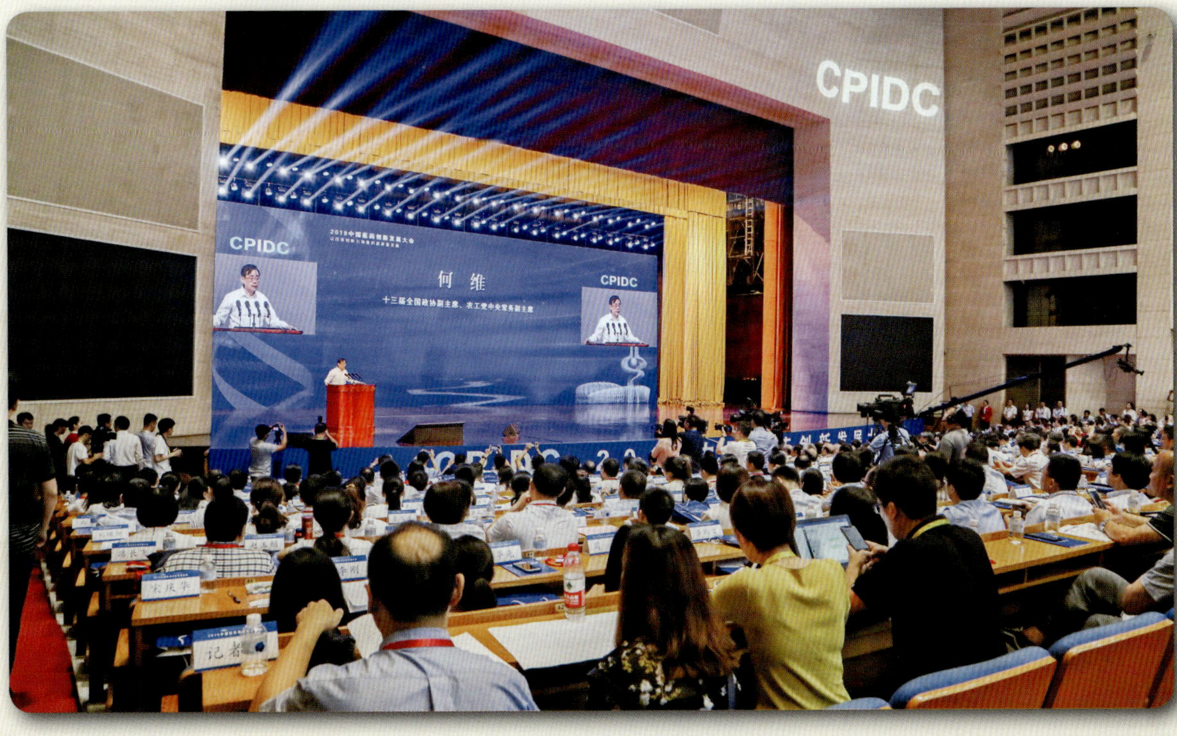

2019 年 7 月 16 日，全国政协副主席、农工党中央常务副主席何维（上图前排左三）在济南出席中国医药创新发展大会并致辞

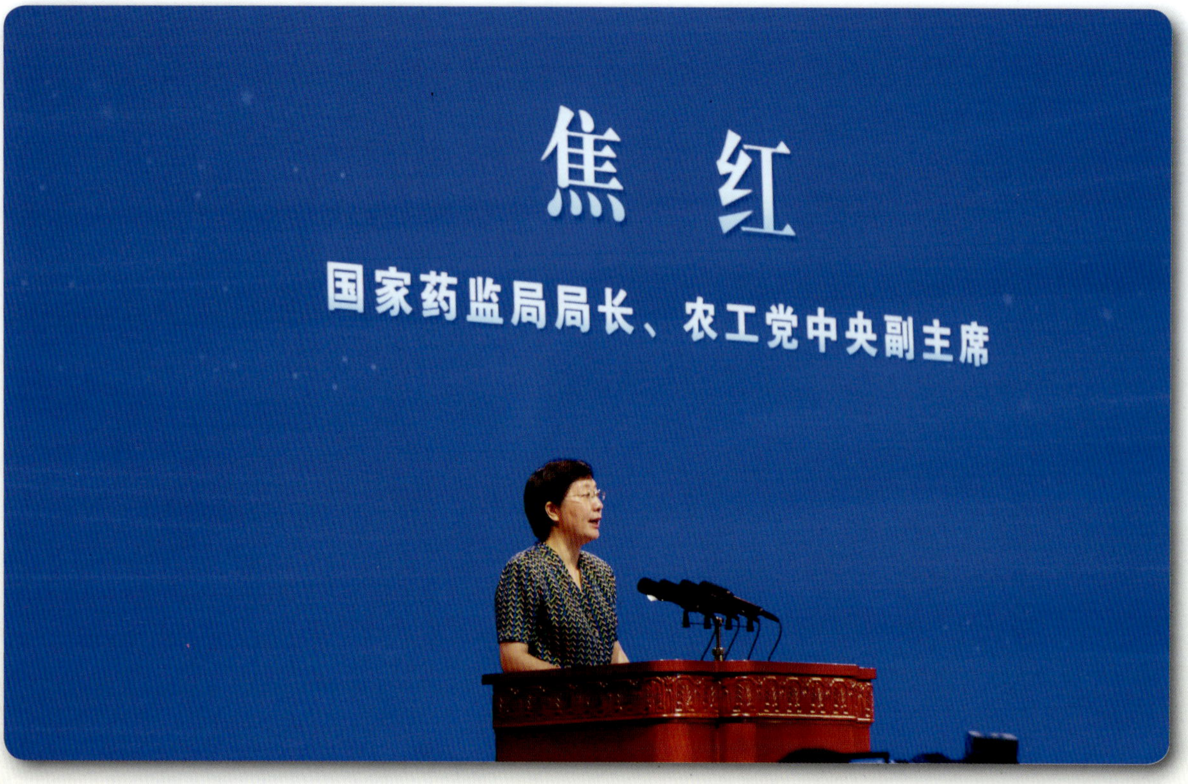

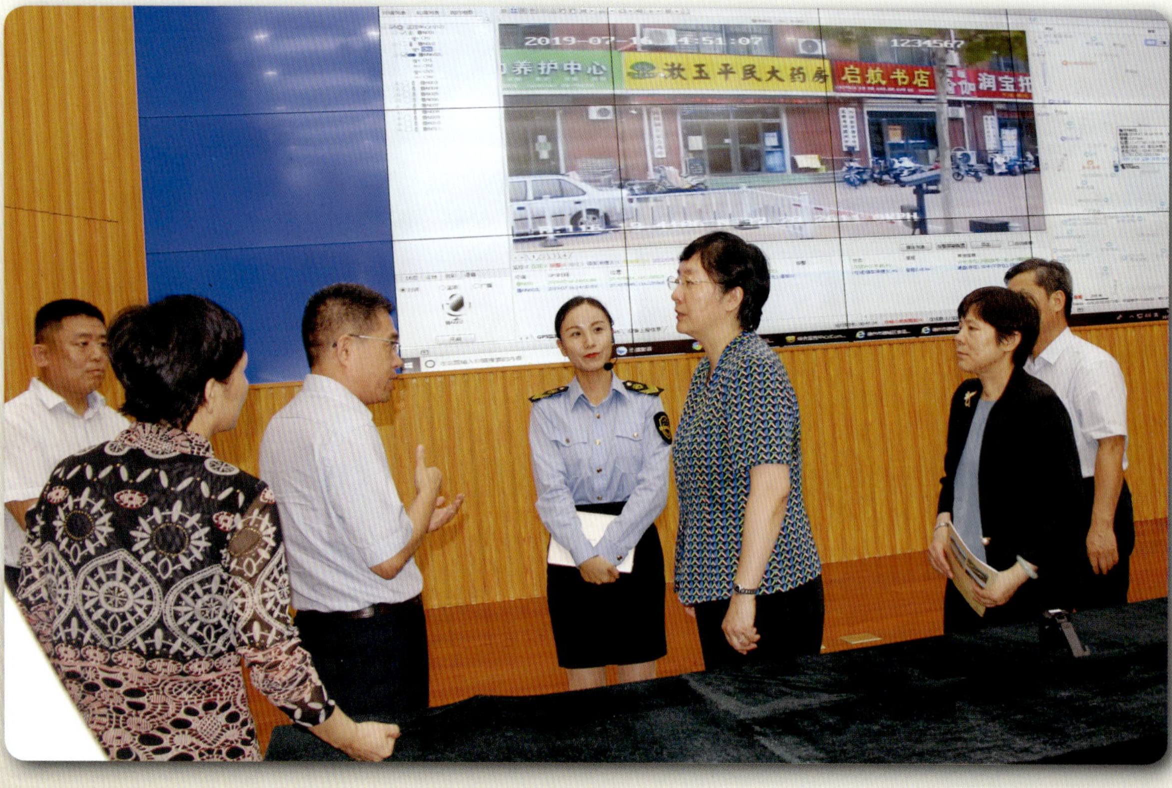

2019 年 7 月 16 日，国家药品监督管理局局长、农工党中央副主席焦红在济南出席中国医药创新发展大会并到德州调研基层药品监管工作

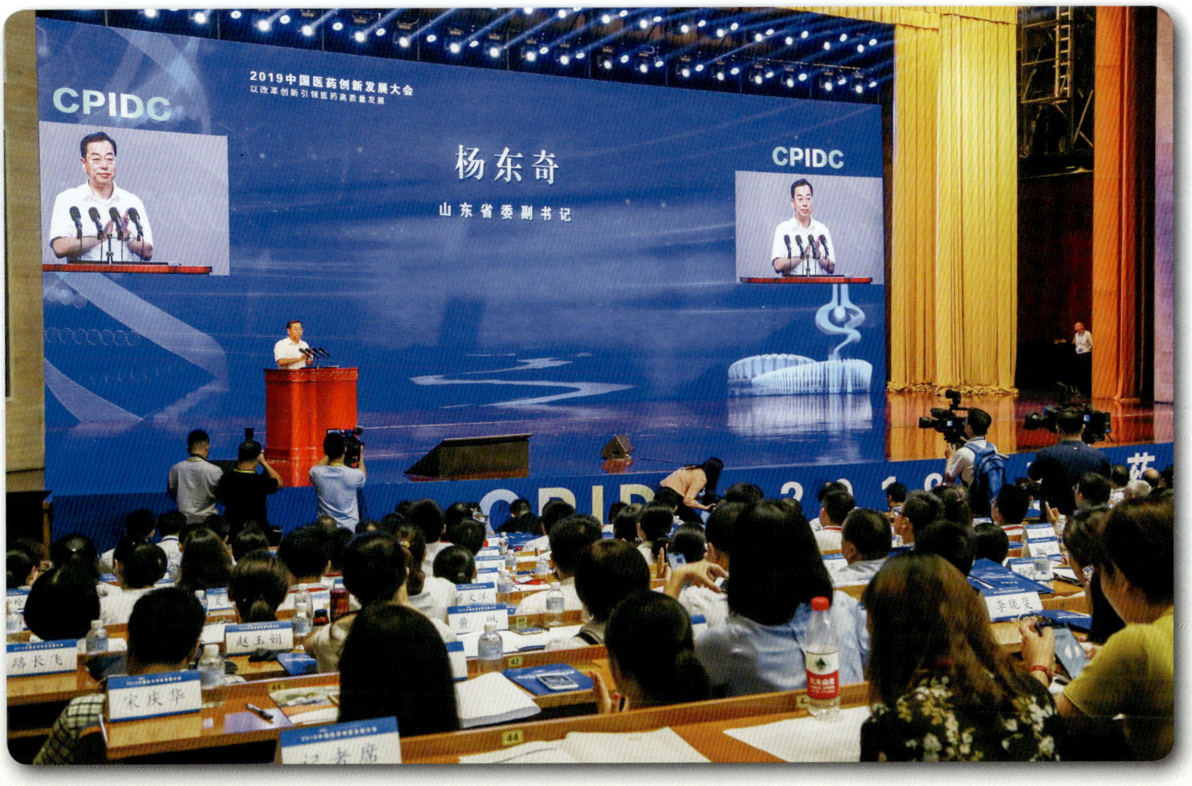

2019 年 7 月 16 日，省委副书记杨东奇出席中国医药创新发展大会并致辞

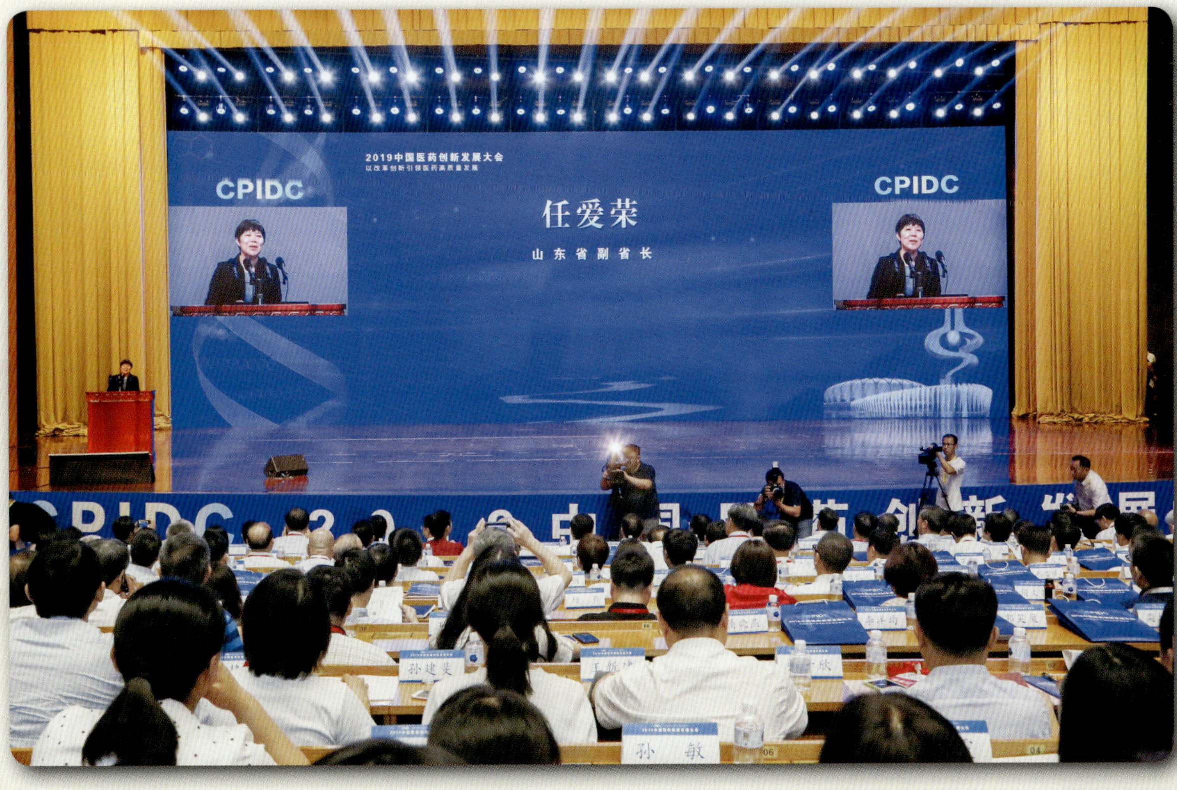

2019 年 7 月 16 日，副省长任爱荣出席中国医药创新发展大会并主持会议

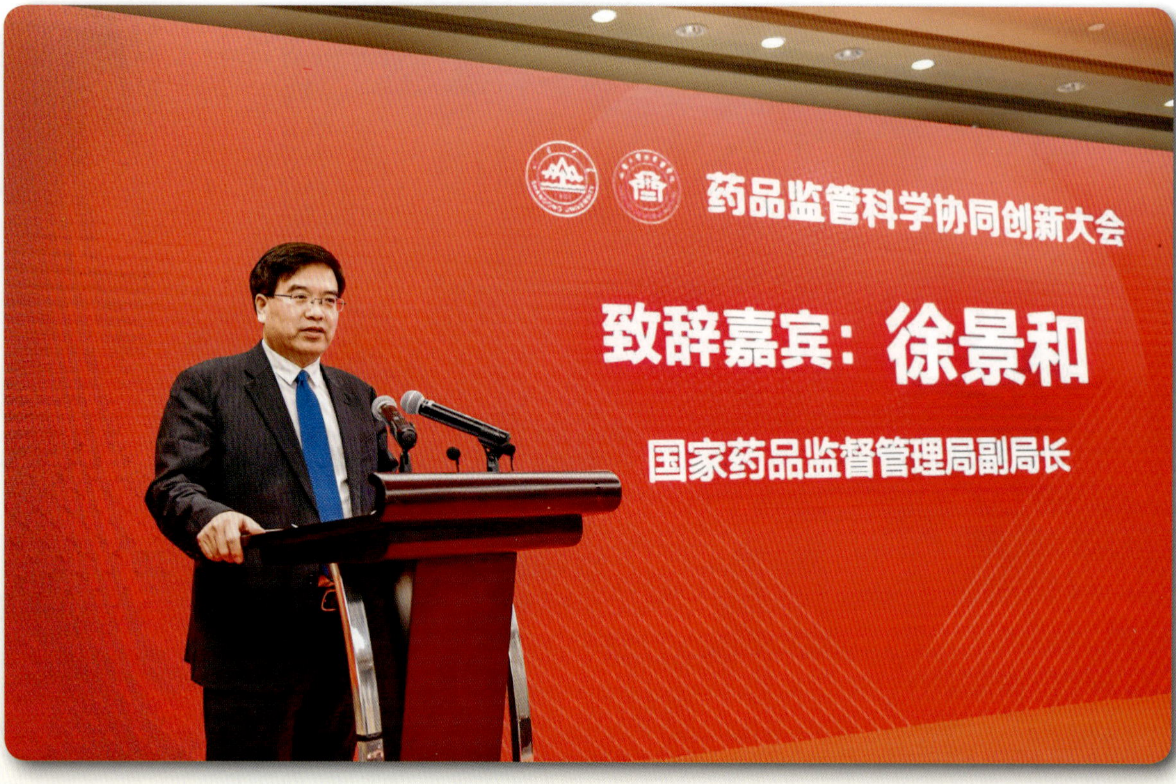

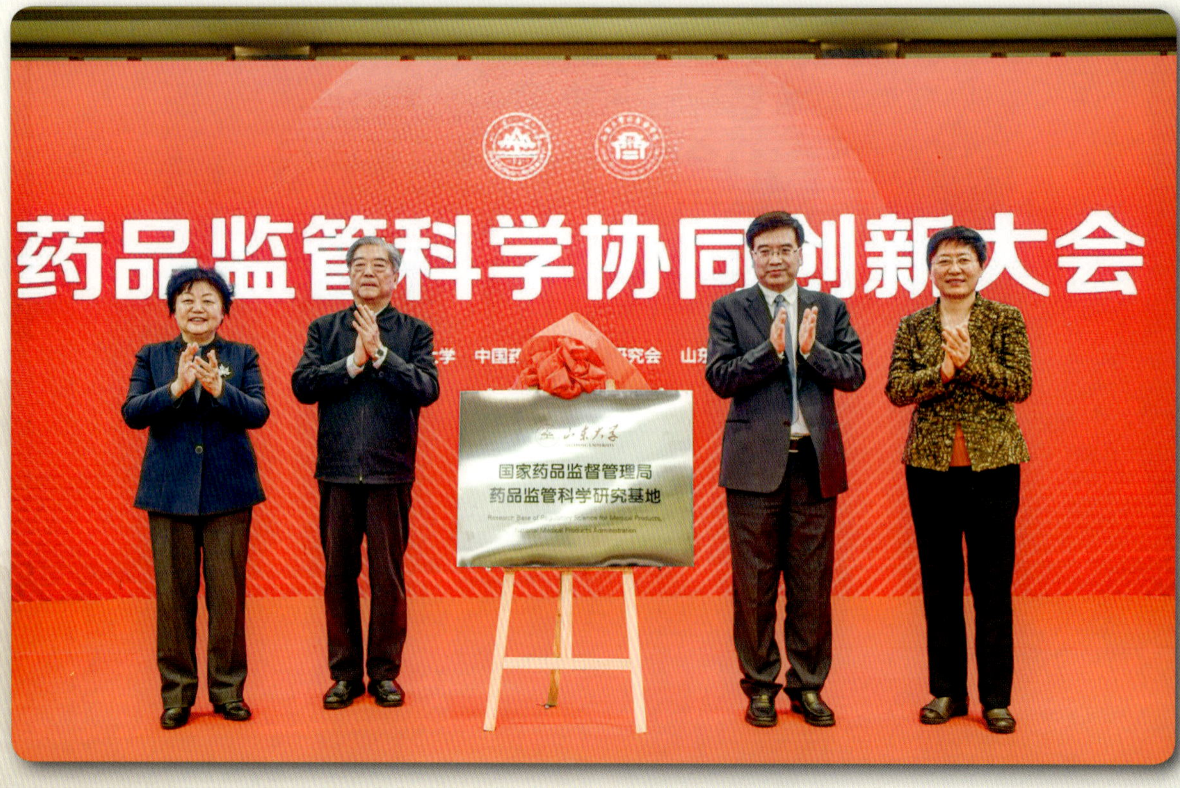

2019 年 12 月 17 日，国家药品监督管理局副局长徐景和在济南出席药品监管科学协同创新大会

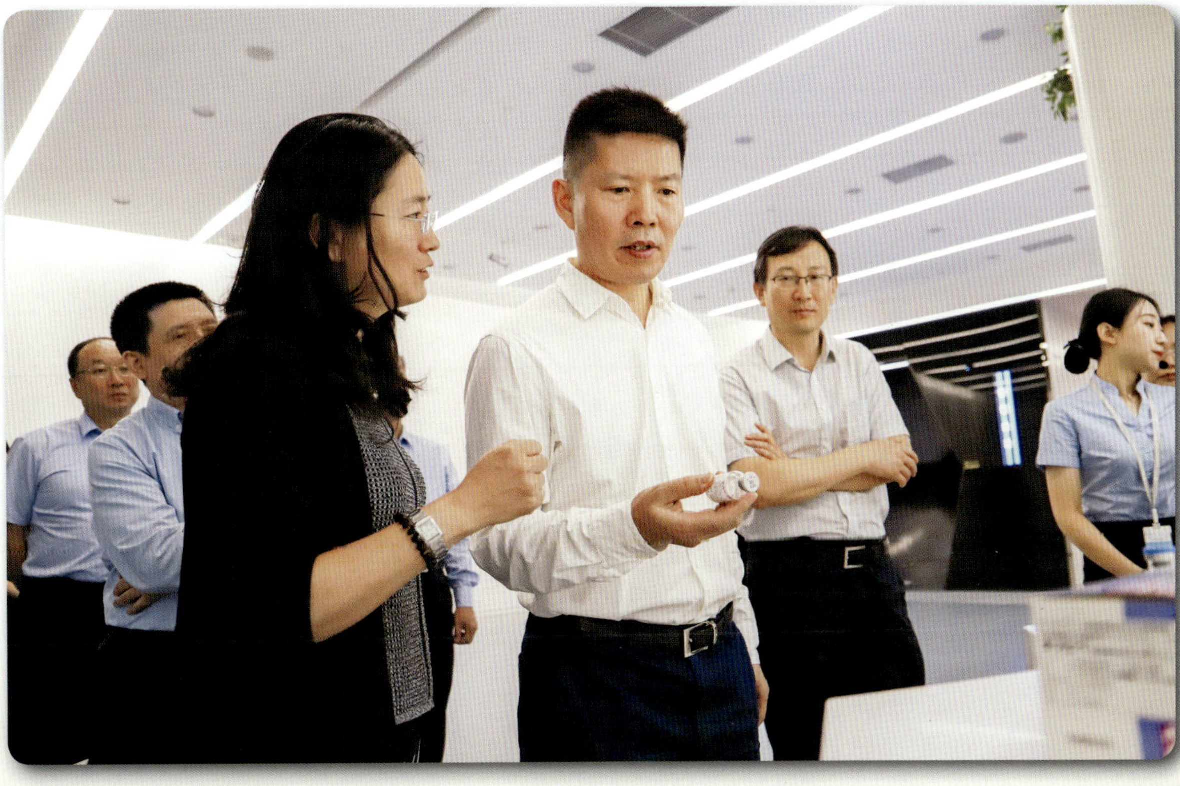

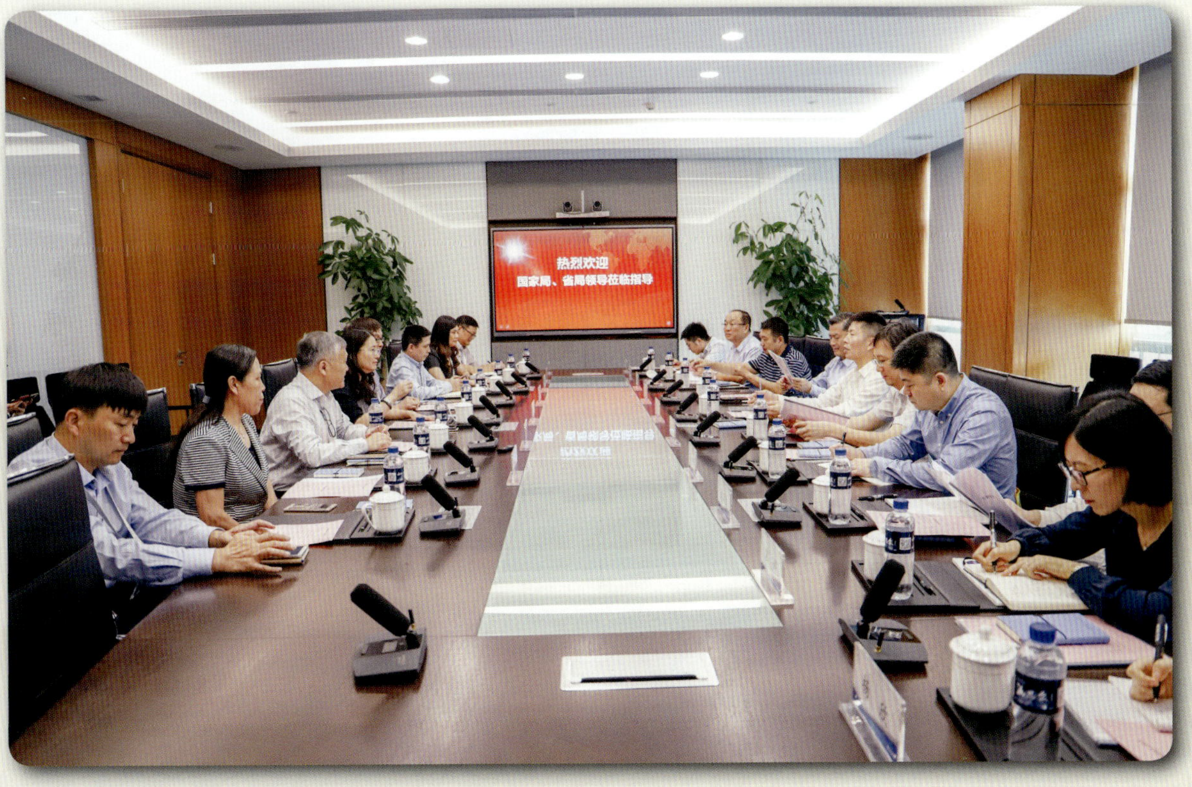

2019 年 9 月 18—20 日，国家药品监督管理局副局长陈时飞（上图前排左二）到山东调研药品生产情况，并组织召开座谈会

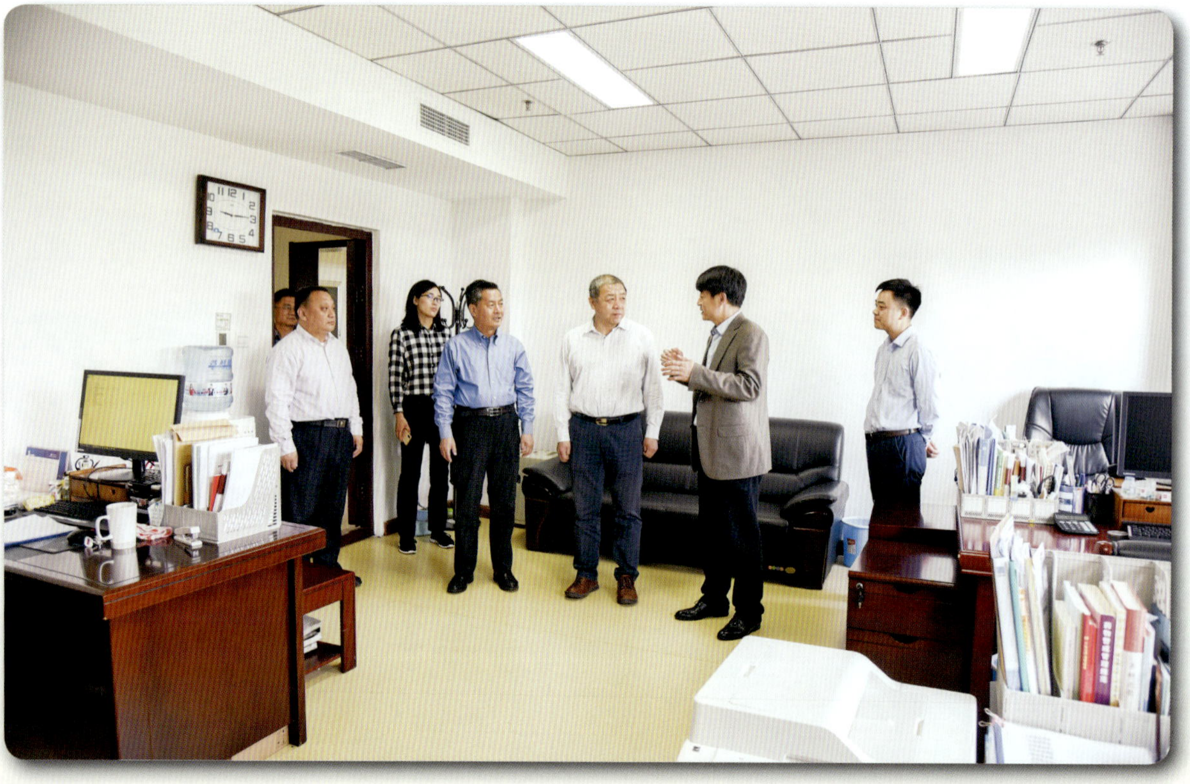

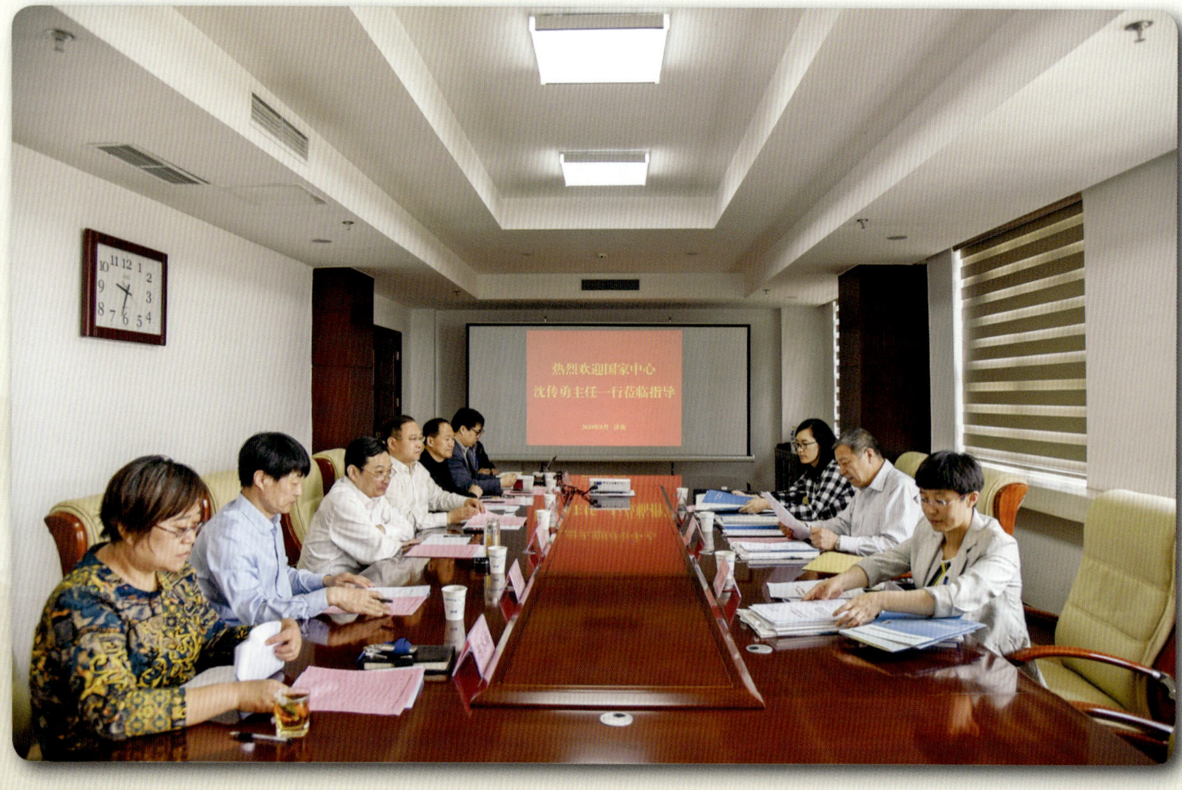

2019 年 5 月 9—10 日，国家药品不良反应监测中心主任沈传勇（上图右三）到山东调研药品不良反应监测工作

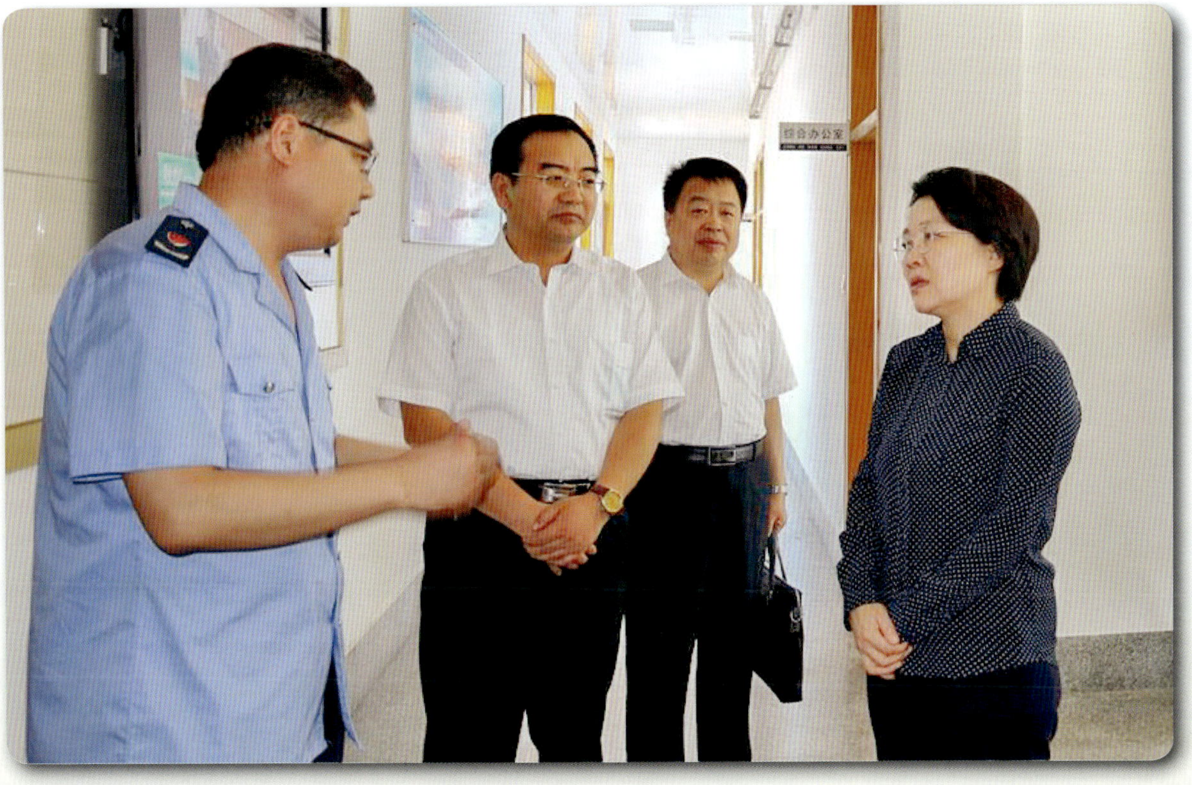

2019年6月26日，时任省市场监督管理局党组书记、局长张永霞（右一）到寿光调研药品安全工作

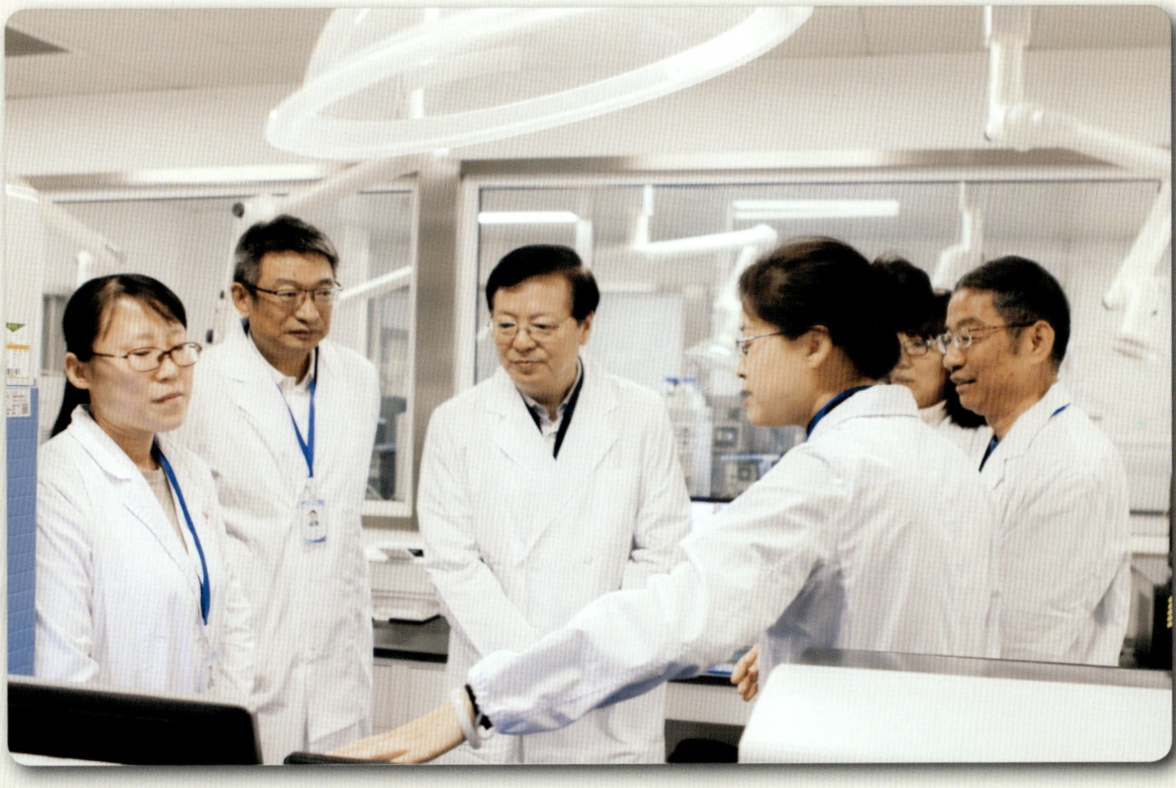

2020年1月9日，省市场监督管理局党组书记、局长侯成君（左三）到省食品药品检验研究院调研，看望一线检验人员

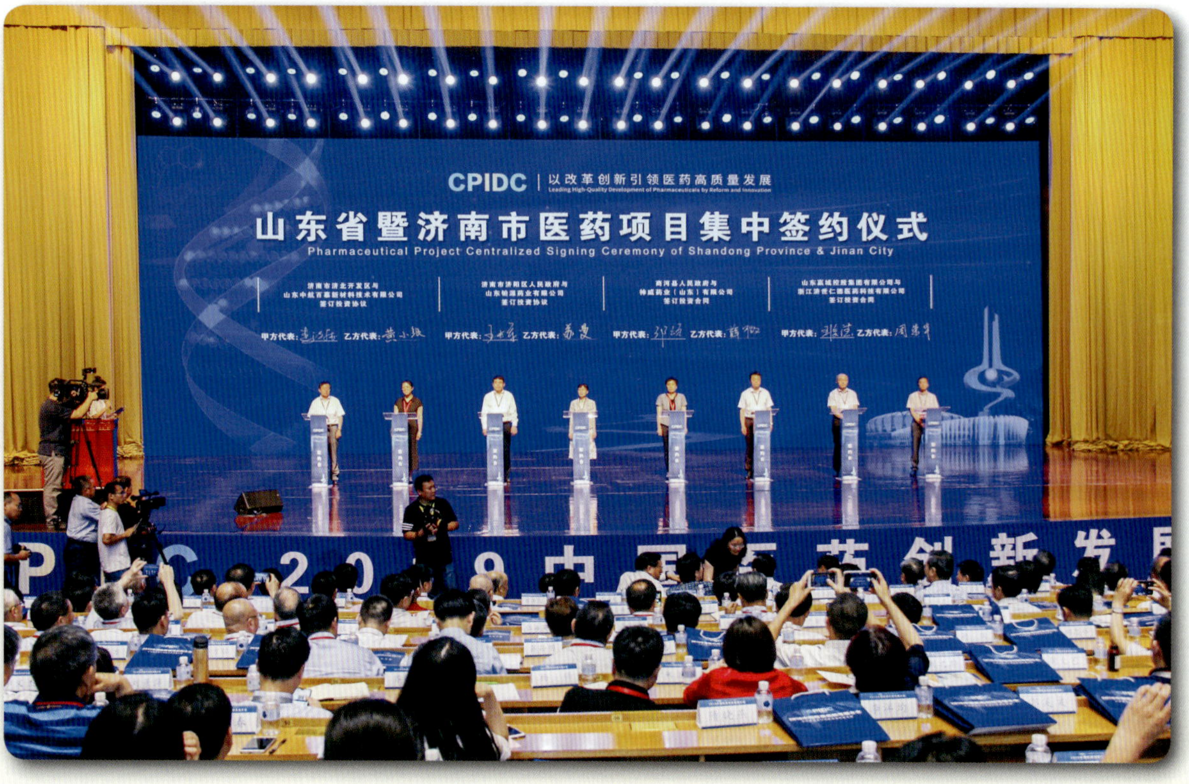

2019 年 7 月 16 日，由山东省人民政府主办，山东省市场监督管理局、济南市人民政府、山东省药品监督管理局承办的中国医药创新发展大会在济南召开

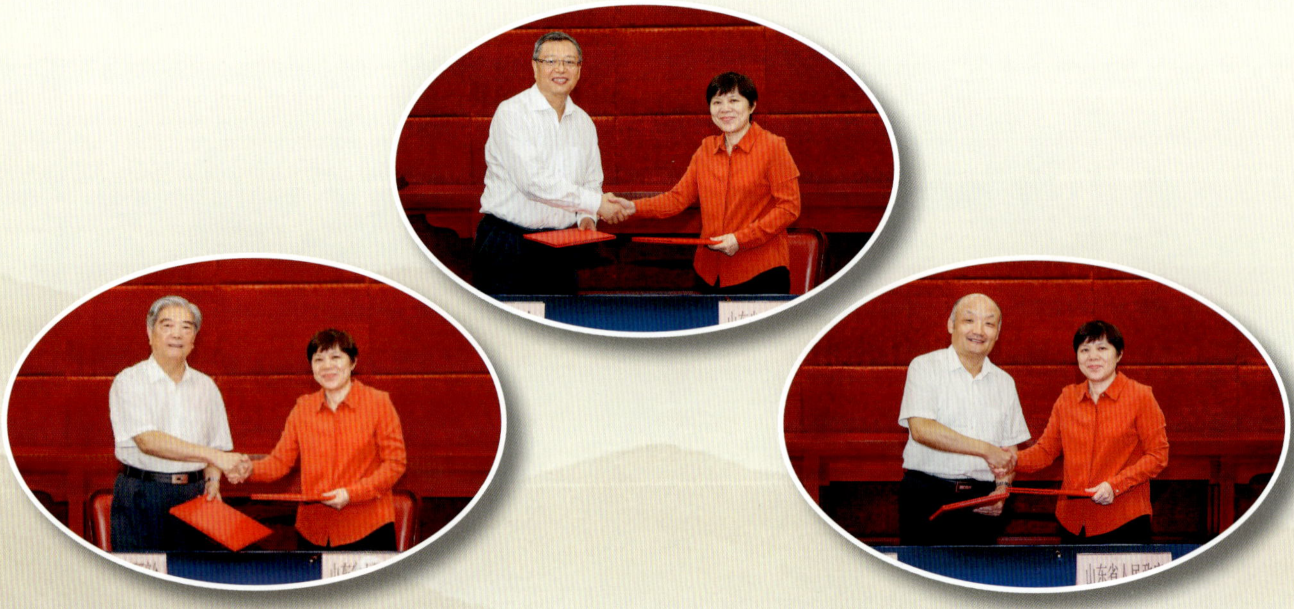

大会期间，副省长任爱荣分别与中国药品监督管理研究会会长邵明立（左）、中国药学会理事长孙咸泽（中）、中国医药创新促进会会长宋瑞霖（右）签订合作协议

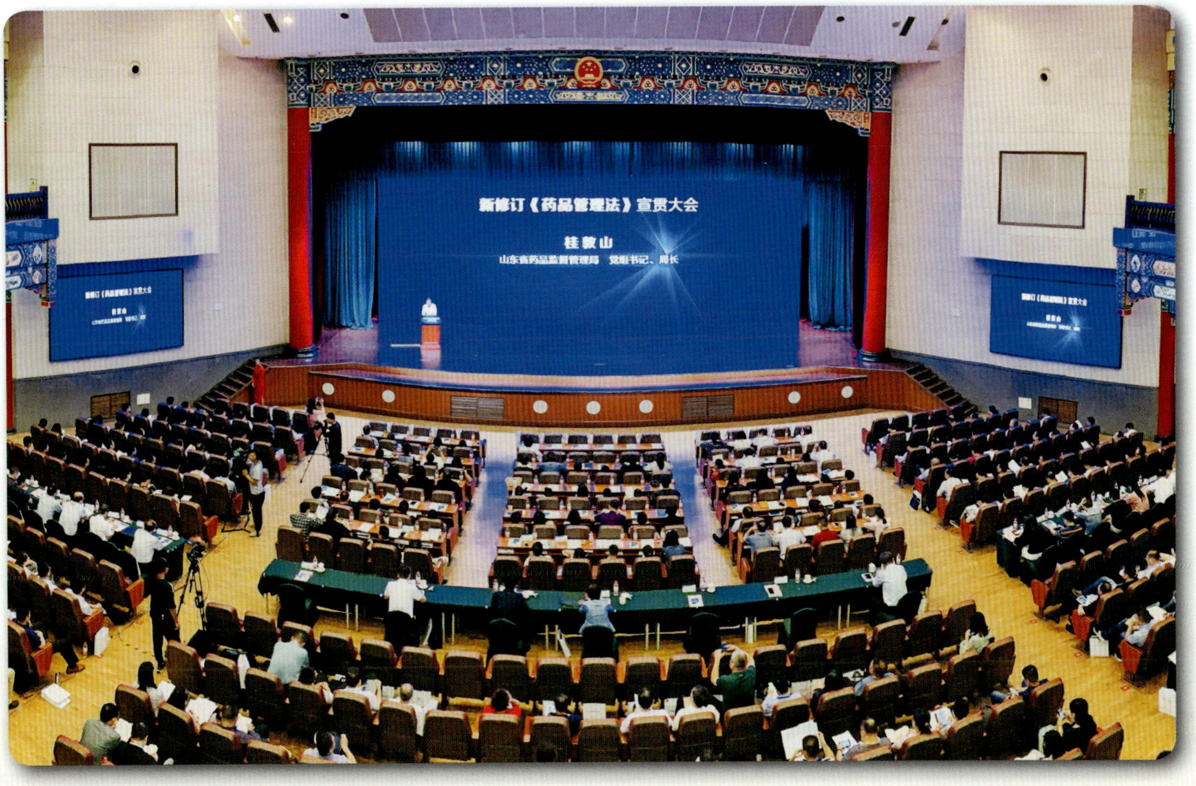

2019 年 9 月 17 日，国家药品监督管理局举办的新修订《药品管理法》宣贯大会在济南召开

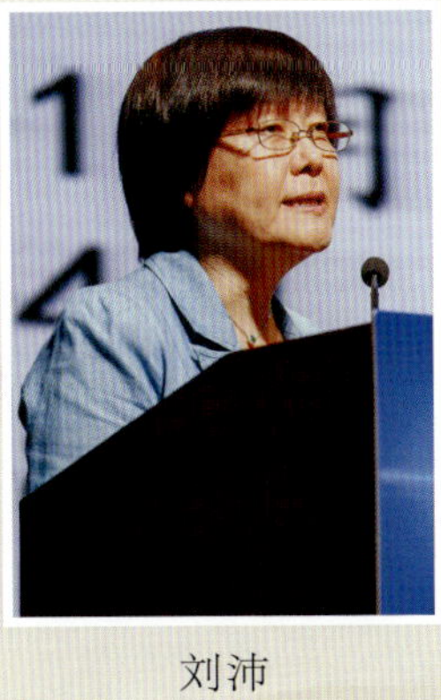
刘沛

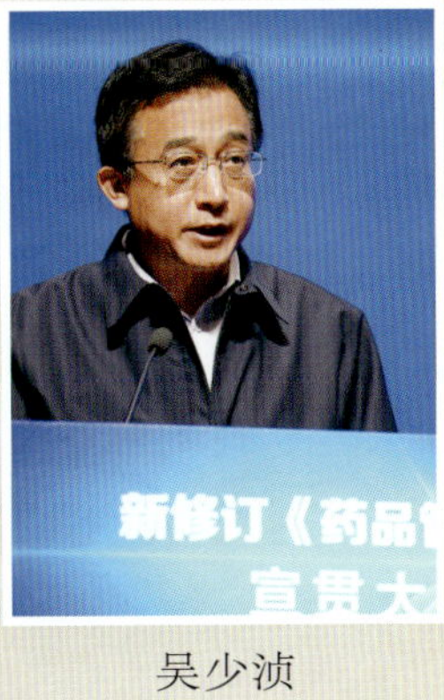
吴少祯

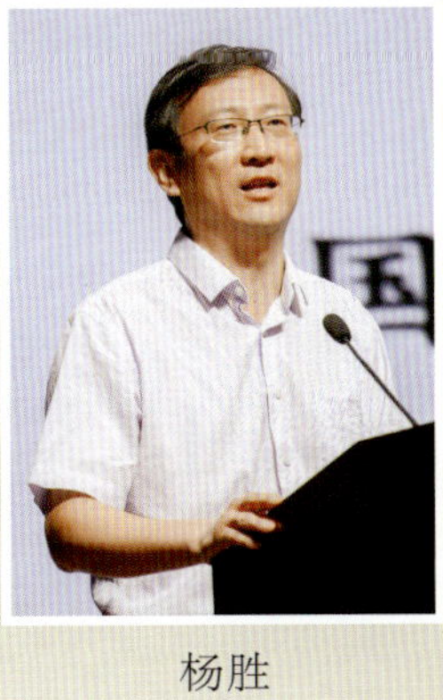
杨胜

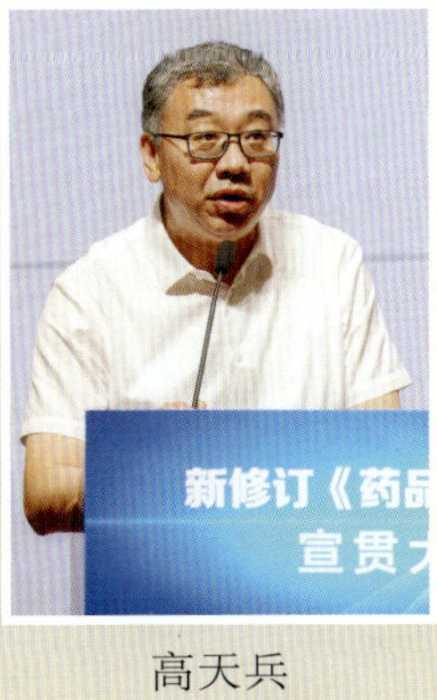
高天兵

大会期间，国家药品监督管理局政策法制司司长刘沛、中国健康传媒集团董事长吴少祯出席宣贯大会并致辞；国家药品监督管理局药品注册司副司长杨胜、药品监管司副司长高天兵出席宣贯大会并授课

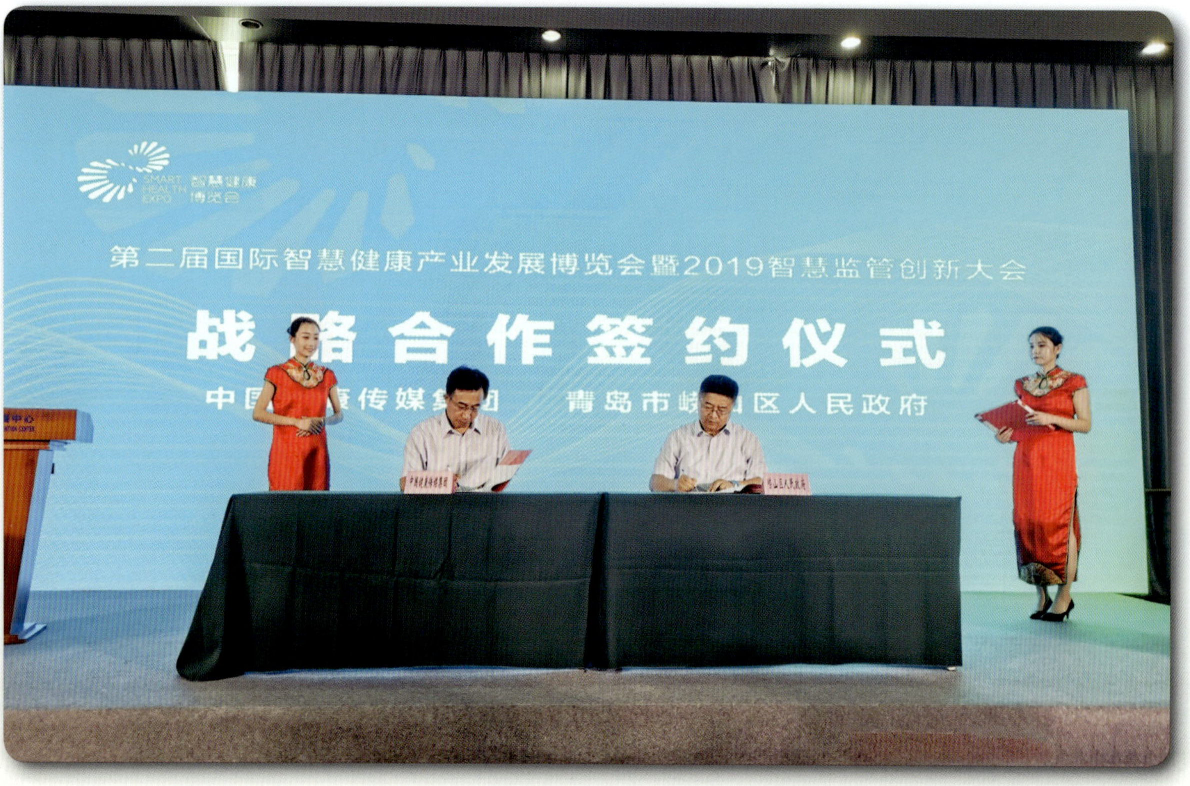

2019 年 7 月 18—19 日，国家药品监督管理局在青岛组织召开第二届国际智慧健康产业发展博览会暨 2019 智慧监管创新大会

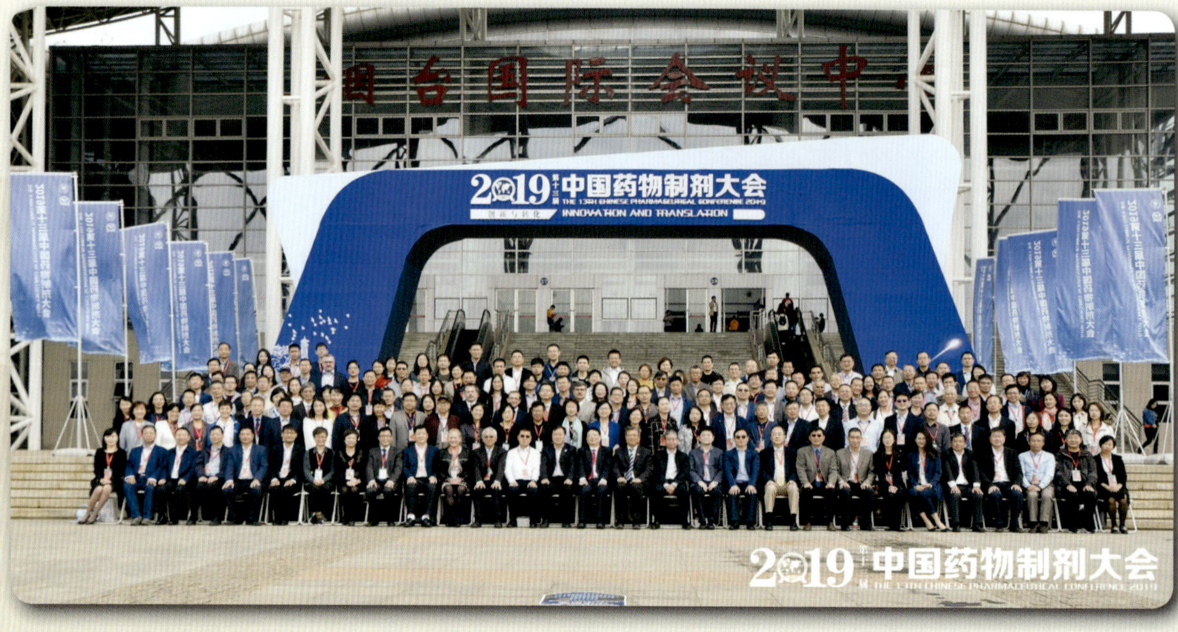

2019 年 10 月 11—12 日，中国药学会在烟台举办第十三届中国药物制剂大会

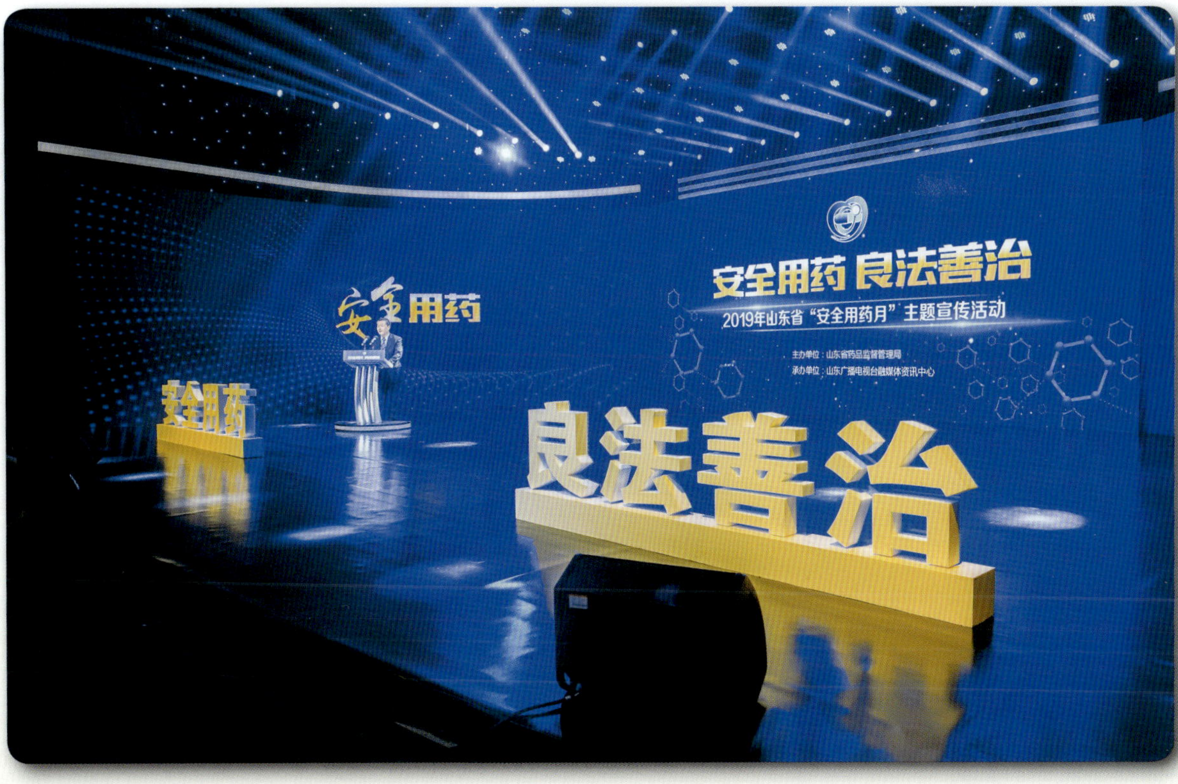

2019 年 11 月 5 日，2019 年山东省安全用药月主题宣传活动启动仪式在济南举行

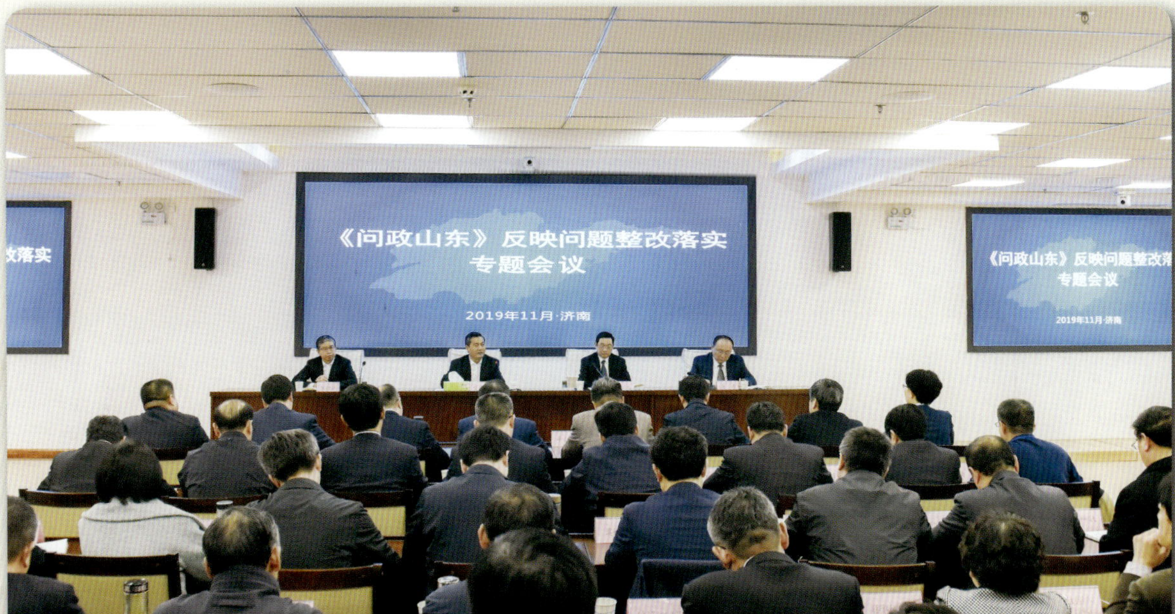

2019 年 11 月 7 日，省药品监督管理局第一时间召开《问政山东》反映问题整改落实专题会议

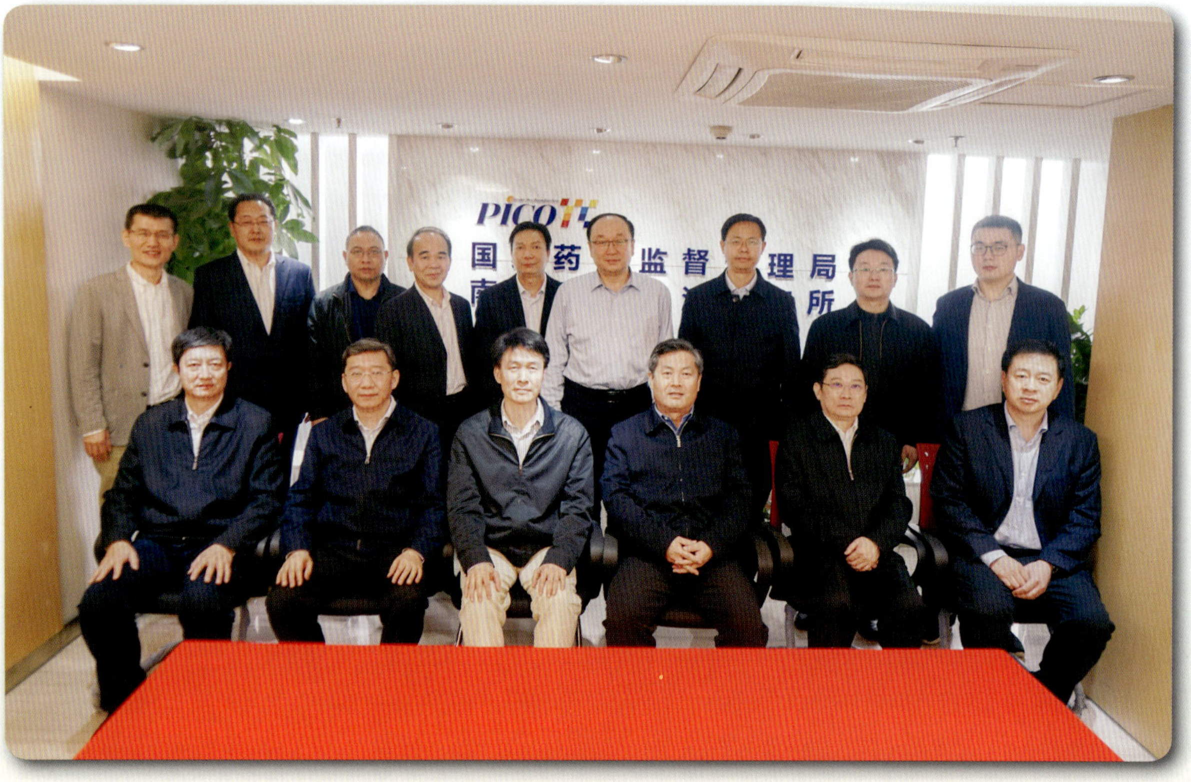

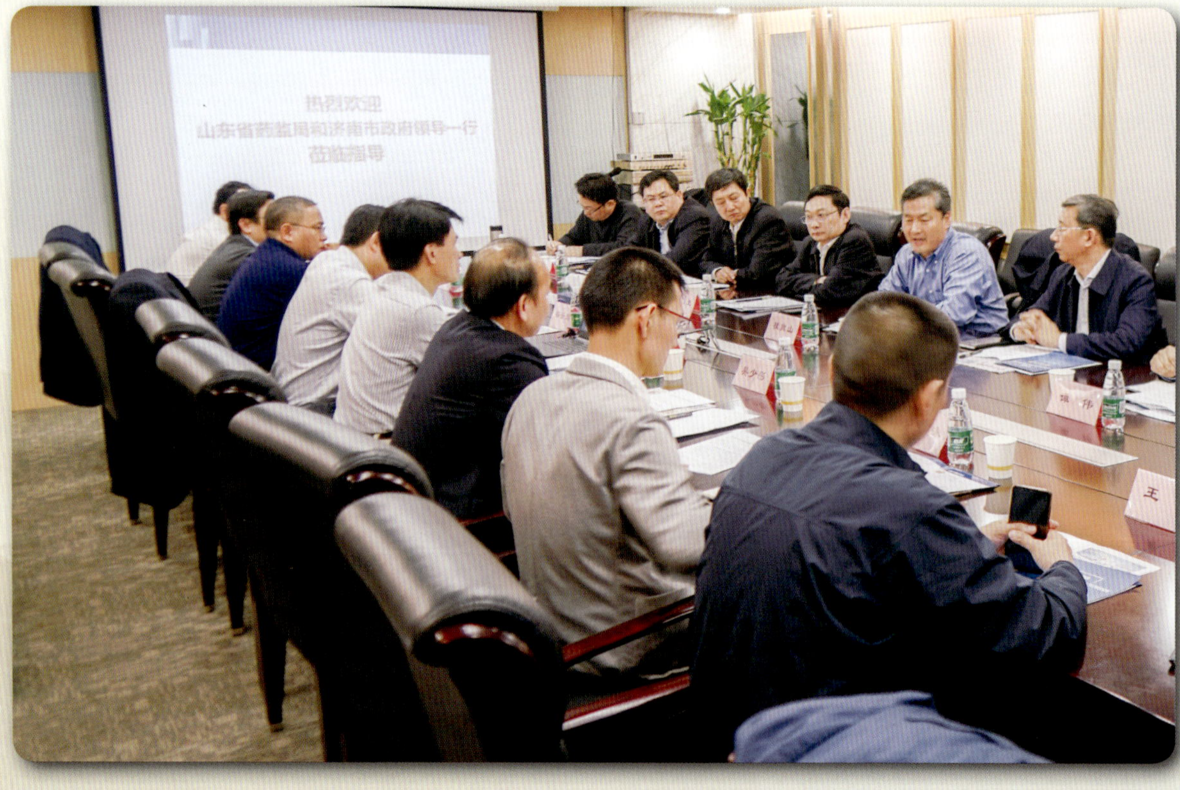

2019 年 2 月 20—21 日，省药品监督管理局联合济南市政府到国家药品监督管理局南方医药经济研究所调研医药产业经济发展

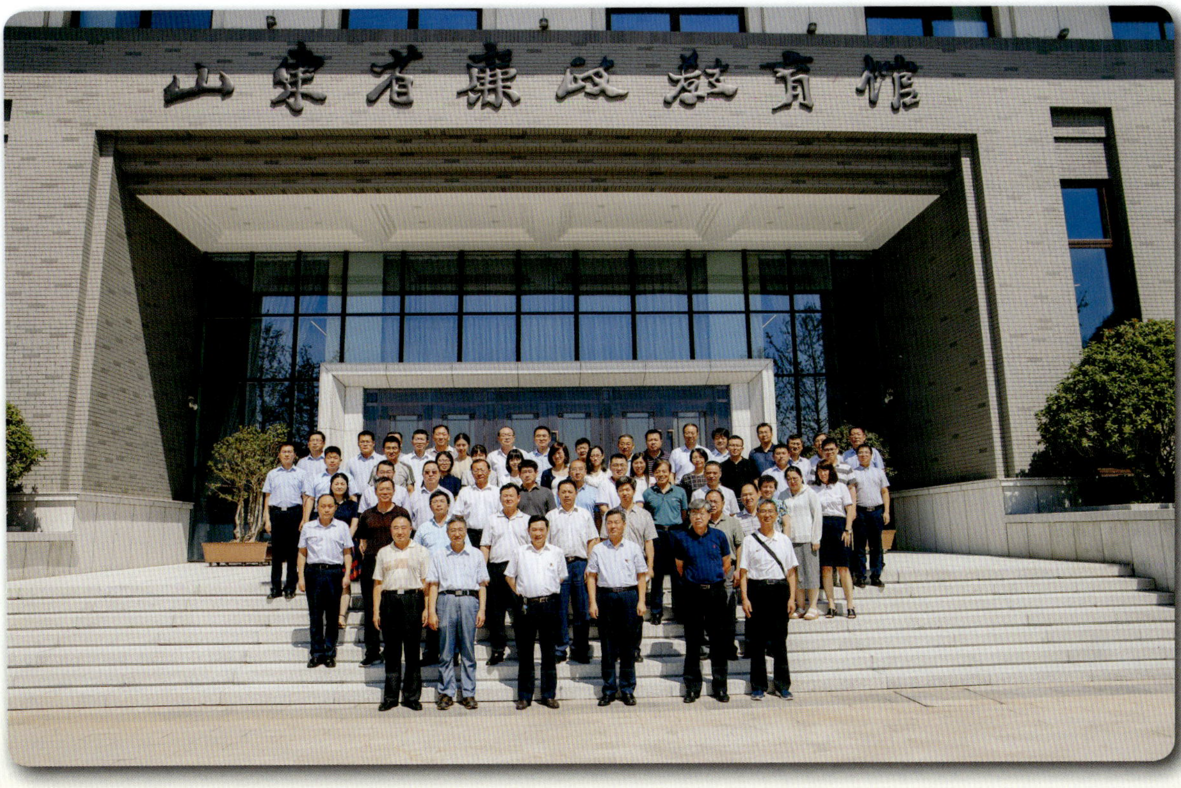

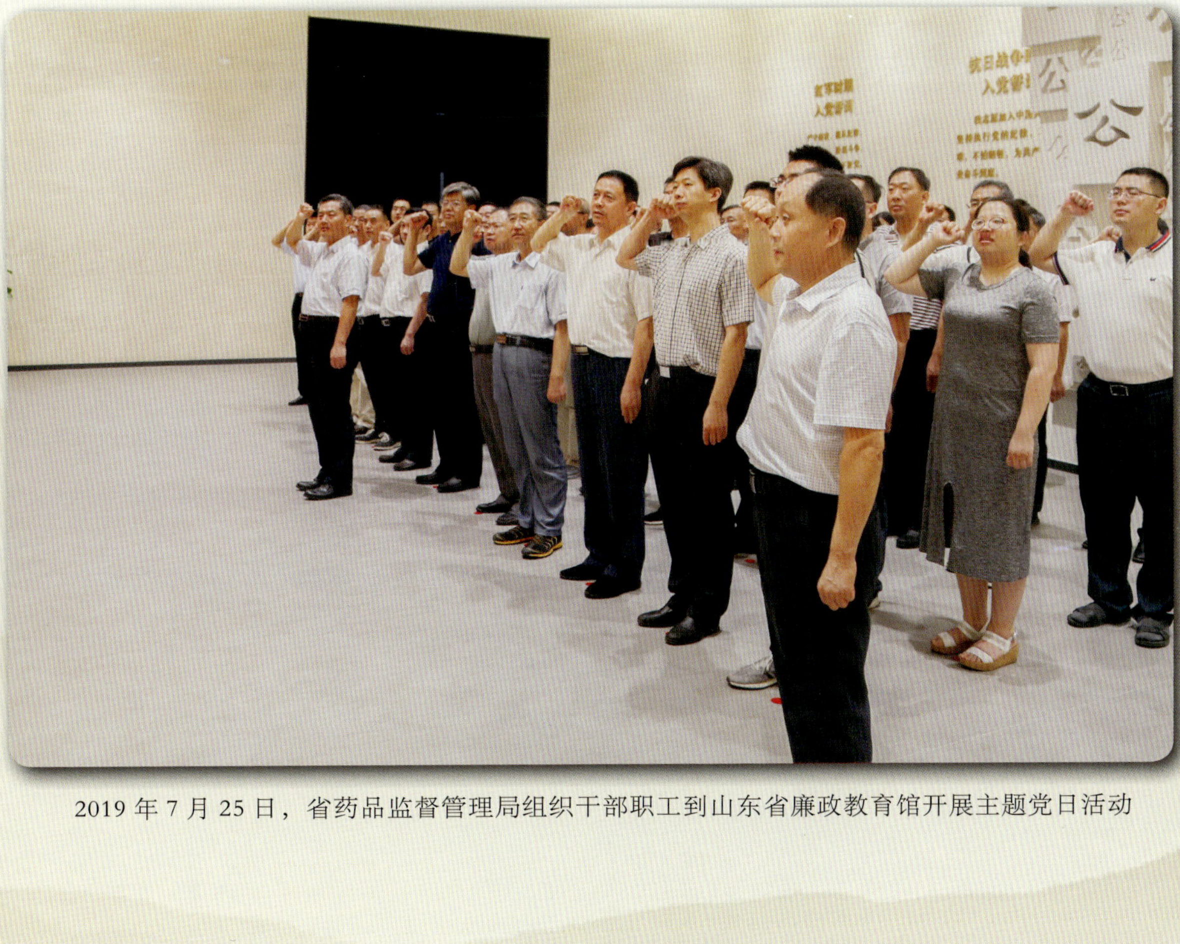

2019 年 7 月 25 日，省药品监督管理局组织干部职工到山东省廉政教育馆开展主题党日活动

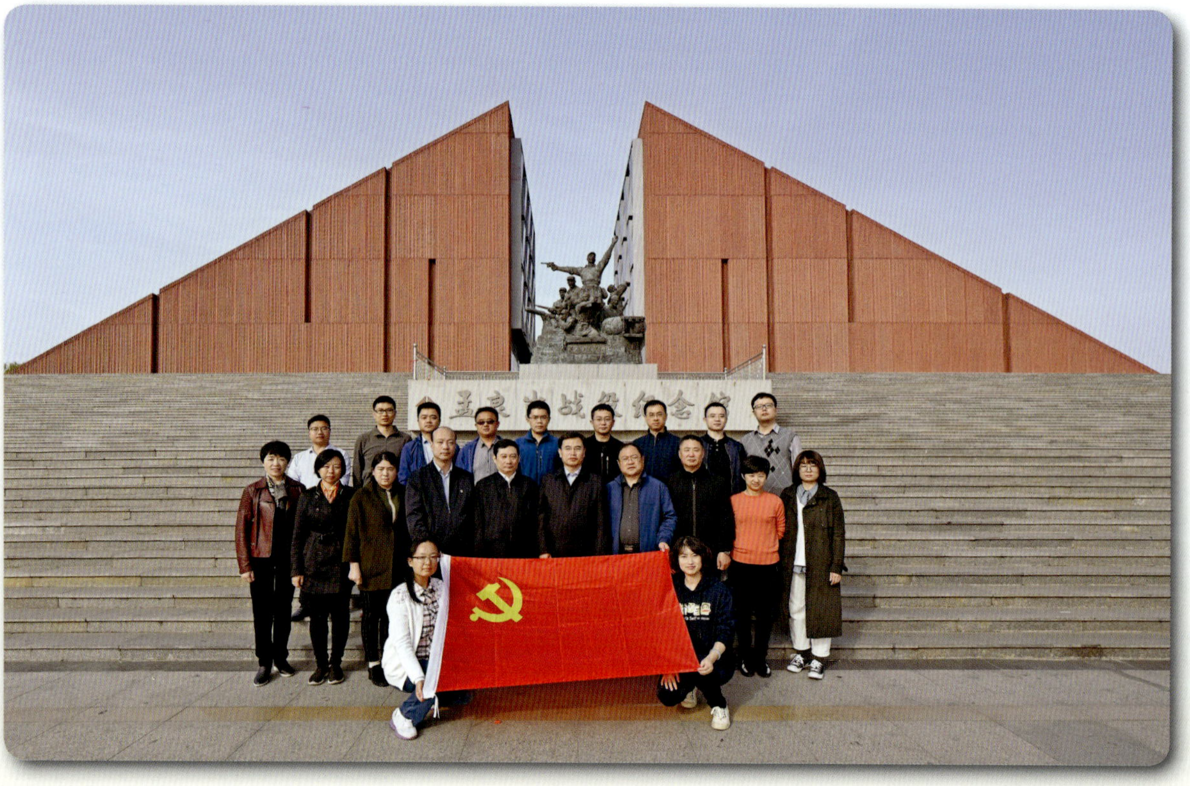

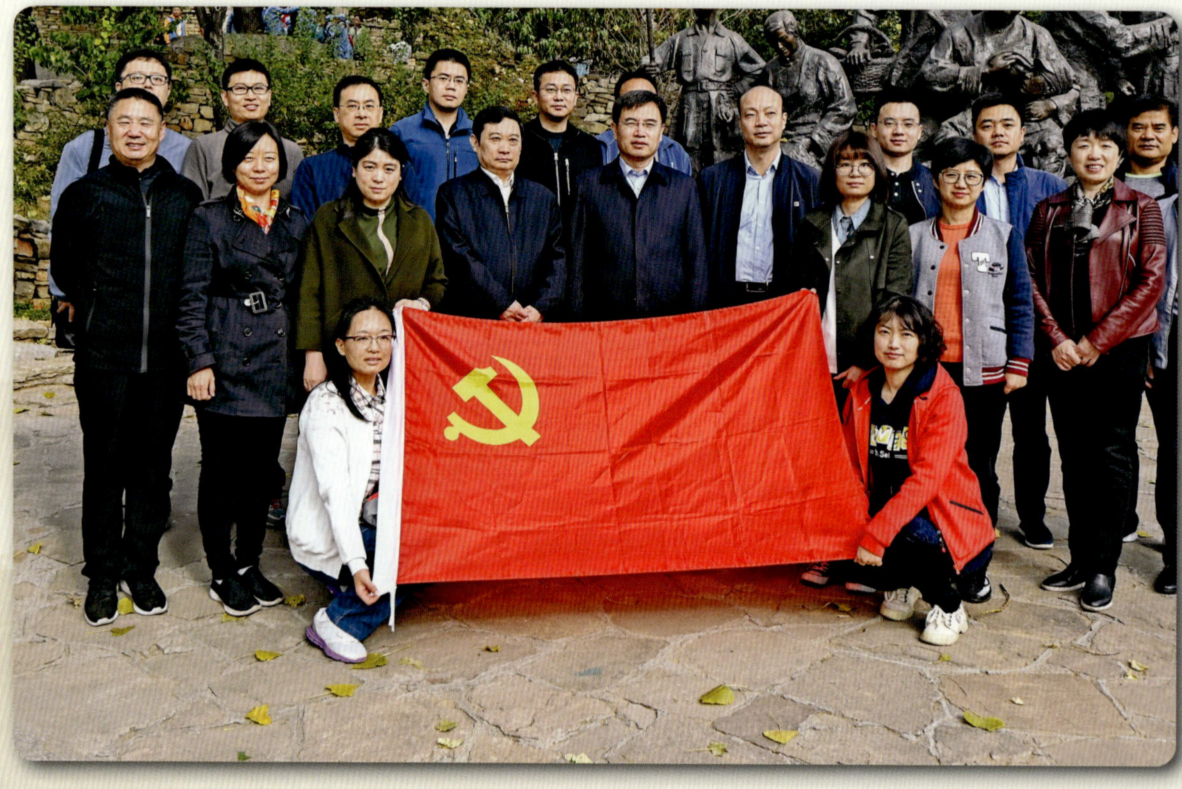

2019 年 11 月 1 日，国家药品监督管理局药品监管司在临沂开展主题党日活动

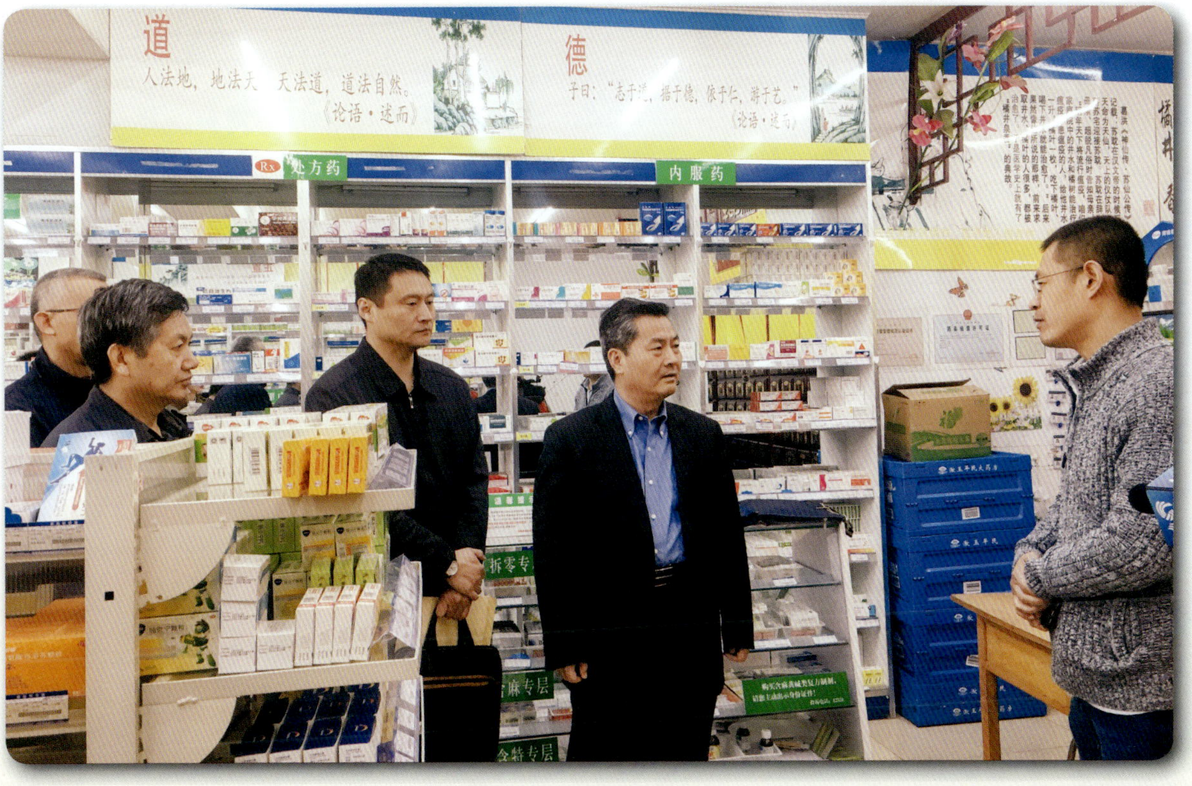
道
人法地，地法天，天法道，道法自然。
《论语·述而》
德
子曰："志于道，据于德，依于仁，游于艺。"
《论语·述而》
处方药
内服药

2019 年 4 月 26 日，时任省药品监督管理局党组书记、局长桂敦山到淄博督导检查药店违规经营处方药整改工作

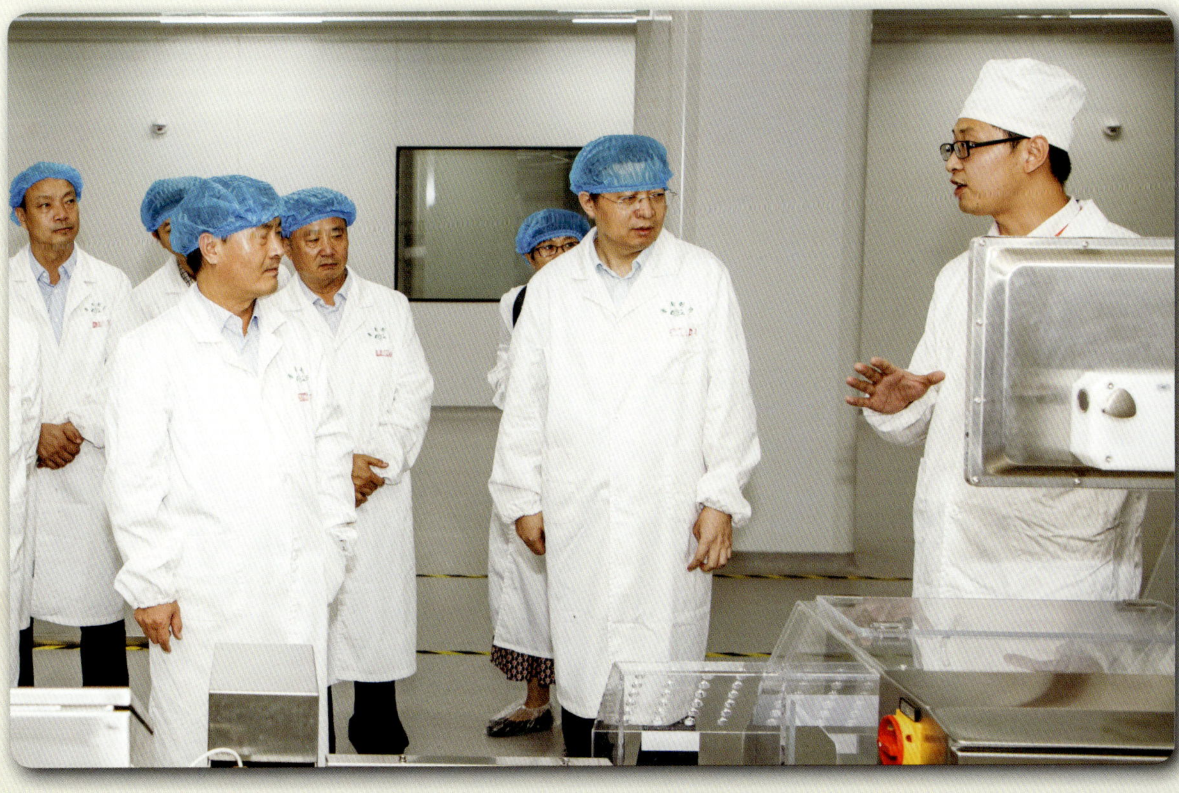

2019 年 8 月 15—16 日，时任省药品监督管理局党组书记、局长桂敦山到临沂调研药品监管和医药产业发展情况

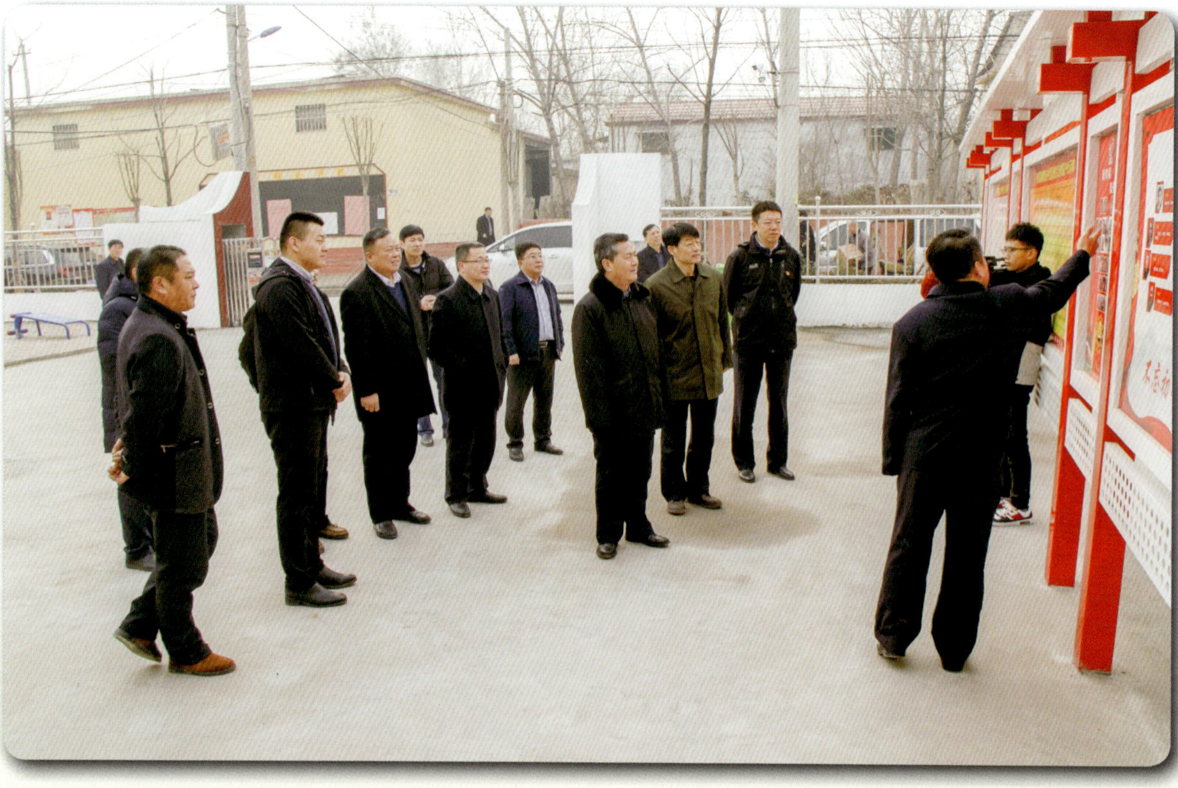

2019 年年底，时任省药品监督管理局党组书记、局长桂敦山到梁山县寿张集镇帮包村调研

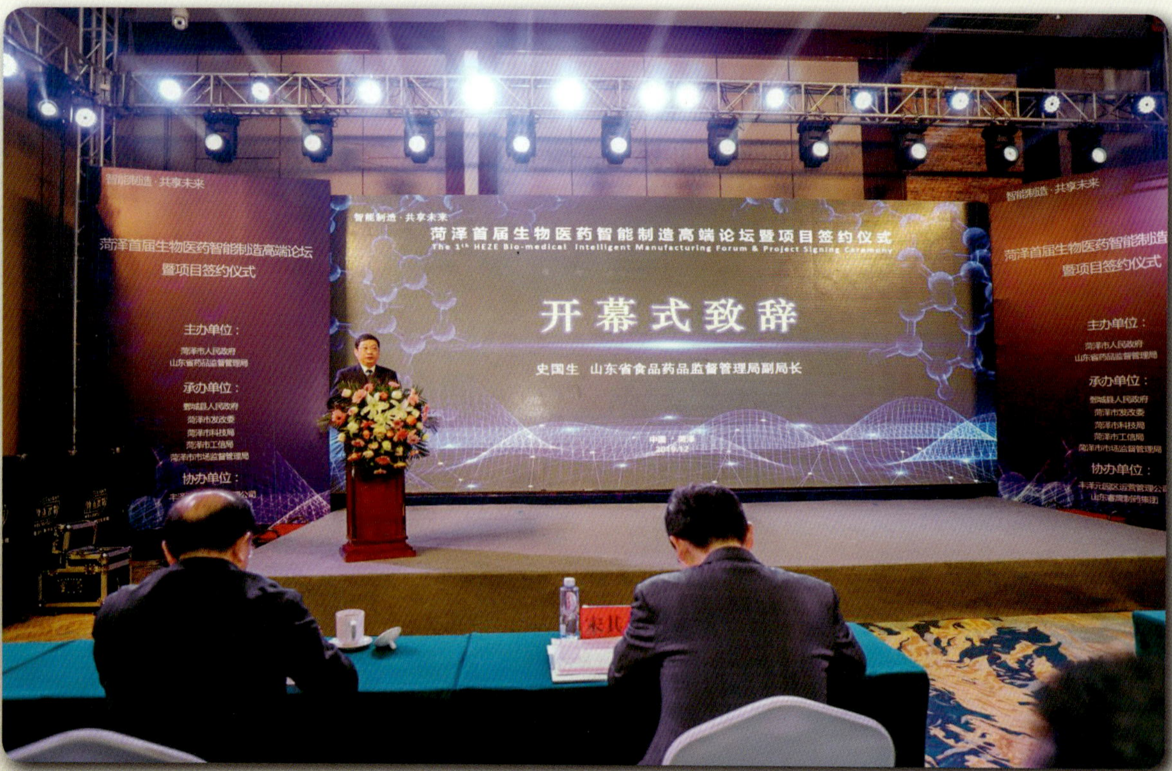

2019 年 12 月 27 日，省药品监督管理局党组成员、副局长史国生出席菏泽首届生物医药智能制造高端论坛并讲话

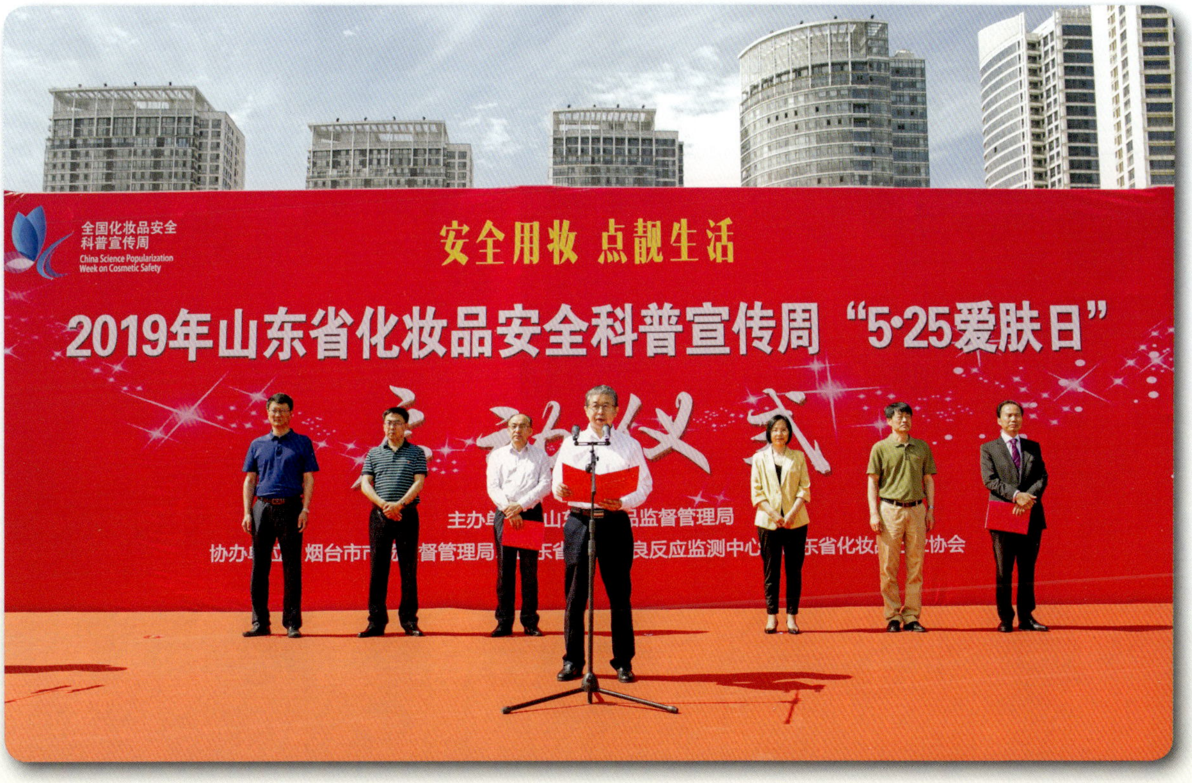

2019 年 5 月 25 日，省药品监督管理局党组成员、副局长任绍彦在烟台出席 2019 年山东省化妆品安全科普宣传周“5 · 25”爱肤日主题宣传活动启动仪式

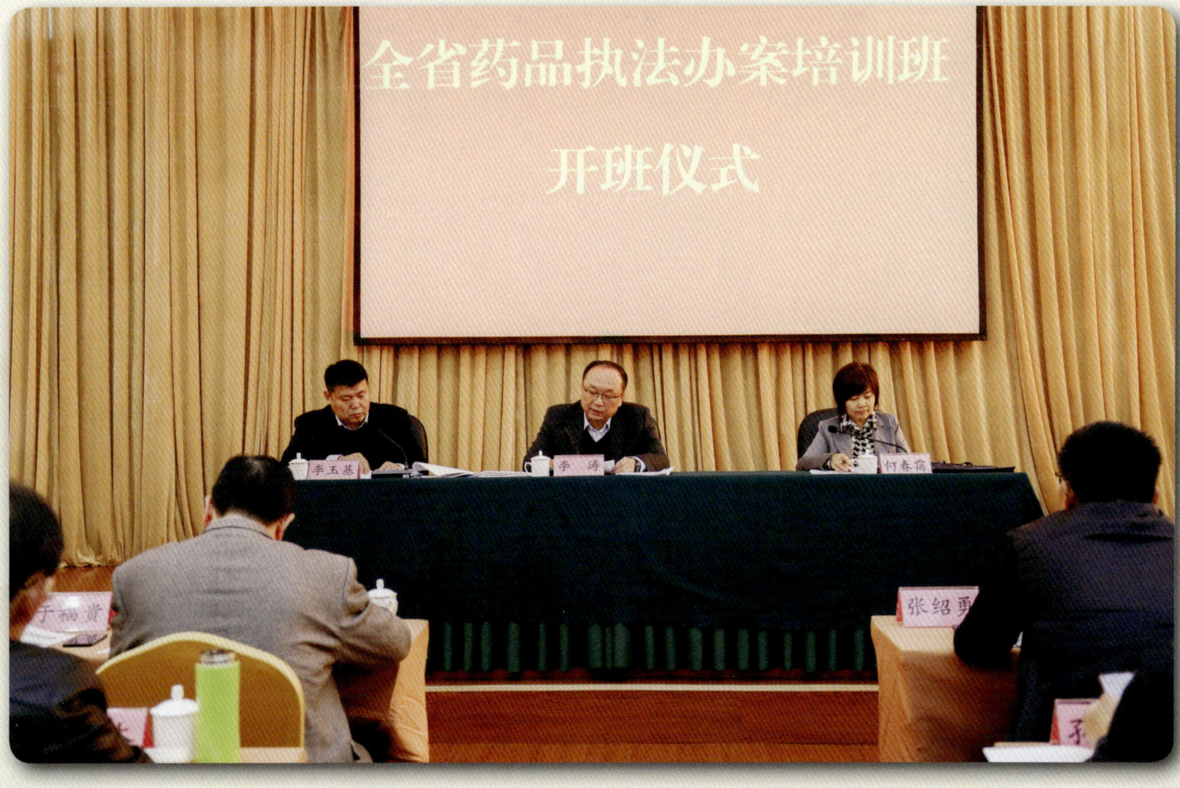

2019 年 11 月 19 日，省药品监督管理局党组成员、副局长李涛出席全省药品执法办案培训班并讲话

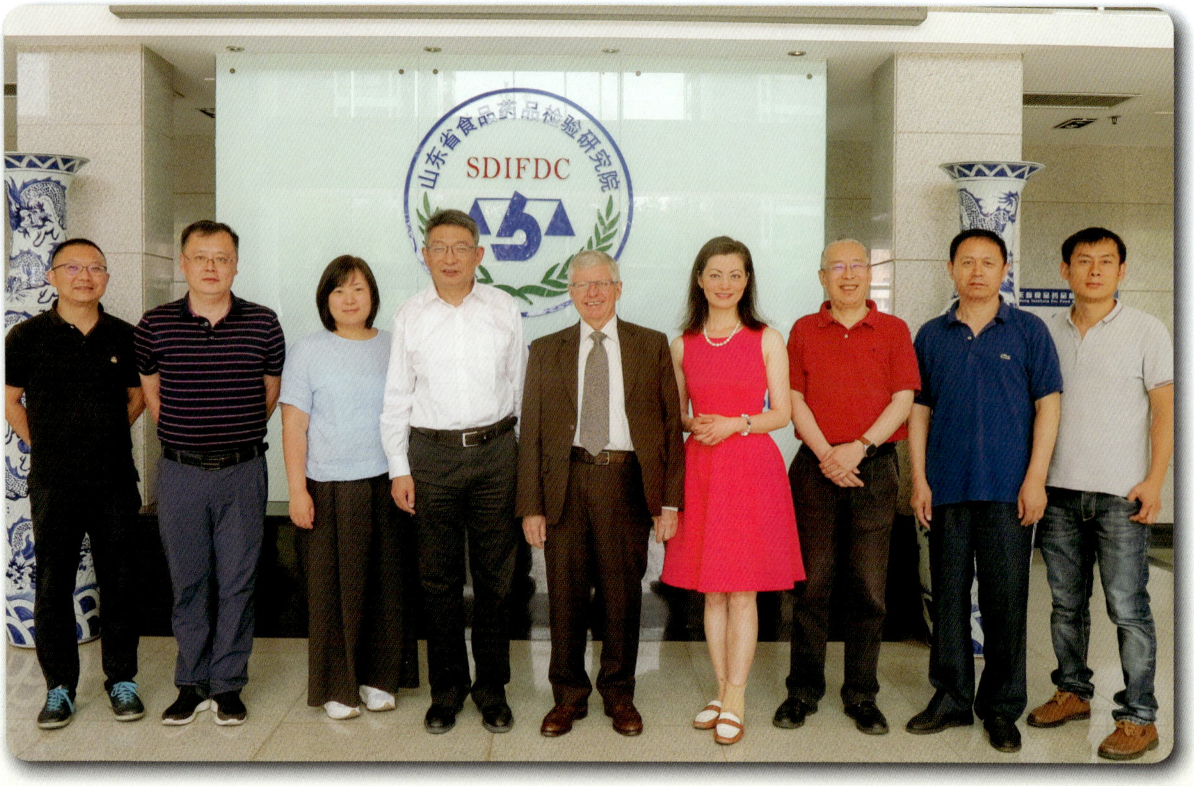

2019 年 6 月 26 日，国家药典委员会名誉国际事务顾问，前美国药典委员会首席执行官罗杰·威廉姆斯（Roger L. Williams）博士和马蓓女士到省食品药品检验研究院访问

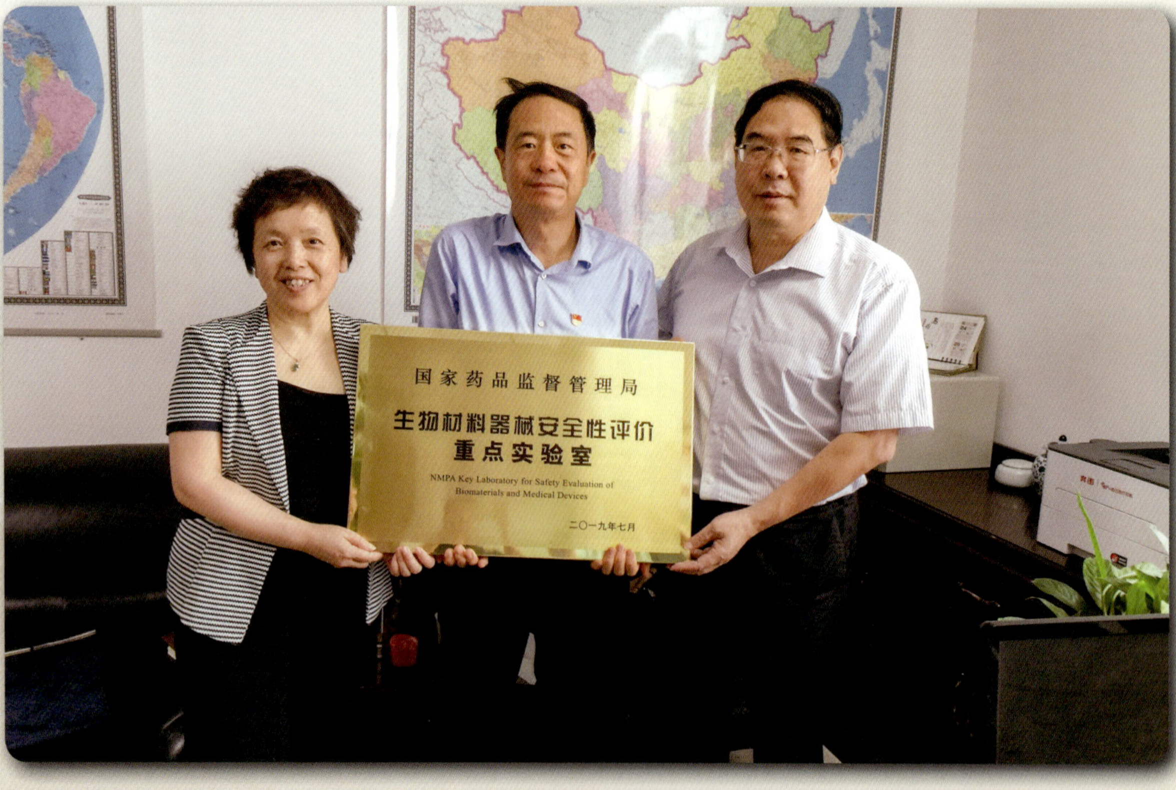

2019 年 7 月 19 日，省医疗器械产品质量检验中心生物材料器械安全性评价实验室和药品包装材料质量控制实验室，被认定为国家药品监督管理局首批重点实验室

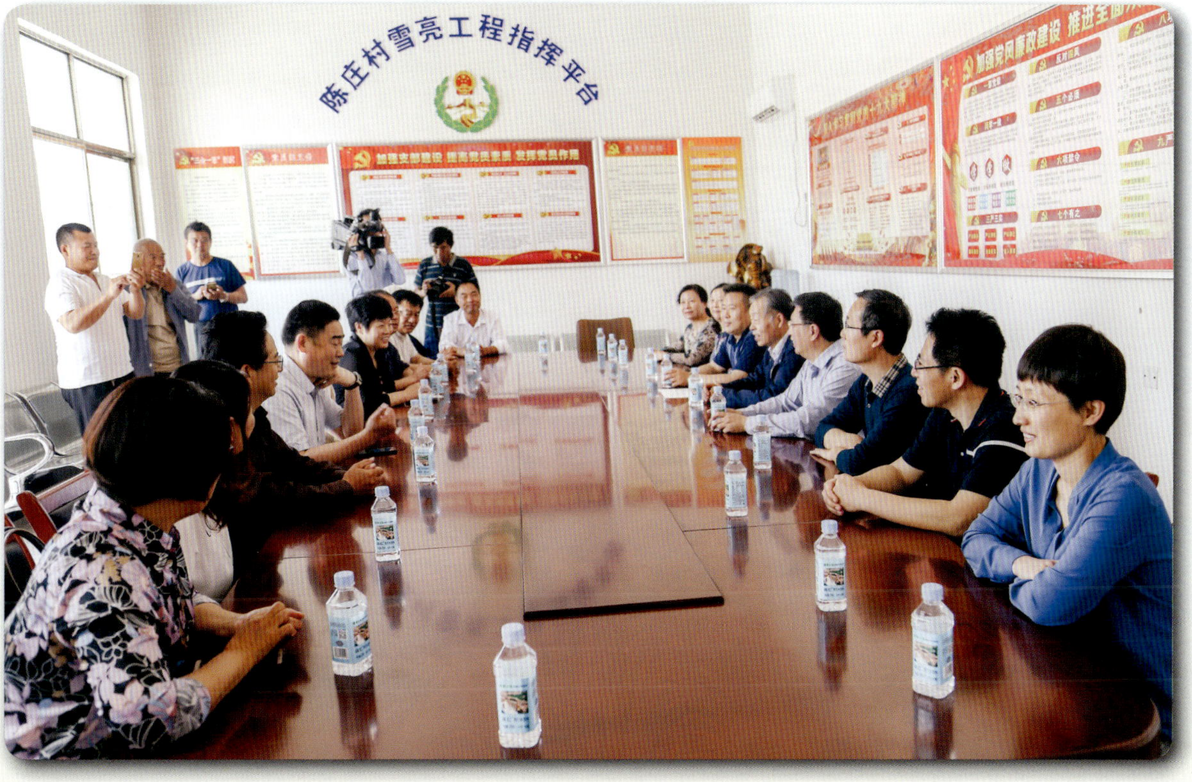

2019 年 5 月 16 日，省食品药品审评认证中心到成武县白浮图镇陈庄村开展服务乡村振兴、精准技术扶贫活动

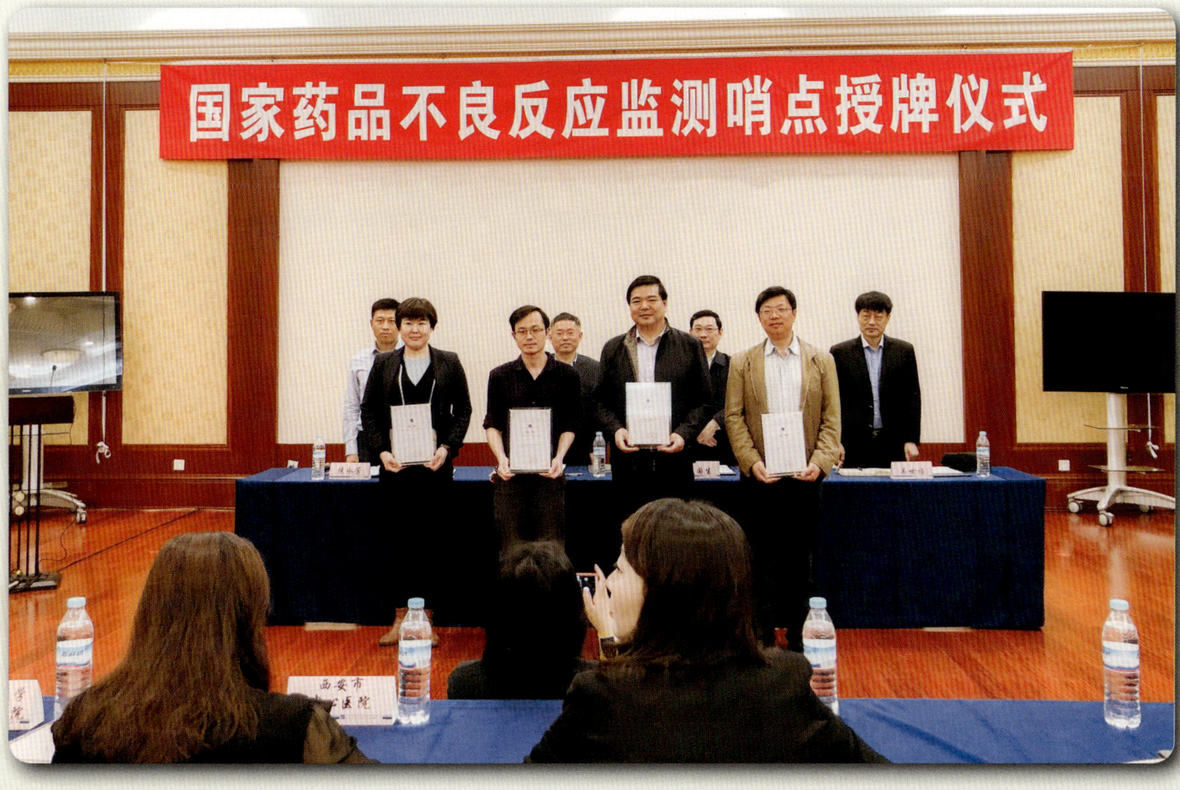

2019 年 4 月 18 日，国家药品不良反应监测中心在山东组织召开国家药品不良反应监测哨点授牌仪式暨哨点工作座谈会

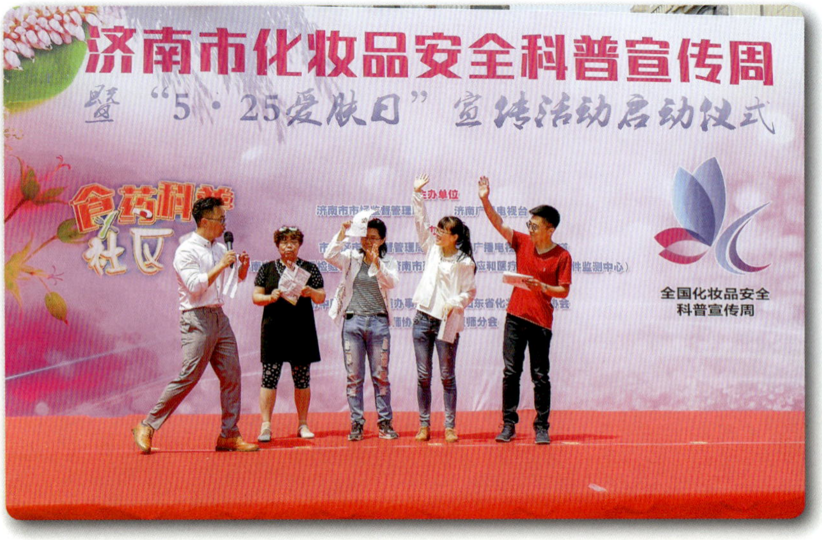

2019 年 5 月 25 日，济南市市场监督管理局开展化妆品安全科普宣传周暨"5·25"爱肤日宣传活动

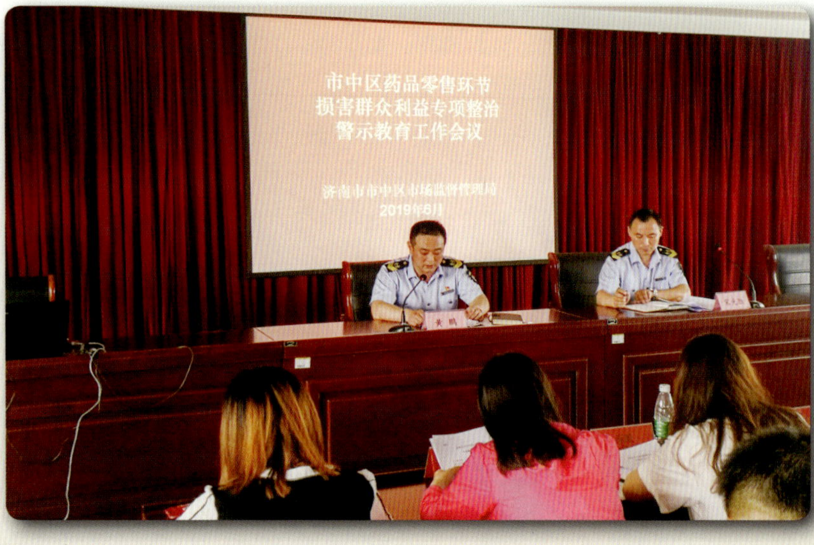

2019 年 6 月 20 日，济南市市中区市场监督管理局召开药品零售环节损害群众利益专项整治警示教育工作会议

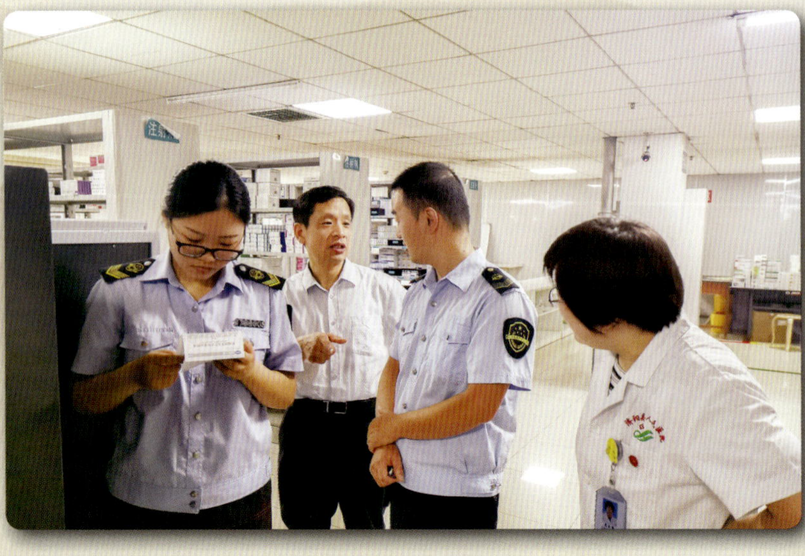

2019 年 9 月 6 日，济南市济阳区市场监督管理局对济阳区人民医院芬太尼类药物进行专项检查

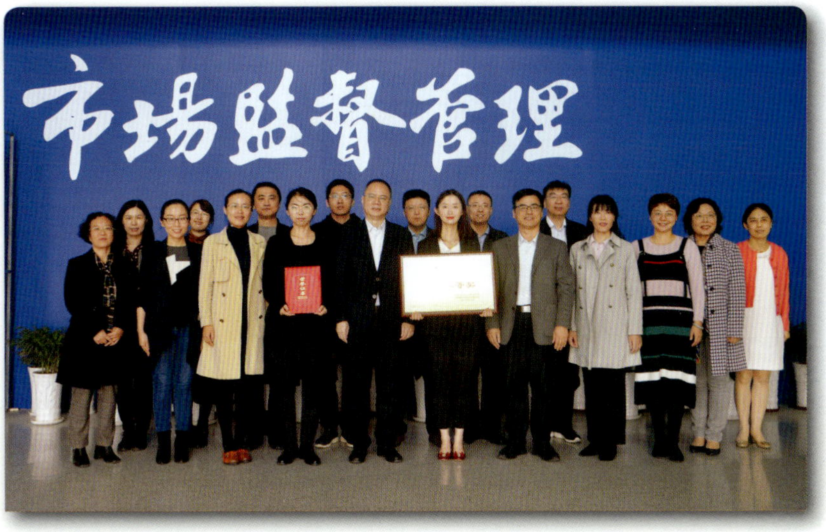

2019 年 10 月 29—31 日，青岛市市场监督管理局组队参加全省第七届药化械执法办案技能竞赛决赛

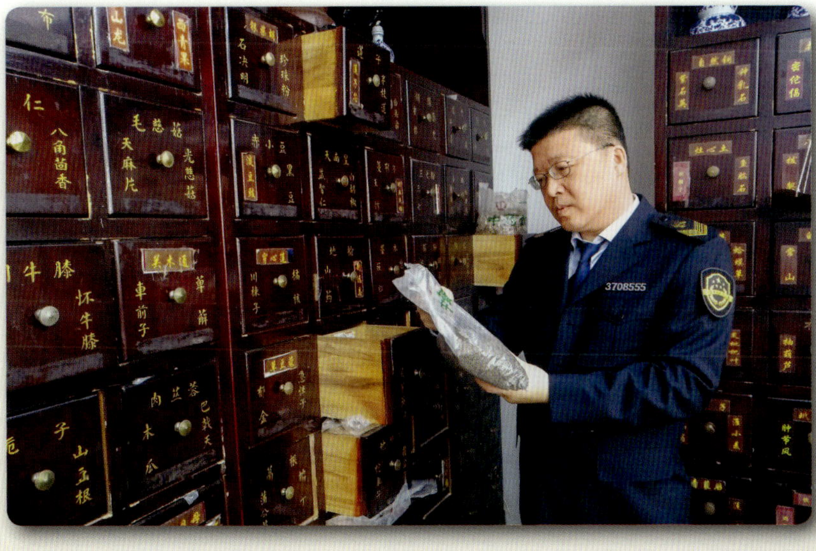

2019 年 11 月 26 日，青岛市市场监督管理局综合执法支队执法人员在某公司进行药品监督抽检

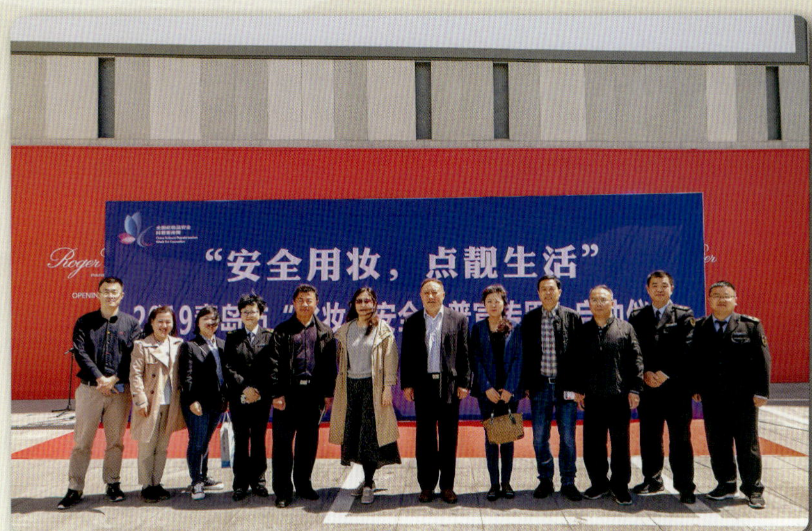

2019 年 6 月 5 日，青岛市市南区市场监督管理局在海信广场举行化妆品安全科普宣传周启动仪式

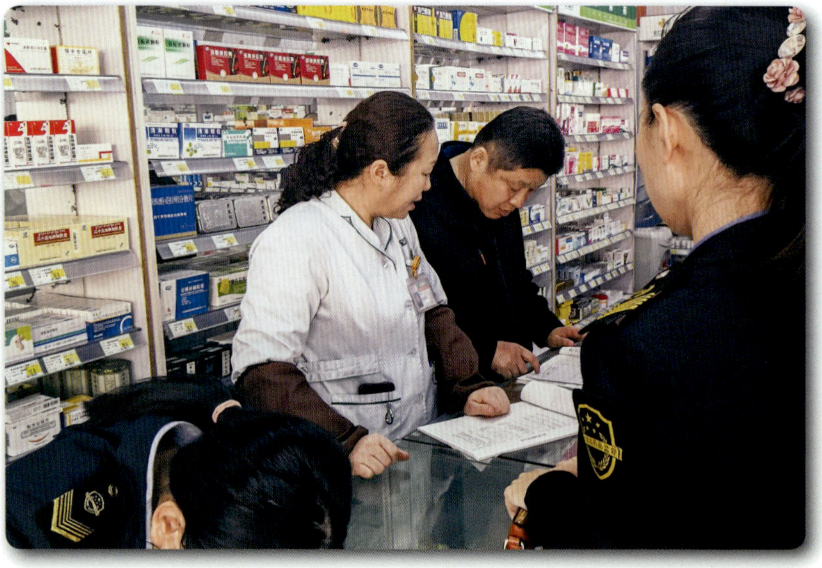

2019 年 3 月 14 日，淄博市市场监督管理局执法人员对辖区连锁药店开展监督检查

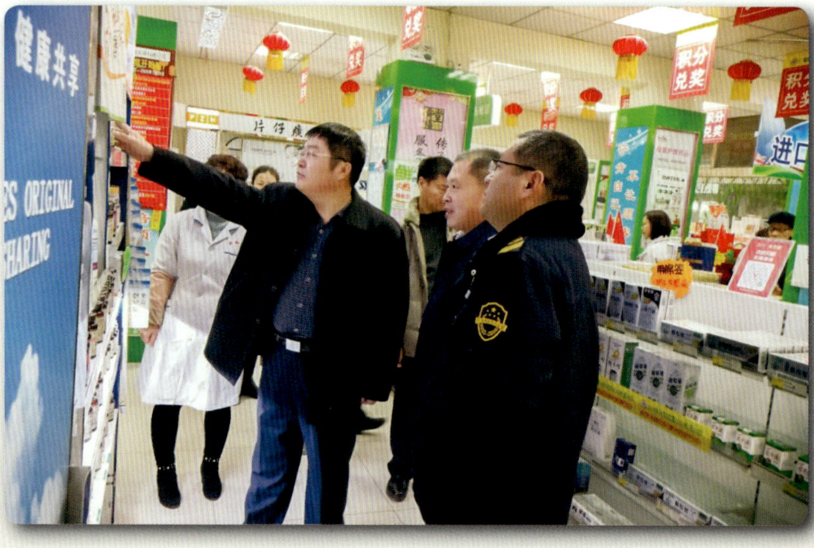

2019 年 12 月，淄博市周村区市场监督管理局调研节日期间药品市场安全

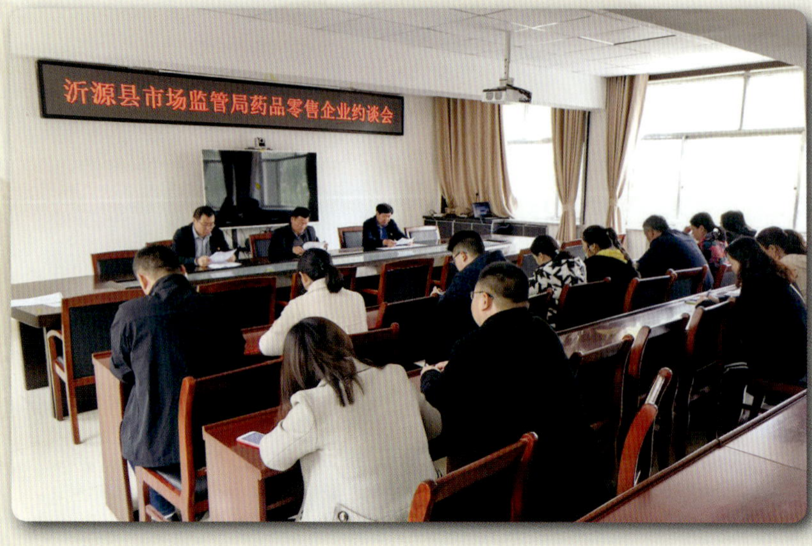

2019 年 5 月 4 日，沂源县市场监督管理局召开药品零售企业约谈会

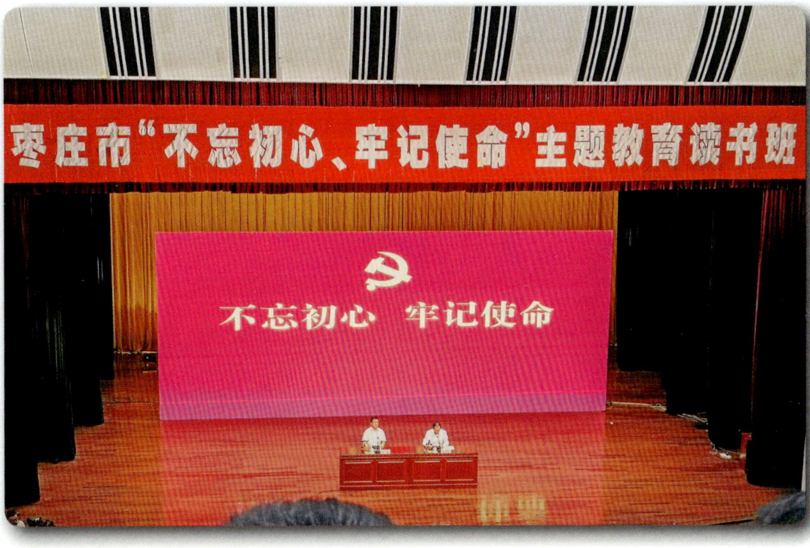

2019年9月，枣庄市市场监督管理局机关干部集体学习"不忘初心 牢记使命"主题教育读书班

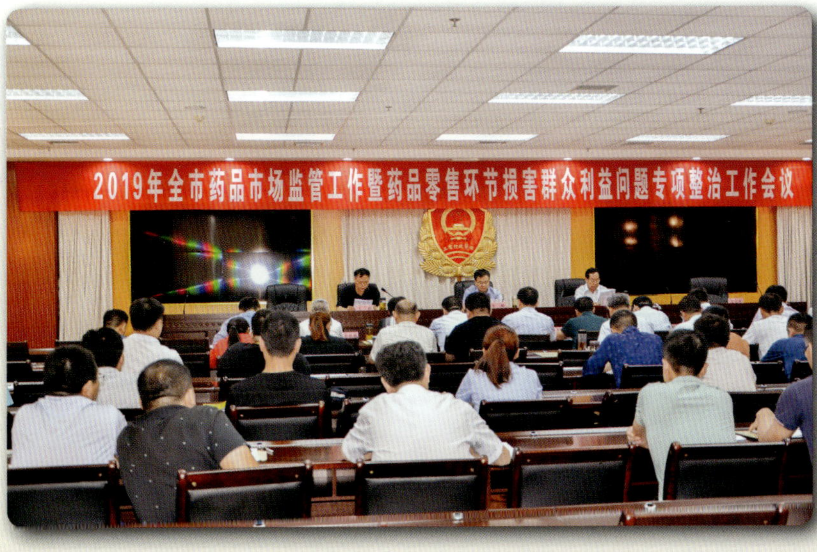

2019年6月4日，枣庄市市场监督管理局召开2019年全市药品市场监管工作暨药品零售环节损害群众利益问题专项整治工作会议

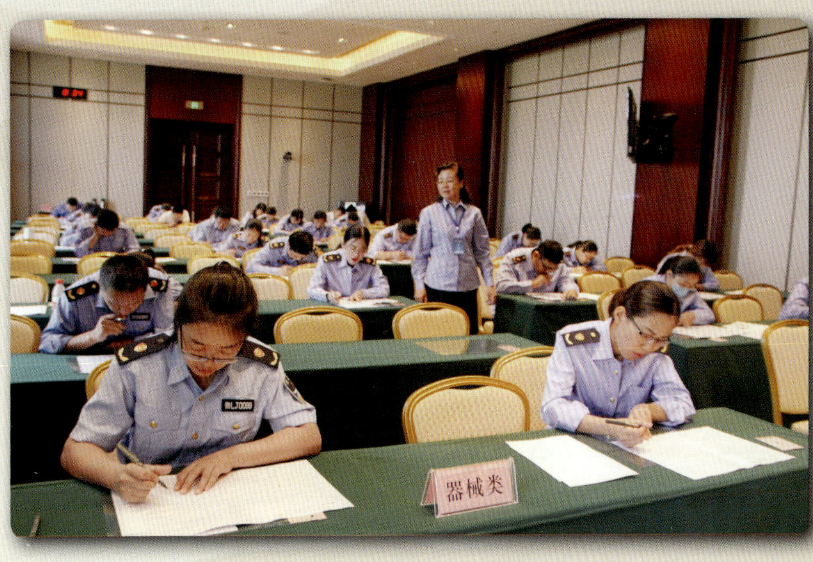

2019年9月24日，东营市市场监督管理局组织东营市第七届药化械执法技能竞赛。图为笔试现场

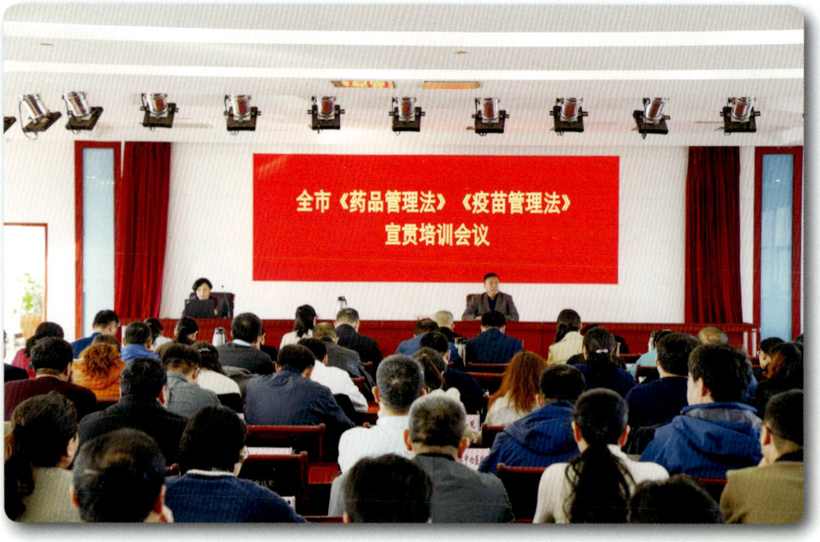

2019 年 11 月 22 日，东营市市场监督管理局组织召开全市《药品管理法》《疫苗管理法》宣贯培训会议

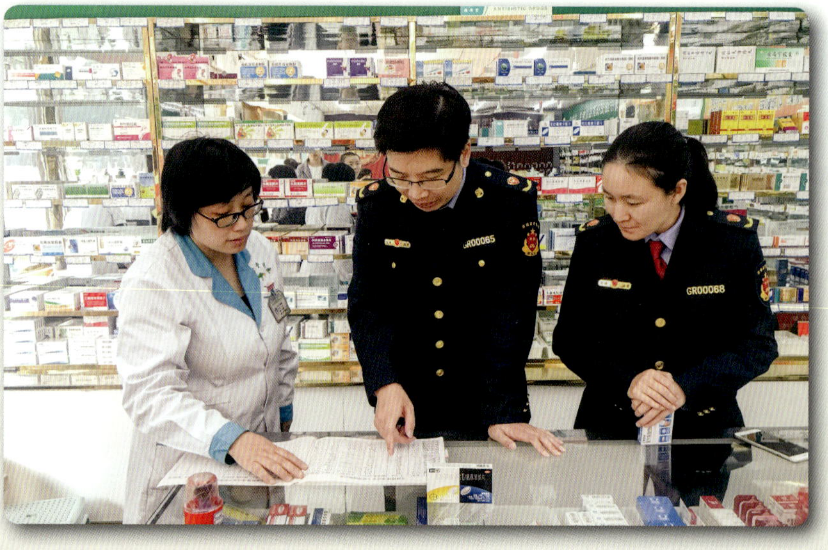

2019 年 10 月 11 日，广饶县市场监督管理局执法人员在广饶广济堂药业连锁有限公司第一连锁店开展含麻黄碱药品监督检查

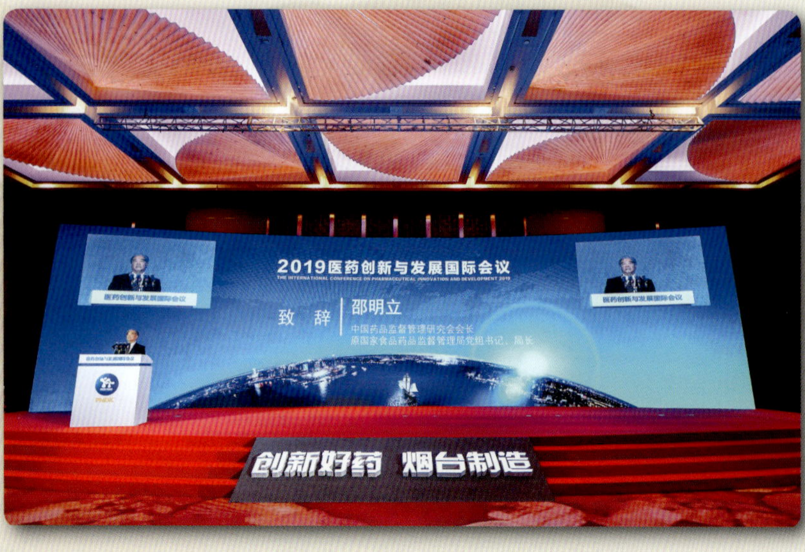

2019 年 11 月 7—8 日，烟台市举办 2019 医药创新与发展国际会议

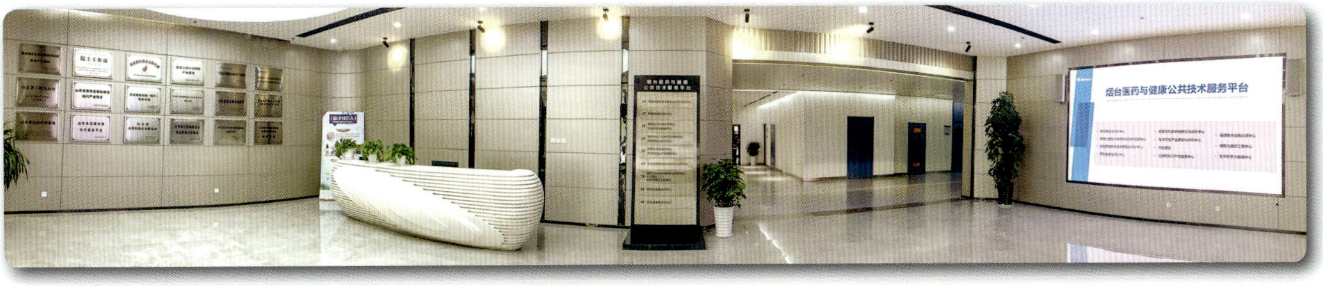

2019 年 3 月，烟台医药与健康公共技术服务平台正式投入运营

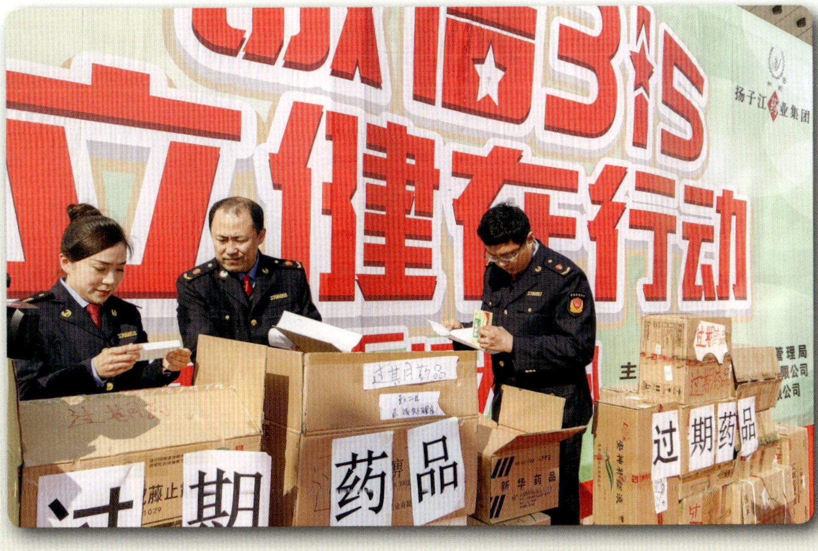

2019 年 3 月 15 日，烟台市莱山区市场监督管理局工作人员联合立健医药城现场销毁过期药品共计 3 吨，货值 30 余万元

2019 年 9 月 5 日，烟台高新区市场监督管理局联合区社会事务局开展疫苗使用和预防接种管理专项监督检查，进一步加强疫苗使用监管，保证疫苗质量安全

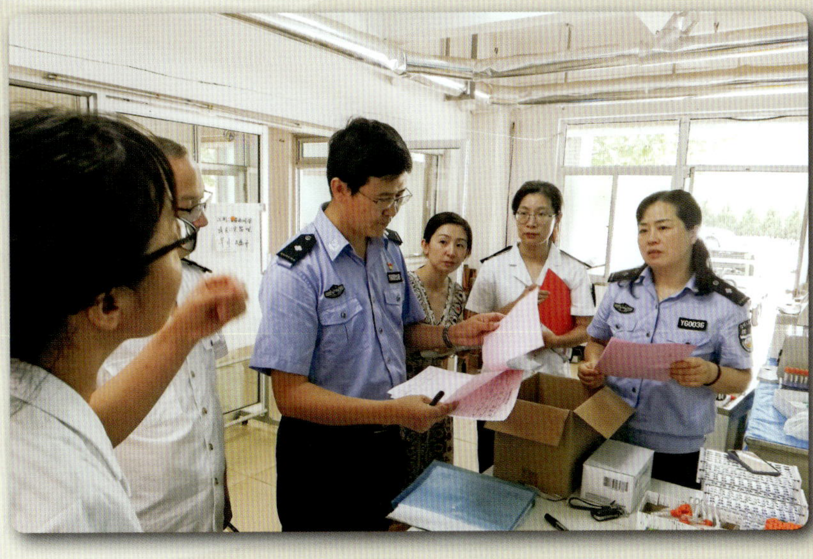

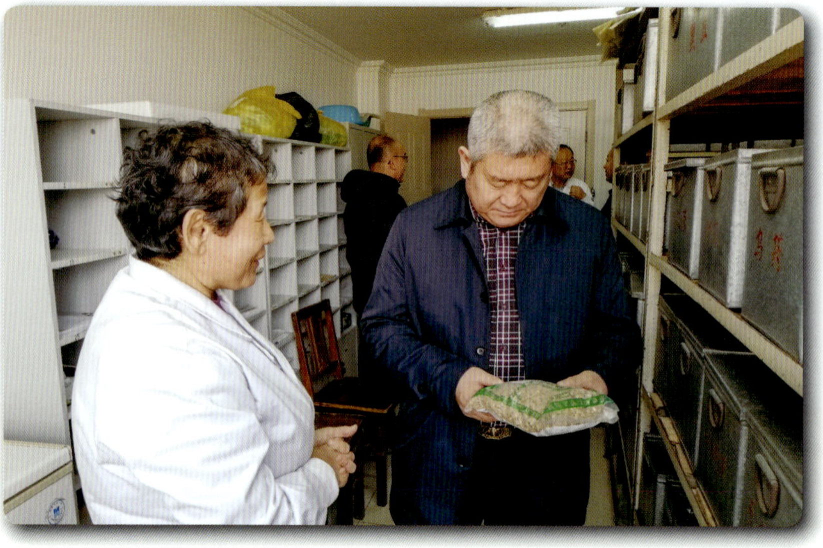

2019年3月8日，潍坊市市场监督管理局对医疗机构中药饮片进行监督检查

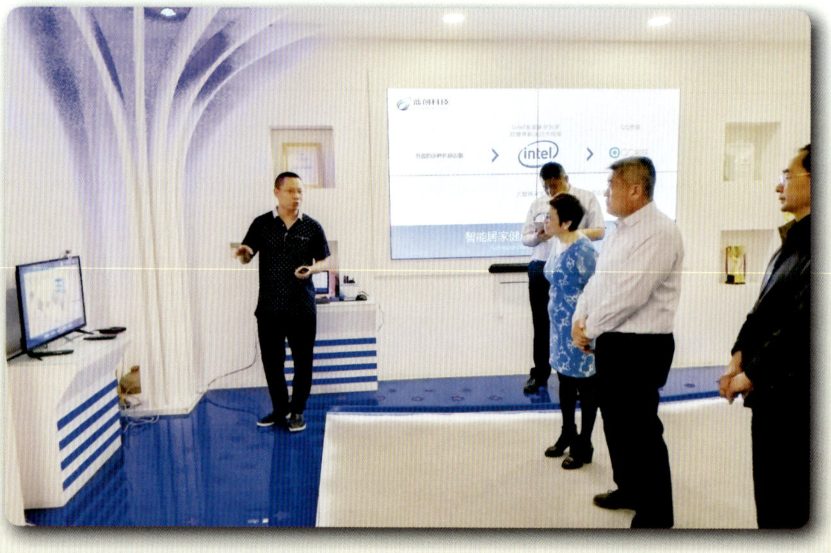

2019年5月14日，潍坊市市场监督管理局开展远程诊疗、远程审方平台调研，着力解决处方药不凭处方销售问题

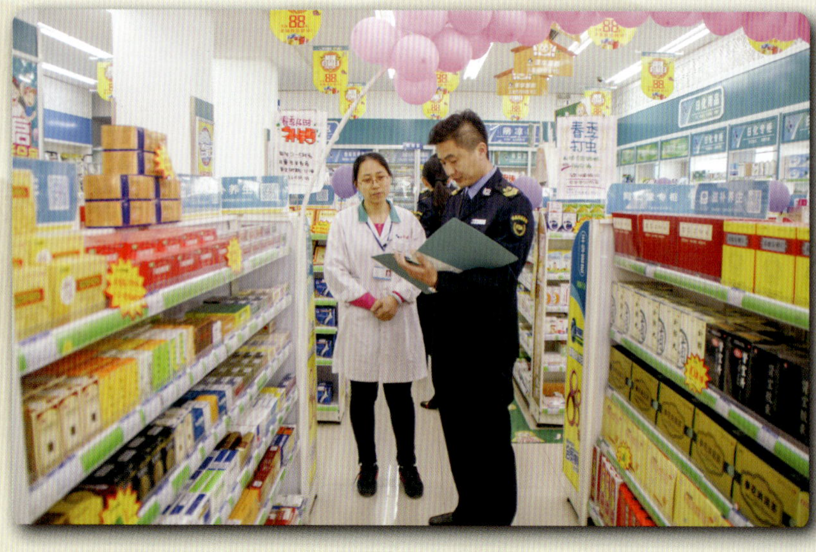

2019年3月20日，潍坊市寒亭区市场监督管理局对药品经营企业进行现场检查

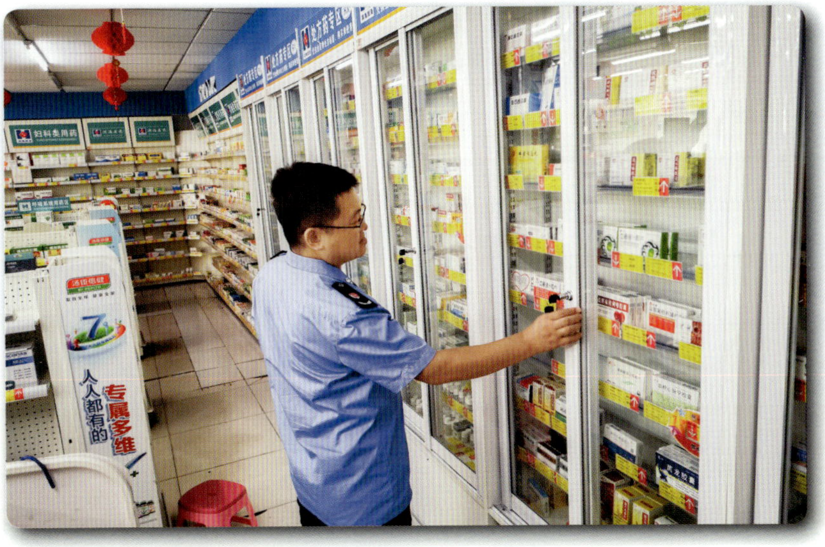

2019 年 8 月 14 日，寿光市市场监督管理局对药品经营单位处方药销售情况进行监督检查

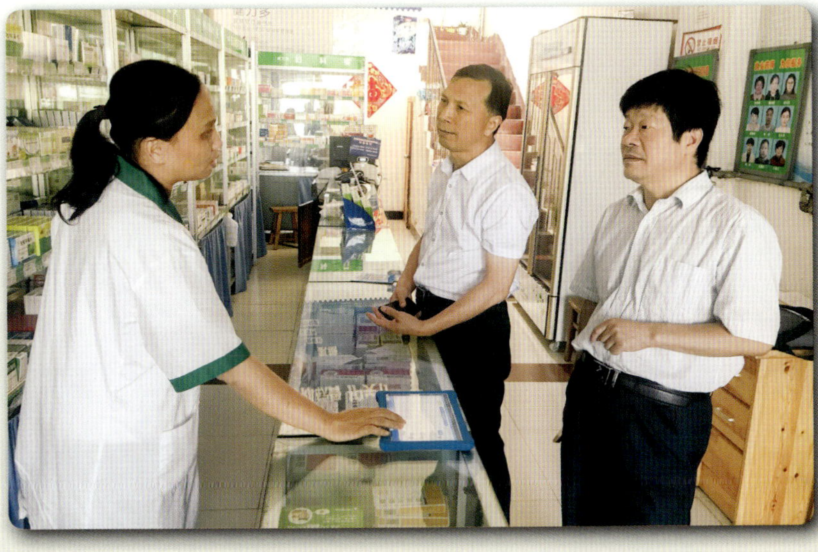

2019 年 8 月 28 日，济宁市市场监督管理局对城区药店处方药销售情况进行暗访调研

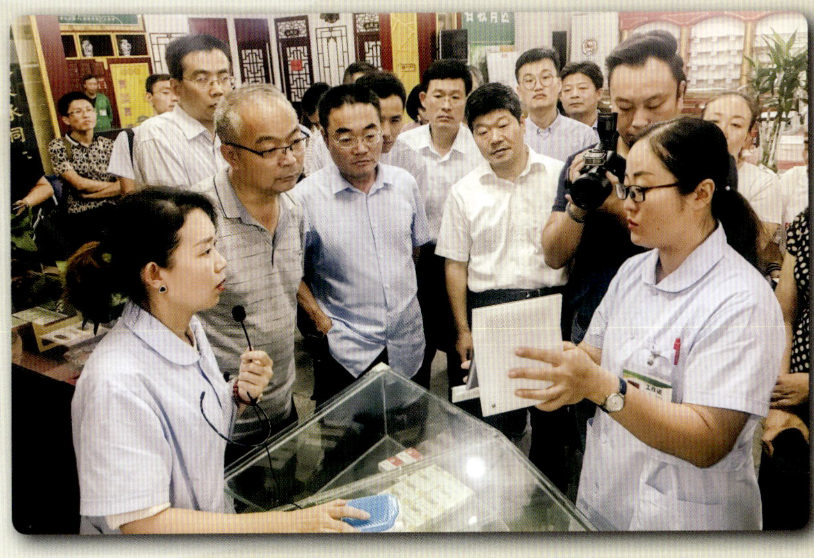

2019 年 9 月 12 日，济宁市市场监督管理局组织开展零售药店规范化建设现场观摩会

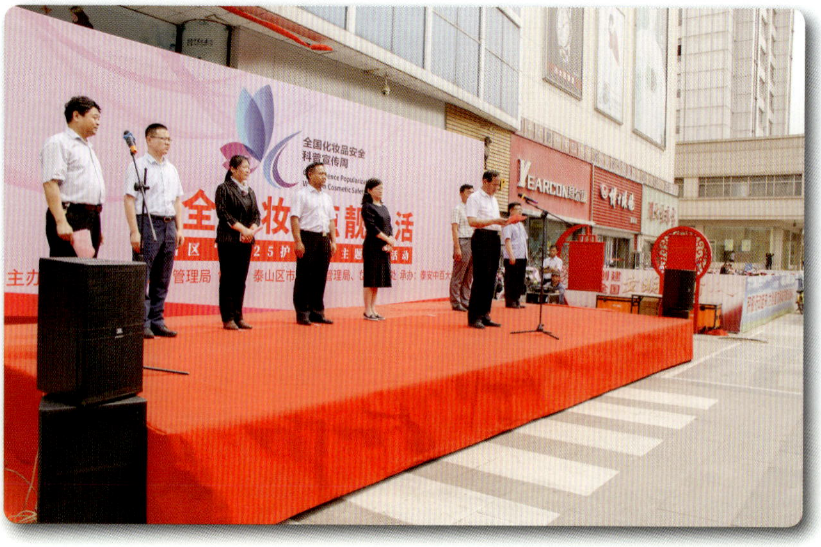

2019 年 5 月 24 日，泰安市市场监督管理局开展化妆品安全科普宣传周活动

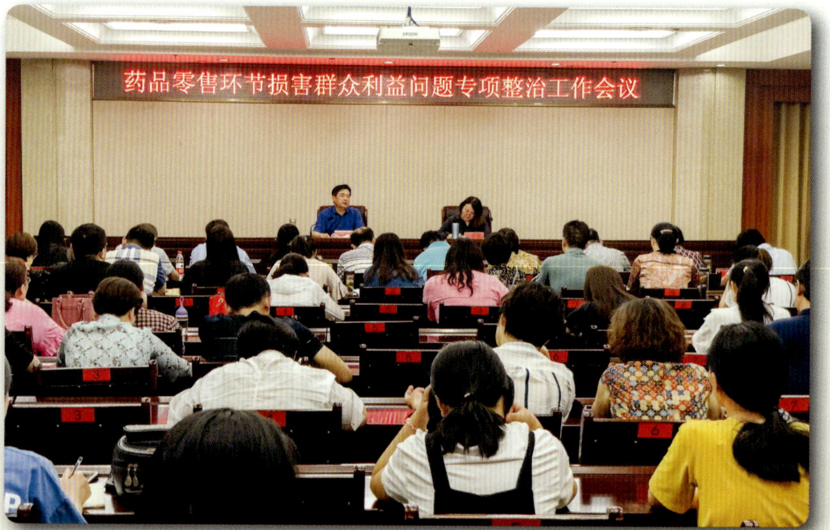

2019 年 6 月 10 日，泰安市市场监督管理局召开药品零售环节损害群众利益问题专项整治工作会议

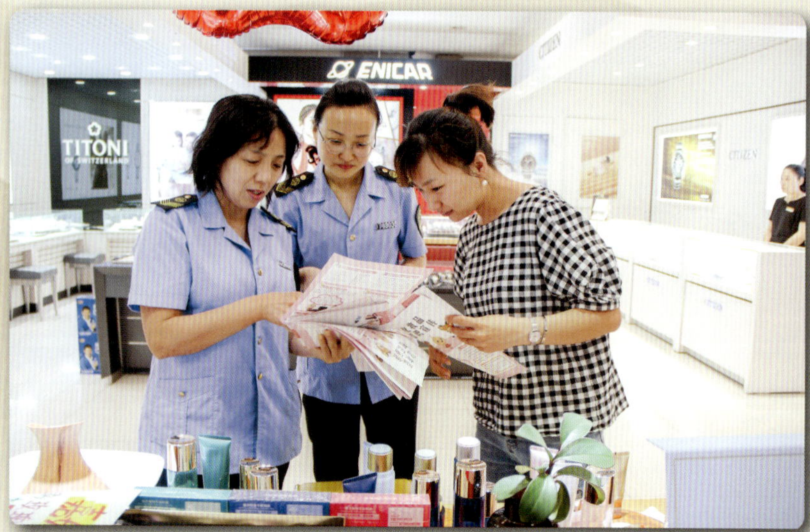

2019 年 5 月 25 日，新泰市市场监督管理局执法人员在银座商城化妆品销售区开展“5 · 25”爱肤日宣传活动，现场发放宣传资料

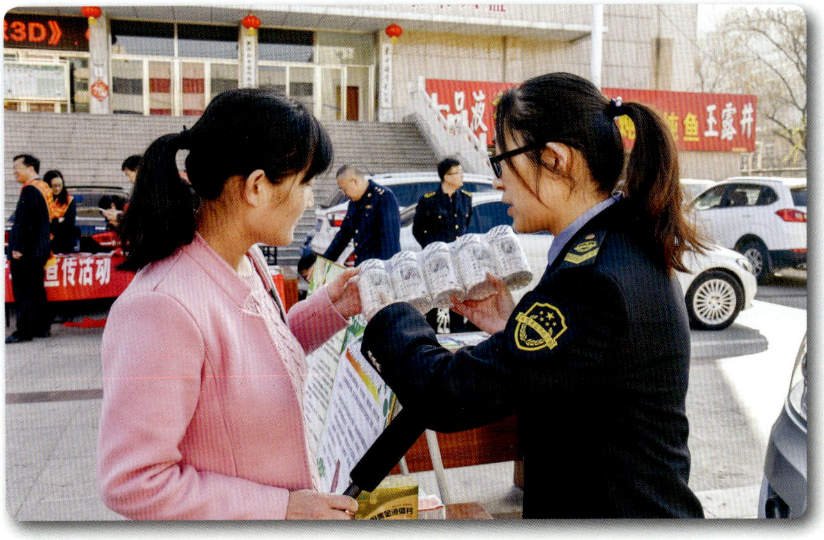

2019 年 3 月 15 日，东平县市场监督管理局在电影院开展咨询服务活动。图为执法人员为消费者讲解药品真假鉴别知识

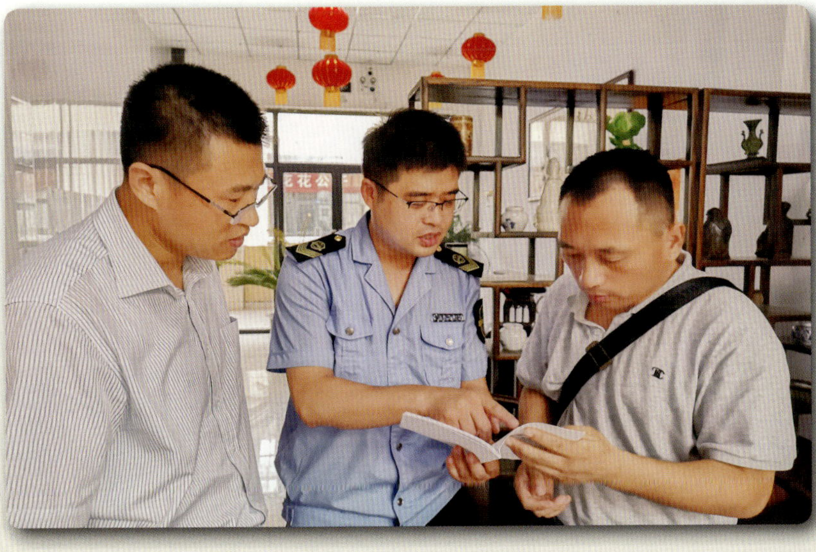

2019 年 8 月 12 日，威海市市场监督管理综合执法支队执法人员对医疗器械公司进行专项稽查

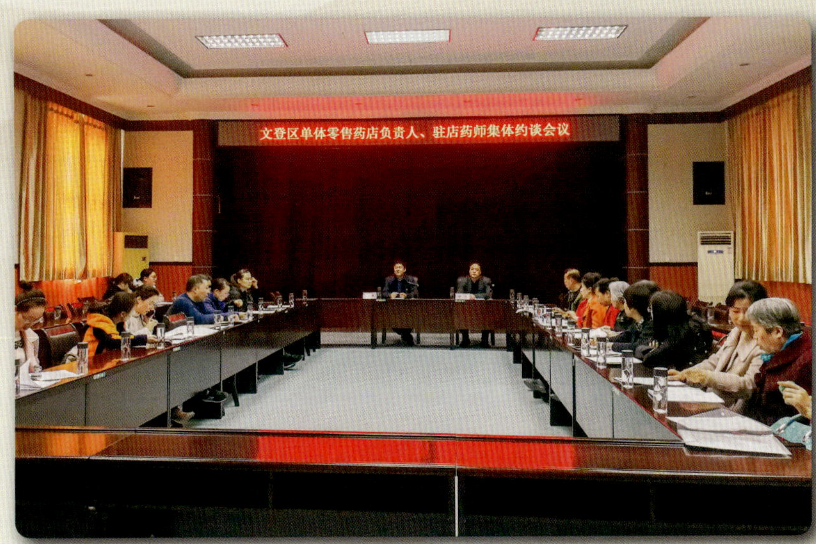

2019 年 3 月 19 日，针对“3·15”晚会曝光的执业药师“挂证”问题，威海市文登区市场监督管理局召开全区单体零售药店负责人及驻店药师集体约谈会议

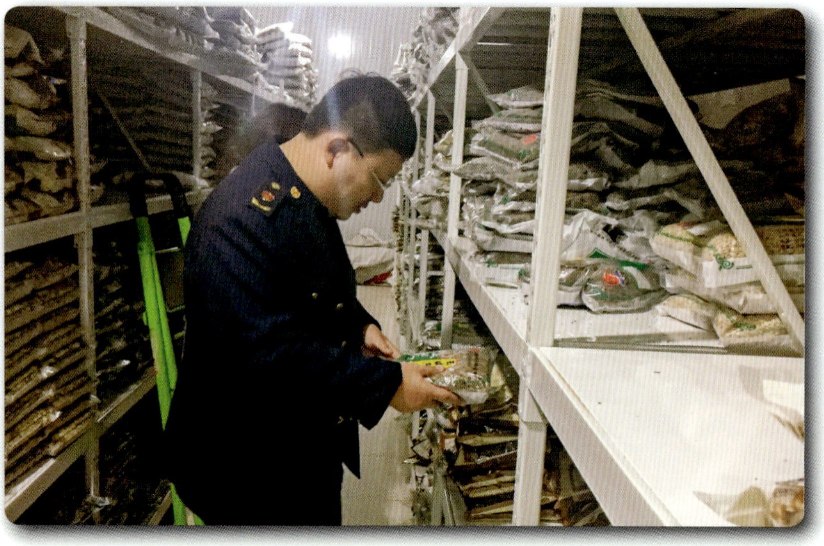

2019 年 2 月 21 日，威海市高技术产业区市场监督管理局执法人员对山东永鸿医药有限公司开展中药饮片专项检查，并现场对库存中药饮片进行抽样

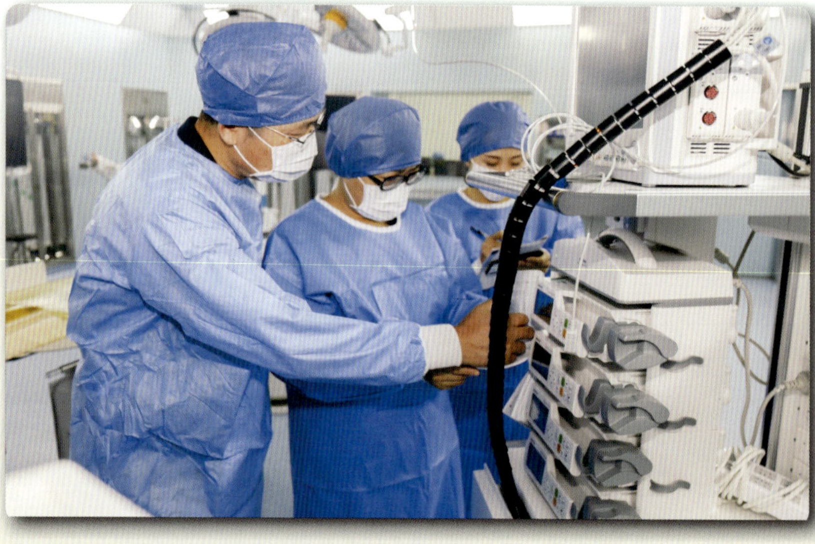

2019 年 8 月 31 日，日照市市场监督管理局开展医疗机构在用医疗器械专项整治。图为在日照市心脏病院手术室

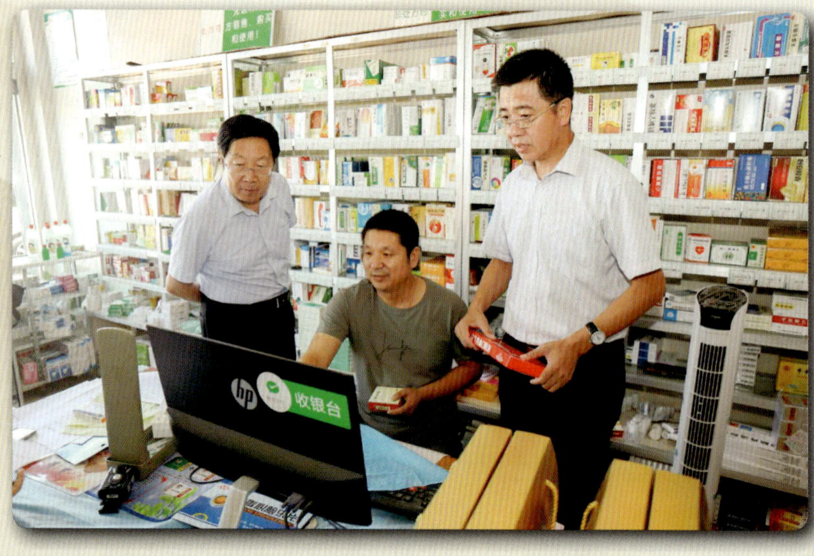

2019 年 8 月 29 日，日照市市场监督管理局暗访农村药店

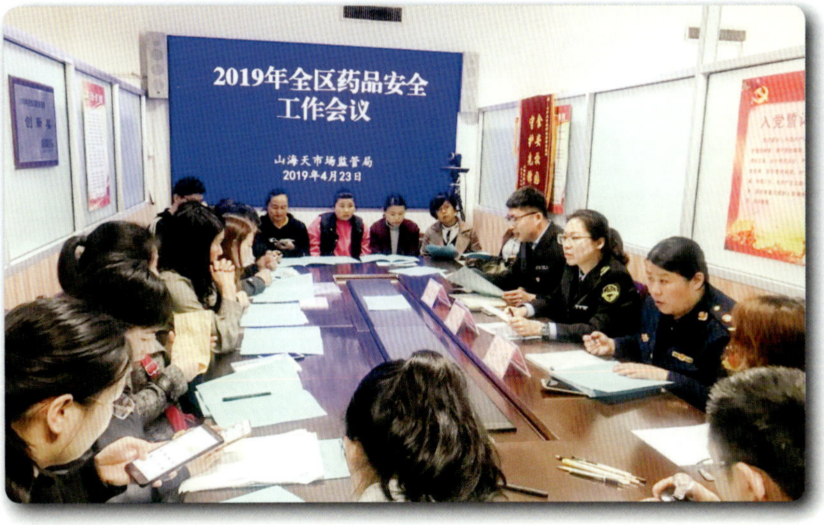

2019 年 4 月 23 日，日照市山海天旅游度假区市场监督管理局召开 2019 年全区药品安全工作会议。安排部署 2019 年全区药品安全重点工作，并与药品经营企业负责人签订了《药品安全责任书》

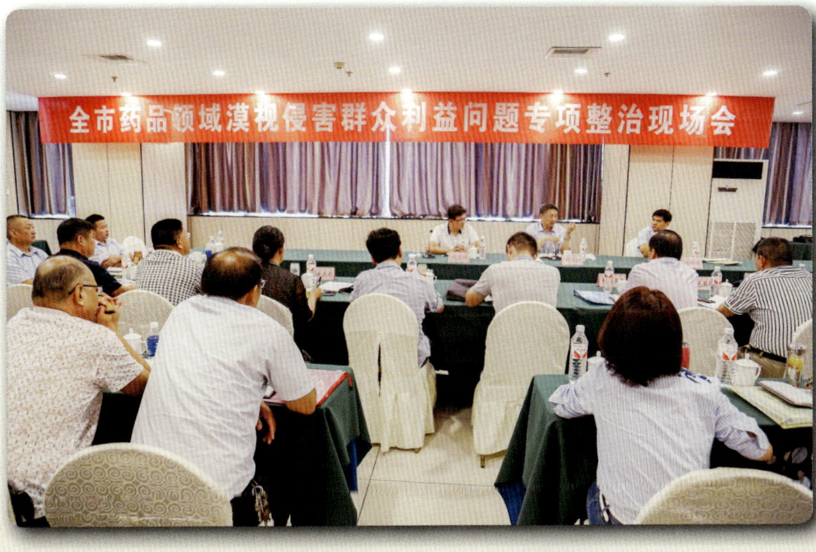

2019 年 8 月 27 日，临沂市市场监督管理局召开全市药品领域漠视侵害群众利益问题专项整治现场会

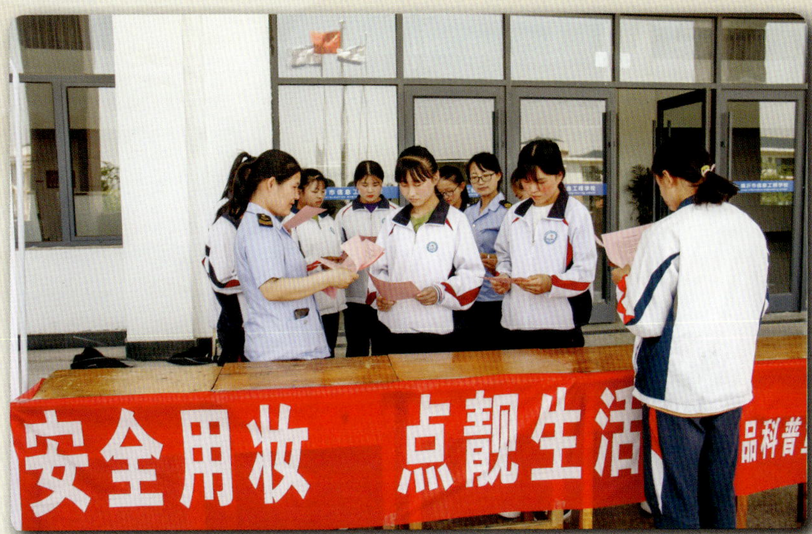

2019 年 5 月 21 日，沂南县化妆品科普宣传“安全用妆，点靓生活”主题活动走进临沂市信息工程学校

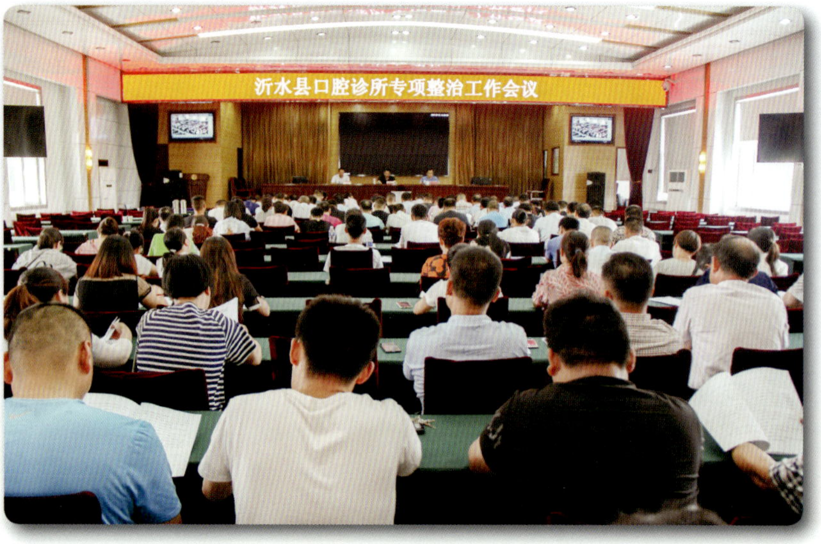

2019 年 7 月 8 日，沂水县市场监督管理局联合县卫健局召开全县口腔诊所专项整治工作会议

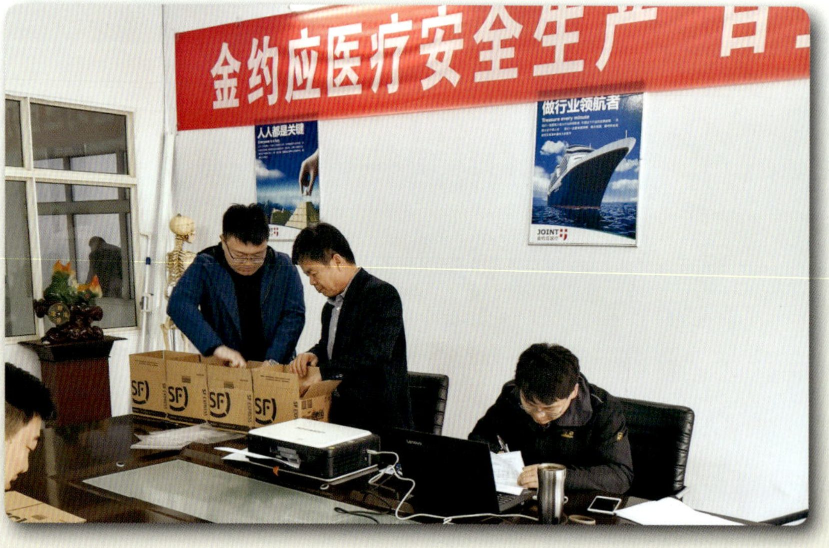

2019 年 4 月 25 日，德州市市场监督管理局执法人员对德州金约应医疗器械有限公司开展飞行检查，同时进行监督抽验

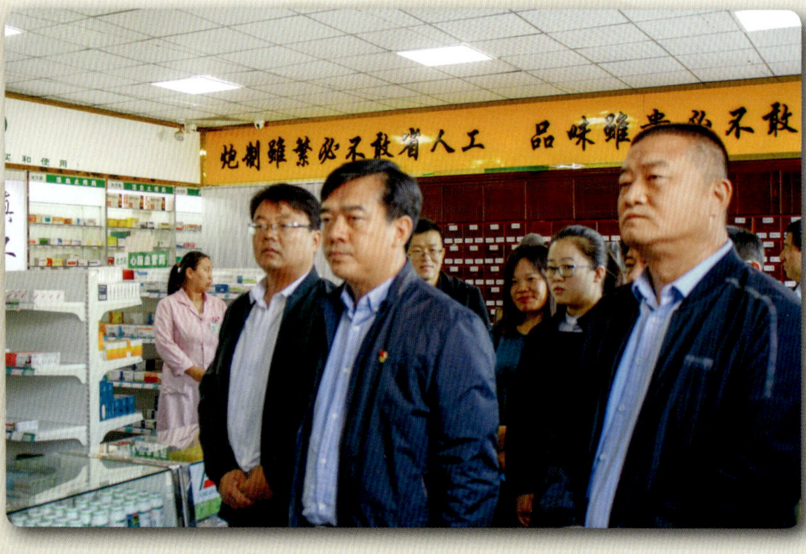

2019 年 10 月 12 日，禹城市市场监管系统举行政府开放日活动，邀请人大代表、政协委员、企业代表、群众代表和媒体代表 30 余人参加活动

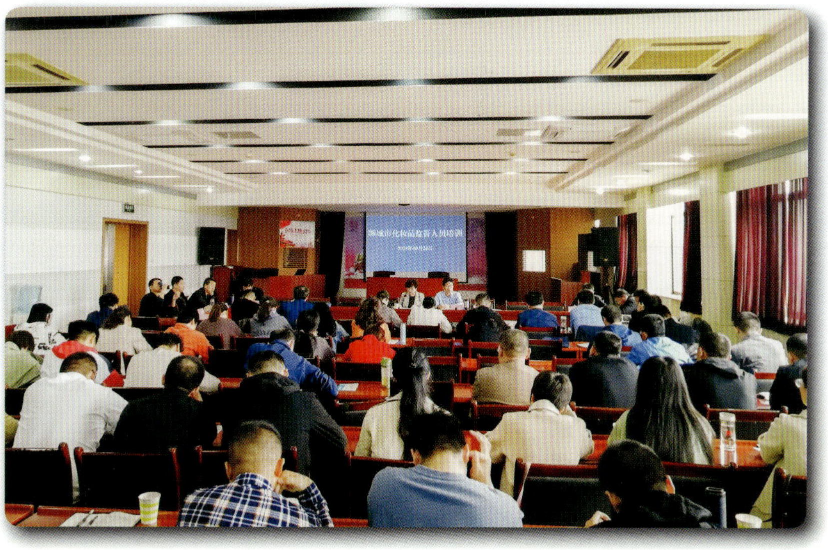

2019 年 10 月 24 日，聊城市市场监督管理局组织全市化妆品监管人员培训

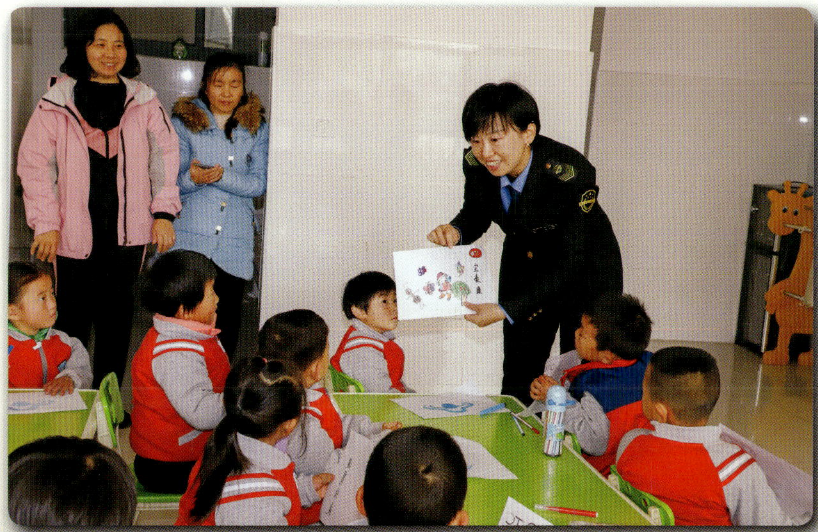

2019 年 11 月 27 日，聊城市茌平区市场监督管理局到冯官屯镇第二中心幼儿园开展药品安全宣传月活动

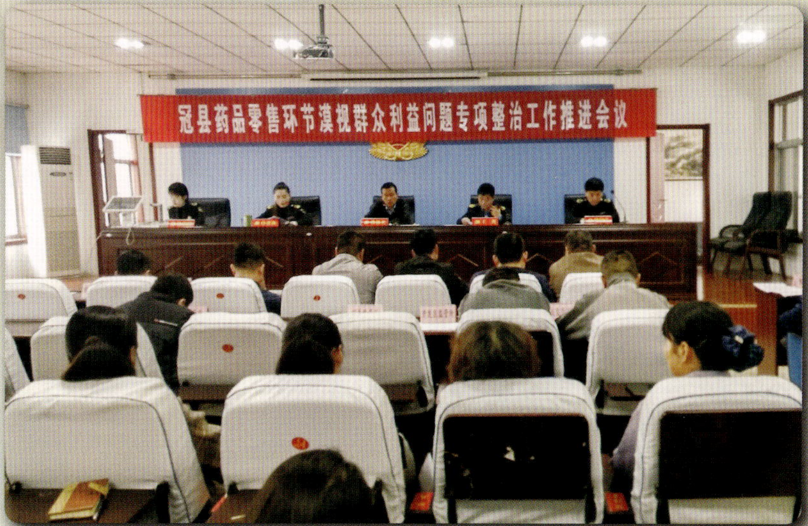

2019 年 11 月 1 日，冠县市场监督管理局召开药品零售环节漠视群众利益问题专项整治工作推进会议，辖区内药品零售企业 167 家负责人参加会议

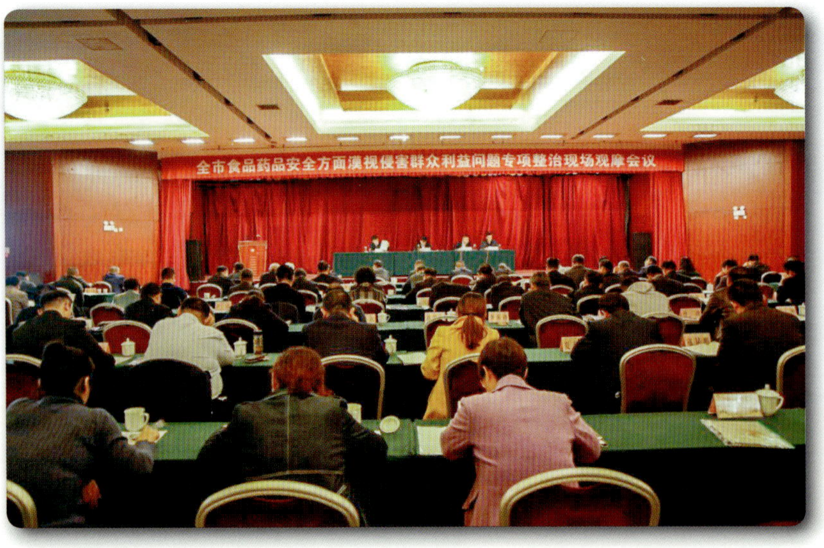

2019 年 10 月 25 日，滨州市召开全市食品药品安全方面漠视侵害群众利益问题专项整治现场观摩会议

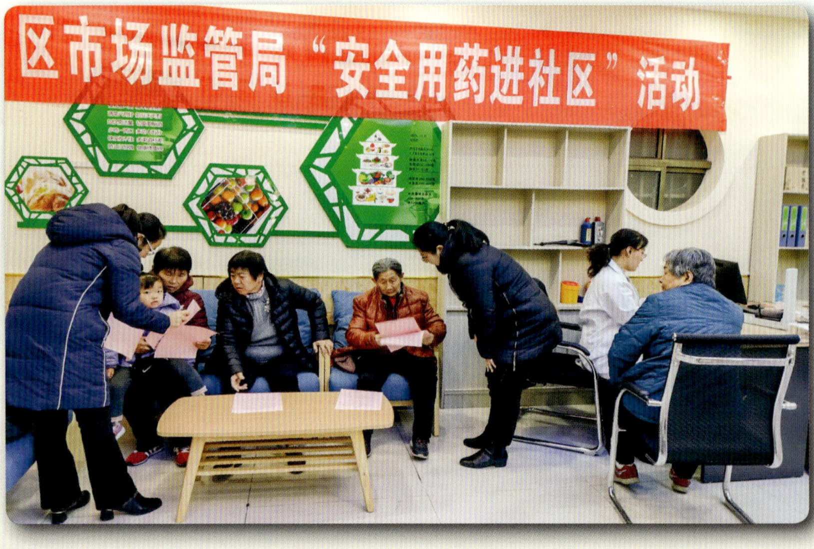

2019 年 11 月 29 日，滨州市滨城区市场监督管理局在市南社区开展安全用药进社区活动

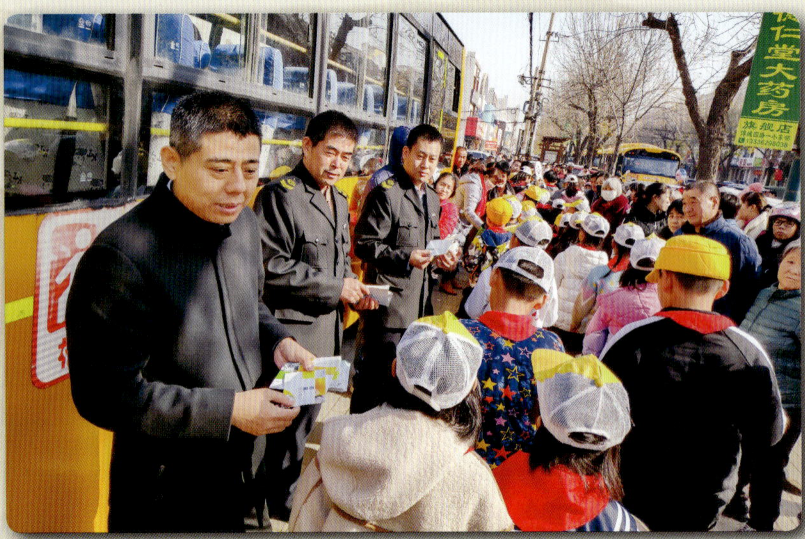

2019 年 11 月 20 日，博兴县市场监督管理局开展药品安全进校园活动

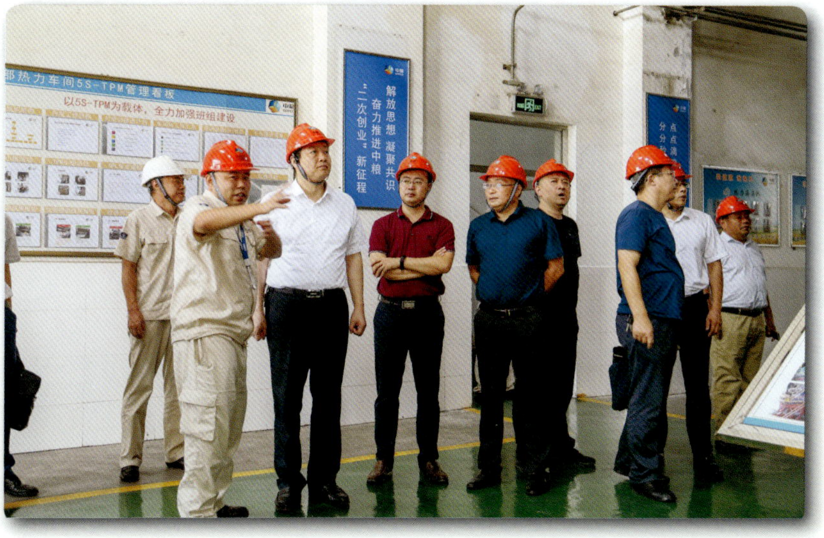

2019 年 7 月 26 日，菏泽市市场监督管理局到菏泽高新区调研生物医药工作

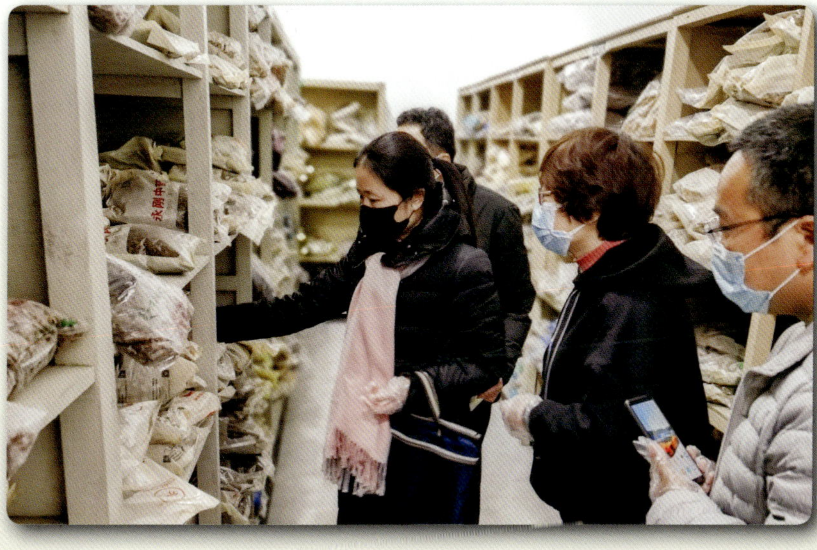

2019 年 12 月 27 日，菏泽市市场监督管理局到鄄城舜王药材城检查

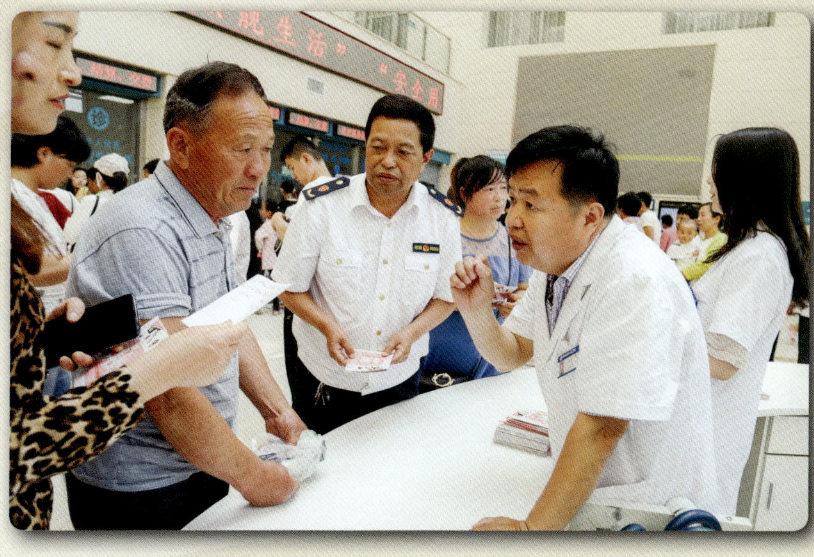

2019 年 5 月 25 日，郓城县市场监督管理局联合县人民医院开展“5 · 25”爱肤日宣传活动

目 录

规划财务和科技管理

新闻宣传和应急管理

综合管理

派出机构和药品检查员队伍建设

党风廉政建设

直属单位工作

市县药品监管

大事记

附 录

索 引

特 载

焦红在中国医药创新发展大会开幕式上的致辞

（2019 年 7 月 16 日）

今天，中国医药创新发展大会在济南隆重召开。我代表国家药监局，对大会的召开表示热烈祝贺！也借此机会，向长期以来关心药品监管工作的山东省委、省政府、各位专家、业界各位朋友和社会各界表示衷心的感谢！

近年来，山东省委、省政府高度重视药品安全工作和医药产业创新发展，坚定不移以“四个最严”要求抓好药品监管工作，强化药品安全保障的社会责任，强力推进医药产业创新发展。当前，山东已拥有国家级医药创新平台 21 个，药品上市许可持有人试点品种占全国的 20% 以上，仿制药一致性评价上报国家审评品种占全国的 12%，医药产业发展态势强劲。

经历改革开放 40 年的发展，我国公众用药基本得到满足，药品安全保障水平持续提升，并积极为全球贡献中国力量。国家药监局坚持以习近平新时代中国特色社会主义思想为指导，坚持以人民为中心的发展思想，深化审评审批改革，加强药品全程监管，推进医药产业高质量发展，不断满足人民群众用药需求，全面提升人民群众的获得感、幸福感、安全感。

一是法规体系日益完善。建立健全以《药品管理法》为基础的法律法规体系，近日，首部关于疫苗管理的法律——《疫苗管理法》正式出台。二是审评审批制度改革不断深入。简化优化审评审批程序，提高审评审批质量和效率，一批临床急需的新药好药和创新类医疗器械已获准上市。三是药品安全风险防控持续加强。强调问题导向，聚焦疫苗、血液制品、植入类医疗器械等高风险产品，不断提高风险隐患发现能力。强化责任落实，督促企业建立良好的质量管理体系。四是监管的深度和广度持续拓展。实施中国药品监管科学行动计划，提高药品监管效能和水平。深入参与国际 ICH 和 IMDRF 相关活动，提高监管国际影响力。

各位来宾，各位朋友，强大的监管能造就强大的产业，强大的产业能够推进强大的监管。监管事业和产业发展是互促互进的。抓创新就是促发展，抓创新就是谋长远。激发医药产业创新发展活力，推动医药产业转型升级，更好地满足公众用药需求，更是建设健康中国应有之义。

习近平总书记强调，要把最严谨的标准、最严格的监管、最严厉的处罚、最严肃的问责落到实处，确保人民群众用药安全、有效。李克强总理强调，要推动医药产业创新升级，更好服务惠民生稳增长。《关于改革药品医疗器械审评审批制度的意见》《关于深化审评审批制度改革鼓励药品医疗器械创新的意见》，是党中央国务院关于药品监管战略决策部署的集中体现，对深入推进药品医疗器械审评审批改革，加强药品监管工作，提出了明确要求。

鼓励支持医药产业创新发展，是满足公众用上新药好药的迫切需要，是促进医药产业高质量发展的根本途径。满足临床用药急需，归根到底要依靠创新。鼓励支持创新发展，必须紧紧抓住满足公众用药需求这个根本目标，营造有利于鼓励创新的政策环境，让公众能够及时用得上新药好药。

鼓励支持医药产业创新发展，是实施创新驱动发展国家战略的迫切需要。党的十八大以来，医药产业创新的政策环境、制度环境发生了很大变化。国内医药企业创新发展的热潮已经形成，社会各界支持改革、关心改革、参与改革的良好氛围日益浓厚，全行业重视创新、主动创新的趋势日益显现，各级党委、政府，各部门和医药产业界追求高质量发展的共识已经形成，鼓励药品医疗器械创新的政策环境也已初步形成，一批医药创新成果竞相涌现，初步展示出中国医药产业界的创新能力和水平。

作为药品监管部门，鼓励创新是我们义不容辞之责，我们将继续为之努力。

一是进一步完善法律法规体系。积极推动新修订的《药品管理法》和《医疗器械监督管理条例》修正案出台，加快相配套的《药品注册管理办法》《医疗器械注册管理办法》等配套规章制修订。新《药品管理法》将药品领域改革成果和行之有效的做法上升为法律，为上市许可持有人制度全面实施、临床试验机构由审批改备案等各项改革措施及早实施提供法规制度保障，必将进一步支持以临床价值为导向的药物研发，激发产业创新活力，释放政策红利。

二是进一步深化审评审批改革。坚定不移地落实党中央国务院关于审评审批制度的系列部署，以临床价值为导向，完善优先审评审批制度，加快国产创新药和临床急需药品批准上市，有序加快境外已上市新药在境内批准上市；支持罕见病药品研发，支持中药传承和创新。坚持标准不降低，细化相关评价要求和指导原则，加大配套政策支持力度，全力推进仿制药质量和疗效一致性评价工作。鼓励临床急需医疗器械研发创新，完善相应的优先审批和特别审查程序，扩大医疗器械注册人试点范围。

三是进一步加强上市后监管。严格落实“四个最严”要求，督促上市许可持有人落实主体责任，强化对产品全生命周期管理；建立符合我国药品发展需求的现代化监管体系；加快职业化专业化检查员队伍建设；严厉打击药品研制、生产、经营、使用等各环节违法违规行为，营造良好的产业发展环境。

四是进一步推进监管科学研究。全面实施中国药品监管科学行动计划，加快推进药品监管科学研究基地建设，系统开展药品监管科学基础研究；积极推进监管科学重点项目研究，提高药品监管科学化水平。欢迎社会各界为监管方法研究、监管技术应用提供建议，为应对药品安全的新挑战、实现产业新发展给予更多的智力支持，为提升中国药品科学监管贡献力量。

五是进一步服务医药企业创新发展。持续深化“放管服”改革，营造良好营商环境；认真倾听企业呼声，主动热情为企业提供服务，坦荡真诚与企业交往，实实在在地帮助企业发展；及时调整完善监管政策，引导产业结构调整，让创新者受到激励、让创新者得到回报，提升我国医药产业的发展质量和核心竞争力，助推我国医药企业走出国门，全力推动我国由制药大国向制药强国迈进。

各位专家，业界朋友，推动医药产业创新发展，为公众提供高质量的、安全有效的药品，是我们的根本目标和共同追求，让我们携手并肩，改革创新，锐意进取，为保障人民群众用药安全而努力，为促进医药产业的高质量发展而努力，为健康中国而努力！

最后预祝大会圆满成功！

杨东奇在中国医药创新发展大会上的致辞

（2019 年 7 月 16 日）

盛夏时节，万物丰茂。我们相聚在美丽的泉城济南，隆重举行中国医药创新发展大会，这是全国医药界的一大盛事，也是山东推动高质量发展的一件大事。在此，我受省委书记刘家义、省长龚正委托，代表中共山东省委、山东省人民政府，向大会的召开表示热烈地祝贺，向莅临大会的各位领导和嘉宾表示诚挚的欢迎，向长期关心支持山东发展的各界朋友表示衷心的感谢！

山东自古以来就是一片厚重丰饶的土地，泰山在这里崛起，黄河在这里入海，孔子在这里诞生，一代代山东人，在这片土地上书写了中华文明的灿烂篇章。党的十八大以来，习近平总书记 3 次亲临山东视察，作出一系列重要指示批示，要求山东“在全面建成小康社会过程中走在前列，在社会主义现代化建设新征程中走在前列，全面开创新时代现代化强省建设新局面”。我们牢记总书记嘱托，深入调研、系统谋划，形成了以习近平新时代中国特色社会主义思想为指导，以“走在前列、全面开创”为目标，以新旧动能转换、乡村振兴、海洋强省等八大发展战略为支撑，以全面深化改革为保障，以全面从严治党为统领的整体发展格局。2018 年，山东全省实现地区生产总值 7.65 万亿元，位居全国第三位，同比增长 6.4%，一般公共预算收入达到 6485 亿元，增长 6.3%，城乡居民人均可支配收入分别达到 39549 元和 16297 元。

在推过高质量发展的征程中，我们坚持因地制宜发展产业，注重促进经济发展和民生改善良性互动。其中，医药产业是我们的战略选择之一，是我们的优势所在、机遇所在。有这么几个特点，一是资源禀赋突出，山东东临大海、沿黄而居，纬度适宜、海拔适中，光照资源充足，自然环境优良，中药资源约 1500 种，占全国种类的 10% 以上；二是医疗基础扎实，全省人均期望寿命达 78.5 岁，各级各类医疗卫生机构总数位居全国前列，床位数全国第一；三是产业优势明显，化学药、生物药、中药、医疗器械等产业体系完整，产业规模占全国近六分之一；四是科技支撑有力，拥有国家级医药创新平台 21 个，国家健康医疗大数据中心、省临床医学研究中心建设方兴未艾，医药人才队伍日益壮大；五是市场潜力巨大，常住人口、户籍人口数量均突破1亿，居民消费能力持续提升，区域辐射带动作用日益明显。特别是近年来，我们将医养健康作为“十强”产业之一，着力打造万亿级产业，满足群众健康服务需求，产业发展后劲持续增强、前景令人向往。

一个月前，博鳌亚洲论坛全球健康论坛大会在青岛举办，习近平总书记向大会致贺信，深刻阐释了人人享有健康这一全人类共同愿景，发出了促进卫生健康领域合作的倡议，为我们深化交流、增进群众健康福祉增添了信心和动力。今天的大会，既是贯彻落实习近平总书记重要指示要求，加强医药领域交流互鉴，推动健康事业和健康产业发展的实际行动，也是沿着总书记为山东指引的方向，激发改革创新动力，推动高质量发展的重要举措。对此，我们再次向国家药监局，农工党中央表示感谢。

——我们将坚持不懈优化产业结构，鼓励市场主题兼并重组、联合发展，逐步培育一批具备国际竞争力的大型企业集团；实施国际化发展战略，引进一批国际先进技术、创新产品和全球优秀企业；深化“品质鲁药”建设工程，帮助企业走好国际化、品牌化、高端化的路子。

——我们将坚持不懈鼓励产品创新，支持龙头骨干企业创建国家级技术平台，对一类新药给予一定数额的后补助支持，对重大品种在省科技计划中给予扶持，让科创企业和人才享受“最高礼遇”。

——我们将坚持不懈促进产业聚集，加快建设济南药谷、淄博医药创新中心、烟台国际生命科学创新示范区、威海医疗器械产业园等重点园区，创建一批管理规范、环境友好、特色突出的新型医药产业园区，打造具有区域影响力的医药产业高地。

——我们将坚持不懈优化营商环境，在全程网办、“最多跑一次”的基础上，尽快推行电子证照，力争实现“零跑腿”完善审批“绿色通道”，加快创新药品医疗器械上市，为企业提供更多的政策红利。

刚才，何维主席在演讲中对医药领域创新发展提出了很多好的意见建议。会前我们交流，何主席也提出了很多很有见解的建议，这些对山东的医药发展具有重要的指导意义，会后我们还要认真的研究落实。

我们真诚希望国家药监局、卫生健康委、相关行业协会和医药界的朋友们一如既往地关心支持山东医药事业发展；热切期待与会嘉宾朋友用好医药创新发展大会这个平台，深化交流合作，共襄发展大计；诚挚邀请各位医药翘楚多来山东走一走、看一看，把资源投放在山东，把成果转化在山东，把创新创业的激情和汗水挥洒在山东。我们将以最大的诚意、最好的环境、最优的服务和最扎实的行动，助力大家创业兴业乐业，实现事业发展。

最后，预祝中国医药创新发展大会圆满成功！

张永霞在全省市场监管工作会议上的讲话

（2019年1月15日）

这次全省市场监管工作会议，主要任务是：贯彻落实全国市场监管工作会议和全省经济工作会议精神，总结2018年工作，部署2019年任务，凝心聚力，开拓创新，努力做好新时代市场监管工作。

一、2018年市场监管工作

2018年，全省市场监管部门以习近平新时代中国特色社会主义思想为指导，坚决贯彻落实中央决策部署和省委、省政府工作要求，深化商事制度改革，积极实施质量强省战略，强化监管执法，着力防范市场风险，各项工作取得新进展。

（一）*商事制度改革持续深化*。认真落实深化“一次办好”改革要求，市场主体准入改革、产品准入改革、食品药品和医疗器械准入改革共同推进，企业名称自主申报、企业标准自我声明公开、“一窗通”办理、全程网办、药品审批“三通道”许可和并联审批等举措普遍推行，小微企业“双升战略”深入实施，营商环境持续改善。开办企业环节从8个减少到5个、开办时间降至3个工作日，实行简化审批的16类工业产品取证时间压缩至平均3.4天，比国务院的要求压缩近2/3。“多证合一”改革实现“四十五证合一”。工业产品生产许可、特种设备许可、计量许可、检验检测机构资质认定等事项全部委托市级实施，食品生产许可事项除特殊食品外全部下放至市县级。国家批准济南航空口岸为药品进口口岸、省药品监管局为口岸局；全年新增药品批准文号137个，上报药品上市许可持有人试点品种201个；启动仿制药一致性评价品种376个，上报53个品种、居全国第二位；杰华生物乐复能获批“全球新”药物，是我省近14年来获批的首个创新药。到2018年底，全省市场主体总量905.6万户，其中企业261.3万户，同比分别增长12.2%和15.7%，每万人拥有市场主体达到905户，每万人拥有企业261户。2018年全省新登记市场主体 168.1 万户，其中新登记企业 54.5 万户，分别增长 12.2% 和 12.3%，日均新登记市场主体 4669 户，日均新登记企业 1514 户。

在简政放权的同时，强化事中事后监管。全年“双随机”抽查市场主体 30 余万户。企业年报公示率 91.8%，高于全国平均水平。归集公示全省 54 个部门（系统）行政许可、行政处罚、“双随机、一公开”抽查结果、失信企业“黑名单”等信息 500 万余条。将全省 35 万户企业列入经营异常名录，5 万户企业列入严重违法失信企业名单，对 5300 余名失信被执行人进行了任职限制和信用约束。企业信用信息公示系统（山东）日均访问量达 300 万人次，日均查询量 48 万人次。

（二）竞争执法扎实推进。强化反垄断执法，办结垄断协议、滥用市场竞争地位和行政垄断案件 4 件。加强公平竞争审查，全年共审查文件 10 万余件，废止或修改文件 7787 件。开展了整治公用企业限制竞争、重点民生领域虚假宣传、市场混淆、网络不正当竞争，打击网络传销、聚集型传销等专项行动，以及“雷霆”“溯源”“净化”等知识产权执法维权行动，获批建设第四家国家级知识产权保护中心。加强涉企、环保、电力等重点领域价格和收费行为检查，退还多收企业、群众价款 1.45 亿元。全年查处不正当竞争、价格违法、传销、专利侵权假冒、商标违法等案件 8853 件。

（三）市场安全监管力度加大。圆满完成上合组织青岛峰会食品安全、特种设备安全等保障工作。汲取问题疫苗案件教训，严格药品安全监管，建立完善了 24 小时舆情监测处置平台、覆盖市县的不良反应监测体系和多层级跨部门风险会商机制，全省在产药品生产企业基本完成追溯体系建设。全年完成药品、医疗器械、化妆品抽检检测 2 万余批次、查处案件 8690 件。深化“食安山东”建设，加强重点领域、重点场所、重点品种专项治理，深入开展“守护舌尖安全”、食品添加剂“对标规范”、食用农产品批发市场质量安全提升、校园绿色餐饮、“三小”规范提升、网络订餐“净网行动”和“清洁厨房”“明厨亮灶”等行动。强化食品生产经营过程监督检查、飞行检查，督促食品生产经营企业落实食品安全责任。全年完成食品安全监督抽检 62.5 万次，合格率 96.7%。严格规范特种设备安全监管，在全国率先制定电梯风险分级管控和隐患排查治理体系实施指南等 6 项地方标准。对全省 107.8 万台特种设备实施全过程动态管理，定期检验率 95.8%，高出全国平均水平近 3 个百分点。下达安全监察指令书 1 万余份，并逐项整改到位。以危化品、成品油、电线电缆以及儿童用品等为重点，强化产品质量监管，全年省级抽查 3590 家企业、3713 批次产品，对不合格的 176 批次依法进行了处理。积极开展“放心消费在山东”创建和消费投诉公示试点工作，在全省开展了 3·15 宣传月、品质消费教育乡村行和齐鲁行等活动。强化行政指导，向全省电商经营者发布了“诚信至上守法重诺”规范经营倡议。全年监测广告 1132 万条次，发现涉嫌违法广告线索条次和违法率均低于全国平均水平，查处虚假违法广告案件 1271 件、同比增长 18.3%。2018 年受理咨询投诉举报 45 余万件，挽回经济损失 7700 余万元，召回缺陷消费品 12.2 万件。

（四）质量强省战略深入实施。省委、省政府印发了开展质量提升行动、标准化综合试点改革等实施方案，质量强市、强县工作实现全覆盖。国务院批复我省开展国家标准化综合改革试点，设立了首个驻地方的山东国家标准技术审评中心，技术标准被纳入省科技进步奖评选范围，在全国率先建立实施企业标准“领跑者”制度。围绕乡村振兴齐鲁样板、海洋强省建设、新旧动能转换和基本公共服务等工作，启动标准体系编制工作；加快山东蔬菜、农村“七改”、海洋牧场等地方标准制定，年内发布省级地方标准 518 项。全年新增主导制定国际标准 3 项，国家标准 80 项。知识产权综合实力不断提升，在济南设立的第四家驻京外国家商标审查协作中心投入使用，已审查商标 32 万件；建设了省知识产权公共服务平台，成立了齐鲁知识产权交易中心，为中小微企业实现知识产权质押融资 59.3 亿元。到 2018 年底，全省有效注册商标 87.9 万件，驰名商标 751 件、居全国第二位；地理标志商标 671 件，连续 8 年居全国第一位；马德里国际注册商标 3088 件、居全国第三位，申请量连续多年居全国第一位。全年申请专利 23.2 万件，获得授权专利 13.2 万件，其中发明专利授权 2 万件。我省获中国专利金奖、中国商标金奖位居全国前列。推进计量检测体系建设，争取全国量子计算与测量标委会落户山东。全省社会公用计量标准达到 4954 项，居全国第三位。全面落实停征计量器具收费政策，免费检定计量器具 360 万台件。完成 3 万家企业质量管理体系认证换版升级，成立“泰山品质”认证联盟开展高端品质认证，认证我省优质品牌产品 10 个。建成全国首家国家再制造质检中心和国家锂电池质检中心，检验检测机构数量居全国第一位。开展检测认证乱象治理行动，撤销 6 家机构检测资质。

（五）党的建设全面加强。深入学习贯彻习近平新时代中国特色社会主义思想，增强“四个意识”，坚定“四个自信”，做到“两个维护”。认真履行全面从严治党责任，坚决抓好中央巡视反馈意见整改落实。持之以恒落实中央八项规定精神和省委实施办法，抓住重要时间节点正风肃纪，坚定不移纠正“四风”。认真学习贯彻习近平视察山东重要讲话和对山东工作重要指示批示精神，不折不扣落实中央决策部署和省委、省政府工作要求。

省市场监管局组建以来，坚持政治引领、党建先行，卡实责任、坚守职责，统筹推动机构改革和各项工作。坚持优化、协同、高效的原则，细化“三定”规定，下大气力梳理职责、厘清边界，启动规章制度立改废工作，为依法全面正确履行职能夯实基础。全面推进“证照分离”改革，第一批改革事项涉及106项。出台了支持民营经济高质量发展12条措施。积极回应企业关切，启动信用修复机制，符合条件的企业可申请移出严重违法失信企业名单。破解融资难题，上线运行动产抵押登记系统。推进质量提升行动，潍柴动力荣获中国质量奖。任爱荣副省长在全国会议上作了《放管结合，全面推进工业产品生产许可改革》的发言，省市场监管局在全国知识产权会议上交流了经验。强化重点领域市场监管，召开7300余人参加的全省药品安全监管工作视频会议，开展“食安护佳节”行动，层层压实监管责任。在扫黑除恶取得阶段性成果的基础上，按照中央部署，纵深推进专项斗争。在大家的共同努力下，2018年各项任务顺利完成，实现了市场监管工作和机构改革“两不误”“两促进”。

这些成绩的取得，是省委、省政府和总局正确领导、高度重视、关心支持的结果，是全体市场监管部门干部职工锐意进取、开拓创新的结果。组建市场监管局的几支队伍，始终把服务大局、保障发展放在首位，事业基础雄厚稳固，干部队伍积极进取。这既是市场监管事业发展的力量之基，更是我们做好新时代市场监管工作的信心之源。在此，我代表省局党组，向广大干部职工特别是奋战在市场监管一线的同志们致以崇高敬意和衷心感谢！

二、新时代市场监管工作的形势和任务

改革市场监管体制，加强市场综合监管，推进市场监管综合执法，是党中央、国务院作出的重大决策，必将对我国市场监管格局的重塑和市场体系的构建带来深远的影响。

（一）*充分认识市场监管体制改革的重要意义。*在去年底召开的中央经济工作会议上，习近平总书记强调，“要强化竞争政策的基础性地位，规范政府行为，打破行政垄断和地方保护，优化和完善技术、环保、质量、安全等标准，降低市场准入门槛，完善产权保护和市场退出制度，创造公平竞争的制度环境”。我们要从改革发展全局和长远战略的高度，把握形势、谋划工作，增强做好市场监管改革的紧迫感、责任感。

改革市场监管体制，是优化政府机构职能、推进国家治理体系和治理能力现代化的迫切需要。市场监管是政府重要职能，在发展全局中具有重要作用。越是向完善的市场经济迈进，越是需要加强和改善市场监管。这次机构改革，将市场监管的多种力量整合和优化，实现“一支队伍管市场”，体现了大市场、大统筹、大监管的理念，突出了市场监管在政府架构中的重要作用，是推进国家治理体系和治理能力现代化的重要任务。我们要树立全局观念，增强改革意识，提升市场监管能力，推动构建统一大市场。

改革市场监管体制，是发挥市场力量、推动经济高质量发展的迫切需要。实践表明，越是市场竞争充分的领域，产品和服务的质量就越好；越是市场竞争机制完善的区域，经济发展就越有活力，整体经济素质和经济发展质量就越高。我国经济已经转向高质量发展阶段。发挥市场竞争机制的作用，既需市场“无形之手”牵引，也需政府“有形之手”引导。对市场监管领域的机构和职能进行调整优化，就是要充分发挥市场和政府各自优势，构建市场机制有效、微观主体有活力、宏观调控有度的经济体制，为高质量发展提供保障。我们要按照市场化改革方向，理顺政府与市场的关系，让市场决定资源配置，激发市场活力，促进高质量发展。

改革市场监管体制，是坚持以人民为中心、服务人民对美好生活向往的迫切需要。广大群众是消费主体、是投资创业主体，对便利投资创业、消费安全等充满期待。改革市场监管体制，源自我们党以人民为中心的执政理念，倾听市场、人民的呼声，从基础和根本上解决“九龙治水”难题，切实增强人民群众获得感、幸福感、安全感。我们要坚持以人民为中心，构建覆盖生产、流通、消费全过程全领域的市场监管新体系，打造良好的市场准入环境、竞争环境和消费环境，更好满足人民日益增长的美好生活需要。

改革市场监管体制，是对标一流营商环境、提高国际竞争力的迫切需要。在经济全球化进程中，不仅全球经济贸易紧密相联，国际间的市场规则、市场监管同样紧密相关，经济竞争不仅是企业之间的竞争，更是市场环境、营商环境的竞争。由过去追求优惠政策“洼地”，转向打造营商环境的“高地”，是发展理念的深刻变革，也是市场监管改革的重要方向。改革市场监管体制，顺应了我国经济与世界经济深度融合的趋势，是构建开放新格局的需要。我们要开阔视野，对标一流，树立国际化市场监管理念，增强市场监管规则统一性，提高监管执法公开性和透明度，实现市场监管体系和监管能力现代化。

（二）*肩负起新时代市场监管事业的重要使命。*山东是市场主体大省，有900多万市场主体，居全国第三位；是食品大省，监管对象上百万家；是医药产业第一大省，药品批准文号1万多个；特种设备数量众多，列全国第四位；我省还是制造业大省、知识产权大省、国家标准化改革试点省，市场监管责任重大。要努力担当作为，坚决扛起责任，围绕中心，突出特色，服务大局，不断谱写新时代市场监管新篇章。

要当好“放管服”改革的先行者。近年来，通过

积极推进商事制度改革，企业准入更加宽松，产品准入更加快捷，知识产权创造更加活跃，营商环境不断优化。面对当前经济下行压力有所加大的形势，要进一步扩大商事制度改革效应，认真落实省委、省政府深化“一次办好”改革要求，在改革行政审批、精简工作流程、提高服务效率上下功夫，在促进市场主体持续增长、发展更多优质企业上下功夫，促进创业创新，增强经济发展的内生动力。

要当好市场公平竞争的维护者。中央经济工作会议将竞争政策作为基础性政策，为创造公平竞争的制度环境迈出关键一步。要清理废除妨碍统一市场和公平竞争的各种规定和做法，全面清理名牌评选认定和各类评比达标、示范创建活动。要建立以“双随机、一公开”为基本手段，以重点监管为补充，以信用监管为基础的新型监管机制。要凝聚市场监管合力，提高综合执法效能，实现综合施策、综合治理。要为我省深度融入共建“一带一路”，扩大高水平开放保驾护航，为内资和外资、国有与民营、大公司与中小企业营造诚实守信、公平竞争的市场环境。

要当好高质量发展的推动者。习近平总书记多次作出重要指示，要求山东在高质量发展上奋力趟出一条路子。全省经济工作会议强调要牢牢抓住用好山东高质量发展的大好机遇，以新旧动能转换重大工程为引领，加快实施创新驱动发展战略，聚焦聚力推进乡村振兴、经略海洋、军民融合等重点工作。市场监管部门大有可为，也必须大有作为。组建市场监管局后，统一了准入、生产、流通、消费等监管环节，整合了知识产权、质量强省、标准化、小微企业“双升”等战略，聚合了检查抽检、约谈企业、信息公示、下架召回、警示处罚、信用惩戒、撤销吊销等监管手段，在促进正向激励和优胜劣汰、促进高质量发展上能够牵头抓总、整合力量。要深入开展质量提升行动，强化企业在质量提升中的主体地位，为经济高质量发展夯实基础、提供动力。要加强知识产权创造、保护和运用，鼓励发明、激励创新、促进创造，推动优质发展、以质取胜。

要当好消费者权益的保护者。庞大的内需市场，是经济发展的重要支撑。要把维护消费者合法权益摆在更加重要的位置，围绕人民群众关心关注的热点、难点和痛点，创新监管方式，完善维权机制，净化消费环境，提升消费信心，同时通过消费者的选择，倒逼供给质量提升，满足广大人民群众对公共服务、市场秩序、产品质量的更高要求和更大期盼。

要当好安全底线的守护者。发展的前提是安全、是稳定。没有安全和稳定，一切发展都无从谈起。坚决守住安全底线，是市场监管的首要职责。要按照严谨标准、严格监管、严厉处罚、严肃问责要求，加大质量安全监管力度，严格落实生产、经营、使用、检测、监管等各环节安全责任。坚持“党政同责”，落实属地管理责任，督促地方各级党委和政府扛起食品、药品、特种设备、产品质量安全的政治责任。建立协同监管机制、舆情应对和应急处置机制，做到力量统筹、上下协同、资源共享、高效处置。加强风险隐患排查，面对风险却看不到风险是最大的风险，发现不了问题是最大的问题，要让监管跑到风险前面，坚决遏制重特大安全事故发生。要严格落实企业主体责任，从源头筑牢安全底线。

三、2019 年市场监管工作

2019 年是大市场综合监管的开局之年，做好今年的工作至关重要。

今年全省市场监管工作的指导思想是：以习近平新时代中国特色社会主义思想为指导，深入贯彻落实习近平总书记视察山东重要讲话和对山东工作重要指示批示精神，牢牢把握“两个走在前列、一个全面开创”的总要求，以“强监管、优服务、提质量、保安全”为基本目标，持续深化“放管服”改革，切实维护市场公平竞争，全面提升产品和服务质量，严守质量安全底线，强化知识产权创造运用保护，更加重视消费维权，努力打造国际一流的营商环境，为促进全省经济社会持续健康发展作出新贡献。

（一）扎实推进商事制度改革，激发市场活力。

1. 进一步放宽市场准入。深入推进“多证合一”“证照分离”改革，以“减证”促“简政”。出台优化企业注销程序意见，对符合简易注销条件的企业，将公告时间由 45 天压缩至 20 天；依托“一窗通”系统，推行企业注销“一网”服务。认真做好电子商务经营者登记工作。加快推进工业产品生产许可证改革，落实压减发证大类和目录层级要求，实现由 24 类压减到 15 类目标。进一步做好特种设备生产许可、计量许可、检验检测机构资质和特种设备检验机构核准等审批服务。推进食品许可审批改革，进一步优化流程，压缩时限。深化药品医疗器械审评审批制度改革，推进仿制药一致性评价，积极开展药品上市许可持有人制度试点，鼓励药品医疗器械创新。

2. 完善信用监管机制。深化“公示即监管”理念，加强涉企信息归集共享，加大信息公示力度。科学制定年度抽查计划，确保全省系统“双随机、一公开”抽查覆盖率达到 5%，抽查检查结果 100% 公示。提高抽查监管效能，对问题多发的地域、行业和风险较高的抽查事项开展定向抽查。完善信用约束和失信联合惩戒机制，健全经营异常名录、“黑名单”和信用修复制度，依法对失信企业及相关当事人实施市场准入和任职资格限制。探索信用风险分类监管，形成线上与线下、内部与外部相结合的风险评估、预警、监管机制。

3. 切实提升服务水平。发挥贴近市场的优势，落实落细支持民营经济高质量发展12条措施，组织开展服务民营企业“双对接”活动。深化小微企业“双升”战略，出台“个转企”意见，拓展小微企业名录（山东）信息系统的社会服务功能，开展中小企业质量管理提升行动，年底前完成总体目标任务的85%。强化首问责任制，提升窗口服务质量，“小窗口”做实“大服务”。

（二）扎实推进竞争执法，营造公平竞争环境。

1.强化反垄断执法。聚焦群众关心的民生领域，强化反垄断执法，着力规范行政垄断和公用企业限制竞争行为，加大公开曝光典型案件力度。要推动山东企业在海外的反垄断应诉指导工作。

2.加大价格监管和反不正当竞争执法力度。落实公平竞争审查制度，提升审查质量和规范化程度。组织开展重点领域和民生价费热点专项整治，严厉打击价格欺诈、哄抬价格、违法违规收费等行为。组织开展整治“保健”市场乱象百日行动，严惩违法行为。积极查办跨区域重大不正当竞争案件。强化直销企业监管，加大传销监测和查处力度。

（三）扎实推进安全监管，坚决守住质量安全底线。

1.强化食品安全监管。充分发挥食安委作用，统筹协调全省食品安全工作，深入实施食品安全战略，扎实推进“食安山东”建设。深化餐饮质量安全提升工程，推进“三小”综合治理，继续开展“食品工厂规范化”行动。深入开展农村市场食品安全治理，推进食用农产品集中交易市场食品安全管理规范化建设。深入开展校园食品安全风险防控行动，构建学生饮食安全保障网。扎实开展“清洁厨房”行动，深入实施餐饮服务食品安全量化分级管理，提高大型餐饮企业、学校、幼儿园食堂的量化等级良好以上比例和中央厨房、集体用餐配送单位“明厨亮灶”率。

2.加大药品和疫苗监管力度。“药品安全责任重于泰山”。必须以猛药去疴、刮骨疗毒的决心，坚持严字当头、实行全主体、全品种、全链条的严格监管。落实药品管理法、疫苗管理法，突出强化疫苗、血液制品、特殊药品、注射剂、植入类医疗器械、婴幼儿化妆品等高风险产品监管。建立企业风险排查整改、药品不良反应和医疗器械不良事件直接报告等制度，实施最严处罚，加大惩罚性赔偿力度，压实企业主体责任。实施“品质鲁药”建设工程，夯实药品安全的产业基础，在守住安全底线的同时，不断追求药品高质量发展高线。建立药品安全部门协调机制，整合药品监管力量。

3.加强产品质量安全监管。综合运用监督抽查、专家检查、专项整治、质量提升等手段，加强对危险化学品及其包装物、电线电缆等风险高的重点工业产品，以及儿童用品、食品相关产品、成品油等重点消费品的监管，坚决防止发生系统性、区域性质量安全事故。探索建立对新兴业态的审慎监管机制，健全完善抽检分离工作体系。

4.加强特种设备安全监管。实行特种设备全过程、动态化、信息化管理，稳步推进特种设备安全双重预防体系建设，提高专业化监管水平。深入开展特种设备安全现场监督检查，从严排查治理安全隐患，顶格处理违法行为。认真落实特种设备安全技术规范，积极构建“多元共治”的特种设备安全治理体系。推动电梯“保险＋服务”等保险新模式应用。

5.强化重点领域监管。落实《电子商务法》，规范和强化电商平台经营者履行主体责任和义务。完善网络经营主体数据库建设。组织开展网剑专项行动，集中治理侵权仿冒、价格欺诈、虚假宣传、假海淘等问题，加大典型案件曝光力度。强化广告导向监管，完善广告监测机制，聚焦食品、药品、医疗等重点领域，加大广告审查和案件查办力度，推进互联网广告整治。

6.加强消费者权益保护。开展打击假冒伪劣三年行动，这是总局部署的重点任务，要细化责任，狠抓落实。要充分发挥各级消协组织作用，加强消费教育引导，开展新兴消费领域比较试验和调查评价，探索惩罚性赔偿公益诉讼。要全面开展消费投诉信息公示工作，加强对缺陷产品召回工作的指导和监督。

（四）扎实推进质量强省建设，推动高质量发展。

1.深入开展质量提升行动。全面落实省委、省政府开展质量提升行动《实施方案》，建立质量发展工作综合协调推进机制。推动落实高新装备制造等10大重点行业质量提升计划，组织开展初期评估。完成第七届省长质量奖评审表彰，落实省委、省政府确定的质量、标准奖补政策。筹备好全省质量发展大会。

2.推动标准化战略实施。深入开展国家标准化综合改革试点，实施乡村振兴标准支撑、海洋强省标准创新、新旧动能转换标准领航、公共服务标准保障“四大”工程，推动形成新型标准体系。推动国家蔬菜技术标准创新基地、国家现代农业标准化推广应用平台等标准化创新基地、平台、中心建设。深入实施企业标准自我声明公开制度，健全完善企业标准“领跑者”制度，加大团体标准培育力度。完善地方药品、“放心消费在山东”等标准体系建设。完成全国量子计算与测量标准化技术委员会建设。搭建国际标准化合作平台，支持召开2019青岛国际标准化论坛。

3.强化质量基础设施建设。实施计量标准提升工程，加快完善社会公用计量标准体系。强化民生计量保障，加强加油机、民用四表等重点计量器具监管。加快推进省内4家国家产业计量测试中心建设，提升计量精准服务产业能力。实施定量包装商品生产企业自我声明制度，取消计量保证能力现场核查。加快建立统一管理、共同实施、权威公信、通用互认的质量认证体系，促进全面质量管理。开展“泰山品质”高端认证，促进质量品牌高端化。严格认证认可和检验检测市场监管，提升全域检验检测机构能力。打破行业区域界线，大力发展综合化、专业化、市场化、国际化的检验检测机构。

（五）扎实推进知识产权强省建设，助力创新驱动发展。

1. 提升知识产权创造能力。以加快推进支撑型知识产权强省建设为抓手，省、市、县联动，点线面结合，大力推进知识产权强省、强市、强企建设。与世界知识产权组织联合建设技术创新支持中心。依托中日韩专利审查高速公路，建设山东与日韩专利审查的快速通道，打造面向东北亚的知识产权高地。依托济南商标审查协作中心，支持市场主体申请国内国际商标注册，不断提高便利化服务水平。大力推动知识产权密集型产业发展，开展高价值专利培育，建设高端品牌和区域品牌。推动知识产权军民融合，开展国防专利申请受理、实施备案及转移转化等试点工作。

2. 促进知识产权高质量运用。积极推动省部合作会商，争取建设中国（山东）知识产权运营中心。围绕“十强”产业，深化专利导航工程，加快知识产权实用化、产业化。加强省知识产权公共服务平台、齐鲁知识产权交易中心建设，畅通知识产权转化渠道。推动知识产权“贯标”工作，提升企事业单位运用知识产权能力。推进地理标志精准扶贫、商标品牌富农工作。开展专利保险，推进商标权、专利权质押融资，助力中小微企业发展。

3. 强化知识产权保护。推动知识产权严保护、大保护、快保护、同保护体系建设，积极争取建设中国（山东）知识产权保护中心，加快4个已获批的国家知识产权保护中心建设，建立健全仲裁、调解、行业自律等知识产权纠纷多元化解决机制。加强知识产权综合执法，严厉打击商标、专利、地理标志等领域侵权行为，重点加强流通领域、电商领域和展会知识产权执法，为创新创业营造良好环境。

四、切实加强自身建设

打铁还需自身硬。市场监管责任重大、任务繁重，党委、政府寄予厚望，人民群众热切期盼。必须从严从实加强自身建设，努力打造一支政治过硬、能力过硬、责任过硬、作风过硬的市场监管队伍，为依法履职尽责提供坚强保障。

（一）加强党的建设。深入贯彻落实党的十九大精神，不断强化思想武装。要坚持用习近平新时代中国特色社会主义思想武装头脑，经常对表对标，及时校准偏差。要旗帜鲜明坚持和加强党的全面领导，增强“四个意识”、坚定“四个自信”、做到“两个维护”。按照中央部署开展“不忘初心、牢记使命”主题教育，牢固树立执政为民理念。加强党的政治建设，严守政治纪律，在重大原则问题和大是大非面前，必须立场坚定、旗帜鲜明。各级市场监管局党委（党组）要强化政治担当、履行主体责任，把每个环节的党建工作抓具体、抓深入。要弘扬优良作风，把力戒形式主义、官僚主义作为重要任务，坚持不懈纠正“四风”。对党中央决策部署，必须坚定坚决、不折不扣、落实落细。要深刻认识中央环保督察“回头看”通报的违法销售柴油问题，举一反三，全员警示。今年是省委确定的“工作落实年”，要切实加强领导班子、党员干部思想和作风建设，以“钉钉子”精神把各项工作向深处、向细处、向实处推进。

（二）加强法治建设。要加快推进市场监管领域法规规章的立改废工作，夯实市场监管法治基础。围绕“放管服”改革，竞争政策实施，食品药品、特种设备和工业产品质量安全监管，知识产权保护，标准化工作，检验检测机构监管等重点，坚持立足当前、着眼长远，整体规划、抓住重点，以纲带目、分步实施，积极推动市场监管规章制度的深度融合和统一规范。全面规范和清理市场监管行政权力事项，编制权责清单，推进依法行政。提升执法规范化建设，统一规范执法程序、执法文书，加强行政复议和行政应诉。强化执法监督，推进严格规范公正文明执法。建立以案释法制度，推进普法宣传，提升法律意识。

（三）加强“智慧监管”。信息化是监管之利器。要积极探索“互联网＋市场监管”，深度融合市场监管领域数据资源，有针对性地开发大数据应用项目，推进“智慧监管”、协同监管、风险监管，提升监管效能。加强技术支撑机构建设，在机构改革中，食品药品、产品质量、计量检验检测和药品不良反应监测等机构只能加强、不能削弱。

（四）加强队伍建设。组建市场监管局不是哪个单位改名字、换牌子，而是一次全新的再造重建、脱胎换骨，必须是“化学反应”。“三定”规定出台后，尽快完成内设机构组建和人员调配，工作要尽快步入正轨、全面履职。要深入开展“大学习、大融合、大落实”，提升专业能力、专业素养、专业精神，为有效开展市场监管工作打牢干部队伍基础。要推动文明创建，加快理念融合，凝聚干事创业共识，打造市场监管文化。要始终发扬精益求精的工作作风，对照一流标准、对照先进区域，勇于争创一流，在工作理念、工作方式、工作标准上实现创新突破。探索推进专业领域职业化队伍建设，加快组建食品、药品等各类检查员队伍。在机构改革中，各类专业人才队伍要全力保留，防止流失。

（五）加强团结协作。要牢固树立“工作一盘棋”“全系统一盘棋”的思想，始终保持团结协作的工作氛围，齐心协力做好工作。要打破相互封闭、相对独立的传统工作模式，强化相关业务职能的横向协同机制，达到优势互补、相互促进。要建好市场监管综合执法队伍，理顺各层级监管职责，强化上下联动，发挥整体优势、凝聚系统合力。同时，要充分发挥省级部门间联席会议制度的作用，强化市场监管重大改革任务和政策措施的贯彻落实。

在做好全面工作基础上，要着力抓好以下重点任务。一是强化食品药品、特种设备和产品质量安全监管，确保实现“全覆盖、零容忍、严执法、重实效”，确保不发生重特大安全事故。二是深化商事制度改革，落实好省政府提出的“3个工作日完成企业开办5个环节”的任务要求。三是开展打击假冒伪劣三年行动，强化知识产权保护，净化市场环境，让人民群众明显感受到改革成效。四是，将扫黑除恶专项斗争与市场监管工作更加紧密结合，把各项任务落实到位。五是，切实抓好机构改革的各项工作，特别是按照落实一支队伍管执法的改革要求，建好市场监管综合执法队伍。

同志们，让我们以习近平新时代中国特色社会主义思想和党的十九大精神为指引，认真贯彻省委、省政府和市场监管总局的部署要求，凝心聚力、勇于担当、锐意改革，为山东“两个走在前列、一个全面开创”做出新的更大贡献，以优异成绩庆祝中华人民共和国成立70周年！

桂敦山在2019年全省药品市场监管工作暨药品零售环节损害群众利益问题专项整治工作会议上的讲话

（2019年5月30日）

今天这次会议，主要是按照省委、省政府和省纪委的要求，安排部署药品零售环节专项整治工作，统一思想认识，明确任务措施，确保整治取得实实在在的成效。一会，洪涛同志还要讲话，请大家遵照执行。下面，我就这次专项整治讲几点意见：

一、充分认识专项整治的重要意义

我省是药品流通和使用大省，全省有3.9万余家零售药店，为方便群众购药、用上安全药作出了突出贡献。但仍然存在一些人民群众反映强烈的突出问题。针对这些问题开展专项整治具有重要意义，是2019年全省药品监管工作的重中之重。

（一）开展专项整治是一项严肃的政治任务。药品安全是严肃的政治问题、重大的经济问题、基本的民生问题、严谨的技术问题，药品安全工作做得好不好，人民群众满意不满意，关系到政府公信力，关系到党的执政基础，处理不当极易引发社会不稳定因素。为此，十九届中央纪委三次全会和省纪委十一届四次全会明确提出，开展民生领域专项整治，解决食品药品安全等方面侵害群众利益问题，让人民群众更有获得感、更加满意。此次专项整治工作任务重、要求高，是对全体药监干部政治素质和政治能力的重要考验，是对党员干部“四个意识”树得牢不牢的现实检验。我们一定要从讲政治的高度，把专项整治工作作为一项必须完成好的重大政治任务，扛在肩上、抓在手上，不折不扣抓好落实。

（二）开展专项整治是落实“监管为民”的重大行动。习近平总书记强调，人民群众对美好生活的向往，就是我们的奋斗目标。药品安全关系人民群众切身利益，与人民群众生活息息相关，人民群众对美好生活的向往，很重要的一个方面就是希望药品安全有效，及时用上新药、好药。药品零售环节是确保药品安全有效的重要一环，与群众关系最密切，群众关注度最高，可能存在的损害群众利益的问题也最为突出。试想一下，如果零售环节出了问题，老百姓买不到放心药，甚至经常买到假药、劣质药，人民群众的身体健康和生命安全哪还有什么保障，老百姓怎么也不会答应。因此，我们必须始终坚持以人民为中心的发展思想，牢固树立“监管为民”的理念，把此次专项整治抓到实处、抓出成效。

（三）开展专项整治是落实省委“担当作为、狠抓落实”要求的重要举措。今年是省委确定的“工作落实年”。前期，省委、省政府《关于“担当作为、狠抓落实”重点任务的实施方案》提出，将民生领域侵害群众利益问题专项整治等作为重点整治任务，由省纪委主要负责同志作为责任人，实施一月一调度，强力推进专项整治工作开展。专项整治工作能不能真正抓出成效，是对药品监管系统“担当作为、狠抓落实”的现实检验。我们要从思想和行动上重视起来，将此次专项整治工作作为全年工作，特别是作为落实省委“担当作为、狠抓落实”要求的重要内容来抓，进一步转变工作作风，求实务实抓落实，创造出让党和政府、让人民群众满意的工作实绩。

二、明确整治目标，突出整治重点

整治方案已于5月7日印发，根据省里的总体安排，这次专项整治的整体目标是，紧紧围绕药品经营环节存在的突出问题，以零售药店为突破口，深入开展专项整治，严厉查处违法违规行为，着力解决群众反映强烈的“购药难”等痛点难点焦点问题，推动药品安全状况明显好转，切实提升人民群众安全感、获得感、幸福感。各市局要按照方案要求，结合当地实际，制定详细、周密、可操作性强的整治方案，重点从以下几个方面进行重点整治，着力解决侵害人民群众切身利益、群众反映集中的问题。

（一）非法渠道购进药品、超范围经营药品等违法行为。这类违法行为的主要表现是：储存销售假冒伪劣、过期失效及标签不符合规定的药品；从个人或者无药品生产许可证、药品经营许可证的单位购进药品；销售国家严禁在零售药店销售的麻醉药品、放射性药品等。现在企业的造假水平越来越高，一些造假者从医院回收药品包材，说明书和外包装盒都是真的，药粒却是淀粉压做的，胰岛素用次品或矿泉水代替，这些假药囊括了波立维、立普妥、普可定、门冬胰岛素等救命药，问题触目惊心。如果你的家人使用了这些假劣药品产生严重后果，你会怎么想？对于这些主观恶意行为，不讲良心的行为，就得严查严处。当然，有的同志可能就要问了，造假水平这么高，怎么查？这就到了考验我们技术和水平的时候了！要认真核对可疑品种的购存销记录、严格要求药品经营企业购进药品时必须索取发票、票账货款必须对应一致。用最传统、最严谨的做法，防范假劣药品进入合法渠道！就是这些简单的做法和要求，有些市县监管人员却在落实上打折扣，替企业找借口，说发票不好开，没法实现每笔业务都带发票。国家税务总局已经明确表示从未限制企业开具发票，完全可以保证发票数量供应。同志们，我们的工作还有很长的路要走，还要继续提高工作标准，坚决不能让底线失守。在这里我再强调一下，药品经营企业，包括药品批发企业、零售连锁总部、零售药店，购进药品必须索取发票，而且要票账货款对应一致。

（二）零售药店在处方药销售、执业药师在岗情况等方面的违规行为。4 月 25 日，山东卫视电视《问政山东》栏目曝光了淄博、滨州、东营 3 市 5 家药店违规销售处方药的行为。上周，省局又对 16 市零售药店销售处方药情况进行了暗访，从暗访情况来看，我们需要彻底转变思想，认认真真落实好法律法规明确的工作职责。法律法规明令禁止的行为，省局又连续下发文件三令五申，难道还引不起重视吗？希望大家不要再存侥幸心理和好人思想，今天不履职尽责，对企业违法违规行为不给予严厉处置，将来一旦发生药品安全问题，就会因失职渎职被问责。

关于执业药师“挂证”问题，有的同志反映很难界定。根据《执业药师职业资格制度规定》，执业药师注册单位与实际工作单位不符，那就是“挂证”。又有同志会问，怎么核实注册单位与实际工作单位不符？首先，大家在检查中，通过与执业药师交流，就会发现蛛丝马迹，比如他对这个企业的熟悉程度、业务熟练程度等，来初步判断他是否为“挂靠”人员。然后，可以通过全国执业药师注册管理信息系统查询他最初报考的工作单位，如果最初报考的单位是医疗机构或者药品生产企业，那就增加了“挂靠”的可能性。下一步，我们可以通过互联网查询或者发函确认、电话询问等手段进行核实。每年，省局都会梳理最初报考的工作单位是医疗机构、药品生产企业等，而且与最后的注册单位不一致的执业药师名单，大家要好好利用这个名单，查处“挂证”人员。在严查的基础上，鼓励企业提高执业药师工资待遇，支持相关协会开展“优秀药师”评选，增强执业药师的荣誉感，吸引更多专业人员加入执业药师队伍，着力提高执业药师整体服务水平。

（三）零售连锁企业“连而不锁”的问题。我省的零售连锁率接近 80%，但是连锁的水平不高，800 家连锁总部中，连锁门店小于 10 家的有近 170 家，“连而不锁”的现象比较普遍，一些连锁企业不能很好的执行“五统一”（统一管理、统一购进、统一配送、统一质量管理标准、统一服务）管理规定。我省某一连锁企业，有门店将近 220 家，而直营店不足 20 家，绝大多数属于加盟店。省局随机抽查了几个加盟店，都未达到“五统一”要求，进货渠道非常混乱，管理水平非常低，给假劣药品进入合法渠道提供了可乘之机。“连而不锁”主要有两种情况，一种是连锁门店为了享受执业药师“一拖五”的政策选择加盟，而总部为了收取加盟费凑到一起，实际上，连锁总部对门店根本没有统一管理；另一种情况是，连锁总部想管而管不起来，连锁门店在私下里采购。针对这个问题，大家可以对总部和连锁门店同时进行检查，总部对门店缺乏统一质量管理，不能实现“五统一”，存在较大的安全风险，监管部门可以依法采取收回或者撤销 GSP 认证证书的风险控制措施。在座的连锁企业，如果存在类似的问题，希望你们加强对连锁门店的管理，实现真正的连锁经营。

三、精准施策，着力提升药品零售整体水平

（一）落实企业主体责任。企业要增强主体意识、法制意识、安全意识，特别是企业负责人一定要有“药品不是一般商品，药品经营是关乎人命的大事”的意识。要严格按照法律法规开展经营活动，进行全员培训，努力提升规范经营的能力。有些企业把守法合规挂在嘴上，实际上存在诸多问题，省局对这样的企业从来都不客气，发现一家惩治一家，2018 年我们撤销了药品批发企业的 GSP 认证证书 7 张、撤销零售连锁总部的 GSP 认证证书 11 张、撤销零售药店 GSP 认证证书 139 张。2019 年，我们将继续保持高压态势。药品零售企业要按照方案要求，认真组织开展自查自

纠，发现问题立即整改。连锁总部要对连锁门店逐店进行检查，切实履行管理责任。大家一定要重视自查自纠工作，2016 年原国家食药总局对药品流通领域违法经营行为进行集中整治过程中，有的企业没有认真开展自查自纠，有的企业对发现的问题没有如实报告，在后来的监督检查过程中，这些企业受到了严厉的惩治，代价非常高昂。

（二）落实各级监管责任。一是要落实网格化监管，“横到边、竖到底”，明确每一家药店的监管责任人，对药品零售企业全覆盖检查。检查过程中，涉及跨地市延伸检查的，大家可以及时向省局反映，由市场处来做好协调工作。二是严惩重处。对检查中发现的问题要坚决做到“四个一律”，出重拳、下狠手，绝不姑息，持续保持高压态势。三是实施联合惩戒。对查处的违法违规药店，及时通报医保部门。从各市局上报的信息来看，我们查处了不少违法违规药店，但很少向医保部门通报。大家在以后的监管中，一定要注意加强与医保部门的沟通联系和信息共享，强化部门联合惩戒作用。四是加大公开曝光力度，让违法企业无处可躲。在这个方面，有些市局做的很好，每次撤销药品经营企业 GSP 认证证书后，都在省局官网曝光台公开，扩大了震慑的力度。省局的曝光台关注度非常高，每次撤销信息都有数千次的点击，请大家充分利用好这一监管手段。

（三）提升零售药店管理水平。《山东省药品零售企业分级分类管理办法（讨论稿）》已经发放给大家，省局将在年内出台这个办法，推进实施分级分类管理。我们希望通过这个办法的实施，进一步提升零售药店规范化程度，也从根本上解决处方药销售、执业药师供需矛盾等一些突出问题。支持守法合规的企业做大做强，只要是大政策框架内的，省局能支持的坚决予以支持，鼓励企业向偏远地区、农村地区发展，在执业药师配备方面予以放宽。创新药学服务方式，探索“互联网 +”在药品零售方面的应用，支持“远程诊疗”“远程审方”，鼓励药店延长营业时间，开设夜间购药窗口，提高药师在岗时间，方便群众购药。

（四）构建整治长效机制。在整治过程中，各地要充分发挥主观能动性，创造性开展工作，及时将整治过程中的好做法、好经验转化为制度成果。比如警示教育、企业自查自纠、公开承诺等做法，都要进一步总结提炼，形成制度，更好地推动监管工作开展。要结合新体制新形势新任务，针对整治中发现的问题，进一步健全完善各项规章制度，扎牢药品安全监管的制度“笼子”，巩固整治成效，着力构建长效机制，整体推进药品安全状况的改善提升。

三、加强组织保障，确保整治取得显著实效

专项整治不是印一个文件、开一次会、讲一次话就落实到位了，关键要看实际行动，最终要看实际成效。

（一）组织领导要到位。各级监管部门要成立整治工作专班，专班要实行“一把手”负责制，由各级市场监管部门主要负责同志任组长，相关分管局长任副组长，专班成员要涵盖药品市场监管、执法办案、检验检测等相关科（处）室单位，明确职责分工，强化统一领导，切实发挥好专班牵头抓总、组织领导作用。要强化协同配合，在监督检查中，监管、稽查、检验等相关人员都要参加，充分发挥好各方面的优势力量，提高检查效能。同时，各科（处）室单位要加强信息沟通，做好协调配合，共同分析风险、解决问题，真正形成整治工作合力。要实施台账化管理，建立详细的工作台账，制定具体工作措施，明确责任单位、责任人和完成时限，划出“时间表”“路线图”，按照时间节点扎实推进整治行动，确保整治行动出效果，人民群众有感受。

（二）责任落实要到位。药品零售环节监管职责，三定方案明确由市县市场监管部门承担，市县局负有不可推卸的直接责任。工作方案对省市县三级工作职责已经规定的非常明确，各级监管部门要按照职责分工抓好责任落实。省局将树立全省工作一盘棋思路，加大工作的统筹协调力度，整体推进各项工作进程。市局要坚决扛起专项整治工作的主要责任，统筹利用市县两级监管资源，科学安排各项工作，加大工作推进力度，确保履职尽责到位，确保药品经营质量安全和队伍自身安全。工作中存在的重大问题，要及时向当地党委政府请示汇报，最大限度地争取地方党委政府支持，推动地方切实担负起药品安全属地管理责任。要督促企业落实主体责任，牢固树立药品安全第一责任人的意识，严格遵守药品经营法律法规和规范指南，扎实做好企业自查自纠和问题整改，不断提升自我管理水平，对经整改仍不符合条件要求的，要坚决予以取缔。

（三）督导检查要到位。本次整治行动，是与省纪委联合组织开展的行动，省纪委、省市场监管局和省局将对本次行动开展情况进行跟踪督导，采取不发通知、不打招呼、不听汇报、不用陪同接待、直奔基层、直插现场“四不两直”的检查方式，对各地工作开展情况进行专项督导和明查暗访，还将不定期抽查一定比例的药品零售企业进行现场检查，实地查看企业经营现状和问题整改情况。各市市场监管部门也要加大对县局工作的督导检查力度，强化对工作落实情况的检查调度，及时掌握工作进度，加大工作推进力度，确保工作取得实效。在督导检查中，凡发现工作不力、整治效果欠佳的，将会同纪检监察部门，对相关责任人员采取约谈、通报、问责等相关处理措施。

（四）考核评价要到位。要建立科学评价机制，探索引入第三方评价机构对各地工作开展情况进行调

查评价，采取随机抽查、调查问卷、满意度调查等多种手段，客观评价各地整治实际效果。要建立完善考核通报制度，把专项整治开展情况纳入药品安全工作考核，把整治实绩作为评价各级各单位工作的重要依据，并将考核结果通报当地党委政府。

同志们，开展药品零售环节专项整治，是我们今年必须要打赢的一场硬仗。希望同志们团结一致、齐心协力，狠抓落实、全力以赴，用实实在在的工作成效，给党和政府、人民群众交上一份满意的答卷。

桂敦山在药品领域漠视侵害群众利益问题专项整治专题会议上的讲话

（2019 年 8 月 21 日）

药品零售环节专项整治工作自 5 月份开展以来，按照省纪委监委的部署和张永霞同志的要求，我们成立了工作专班、召开了专题会议、印发了专项方案、作出了专门部署，梳理出了问题清单、履职风险清单和廉政风险清单，各级做了大量工作，取得了初步成效，全省共警告零售药店 4998 家，限期整改 9465 家，收回撤销药品 GSP 认证证书 126 张，在网站公开曝光 123 家，立案查处 739 家。但是我们必须清醒认识到，对照主题教育标准、对照群众期盼、对照省委和省纪委要求，专项整治工作才刚刚起步，差距还非常大，主要表现在三个方面：一是工作不平衡。省局 5 月份的暗访和 7 月份的随机抽查发现，部分市多家药店仍然存在违规销售处方药等问题，甚至有的药店声称不知道全省正在开展药品零售环节专项整治。这说明一些地区还存在重视程度不够、力度偏弱、进度缓慢、甚至敷衍应付等问题，属于典型的“上热中温下冷”。二是措施不到位。“四个一律”工作要求落实不到位，该顶格处罚的不顶格处罚、该公开曝光的不公开曝光、该吊证的不吊证。今年以来，全省企业主动注销执业药师注册证 1027 张，但经查实属于“挂证”行为而注销的只有两张。这反映出一些地方不敢动真碰硬、不敢严查重处，检查走了形式、打了折扣，百姓用药安全风险仍然没有消除掉，不仅削弱了专项整治的力度，也极大损害了监管部门的权威。三是监管不专业。有的地方虽然开展了检查，甚至跑了多遍，但发现不了问题，导致一些药店的违法违规现象依然存在。药品监管技术性、专业性非常强，各地必须高度重视一线药品监管专业力量的配备，尽快提升监管业务水平。省委主题教育领导小组、省纪委监委把药品安全领域专项整治提升到漠视群众利益的高度，这对我们做好专项整治工作提出了新的更高要求，一会永霞局长还要就此作重要讲话，我们要认真贯彻执行。下面，我就药品领域专项整治工作，讲 3 点意见。

一、坚决扛起药品安全专项整治的政治责任

药品安全是严肃的政治问题、重大的经济问题、基本的民生问题。习近平总书记强调指出，“药品安全责任重于泰山。保障药品安全是技术问题、管理工作，也是道德问题、民心工程”“民生与安全联系在一起就是最大的政治”。没有比政治责任更大的责任，没有比政治考验更大的考验。正在开展的漠视群众利益问题专项整治，就是对我们落实以人民为中心的发展思想、深入践行初心使命、自觉做到“两个维护”的现实考验，就是对我们这个系统政治能力、监管效能、作风形象的一次全面检视。我们必须保持高度的政治敏锐性和职业敏感性，把专项整治工作作为重大的政治任务，作为当前的头等大事和最紧迫的任务扛在肩上、抓在手上。以猛药去疴、刮骨疗毒的决心，以战战兢兢、如履薄冰的心态，敢抓敢管敢负责，严打严惩严整治，持续保持高压态势，切实解决突出问题，坚决守住安全底线。必须坚持群众利益无小事、群众满意是最高标准的原则，真抓实抓、一抓到底，真正抓出让群众满意的实效，干出让群众能看到的变化。特别是现在正值开展主题教育、迎接新中国成立 70 周年大庆的特殊时期，如果谁在这个问题上认识不到位、工作不到位，或者是掉以轻心、懈怠马虎，就是政治上的极端不成熟，就是对群众利益的极端漠视，就是对整个系统、对个人的极端不负责任。

二、全面落实专项整治的各项任务

抓而不实等于不抓，抓不出成效等于白抓。从现在开始，各级监管部门必须以战斗的姿态、昂扬的状态，动员和集成全系统最优势的力量，充分运用各种方式方法，创造性地抓好重点任务落实。

（一）要大力推行网格化监管。按照“定区域、定人员、定职责、定标准”的“四定”要求，明确每家零售药店的监管责任人、监管职责、检查频次、检查内容、检查标准，对网格内零售药店实施全覆盖监

管，对监管成效做到心中有数。市局负责全市药品网格化监管工作的协调指导，建立全市统一的网格化监管工作台账、制作专项检查记录表，推动全市网格化监管统一化、标准化，并对全市零售药店开展随机抽查，定期评估、通报各网格监管成效。县局及基层监管所要按照市局要求，落实网格化监管任务，负责对网格内零售药店实施全覆盖监管，建立企业监管档案，确保问题在网格内解决，风险在网格内消除。

（二）要深入开展专项检查。县乡两级要牢牢抓住专项整治聚焦的 12 类问题，以处方药销售、许可条件保持、票账货款一致性、计算机管理系统数据真实性、关键岗位人员在岗情况等为重点，依照药品 GSP 标准实施全覆盖检查，督促药店严格按照药品经营质量管理规范的要求持续合法合规经营。对日常管理水平低、购销渠道混乱等问题较多的企业，要增加检查频次，实施重点监管。各市局要对零售药店开展随机抽查，对县乡两级专项整治工作开展情况进行督导检查，确保检查频次达标、效果达标，确保检查无死角、全覆盖，确保侵害群众利益的每一个问题都得到有效解决。

（三）要严厉打击违法违规行为。要按照省公安厅副厅长李祝祥同志刚刚作出的部署要求，坚持零容忍，全面落实“四个一律”要求，凡查实存在“挂证”行为的执业药师，一律注销执业药师注册证；凡存在非法渠道购药行为的企业，一律撤销药品 GSP 认证证书；凡主观故意经营假药的企业，一律吊销药品经营许可证，同时将案件及相关线索移交公安机关；凡涉及吊证及刑事犯罪的，除依法依规对单位进行处罚外，一律将直接负责主管人员和其他直接责任人列入“黑名单”，依法给予一定期限的禁业限制。要加大信息公开力度，主动曝光违法违规行为，做到处罚一个警示一大片。要强化行刑衔接，按照省局与省公安厅联合印发的文件要求，充分借助公安机关的力量和手段，严厉打击涉药违法犯罪行为。要实施联合惩戒，医保药店发生严重违法违规行为的，坚决通报医保部门取消医保定点资格。要实施群防群治社会共治，广泛动员全社会的力量加强社会监督，形成整治合力。坚决杜绝“人情案”“关系案”，一把尺子严到底，打疼打怕违法犯罪分子，保持严查重处的高压态势。

（四）要积极推动分级分类监管。省局已经制定了药品零售企业分级分类管理办法，总的要求是对全省所有零售药店实施分级分类，切实规范经营行为，促进产业高质量发展。各市县要按办法要求，根据零售药店的经营范围、经营规模等条件，分为一类、二类和三类店；根据日常监管情况和《山东省药品安全风险因素分级管理评定标准》，分为 A、B、C、D 四个风险等级，并依据分级分类情况进行有针对性的监管。同时，要积极配合卫健、医保等部门，贯彻落实好省政府《推进“互联网＋医疗健康”示范省建设行动计划》文件精神，支持零售药店运用“互联网＋”技术，规范开展“远程诊疗”“远程审方”业务，着力解决处方来源问题，不断提升零售药店药学服务水平，创造性地把人民群众用药安全这一切身利益实现好、维护好、发展好。

三、严格落实专项整治的主体责任

这次专项整治，省委主题教育领导小组、省纪委监委明确要求，市县党委要承担专项整治的主体责任，这也是我们市县市场监管部门的法定职责。大家一定要把这一要求向当地党委政府汇报到位，一定要把专项整治的极端重要性汇报到位，一定要把存在的困难问题想方设法化解到位，推动市县认真履行主体责任，切实加强对专项整治的统筹安排，推动地方党政“一把手”承担起专项整治第一责任人的政治责任。

各级市场监管部门要严格落实监管职责，把专项整治作为当前最重要的政治任务，思想上再发动、认识上再提高、措施上再强化，特别是要组织一次回头看，对照新要求，找差距、找短板，抓推进、抓落实。要认真组织暗查暗访和督导检查，充分借助第三方力量对专项整治开展绩效评估和群众满意度调查，全面客观掌握专项整治工作情况，将压力传导到位、将责任落实到位，坚决杜绝不凭处方销售处方药等违法违规行为。

目前，各级纪委监委已经开始行动，正在组织多轮次、滚动式明察暗访。省局也将加大督导检查力度，并委托第三方，抽取不少于 1000 家药店进行督查督办。对履职不到位，整治工作不深入、不扎实的，将通报纪检监察部门，该约谈约谈，该问责问责，严惩不贷、绝不姑息！

我就谈这些。请大家按照本次会议精神和永霞同志的讲话要求，瞪大眼睛、全力以赴、集成力量、不折不扣落实好各项整治任务，以实际行动迎接新中国成立 70 周年！

专 记

药品医疗器械审评审批制度改革

【联席会议调整】 2019 年，省局按照省委精简议事协调机构要求，经省委领导同意，调整省药品医疗器械审评审批制度改革联席会议组成单位和人员，确定联席会议由省委编办、省发展改革委、省工业和信息化厅、省科技厅、省财政厅、省农村农业厅、省商务厅、省卫生健康委、省市场监管局、省医保局、省药监局组成，联席会议办公室设在省局，承担联席会议日常工作。

【药品审评审批制度改革】 加快推进仿制药一致性评价。组织仿制药一致性评价专题培训班，邀请国家药品审评中心 5 位专家，为全省企业代表近 300 人现场授课，面对面为企业答疑解惑。落实仿制药一致性评价奖补工作，认真审核申报资料，并将符合奖补条件的品种资料转报财政厅，推动一致性评价鼓励政策落实到位。截至 2019 年底，全省有 200 个品规上报国家审评，59 个品规通过一致性评价，申报数量、获批上市数量超过全国 1/10。做好药品上市许可持有人试点总结收尾。试点期间，全省有 137 个品规获得国家局上市许可持有人批准，省局批准 116 个品规的上市许可持有人。其中，按照异地搬迁、委托生产模式批准的有 21 个品规。山东省在利用持有人试点政策、吸引优质医药资源向山东省倾斜方面，也取得较好成效。比如，山东二叶接受苏州二叶委托生产抗生素原料及制剂等品种。

【医疗器械审评审批制度改革】 *实施医疗器械注册人制度*。2019 年 10 月，出台山东省医疗器械注册人制度试点实施方案，强化注册人全生命周期责任，促进质量持续改进，推动医疗器械产业分工合作，优化创新资源的市场配置，提升产业能级，形成先进制造优势；同时，允许科研机构作为注册人将进一步调动科研创新积极性，有利于进一步加快产品创新研发，促进加快产品上市。

制定山东省第二类创新医疗器械特别审批程序（试行）。将拥有产品核心技术发明专利的产品，国家、山东省科技重大专项或者国家、山东省重点研发计划的医疗器械，获得国家级发明奖、科技进步奖，拥有实用新型专利（与临床应用相关）等产品一并纳入特别审批范围，鼓励产品创新研发，促进产业的创新发展。

制定山东省第二类医疗器械优先审批程序（试行）。针对山东省治疗罕见病、恶性肿瘤、老年病、儿童专用等临床急需情形的二类医疗器械，制定优先审批程序，设置优先审批通道，保障医疗器械临床使用需求。同时对列入山东省新旧动能转换重大项目库的医疗器械，获得省级科技进步奖二等奖及以上或市级科技进步奖一等奖的医疗器械产品，在外省市取得产品注册证且产品符合国家或本省行业发展规划的医疗器械生产企业携已注册产品迁入山东省的产品，均列入优先审批的范围。2019 年，有 24 个产品获准进入优先审批程序，其中外省搬迁至省内产品 19 个。

印发《山东省药品监督管理局关于实施医疗器械相关许可并联审批的通告》。采取容缺受理、合并检查、关联审批和一次发证的方式进行，进一步优化审批流程，简化办事程序，提高行政审批效能。

【"放管服"改革】 按照省委的部署要求，深入开展注册许可"流程再造"，着力打造"审批事项少、办事效率高、服务质量优、群众获得感强"的一流营商环境。落实国家局贯彻落实国务院在自由贸易试验区开展"证照分离"改革全覆盖试点等有关要求，对药品互联网信息服务审批、医疗器械互联网信息服务审批、医疗机构使用放射性药品（一、二类）许可等实施告知承诺制审批，积极承接国家局下放的放射性药品生产企业审批和放射性药品经营企业审批等事项，对药品生产企业许可、化妆品生产许可、第二、第三类医疗器械生产许可等 23 项事项采取精简审批材料、优化办事程序、压减审批时限等措施、优化审批服务。

深入推进审批服务便民化，进一步优化审批流程，简化办事程序，提高行政审批效能。在实施分类审签、"颗粒化"最小审批单元的基础上，扩大并联审批范围，缩短办理环节时限，节省企业申报时间成本。实施注册许可"上门服务"。主动将药品医疗器械注册许可工作融入经济社会发展大局，针对新旧动能转换重大项目、"千人下基层"重点帮扶项目、药品医疗器械创新项目等，主动上门、精准服务。

【行政许可】 2019 年，省局以"标准要严、程序要简、流程要优、办事要快、服务要好”为目标，办结行政许可事项9190项，备案事项12161项，共计21351项。其中，审核完成药品补充申请127项，药品补充申请备案599项，药品再注册456项，一次性进口批件540项，进口药品通关备案15项；医疗机构制剂注册1项，医疗机构制剂注册临床试验1项，传统中药制剂备案12项，医疗机构制剂调剂审批104项；药品生产许可263项，委托生产48项，GMP认证193项、医疗机构制剂许可24项；医疗单位放射性药品使用许可证核发27项，蛋白同化制剂、肽类激素出口215项，特殊药品购用许可85项，特殊药品定点经营许可1家，麻醉药品和精神药品定点生产许可3家；药品经营许可1247项，GSP认证255项；医疗器械生产许可568项，医疗器械（含体外诊断试剂）注册事项1236项；药品广告审批885项，药品广告备案1012项，互联网药品（含医疗器械）信息服务核准836项，医疗器械广告审批2019项；化妆品生产许可56项，国产非特殊用途化妆品备案10453项，进口非特殊用途化妆品备案70项。

【临床试验管理】 加强药物研究机构监督管理。坚持提升药物研究能力、规范药物研究行为两手抓、两手硬。支持临床试验机构建设和能力提升，以开展临床试验能力培训、搭建临床试验交流平台、组织专家队伍开展监督检查等方式不断提升山东省药品医疗器械临床试验能力。积极支持省内药品医疗器械临床试验机构备案，更好地满足药物医疗器械临床试验需求。截至2019年底，山东省通过国家认定的药物临床试验机构有61家，备案的医疗器械临床试验机构53家，为药品医疗器械产品研发提供更多的临床试验资源。通过与机构资格复核检查工作相结合、日常监督检查、飞行（有因）检查、配合国家局开展项目检查等方式强化对研究机构的监管。组织开展药物临床试验机构监督抽查，重点检查新认定机构、三年内未进行资格复核的机构及开展BE项目的机构，选派省内优秀GCP核查员对10家机构进行现场检查，被检查机构根据核查发现问题及专家交流建议，完善机构体系、提升临床试验规范化水平。同时，配合国家局完成对18个研究机构试验数据现场核查、20个药物临床试验机构资格认定现场核查工作。

【一类医疗器械备案管理】 2019年，举办全省新医疗器械分类目录培训班，邀请国家局领导和相关专家就分类管理改革、分类目录实施政策进行解读，结合实例剖析新分类目录的使用原则和方法，提高新分类目录实施后一类医疗器械的备案质量，共计培训人员60余人。逐条梳理全年一类备案数据，对筛选出200余条不规范备案信息要求各市承担一类产品备案部门全面整改。印发《关于开展一类产品备案检查的通知》，要求各市承担一类产品备案部门按照有关要求全面开展自查，重点查找是否存在高类别医疗器械作为低类别备案、非医疗器械作为医疗器械备案的情况，省局后续跟踪抽查，并将抽查结果纳入2019年全省药品安全考核指标。

【地方标准管理】 按照国家局发布的《省级中药饮片炮制规范修订的技术指导原则》，组织实施《山东省中药饮片炮制规范（2012年版）》清理整顿，经专家论证，以公告形式停止人参、三七粉等47个中药饮片品规炮制规范的执行。印发《关于开展〈山东省中药材质量标准〉〈山东省中药饮片炮制规范〉（2022年版）制修订工作的通知》，启动《山东省中药材标准》《山东省中药饮片炮制规范》的修订和再版工作，明确禁止收载未获得公认安全、有效性数据的尚处于科学研究阶段的科研产品，片剂等常规按制剂管理的产品，以及无明确公认临床习用历史的饮片打粉等品种，全面提升山东省中药材及饮片在定性、定量及安全性指标等方面的质量控制水平。

【化妆品产品备案和企业许可管理】 按照原国家食品药品监督管理局发布的《国产非特殊用途化妆品备案管理办法》的有关要求，省级药品监管部门负责对国产非特殊用途化妆品实施备案管理，自2011年10月1日期首次投放市场的国产非特殊用途化妆品应当按要求备案。2019年，国产非特殊用途化妆品备案管理信息系统中，有账号3660个（其中，化妆品生产许可证企业200个），新增账号405个（其中，化妆品生产许可证企业10个）。系统中有产品备案信息43748件，其中2019年新申报国非特产品备案信息14053件。

截至2019年12月25日，全省有化妆品生产企业169家。2019年1—12月，办结化妆品生产许可事项56件，其中，化妆品生产许可核发11件；化妆品生产许可登记事项变更22件，化妆品生产许可事项变更20件，化妆品生产许可注销3件。

（撰稿：张静静 核稿：曹森）

落实疫苗安全监督等民生实事

【抓好民生实事落实】 2019 年，省局推进省委、省政府“药品（疫苗）安全管理”民生实事落地落实。成立由省市场监管局主要负责人任组长的工作专班。明确工作责任，建立工作台账，将工作细化为七大类、十四项任务，研究制定措施，逐项抓好落实。加强工作调度，省局党组对疫苗管理实施一月一调度、一季度一研究，推动相关工作落实。抓好《〈关于改革和完善疫苗管理体制的意见〉的通知》落实，以省政府办公厅名义印发《关于改革和完善疫苗管理体制的实施意见》，从建立健全管理机制、推动疫苗产业发展、严查违法犯罪行为、提高监管保障能力等 5 个方面提出务实举措，坚决守住疫苗质量安全底线。强化部门协调配合，建立由省市场监管局、省卫生健康委、省药监局等 12 个部门参加的省疫苗管理联席会议制度，并以省市场监管局名义印发实施。省疫苗管理联席会议召开第一次联络员会议，省卫生健康委、省委网信办、省工业和信息化厅、省公安厅、省财政厅等成员单位联络员参会。召开山东省疫苗管理联席会议第一次全体会议，11 家成员单位的负责人参加会议并发言，各成员单位联络员参会。

【疫苗专项监管】 *加强风险评估*。健全完善风险排查和评估机制，定期组织风险会商，加强信息交流，列出问题清单，实行销号管理。完善预防接种异常反应信息共享机制，加强疫苗安全风险评估研判。*强化应急处置*。组织制定山东省疫苗质量安全事件应急预案，加快构建统一指挥、快速反应、分级响应、协同应对的应急体系。会同卫生健康等部门，妥善处置、及时化解了疫苗接种异常反应补偿、江苏金湖接种过期疫苗等舆论焦点可能引发的风险。加大检查力度。对全省 8 家疫苗配送企业开展全覆盖检查，与省卫生健康委建立健全联合检查工作机制，并在全省开展疫苗使用专项监督检查和联合督导。*完善制度机制*。会同省卫生健康委、省财政厅、省生态环境厅联合制定疫苗销毁工作程序，规范疾控机构和接种单位疫苗销毁处置；制定疫苗流通及使用质量监督检查细则，明确疫苗监管事项和要点，实现疫苗现场检查模块化、规范化。

【疫苗国家监管体系评估】 *成立省局局长担任组长的疫苗 NRA 评估工作专班*。将疫苗 NRA 评估工作纳入省市场监管局、省卫生健康委、省局改革完善疫苗管理体制工作专班职责，进一步强化部门之间的协调联动，及时对各板块筹备进展情况进行调度。对照世界卫生组织新一轮疫苗国家监管体系评估工具，对涉及到省及省以下的相关指标开展全面系统的评估，并向国家局疫苗 NRA 评估工作办公室提交自评估报告，山东被列为疫苗国家监管体系评估药物警戒板块试点省和监督检查流通环节样板省份，是全国自评得分在 80% 以上的 10 个省份之一。*组织开展疫苗 NRA 评估工作培训*。特邀国家局疫苗 NRA 评估工作办公室孙京林，讲解世界卫生组织疫苗 NRA 评估要求和质量管理标准。制定《山东省疫苗国家监管体系评估工作实施方案》。强化组织领导进一步梳理发展计划，确定时间节点，加快构建系统完备、运行高效的工作制度机制，统筹推进评估工作。

（撰稿：林峰　核稿：林炳勇）

药品监督管理

药品生产监管

【产业发展】 山东是医药产业第一大省，形成化学药、生物药、中药、医疗器械、药用辅料、药包材等完整的产业体系，规模和效益连续多年居全国首位。截至2019年底，全省持药品生产许可证生产企业459家，其中，生物制品生产企业18家（血液制品1家、疫苗2家、诊断试剂2家），化药制剂与中药制剂企业225家（纯化药制剂企业62家，纯中药制剂企业47家），纯原料药55家，中药饮片生产企业75家，医用氧企业48家，药用辅料33家、空心胶囊生产企业8家。另外，医疗机构制剂室156家、药包材生产企业190家。

【监督检查】 2019年，省局聚焦风险，以检查为中心、各类检查有机结合，日常检查强调全覆盖，跟踪检查突出以品种为主线，随机检查重在公正性，有因检查重在精准，构建完善的监督检查体系。构建以检查为中心，以检验和监测为技术支撑的生产监管体系。制定全年药品生产监管工作要点和检查计划，并按时完成检查任务。持续开展高风险企业的专项检查和重点领域整治。先后开展生物制品、血液制品、阿胶、大容量注射剂、特殊药品和通过仿制药一致性评价品种等5个专项检查，形成风险防控报告。开展中药饮片质量整治和医疗机构制剂两个专项整治。强化问题处置。采取限期整改、约谈警示、收回GMP认证证书、立案查处等处置措施，构建监督检查闭环处置模式。检查数量和力度居全国第一位，2019年全省检查企业1700余家次，其中省级检查148家次，约谈25家，收回GMP认证证书4张，发布检查公告6期。探索第三方服务型检查，助力监管工作。在国内率先开展向第三方机构购买药品GMP符合性审核服务，缓解监管任务与监管资源不匹配的问题，提升监管针对性。

【监督抽检】 *省级药品抽检*。实施“本地抽、异地检”的抽检分离模式，强化检查、检验、监测“三结合”，进一步提高监督抽检的靶向性和针对性，对基本药物、通过一致性评价品种、省内生产企业集中招标采购品种全覆盖抽验。2019年完成抽样15289批，较2018年增加20%，整体合格率97.4%（2018年为96.0%），其中，药品评价性抽检合格率99.8%，中药饮片抽检合格率为89.3%（2018年为86.6%），全省药品质量状况保持在较高水平。*统筹国抽工作*。承担国评抽检任务18个（省食品药品检验研究院16个品种4个专项、青岛市食品药品检验研究院2个品种），完成45家生产企业、99家经营企业、65家医疗机构总689批次的抽样任务，妥善处置复方感冒灵颗粒等探索性研究项目检验不合格问题。*抽验经费测算*。根据抽检买样的要求，提前开展购样成本调查，做好成本测算，为2020年抽检经费预算打下基础。做好生物制品批签发资质授权筹备工作。制定生物制品批签发资质授权筹备实施方案，上报批签发授权的申请并多次赴国家局专题汇报，12月份顺利通过国家局组织的现场评估验收。

【风险防控】 *风险分级分类管理*。对全省在产药品生产企业进行评定，A级占22.3%，B级占49.9%，C级占22.9%，D级占5.0%，实行分级分类监管。*不良反应监测*。在国内率先出台《山东省药品不良反应监测哨点管理办法》，推动50家药品不良反应监测哨点建设。扎实做好不良反应监测报告、分析评价和风险处置等工作，针对药品不良反应聚集性信号，第一时间进行风险处置。组织对50余家制剂生产企业开展药品不良反应监测检查，覆盖率达到25.8%。*风险会商*。构建检查后会商、专项会商和综合会商等多层次会商机制，全年召开风险会商会30余次，有效防控鲁抗制霉菌素、齐鲁天和国外审计、圣鲁出口产品、NDMA杂质等10余起重大风险隐患，避免重大药品安全事件的发生。

【特殊药品监管】 2019年，山东省有第二类精神药品（包括原料和制剂）生产企业15家，含麻醉药品制剂生产企业7家，第一类精神药品制剂生产企业3家，放射性药品生产企业3家。近年来，省局始终将特殊药品作为监管重中之重来抓，严防流弊事件。2019年开展为期4个月的芬太尼类药品专项检查。省级层面对二类精神药品生产企业全覆盖检查，对特殊药品使用企业按10%比例抽查。部门联动，形成合力。加强与公安、司法、卫健等部门的协作，及时通报特殊药品监管情况、药物滥用监测及禁毒相关情况，形成合力。本年度联合省卫生健康委部署特殊药品专项检查，厘清药监与卫健部门职责，形成监管合力。开展药品类易制毒化学品原料药专项检查，严查特药流向，堵塞监管漏洞。

【主体责任落实】 以企业守法诚信为根本，推动落实主体责任。创新开展企业风险自查定期报告。率先出台《山东省药品生产企业风险自查报告管理办法》，推动企业风险定期自查强制报告的制度化和常态化，形成隐患发现、问题整改、隐患消除的闭环。督促企业开展不良反应直报，落实企业主体责任。推进“品质鲁药”建设。指导医药行业协会开展“品质鲁药”品牌建设活动，举办全省落实生产企业主体责任暨“品质鲁药”建设推进会，宣贯法律法规新要求，签订落实主体责任承诺书，发布“品质鲁药”品牌建设综合实力30强、“品质鲁药”品牌建设优秀产品66个等，发挥示范引领作用。

【能力提升】 坚持夯实基础，大力提升监管队伍能力。组织系统性培训工作，对全省药品GMP检查员进行全覆盖培训，分层次组织两期GMP培训班，培训检查员400余人次。同时，将无菌制剂企业生产质量负责人一并培训；组织专题培训，借国家新型生物制品监管、疫苗监管和不良反应监测检查3个培训班的机会，组织省内业务骨干一并参加实训，提高监管能力；开展麻精药品风险防控暨药物滥用监测大培训，提升麻醉药品和精神药品安全风险防控能力；加强实训锻炼，针对本轮机构改革人员有变动，注重以老带新，理论培训和跟踪检查相结合，增强检查员的实战能力。

【监管方式创新】 2019年，山东省药品生产监管工作，坚持源头严防、过程严管、风险严控，坚决守住不发生重大药品安全事件的底线，圆满完成各项工作任务，得到国家局充分肯定，在国家药品年度考核取得满分。国家局对山东抽验工作进行通报表扬，对山东药品风险防控、风险自查定期报告等工作进行充分肯定。

*企业风险自查定期报告。*为推动企业风险自查报告工作规范化、制度化，2019年在国内率先出台《山东省药品生产企业风险自查报告管理办法》，并按程序进行规范性文件备案。该办法对自查内容、自查方式、自查频次、风险分级、整改期限、问题处置进行明确规定。同时，明确规定监管部门将企业风险自查情况纳入监督检查范围，督促企业执行好风险自查报告制度。

*药品不良反应监测哨点建设。*为推动建设全省药品不良反应监测哨点体系，进一步发挥好医疗机构在药品上市后安全性监测中作用，省局联合省卫生健康委出台《山东省药品化妆品不良反应监测哨点管理办法》，开启我国药品不良反应监测哨点管理工作的先河，为哨点建设工作的深入开展奠定基础。此办法首次提出哨点管理体系的理念，并制定哨点考核制度，办法涵盖从申报、认定，到哨点建立之后的工作运行及考核制度的全过程的工作原则及要求，并提出在哨点内部建立质控体系的理念。

*企业检验能力评估。*在连续6年开展全省药品生产企业检验能力评估基础上，2019年细分为中药和化药两期。第一期针对中药饮片生产存在的薄弱环节，选取中药五加皮的显微鉴别为评估项目。评估结果满意率占比93.1%，较往年81.7%的结果大幅提升。第二期针对无菌药品生产企业，选取细菌内毒素检查为评估项目，评估结果率占比89.03%，比2013年的82.9%有明显提升。药品检验能力评估工作，是药监部门积极作为、主动作为，转变监管理念，改进监管方式，服务医药产业高质量发展的一项创新性工作，同时是落实“四个最严”要求，夯实企业主体责任，保障药品安全的重大举措。

（撰稿：孙建斐　核稿：王新建）

药品市场监管

【监督检查】 2019年，省局注重发挥监督检查利剑作用，着力在查问题、抓规范、强处置、严打击方面狠下功夫。结合层级事权，科学合理制定检查计划。全力聚焦重点单位、重点品种与关键环节，对经营疫苗、特殊药品等高风险品种企业，将“购销渠道合法性、储运条件合规性、关键人员符合性”作为检查重点。市县层级实施零售药店网格化监管，通过“定区域、定人员、定职责、定标准”，将监管辖区、对象分成三级网格，实施日常监管全覆盖和飞行检查“双随机”。加大省级检查频次力度。全年派出重点检查、随机检查、有因检查等各类检查组172个、检查员460人次。检查药品批发企业和零售连锁总部305家，延伸检查药品经营使用单位658家，发布药品市场监督检查结果通告8期，撤销或收回药品批发企业GSP认证证书公告6期，撤销或收回药品零售企业GSP认证证书公告65期。注重结果运用，强化违法违规行为后处置。及时汇总梳理检查中发现的各类问题，定期召集监管人员、专家进行风险会商、分析研判，综合采取告诫约谈、限期整改、暂停经营等多种方式，及时提醒、警示、督促企业落实主体责任，确保第一时间防范、控制和处置风险。全年约谈大型批发企业、特殊药品经营企业 3 家，市县监管部门 10 家。加大信息公开力度，在省局网站公布监督检查情况和问题处置结果 79 期，引导公众、媒体参与监督。创新制度规范，着力健全检查长效机制。针对监督检查中发现的问题缺陷、制度短板等，紧密结合事权划分、基层实际、有效做法等，创新探索实施系列制度规范，着力建机制、抓长效，实现药品经营使用环节监督检查的规范化、长效化。

【重点监管】 **特殊药品监督检查**。科学制定计划，对麻醉药品、第一类精神药品、药品类易制毒化学品批发企业，每年实施不少于 2 次的合规性检查。对第二类精神药品、医疗用毒性药品经营企业，每年实施不少于 1 次的合规性检查。强化麻醉药品、精神药品等特殊药品经营企业检查，实施季度检查，防止发生流弊事件。突出特药定点经营企业，对芬太尼经营企业实行全覆盖检查。2019 年全省检查芬太尼类物质经营企业 24 家，麻醉药品和一类精神药品批发企业 35 家，专门从事二类精神药品批发企业 131 家，二类精神药品零售企业 16 家。

网络售药监管。对互联网信息服务网站的监管风险点进行梳理，提出开发检测监管软件系统的可行性建议，为做好全省信息服务监管工作提供有效技术支撑。

基层用药质量和中药饮片经营使用专项整治。召开风险会商会分析研判中药材、中药饮片经营、使用过程中的风险点及防控措施。加大对中药饮片经营使用单位的检查和整治力度。明确城乡接合部、偏远乡村的农村小药店、小诊所为重点目标，高风险药品、涉嫌虚假宣传药品为重点品种，严厉查处基层药品经营使用单位无证经营、超范围经营、非法渠道购销药品、销售回收药品等违法行为。组织对全省中药材、中药饮片专营批发企业全覆盖飞行检查，2019 年，全省检查具有中药饮片经营范围的药品批发企业 348 家、立案查处 20 家；检查零售连锁总部 593 家、吊销药品经营许可证 2 张、立案查处 15 家；检查零售药店 19407 家、查处 157 家、移交公安机关 2 家；检查医疗机构 18257 家、查处 176 家、移交公安机关 5 家。

【专项整治】 按照中央纪委、省纪委部署要求，精准聚焦药品零售领域的突出问题，深入扎实开展药品零售环节专项整治，严厉惩处违法违规行为，切实规范药品零售环节经营行为。细化整治要求。制定药品零售环节专项整治实施方案，梳理出不凭医师处方销售处方药、开架销售处方药等 12 类问题，确定 12 项整治措施，明确省、市、县三级监管部门的任务分工列出药品安全领域问题清单、履职风险点清单、廉政风险点清单。**深化警示教育**。组织召开专门会议，对部分大型药品零售连锁企业负责人进行警示教育，增强企业主体意识。**开展明查暗访**。派出检查组对 16 市零售药店销售处方药、执业药师在岗情况进行暗查暗访和监督检查，对查实的违法违规行为在主流媒体或门户网站公开曝光，对列入黑名单的企业和负责人向社会公开，向新闻媒体通报药品零售环节专项整治工作情况。**构建长效机制**。推动执业药师人才储备工程，加强执业药师注册管理和药品零售企业行业自律，加快推动全省药品零售企业分级分类管理，提高零售药店规范化经营水平；支持“互联网 +”技术应用和连锁企业做大做强。创新药学服务方式，探索“互联网 +”在药品零售方面的应用，支持“远程诊疗”“远程审方”，保障基层群众购药需求。

2019 年，全省检查零售药店 51137 家次，警告 5749 家次，限期整改 13272 家次，收回药品 GSP 认证证书 244 张，撤销药品 GSP 认证证书 283 张，吊销许可证 3 张，在省局网站曝光 146 家，在市局网站曝光 396 家，立案查处 2822 家，罚款 967 万元。查处存在“挂证”行为的执业药师 48 人，均已录入执业药师注册管理信息系统，查处存在执业药师“挂证”零售企业 108 家，主动注销执业药师注册证 1235 张，撤销药品 GSP 认证证书 199 张，注销药品经营许可证 601 张，建议医保管理部门取消零售药店医保定点资格 78 家。

【抽检监测】 突出抽检靶向性，科学制定计划，加大高风险、使用量大等重点品种抽检力度。加强抽验与日常监管有效衔接。实现经营使用环节对药品批发企业和零售连锁总部、二级以上医疗机构实施全覆盖抽检，将经营使用单位全部纳入抽检范围，抽检总批次比 2018 年增加 16.9%。强化抽检监测风险信号运用。对市场中发现的可疑产品（如关键项目不合格、发生聚集性不良反应等）第一时间启动应急检验、暂停使用等控制措施；对问题产品追根溯源，追查违法源头。加强不合格产品处置。对抽检不合格产品、国家局“药品质量提示函”品种追根溯源、严格依法处置，2019 年移交执法监察局及市局处置的问题产品（主要为中药饮片）累计达 253 批次。2019 年完成药品流通使用环节药品评价抽检 4100 批（计划 4100 批）、日常监督抽检 2004 批（计划 2000 批），合格率分别为 99.76%、99.80%。

（撰稿：高辉　核稿：林炳勇）

医疗器械监督管理

【概况】2019 年，全省医疗器械监管工作积极适应药品监管新体制、新使命、新形势，完善监管制度，落实监管责任，强化风险防控，推进精准监管，有力保障全省人民群众用械安全。

【监管制度和机制建设】2019 年，省局与省卫生健康委联合印发《关于贯彻实施医疗器械不良事件监测和再评价管理办法有关事项的通知》，进一步明确各级药品监管和卫生健康部门职责，落实企业主体责任，全面加强不良事件监测和再评价工作的监督管理；组织编制发布《山东省体外诊断试剂生产现场检查指南》，加强和改进以品种为主线的监督检查效果，规范体外诊断试剂检查和生产管理行为。为进一步明确检查和抽检工作职责，规范检查和抽检工作流程，组织起草《医疗器械生产企业监督检查工作程序》和《医疗器械省级抽验工作程序》。构建合作机制，加强进口医疗器械监管。与青岛海关、济南海关共同签署《加强进口医疗器械监管合作备忘录》，重点围绕建立完善质量安全风险监测体系、开展联合督察、联合办案、联合处置、联合培训和科技交流等方面，建立紧密合作机制，进一步提升山东省进口医疗器械安全监管能力和保障水平。针对全省隐形眼镜无证经营和经营无证产品等群众反映的集中问题，研究起草《关于进一步加强隐形眼镜经营环节监督管理工作的通知》，加大整治力度，进一步规范整治隐形眼镜经营秩序。

【专项整治】*无菌和植入性医疗器械监督检查。*2019 年，省局在生产、流通和使用全过程组织对无菌和植入性医疗器械生产经营企业、使用单位开展监督检查。全年检查无菌和植入性医疗器械生产企业 215 家、经营企业 4325 家、使用单位 8328 家，限期整改生产企业 134 家、停产整改生产企业 4 家，限期整改经营企业 753 家、使用单位 1284 家，立案查处经营企业 32 家、使用单位 108 家。*医疗器械"清网"行动。*加强医疗器械网络销售监管，落实网络交易服务第三方平台和网络销售企业主体责任。对 5 家平台进行全覆盖监督检查；市县局对 1152 家网络销售企业进行检查，对国家局监测系统推送的 32 条可疑信息及时进行处置;全省责令改正 56 家，责令停业 2 家，立案 15 起，罚没款合计 4.68 万元。*儿童青少年近视医疗器械专项整治。*按照国家卫生健康委等 6 部门统一部署，在全省范围内组织开展儿童青少年近视矫正监管工作，督促相关企业和医疗机构履行主体责任，严厉打击非法生产、经营、使用眼视光医疗器械的违法违规行为。全年完成对 4 家涉及近视矫正产品生产企业的监督检查，责令限期改正 3 家，1 家企业停产；市县两级检查相关经营使用单位 1518 家，责令改正 38 家，立案调查 3 家。针对 11 月 7 日《问政山东》栏目中反映的隐形眼镜无证经营等反映的问题，系统梳理分析，逐条研究整改措施，对节目中反映的问题产品、涉事企业，进行现场督办，一查到底、坚决打击；研究起草《关于进一步加强隐形眼镜经营环节监督管理工作的通知》，举一反三，深挖根源，找准症结，从制度上、流程上、根源上一体解决，推动整改工作长效化、整改成效常态化。

【日常监管】*加大监督检查力度。*结合监管实际，印发《2019 年全省医疗器械生产经营企业监督检查计划》，明确检查原则、检查层级、检查重点、检查频次和检查覆盖率，明确省、市、县三级监管部门职责任务，确保各监管环节无遗漏；紧密结合日常监管、监督抽检、不良事件监测和投诉举报等情况，聚焦高风险医疗器械生产企业，加大飞行检查力度，严控质量安全和风险隐患。全省完成生产企业 1066 家次，经营企业 33441 家次检查任务。其中，省局直接组织对 113 家生产企业进行飞行检查，其中，无菌类 55 家，植入类 17 家，体外诊断试剂 7 家，其他 34 家;涉及国家、省重点监管企业 92 家；涉及三类企业 76 家，二类企业 37 家。加大案件查处力度。2019 年，全省查处医疗器械违法案件 1062 件，其中生产企业 69 件，经营企业 452 件，医疗机构 522 件，其他 19 件。查处货值金额 5 万元以上的 7 件，主要集中在医疗器械经营、使用环节。*不断加快监管创新。*组织对参加多仓协同管理试点的瑞康医药股份有限公司及其省内 21 家子公司进行全面检查，总结企业统一采购、收货、验收、入库、贮存、检查、出库、配送等管理经验，分析统一管理和监管中的难点问题，探索不同市局间协同检查的方式方法。按照密切配合、优势互补、资源共享的原则，与济南、青岛海关加强进出口医疗器械监管合作，建立健全联防联控、应急处置、信息共享、协同监管、科技交流等工作机制，全面提升进口医疗器械质量安全保障水平。

【风险会商】*抽检工作。*按照国家抽检工作要求，完成省内抽样 139 批次，居全国前列。科学制定年度省抽方案，全年收到样品 970 批，退样 60 批，完成检验并出具报告910批次。其中，监督抽检660批次，风险监测117批次，跟踪和有因抽检23批次，应急抽检110批次。发现不合格53批次。*不良事件监测。*组织《医疗器械不良事件监测和再评价管理办法》和监测信息系统培训，明确各级监测机构职责分工，落实生产企业主体责任，做好新系统用户注册和维护工作；建设6个不良事件专业评价平台，对呼吸机、血液透析机、植介入医疗器械等产品全省数据深入评价；充分利用不良事件监测风险防控作用，全省挖掘医疗器械不良事件风险信号63个，开展14期风险信号不良事件评价、风险会商工作，均得到及时处置。*风险会商。*逐步完善风险会商机制，每季度开展至少1次例行风险会商，根据风险会商研判结果，列出风险清单，制定实施有针对性的风险管控措施。对风险清单实施动态管理，对已经有效防控的，及时销号，尚未化解到位的，研究进一步防控措施。根据舆情监测和举报信息，及时组织专题风险会商9次，围绕生产企业涉嫌重大违规行为开展风险会商研判，采取有效措施防控相关风险。

【监管科学研究】 根据省委办公厅、省政府办公厅《关于做好“对标先进”工作的通知》，主动对标对表上海市药监局，深入学习了解上海市医疗器械事中事后监管与注册人制度实践开展情况，实地考察上海微创医疗器械（集团）有限公司、自贸壹号生命科技产业园、捷普科技（上海）有限公司，形成《山东省医疗器械生产企业风险状况分析及监管对策》调研报告，提出推进山东省医疗器械生产企业多维风险分级分类开展精细化监管的意见建议。针对全省体外诊断试剂专业性强，监管人员业务知识相对欠缺的现状，开展体外诊断试剂领域专项调研。在充分调研的基础上，出台《山东省体外诊断试剂生产现场检查指南》，帮助监管人员和企业管理者全面认知和掌握体外诊断试剂产品及生产质量管理体系，推动体外诊断试剂产品精准监管和产业有序健康发展。

【社会共治】 *加大监管法规制度培训力度。*先后组织全省医疗器械检查员培训和实训班；举办3期医疗器械生产企业质量管理规范培训班，对省内200余家无菌和植入性医疗器械生产企业的管理者代表或质量负责人进行培训，并通过协会组织对义齿和体外诊断试剂生产企业进行法规和检查指南宣贯。推进“监管＋指南＋协会”监管方式探索。在2018年山东省义齿行业协会的基础上，推动成立山东省体外诊断试剂行业协会。*积极参加媒体活动。*参加阳光政务热线、《问政山东》栏目和安全用药月活动，宣传安全用械知识，正确引导公众舆论参与共治。稳妥推进医疗器械唯一标识试点工作。全省有21家生产、经营企业和使用单位成为第一批试点单位。通过有关会议专题解读部署医疗器械唯一标识试点工作方案，及时调度第一批试点单位进展，组织第一批实施单位开展品种摸底统计，及时收集、反馈、解答企业咨询，稳妥推进试点工作。

（撰稿：马超　核稿：任绍彦）

化妆品监督管理

【概况】 2019年，全省新增化妆品生产企业10家，注销3家，新增化妆品产品1.5万余个，截至2019年底，全省有化妆品生产企业169家，委托生产的品牌企业3000余家，化妆品品种4.3万余个；化妆品经营单位约50万家，市场规模约800亿元。

【风险会商】 2019年，省局定期召开化妆品监管风险会商会，依托日常监管、抽检大数据、不良反应监测分析、投诉举报稽查办案等多种渠道收集风险信号，对生产经营检查情况及时进行风险研判。按照风险会商的结果，列出风险清单，确定风险等级，实行销号管理，有效防范化妆品安全质量事件的发生。对监督抽检不合格产品，组织专家风险会商，对认为存在安全风险或质量管理体系不完善的，组织开展飞行检查，督促企业整改，防控安全隐患。充分利用不良反应风险监测预警作用，对通过化妆品风险快速报告渠道监测到的风险信号，通过专家评估、现场检查、抽样检验等查找发生原因，制定整改措施，做好风险防控。

【监督检查】 按照聚焦风险，抓重点、抓关键的原则，确定化妆品生产环节重点检查企业和经营环节重点检查区域，其中省局全年检查生产企业50家、经营企业60家。制定生产企业检查要点18项、经营企业检查要点12项，确保监督检查质量和效率。对检查中存在问题的企业，督促企业整改到位，做好监管责任和企业主体责任的落实。同时，对所有检查和处罚信息在门户网站以通告形式进行公开，控制化妆品质量风险，震慑违法违规行为。

【监督抽检】 统筹国抽任务和省抽任务，加大源头管控，将生产环节所有在产品种纳入省级抽检范围，确保省内生产企业全覆盖。以问题为导向，重点关注历年来不合格率较高、风险程度较高的流通领域产品。以问题产品多发区为重点，加大对集散市场、药店和美容美发场所等重点区域抽样力度。全年完成国抽500批，发现不合格9批，不合格率1.8%。省抽1305批，发现不合格68批次，不合格率5.2%；积极开展风险监测工作，安排抽检200批次，以山东省企业产品为主（山东生产企业115批，外省生产企业85批），主要侧重于产品潜在风险排查、检验方法发现验证等，经监测，发现问题产品26批（山东12批，外省14批），问题样品率13%（山东10%，外省16%），主要问题是防腐剂超标、未检出标签标识的甘草原料；对2019年承担省级化妆品检验任务的检验机构开展能力验证评估，督促各承检机构规范操作，保障抽检任务按时保质保量地完成，提升市级化妆品检验机构能力和水平。

【专项整治】 按照国家局要求，针对利用网络（含互联网站、移动互联网应用程序等）生产销售非法添加禁用物质化妆品、假冒化妆品等突出问题，组织开展“线上净网线下清源”行动，对化妆品网络销售者和化妆品电子商务平台销售的违法产品、网上展示的违法产品信息、生产企业和产品虚假资质信息进行集中排查清理，对违法犯罪行为进行严厉打击。督促化妆品网络销售者和化妆品电子商务平台经营者建立长效机制，落实主体责任。专项整治活动，全省排查化妆品平台14家，化妆品网络销售者约1万家，排查出全省化妆品电子商务平台2家，化妆品网络销售者1234家；网络销售清理产品数量1591个，清理违法产品信息37条，清理产品虚假资质信息29条。

【制度标准制定】 2019年，省局制修订《山东省化妆品生产经营监管操作手册》《山东省化妆品生产企业现场检查指南》《山东省化妆品经营监管现场检查指南》，进一步明确检查重点、程序，统一监管尺度和执法标准。与省卫生健康委联合印发《山东省药品化妆品不良反应监测哨点管理办法》，加大对哨点机构的管理力度，提高不良反应监测工作质量和水平。积极参与国家局化妆品监管制度修订工作，组织研究《化妆品监督管理条例》及配套制度文件，结合全省实际提出修改意见；参与全国化妆品不良反应监测培训教材编写。

【能力建设】 积极参加国家局有关化妆品监管的教育培训活动，掌握化妆品监管最新动态，并及时传达到各级监管人员。组织全省骨干检查员培训及化妆品监管人员培训，邀请省内外专家，通过专家授课和实战锻炼相结合的方式进行系统培训，理论培训结束后，进行培训考核，并抽调部分学员进行飞行检查，进一步提升全省化妆品检查员和监管人员能力和水平。

【科普宣传】 2019年，省局印发《关于开展2019年全省化妆品安全科普宣传“5·25”爱肤日主题宣传活动的通知》，统筹全省化妆品安全科普宣传周活动，通过广播、媒体宣传等进行前期预热，营造宣传氛围；开展“五进”活动，打造活动声势，全省组织化妆品安全咨询进社区活动120余场次，组织进校园活动50余场次，组织群众参观化妆品实验室20余场次，组织宣传活动进化妆品生产企业100余家、进大型商超及化妆品销售集散市场200余家；开展“5•25”爱肤日主题宣传活动，在启动仪式现场，省、市、县监管部门代表、化妆品生产经营企业、美容美发店、高校代表400余人参加活动，省局副局长任绍彦讲话、烟台市领导致辞、省化妆品行业协会会长宣读行业自律倡议书，不良反应监测哨点医院开展皮肤义诊、化妆品安全有奖知识问答、对游客进行咨询。

（撰稿：于涛　核稿：孙敏）

政策法规和依法行政

【法规制度制定实施】 *推动药品立法*。针对《药品管理法》《疫苗管理法》审议情况，组织召开2次立法座谈会，广泛征集监管系统、企业及行业协会等意见建议150余条，经梳理分析，报送国家局并参与专题研讨。积极参与政策法规的理论研究工作。参加国家局《药品管理法修订草案》在广东召开的修订立法座谈会，向会议提交修改意见和建议以及典型案例。

参与地方立法。完成《山东省药品使用条例》修订立法调研报告，起草该条例的修订草案。参与省市场监管局牵头组织的《山东省标准化条例》的修订研讨工作。向省司法厅提交多个政策法规文件的修改意见和建议。

完善法治配套制度。印发《山东省药品监督管理局规范性文件制定年度计划》，根据机构改革和法律法规规章制修订情况，加快规范性文件和制度性文件立改废进程。完成《山东省药品监督管理规范性文件制定与备案程序规定》《重大行政处罚案件负责人集体讨论工作规则》《行政执法监督管理办法》等10余个制度性文件的制修订工作，有效推进药品监管执法规范化建设。及时清理规范性文件，废止文件7件，督导调度推进制度性文件25件。

法律实施评估。组织全省药品监管系统围绕《药品管理法》及其实施条例、《山东省药品使用条例》等，对文本质量及实施效果进行全面分析研判，总结存在的困难和问题，初步完成《山东省药品使用条例》修订的调研论证工作，向山东省司法厅提出修订建议，被列入地方立法计划。

【规范性文件合法性审核】 组织完成省局规范性文件清理工作，印发《山东省药品监督管理局关于公布规范性文件清理结果的通知》，及时向省司法厅报送年度规范性文件备案审查工作情况。完成《山东省药品零售企业分级分类管理办法》《山东省药品零售连锁企业管理办法》《山东省药品化妆品不良反应监测哨点管理办法》《山东省药品行政处罚裁量基准（试行）》《山东省药品生产经营企业风险自查报告管理办法（试行）》等5个规范性文件的审核校改以及提交省政府公报和备案等工作。

【依法行政】 *执法工作规范指导*。制定出台行政执法公示制度、执法全过程记录制度、重大执法决定法制审核制度，规范行政执法行为。围绕新修订出台的《疫苗管理法》《药品管理法》，组织制定《山东省药品行政处罚裁量基准》，指导山东省各级药品监管部门准确适用新法，规范行政处罚自由裁量行为。印发《山东省药品监督管理局关于执行市场监督管理行政处罚文书格式范本及使用指南的通知》，依法规范药品监管行政执法程序及文书。

法律审核及咨询服务。对省局承办的重大行政许可决定、行政处罚案件、信息公开答复等进行法制审核20余件，参与中药饮片炮制规范地方标准适用等案件会商讨论，对各市局和省局处室单位有关执法问题积极提供法律咨询服务，有效降低和防范法律风险。

【执法监督】 *年度行政执法监督检查*。为进一步规范药品监管行政执法行为，部署开展山东省药品监管行政执法监督检查。针对基层监管工作存在的问题，围绕监管计划制定及组织实施、监督检查发现问题后处理及监管文书使用等行为规范情况，突出检查重点，细化检查方案。精心组织现场监督检查，抽调省局部分业务处室及市局法制骨干组成检查组，赴泰安、淄博、东营、潍坊等地，重点查找监管工作中存在的突出问题并现场给予指导规范。

行政处罚案卷评查。在组织部分系统内法制骨干进行案卷初评的基础上，邀请省局法律顾问进行复评把关，对随机抽取的33份药品类处罚案卷从程序到实体、从立案到执行进行细致的“坐诊式”评查，全面指出并详细罗列每起案卷中存在的瑕疵项、问题项。

督促整改落实。严格落实《山东省药品监督管理局行政执法监督管理办法》，围绕现场检查及案卷评查中发现的问题，向各市局逐一书面反馈执法监督意见，要求各地根据反馈意见要求，对存在的问题加强整改、及时纠正，并在30日内向省局书面汇报整改落实情况。

【普法宣传】 *普法宣传*。印发宣传贯彻《药品管理法》《疫苗管理法》工作方案，明确山东省药品监管系统宣贯工作重点任务及进度要求，对全省“两法”宣贯工作及时作出安排部署。组织开展全方位多层次宣传。结合安全用药月活动，通过网站、微信、媒体开展“两法”知识竞赛，举办普法微视频和法治动漫征集、药品安全法治大讲堂、播放法治公益广告等活动。开展“两法”进机关、进企业、进社区、进校园、进乡村、进单位活动，印制“两法”宣传画和宣传手册，组织向药品生产经营企业、使用单位、学校、社区发放张贴宣传画，向药品从业人员和公众发放宣传手册，做到药品生产经营企业、使用单位宣传全覆盖。开展现场咨询和政务热线等法律宣讲活动，在公交移动电视、车站大屏播放“两法”宣传短片。强化媒体宣传报道，在多家网站、报刊专题报道“两法”宣贯和政策解读，营造良好法治氛围。完成2018年度《药品监督管理政策法规文件汇编》工作，为基层执法人员提供学习培训资料。

“两法”培训。举办加强市场监管推动高质量发展专题培训班，邀请国家局副局长徐景和就《药品管理法》作专题报告。承办健康传媒集团《药品管理法》宣贯大会，国家局政法司司长刘沛等到现场并做专题讲座。邀请国家局政法司一级巡视员李国庆、沈阳药科大学教授杨悦为全省“两法”宣贯培训班专题授课。围绕“两法”宣贯举办8期全省系统培训班，培训对象涵盖各市政府分管领导、各市局主要负责人和分管负责人，省局和执法监察局全体人员，省级药品检验、审评、监测人员，各市药品监管、法制、稽查等师资人员，全省药品GMP检查员以及部分药品生产经营单位管理人员。

理论研究。政策法规处张宗利在《中国医药报》《医药经济报》发表《浅析药品注册审批改革的现实意义》《让假药无所遁形——〈药品管理法〉修订中应进一步完善假药概念》《斟酌制度设计，完善条文内容——建言〈药品管理法（修订草案）〉》《高起点与接地气——从三个层面建言〈疫苗管理法〉（草案）》等文章。同时，受邀参与国家局培训教材《药品监督管理技能》一书的撰写、通稿和相关的校订工作。

法制宣讲。受山东大学继续教育学院邀请为张家港市市场监督管理局食品安全管理人员综合能力提升培训班授课1次，为烟台市局基层所长培训班授课1次。

【行政审批制度改革】 **编制权责清单**。全面梳理法律法规规章，归集整合省、市、县三级权力事项8类182个事项，并于2019年5月27日在省局门户网站上进行公布。将权责清单纳入山东省政府部门权责清单管理系统，按规定进行动态调整。通过清单编制工作，实现权力清单、责任清单两单融合，省、市、县三级权力事项名称、编码、类型、依据等要素基本统一，并依法确定实施层级。《清单》细化责任事项，围绕事前定标准、事后管实施、事后抓指导监督等3个方面，根据事项类型确定直接实施责任和指导监督责任，并依法明确追责情形，通过发挥清单管理作用，使其真正成为履职尽责的行为规范。

推进政务服务事项标准化规范化。在权责清单的基础上，制定政务服务事项目录清单、政务服务事项实施清单，按照最小“颗粒化”标准，逐项完善事项要素，实现三级同一事项的事项名称、设定依据等11要素山东全省统一。

实现全程电子化。加快“互联网+政务服务”工作进程，推进第二批山东省级行政许可事项电子证书上线运行，2019年10月1日起，省局承担的22大项省级行政许可事项全部实行“网上申报、网上受理、网上审评、网上审批和网上发证”全程电子化模式。真正意义上实现行政许可“零跑腿”和“不见面”审批。与纸质证书相比，电子证书更安全高效。申请人足不出户，在线就可完成各类行政许可的全过程，极大方便企业和群众。

【药品安全考核】 **2018年国家局考核通报问题整改**。针对国家局2018年药品安全监管工作考核通报省局的4个方面6项具体问题，组织制定整改方案，细化任务分工，扎实落实问题整改。

2019年山东省对各市经济社会发展综合考核药品安全考核。按照山东省委考核办要求，组织研究提报2019年省经济社会发展综合考核药品考核指标与评价标准，组织对各市经济社会发展综合考核药品安全指标进行中期评估和年终考核评估，并提出总体考核评价意见。

山东省平安建设（综治工作）药品安全评价。按照山东省委政法委要求，组织制定2019年平安建设（综治工作）药品安全指标评价方案和评分细则，组织对各市药品安全监管工作进行评价，研究确定对各市的评价等级。

国家局对山东省药品安全工作进行考核。2019年国家对地方药品考核首次把省政府作为考核对象，按照国家局考核方案和省政府办公厅要求，组织并会同省委组织部、省委政法委、省委编办、省发展改革委、省公安厅、省财政厅、省人力资源社会保障厅、省卫生健康委、省市场监管局等相关单位积极做好国家药品考核相关工作，制定迎接考核的实施方案，按照各单位职责明确责任分工，并按要求及时汇总上报有关考核资料，2019年国家药品考核山东省获得A级等次。

（撰稿：李广春　核稿：赵森）

行政执法

【概况】 根据《中共山东省委办公厅 山东省人民政府办公厅关于印发〈山东省药品监督管理局职能配置、内设机构和人员编制规定〉的通知》规定，山东省药品监督管理局执法监察局为省局直属机构，正处级。主要承担药品、医疗器械和化妆品监管具体行政执法任务。事业编制 65 名，设局长 1 名，副局长 3 名。截至 2019 年底，在编人员 50 名。

【违法行为查处】 2019 年，全省各级药品监管部门查处违法案件 8091 件，其中药品类案件 7138 件、医疗器械类案件 651 件、化妆品类案件 302 件。罚款 4066.93 万元，没收违法所得 495.47 万元。捣毁制假售假窝点 5 个，责令停产停业 130 家，吊销许可证 7 件。向刑事司法部门移送案件 31 件。全省公开药械化行政处罚案件信息 3230 件，公布黑名单信息 14 件。

省局执法监察局加大直接办案力度，协查核查外省通报药品、医疗器械、化妆品涉案线索和协查事项 130 余件，均按要求及时处置并回复有关监管机构；调查违法行为线索 50 多件，查办药品、化妆品案件 18 件，吊销医疗机构制剂许可证 1 家，撤销医疗机构制剂批准文号 1 个；加强行刑衔接，组织检验涉刑犯罪药品 460 批次，向省公安厅移交案件 1 起。

【专项执法行动】 突出问题导向，针对药品安全领域的热点难点问题，省局执法监察局组织一系列执法专项行动。医疗机构制剂专项整治，与省市场监管局、省卫生健康委联合组织开展全省医疗机构制剂专项整治，全面排查医疗机构制剂配制和质量管理问题，全省检查医疗机构 158 家次，检查医疗机构制剂文号 3203 个，抽检医疗机构制剂 427 批次，注销、吊销医疗机构制剂许可证 8 件，通报卫生健康行政部门线索 1 件，进一步规范全省医疗机构制剂配制使用行为。严厉打击制售假劣药品专项行动，与省公安厅联合组织开展严厉打击制售假劣药品专项行动，强化行刑衔接，开展联合执法，以城乡接合部、农村地区单体药店和个体诊所为重点单位，明确 6 类重点检查品种，重点打击 10 种药品违法犯罪行为，全省检查单体药店、个体诊所等单位 39857 家，抽检药品 2139 批次（批），查办案件 1293 件，涉案货值 273 万元，罚没款 128 万元，责令改正 3590 户，吊销经营许可证 3 件，撤销药品 GSP 认证证书 107 件，通报公安机关线索 44 件，行刑衔接工作进一步密切，药品市场秩序进一步规范，药品安全方面损害群众利益的突出问题进一步遏制。打击互联网制售假药违法行为专项执法行动，主动与国家局南方医药经济研究所合作挖掘案件线索，全省按照“线上线下一致”原则，对存在互联网药品交易行为的单位进行全面摸排，主动搜集线索，依法依规处置违法行为，全省排查线索 5134 条，处理网络投诉举报 128 起，查处案件 34 件，涉案货值 285 万元，罚没款 43.7 万元，移交公安机关案件 16 件，开展宣传教育 1259 次（条），网络药品执法取得阶段性成果。落实药品安全“四个最严”要求专项行动，认真贯彻最高检、国家市场监管总局、国家局《关于联合开展落实食品药品安全“四个最严”要求专项行动的通知》要求，组织开展落实药品安全“四个最严”要求专项行动，强化工作措施，完善体制机制，规范办案行为，完备执法装备，堵塞监管漏洞，防范药品安全风险，保持严打高压态势，确保“四个最严”要求有效落实。

【投诉举报受理】 强化投诉举报受理办理，严格工作流程，加强督促指导，提高投诉举报办理质量。完成热线整合、数据上云和药械化投诉举报网络专用渠道建设，建立漠视侵害群众利益问题专用举报电话和专门处置机制。2019 年，全省接收药品、医疗器械、化妆品投诉举报及咨询建议 14886 件，药品、医疗器械、化妆品类分别为 9534 件、2336、3016 件，其中：投诉举报 12197 件，受理 11267 件，受理率 92.38%；咨询 2680 件，意见建议 9 件。省局投诉举报中心接收药品投诉举报及咨询建议 1961 件，接收省级政务服务热线 683 件，转办各市办理投诉举报 2243 件，移送其他部门 100 件，投诉举报事项按时办结率 100%。

【第七届药化械执法办案技能竞赛】 2019 年 10 月，省局执法监察局联合省石油化学工会委员会组织开展全省第七届药化械执法办案技能竞赛。全省参加竞赛监管执法人员共有 5131 名，药品执法人员全员参赛，128 名执法人员参加全省决赛，2 人获“山东省五一劳动奖章”，在全系统唱响“比、学、赶、超”工作主旋律，山东卫视新闻联播、大众网等主流媒体对竞赛情况进行报道。

（撰稿：宫春晓　核稿：李玉基）

规划财务和科技管理

【规划编制】 2019年，省局积极调度全省食品药品安全“十三五”规划药品方面的贯彻落实情况，汇总分析任务进展情况和存在的问题，提出工作推进措施。启动全省药品安全“十四五”规划编制工作，制定规划编制工作总体方案，研究药品安全“十四五”规划基本思路，提出拟纳入全省“十四五”发展规划重大事项。

【预算编制和执行】 2019年，省财政批复省局收入预算5.92亿元，其中：发展类项目资金17791万元，与2018年相比略有增长。6月下旬，财政部下达食品药品中央专项补助资金1.4亿元，其中药品监管经费7149万元，资金规模居全国第三位。中央专项补助资金重点支持省级项目，省局及各直属单位安排资金6034万元，比2018年增加518万元。为贯彻落实中央和省级财政财务改革的要求，规范支出管理，制定局机关《会议费管理办法》《培训费管理办法》《政府采购管理制度》等7项制度办法。与省财政厅、省市场监管局共同研究制定省级质量发展和市场监管资金管理《暂行办法》和《实施细则》，对资金管理制度和预算绩效管理办法进行全面修订和完善。根据深化预算管理改革，实施全面预算绩效管理等新要求，组织有关专家开展2020年预算申报项目初审，对省局和直属单位上报的107个项目集中进行评审，按照省财政统一要求，按照2019年资金规模的10%进行压减。根据省局设立派出机构、建设职业化检查员队伍的新情况和重点工作任务，探索建立更加科学更加合理的中央和省级专项资金管理使用机制，基本建立省级药品监管部门项目库。加强预算执行和预算绩效管理，制定预算执行计划，落实预算执行责任，对重点项目进行重点督导，每月定期通报预算执行进度。

【资产管理】 按照应采尽采的原则，在2019年年初预算的基础上，对新增项目及时向省财政厅申请调整政府采购指标，完成购买服务项目15个、采购货物类项目1个。制定《局机关固定资产管理办法》，完成资产统计年报、国有资产产权登记年度检查、行政事业性国有资产月报，完成资产清查工作和国有资产标签化工作。

【审计监督】 对省局直属单位、内设机构组织开展内部审计工作，全面了解各单位资产财务管理状况，查找财务管理工作的薄弱环节，落实历年来审计结果整改情况，进一步督促各单位加强内部财务管理、开展内部控制建设。

【收费管理】 认真组织行政性收费，开展局机关及所属单位行政事业性收费、涉企收费、中介收费清理整治。根据减费降税、营造更好的市场发展环境的要求，就降低全省药品医疗器械产品注册收费标准问题与省发展改革委和省财政厅进行沟通。

【检验检测能力建设】 组织协调国家药品重点实验室现场核查工作，省食品药品检验研究院和省医疗器械产品质量检验中心的仿制药一致性评价关键技术等4个实验室，被国家局认定为首批重点实验室。推动和协助直属单位积极参与国家药品补充检验方法的研究，完成3项起草工作、8项复核工作。调查汇总各市局及直属单位药品医疗器械检验检测能力建设情况，初步摸清各市检验检测能力现状。

【信息化建设】 完成省局门户网站、信息平台改建工作，按照国家局和省政府部署要求，根据机构改革后职责变动情况，对省局门户网站和信息平台进行全面改版改造，认真吸纳用户的建议需求，进一步提升网站办事服务、信息发布、信息交流等功能。同时，组织系统升级检测和信息安全应急演练，加强国庆70周年网络安保工作，确保系统稳定运行和信息数据安全。按照省政府统一部署，积极参与全省一体化政务信息资源体系建设，稳步推进政务信息系统整合共享，组织开展监管业务流程梳理和信息源确定工作，做好各类监管数据的标准化汇聚，为信息资源库建设提供数据100多万条。积极响应“数字山东”建设，稳妥推进监管数据开放。制定实施《关于药品“智慧监管”对标先进工作方案》，“智慧监管”五期项目建设方案批复后，对照新形势新需求对项目逐项进行研究改进，完善提交招标方案，2019年12月初完成项目招标。认真组织省局2020年度政务信息系统立项申报工作，广泛征求各处室单位建设需求，召开网信办专题会议、专家论证会充分论证，按照先急后缓紧密服务于药品安全监管工作的原则，确定7个信息系统建设项目、6个配套和运维项目，并与省大数据进行沟通，争取对省局信息化项目的支持。

【科技创新】 研究起草省局科技创新项目管理办法，组织2个科研项目申报省科学技术进步奖，7个申报省重点研发计划项目，其中3个立项。围绕“科技强国 科普惠民”主题，精心组织药品安全进校园等群众性科普活动。

（撰稿：鲁益琳　核稿：张立军）

新闻宣传和应急管理

宣传工作

【重大主题宣传】 2019年安全用药月宣传。2019年10月中旬至11月中旬，在全省范围内举行安全用药月活动。印发《山东省药品监督管理局关于开展2019年“安全用药月”活动的通知》《2019年山东省“安全用药月”重点活动方案及分工安排》，以“良法善治 安全用药”为主题，对活动时间、内容、要求等方面进行详细安排和部署。将活动与药品安全监管结合起来，与漠视侵害群众利益问题专项整治结合起来，加强监管政策解读，积极回应社会关切。重点围绕新制修订的《药品管理法》《疫苗管理法》及相关配套文件、安全用药理念和使用知识等开展宣传活动。安全用药月活动既有落实国家局安排部署的规定动作，也有创新形式的科普宣传自选动作；既有借助传统媒体开展的新闻宣传、好新闻评选、公益广告挑战赛等，也有借助微博微信进行传播的科普长图、微视频、动漫视频等大众喜闻乐见的科普形式。

2019年药品安全好新闻评选。为进一步树立宣传也是监管的理念，切实发挥药品安全好新闻对全省药品监管工作的正面引导作用，2019年11月1日，省局、省新闻工作者协会联合发出《关于开展2019年药品安全好新闻申报工作的通知》，评选2018年10月1日至2019年10月1日期间，在市级以上有新闻资质的主流媒体公开发表的优秀稿件、图片、视听网络作品和理论文章等。收到符合参评要求的作品42件，最终评选出获奖作品38件，其中一等奖10个、二等奖13个，三等奖15个，获奖作品涵盖报纸、广播、电视、网络等4类。

【专题新闻发布】 解读“药品流通领域监管”相关政策媒体通气会。6月6日，省局召开药品零售环节整治工作媒体通气会，药品市场监督管理处通报省局围绕药品经营环节存在的突出问题，以零售药店为突破口，深入开展专项整治，严厉查处违法违规行为，着力解决群众反映强烈的痛点难点焦点问题。《大众日报》、省广播电视台等近10家省级以上主流媒体参加会议。

举办介绍山东省安全用药月主题活动媒体通气会。10月21日，省局举办媒体通气会，省局办公室向媒体记者介绍2019年山东省安全用药月主题活动相关情况。山东安全用药月活动包括主题活动、安全用药大咖说、药品安全随手拍等内容，活动与药品安全监管结合，广泛普及药品安全知识。《大众日报》、大众网等7家省级以上主流媒体参加会议。

解读《山东省药品零售企业分级分类管理办法》《山东省药品零售连锁企业管理办法》媒体通气会。11月28日，省局举办媒体通气会，药品市场监督管理处对《山东省药品零售企业分级分类管理办法》《山东省药品零售连锁企业管理办法》等文件进行解读，两个《办法》旨在鼓励、引导药品零售连锁经营，推进药品零售企业分级分类管理，切实解决基层监管针对性不强、监管效能不高以及执业药师相对数量不足等问题，促进药品零售业高质量发展，保障公众用药安全、有效、可及。《中国医药报》《大众日报》等10余家省级以上主流媒体参加会议。

解读《山东省医疗器械注册人制度试点工作实施方案》等4个制度新闻发布会。12月3日，省局召开新闻发布会，注册处解读《山东省医疗器械注册人制度试点工作实施方案》《山东省第二类创新医疗器械特别审批程序（试行）》《山东省第二类医疗器械优先审批程序（试行）》《山东省药品监督管理局关于实施医疗器械相关许可并联审批的通告》4个文件。旨在激发创新研发活力，加快推动山东省新旧动能转换重大工程，健全完善医疗器械注册许可制度体系，推进医疗器械注册许可“流程再造”。《中国医药报》、省广播电视台等近10家省级以上主流媒体参加会议。

【新闻媒体交流合作】 深化与主流媒体合作，借助《中国医药报》、省级广播电视台、省级党报、省级重点新闻网站的权威、专业等优势，开设“山东药品监管”微信公众号、微博账号，联合开展电视专栏、报纸专栏、网站专栏，并借助各媒体的新闻客户端、新闻网站、朋友圈等平台进行二次传播，不断扩大宣传覆盖面，积极弘扬正能量。2019年，联合山东广播电台新闻频道，每周四早上播出《品质鲁药》栏目。联合山东电视台公共频道，在每周五晚9:40播放《每周药闻》栏目，重点宣传全省药品监管活动、科普视频等，积极营造良好氛围。联合《大众日报》在重点版面，开设“安全用药”知识专栏，围绕安全用药、良法善治等内容，围绕处方药、黄麻碱制剂、隐形眼镜、儿童用药、体外诊断试剂等内容。联合中国食品药品网、大众网，开设“品质鲁药”专栏，设置药品常识、科普动漫、辟谣专区等多个栏目，积极打造山东监管正面形象，宣传安全用药科普知识。

【科普宣传】 2019年，精心组织策划科普宣传活动，实施科普“引爆点”行动，集中力量在全省面上组织开展图片说、视频汇、动漫集、药师周、大咖说、挑战赛、随手拍等系列丰富多彩的科普宣传活动。开展安全用药进社区（校园），省级组织开展“安全用药 共享健康”互动体验进社区进校园活动6场，发放宣传资料2万余册（份），全省组织200多场（不完全统计），持续推进药品安全社会共治。组织开展药品科普知识、《药品管理法》《疫苗管理法》3场网络知识竞赛，参与人数达24万人，获奖名单全部公布，有600人获100元话费奖励。组织开展公益广告挑战赛，调动公众参与积极性，创作设计药品公益广告、普法微视频、法治动漫等优秀作品，传播监管整体形象。制播“医药会客厅”科普视频，通过大众网、海报新闻客户端、“山东药品监管”微博微信等主流平台播出、转载，普及海淘药品的风险、家用医疗器械购买使用、“医美”产品的选择等知识。结合山东特点，策划打造“小鲁”“小安”动漫品牌，并将动漫形象融入科普动漫视频制作。联合大众网组织开展安全用药科普视频制作，围绕《药品管理法》《疫苗管理法》以及管理家庭药箱、中药煎煮等内容，策划制作科普动漫视频10期。选取公众关心关注的政策法规疑点、药品安全知识盲点等，制作动漫长图20期，借助省局官网、微博微信、山东省级主流媒体等平台推广，解答公众疑惑，普及药品安全知识。组织开展公益宣传，在济南西站的电子大屏、济南市内公交车所有线路1000余个车载电视等显著位置播放安全用药科普视频。在《济南画报》杂志刊登安全用药活动图片和相关文字，集中展示“安全用药 良法善治”等内容，使公众在潜移默化中形成安全用药心理认同。尝试在微信朋友圈推送山东药品安全公众号、公益视频或图片，不断扩大山东药品安全科普影响力，提升监管知名度、美誉度。通过精准投放科普链接，辐射济南、青岛等重点城市人群达500万人次。

【《问政山东》】 *参加4月25日《问政山东》*。4月25日晚，省局参加山东广播电视台《问政山东》栏目，接受现场直播问政，回应公众关切。针对《问政山东》曝光的违规销售处方药的问题，省局连夜立即召开专题会议，第一时间安排部署，成立工作组，按照“四个最严”的要求，严厉查处零售药店违法违规行为。省、市、县三级联动，连夜检查涉事企业，督促企业迅速整改。4月26日一早，省局3个工作组分别赶赴淄博、东营、滨州等地进行现场督导，指导当地监管部门开展工作。省局党组书记、局长桂敦山亲自带队，赶赴淄博对华信宏仁堂莲池店、漱玉平民大药房华侨城店等企业进行现场督导，了解调查处置和整改情况，对违法违规销售处方药行为，依法给予顶格处罚。

参加11月7日《问政山东》。11月7日晚，省局参加山东广播电视台《问政山东》栏目，接受现场直播问政，回应公众关切。节目结束后，省局连夜召开问题整改会议，第一时间研究部署整改工作。成立6个督导组，分别对《问政山东》中反映的零售药店问题、高仿及网售化妆品问题、隐形眼镜问题、中药饮片问题以及“三无”药品等问题进行梳理分析，明确工作责任，研究整改措施，立即赶赴问题一线，对节目中反映的问题产品、涉事企业，进行现场督办，一查到底、坚决打击。省局领导班子成员，16个市局、省局机关各处室、单位主要负责人参加会议。

召开《问政山东》问政代表座谈会。为进一步加强沟通交流，征求社会各界意见建议，推动药品安全社会共治，11月27日，省局组织召开《问政山东》问政代表座谈会，聘请7名来自不同领域的人大代表、政协委员、媒体代表、群众代表成为药品安全社会监督员。会上，通报全省药品安全工作情况和《问政山东》反映问题整改情况，听取社会监督员关于药品安全工作的意见建议，并对提出的问题进行回应。通过座谈，进一步沟通思想、交流认识，宣传药品安全工作。大家一致表示，将进一步加深对药品监管工作认识，主动了解药品安全工作动态，为药品监管搭建沟通桥梁，推动药品安全社会共治工作。

参加12月26日《问政山东·回头看》。12月26日晚，省局参加山东广播电视台《问政山东·回头看》栏目。栏目结束后，省局立即召开问题整改会议，及时研究部署曝光问题整改工作。针对《问政山东·回头看》中反映的济南市中区大观园市场违规出售化妆品问题，省局成立化妆品专题督导组，加强对《问政山东·回头看》中反映的问题分析研判，进一步明确工作责任，研究整改措施，对节目中反映的问题产品、涉事企业，进行现场督办，及时拿出整改措施，确保整改实效。

【重要典型报道】 围绕中国医药创新大会、《药品管理法》《疫苗管理法》宣贯、《问政山东》曝光问题整改、药审制度改革和专项整治行动等重点任务，开展全方位立体式宣传，把新闻点做足、做透。2019年以来，全省系统发布宣传稿件2200余篇，省局在省级以上媒体刊发稿件495篇，官方微信发布文章732篇，关注人数49998人，“今日头条”客户端“山东药品监管”头条号发布文章980余篇，头条推荐量1683万，阅读次数突破100万。

【其他工作】 完善新闻宣传工作制度。2019年，省局印发《新闻宣传和舆情处置工作管理办法》，规范新闻宣传和舆情处置工作。完善信息沟通机制，建立涵盖所有处室和直属单位的联络员队伍，定期收集基础素材，及时调度发布主题，积极策划宣传活动。规范“标准化”宣传业务工作流程，通过再造、优化业务流程，全面梳理新闻宣传工作环节和要求，研究制定《新闻发布会工作流程》《媒体通气会工作流程》《新闻采访工作流程》《舆情监测处置工作流程》等4项标准和流程图。

全省新闻宣传和应急管理工作座谈会。12月5—6日，全省药品医疗器械化妆品新闻宣传和应急管理工作座谈会在济南举行。会议总结药品安全宣传应急工作，部署重点任务，交流工作经验，提出意见建议，济南、烟台、潍坊围绕新闻宣传工作，青岛、淄博围绕应急管理工作分别作典型发言。各市局宣传、应急科（处）室负责人，省局机关有关处室、单位宣传（应急）联络员参加会议。

（撰稿：赵洪涛　核稿：栾振兴）

应急工作

【应急体系建设】 2019年，省局加强应急体系建设，进一步完善应急管理工作“一案三制”，启动山东省药品安全突发事件应急预案修订工作，健全工作体系。按照流程再造要求，完善应急相关工作流程，细化工作模板和流程图，推动应急处置全过程链条化、程序化和闭环化。加强与网信、宣传、公安等部门的联络机制，发挥部门突发事件应急处置合力。

【舆情监测与处置】 舆情监测处置。通过舆情监测平台实施24小时不间断舆情监测，完善工作机制，实现舆情信息收集、监测、预警、督办、反馈和考核的工作闭环。收集汇总药品安全领域专业关键词，加入舆情监测系统，提高药品舆情监测的精准性。强化与网信、宣传、公安、教育等部门的联动工作机制，完善与主流媒体开展舆论引导的合作机制，加快形成舆情控制合力。2019年收集舆情信息29.6万条，监测处置突发舆情预警信息34条。

典型案例剖析。对步长制药等典型案例开展综合分析，剖析影响事件发生发展的内因、外因及关键节点，提炼能够判断和把握舆情风险级别及舆情发展走势的相关特征性指标，加深对舆情事件的规律性认识，总结相关舆情案例应对的得与失，研究确定有效应对舆情的具体方案。

【应急培训】 积极组织开展覆盖省、市、县三级200余人的应急培训，围绕应急管理“一案三制”、信息报告、应急处置措施、舆情应对等展开授课，提高应急队伍突发事件应急处置能力。

【应急保障】 做好日常值班和重要节点应急准备工作。加强日常值班和应急值守工作。及时做好日常值班安排和值班理工作，确保值班电话24小时畅通。严格落实突发事件信息报告各项要求，确保及时报告、及时处置。重点把握“3·15”消费者权益保护日、清明、五一等重要时间节点，做好应急准备工作。

（撰稿：赵洪涛　核稿：栾振兴）

综合管理

【概况】 2019年，省局机关综合管理按照“精、快、严、新”的要求，充分发挥协调能手、参谋助手、督促抓手、服务好手作用，苦干加实干，工作连轴转，全力以赴确保机关高效运转和工作落实。

【公文处理】 制定出台省局《公文处理办法》，明确公文印制流程，推动公文处理工作的科学化、制度化和规范化。严格按照上级要求，加大对公文的审核把关力度，全年纳入省委办公厅调度范围的文件同比减少三分之一以上，以鲁药监发名义印发20个文件。调整优化省局行政办公（OA）系统，积极推进无纸化办公。

【政务信息】 建立政务信息交流微信群，积极探索政务信息规律，加大信息约稿力度，及时完成省委办、省府办等上级约稿任务，全年在国家局简报刊发专刊2期，分别为《坚持高位推动 着力防控风险 山东省创新完善疫苗监管新机制》《坚持问题导向 创新工作方式 山东省局加快构建不良反应监测风险防控机制》。

【重要会议活动】 *高质量服务首届中国医药创新发展大会。*在山东省医药产业转型升级的关键时期，由中国药品监督管理研究会、中国药学会、中国医药创新促进会指导，省政府主办，省市场监管局、济南市政府、省药监局承办的中国医药创新发展大会，于7月15日至18日在济南举办。全国政协副主席何维等2100余人、全国600多家知名药企和科研机构参会，项目合作资金达74.3亿元。省政府与3个国家级协会签订战略合作协议，山东大学与中国药品监管研究会及省局联合成立山东大学药品监管研究院，国家局在山东大学设立药品监管科学研究基地，省委省政府主要负责人给予充分肯定。*有力保障省局会议。*制定加强会议管理的有效措施，完成省局50次党组局务会议，14次集体学习的保障工作，推动各处室单位认真抓好培训。

【综合性文稿起草】 *文稿重质量。*坚持个人负责和集体研讨相结合，高质量起草省局100余篇90余万字的各类文稿。疫苗监管等3篇信息被国家局专刊采用或省领导批示。*调研重深度。*科学拟定调研计划，组织完成深度调研课题13项，向上推荐2项。扎实做好省局统计月报、季报和年报工作，通过分析数据变化及时为领导决策提供参考。*管理重规范。*制定省局工作规则、公文处理、宣传应急、会议培训、督查督办、档案保密等11项制度。同时，高效接收运转公文2000余件。

【人大建议和政协提案办理】 2019年，省局承办省人大十三届二次会议代表建议15件、省政协十二届二次会议委员提案7件，主要涉及药品疫苗监管、审评审批制度改革、医药产业高质量发展、中药配方颗粒试点、过期药品回收、植物抗生素发展、儿童用药研发、短缺药品供应保障、中药材质量追溯体系等方面。22件建议提案均在规定时限内全部办理完毕并答复，代表委员对答复均表示的满意。

【档案管理】 认真做好档案整理工作，对2万余件档案进行整理归档；对117万余页档案录入电子档案管理系统。移交省档案馆档案10855件，221314页；档案著录1683条，在档案进馆移交工作中被省档案馆评为“2019年度省直机关档案进馆工作先进单位”。

【政务公开】 加强省局政务公开制度建设，印发省局《政府信息公开管理办法（试行）》《关于进一步加强政务公开工作的通知》《关于成立政务公开领导小组的通知》等，加强组织领导，明确任务分工，促进主动公开，规范依申请公开。根据省政府办公厅有关要求，认真完成主动公开目录编制等政务公开相关工作。全年接收政府信息公开申请61件，全部依法依规按期转办答复。

【统计工作】 制定《山东省药品监督管理局统计工作管理办法》，按时高效完成1—12月份药品统计的月报及4个季度季报上报工作。完成一季度、二季度、三季度、四季度统计分析报告，并结合统计数据提出相关措施建议，为领导决策提供数据支持和有益参考。积极对接国家局综合司、信息中心，对新体制下的药监统计工作改革提供了科学性、建设性的意见建议。2019年统计工作被国家局考核为优秀。

【药品高级职称评审】 2019年，药品技术职务资格高级评审委员会接收评审材料344份，经过审阅申报材料、面试答辩、专家集体讨论审议、无记名投票等程序，通过184名高级职务资格并完成公示，省局会同省人力资源和社会保障厅联合公布通过人员名单。

【后勤保障】 2019年3月，经省机构编制委员会办公室批准，整合原省工商行政管理局机关服务中心、省质量技术监督局机关服务中心、省食品药品监督管理局机关服务中心，组建省市场监督管理局机关服务中心（以下简称“机关服务中心”），为省市场监管局直属处级事业单位，核定事业编制51名，实际正式在编51名。设主任1名，副主任4名。办公地点设于燕山办公区（燕子山路43号），并于银丰办公区、药监局办公区派驻后勤服务保障组。2019年，药监局办公区保障组，在服务中心党支部统一领导下，认真贯彻省局党组决策部署，将党建工作与后勤服务工作深度融合，充分发挥党支部战斗堡垒作用和党员先锋模范作用。2019年，完成包括学习、研讨、主题党日活动在内的10余项学习教育活动，开展“不忘初心、牢记使命”主题教育学习教育活动40余次，增强省局干部职工对习近平新时代中国特色社会主义思想的思想认同、理论认同、情感认同。坚持“廉政教育每会一例”学习制度，全年学习警示案例、廉政知识和违规违纪通报40余篇。牢固树立服务观念，强化服务意积，积极探索工作新思路，圆满完成省局机关后勤服务保障工作。

【日常保障】 *规范服务标准，提高服务水平。*通过发放调查问卷等方式及时了解机关需求，有针对性的研究制定整改措施。强化对服务企业的监督管理考核，将考核结果及时反馈给服务企业，约谈服务企业负责人，督促服务企业认真履行合同和承诺事项，进一步提刀服务质量。*提高餐饮服务质量，注重精细化管控。*制定各类规章制度，突出6S标准化餐厅建设，基本达到省局餐厅“明厨亮灶”的要求。如对餐饮公司阶段考核标准、加值班细则，建立出入库台账、安装视频监控等；通过优化食材采购程序、厨师互派交流、定期更新菜谱等方法提高饭菜质量；全年保障就餐6.5万人次，保障加班餐170余次。*严格公务用车使用审批和车辆运行管理。*根据省机关事务管理局要求，对局机关所有车辆加装GPS卫星定位系统，纳入省公务用车管理平台，有效及时查询车辆停放及行驶区域等信息；克服省局机构改革调整期间车辆编制不明确、驾驶员思想浮动大等实际困难，全年保障公务用车1400余次，安全行车11万余公里，节油1500余升，值加班223天。*狠抓节能管理，切实降低能耗。*深入学习贯彻《山东省公共机构节能管理办法》，积极开展节能宣传活动，宣传节能减排知识，营造节能减排氛围。重点抓好照明、空调机房、电热水器、信息机房等耗能设施设备的节能改造。按照省节水办要求，积极做好“创建节水型机关”相关工作，节水工作成效显著，2019年办公院用水量较上年节约4.7%，被省机关事务管理局授予“山东省节水型单位”称号；用电量较上年度节约9.6%。全年局机关节能工作的各项数据达到要求，顺利完成任务。*积极做好会议和其他日常保障。*2019年完成会议服务957场次。2019年，完成省局办公用房的调整、搬迁工作，搬入、搬出办公间160余间次；完成省局局机关19人的房改发证工作；及时保障机关日常办公用品的发放工作，全年发送快递1800余件；及时排除办公电话故障50余次、办理电话迁移机100余次；打印文件120万张，扫描上传文件5000余份；为30名新进人员办理省局集体户口；协助规划财务和科技处对国有资产进行清查、统计、处置销账等工作。

【安全保卫】 加强办公区安全管理，保证办公区管理安全无事故。严格出入登记和受访者签字制度，严把进出关。保持24小时不间断巡查、巡防，运用信息化手段检查安保巡逻情况。做好重大节日、活动的安全保卫工作。本着安全第一、生命至上的理念，认真做好消防预案和避雷设施检测，组织消防演习，修订编印省局《省局消防安全应急预案》，从火灾预防、火情警报、灭火处置、应急疏散等4个方面制定省局应急防火预案。引入专业消防维保公司完成消防维保服务，确保省局消防安全。

（撰稿：武海军　核稿：李涛）

派出机构和药品检查员队伍建设

【概况】 在省委、省政府的高度重视和大力支持下，在省市场监管局的指导下，省局坚持一手抓监管，一手抓改革，药品安全形势总体稳定向好，药品监管机构改革取得积极进展。本轮机构改革中，国家对药品监管体制进行重大调整，药品监管机构设到省一级，形成国家主要管研发注册、省级主要管生产连锁、市县主要管流通使用的格局。省局直接承担药品生产企业、药品批发及零售连锁企业、药品医疗器械互联网销售第三方平台的监管职责，直接监管 3500 余家企业、53320 个批准文号，省局成立工作专班，积极推进药品监管队伍建设。

【派出机构建设】 *争取政策支持*。根据本轮机构改革后山东药品监管工作实际，全力争取省委支持，设置省局派出机构。2019 年 6 月 25 日，《中共山东省委机构编制委员会关于设置省药监局派出机构的批复》印发，省委编委批复同意在济南、青岛、烟台、淄博、临沂、菏泽 6 个医药大市设立省局区域检查第一至第六分局（核定行政编制 148 名，分别为 38、27、24、19、20 和 20 名），为省局派出机构，正处级规格，承担现场检查、复查等工作，查处相关违法行为，所需工作人员从市县现有药品监管人员中择优考选。

检查分局处级干部选调。2019 年 11 月 12 日，省市场监管局党组印发通知，组织选调省局区域检查分局处级干部。省局组成 5 个考察组，分赴有关地市进行考察，实际考察处级干部 23 人。

检查分局科级以下干部考选。2019 年 12 月 23 日，省市场监管局联合省委组织部印发《省药监局区域检查分局科级以下干部考选工作方案》，组织开展科级以下干部 122 人的考选工作。经个人自愿报名并经各市局党组同意，有 629 人参加考选。根据方案要求，省局精心筹备笔试等相关工作。

【检查员队伍建设】 *积极争取支持*。争取省委编办、省人力资源社会保障厅等单位的政策支持，全力推进省级职业化专业化药品检查员队伍建设。2019 年 3 月 20 日，《中共山东省委机构编制委员会办公室关于调整市场监管局、省药监局所属事业单位机构编制事项的批复》印发，省食品药品审评认证中心加挂省药品监督管理局查验中心牌子，增加事业编制 150 名，专门用于引进专业技术人员，建立药品职业化检查员队伍。2019 年 4 月 15 日，省委编办、省人社厅印发《关于补充下达省药品监督管理局所属事业单位 2019 年用编进人计划的通知》，补充下达省食品药品审评认证中心 2019 年用编进人计划 100 名，专项用于充实省级药品职业化检查员队伍，其中，从市县两级调入 40 名，面向社会公开招聘 60 名。

扎实推进调入工作。2019 年 5 月 31 日，《山东省市场监督管理局 山东省药品监督管理局关于开展省级药品职业化检查员报名推荐工作的通知》印发，组织市县两级具有检查员资格或相关工作经历的在编在岗人员报考药械化检查员。本次参加报名人员 171 人，通过资格审查 100 人，参加笔试 93 人。经过业务能力测试、笔试等综合考核，确定 80 人进入面试，并按照 1∶1.2 的比例组织开展考察。

压茬开展公开招聘。拟在调入 40 名检查员考试、考察工作的同时，分批压茬推进 60 名检查员的公开招聘工作。2019 年 12 月在省人力资源社会保障厅网站发布公开招聘简章，组织开展报名工作。本次有 2091 人报名，根据简章和资格审查情况，1744 人进入考试范围。其中，高级专业技术岗位 35 人进入面试范围；中、初级专业技术岗位和七级以下管理岗位 1709 人进入笔试范围。按照简章要求，组织筹备笔试、面试等相关工作。

【后勤保障】 在推进机构队伍建设的同时，省局成立保障小组，结合实际，制定工作方案，统筹做好执法车辆、办公用房、经费保障等各项保障工作。

（撰稿：秦菁　核稿：李涛）

党风廉政建设

【概况】 2019年，省局党组深入贯彻中央关于落实全面从严治党主体责任的重要部署，全面落实省委的工作要求，始终把抓好党建作为最大政绩，坚持党建引领监管，全面加强党的建设。

【管党治党责任落实】 *突出政治引领。*坚持以政治建设为统领，牢固树立“四个意识”，坚定“四个自信”，坚定不移坚持党对药品监管工作的绝对领导，把“四个最严”贯穿于监管全过程。省局党组把握政治方向，班子成员发挥“头雁领航”作用，坚决贯彻党中央的大政方针和决策部署，做好“三个表率”。*明晰党建责任。*成立党的建设工作领导小组，制定《党组工作规则》《党组关于履行党建主体责任的实施意见》，完善党建责任体系，将责任内容逐项量化细化分解到班子成员、党组织书记，要求班子成员带头履行“一岗双责”、带头督促指导、带头改进作风，形成统一领导、分工协作、齐抓共管的工作格局。*严肃党内政治生活。*认真落实民主集中制，坚持周例会制度，所有“三重一大”事项均经会前充分沟通协商，并在驻省市场监管局纪检监察组监督下，进行集体决策。党组书记认真履行第一责任人的职责，带头落实基层联系点制度，带头落实“三会一课”、双重组织生活等制度，带头讲党课、带头整改落实，经常性开展谈心谈话，推进党内政治生活规范化、制度化。*夯实基层基础。*以支部标准化建设为抓手，加强基层组织建设，将履行“一岗双责”情况纳入年度考核，制定详细的党建考核项目，督促引导党员领导干部自觉履行责任，推动各处室单位积极争创“过硬党支部”。

【思想政治建设】 *强化理论武装。*将学习贯彻习近平新时代中国特色社会主义思想及习近平总书记视察山东重要讲话、重要指示批示精神作为首要政治任务，重点学习《选编》《纲要》《党章》《准则》《条例》和党史、新中国史等规定篇目，倡导班子成员每天自学一小时。2019年，党组理论学习中心组进行13次集体学习，党组召开36次党组会议，有17次传达学习党的建设的相关文件精神。成立理论学习小组，加强年轻干部理论学习。用好“学习强国”“全国药监干部网络培训”等平台，线下线上相结合，努力建设学习型党组织。*深入开展“不忘初心、牢记使命”主题教育。*结合实际成立三个学习研讨小组，不折不扣完成好集中学习、专题调研、检视问题、整改落实等各项任务。印发《“不忘初心、牢记使命”专题民主生活会整改工作方案》，对查摆出的15个问题，有针对性地制定37条措施抓好整改。*加强意识形态工作。*成立意识形态工作领导小组，4次专题研究意识形态工作，旗帜鲜明反对和抵制各种错误观点。坚持抓早抓小，健全风险防控机制，妥善化解10余起安全风险。把舆情当事故来处置，完善24小时舆情监测处置机制，省局收集舆情信息24万条，及时处置舆情预警信息27条。认真组织“安全用药月”主题宣传，弘扬主旋律、抢占传播制高点、掌握舆论主动权。

【干部队伍建设】 *强化干部监督管理。*严格执行领导干部外出报备和活动日报告制度，完善工作定期调度机制。建立健全党内激励、关怀帮扶等机制，加强与年轻党员干部的谈心谈话，及时了解思想状况，做好思想政治工作。*加强监管工作力量。*研究制定贯彻落实国家职业化专业化药品检查员队伍建设意见，积极推进派出机构建设，从市县两级遴选的40名药品检查员已进入考察阶段，从社会公开考选60名检查员的工作正在推进。*营造干事创业的良好氛围。*按照“对标活动”要求，每个处室单位都制定对标先进方案，力争整体工作走在全国前列。认真贯彻落实《关于激励干部担当作为干事创业的意见（试行）》，加大干部交流轮岗力度，优化人员配置，激发活力。

【作风建设】 *加强制度约束。*深入贯彻习近平总书记关于推动作风建设在新时代向纵深发展的重要批示精神，成立党的作风建设领导小组，制定《贯彻落实中央八项规定精神进一步加强作风建设的实施意见》，出台4个方面16项具体措施，全面落实中央八项规定精神，持续深入反对“四风”。*着力为基层减负。*制定印发《公文处理工作办法》《会议管理办法》《政务督查办法》《“担当作为、狠抓落实”重点任务实施方案》等，要求会期原则上不超过1天，全年压缩会议三分之一以上；各类公文严格控制数量，能合并发的一律合并发，部署类、政策类等文件和便函只减不增。认真清理规范各类简报，只保留1份简报，不搞通报排名。*改进调研方式。*紧紧围绕疫苗监管、药审制度改革等重要工作和突出问题抓调研，找办法。设立基层联系点，班子成员都联系一个基层单位和行业协会。充分利用外出检查、参加活动等机会，采取“四不两直”、暗访暗查等方式深入调研，全面掌握第一手的情况。如侵害群众利益专项整治中，始终把不听汇报不查资料的暗访暗查贯穿其中，既减轻基层负担，也有效提高震慑力。

【廉政建设】 紧盯关键风险。召开廉政风险防控专题会议，全面梳理廉政风险点，并制定相应防控措施。要求全体干部做到“五个不准”，即：不准有与党的路线方针政策和中央决策部署相违背的言行，不准违反中央八项规定精神和省委实施意见，不准越权插手案件办理、审评审批、干部人事和具体经济活动，不准以案谋私、干扰办案、办人情案、跑风漏气、泄露工作秘密，不准打着省局的旗号要个人威风、搞特权、办私事。对不收敛、不收手、顶风违纪的，从严查处、绝不留情。紧盯关键节点。在中秋、春节等重要时间节点，召开党组会议专门部署强调，开展以案说法、反面典型教育，组织全体党员干部到省廉政教育馆接受警示教育，督促党员干部严守中央八项规定精神和廉政纪律。紧盯关键少数。强化监督执纪问责，主动接受驻省市场监管局纪检监察组监督。定期或不定期谈心谈话，督促班子成员和处室单位主要负责人强化自我约束、发挥“头雁效应”，抓好班子带好队伍，让红脸出汗、咬耳扯袖成为常态。

（撰稿：郭锋　核稿：郭锋）

直属单位工作

山东省食品药品检验研究院

【概况】 山东省食品药品检验研究院（以下简称“省院”）成立于1956年6月，于2014年6月更名为山东省食品药品检验研究院，承担全省食品、药品、化妆品检验检测和技术研究工作，是依法设定的公益事业单位，也是省直25个法人治理结构改革的科研院所之一。截至2019年底，省院有事业编制177人，在职职工327人，其中高级职称资格100人，硕士以上占专业技术人员总数约74%。享受国务院特殊津贴专家2人，山东省有突出贡献中青年专家1人，各类国家级食品药品专业委员会委员22人。实验室面积约2.7万平方米；检验和科研仪器设备原值约3亿元。

省院检验资质基本涵盖所有食品（包括保健食品）、药品和化妆品，是国家口岸药品检验所、国家认证的药品安全评价中心、国家认定的食品复检机构、国家蔬菜和化学药品评价抽检技术牵头组长单位、国家第一家食品添加剂发证检验机构、首批8家婴幼儿配方乳粉发证检验机构之一、10家国家本级保健食品检验任务的机构之一、国家药品审评中心实训基地和山东大学优秀教学基地，综合实力走在全国前列。连续11年被授予“省级文明单位”荣誉称号。在2018和2019年度省属事业单位绩效考核中均取得“优秀”等次。

【业务工作】 2019年，省院完成检验30448批次。其中，食品18769批，包括国家抽检监测3302批次，省抽9530批次，委托检验5937批次；药品8615批，包括监督抽验3162批，注册检验393批，委托检验5060批；保健食品、化妆品完成3064批，包括保健食品监督抽检861批，委托检验478批，注册备案检验53批；化妆品监督抽检1009批，委托检验266批，化妆品行政许可200批。

完成国家药品抽检16个品种，其中开展探索性研究的乙肝解毒胶囊等3个品种全部入围现场评议，化学品种综合评比获得第三名；牵头开展全省药品风险监测40个项目；完成全省执法抽检、应急抽检、医疗机构制剂检验等省级专项任务。

在国家食品保健食品非法添加和虚假宣传专项整治抽检监测工作中，对6大类保健食品、13类非法声称功能的食品开展123个项目非法添加筛查工作，并及时完成数据上报。

【重大活动安全保障】 省院承担省“两会”食品安全、武汉军运会、国际友城合作发展大会等多项重大活动保障检验工作，以及食安护佳节行动、节日市场食品安全飞行检查、食用农产品专项应急抽检等多项应急专项抽检任务。

【检验检测能力建设】 2019年，省院顺利通过2次检验检测机构资质认定扩项，基本具备疫苗安全性项目检验和辖区内生产生物制品的检验能力。省院参加国内外能力验证38项，其中WHO、Fapas等国际能力验证8项，结果均为满意。2019年，省院信息化完成集成办公平台建设，搭建人事财务、行政办公等10个管理模块，实现统计查询、移动办公、科室管理、个人中心等功能。

【重点实验室建设】 2019年，省院申报的胶类产品质量评价重点实验室、仿制药研究与评价重点实验室获批国家局首批重点实验室。与山东大学联合申报的山东省技术创新中心获得批复。省院作为成员单位加入山东中医药大学牵头的山东省中医经典名方协同创新中心和山东大学牵头的国家药品监督管理局药品监督管理科学研究基地。

【仿制药一致性评价】 2019年，省院完成仿制药质量和疗效一致性评价复核38个品规。率先建立生物样本检测实验室，完成国家一类新药丹酚酸AⅠ期临床药物代谢动力学研究，完成的吲达帕胺片顺利通过国家局现场核查。

【血液制品批签发】 省院根据国家局要求，加快生物制品检验能力建设。通过派相关专业技术人员外出学习培训、规划改造实验室、配置专用仪器设备、建立批签发工作流程和质量体系、组建42人批签发技术团队、完成相关资质扩项、实验室认可和盲样检测等措施，通过国家局现场考核，填补全省没有血液制品批签发授权的空白。

【科研和标准化】 2019年，省院获得山东省药学会一等奖1项，二等奖4项，三等奖2项。参与完成“动物药真伪鉴定关键技术突破和中药掺杂使假检测技术平台的建立及其应用”获得中国药学会科学技术奖二等奖 1 项。参加国家局设立的中国药品监管科学行动计划专项“化妆品安全评价方法研究”项目。

完成 28 个药品的标准起草任务；复核 47 个品种。主持完成“女金丸中牛皮源成分检查项”等 3 项补充检验方法；复核“阿胶中猪皮源成分检查项”等 8 项补充检验方法。

【标准制修订】 省院按照省局关于开展《山东省中药材质量标准》《山东省中药饮片炮制规范》（2022 年版）制修订工作要求，作为牵头实施单位，起草“山东省地方药材和饮片标准研究工作流程”“质量标准起草技术要求”“质量标准复核技术要求”等。

【专业技术培训】 2019 年，省院举办对外专业技术培训班 7 期，培训人员 350 余人次，培训内容涉及行政管理、食品安全、微生物、保化检测等多个领域。充分发挥山东大学优秀学生实习基地优势，接收山大实习生 13 人，并荣获“2019 年度山东大学药学院生产实习教学单位”一等奖。协助省市场监管局举办食品生产许可相关培训 9 期，涉及食品监管、检查及审查人员 1200 余人次。以省院为培训基地，采取理论与实践相结合的形式，接收国家药审中心（CDE）32 位审评专家实训 20 天，为地市检测中心培训技术骨干 30 余人。

【人才队伍建设】 完善内设机构，成立生物检测室。重新定位科研管理的科室职能，为省院“科技兴检”的创新性发展思路奠定坚实的基础。

畅通干部职务晋升渠道。健全干部管理选拔机制，通过中层岗位竞聘的方式，将勇于担当、实绩突出的年轻人选拔充实到中层岗位。

积极推进绩效工资改革。按照《进一步完善省属事业单位绩效工资管理办法》要求，健全绩效考核分配制度，制定《绩效工资分配方案》，建立以增加知识价值为导向的分配体系，发挥工资分配的激励作用。

引进和培养高层次人才。签约国内外高层次人才两名，做为省院学科带头人；进一步加强高层次创新型中青年领军人才选拔培养工作，获得省人社厅批准 1 名“2019 年度山东省有突出贡献的中青年专家”；根据工作需要，招聘食品、药品等相关专业硕士研究生 17 人，博士 1 人，专业技术人才队伍呈现稳步增长趋势。

党委书记、理事长：李军
党委副书记、院长：祝建华
电话：0531-81216579
地址：济南市高新区新泺大街 2749 号
邮编：250101

（撰稿：陈舒瑶　核稿：史建业）

山东省医疗器械产品质量检验中心

【概况】 山东省医疗器械产品质量检验中心（以下简称“检验中心”）成立于 1989 年，是山东省唯一的医疗器械和药包材产品检测机构，加挂国家食品药品监督管理局济南医疗器械质量监督检验中心、济南药品包装材料检验中心牌子，是全国 10 个国家级医疗器械检验中心之一、4 个国家级药包材检验中心之一，是山东省医疗器械生物学评价重点实验室。主要承担全国医用输液输血注射器具、医用高分子材料、生物材料、卫生材料、生化试剂、医用电器类、理疗类等医疗器械和药品包装材料的产品注册检验、监督抽查检验、仲裁检验和委托检验，以及洁净厂房检测等业务。2019 年，检验中心在职员工 205 人，专业技术人员占 92%，博士、硕士占 60% 以上。内设生物学评价室、化学检验室、物理检验室、医用电器检验室、包装材料检验室、微生物检验室、电磁兼容检验室、标准科技办公室、业务办公室、受理及抽验办公室、综合办公室、财务办公室、质量管理办公室、党务人事办公室、设备保障办公室、信息化办公室等 16 个室（办）。检验中心实验楼面积 2.6 万平方米，其中实验动物试验设施 3500 平方米。

【检验装备】 2019 年，检验中心完成设备政府采购 124 台套，共计 3177 万元的仪器设备和 1151 余万元的耗材采购工作。截至 2019 年底，配备的各类国内外先进检验仪器设备 1457 台（套），仪器设备总资产 2.5 亿元。

【资质认定及管理体系】 2019 年，检验中心实验室通过复评审及扩项评审，扩项 1 项，取消限制项 3 项，变更 5 项。2019 年初，实验室制定内部质量控制计划，积极组织人员参加能力验证、人员比对、留样再测等活动，进行质量控制项目 31 个。参与 CNAS 及中检院等组织的能力验证及比对试验 16 项。

【日常检测】 2019 年完成各种医疗器械、药包材产品检验 8000 余批。

【技术支撑】 2019年完成国家监督抽验251批次，省监督抽验800批次，省药包材抽验200批次。检验中心申报的国家药品监督管理局生物材料器械安全性评价重点实验室和国家药品监督管理局药用包装材料质量控制重点实验室通过国家局专家现场答辩和现场考核评估，并于2019年7月11日两个实验室均被成功认定为国家药品监督管理局重点实验室。

2019年7月，检验中心作为参与单位之一，参与山东大学药品监管科学研究院建设，同时参与国家局与山东大学共建的药品监管科学研究基地建设，在国家局启动的中国药品监管科学行动计划首批立项的药械组合产品技术评价研究重点项目中，首次牵头制定《含药医疗器械药物定性、定量及释放研究》和《含药医疗器械生物学评价的样品制备》等项目，制定相关指导原则，解决药械组合产品安全有效性评价中的关键技术问题，促进药械组合产品的发展和创新。

按照国家医疗器械监督抽验计划，牵头完成7个品种的无源医疗器械产品国家监督抽验方案的制定工作，并完成国家监督抽验检验和结果复验任务。为客观评价全省医疗器械质量安全状况，结合实际，牵头制定《2019年度山东省医疗器械抽查检验实施方案》。对山东省各地市参与监督抽检工作的人员进行抽样培训。同时委派多人次参加上级组织的飞行检查，应急检验、体系考核和风险会商等活动。

【标准制修订】 2019年，完成22项生物学评价标准和输液器具技委会、卫生材料及敷料归口的国家标准和行业标准的制修订工作，全部完成报批工作。获批2020年行业标准项目12项、国家标准项目4项。组织SAC/TC248、SAC/TC106、全国医用卫生材料与敷料标准化技术归口单位的换届工作和全国医用卫生材料与敷料标技委筹建申请工作。

【标准宣贯会】 2019年7月31日—8月3日，检验中心在镇江市举办医用输液器具标准宣贯会。对新发布的16项标准进行宣贯，来自全国各地的审评部门、检验机构和生产企业等200余名代表参加本次会议。

2019年8月27—28日在镇江举办宣贯会，对SAC/TC248归口制修订的近两年发布的GB/T16886.12-2017医疗器械生物学评价第12部分：样品制备与参照材料等10项国家标准和行业标准进行宣贯。

2019年8月28—29日在镇江举办宣贯会，对医用卫生材料及敷料归口制修订的近两年发布的4项行业标准进行宣贯。

【国际标准化】 2019年9月24日，检验中心在济南举办第一届医疗器械和生物材料质量安全评价国际论坛，来自法国Christian Pellevoisin教授、美国Michael Ebert博士等120余位行业标准制定专家参加论坛。论坛由检验中心主任施燕平主持，中心生物室主任刘成虎作典型发言，检验中心标准室代表国家进行ISO/TC194、ISO/TC76以及ISO/TC210/JWG4和WG5两个工作组的国际标准的投票。

【科研工作】 2019年，检验中心参与承担的“公共安全风险防控与应急技术装备”获得“十三五”国家重点研发计划立项。“血液透析器可沥滤物研究及其安全限量建立”获得2019年度山东省重点研发计划立项。归口的中国生物材料学会生物材料生物学评价分会获得2019年度中国生物材料学会“先进集体”称号，标准室主任侯丽获得中国生物材料学会“先进工作者”的称号。动物源性医疗器械免疫原检测关键技术创新及推广应用、抗菌敷料抗菌功效评价用体外创面模型的构建及应用分别获得2019年度山东省药学会科学技术进步一等奖和三等奖。

【人才队伍建设】 2019年，检验中心继续做好专业技术人员引进储备工作，严格按程序面向社会招聘5名编内和30多名合同制工作人员，完成2019年度合同制专业技术人员岗位聘任，做好7名中级职称人员和14名高级职称人员的技术职务晋升工作；加大培训力度，邀请专家到中心对新版实验室评审准则进行培训授课、交流；组织职工到烟台正海公司和常州福隆公司进行实地培训；组织出国培训交流8批次15人；组织各室对新进职工进行岗前培训。严格规范干部管理制度，严格按照上级要求，不断加大干部培训力度，完成干部的年度考核等工作。

【实验室信息管理系统（LIMS）】 检验中心拟建设LIMS（Laboratory Information Management System）实验室信息管理系统，完成以Lims三期系统上线及整改，确保网络信息系统的安全运行。

党委书记、主任：施燕平
电话：0531-82682977
地址：济南市世纪大道15166号
邮编：250101

（撰稿：张琪　核稿：张华）

山东省食品药品审评认证中心

【概况】 2019年，山东省食品药品审评认证中心（以下简称“认证中心”）适应改革大局，有序推进重点工作。在全国率先启动药品职业化检查员队伍建设。省委编办批复增加150名药品职业化检查员编制，批复追加2019年用编进人计划100名。省人社厅批复新增编制后岗位设置，大幅提高高级岗位比例。引进100名专业人才工作顺利进行。参与起草贯彻《国务院办公厅关于建立职业化专业化药品检查员队伍的意见》文山东实施意见，组织企业座谈会、监管人员座谈会，组织调研组前往浙江等地调研。《省级职业化药品检查员队伍建立和运行机制调研报告》获省政府重点调研课题三等奖。深化审评制度改革。顺利通过国家局首次进口非特殊用途化妆品备案审评能力的评估考核，协作省局获得承担国家进口非特备案管理工作资质。新承接医疗机构应用传统工艺配制中药制剂实施备案管理受理、审查工作。持续深化药品上市许可持有人制度试点工作，完成上市许可持有人资格审评17个品种、委托生产审评46个品种。参与中药配方颗粒研究试点工作，制定中药配方颗粒备案资料要求。深入推进流程再造。顺利通过ISO9001质量管理体系年度监督审核。梳理工作流程55项，各事项均编制工作流程图。结合中心实际，提出12条流程再造具体措施。参与制定《山东省医疗器械注册人制度试点工作实施方案》《山东省第二类医疗器械注册质量管理体系核查工作程序》《山东省药品监督管理局关于实施医疗器械相关许可并联审批的通告》等多项制度。

【审评检查实施】 药品。2019年，完成各类药品审评2653个品种，药品注册核查198项，药品生产检查454家次，药品市场检查1521家次，药品广告审查1144个，互联网药品信息服务资格证书申请审查1311个。

医疗器械。2019年，完成各类医疗器械审评1048项，医疗器械检查687项，医疗器械广告审查1793个。

化妆品。2019年，各类化妆品检查140家次，审核国产非特殊用途化妆品网上备案35886个品次，审核非特殊用途化妆品备案质量督查产品279个。

保健食品。2019年，保健食品检查1882家次，保健食品广告审查1622个。

积极参与省局各类风险会商，配合各类专项检查、跟踪检查、飞行检查等。各项工作依法依规依程序、保质保量按时限完成，没有发生重大差错、投诉举报和廉政问题。

【人才队伍建设】 基础培训。参加国家局、省局及有关机构组织的业务培训101期次，参加人员631人次；参加各类研讨、座谈会议105期次；17名业务骨干作为专家在相关培训班授课；5人到国家局及其审核查验中心挂职锻炼，3人到省局挂职，3人入驻省政务服务大厅工作。行业标准制定。承担并完成国家局医疗器械审评中心2项指导原则的编写工作。多次参加国家局化妆品规范性文件起草与研讨，进入国家局化妆品监管教材编委会，牵头相关章节编写。开展调查研究。完成12项调研项目，其中1项为省局重点调研课题列入省政府调研计划项目，发表学术论文12篇。

【监管创新】 技术咨询。充分利用认证中心从国家技术机构挂职归来人员的技术优势，利用业务咨询日、公众接待日、网络等途径，解答企业在发展中遇到的难点和问题，各类咨询600余人次。

合并检查。对某企业特殊药品定点经营、变更经营范围、GSP认证三项申请，采取三合一检查模式，提升效率节省时间。完成药品GMP认证与生产许可合并检查16家次，药品GMP认证与注册核查合并检查21家次。

提前介入。针对习近平总书记点赞的院士打造中国“蓝色药库”梦，对院士领衔研发产品进行提前介入，加速推进产品上市。对采用新技术新方法的医疗器械VR技术产品、质谱试剂针、3D打印产品等提供前置服务，召集专家在产品注册方面提出建议，帮助企业少走弯路，加速推进产品上市。成立创新审评小组，2个创新医疗器械产品开启创新通道。

上门服务。组织药品注册、生产专家组走进企业园区，围绕企业提出的近40个涉及政策法规、技术原则等方面的问题，现场给予技术指导。

主动沟通。针对山东省“千名干部下基层”重点帮扶企业申报的辅助生殖用培养皿产品，中心成立专家小组，对该类产品的风险进行综合评估，集体探讨解决企业遇到的关键性问题，助推产品研发上市，尽早结束该类产品进口垄断局面。

技术扶贫。组织专家团队回访认证中心“第一书记”共建帮扶村，针对保健酒、医疗器械生产过程中存在的问题进行现场技术指导，巩固扶贫成果，助力乡村振兴。

党总支书记、主任：李泮海
电话：0531-88562388
地址：济南市经十路 16122 号
邮编：250014

（撰稿：黄传海　核稿：李泮海）

山东省药品不良反应监测中心

【概况】 山东省药品不良反应监测中心（挂山东省药物滥用监测中心牌子，以下简称“省监测中心”），为省局直属社会公益一类事业单位，正处级；核定事业编制 30 名，配备主任 1 名、副主任 2 名。主要承担全省药品和化妆品不良反应、医疗器械不良事件和药物滥用资料的收集、核实、评价、反馈、上报工作；承担药品和化妆品不良反应、医疗器械不良事件和药物滥用监测方法的研究和交流工作；对全省药品和化妆品不良反应、医疗器械不良事件和药物滥用监测工作进行业务和技术指导。内设办公室、药品监测科、医疗器械评价科、药物滥用监测科、药品化妆品评价科。截至 2019 年底，省监测中心有工作人员 30 人，其中在编工作人员 26 人，购买服务岗位人员 3 人，退休人员 1 人。

2019 年，省监测中心守初心、担使命，坚持“三个服务”理念，各项工作再上新台阶。监测哨点建设和化妆品监测地方标准为全国首创；信息收集全国领先，上报报告表 17.96 万份；精准服务安全监管，发现风险信号 135 起，省局对 4 起聚集信号及时处置，对 1 家企业停产整顿；主动服务产业发展，指导企业改进产品设计；全面服务公众安全，促使部分生产企业采取召回措施。省监测中心 7 次应邀在全国会议交流经验，4 人被省局、省卫生健康委联合表扬为先进个人，药化科获“省直机关青年文明号”称号。

【药品不良反应监测】 信息收集。2019 年，全省收到药品不良反应（ADR）报告 12.4 万份，百万人口报告数量 1245 份，其中新的、严重的报告 3.1 万份，占比 25%，县（市、区）报告比例 100%。报告质量明显提升，严重报告 15154 份（占 12.26%），同比提高 0.47 个百分点，新的报告 15602 份（占 12.58%）。

收到国家药品不良反应监测中心（以下简称“国家监测中心”）反馈山东省药品生产企业在全国监测到的不良反应数据 15.92 万份，其中企业直报 4078 份，直报比例 2.56%，较 2018 年增长近 20%。收到药品定期安全性更新报告 2602 份，审核提交国家监测中心报告 1142 份，退回生产企业待修改补充材料 1457 份，审核率 99.88%。监测到药品不良事件聚集性信号 4221 条，经过分析评价提交省局怀疑质量问题的风险信号 4 起。

风险信号挖掘。2019 年，挖掘药品风险信号 80 个，上报省局 12 个，上报国家监测中心 9 个。国家监测中心建议修改说明书 1 个，省监测中心提出的氢化可的松、氢化可的松琥珀酸钠等 2 个品种风险进行安全性评价。

组织 NRA 评估药物警戒（VL）板块准备工作。按照疫苗 NRA 评估工作要求，对照 WHO 医疗产品国家监管体系评估全球基准工具，对相应指标进行自评估，并根据自评估结果制定机构发展计划。根据全国疑似预防接种异常反应监测方案，每月形成 AEFI 分析报告上报省局和国家监测中心，对市监测中心进行培训和检查指导。

制度建设。印发《山东省药品不良反应报告与监测质量评估考核办法（试行）》，优化报告质量评估标准，提高严重报告比值和考核分值，优化报告来源分值，增加风险信号挖掘分值。

服务监管。通过药品不良事件聚集性信号监测向省局提报风险信号 4 起，经过会商省局对丹香注射液、复方骨肽注射液、银杏达莫注射液、三磷酸胞苷二钠注射液等品种和相关企业采取检查等监管措施，企业根据风险情况采取抽检、现场检查、召回等措施。

哨点建设。创新性制定《山东省药品化妆品不良反应监测哨点管理办法》，对哨点认定、职责和权利、监督管理等提出明确要求，由省局和省卫生健康委以规范性文件联合发布，为国内首个制定发布的不良反应监测哨点管理制度。与 80 家药品化妆品监测哨点建立合作关系，制定印发《2019 年山东省药品化妆品不良反应监测哨点工作要点》，以制度形式明确哨点单位的目标和任务。申请专项经费 120 万元，通过公开招标形式，为 15 家监测哨点安装医院药物警戒系统，为全国首个自行为哨点医院部署医院药物警戒系统的省份。

督导检查。筹集资金 15 万元开展生产企业药品不良反应报告和监测检查专项工作。2019 年，对 51 家生产企业开展药品不良反应报告和监测检查，并形成检查汇总报告，在产制剂企业检查覆盖率达到 25.8%。指导完成 216 家药品上市许可持有人注册机构信息审核，维护产品信息 8206 条。

成绩和荣誉。完成国家局委托药品上市后安全性研究工作指南研究项目和国家监测中心委托磷酸肌酸钠、注射用替加环素 2 项药品评价项目；完成 6 个自主研究项目的验收，丹参注射剂安全性研究获省药学会科学技术二等奖；省监测中心被省局、省卫生健康委联合表扬为“药品不良反应监测先进单位”。

【化妆品不良反应监测】 信息收集。2019 年，上报化妆品不良反应报告 10401 份。

服务监管。通过化妆品风险快速报告渠道监测提交省局采取措施的信号 26 个。其中，克斑堂系列化妆品风险信号经检验发现汞含量超标 3 万倍，并检出激素成分；启善婴儿呵护膏风险信号经抽样检验发现违法添加激素成分；国家局采纳处置假冒伪劣产品 1 起。

项目研究。组织开展《化妆品不良反应皮损形态判断标准及处理原则》研究，并获省市场监管局批准为山东省地方标准，成为全国第一个监测方面的地方标准，填补国内空白。

宣传培训。承办 2019 年全省化妆品安全科普宣传周“5·25”爱肤日主题宣传活动，开展化妆品不良反应监测哨点医院的皮肤科专家义诊、化妆品安全知识有奖问答、化妆品安全咨询等各种形式的宣传活动，并发放面膜类化妆品安全使用提示等各类宣传材料，帮助群众逐步建立安全用妆、科学用妆的理念。

成绩和荣誉。《山东省药品化妆品不良反应监测哨点管理办法》和化妆品监测地方标准两项工作为全国首创，《中国医药报》及国家局简报报道山东经验。

【医疗器械不良事件监测】 信息收集。全省上报医疗器械不良事件报告 4.48 万份，收到并审核全国涉及山东上市许可持有人的不良事件报告 3.4 万份。

风险信号挖掘。全年处置医疗器械风险信号 67 起，召开风险会商会 4 次，风险控制专家讨论会 1 次。其中一次性使用针灸针、小儿 CPAP 系列持续正压通气系统等 6 个风险信号得到国家监测中心的关注并处置。根据一次性使用针灸针不良事件监测评价结果，国家局发布医疗器械不良事件信息通报；省局将 11 个产品列入省内抽检目录，对 2 家企业进行飞行检查，对 1 家企业责令停产整改；部分企业根据省监测中心提报的信号采取主动召回和修改说明书的措施。

深化服务。与 5 家生产企业风险交流，指导采取管控措施，包括对核磁共振成像系统主动召回并停止销售、发起婴儿培养箱 CAPA 计划、主动召回一次性使用连接管、修订导丝产品说明书等。指导生产企业对血液净化体外循环血路等改进设计，提高产品安全性及有效性。

重点监测。2019 年，扎实推进国家局“十三五”重点监测项目，收集 5 项重点监测品种的主动监测调查表 3365 份、不良事件报告表 288 份、重点监测品种风险分析报告 43 份。

全年组织婴儿培养箱等 8 个医疗器械专业评价平台开展专业评价工作，各平台上报重点品种风险分析报告 32 份。

科研成果。与威高血液净化公司联合申报并获批准实用新型专利 1 项。

上市许可持有人。组织全省 1428 家医疗器械上市许可持有人在国家医疗器械不良事件监测系统注册 8812 个产品注册证。收到山东省上市许可持有人产品在全国发生不良事件 34248 起，指导生产企业按要求进行调查、分析、评价，并采取改进质量体系控制、修改说明书、改进生产工艺等控制措施。

宣传培训。邀请国家监测中心在山东举办上市许可持有人医疗器械不良事件监测和再评价管理办法培训班，组织全省 170 家二三类医疗器械生产企业参加培训。协助省局组织针对市县级监管部门和不良事件监测机构的培训。

【药物滥用监测】 信息收集。2019 年，全省上报《药物滥用监测调查表》8705 份。省监测中心撰写《药物滥用监测年度报告》报送省局、国家监测中心，并将报告提供给省公安厅、省司法厅、省卫生健康委；撰写季度报告，提出风险信号及监管建议报送省局；召开药物滥用风险分析会，进一步提升风险信号处置能力。

哨点建设。与 76 家医疗机构、市禁毒支队和各司法强戒所签订委托合同，印发《关于药物滥用监测医疗机构哨点验收标准及组织验收工作安排的通知》，明确药物滥用监测哨点验收标准及组织验收工作的时间节点，并按期完成验收工作。

宣传教育。积极参加省禁毒办组织的“6·26”国际禁毒日宣传活动并组织各市级监测中心开展药物滥用监测宣传活动；举办药物滥用监测培训 2 次，对市中心、医疗机构、禁毒支队、强制隔离戒毒所等监测单位进行培训。

项目研究。承担国家监测中心委托的在校学生非医疗目的使用精神活性物质抽样调查课题研究，调查在校大学生 3177 人。

组织 8 家医疗机构开展医疗机构药物滥用品种专项调查项目，调查分析医疗机构麻醉药品、精神药品使用特点和趋势。

与省戒毒管理局联合开展山东省强制隔离戒毒机构麻精药品滥用专项调查项目，赴全省 8 个强制隔离戒毒所开展一对一调查，调查吸毒人员 1500 余名。

【党建和精神文明建设】 扎实开展“不忘初心，

牢记使命”主题教育活动。制定学习计划，扎实开展自学，认真集中学习研讨，组织特色主题党日活动，做到真学真信真懂。开展征文比赛和应知应会知识测试，全体党员参加党史国史知识竞赛并取得优异成绩。班子成员结合学习感悟为党员干部讲专题党课。组织省内外实地调研 12 次，班子成员撰写调研报告 2 篇。召开中心务虚会、市级监测人员座谈会，征求意见建议 37 条。深刻检视问题并抓好整改，班子和成员查摆问题 29 个，普通党员查摆问题 36 个，按时召开专题组织生活会。认真开展“七赛七比”活动。制定活动实施方案，对标北京、江苏、广东中心不断提升能力。

推进党支部标准化建设，有效发挥党员先锋模范作用。成立党建工作领导小组，制定党支部关于落实党建工作责任实施细则，压实党建责任。建立完善《党小组工作制度》等党建工作制度 18 项，制定并严格落实党建工作、“三会一课”、支部学习计划。根据创建过硬支部目标，细化建设标准和任务清单，定期调度建设工作。在省局党支部标准化建设等次评定工作中达到“过硬党支部”标准。

严格党内政治生活，教育党员旗帜鲜明讲政治，通过两次组织生活会、一次对照党章党规找差距专题党员大会锤炼党性。开展 4 次党性锻炼实践活动，组织观看《中国有共产党》等 10 部教育片，引导党员学习党史、国史，激发爱国爱党热情。完善激励关怀帮扶机制，制定党内激励关怀帮扶实施办法，从政治、思想、工作、生活上激励关怀帮扶党员。开展药品安全知识下乡村等 7 次志愿服务活动，选派一人担任第一书记，到梁山县寿张集镇李集村驻村帮扶，在干部队伍建设、基础设施完善、扶贫项目开发方面取得突出成绩。选派两名同志分别到国家局和国家监测中心协助工作，加强年轻干部交流锻炼，在实践中发挥党员先锋模范作用。

党支部书记、主任：吴世福
电话：0531-88592701
地址：济南市经十路 16122 号
邮编：250014

（撰稿：房安婷　核稿：田月洁）

市县药品监管

济南市

【概况】 济南市市场监督管理局内设4个处室负责全市药品、医疗器械和化妆品的日常监管工作，分别为：药品安全监督管理处（编制7人）、药品市场监督管理处（编制5人）、医疗器械监督管理处（编制7人）、化妆品监督管理（编制7人）。主要职能：负责全市药品安全监督管理综合协调；拟订全市药品安全重大政策并组织实施；健全药品安全跨部门协调联动机制；负责药品安全应急体系建设，组织指导全市重大药品安全事件应急处置和调查处理工作；组织实施药品安全信息统一公布和重要信息直报制度。负责按权限监督管理全市药品、医疗器械和化妆品工作；监督实施国家药典等药品和医疗器械标准、化妆品标准及分类管理制度；监督实施药品（含中药、民族药）、医疗器械和化妆品生产、经营、使用质量管理规范；组织开展药品不良反应、药物滥用、医疗器械不良事件和化妆品不良反应的监测和处置工作；组织开展质量抽查检验工作；贯彻执行执业药师资格准入制度；配合实施国家基本药物制度；监督实施中药饮片炮制规范。

下设济南市食品药品检验检测中心（济南市药品不良反应和医疗器械不良事件监测中心）承担辖区内食品、药品、保健食品、化妆品的相关检验检测工作。负责全市药品和化妆品不良反应、医疗器械不良事件及药物滥用调查表的收集、核实、评价、反馈、上报工作；承担药品相关产品注册技术审评工作；承担药品生产经营企业相关认证及咨询服务等工作。编制112人，另盐业机构改革14人（控制数）。

2019年，全市常年申报药品注册的研发机构50多家，药物临床试验机构9家，通过GLP认证的研发机构4家；全市有药品生产企业58家，药品批发企业127家，零售药店近3500家；医疗器械生产企业259家，经营企业7000余家；全市有化妆品生产企业24家，经营企业10万余家。

【药品监管】 2019年，济南市局认真学习贯彻《山东省药品零售企业分级分类管理办法》《山东省药品零售连锁企业管理办法》等，积极与行政审批部门对接，结合新《药品管理法》贯彻实施，强化宣传培训。大力推行网格化监管，按照“定区域、定人员、定职责、定标准”的“四定”要求，全面建成全市三级网格，对应明确每家零售药店的各级网格监管责任人、监管职责等，实施日常监管全覆盖与飞行检查“双随机”的监管模式，进一步提升监管效能。

开展生物制品、药品类阿胶、中药饮片、医疗机构制剂和芬太尼药品专项检查，对药品生产企业、医疗机构制剂室、药包材生产企业的日常检查覆盖率、问题处置率及药品评价性抽检合格率连续多年保持100%，检验能力评估名列省内前茅。检查企业150家次，发现缺陷400多条。组织开展药品质量监督抽检，2019年完成药品生产环节监督抽检226批次，对全市58家药品生产企业在产在库基本药物覆盖率达到100%，检验合格率达到100%。开展预防药物滥用知识宣传，积极参与“6·26”国际禁毒日宣传，向公众发放1000余份预防药物滥用知识的宣传资料，引导群众珍爱生命、远离毒品。针对芬太尼类新兴精神物质滥用流弊等问题，印制96套480张禁毒宣传教育挂图分发到县区，做到监管机构及生产经营企业显著位置全覆盖宣传张贴。加强医院滥用监测业务指导与培训，建立药物滥用监测哨点联络群，2019年，完成全市7家药物滥用哨点医院的督导检查；召开哨点医院在内的全市60余家二级以上医疗机构、精神卫生专科医院的药物滥用监测培训班，培训一线监测人员150余人。

【医疗器械监管】 2019年，济南市局印发《2019年全市医疗器械监管工作要点》《2019年全市医疗器械生产企业监督检查计划》《2019年全市医疗器械经营企业监督检查计划》《2019年全市医疗器械使用单位监督检查计划》，明确检查具体任务、分工，强化重点监管，规范医疗器械市场秩序。截至2019年底，检查医疗器械生产企业259家，经营企业8645家，使用单位3033家。完成国抽12批次、省抽74批次、贴敷类医疗器械风险监测抽样10批、应急抽样12批。收到不合格报告2批，移交稽查立案查处。

【化妆品监管】 加大宣传力度，提高市民科学消费能力。突出重点，提升监督检查的风险防控效能。强化监管，精心组织实施化妆品抽检工作，完成国家局、省局抽检化妆品151批次，市级风险监测抽检173批次。认真组织开展“线上净网线下清源”网络销售、美容美发行业化妆品质量专项检查、《问政山东·回头看》化妆品专项整改工作等专项整治行动。

【专项整治】 药品。开展药品零售环节损害群众利益及漠视侵害群众利益问题专项整治活动。召开局党组会对整治活动进行专题研究，采取限期整改、约谈等方式督促落实企业主体责任，印发宣传页5000余份，通过进行“不凭处方销售处方药”暗访等方式，严厉打击零售药店违法违规行为。累计检查药店4264家次，覆盖率100%，警告201家，限期整改1442家，撤销GSP认证证书22张，立案查处53家，罚没款61.43万元。加大药品生产企业监督检查力度，集中开展生物制品、药品类阿胶、中药饮片、医疗机构制剂和芬太尼药品专项检查，对药品生产企业、医疗机构制剂室、药包材生产企业的日常检查覆盖率、问题处置率及药品评价性抽检合格率均保持100%。检查企业150家次，发现各类缺陷400多条。组织召开全市药品生产风险会商暨新修订《药品管理法》宣贯会议，60家药品生产企业、28家医疗机构制剂室、13家药包材生产企业质量负责人近200人参加。

医疗器械。持续开展无菌和植入性医疗器械专项检查。把无菌植入性医疗器械专项整治作为医疗器械安全监管的重要内容，制定印发《2019年全市无菌和植入性医疗器械监督检查方案》，组织全市无菌植入医疗器械生产经营使用单位对照法规和标准开展自查自纠，有3483家企业提交自查报告。加大飞行检查力度，对全市25家无菌医疗器械生产企业进行全项目、全覆盖监督检查，对无菌植入性经营使用单位进行随机抽查。全市监督检查无菌和植入类医疗器械企业3562家，责令改正386家，责令2家停产整改，立案查处6起。

化妆品。针对《问政山东·回头看》曝光的市中区小纬二路化妆品市场销售有关问题，印发《问政山东回头看化妆品整改工作实施方案》，加大化妆品检查力度和频次，重点检查索证索票制度的落实、产品的标签标识资质证明文件等内容。加大执法力度，先后出动执法人员5356人次，检查化妆品经营单位2056家，立案查处10件，责令改正单位208家，发现风险问题数量47个，督导检查81次。

【监管能力建设】 新不良事件监测信息系统注册维护。统一印制新颁布的《医疗器械不良事件监测和再评价管理办法》宣传手册发放到基层监测单位，组织医疗器械生产企业按规定完成“新系统”用户注册及产品维护工作。在新系统中注册维护持有人用户为205个，占全省21.2%；录入产品1370个，占全省的17.2%。用户注册和录入产品数均居全省首位。

严厉打击网上违法行为。联合市网络交易监管处通过开展“线上净网线下清源”“清网”等行动，严厉打击利用网络违法生产销售化妆品、医疗器械等行为，检查网上化妆品经营单位2000余家，清理产品22个，责令改正6项，查办化妆品案件9件，没收违法所得6.073万元，罚没款17.919万元。对“国家医疗器械网络交易监测平台”移交的17件线索及时进行调查处理，查处某公司通过淘宝网店销售未经注册产品眼博士弱视仪的违法行为。

【服务医药产业发展】 中国医药创新发展大会。2019年7月15—17日，中国医药创新发展大会在济南举办，通过搭建产业合作、学术交流、信息互通三个平台，全方位、立体化宣传推介山东济南，高质量推进济南市医药产业“双招双引”，齐鲁制药等4家单位与王广基等4名院士签订技术合作协议；济南市5大医药园区签订12个医药产业合作项目，资金达74.3亿元。12名部委、协会领导和陈凯先等9位院士专家出席大会。包括600余家企业的主要负责人在内的全国医药行业2100人参会。

“品质鲁药”工程。鼓励药品生产企业树立品牌形象，打造知名品牌。全市4家企业获得省级以上质量品牌奖：山东宏济堂制药集团作为主要完成单位的“人工麝香研制及其产业化”项目荣获2015年国家科技进步一等奖；山东安信制药生产的卡培他滨获得国家重点新产品证书；山东安信制药生产的邦达获得2014年中国化学制药行业抗感染类优秀产品品牌；山东安信制药他唑巴坦及其复方制剂的技术创新与产业化，获得山东省科学技术类二等奖；福牌阿胶、山东宏济堂制药分别被国家商务部认定为“中华老字号”称号。

【监管创新】 监管服务新模式。引入专业化第三方评估监测机构，形成由监管部门、第三方组织共同参与的监管服务新模式，对辖区内13家医疗器械三类生产企业和二类无菌生产企业进行全覆盖监督检查，新模式既能够更好利用有限的执法力量，为重点区域、重点企业提供精准服务，又能够利用经验丰富的第三方机构评估人员，为企业提供“量体裁衣”的服务，帮助企业解决生产经营过程中存在的具体问题，促进企业健康长远发展，最终实现医疗器械质量安全的社会共治。

疫苗追溯体系建设。按照市委、市政府《关于抓好20项民生实事落实的工作方案》要求，积极做好全市疫苗配送企业追溯体系建设，配合卫生健康部门做好疫苗使用环节追溯体系建设（疫苗接种环节追溯体系由疾控部门建设）。帮助企业做好追溯体系软、硬件建设，对于检查中发现的不符合追溯体系建设的问题，指导企业迅速整改到位。全市疫苗配送企业全部建成符合国家局要求的药品追溯体系。对辖区内的疫苗接种单位，做到全覆盖监督检查。

仿制药一致性评价。积极争取主动对接政策支持，全方位推进一致性评价工作，全面落实仿制药一致性评价奖补政策，对 10 个通过一致性评价的仿制药发放奖补资金 2800 万元，为企业撬动研发投入过亿元，研发投入占比 15%，每年产生 13 亿元产值。2019 年，一致性评价仿制药获批 22 个，其中 15 个为国内首家、8 个为全国独家通过。通过一致性评价的药品在国家第三次药品集中采购 32 个品种目录中中标 8 个品规，通过数量和中标数量名列前茅，其中齐鲁制药通过数量名列全国企业第一。济南市一致性评价工作取得全省第一、全国第五的佳绩。

党组书记：刘永浩
局长：王建森
党组成员、副局长：杨先杰、王玉强
党组成员、正处级领导干部：马增波、王晓文
一级调研员：周捷
电话：0531-66603596
地址：济南市历下区龙奥北路 1311 号
邮编：250002

（撰稿：李核心　核稿：马怀明）

历下区

【概况】 济南市历下区市场监督管理局内设药化械科，负责全区药品、医疗器械、化妆品监管工作，有工作人员 7 人，其中在编人员 4 人、协管员 3 人。

2019 年，历下区有药品零售企业 280 家，药品批发企业 14 家，疫苗预防接种单位 43 家，疾病预防控制机构 2 家。医疗器械生产企业 16 家，医疗器械经营企业 1193 家，医疗器械使用单位 358 家，44 家医疗美容机构。

【监督检查】 2019 年，对全区药品批发企业和 4 家三甲综合医院的进行全覆盖监督检查，检查药品进销存各环节的质量管理情况，对检查中发现的问题要求其进行整改。2019 年 1 月、7 月，历下区局组织开展 2 次全区范围内疫苗使用质量管理专项监督检查，对辖区内疫苗使用单位进行全覆盖检查。对全区药品零售企业进行全覆盖检查，责令改正 117 家，行政处罚 9 家，其中警告 6 家，罚没款 3 家，收回 GSP 认证证书 1 家，撤销 GSP 认证证书 1 家，对于发现的问题要求全部督促整改到位。2019 年，检查医疗器械生产经营使用单位 1113 家，责令改正 103 家，按照济南市局《近期医疗器械监管重点工作安排》通知要求，做好对体验店、养生馆等监督检查，持续追踪，未发现向老年人违法推销医疗器械行为。对辖区眼镜店、学校周边、大型商场、饰品商铺开展塑性角膜接触镜、隐形眼镜、美瞳及护理液专项监督检查，对未建立进货登记经营行为进行督促整改。组织各监管所对全区医疗美容机构进行全覆盖检查，对存在问题的 29 家医疗机构要求限期整改，给予当场警告处罚 7 家，未发现重大违法违规行为。

【监督抽检】 2019 年完成中药饮片省重点监督抽样 15 批次、省监督抽样 11 批次，医疗机构制剂专项抽样 35 批次，市级日常监督抽样 100 批次。完成医疗器械国抽和省抽 8 批抽样任务和 1 批应急抽样任务。收到不合格报告 1 批次，移交稽查大队进行处理。

【专项整治】 推进中药饮片质量集中整治工作，对全区经营使用中药饮片的 10 家药品批发企业、8 家药品零售企业总部、178 家药品零售企业、4 家三甲综合医院、5 家二甲综合医院、90 家一级以下医疗机构进行检查。开展历下区芬太尼等特殊药品专项整治工作，历下区局组织各监管所开展检查工作，对使用特殊药品的医疗机构开展购进、验收、储存、销售使用的全过程进行检查。部署药品零售企业执业药师“挂证”行为整治工作。要求辖区内所有药品零售企业、执业药师开展自查，对执业药师配备不到位、不凭处方销售处方药等问题，采取切实有效措施主动进行整改自查。开展严厉打击零售药店违法违规行为专项行动，对辖区 268 家药品零售企业开展专项行动监督检查，警告 2 家，限期整改 19 家，其中 2 家药店不能完全整改到位主动进行注销。开展历下区药品安全方面损害群众利益问题专项整治工作，对 13 个监管所的监督检查工作进行逐一督导检查，督促各所专项整治工作深入开展，对部分企业进行约谈谈话。开展医疗机构制剂专项整治工作，对辖区内 4 家医疗机构制剂配制单位进行检查，抽样 35 批次。做好打击违法向老年人推销医疗器械和保健食品专项行动收尾阶段工作。历下区有以体验方式、讲座方式推销医疗器械或保健食品的健康馆、养生馆等业户 170 家，全部检查一次以上，覆盖率达到 100%，对检查中发现的问题全部监督相关业户整改到位。开展医疗美容机构药品医疗器械使用专项整治工作，对全区医疗美容机构进行全覆盖检查，对存在问题的 29 家医疗机构要求限期整改，给予当场警告处罚 7 家，未发现重大违法违规行为。开展无菌和植入性医疗器械专项整治，对无菌和植入性医疗器械经营和使用单位进行专项整治，经营企业检查 159 家、复查 22 家，使用单位检查 86 家、复查 27 家。

【亮点工作】 开展药品零售环节漠视侵害群众利

益的专项整治工作，对药品零售企业进行全覆盖检查，责令改正 117 家，行政处罚 9 家，其中警告 6 家，罚没款 3 家，收回 GSP 认证证书 1 家，撤销 GSP 认证证书 1 家，对于发现的问题要求全部督促整改到位。

党组书记、局长：马恒禹
二级调研员：吕新平
电话：0531-81280611
地址：济南市历下区十亩园街 1 号
邮编：250000

（撰稿：段斯旭　核稿：尹诗康）

市中区

【概况】 2019 年 2 月 21 日，根据《中共济南市市中区委 济南市市中区人民政府关于济南市市中区区级机构改革的实施意见》文件要求，重新组建济南市市中区市场监督管理局，作为区政府工作部门。按照《济南市市中区市场监督管理局职能配置、内设机构和人员编制规定》的要求，济南市市中区市场监督管理局内设有药品化妆品医疗器械监管科，有工作人员 3 人。

截至 2019 年底，全区有药品、医疗器械、化妆品类生产经营使用单位 3584 家，其中，药品生产经营企业 341 家（生产 2 家、医疗机构制剂室 5 家、批发企业 14 家、零售连锁总部 20 家、药品零售企业 300 家）、医疗器械生产经营单位 1815 家（生产 26 家、经营 1789 家）、药械使用单位 613 家、化妆品生产经营单位 815 家（生产 2 家、经营使用单位 813 家）。

2019 年，完成药品经营筹建、变更、换发、注销 162 家次，GSP 认证 120 家次，医疗器械经营企业现场核查 326 家次。

【监督检查】 强化药品、医疗器械和化妆品安全监管。坚持以日常监管深化专项整治，以专项整治强化日常监管。针对药械化生产、经营和使用涉及的重点环节、重点品种，深入开展监督检查工作，与相关企业签订责任书，督促企业落实主体责任。提高认识，严格落实监管痕迹化要求，对检查中发现的问题，依法予以查处，同时注重做好复查工作，督促被检查单位就相关问题落实整改到位，切实巩固检查效果。全年累计出动执法人员 3500 余人次，检查药品、医疗器械生产经营使用单位 1300 余家次，化妆品生产经营使用单位 400 余家次。

为提高人民群众安全用药用械意识，开展安全用药用械进社区、进学校宣传活动，向群众普及药品、医疗器械和化妆品的基本知识，引导群众合理用药用械。同时，着力加强法律法规宣贯工作。印制宣传画册、读本等材料，发放到相关涉药涉械单位。本着“监宣结合、检查一家、宣传一家”的目的，深入企业、社区开展宣传教育，掀起讲法、学法、普法热潮，努力营造安全用药用械社会环境。发放宣传材料 1500 余份，宣传单位 600 余家。

【监督抽检】 按照省、市局关于药品、医疗器械和化妆品的抽检工作要求，坚持“监检结合”的原则，结合日常监督检查和各项专项整治开展好抽样工作。重点抽样上年度各级食药监部门抽验不合格频率高及违法广告多、群众举报多等具有潜在质量隐患的品种，同时对被抽样单位开展监督检查工作，对发现的相关问题做好处置，充分发挥抽验对监管的辅助性作用。加大对抽验不合格产品的核查处置与处罚力度，倒逼企业提升质量管理水平。对抽验不合格的产品，切实做好后续处置工作，以进一步发挥抽检对市场监督管理的技术支撑作用。对产品经营存储条件差、日常管理混乱的相关涉药械化单位，加大日常监管强度，为人民群众的安全用药用械用化提供坚强的保障。

全年出动执法人员 300 余人次，抽检药品 140 批次，医疗器械 21 批次，化妆品 70 批次，发现不合格药品 17 批次，不合格化妆品 4 批次，均按要求进行处置。全年完成上报 1109 例药品不良反应报告、373 例医疗器械不良事件报告、46 例化妆品不良反应报告，顺利完成市不良反应中心规定的任务数。

【专项整治】 在做好日常监管的同时，按照相关工作部署，对风险程度较高、社会关注度较大的部分领域开展专项整治行动。*医疗器械*。陆续开展“清网行动”、无菌和植入性医疗器械专项整治、体验式经营医疗器械专项整治等行动。*药品*。陆续开展药品零售环节漠视侵害群众利益专项整治、中药饮片、药品质量提升、疫苗、暑期药品储存温度、含特殊药品制剂药品等专项监督检查工作。*化妆品*。组织开展化妆品市场排查整治专项行动，对专项整治中发现的违法违规行为，从严从重进行查处，对发现问题较突出的生产经营单位，对相关责任人进行约谈，督促企业认真落实主体责任，查找问题原因并整改，有效防控药械化安全风险。

2019 年，受理投诉举报 363 件（其中药品 236 件、医疗器械 85 件、化妆品 42 件），确保投诉举报事事有回音，件件有落实，处结率 100%。全年查处药械化类案件 47 件。

【亮点工作】 *家庭过期失效药品回收*。为确保过期失效药品回收箱均匀分布，尽最大可能方便群众生活，在原有过期失效药品回收点的基础上，新增 12 个过期药品回收点，局办公会专题研究在年度工作预算中列支专项经费，保障资金来源，由市中区局统一定制过期失效药品回收箱，并免费配备到药店、学校卫生室等单位。制定统一的《市中区过期失效药品回收登记表》，要求各回收点安排专人负责相关工作，确保过期失效药品回收工作落到实处。山东公共频道对市中区家庭过期药品回收情况进行一系列关注报道。

*损害群众利益专项整治。*按照省、市局要求召开全区药品方面损害群众利益问题专项整治工作警示会和全区药品零售环节漠视侵害群众利益专项整治工作警示会，制定印发《济南市市中区药品零售环节专项整治工作方案》，成立以局长任组长的专项整治工作领导小组。以会代训、现场宣传教育培训等多种方式，对零售药店就专项整治工作方面的问题进行宣讲解读，对零售药店常见的违法违规问题及处理情况以“以案说法”“典型案例”方式对零售药店进行警示教育。结合日常监管、换证、GSP 认证和各项专项检查，采取随机、飞行、督导等的方式，加强对零售企业涉及的“十二项”重点内容进行监督检查。检查覆盖率达 100%，撤销（收回）药品 GSP 认证证书 7 张，行政处罚 12 家，责令改正 30 余家。

党组书记、局长：汪宏志
党组成员、副局长：李明俊
电话：0531-87033301
地址：济南市市中区纬一路 305 号
邮编：250001
（撰稿：张冉　核稿：李明俊）

槐荫区

【概况】 济南市槐荫区市场监督管理局设药品化妆品医疗器械监督管理科，实有在编人员 2 名。截至 2019 年底，全区累计有药品生产企业 1 家，批发企业 19 家，零售连锁门店 246 家，单体药店 40 家，医疗器械生产企业 13 家，经营企业 617 家，化妆品生产单位 2 家。

【监督检查】 2019 年，槐荫区局通过日常监督检查、飞行检查、有因检查、跟踪检查、随机抽查等，检查药品生产企业 2 家次、药品经营企业 342 家次、医疗器械经营企业 439 家次、化妆品生产企业 5 家次、化妆品经营企业 102 家次。对重点单位进行重点检查，对特殊药品经营企业、疫苗接种单位进行全覆盖检查。积极推进实施药品零售连锁企业远程电子处方，全区有 276 家零售药店开展远程电子处方工作。开展国庆期间加强医疗器械监管和深入开展“四服务”活动，对全区医疗器械安全风险隐患进行全面排查，加强对重点企业、重点产品监督检查，督促企业落实主体责任，切实保障医疗器械质量安全。

【监督抽检】 2019 年，槐荫区局完成中药饮片监督抽检、医疗机构制剂专项整治抽检、市级药品监督抽检和全省药品经营使用环节日常监督抽检共计 141 批次，其中不合格药品 1 批。完成医疗器械抽样 10 批次，其中省级抽样 9 批次、应急抽样 1 批次。抽检结果第一时间向社会公示并逐步建立“监督抽检—专项检查—执法办案—行政衔接”为链条的工作机制，对抽检发现的典型性、苗头性问题，及时开展隐患排查和专项整治。

【专项整治】 开展过期疫苗及疫苗使用管理专项检查工作，对全区 2 家疾病预防控制机构，26 家疫苗接种点进行全覆盖检查。开展药品流通领域整治工作 3 起，包括执业药师“挂证”行为整治工作、严厉打击零售药店违法违规行为专项行动和药品零售环节漠视侵害群众利益问题专项整治。开展特殊药品专项整治工作 3 起，包括芬太尼等特殊药品专项整治工作、第二类精神药品经营环节专项检查及药品类易制毒化学品原料药监督检查。开展医疗器械专项整治 5 起，包括无菌和植入性医疗器械监督检查、儿童青少年近视矫正工作专项监督检查、医疗器械“清网”行动、严厉打击非法经营装饰性彩色平光隐形眼镜行为专项整治及加强避孕套质量安全管理工作。开展化妆品专项整治 3 起，包括化妆品“线上净网线下清源”风险排查处置工作、美容美发行业化妆品质量专项检查及国产非特殊用途化妆品备案检查工作。同时开展医疗机构制剂专项整治工作、中药饮片质量集中整治工作及百日行动期间农村药品市场安全监管工作等其他专项整治工作。

【亮点工作】 *加大化妆品宣传力度，帮扶指导化妆品经营业户规范经营。*槐荫区局印发化妆品法律法规手册，涵盖相关法律法规及工作指南、操作手册等内容，发放至监管人员，提高监管人员业务能力；印发《化妆品生产经营企业购货台账》《化妆品生产经营企业销售台账》，发放至化妆品生产经营业户手中，要求相关业户按要求加强和规范索证索票和台账管理。同时印发化妆品宣传材料若干，加强宣传，营造社会共治氛围。

*加强风险防控，大力开展药械化安全性监测工作。*2019 年上报药品不良反应监测报告 926 例，医疗器械不良事件监测报告 357 例，化妆品不良反应报告 45 例。被推荐为山东省药品不良反应监测工作先进单位、济南市药品不良反应监测工作先进单位、医疗器械不良事件监测工作先进单位以及化妆品不良反

应监测工作先进单位。

党组书记、局长：付少柱
二级调研员：唐四光
电话：0531-87589508
地址：济南市槐荫区经十路 29851 号
邮编：250117

（撰稿：靳晶　核稿：齐会烨）

天桥区

【概况】 济南市天桥区市场监督管理局内设药品药械监管科，承担全区药品、医疗器械、化妆品监督管理工作。全科有工作人员 6 名，其中行政编制人员 2 名、事业编制人员 2 名、公益岗 2 名。

截至 2019 年底，全区有药品生产企业 2 家，医疗机构制剂室 2 家，药品批发企业 17 家，药品经营企业 326 家，医疗机构 524 家；医疗器械生产企业 46 家，三类医疗器械经营企业 723 家，二类医疗器械经营企业 1328 家；特殊用途化妆品生产企业 1 家、非特殊用途化妆品生产企业 1 家、非特殊用途化妆品备案生产企业 112 家。

【监督检查】 **药品**。2019 年，上报药品不良反应监测报告 959 条。全区推行药品零售企业网格化监管，建立乡镇级网格数量 24 个，乡镇级网格内监管人员 59 人，实现零售药店监管全覆盖。加强对互联网药品信息服务和交易服务的监管，对天桥区 3 家取得互联网药品信息服务资格的企业进行检查，遏制利用互联网登载、传播非法收售药品信息的势头。监督指导药品零售现场核查工作，累计受理药品零售现场核查业务 204 件，通过政府网站公示相关许可信息 36 件。组织开展药品零售环节相关培训工作，召开药品监管知识培训会、漠视侵害群众利益专项整治工作天桥区药品经营企业警示教育会。高度重视投诉举报工作，把群众举报作为拓宽监管渠道、发现案源的重要途径。机构改革以来，累计处理药品类投诉 110 件，移交执法大队立案查处 7 家。

医疗器械。2019 年，上报医疗器械不良事件监测报告 432 条，现场核查医疗器械经营许可 112 家，协助省局、济南市局完成医疗器械生产企业体系及产品注册现场核查 12 家次。开展医疗器械使用单位日常监督检查工作。印发《2019 年天桥区医疗器械使用单位监督检查计划》，联合中医药管理局对 25 家医疗卫生机构进行监督检查。累计受理医疗器械外地协查、举报投诉、上级交办件 46 件，移交执法大队立案查处 3 件。

化妆品。2019 年 8 月与局机关食品流通监管科交接化妆品监管监测工作后，受理非特化妆品备案 26 家，产品 100 余种。

【监督抽检】 **药品**。2019 年，省抽计划 11 批，实抽 22 批；市抽计划 100 批，实抽 102 批；医疗机构制剂专项整治计划 15 批，实抽 15 批；中药饮片计划 15 批，实抽 22 批。抽样对象覆盖辖区内的药品零售企业，批发企业，生产企业和使用单位。

医疗器械。2019 年，组织实施医疗器械监督抽检工作，完成医疗器械生产环节 4 批次、经营环节 2 批次、使用环节 6 批次的国家级、省级抽样、送检任务。

【专项整治】 **药品**。开展药品零售企业执业药师“挂证”行为整治、药品零售环节漠视侵害群众利益问题专项整治、芬太尼等特殊药品专项检查工作、疫苗使用管理专项检查工作等专项检查行动，责令改正 159 家，警告 3 家，立案查处 5 家。

医疗器械。对重点环节开展专项整治行动，排查风险隐患。对无菌和植入性医疗器械、避孕套、网上销售医疗器械、装饰性彩色平光隐形眼镜及儿童青少年近视矫正用器械产品进行专项监督检查。

化妆品。组织开展美容美发类化妆品质量安全专项检查，检查化妆品经营单位 144 家，累计出动执法人员 362 人次，责令改正 23 家，立案调查 2 家。

党委书记、局长：杜惊顺
副局长：韦勇
电话：0531-85924118
地址：济南市天桥区东西丹凤街 30 号
邮编：250031

（撰稿：张一宁　核稿：韦勇）

历城区

【概况】 济南市历城区市场监督管理局药品相关监管设药品医疗器械化妆品监督管理科，实有工作人员 4 人。历城区食品药品稽查大队为区局所属副处级事业单位，内设稽查二科，实有工作人员 2 人。

截至 2019 年底，全区有药品生产企业 9 家、药包材生产企业 2 家、批发企业 12 家、零售连锁总部 9 家、零售连锁门店及单体店 368 家，医疗器械生产企业 13 家、经营单位 423 家；医疗机构 371 家，医疗机构制剂室 3 家；化妆品生产企业 1 家。

【监督检查】 **药品**。组织对药品生产、经营、使用单位进行全环节日常监管。深化药品生产专项监管，对药品生产企业实现 100% 全覆盖检查；加强药品批发企业监管，全面检查药品批发企业 12 家，督促企业完善药品购进、验收、储存、养护、销售、计算机管理等全环节管理，提升质量水平；开展药品零售企业检查，严厉打击不凭处方销售处方药、执业药师“挂证”、非法渠道购进药品等违法违规行为，对辖区内企业开展轮次检查，检查药品零售企业368家，实现检查全覆盖；加强药品使用单位检查，重点检查二级以上医疗机构、民营医院、疫苗接种单位药品使用情况，实现疾病预防控制中心、疫苗接种单位日常监督检查100%全覆盖。

医疗器械。积极开展医疗器械生产单位检查，特别对无菌和植介入医疗器械、体外诊断试剂等高风险医疗器械涉及单位进行风险排查，确保产品质量合格，检查医疗器械生产企业11家；根据医疗器械分类，组织对风险较高的无菌和植入医疗器械、隐形眼镜的经营和使用单位进行抽查，对医疗器械网络销售企业进行全覆盖检查，促进医疗器械生产经营质量规范的贯彻执行。

化妆品。针对化妆品经营使用单位，历城区局开展化妆品“线上净网线下清源”风险排查处置工作、美容美发行业化妆品质量专项检查工作，进一步加强化妆品网络销售监管，打击化妆品经营违法违规行为，规范市场经营秩序。

不良反应监测。服务群众用药安全，服务行业持续发展，坚持每月督导、评价药品不良反应和器械不良事件工作。积极推动上市许可持有人制度，落实主体责任，通过日常监督、会议督导等方式促进药械生产企业的安全性监测工作落到实处。截至2019年底，上报药品不良反应报告866例，医疗器械不良事件报告267例，化妆品不良反应45例。

许可检查。截至2019年底，现场验收药品零售企业150余件，医疗器械经营企业240余件。检查严把准入关，严格遵守验收标准，不掺水分，不打折扣，全面提升药品零售企业管理水平；持续开展药品零售企业GSP认证工作，2019年，开展认证检查4次，认证2家零售连锁总部、102家零售连锁门店和单体店。

【监督抽检】 以监督抽样、执法办案为抓手，2019年，完成药品抽样检验178批，其中全省药品经营使用环节日常监督抽检11批，市级监督抽检100批，基本药物专项抽检49批，中药饮片监督抽检18批；完成医疗器械抽检1批。其中药品不合格11批，合格率为94%；医疗器械不合格1批。

【专项整治】 2019年，历城区局以问题为导向，以“互联网+”为依托，创新监管方式，在全区开展药品安全方面损害群众利益问题专项整治、药品零售环节漠视侵害群众利益问题专项整治、无菌和植入性医疗器械专项检查、医疗器械网络销售专项检查、隐形眼镜专项检查、化妆品“线上净网线下清源”风险排查处置工作、美容美发行业化妆品质量专项检查等13项专项整治工作，保障药械化安全。

【亮点工作】 扎实推进“双远程”工作，防控监管风险。为践行“以人民为中心”的发展思想，切实解决药品零售环节不凭处方销售处方药、处方药销售不经执业药师审核的老大难问题，历城区局强化行政指导和监督检查，通过前期调研、印发方案、积极动员、科所联动、多次召开调度会和工作推进会、现场监督检查等一系列举措，积极鼓励药品零售企业开展远程电子处方、远程电子审方“双远程”服务工作，取得明显成效。截至2019年底，辖区全部零售连锁门店和单体店开展双远程服务，实现100%全覆盖。

创新监管理念，提高监管效能。在全覆盖检查的基础上，加大有针对性抽查力度，组织开展监管所交叉检查及暗访检查，创新检查方式，保持高压态势，深层次挖掘问题。2019年，全区组织对药品零售企业开展暗访检查114家次，检查发现违法违规行为并立案查处6家，罚没款6000元。

党组书记、局长：张中原
党组成员、副局长：常宝军
电话：0531-88112800
地址：济南市历城区花园路33号
邮编：250100
（撰稿：焦亚茹　核稿：常宝军）

长清区

【概况】 济南市长清区市场监督管理局内设药品医疗器械化妆品安全监督管理科，编制3人，在全区10个乡镇（街道）设立市场监管所，行政编制50人。

截至2019年底，长清区有药品生产企业1家、药品批发企业6家，药品零售单位245家（药品零售连锁总部6家、连锁门店229家、单体药店10家）；医疗器械生产企业26家，医疗器械经营企业317家；化妆品生产企业1家。

【监督检查】 日常检查。制定年度工作要点和监督检查计划，对各项目标任务，以指标定量、工作定责的形式进行分解，明确工作任务、工作标准、配合单位、完成时限，具体到项目、量化到个人，确保每一项重点工作都落到实处。为尽快促进队伍融合、人员素质提升，统一印制药械化监管工作手册发至各监管所，并邀请济南市局相关处室专家开展全员业务培训，采取科所队联合检查模式，在检查中深入进行点对点宣传，面对面讲解，在对发现问题及时处置的同时，既强化企业的法律意识，又通过实训提升基层监管人员的实战能力。全年检查药品经营企业2600家次，给予22家药品经营企业警告，34家药品经营企业限期整改，撤销GSP认证证书4家，办理药械化案件18起，罚没款42.41万元，对问题企业行政约谈。

不良反应监测。继续推进监测工作日常化、规范化。严格监测报告程序和时限要求，强化督导与检查，督促药品不良反应、医疗器械不良事件监测、化妆品不良反应监测和药物滥用监测工作做到发现即报、真实上报、均衡上报，加大对高重报表和聚集性信号的调查处理力度。2019年上报药品不良反应598例，其中新的、严重的154例；医疗器械不良事件264例，其中严重的4例；化妆品不良反应44例。

建立行业协会和“双远程”工程。为促进长清区药品流通企业的健康发展，加强行业管理，强化自律意识，于2019年9月组建长清区药品流通行业协会。为满足人民群众方便、合理用药需求，全面推进“双远程”工程，通过开展“双远程”服务，促进全区药品零售企业依法经营，规范药品市场秩序，破解处方药不凭处方销售、不经执业药师审方销售等监管瓶颈，截至2019年底，全区“双远程”服务覆盖率达到98%。

【监督抽检】 突出重点品种开展药品医疗器械质量抽样工作。以城乡接合部为主要区域，以个体诊所、药店、乡镇一级以上卫生院等为重点单位，突出中药饮片、常用低价药品等重点品种，提高抽样的靶向性。2019年完成药品抽检127批次，不合格5批次，医疗器械抽样6批次，不合格1批次，抽样情况及不合格处置情况100%录入信息系统。

【专项整治】 开展药品安全方面损害群众利益问题专项整治、中药饮片、执业药师“挂证”、疫苗、无菌和植入性医疗器械、医疗器械“清网”行动、美容美发行业化妆品质量专项检查等专项行动，按照舆情风险提示认真排查包装标示含“协和”概念的化妆品进行专项检查。

【亮点工作】 2019年，采取明查与暗访相结合，科所队互动协作，以“双随机、一公开”的方式对辖区内药店开展飞行检查，摸清辖区药店处方药销售实际情况，对问题企业依法查处，及时约谈问题企业和连锁总部，提出整改要求。对严重违反药品经营质量管理规范的药店，依据《药品经营质量管理规范认证管理办法》《药品医疗器械飞行检查办法》等规定撤销GSP认证证书，责令停业整改，并报济南市局予以公示，同时对存在的违法违规问题移交市场监管所立案查处，对问题企业集体约谈。

党组书记、局长：孟宪德
党组成员、副局长：杜士东
电话：0531-87221113
地址：济南市长清区凤凰路4119号
邮编：250300
（撰稿：赵芳春　核稿：杜士东）

章丘区

【概况】 2019年3月25日，中共济南市章丘区委办公室，济南市章丘区人民政府办公室印发《关于印发济南市章丘区市场监督管理局职能配置、内设机构和人员编制规定的通知》，下设18个职能科室，其中包括药品化妆品监管科、医疗器械监督管理科。按照行政区划在乡镇（街道）设置18个市场监管所，负责本乡镇（街道）市场监督管理相关工作。

2019年，章丘辖区内有药品生产企业11家，医院制剂室1家，药包材生产企业4家，药品批发企业3家，连锁总部8家，药品零售经营企业486家。各级各类医疗机构877家。有医疗器械生产企业11家，产品涵盖体外诊断试剂、注射用修饰透明质酸钠、生物安全柜等三类医疗器械，医用消毒超声耦合剂、磁疗贴等二类医疗器械，平均年生产企业销售收入约34920元；经营企业305家（其中包括175家零售药店兼营），年销售收入约3500万元；医疗器械使用单位868家。

【监督检查】 健全药械化质量安全风险防控机制。加强日常监管的同时，全面排查药品、化妆品、医疗器械质量风险隐患，规范生产、经营、使用行为。全年对重点企业单位检查次数均在2次以上，药械化生产、经营、使用行为不断规范。督促企业落实主体责任，推动企业完善质量管理体系，强化企业质量第一责任人意识。将审批权限下放到乡镇（街道）监管所（成立区行政审批局后由行政审批局审批），实施科所联动，落实监管责任，提升基层监管所监管能力水平。加强不良反应监测，全年上报药品不良反应病例报告1110例，化妆品不良反应61例，医疗器械不良事件报告364例。

【监督抽检】 按照省、市局抽样计划安排，2019年完成药品抽样200批次。其中，省级药品抽检100批，涵盖生产、经营、使用环节，省重点抽检78批，专项整治抽检10批，日常监督抽检12批；市级监督性抽检100批，涵盖药品批发企业、零售连锁企业、大中小型医疗机构，零售连锁企业抽检覆盖率 100%，检出的 3 批次不合格中药饮片。

按照《关于开展 2019 年国家医疗器械监督抽检工作的通知》《2019 年济南市医疗器械省级监督抽检实施方案》《关于开展物理治疗贴敷类医疗器械产品风险监测抽检工作的通知》要求，完成各级各类医疗器械抽检工作任务，其中国抽 1 批、省级监督抽检 10 个产品 12 批次、应急抽检 1 批。

【专项整治】 *药品*。加强对中药材、中药饮片、含麻制剂、生物制品、疫苗等特殊管理药品的监管，先后开展特殊药品、疫苗使用单位和医疗机构制剂室专项检查、中药饮片集中整治行动、互联网药品检查、药品安全方面漠视侵害群众利益问题专项整治等。

医疗器械。开展关于进一步加强打击违法向老年人推销医疗器械和保健食品专项行动、关于开展联合整治“保健”市场乱象百日行动、医疗器械“清网”行动、2019 年全市无菌和植入性医疗器械监督检查、关于进一步规范儿童青少年近视矫正工作切实加强监管专项检查和关于国庆期间加强医疗器械监管和深入开展“四服务”活动 6 个专项检查活动，在整治“保健”市场乱象百日行动专项检查和进一步加强打击违法向老年人推销医疗器械和保健食品专项行动中，出动执法人数 715 人，检查排查相关经营企业 245 家，办理简易程序案件 2 起。

【亮点工作】 *提升农村药品质量管理水平*。通过对辖区内农村集市、城乡接合部、集贸市场等重点区域，以小摊点、小药店、小诊所、小门店等为重点的整治工作，在一定程度上降低农村药品市场安全的风险隐患。

科普宣传增强公众健康意识。利用各类媒体，开展药械化知识进农村、“5·25”爱肤日、处方药安全消费知识等宣传活动，面向公众普及药械化安全知识。

政务公开方便群众监督。通过电子政务网公开监督检查及抽验情况，召开媒体通报会，通报专项整治进展情况，曝光违法行为，实施“黑名单”管理等，调动公众关注、参与、配合监管关注的积极性。

党组书记、局长：高伟
党组成员、副局长：韩乃忠
电话：0531-83310972
地址：济南市章丘区双山街道办事处唐王山路 961 号
邮编：250200

（*撰稿：桑丛丛　核稿：韩乃忠*）

济阳区

【概况】 济南市济阳区市场监督管理局负责内设药品医疗器械化妆品监管科。全区药品、医疗器械、化妆品安全监督管理及综合协调。全局核定行政编制 35 名。设局长 1 名，副局长 3 名；正科级领导职数 11 名，副科级领导职数 9 名。下设 10 个市场监管所负责辖区内药品、医疗器械、化妆品的监督管理。机构规格均为正科级，每个所核定编制 5 名，其中正职 1 名，副职 1 名。

【监督检查】 2019 年，济阳区局按照监管工作计划，对辖区 9 家药械化生产企业、2 家药品批发企业、5 家药品零售连锁总部、6 家规模以上医疗机构以及疾病预防控制中心开展例行检查，检查覆盖率 100%。各监管所按照属地管理原则对辖区药品零售药店进行日常监督检查，全年检查药店 2500 余家次，出动执法人员 5100 余人次。配合省、市局开展药械化生产经营使用环节督导、飞检、认证等相关工作，推进企业落实主体责任，主动作为，积极履职尽职，把控好药械质量安全关。

【监督抽检】 全年开展中药饮片监督抽检 14 批次，合格率 78.57%；市级药品监督抽检 80 批次，合格率 96.25%；全省药品经营使用环节日常监督抽检 11 批次，基本药品专项抽检 3 批次，合格率 100%；评价性抽检合格率 100%。开展器械监督性抽检 4 个批次，合格率 100%。开展化妆品监督性抽检 14 批次，合格率 100%。

【专项整治】 *药品*。开展中药饮片质量集中整治工作，重点检查中药饮片、中药材的购进验收、原辅料使用、外包装标签标识、库房环境等。开展执业药师“挂证”行为整治工作，重点查看执业药师是否在岗、处方药是否凭处方销售、药品进销电子记录及供货方资质等。开展芬太尼等特殊药品专项整治工作，对二级以上医疗机构芬太尼类特殊药品的供货资质、进货查验、发药复核记录、双人双锁管理、出入库登记情况等进行检查。开展疫苗使用单位专项检查工作，联合卫健部门检查疫苗接种单位疫苗批签发证明、储存及运输温度监测记录等内容。开展药品零售环节损害群众利益问题及漠视侵害群众利益问题专项整治工作，解决药品零售环节存在的不凭处方销售处方药、进货渠道不合法、计算机使用不规范等突出问题，共计出动检查人员 1000 余人次，检查药店 360 余个次，出具责令改正通知书 52 份。

医疗器械。对辖区内济南优品超市管理有限公司银都店等大型超市及药品零售企业开展避孕套专项监督检查。对辖区经营装饰性彩色平光隐形眼镜行为进行摸排，打击非法经营装饰性彩色平光隐形眼镜行为。对医疗器械名称、说明书或者标签包含“近视治愈”等容易误导的词语以及与实际功能不相符的表述进行严格检查。规范隐形眼镜市场经营秩序，重点检查隐形眼镜经营企业经营主体资格、进货查验、产品说明书和标签等内容。开展医疗器械经营环节专项整治工作，通过开展专题会议、督导检查、业务培训、监督抽检等方式，解决器械经营环节存在的进货票据不齐全、超范围经营等突出问题。

化妆品。对全区 139 家化妆品经营单位，1 家生产单位进行登记检查与集中整治，出动执法人员 563 人次，监督检查 417 户次。通过约谈市场开办者、举办专项培训班、发放宣传页及管理手册等，宣贯索证索票和进货查验等相关法律法规，全年举办培训班 2 期，参加人员 160 人次，发放宣传材料 4100 余份，发放台账管理手册 150 余本。

【亮点工作】 采用“传帮带”的工作方法，应用“日常监管 + 业务指导”的方式，联合各基层监管所开展药械经营与使用单位监督检查。邀请专家，组织开展药械检验服务进企业活动，以工作座谈会、专题培训的方式，针对问题进行业务知识培训和答疑解惑，解读药械相关法律法规规章制度内容。

党组书记、局长：徐洪华
副局长：杨继昌
电话：0531 84237199
地址：济南市济阳区永安路 3 号
邮编：251400
（撰稿：石统慧　核稿：张端强）

莱芜区

【概况】 济南市莱芜区市场监督管理局系济南市莱芜区政府工作部门。莱芜区局机关行政编制 36 名，配备局长 1 名、副局长 3 名，正科级领导职数 13 名，副科级领导职数 13 名；内设药品与化妆品监督管理科、医疗器械监管科。

2019 年，莱芜区有医疗器械生产企业 14 家，医疗器械经营单位 716 家。药品生产企业 2 家；化妆品生产企业 1 家；药包材生产企业 1 家；医疗机构制剂室 2 家；药品批发企业 1 家，零售连锁总部 4 家，零售连锁门店 164 家，单体药店 132 家，三级医疗机构 3 家，二级医疗机构 3 家，社会办医疗机构（一级）9 家，乡镇卫生院（一级）13 家，一级以下卫生室、个体诊所 785 家，疾控机构 2 家，接种单位 27 家，化妆品大型经营商超 7 家，化妆品专营店 20 余家，美容美发等化妆品使用单位 200 余家。

【监督检查】 药品化妆品。在开展日常监督检查的基础上，推进实施药品零售企业分级分类管理、全面开展《问政山东》曝光问题排查整改，建立健全监管长效机制加强对高危企业的监管。对辖区内药品生产企业、药包材生产企业、医疗机构制剂室、药品批发企业实现全覆盖检查，检查次数不少于 2 次 / 年；8 月份对遭遇经营问题的批发企业开展重点检查，并派驻检查组，对高危品种进行封存；11 月份，开展“两法”宣贯工作，建立不良反应上报群，调度不良反应上报事宜，2019 年基本完成莱芜区不良反应上报任务；对于群众较为关注的疫苗监管工作，由局领导亲自带队，组建检查组，对莱芜区疾控中心、疫苗接种单位开展专项督导，督导单位数量达到 50% 以上。

医疗器械。落实企业主体责任，提升质量管理水平。实施医疗器械分级分类动态监管；落实网络主体责任，开展“清网”行动。加强重点监管，规范市场秩序。完善市场监管机制，提升监管效能，加强事中事后监管，开展随机检查。加强风险管理，做好监督抽检和不良事件检测工作。强化宣传引导，不断深化社会共治氛围。

【监督抽检】 药品。2019 年，先后开展济南市中药饮片监督抽检工作、济南市药品监督抽检工作、山东省药品监督抽检工作、山东省医疗机构制剂监督抽检工作。在全区范围内抽取药品 125 批次，其中使用单位 82 批次，经营单位 43 批次，发现假劣药品 5 批次，全部移交稽查部门处置。通过监督抽检，严厉打击假劣药品，维护莱芜区群众用药安全。

医疗器械。根据省抽任务，2019 年医疗器械生产企业抽样 4 批次、一次性使用输液器（重力输液式）1 批、一次性使用无菌注射器 1 批、尿酸测定试剂盒 2 批），使用单位抽样 2 批次，圆满完成省抽抽检、样品交接任务；在监督检查中抽检医疗机构样品 1 批次（一次性使用负压采血管）。

【专项整治】 药品化妆品。2019 年，先后开展中药饮片质量集中整治，农村药品市场安全监管百日行动，加强药品零售企业监管、医疗机构制剂专项整治；零售企业职业药师“挂证”行为专项整治；药品安全方面损害群众利益问题专项整治；药品安全领域漠视侵害群众利益问题专项整治；严厉打击互联网制售假药违法行为专项执法行动；切实做好《问政山东》非法生产经营问题整改；芬太尼等特殊药品专项整治；

化妆品“线上净网线下清源”专项行动；美容美发专项检查。先后出动执法人员2931人次，实现对药品生产企业、经营企业、使用单位的全覆盖检查。检查中，发现违法违规行为为68件，全部依法予以责令限期改正，整改情况全部落实到位。在上述监督检查过程中，监管人员严格落实行政执法三项制度，执法过程全过程记录，重大执法决定法治审核，不涉及国家机密、商业秘密和个人隐私的依法公示。通过上述工作，莱芜区药品化妆品质量安全逐步提升，在保护公民、法人及其他组织合法权益的基础上，有力维护和促进莱芜区群众健康。

医疗器械。深入开展专项整治和执法检查，在整治中规范，在规范中整治，最大程度地消除药械化安全隐患。开展无菌和植入性医疗器械监督检查。采取多种形式加强对企业的培训指导，督促企业对照检查要点，认真开展自查自纠，按时上报自查报告。按照计划开展监督检查，检查无菌和植入性医疗器械经营企业10家，使用单位7家，责令改正9家。开展计生用品市场的清查活动。与区卫健局联合开展计划生育药具市场清理清查活动，对辖区内药店、诊所、宾馆、超市、商场、计生保健用品店等市场销售的避孕药具是否有过期、失效等不合格情况，是否未经注册；经营避孕药具的场所是否有经营资格进行检查。保证用械安全。开展隐形眼镜专项行动。为维护消费者尤其青少年视力健康，对辖区内的隐形眼镜开展专项检查。重点检查证照、产品注册证、进货查验记录等，对配镜所需的验光机、裂隙灯、角膜曲率仪等设备也进行检查，净化隐形眼镜市场。

【服务医药产业发展】 积极为医药企业搞好服务，促进地方经济发展。监管必须服从中心，服务发展。基于这些认识，在工作中，牢固树立科学监管理念，正确处理监管与服务、监管与发展的关系，在加强监管的同时，不断优化医药经济发展的软环境。按照区委、区政府提出的实施新旧动能转换，做大做强医药产业的要求，立足部门职能，积极为莱芜医药产业园的发展全力搞好服务。多次与区直有关部门到深圳、江苏、河北、济南等地开展招商活动、洽谈项目，取得实质性进展，2019年，莱芜医药产业园入住项目24家，实现产值6亿元，利税8000万元，被评为“市级科技企业孵化器”。在引进项目的同时，积极与省局、济南市局有关处室搞好协调，在产品注册、生产许可、质量认证等方面予以倾斜。加快入园项目的办证进度，赢得企业的好评。

党组书记、局长：姚众经
党组成员、副局长：徐同山
电话：0531-75678077
地址：济南市莱芜区文化北路46号
邮编：271199
（撰稿：安庆　张丹　核稿：徐同山）

钢城区

【概况】 济南市钢城区市场监督管理局（济南市钢城区食品安全委员会办公室）系济南市钢城区政府组成部门，内设食品药品监管科，负责对全区食品安全、药品、医疗器械、化妆品生产、流通和消费环节的安全性、有效性实施统一监督管理，承担着钢城区食品安全委员会办公室的具体工作；在乡镇（街道）设置5个正科级市场监管所。全局在职在编80人，班子成员共8人，其中书记1人、局长1人。同时，在各行政村设立食品安全协管员231人。

2019年，钢城区有药品医疗器械生产经营使用单位共有448家，其中药品生产企业1家、药品批发企业1家，零售连锁总部2家，零售药店86家、村（社区）卫生室及持证个体诊所196家、医疗器械经营单位162家。

【监督检查】 *药品*。开展涉药单位检查行动，以城乡接合部、农村为重点检查区域，以农村卫生室、药品零售药店、个体诊所为重点检查单位，检查医疗机构196家，药店86家，药品生产企业1家，实现全覆盖。开展药品流通环节漠视侵害群众利益专项整治，检查药品经营门店286家次，实现三轮次覆盖检查。

医疗器械。组织第三类医疗器械经营企业对照《医疗器械经营质量管理规范》相关要求，开展全面自查，不断完善质量管理体系，整改16家，其中医疗器械专营店8家，眼镜店6家，连锁药店2家。开展重点行业专项整治，检查医疗机构14家、眼镜店11家、美容美体机构19家、避孕套经营单位52家，责令改正违法违规行为为21项。

化妆品。对进口化妆品、特殊类化妆品标签标识进行重点检查，对辖区内化妆品专营、兼营及使用单位进行专项检查。检查化妆品使用单位（美容、美发、美体店）20家次，化妆品专营单位（专营店）11家次，化妆品兼营单位（商超、药店、母婴用品店）36家次，责令改正违法违规行为为11项。

【监督抽检】 全年完成药品抽验任务63批次，问题样品数2批次。问题样品在规定的时间内已全部由稽查大队依法处理。

【专项整治】 结合实际，创新方式方法，聚焦风险隐患，围绕重点区域、重点环节和重点品种，以“双随机”和“四不两直接”检查方式进行检查。为将监管落实落细，开展漠视侵害群众利益专项整治，对药品流通等重点领域开展专项整治。

党组书记：孙守彬
局长：潘长喜
电话：0531-76979008
地址：济南市钢城区府前大街 27 号
邮编：271104

（撰稿：李立安　核稿：刘刚）

平阴县

【概况】 平阴县市场监督管理局设置药品医疗器械化妆品监管科，设科长 1 名、副科长 1 名，从事药械化监管人员 6 名。截至 2019 年底，平阴县辖区内有药品经营企业 229 家，其中，批发企业 2 家，连锁经营总部 4 家；药品生产企业 5 家，医疗机构制剂室 2 家，药包材生产企业 1 家；药品使用单位 243 家，其中，一级医院 10 家，二级医院 3 家，其他 230 家；医疗器械经营企业 203 家，其中，二类备案（只经营二类产品的）企业 169 家，三类许可（含经营二类产品的）企业 34 家；化妆品生产企业 5 家。

【监督检查】 按照 2019 年的监督检查计划，平阴县局明确检查重点，经营、使用单位每年至少检查 1 次，检查覆盖率达到 100%。对药品批发企业、疾病预防控制机构和接种单位开展每年不少于两次的日常监督检查，在生产企业方面，每年开展不少于 2 次的日常监督检查。积极开展“双随机、一公开”检查，配合省、市局开展“两不一直”的飞行检查，在检查过程中对存在问题严重的经营单位撤销 GSP 认证证书 5 家，责令改正 17 家。2019 年，针对药械化违法行为，出具责令改正通知书 17 份，立案 22 起，罚没款 65 万余元。

【监督抽检】 2019 年，开展药械化抽检 119 批次，不合格 8 批次，全部处理完毕。

【专项整治】 坚持打建结合，围绕中药饮片、无菌和植入性医疗器械等重点品种，针对药品零售企业等重点环节，组织开展药品、医疗器械和化妆品漠视侵害群众利益、中药饮片质量、药品零售企业执业药师“挂证”行为、药品经营环节质量安全、无菌和植入性医疗器械、医疗器械“清网”行动、化妆品“线上净网线下清源”风险排查处置、医疗机构制剂等 8 个专项整治。

【亮点工作】 推进“远程电子处方”工作开展，加快质量安全追溯体系建设。在 2018 年“远程电子处方”覆盖率 80% 的基础上，积极推进“远程电子处方”工作的开展，到 2019 年底全部药品经营企业 100% 完成“远程电子处方”工作。实现来源可查、去向可追、责任可究，解决不凭处方销售处方药的顽疾。强化督导，稳步推进药、械、化安全性监测工作。2019 年，上报药品不良反应 518 例，其中新的、严重的病例 153 例，新严比例达 29.5%，严重报告 73 例，严重比例达到 15%；医疗器械不良事件 270 例；化妆品不良反应 46 例，严重报告 2 例，完成情况在全市各县区排名前列。

党组书记、局长：张建华
党组成员、主任科员：张玉河
电话：0531-87899960
地址：平阴县锦东新区质检大厦
邮编：250400

（撰稿：张彦军　核稿：张建华）

商河县

【概况】 商河县市场监督管理局核定机关行政编制 40 名，设置药品化妆品医疗器械监管科，有工作人员 6 名，负责全县药品、医疗器械和化妆品监管工作；下设商河县市场监管综合执法大队核定编制 42 名（行政编制 5 名，事业编制 37 名），负责药品、医疗器械、化妆品等领域投诉举报的受理和行政处罚的立案、调查、处罚等；在 12 个乡镇（街道）分别设立市场监管所，为局派出机构，核定行政编制 90 名，负责本区域药品、医疗器械、化妆品监管和执法工作。

截至 2019 年底，全县有药品生产企业 4 家，药包材生产企业 1 家，药品批发企业 1 家，药品零售企业连锁总部 4 家，药品零售企业 183 家，药品使用单位 367 家（其中二级医疗机构 2 家，一级以下诊所、卫生室 365 家）；医疗器械生产企业 4 家，医疗器械经营企业 300 家，医疗器械使用单位 344 家（其中二级医疗机构 2 家，一级以下诊所、卫生 342 家）；化妆品经营企业 552 家。

【监督检查】 根据药品、医疗器械及化妆品年度监督检查计划，持续加强生产、经营、使用全环节的监管。药品生产企业、使用单位监督检查实现全覆盖，药品零售企业每家检查频次不少于 3 次；医疗器械生产、使用及经营单位监督检查实现全覆盖；化妆品经营企业经营单位监督检查实现全覆盖；对 35 家零售企业开展 GSP 认证，配合省、市局完成各项飞检、跟踪检查；上报药品不良反应 719 例，医疗器械不良事件 289 例，化妆品不良反应 55 例。

【监督抽检】 2019 年，完成省级药品监督抽检 22 批次，市级药品监督抽检 82 批次；省级医疗器械抽检 5 批次，市级医疗器械监督抽检 111 批次。

【专项整治】 在药品、医疗器械、化妆品领域开展专项整治，集中力量消除风险隐患，打击违法违规行为。在药品监管方面，开展中药饮片隐患排查、药品安全风险隐患治理集中攻坚行动、严厉打击零售药店违法违规行为专项行动、芬太尼等特殊药品专项整治、疫苗使用管理专项监督检查、药品零售企业执业药师“挂证”行为整治工作、药品安全方面损害群众利益问题专项整治等行动；在医疗器械监管方面，开展植入性医疗器械专项检查、隐形眼镜专项检查等专项整治行动；在化妆品监管方面，开展化妆品“线上净网线下清源”风险排查及美容美发行业化妆品质量专项检查等专项整治行动。各项专项整治出动执法人员 320 人次，检查 868 家次，责令改正 114 次，查处违法违规案件 14 起，罚没款 9 万余元。

【网格化监管】 实施药品、医疗器械、化妆品网格化监管，建立“纵横交错、全面覆盖、网络到底、责任到人”的网格化监管体系。将全县划分为 12 个监管网格，确定监管区域，明确监管责任主体。在每个网格内，根据监管人员知识结构、工作特长等情况明确监管责任，将责任落实到人。同时，聘请 962 名社会群众担任社会监督员，依托社会监督员队伍，建立三级监管网格，在信息收集、日常监管巡查、宣传教育等方面发挥良好作用。通过实施网格化管理，进一步落实监管责任，将监管触角不断向基层延伸，提高药品、医疗器械、化妆品精细化监管水平。

党组书记、局长：车富春
党组成员、主任科员：解长俊
电话：0531-84873809
地址：商河县许商街道彩虹路 1981 号
邮编：251600
（撰稿：刘世龙　核稿：解长俊）

南部山区管委会

【概况】 济南市南部山区管理委员会市场监督管理局食药办公室负责辖区药品、医疗器械、化妆品监管工作，有工作人员 5 人，其中在编人员为 3 人，劳务派遣人员 2 人。

【监督检查】 南部山区局注重日常监督检查、专项整治、飞行检查等多种监管方式的有机结合，全年查处假劣化妆品案件 3 起，非法渠道购进药品案件 2 起。2019 年对辖区 2 家药品生产企业、52 家药品零售企业、35 家医疗器械批发企业进行全覆盖检查，检查过程严格依据药品和医疗器械相关法律法规，重点查看质量管理人员与机构，采购环节进货查验、产品储存及设施设备养护等情况，对检查中发现的问题要求其进行整改。持续加强对 6 家疫苗预防接种单位、1 家疾病预防控制机构的监督检查，要求相关单位按时开展自查自纠，同时联合社会事务局针对疫苗运输、贮存、使用环节开展 2 次全范围现场检查。自 11 月 7 日《问政山东》播出以来，加强三类医疗器械、化妆品的集中排查整改工作，以药品零售企业、美容美发店、化妆品专营店为重点区域，加大进货查验、索证索票及标签标识合规性的检查力度，杜绝违法违规经营行为，查处假冒伪劣产品。

【监督抽检】 按省局要求完成省重点中药饮片专项抽检 4 批次，药品省重点监督抽检 10 批次，医疗机构专项抽检 1 批次，地方性监督抽检 20 批次。

【专项整治】 推进中药饮片质量集中整治，召开专题工作会议，要求经营使用单位进行自查，对辖区经营使用中药饮片的 35 家药品零售企业、1 家二级以上医疗机构、75 家卫生院、诊所等进行检查。强化药品零售企业执业药师“挂证”行为整治工作，结合药品零售环节漠视侵害群众利益问题专项整治，重点关注执业药师不在岗频率高的药品零售企业，通过查看执业药师社会保险缴纳记录、处方审方记录、劳动合同等材料，深挖“挂证”行为线索，督促药品零售企业自查执业药师配备不到位、不凭处方销售处方药等问题。开展严厉打击零售药店违法违规行为专项行动，通过畅通投诉举报渠道、开展现场检查等方式，打击处方药不凭处方销售、非法渠道购进药品等违法违规行为，维护市场经营秩序。做好隐形眼镜专项整治工作，为彻底根除隐形眼镜市场安全隐患，对辖区内 12 家相关企业进行检查，重点检查无证经营、非法渠道购进、销售不合格产品等问题，累计出动执法 28 人次。开展医疗器械“清网”专项行动，检查医疗器械经营企业 51 家次，清理违法违规进行网络销售、销售非法产品、发布违法违规信息等行为，落实医疗器械网络销售企业主体责任。同时，进一步推进美容美发行业化妆品质量专项检查、违法向老年人推销医疗器械和保健食品专项行动、无菌和植入性医疗器械专项整治等多项整治行动，努力提升药械化安全水平。

【亮点工作】 全力开展药品零售环节漠视侵害群

众利益问题专项整治，组织辖区药品零售企业负责人、质量管理人员开展警示教育，督促其落实主体责任。整治行动以处方药销售、许可条件保持、票账货款一致性、计算机管理系统数据真实性、关键岗位人员在岗情况等为重点，检查执业药师是否在岗、进销存和票账款一致性、处方药开方审方等情况，督促药品零售企业严格按照法律法规的要求持续合法合规经营。对日常管理问题较多的企业，增加检查频次，确保药品安全专项整治工作取得实效。专项整治以来累计检查药店149家次，累计限期整改4家、警告1家。

局长：党明虎
副局长：徐希勇
电话：0531-88112696
地址：济南市南部山区柳埠街道柳西村委会南邻
邮编：250113

（撰稿：孙陆童　核稿：李德祥）

济南高新技术产业开发区

【概况】济南高新技术产业开发区管委会市场监督管理局成立于2013年12月11日，是综合设置的济南高新技术产业开发区管委会内设机构，负责高新区区域内食品、药品、工商、质监、物价、公共卫生、旅游市场、文化体育日监管和行政执法职责。截至2019年底，全局有干部职工182人。截至2019年底，高新区辖区内有药品生产企业13家、药包材生产企业3家、药品批发企业32家、药品零售连锁总部13家、各类零售药店139家、各类医疗机构258家、医疗器械生产企业75家、高风险医疗器械经营单位494家、化妆品生产企业8家。2019年高新区生物医药产业突破千亿大关。

【监督检查】日常监督检查。制定《2019年高新区药械化日常监督检查计划》，根据辖区内药械化生产经营使用单位情况，确定检查频次和检查单位数量。药品生产企业与药包材生产企业，每年检查次数不少于2次；其他药械化生产经营使用单位，每年检查次数不少于1次。截至2019年底，按照年度计划，完成全部检查任务，实现药械化生产经营使用单位监督检查100%全覆盖，且所有检查均做到检查有记录、问题有反馈、整改有结果、违法有查处。

飞行检查。2019年7月、12月，配合省局飞行检查任务，在全区范围内开展两次药品批发企业飞行检查，检查药品批发企业4家。

重点检查。根据零售药店规模、风险程度、主要经营药品类型等因素，抽调11名药械监管业务骨干，对日常监督检查发现问题较多、风险等级较高的18家零售药店开展重点检查。

【监督抽检】2019年完成药品监督性抽检117批次，评价性抽检89批次；完成医疗器械国家级抽检任务5批次，省级抽检2批次，应急抽检1批次；完成化妆品生产环节风险性抽检145批次。药械化抽检合格率均为100%。

【专项整治】药品。开展药品零售环节漠视侵害群众利益问题专项整治工作，针对零售药店不凭医师处方销售处方药、执业药师“挂证”行为、销售假冒伪劣、过期失效、超范围经营药品等问题，深入开展专项整治，截至2019年底，检查高新区零售药店181家次，出动检查人员412人次。开展特殊药品生产经营使用环节专项整治工作，对辖区内芬太尼、氨酚羟考酮片、药品类易制毒化学品原料药等特殊药品生产经营情况进行专项检查，经排查，未发现高新区有从事相关药品生产经营药品的企业。

医疗器械。开展装饰性彩色平光眼镜等各类器械专项整治工作，检查装饰性彩色平光眼镜经营单位19家，出动执法人员62人次。

化妆品。组织开展美容美发行业化妆品质量专项检查整治。制定并印发专项整治通知，重点对高风险化妆品的经营情况进行检查落实，积极排查问题隐患，努力提升辖区化妆品质量安全，按照“双随机、一公开”监管实施意见要求组织实施现场检查营业场所、查阅存档资料、查询国家局数据库以核实检查情况，开展化妆品专项检查4次，检查宾馆、连锁美容美发店、化妆品经营场所342家，出动执法人员1368人次。

【亮点工作】成立药械化专业监管所。2019年4月，高新区局选派药学、生物等专业功底深厚的业务骨干，成立药品监管所，对药械化企业实施专业化监管和集中化监管。同时，以分级分类监管为重点，成立药品监管组、器械监管组、化妆品监管组，对辖区内企业实施精细化监管，防控药械化产品安全风险。2019年，药品所通过开展事前、事中、事后服务的一系列举措，为316家各类药械化生产经营企业提供咨询服务工作；协助3家药品生产企业、14家药品批发企业、6家药品零售连锁总部、17家器械生产经营企业顺利通过各类认证或换证检查。

创新药品医疗器械生产经营符合性审核。2019年，高新区局在药品及医疗器械生产经营全领域引入专业化第三方评估监测机构，全面开启药品与医疗器械全领域“共参与、全覆盖”监管新模式，形成以“企业主体责任自查＋独立第三方专业评估＋监管部门精准执法”的立体化“社会共治”格局。全年对39家重点规模药械生产经营企业开展专业评审，发现提升管理举措超过 200 项。

党委书记、局长：余兵
党委纪检委员、副局长：梁成亮
电话：0531-82689631
地址：济南市高新区舜华路 77 号管委会 B 座
邮编：250101

（撰稿：彭薇　核稿：王兹东）

莱芜高新技术产业开发区

【概况】济南市莱芜高新区市场监督管理局负责对药品、医疗器械、化妆品经营和使用环节的安全性、有效性实施统一监督管理；莱芜高新区局无下设监管所。

2019 年，莱芜高新区药品（含药包材）生产经营使用单位有 154 家，其中药包材生产企业 1 家、批发企业（含疫苗配送）4 家，零售连锁企业 2 家，零售药店 50 家，村（社区）卫生室及持证个体诊所 97 家。医疗器械生产经营使用单位 251 家，其中生产企业 2 家，经营企业 151 家，使用单位 98 家。化妆品生产经营使用单位 808 家，其中生产企业 1 家，经营使用单位 807 家。

【监督检查】药品。开展涉药单位检查行动，以城乡接合部、农村为重点检查区域，以药品（含药包材）经营使用单位为重点检查单位，检查药包材生产企业 1 家、药品批发企业 4 家、药品零售连锁总部 2 家、药品零售门店 50 家，药品使用单位 49 家，药品生产经营环节实现监管全覆盖、使用环节检查比例达 50%。办理违法案件 6 件。

医疗器械。以济南市局印发文件为基础，根据 2018 年检查情况，结合辖区实际，重点检查两家生产企业，75 家经营企业，23 家使用单位。责令改正企业 33 家，发现问题 72 件。其中对 1 家生产企业未按生产工艺生产其备案产品的问题，进行立案查处。

化妆品。以辖区化妆品生产企业、批发店、美容美体店、美容美发店为监管重点，检查生产企业 1 家、经营使用单位 103 家。

【监督抽检】全年完成省级药品经营使用环节日常监督抽检 11 批次，合格率 100%；市级药品监督抽检 20 批次，合格率 100%；市级中药饮片监督抽检 12 批次，其中 2 批次抽检不合格，合格率 83.33%，不合格药品经营单位全部按规定立案处罚。

【专项整治】药品。开展药品零售企业执业药师“挂证”专项整治、中药饮片专项整治、漠视侵害群众利益专项整治等活动，严厉打击不凭处方销售处方药等违法行为；医疗器械。结合 2019 年医疗器械监督检查计划开展避孕套专项检查、关于无菌和植入医疗器械专项检查、“清网”行动、隐形眼镜集中整治、关于儿童青少年近视矫正监管等专项行动；化妆品。开展美容美发行业化妆品质量专项检查、化妆品经营单位检查、化妆品生产企业检查等行动。

【亮点工作】实现药品处罚办案全过程自主的零突破。2019 年在机构不健全、执法人员严重不足的情况下，完成自主办案的零突破，药品方面办结 6 件。实现药品监管手段的新突破。引入“部门监管 + 第三方评价”的双轨监管评价模式，在监管部门日常监督检查的同时，聘请第三方社会服务专业机构对部分药品生产经营业户进行现场培训及评价开展政府买服务，差缺补漏，评价药品经营单位 10 家，日常监管效能得到新突破。

局长：陶希波
副局长：狄建茂
电话：0531-78867315
地址：济南市莱芜高新区汇源大街 108 号
邮编：271104

（撰稿：何亮　核稿：狄建茂）

青岛市

【概况】青岛市市场监督管理局负责全市药品、医疗器械和化妆品安全监督管理、质量管理、上市后风险管理；负责监督实施国家药典等药品、医疗器械、化妆品标准以及分类管理制度，监督实施医疗机构制剂标准和中药饮片炮制规范等；负责组织指导药品、医疗器械和化妆品监督检查；拟订鼓励药品、医疗器械和化妆品新技术新产品的管理与服务政策以及质量安全科技发展政策，并组织实施。内设药品市场和化妆品监督管理处、药品使用质量监督管理处、医疗器械监督管理处 3 个处室，有公务员 22 人。下设青岛市市场监管综合行政执法支队、青岛市食品药品检验研究院两个直属事业单位。市市场监管综合行政执法支队主要负责药品零售、使用，医疗器械经营、使用，化妆品经营监管领域执法工作；组织开展相关业务领域执法检查；配合实施药品、化妆品、医疗器械等召回制度。市食品药品检验研究院主要承担药品、化妆品、医疗器械、药品包装材料的检验检测工作；承担药品进口口岸检验检测工作；承担药品、化妆品不良反应、医疗器械不良事件和药物滥用资料的收集、核实、评价、反馈和上报、培训工作。

截至2019年底，全市有药品生产企业39家，药品经营企业4864家（药品批发企业66家、药品零售企业连锁总部64家、连锁门店3622家、单体药店1164家），药品使用单位7273家，医疗器械生产企业381家、经营单位6319家，化妆品生产企业25家、经营者4.8万家，年产值约100亿元。

【药品监管】 药品生产及注册。制定2019年药品生产和药品使用环节日常监督检查工作计划，拉长监管周期，细化检查措施。定期调度日常监督检查，借助全省药品日常监管系统大数据平台，及时掌握区市监管情况和管理相对人情况。累计检查药品使用单位2000余家次、药品生产企业92家次、特殊药品经营单位78家次。与市公安局食药环侦支队进一步深化完善《青岛市食品药品违法犯罪案件查处联动工作制度》，对符合刑事犯罪标准的案件及时移交，对发现的案源线索及时相互通报，对重要案件共同研判、协同作战、联合查办大案要案。加强与市医保局、市卫生健康委等部门执法协调衔接机制，根据市医保局请求协查的青岛市某区医院部分药品采购情况，发现该医院涉嫌非法渠道采购药品，涉案货值金额600万余元。对市区两级市场监管部门案件查办过程中发现并查扣的1171种涉药产品组织初审，对其中1067种药品进行认定，出具假劣药品认定书50份。认定的假药全部移交给公安部门立案查处。配合公安部门成功查办一起假冒辉瑞公司“万艾可”等26类药品210余万粒，货值2亿余元的涉刑大案，抓捕多名涉案嫌疑人员。

药品零售。召开药品零售环节漠视侵害群众利益问题专项整治工作会议，与全市64家药品零售连锁总部签订药品经营企业“恪守主体责任、诚信守法经营”承诺书。约谈8家严重违反药品经营质量管理规范的企业。针对执业药师“挂证”和不凭处方销售处方药等难点堵点问题，研究出台《关于进一步解决药品零售环节损害群众利益提升企业服务能力的通知》，规范使用执业药师远程审方系统，整合药店和医疗机构协作资源，支持药品零售企业利用其开办的医院、诊所等，解决处方来源问题。推进远程审方药学服务线上线下融合，推广网定店取等新型配送方式。允许零售药店与第三方合作，开展远程问诊开具电子处方，解决无处方来源问题。利用第三方远程审方执业药师作为补充，解决执业药师不在岗时处方审核和药事服务问题。

【医疗器械监管】 风险会商。组织开展全市医疗器械风险分析会，及时开展风险评估，分析医疗器械生产、经营和使用各环节的风险点，通过分析研判，及时发现并妥善处置风险，形成安全监管闭环。

企业承诺制。组织14家高风险医疗器械生产企业、48家经营企业和23家三级医疗机构，监督其法定代表人或负责人签订承诺书，督促各单位恪尽主体责任，诚信守法生产经营。指导各区市局在全市范围内推广实施，筑牢医疗器械质量安全防线。

医疗器械唯一标识（UDI）试点和实施工作。按照国家局和省局工作部署，青岛市有3家生产企业和医疗机构入选试点单位，4家生产企业入选实施单位，涉及10个产品。8月份，选派试点单位参加国家局培训，12月初，召开青岛市医疗器械唯一标识（UDI）试点和实施工作会，传达国家局关于UDI系统相关政策和试点方案和实施工作等有关事项，并就UDI数据库、UDI系统建设和应用等方面调度推进，确保试点和实施工作稳步推进。

医疗器械经营使用督导检查。认真落实医疗器械“经营质量管理规范”和“使用质量监督管理办法”，加大监督检查力度，全市检查经营企业5214家、检查使用单位3531家，发现问题1815项（次），罚没款110.43万元，进一步强化经营企业和使用单位质量安全主体责任，确保流通使用环节医疗器械安全有效。

监督抽检。科学制定计划，按规定及时送检，完成24批国家级抽样和81批省级抽样，并完成1批补充抽样和13批应急抽样。准确率和到样率较往年有较大提升。

不良事件监测。在全市推用“国家医疗器械不良事件监测信息系统”，督导218家持有人和432家医疗机构注册为医疗器械不良事件监测信息系统用户，组织开展对不良事件报告的调查、核实、评价工作。青岛市局承担一次性血液循环管路、过氧化氢低温等离子体、短波治疗仪3个“十三五”重点监测项目，收到调查表557例，同时协助省不良反应监测中心开展重点监测医疗机构监测哨点调研。全市完成医疗器械不良事件监测3223例，其中严重不良事件300例。

【化妆品监管】 风险监管。召开化妆品风险会商会议，梳理风险点，推动企业落实质量管理制度，降低化妆品安全风险。加大对化妆品生产企业检查力度，在产企业检查率达100%，对企业提出百余条整改意见并督导整改。加强非特殊用途化妆品备案后检查工作，2019年检查备案后产品2895个，按期检查率达到99%。

化妆品监督抽检。按照国抽、省抽、市抽相互补充的原则，加大抽检覆盖率，提高抽检的靶向性。2019年完成省抽化妆品90批次，市抽化妆品30批次。市抽30批次化妆品全部合格，省抽发现不合格产品4批次，已依法妥善开展后处置工作。

化妆品安全科普宣传周。举办以“安全用妆 点靓生活”为主题的化妆品安全科普宣传周活动启动仪式，在台东步行街开展“5·25”爱肤日活动，向公众普及化妆品使用安全知识。各区市局广泛开展进社区、进校园、进广场宣讲活动，发放宣传手册1万余份，青岛市电视台等10多家主流媒体进行公开报道。

不良反应监测。落实化妆品不良反应监测工作的各项措施，举办“2019年青岛市化妆品不良反应监测报告质量培训班”，促进全市报告工作规范化。2019年全市化妆品不良反应报告数量达到731例。

基层规范化建设。落实《全省基层化妆品市场监管规范化建设三年提升工程》要求，促进基层规范化建设。通过召开规范化建设会议、以查带训、市局带领区市局检查、“当一天基层市场监管所所长”、药化执法检查等活动督导市区局进一步摸清底数、制定工作清单、确定示范创建单位，落实网格化管理。

【专项整治】 药品生产和使用。以疫苗、特殊药品、血液制品等高风险品种为重点监控品种，围绕无菌药品、中药饮片、安全生产等专题开展监督检查，突出农村和城乡接合部小诊所等重点区域，对小诊所小卫生室专项整治实行半月调度，检查使用单位1867家次、疫苗接种使用单位检查389家次，疫苗接种单位覆盖率100%。坚持监督抽检与专项检查相结合，利用检查发现的风险信息，对发现的可疑品种实行随即抽验，提高问题的发现率和靶向性。加大处罚力度，专项整治期间，立案29家，合计罚没金额5.9万元。

药品零售。以“3·15”晚会、《问政山东》栏目和《青岛日报》等媒体曝光问题为切入点，盯紧不凭处方销售处方药、执业药师“挂证”、非法渠道购药等12类问题，开展药品零售企业执业药师“挂证”行为整治、漠视侵害群众利益专项整治行动。警告280多家，限期整改890多家，收回GSP认证证书41家，撤销GSP认证证书20家，立案查处190多起，移交公安2起，罚没款70多万元。

进口药品。依法查处进口检验不合格的药品19批次，严防不合格药品流入国内；立案调查不合格药材违法销售单位2家，依法移送公安，涉案货值500余万元。密切加强与海关缉私部门、检验鉴定机构的协作配合，查处2起医疗器械经营企业经营翻新进口彩色超声诊断仪的违法行为，涉案货值200余万元。

医疗器械。组织医疗器械“清网”行动，重点检查群众关注的义齿、美瞳和体外诊断试剂，市本级完成31次生产质量管理规范全项目检查，36次经营企业督导检查，问题处置率100%，检查隐形眼镜店444家，全市完成生产、经营、使用单位检查共计1793家次。开展“儿童视力矫正”等专项整治，大范围专项检查24次。截至11月底，检查相关经营使用单位454家，出动执法人次1100人次，立案7起，罚没款7.5万元。对违法违规组织生产医疗器械、经营翻新、拼装的进口医疗器械以及网络销售医疗器械行为及时发现、严厉处罚，对某光学制造有限公司生产不符合注册产品技术要求的软性亲水接触镜的违法行为及时立案，依法查处，没收该企业违法生产的不合格软性亲水接触镜21623只、罚没款54.58万元，责令其停产停业，并上报省局对该企业依法吊销生产许可证。

化妆品。开展“线上净网线下清源”行动，针对化妆品经营领域存在的假冒名牌、进货渠道混乱等突出问题，重点对品牌集合店及淘宝、微商等新兴网络销售平台问题频发领域，运用大数据、云计算等技术手段，及时出击，严厉打击化妆品违法行为。检查化妆品企业628家，清理产品1169个、违法虚假信息68条。查处一家涉嫌经营进口假冒名牌化妆品电商，查扣不合格化妆品8000余盒，涉案货值160万元。

【监管能力建设】 法规培训。围绕新修订的《药品管理法》《疫苗管理法》，以监管人员和药品生产使用单位从业人员为重点，邀请法律专家举办专题培训。通过《国际日报》、新众网、中国市场网、食安网、齐鲁在线、中国贸易新闻网等多家媒体开展《疫苗管理法》宣传，提高社会公众对“两法”的关注度和知晓率。

专业培训。委托外审检查员50余名医疗器械监管人员进行现场“实训”，组织2次到使用单位实地“特训”；召开青岛市医疗器械唯一标识（UDI）试点和实施工作会，对3家单位、10个产品进行调度，增强专业化能力。

实训飞检。举办全市药品GSP检查员培训班，培训全市监管人员200余名，择优选取检查员30名，开展GSP认证跟踪检查和飞检，提高实战能力。

检验资质扩项。完成药品包装材料检验资质认定扩项评审，顺利通过35个产品及29个产品的310个项目。至此具备药品包装材料55个产品及30个产品的332个参数的检验资质，覆盖《国家药包材标准》中所有的药包材品种，处于行业领先水平。

药品标准提高。积极参与国家药品标准提高行动计划项目，完成国家药典委员会中成药苦甘颗粒质量标准起草工作；完成《中国药典》妇女痛经丸、红核妇洁洗液等 11 个中药品种、国家补充检验方法防风通圣丸中土大黄苷检查及省中药材起草标准驴皮的质量标准复核工作。高质量完成注射用阿莫西林钠舒巴坦钠两个规格、左乙拉西坦片两个规格、伏立康唑片的进口药品质量标准复核工作。

【服务医药产业发展】 扶持本地企业。调研解企业发展需求，主动协调解决企业在仿制药一致性评价、扩大生产规模、研发新产品等的问题，完成 3 个一致性评价品种的现场检查。采取政府引导、市场调控、企业运作的方式，鼓励、支持、引导具备现代物流条件的药品批发企业，创新经营理念、优化资源配置，延伸服务链条，进一步完善现代化物流配送体系，实现物流配送中心的自动化、标准化、智能化。

引进外地重点企业。联系走访强生中国公司、中美施贵宝制药上海公司、广州医药集团、安徽华源、聊城蓉生等企业，落实“双招双引”投资 4 亿元。

【亮点工作】 “智慧监管”创新。建立区域智慧处方审核监管平台，整合现有区域药品零售企业信息进销存管理、第三方远程审方服务、第三方互联网复诊续方服务、第三方处方流转承接服务四个模块系统，打造处方药销售与药事服务专业化的“青岛模式”，实现全程有效监管。

全方位疫苗监管体系构建。构建疫苗联动机制，联合市卫生健康委组建专班，印发《关于开展疫苗使用监督检查的通知》和《疫苗使用管理专项监督检查的通知》，对全市 11 家疾病预防控制机构、282 家疫苗预防接种单位进行全覆盖监督检查，每月向市委报告进展，确保风险及时防控。

首台彩色多普勒超声诊断仪产品获批上市。10 月 31 日，经省局审查，批准青岛海信医疗设备股份有限公司生产的产品“彩色多普勒超声诊断仪”注册。该产品结构型式为台车式，主要由主机（含软件）、显示器、控制面板、探头和选配件组成。用于人体超声诊断检查，对人体组织或器官包括腹部、浅表组织、心脏等进行成像诊断。该项目是青岛市重点培植的产业项目，填补产业空白，对青岛乃至山东省高端医疗设备制造业发展具有重大意义。

党组书记、局长：张杰
党组副书记、副局长、二级巡视员：刘伟政
党组成员、副局长：赵树居、王雷、段启辉、冯寿青
副局长：王亮
党组成员、市知识产权局副局长：杨爱民
一级巡视员：孙利国
二级巡视员：丛春雷、李治荣、柏建超、唐存礼
副巡视员：史日安、刘原龙、贾云香
执法支队支队长：李宗卫
副局级领导：杨光、毕见清
电话：0532-85730890
地址：青岛市市南区福州南路 83 号
邮编：266071

（撰稿：黄伟强　核稿：郭大鹏）

市南区

【概况】 青岛市市南区市场监督管理局内设药品和医疗器械监督管理科（挂化妆品监督管理科牌子），核定编制 3 名，承担药品零售和互联网销售、化妆品经营、医疗器械的监督管理等职责；青岛市市南区市场监督管理局执法稽查大队内设执法稽查五中队，负责药品零售、使用，医疗器械经营、使用，化妆品经营监管领域执法工作及相关业务领域执法检查等工作。

截至 2019 年底，市南辖区内有药品零售门店 172 家，其中连锁门店 152 家、单体店 21 家，连锁总部 8 家，药品批发企业 6 家。医疗器械生产企业 15 家，互联网销售公司 50 家，医疗器械经营企业 893 家。医疗机构 122 家，其中三级 6 家、二级 9 家、一级以下 100 家。疫苗单位 18 家，其中疫苗接种门诊 11 家、狂犬病处置门诊 1 家、疫苗疾控中心 1 家。化妆品经营企业 119 家。

【监督检查】 2019 年，市南区局制定《2019 年度药品医疗器械化妆品监督检查计划》等文件，开展风险评估，明确检查事项、检查内容、检查频次，确保全年监管工作部署到位。建立漠视侵害群众利益问题监管长效机制，建立健全 10 个市场所的网格化监管责任区。加大监管力度，规范药械化经营企业的经营行为。

2019 年对全区 170 余家药品零售门店实现全覆盖无缝隙监督检查。在做好日常监管基础上，开展“双随机”明察暗访交叉飞行检查，强化执法抽检、随机飞检，以《四个最严》的标准对违法行为进行查处震慑。开展零售药店不凭处方销售处方药等问题集中整治，组织 10 个市场所对辖区内零售药店开展全面排查，狠抓网格化监管，责任到人。对 4 家药店不凭处方销售处方药问题，责令立即改正，罚没款 4000 元。根据最严厉“四个一律”处理要求，撤销 4 家企业药品 GSP 认证证书。

开展打击非法经营装饰性彩色平光隐形眼镜行为的拉网式排查，检查相关经营企业 44 家，依法严肃查处 2 起未经许可经营三类医疗器械护理液案件，共计罚没款 10 万元。开展义齿、冷链管理的体外诊断

试剂集中整治，检查冷链管理的体外诊断试剂经营企业 28 家，使用单位 8 家，检查覆盖率 100%。检查义齿使用环节企业单位 73 家。对青岛某医院使用过期医疗器械立案处罚，罚没款 2 万元。

认真开展化妆品备案后现场检查。制定《国产非特殊用途化妆品备案后现场检查工作规程》，对检查流程、主要内容、检查重点、结果汇总、时限要求进行明确规定，2019 年对 34 家企业的 210 个产品的备案后情况进行现场检查。

【监督抽检】 加强辖区药品医疗器械化妆品质量的监督抽检，2019 年药品监督抽验 112 批次，抽验 49 批次中药饮片，对 5 批次不合格药品立案处罚，罚没款 7405.7 元。医疗器械完成高风险重点监管的一次性使用输液器、一次性使用注射器、可吸收性外科缝线等品种国抽任务 1 批次、省抽任务 6 批次，全部合格。化妆品流通环节质量抽检，完成省抽 6 个批次、市抽 2 个批次，8 批次全部合格。

【专项整治】 2019 年，市南区局开展百日整治、漠视侵害群众利益问题、安全用药月宣传、执业药师“挂证”、中药饮片质量监督检查等专项整治工作。开展疫苗使用环节专项整治，组织区疾病预防控制中心、各预防接种门诊（室）自查自纠，对辖区 16 家疫苗接种单位和 1 家疾控中心进行全覆盖检查。组织开展医疗器械“清网”行动，对辖区 26 家企业开展监督检查。全面排查网络销售医疗器械经营单位，检查发现 5 家不在注册地经营。制定《市南区食品药品领域百日整治行动方案》《关于做好〈问政山东〉曝光问题举一反三整改工作的实施方案》和《关于全面开展〈问政山东〉曝光问题排查整改建立健全监管长效机制的通知》，部署工作落实，扎实开展《问政山东》曝光问题专项整治，保障辖区人民群众用药用械用妆安全。

【过期药品回收】 开展过期药品回收宣传推广工作。辖区 98 家连锁总部药店列入市南区家庭过期药公益回收点。开展“安全用药月”宣传活动，销毁药品经营企业过期药品 1.7 吨，家庭过期药品 23 千克。辖区 10 个市场所将家庭过期药回收宣传材料送到社区进行宣讲，发放宣传材料 200 余份，“过期药品不要随便扔，市南区家庭过期药回收点名单奉上！”在市南市场监管公众号、新浪、腾讯微博等媒体给予宣传报道。

党组书记、局长：姜岱勇
党组成员、三级调研员：连锋
电话：0532-81639398
地址：青岛市市南区南京路 29 号
邮编：266000
（撰稿：姜立宏　核稿：连锋）

市北区

【概况】 青岛市市北区市场监督管理局设置药品医疗器械监督管理科，负责全区药品、医疗器械、化妆品生产、经营、使用环节监督管理工作。设科长 1 名，副科长 1 名，有人员 6 名。截至 2019 年底，辖区有药品生产企业 1 家，医疗器械生产企业 24 家，医疗机构制剂室 4 家；药品经营企业 596 家、医疗器械经营企业 1610 家、化妆品经营企业 8300 家；药械使用单位 675 家；市、区疾控中心各 1 家，疫苗接种单位 32 家。

【监督检查】 根据法律法规及上级工作要求，结合辖区实际相继制定药品、医疗器械、化妆品等各种类、各环节检查实施方案和计划 3 类 6 个方面。严格落实网格化监管责任制，按照“四定”要求，将全区 496 家零售药店、32 家疫苗接种单位、1610 家医疗器械经营企业全部明确二、三级监管责任人，建立统一的网格化监管工作台账。成立由分管局长带队，由业务科室、稽查大队组成行动责任部门，持续对辖区重点药店、特殊药品经营企业、市、区两级疾控部门及二级以上医疗机构疫苗接种单位进行专项监督检查；22 个街道市场（食药）所分别成立检查小组，同步开展拉网式全覆盖监督检查。全年检查药械企业 2269 家次，特殊药品经营企业 24 家次，疾控部门 4 家次，疫苗接种单位 40 家次。出具责令改正通知书 25 份，办理药品案件 9 起。

【监督抽检】 注重强化靶向抽检，在提高不合格发现率上下功夫，将近年抽检不合格企业及日常监督检查存在问题较多的企业作为抽检重点，抽检药品和医疗器械 134 批次，其中，不合格 5 批次，均依法处理；完成省抽化妆品 5 批次，市抽化妆品 3 批次的抽检任务。

【专项整治】 2019 年，市北区局先后组织开展药品安全领域损害群众利益专项整治、药品安全领域漠视损害群众利益专项整治、芬太尼类药品等特殊药品专项检查、执业药师“挂证”专项检查 、疫苗专项检查、无菌和植入性医疗器械经营使用环节检查等 14 次专项检查，针对药品、医疗器械流通、使用环节存在的突出问题进行重点检查。多次召开部署会议，明确专项行动检查重点，制定检查表格，统一检查标准。重点跟踪解决媒体关注的药品零售药店“不凭处方销售处方药”的问题，约谈第三方平台，召开企业负责人培训会，讲解“远程问诊”“远程审方”系统操作使用方法，解决无处方来源问题，执业药师不在岗时处方审核和药事服务问题。

【亮点工作】“新监管 心服务”。随着监管体制改革全面落地，市北区局提出“新监管 心服务”理念，从管理层面入手，做好加减法，着力为企业持续健康发展创造良好的营商环境。精简流程，最大限度降低企业负担。除法律法规及上级机关规定需报送材料外，一律不再增加；政策允许情况下，大力推动无纸化办公，除必要纸质文书外，其他资料推荐通过网络、优盘、邮寄等方式报送。日常管理事项尽可能标准明确透明，业务办理力求一口清、一次办好。常规监督检查中坚持严格执法与真心帮扶并重，针对发现的问题依法规范处置的同时，帮助其解决问题、提供可行建议，全年帮扶 10 家业绩相对较差的药械经营企业，助推企业稳定发展。依托协同监管信息平台，逐步健全部门间信息共享机制，同时畅通企业对接渠道，探索建立实时在线的政企交流平台，及时为企业解答专业技术等深层次问题。

监管培训。2019 年，市北区局组织一系列培训。对相关企业机构领导和管理人员培训。采取法规学习与示范教学相结合，集中学习与网络自学相结合方法，分行业、分批次进行 6 次集中培训，培训人员 1530 人次，企业培训率达 92%；培树“亮点”引领规范，在全区打造规范药房“一条街”，在各街道打造“明星”企业 2 家，组织相关企业参观见学；提高监管能力培训，采取学规范知标准，请进来知精髓和师傅带徒弟方法，对各市场所监管人员从理论和实操进行培训，共计培训 120 人次。

党组书记、局长：于志鹏
党组成员、副局长：鲁先华
电话：0532-58716701
地址：青岛市市北区辽阳西路 16 号兴业大厦 A 栋
邮编：266000

（撰稿：江红　核稿：鲁先华）

西海岸新区

【概况】青岛西海岸新区（青岛市黄岛区）市场监督管理局设药品化妆品监督管理科、医疗器械监督管理科两个科室负责药品、医疗器械、化妆品监管工作，有监管人员 12 人。在各镇、街道办派出 23 个市场监管所。青岛西海岸新区是国务院批准的第九个国家级新区，截至 2019 年底，全区有药品生产企业（含制剂室）9 家，医疗器械生产企业 28 家，化妆品生产企业 5 家。药品批发企业 3 家，药品零售连锁总部 9 家，药品零售企业（含连锁门店）903 家，三类医疗器械经营单位 229 家，二类医疗器械经营备案单位 1026 家。

【监督检查】西海岸新区局一直将药品安全监管作为重点工作常抓不懈，探索构建起“政府领导、部门负责、任务清晰、协调配合、依法监管、强力保障”的监管体系。进一步加强药品医疗器械经营行为的规范化监管，编制印发《青岛西海岸新区药品医疗器械监督管理手册》，规范药品医疗器械经营监管事项，明确日常监管频次等要求。建立从业人员培训制度，定期对全区药品医疗器械化妆品经营单位从业人员进行业务培训。实行药品医疗器械生产、流通、使用各环节网格化监管，网格监管覆盖率 100%。进一步落实属地监管责任和网格化、痕迹化监管措施，坚持日常检查和跟踪检查相结合，坚持风险防控，对存在问题的企业加大检查频次。约谈 9 家药品零售连锁总部，签订规范经营承诺书；约谈 6 家无菌医疗器械生产企业，进一步落实主体责任，提升依法经营水平。完成 GSP 认证检查 183 家。依据职责做好疫苗使用监管。组织开展安全用药月、化妆品安全科普宣传周、家庭过期失效药回收等宣传培训活动。

【监督抽检】2019 年，完成药品省监督抽验任务 5 批次、市重点抽验任务 112 批次、省专项抽验 2 批次，市药包材专项抽验任务 7 批次，不合格药品核查处置全部完成。向第三方检测机构送检疑似非法添加产品 270 批次，为违法行为定性提供技术支撑。切实保障医疗器械质量监督抽验，按时完成国抽任务 1 批次、省抽任务 7 批次。依托质量抽验的技术支撑，严抓医疗器械生产、经营、使用三大环节的日常监管，对存在的问题归纳分析，集中督促整改；对存在严重问题的做好整改后的跟踪检查；对有违法违规行为的依法查处。完成化妆品省抽任务 11 批次，市抽任务 3 批次。

【专项整治】2019 年，西海岸新区集中开展“百日整治行动”，重点整治小诊所和乡村卫生室，查处非法购进药品、非法使用回收药品等违法行为，查处零售药店违法回收销售药品、超范围经营药品、不凭医师处方销售处方药等行为；开展定制式义齿监督检查，严厉打击非法经营角膜接触镜的行为，规范冷链管理的体外诊断试剂。全年先后组织开展非法渠道购药、中药饮片掺杂使假、违规销售处方药和执业药师“挂证”、药品医疗器械使用单位专项检查、隐形眼镜专项整治、化妆品“线上净网线下清源”风险排查等专项检查行动，做到即查即改、严查严办，切实整改问题隐患。选取 265 家单位作为家庭过期药品回收定点单位，集中销毁过期失效药品 1.7 吨。

【“三大平台”优化监管】 践行“先行先试、善作善成”的新区精神，坚持问题导向、务实管用原则，探索打造风险预警平台、“双随机”监管平台、信用公示平台“三大平台”，寓服务于监管，对违法者利剑高悬，对守法者无事不扰，让服务走在监管前面；通过“双随机”平台开展抽查，做好执法检查“双向评价”，保障执法公平公正；通过信用公示平台，发挥信用约束和部门横向联合惩戒，促进企业规范经营；信用公示平台也为企业合作、群众消费提供查询，使社会共享改革成果。同时，“三大平台”互相贯通，形成对问题的闭环处理。

党组书记：韩福金
局长、一级调研员：孙博
副局长、三级调研员：刘仲台
党组成员、副局长：张海军
电话：0532-86168110
地址：青岛市黄岛区长江中路 465 号
邮编：266555

（撰稿：周伟杰　核稿：张海军）

崂山区

【概况】 青岛市崂山区市场监督管理局设有药品和化妆品安全监管科和医疗器械安全监管科，药品和化妆品安全监管科有行政执法人员 1 人，医疗器械安全监管科有行政执法人员 3 人。2019 年，崂山区有药品生产企业 8 家，药包材生产企业 2 家，药品批发企业 3 家，药品经营连锁总部 5 家，药品经营连锁门店 162 家，单体药店 22 家，药品使用单位 390 家，医疗器械生产企业 22 家，医疗器械经营企业 370 家，医疗器械使用单位 274 家。

【监督检查】 通过召开会议、重点约谈等方式，对企业开展警示教育，提升企业的主体意识、责任意识和危机意识。与全区药品、化妆品和医疗器械企业签订质量承诺书，组织所有企业先期全面开展自查，引导企业牢固树立责任意识。对全区企业进行深入排查摸底，全面掌握各单位的总体分布、管理水平、存在隐患等情况。按照“属地管理、分级负责、全域覆盖、责任到人”的原则，明确每家企业的网格化监管责任人，实现横向到边、纵向到底全覆盖监管，筑牢监管网底，形成科学、规范、高效的监管工作长效机制。全区分成 9 个区域开展拉网排查，对辖区内企业进行全覆盖、无死角的检查，对自查整改后仍存在违法违规行为的企业将严厉坚决打击、绝不姑息，切实维护辖区人民群众的用药安全和化妆品质量安全。

【监督抽检】 突出问题导向，对存在安全隐患的重点单位进行重点抽验，提高抽检覆盖率和针对性，2019 年组织开展各类药品抽样 412 批次，药包材抽验 12 批次，医疗器械抽检 8 批次。

【专项整治】 2019 年，先后组织开展疫苗专项整治、中药材（饮片）专项整治、漠视侵害群众利益专项整治、易制毒药品专项整治等 20 余次药品、化妆品和医疗器械专项整治行动，围绕群众关心的痛点、难点、焦点问题，紧盯关键环节和重点领域，强化风险防控，夯实安全基础，以拉网排查为主线，以综合治理为抓手，以监督抽验为技术依托，突出整治重点，明确职责分工，层层落实责任，确保工作部署到位、责任落实到位。

【亮点工作】 *监帮结合，推动本土药化产业健康快速发展*。在全面无缝隙监管，确保药品和化妆品市场安全稳定的同时，崂山区局通过逐家走访、座谈讨论等形式，积极对接区内医药企业和化妆品企业，了解存在的困难和问题。充分利用专业指导优势，积极参与区相关招商项目推进论证工作，主动为企业牵线搭桥，推动辖区医药和化妆品产业健康快速发展。2019 年对接企业 20 余个。对接并引进北京泱深信息技术有限公司总部整体迁至崂山区项目以及山东国强集团有限公司项目。

发展“陪伴服务”理念，打造优良营商环境。根据各产业发展情况，以企业需求为靶向，建立服务清单和服务规范，深入实施“贴身服务”工程，以高品质服务打造最优营商环境。协助青岛中皓生物工程有限公司自主研发的创新型三类医疗器械产品——“脱细胞角膜植片”（生物工程人工眼角膜）项目落地，从产品注册到生产许可再到企业营业执照变更，全程提供“陪伴服务”。该项目 11 月正式投产上市，年产量达 2 万片，预计年产值 2 亿元。

党组副书记、局长：杜萍
党组成员、副局长：苏祖亮
电话：0532-88891087
地址：青岛市崂山区深圳路 181 号
邮编：266061

（撰稿：范晓庆　核稿：苏祖亮）

李沧区

【概况】 青岛市李沧区市场监督管理局内设药品

医疗器械监督管理科和 11 个市场监管所，有药械监管人员 51 人。负责贯彻执行药品、医疗器械和化妆品监督管理法律法规和方针政策。依职责实施药品零售、医疗器械经营、化妆品经营和药品、医疗器械使用环节的监督检查和质量抽检。依职责实施药品、医疗器械经营、使用质量管理规范，化妆品经营质量管理规范。开展药品不良反应、医疗器械不良事件和化妆品不良反应的监测、评价和处置工作。

2019 年，李沧区有药品生产企业 1 家，制剂室 1 家，药包材生产企业 1 家，药品批发企业 10 家，药品连锁总部 5 家，零售药店 354 家。医疗器械生产企业 14 家，医疗器械经营企业 734 家。医疗机构 469 家。化妆品经营企业 180 家。

【监督检查】 网格化监管。制定《2019 年李沧区药品市场和化妆品监督检查计划》《2019 年李沧区医疗器械经营和使用监督检查工作实施方案》，明确监管工作目标，11 个市场监管所按照“定区域、定人员、定职责、定标准”的“四定”要求，明确监管责任人、监管职责、检查频次、检查内容、检查标准，严格落实网格化监管责任，全面落实药械化安全监管工作。

宣传培训。全年组织召开药品零售企业执业药师“挂证”行为专项整治、食品药品领域漠视侵害群众利益问题专项整治等监管工作会议 4 次，并与辖区企业签定责任承诺书，督促企业落实主体责任。组织开展药品不良反应暨医疗器械不良事件监测培训、化妆品不良反应监测培训，安全用药月宣传活动，新修订药品管理法和疫苗管理法宣传活动，不断提高企业守法意识和责任意识。

日常监管。药品监管重点抓好特殊药品、疫苗、含麻黄碱类复方制剂、处方药、中药饮片监管，突出小药店、小诊所等问题易发多发单位，严厉查处非法渠道购药、不凭处方销售处方药、执业药师“挂证”等违法违规行为。化妆品监管重点抓好婴幼儿及特殊用途化妆品突出化妆品监管，突出集中交易区域、美容美发机构、化妆品网络经营者等单位，重点检查购销渠道是否合法，标签标识是否合规齐全，是否存在虚假夸大宣传等行为。医疗器械监管突出《医疗器械经营环节重点监管目录》中涉及的 6 大类三级监管的经营企业，不断规范生产、经营和使用秩序。

不良反应监测。发现和评价药品不良反应报告 798 例，其中新的、严重的报告 293 例；医疗器械不良事件报告 179 例。化妆品不良反应 60 例。

【监督抽检】 全年完成医疗器械国抽 3 批次，化妆品省抽 7 批和市抽 2 批，药品省抽 5 批和市抽 112 批，药包材 3 批。发现不合格化妆品 1 批，不合格药包材 2 批，不合格中药饮片 7 批，通过抽检靶向监督生产经营行为。

【专项整治】 全年相继开展药品零售企业执业药师“挂证”行为专项整治、食品药品领域百日整治行动、食品药品安全方面损害群众利益问题专项整治、食品药品领域漠视侵害群众利益问题专项整治，中药饮片质量集中整治，严厉打击制售假劣药品专项行动，医疗器械“炸碉堡”行动，医疗器械“清网”行动，严格落实“四个最严”工作要求，严厉打击各类违法违规行为，撤销药品 GSP 认证证书 4 家，行政处罚 47 家，罚没款 16 万余元。

【过期药品回收】 深化家庭过期药品回收和销毁活动，将全区 172 家药店和 31 家社区卫生服务中心（站）作为家庭过期药品定点回收单位，回收销毁家庭过期药品和罚没药品 113 余公斤。通过开展集中回收销毁工作，打击非法回收药品，遏制非法收购过期药品的不法行为，增强广大居民用药安全和环境保护意识。

党组书记、局长：王彤宣
副局长：孙瑞福
电话：0532-87660872
地址：青岛市李沧区夏庄路 127 号
邮编：266100

（撰稿：陈杰　核稿：孙瑞福）

城阳区

【概况】 青岛市城阳区市场监督管理局负责全区药品、医疗器械和化妆品安全监督管理。内设特殊食品化妆品监管科、药械安全监管科，承担药品、医疗器械、化妆品相关工作任务，行政编制共计 8 名。2019 年，城阳区局认真贯彻上级工作部署，坚持一手抓改革融合，一手抓推进落实，科学筹划“攻山头、稳阵地”战斗行动，聚力监管保稳定，维权助业促发展，担当作为，狠抓落实，整体工作扎实推进。

【监督检查】 2019 年，出动执法人员 550 余人次，检查药械单位 210 家次，提出整改意见 680 余条，药械生产经营企业检查覆盖率达 100%。优化升级行政许可业务，办理药械经营许可 122 件、备案 139 件、GSP 认证 80 件。

2019 年，城阳区局继续化妆品生产企业日常检查，重点对原料采购、索证索票、生产工艺、库房管理、质量控制等方面进行检查对存在问题的企业限期整改，并严格落实整改后复查，确保企业整改落实到位。检查生产企业 5 家，检查率达 100%。开展国产非特化妆品备案后检查，在对其产品名称、配方、包装等进行审核的同时，对该企业开展日常监督检查。2019 年，对 35 家企业 670 个产品配方进行备案后检查，检查合格配方产品 417 个，责令改正的配方产品 253 个。5 月 20—26 日组织开展全区化妆品科普宣传周活动，制定《2019 全区化妆品安全科普宣传周活动方案》，组织召开动员部署会，化妆品企业代表宣读“安全用妆宣言”，并集体签订化妆品生产销售企业安全用妆倡议书。宣传期间制作展板 2 个，悬挂宣传横幅 8 个，发放宣传材料 3550 余份，接受现场咨询 320 余人。通过开展宣传活动，普及化妆品安全使用知识，引导消费者树立科学理性的化妆品使用观念。2019 年办理药械案件 21 件，其中药品 9 件，罚没款 19407.79 元。化妆品 5 件，罚没款 39960.5 元。医疗器械 7 件，罚没款 15 万元。

【监督抽检】 按照药品、医疗器械和化妆品年度抽检计划，遵循科学、规范、合法、公正的原则，城阳区局在辖区内的生产经营企业和使用单位有重点地开展抽检工作，药品 112 批次、化妆品 17 批次，均完成后处置工作。

【专项整治】 深入开展执业药师“挂证”、中药饮片、零售药店、农村药品市场、美容美发机构、网络销售化妆品、打击非法添加等专项整治工作。2019 年以来，检查化妆品经营业户 470 余家，出具改正意见 260 份，查处违法经营行为 3 个，罚没款 2.5 万元。同时，加大对问题突出的产品的抽检力度，抽检化妆品 19 批次，其中，生产环节 9 批次，流通环节 10 批次。

【“智慧监管”】 强化“智慧监管”，以青岛同方药业为试点，使 GSP 标准执行与公司总部、监管部门形成集成互联，推动监管模式由传统的人力巡查向网络化、自动化、智能化转型，打造“远程监控、远程诊疗、远程审方”药品信息化监管系统。

党组书记、局长：王志刚
党组成员、副局长：李忠诚
电话：0532-87868880
地址：青岛市城阳区江城路 198 号
邮编：266109

（撰稿：魏静　核稿：刘奎明）

即墨区

【概况】 青岛市即墨区市场监督管理局设立药械科，负责药品、化妆品、医疗器械的监督管理。2019 年，全区有药品批发企业 6 家，药品连锁总部 4 家，零售连锁门店及单体药店 616 家（其中连锁门店 459 家，单体店 157 家），医疗机构 1032 家（三级医疗机构 2 家，二级医疗机构 5 家，一级及以下医疗机构 1025 家），药品生产企业（含制剂室）6 家，医疗器械生产企业 34 家，二类、三类医疗器械经营单位 652 家。

【监督检查】 各基层监管所坚持对辖区药品、医疗器械、化妆品监管的全覆盖、无缝隙监管态势，发现问题限期整改落实，及时消除安全隐患；加大监督执法力度，严厉查处违法经营使用行为。

【监督抽检】 严格按照标准要求，开展药品、医疗器械、化妆品抽检工作。2019 年完成药品抽检 110 批次，医疗器械抽验 12 批次，化妆品抽检 10 批次，均及时将结果公示。

【专项整治】 2019 年，先后组织开展中药饮片质量集中整治、药品零售企业执业药师“挂证”行为专项整治、疫苗专项检查、食品药品方面损害群众利益专项整治、食品药品领域百日整治行动等集中整治活动。活动期间出动执法人员 1000 余人次，检查药械生产企业 35 家次、医疗机构 1032 家、药品经营企业 700 余家，立案 40 余起，移交公安机关 3 起，罚没款 130 余万元。其中，开展疫苗专项检查期间，提前与区卫健局联合制定并印发《关于开展疫苗使用管理专项监督检查工作方案》，成立以局长为组长的改革完善疫苗管理体制工作专班，并召开疾病控制中心、疫苗接种单位负责人和各市场监管所负责人会议，进行工作部署。疾病控制中心、疫苗接种单位对照《疫苗预防接种单位自查表》开展自查自纠，自查率达 100%，签订药械使用单位承诺书；各市场监管所每月对辖区内的疾病控制中心、疫苗接种单位进行日常监督检查；出动执法人员 100 余人次，检查疾控中心、疫苗接种单位共计 58 家，覆盖率 100%。

【“三法”结合结硕果】 为做好机构改革后的药械监管工作，创新面对面座谈法、实用性培训法和实地演练法三法相结合的有效措施，既有力提高一线执法人员的业务水平和实战操作能力，又进一步规范医疗机构和药品经营企业的日常管理，着力保障全区的用药用械安全。

面对面座谈法，决策基础进一步科学化。通过召开药品连锁企业负责人、零售企业负责人和监管所负责人三个座谈会，及时征求到企业在发展中遇到的困难和意见建议，了解一线监管执法现状，既能为企业提供更好的服务和指导，强化企业主体责任落实，规范企业生产经营行为，又强化监管所与职能科室之间的协调合作，同时还为局领导提供第一手精准资料，及时完善出台新决议新部署。

实用性培训法，综合素质进一步职业化。通过邀请青岛市局专家集中授课、业务骨干轮流授课、分片自学交流和送法上门等培训形式，提高监管人员和监管对象业务素养。其中，在日常工作中注意收集整理相关法律法规，印制实际操作手册等实用型材料，及时发放给各监管所，各所可以根据工作安排灵活开展自学或辖区培训活动。

实地演练法，日常执法进一步精细化。根据征求到的意见建议，分管领导和职能科室深入基层，在每个所各选取一家医疗机构、一家药械经营企业作为现场指导点，结合近期开展的中药饮片质量安全、执业药师“挂证”行为、药品使用安全等专项整治活动，全程手把手指导一线人员开展检查，详细讲解每个环节检查要点及注意事项，并全程指导药品抽检流程。采用的演练观摩新形式，使一线执法人员对执法流程、执法重点有更直观认识，更有效地提升执法水平。

党组书记、局长：万吉慧
党组成员、副局长：孙勇
电话：0532-87567829
地址：青岛市即墨区鹤山路156号
邮编：266200

（撰稿：兰青青　核稿：孙勇）

胶州市

【概况】胶州市市场监督管理局，系胶州市政府工作部门之一，正科级，2019年1月胶州市政府职能部门调整改革，由原胶州市市场监督管理局和原胶州市食品药品监督管理局整合组建而成。内设药品和化妆品监管科、医疗器械监管科，其中药品和化妆品监管科行政编制4名，医疗器械监管科行政编制3名。胶州市有药品和医疗器械生产经营企业、医疗机构1700余家。胶州市以“国字号”平台和重点功能区为重点，下大力气促进医药产业新旧动能转换。

【监督检查】重点对药品批发企业出租出借企业资质、零售连锁门店自购药品、药品零售企业违反许可规定经营、执业药师不在岗、不按规定购进中药材（饮片）、违规销售含麻黄碱复方制剂等行为进行检查。坚持“网格化”监管，按照“定人、定岗、定责、定事”的原则，严格落实网格内零售药店和医疗器械网格责任人监管责任，确保消费者用药用械安全。2019年，出动执法人员1560余人次，480家零售药店检查覆盖率100%，24个网格全覆盖完成率100%，出具改正意见209份，警告24家，撤销7家、收回2家GSP认证证书。立案查处药品、医疗器械和化妆品38起，当场处罚28起，罚没款39.43万元

【监督抽检】认真实施2019度药品、化妆品、医疗器械抽验计划，加强流通、使用环节抽验，针对中药饮片问题多发的现状，结合辖区实际，确定重点品种，开展专项监督抽验。切实将抽验工作与日常监管、案件查办结合起来，提高抽验靶向性。2019年完成药品抽检112批次，化妆品11批次，圆满完成全年抽验工作。

【专项整治】药品。开展医疗机构药品购进管理专项整治行动，重点对医疗机构的药品质量管理体系、药品购进情况、药品储存和养护、药品调配管理情况、中药饮片购进使用以及人员健康和培训等情况进行重点检查。开展疫苗质量安全和特殊管理药品监督检查，对胶州市疾控中心和5家二级以上医疗机构开展检查，并组织市场监管所对一级以下医疗机构开展检查，重点检查疫苗接种单位是否存在非法渠道购进疫苗，疫苗、麻精毒放药品的储存、运输条件是否合规，实现全链条、无缝隙监管。严厉查处中药饮片违法违规行为，对全市持证中药饮片生产企业进行全覆盖检查，重点查处：中药材进厂把关不严，使用掺杂使假、染色增重、霉烂变质的中药材生产中药饮片等违法违规行为。加强对全市中药饮片流通使用环节的监督检查，重点查处：对供方资质审查不严格，或从非法渠道购进中药饮片并销售（使用）；超范围经营毒性中药饮片等违法违规行为。

医疗器械。对义齿、美瞳、冷链管理的体外诊断试剂开展集中整治。实行现场核查、现场培训，手把手指导经营企业，让企业在验收核查中了解掌握《医疗器械经营质量管理规范》要求，切实履行企业主体责任。同时，对第三类体外诊断试剂经营企业实行全覆盖检查。

化妆品。开展特殊用途化妆品专项检查，结合胶州市的实际情况，以化妆品专营店、美容美发行业等重点单位，对美白祛斑类、防晒类、染发类等特殊化妆品为重点品种进行监管，及时对出现问题的化妆品经营单位进行约谈，强化企业第一责任人意识。

【亮点工作】建立健全疫苗储存、运输管理制度。督促胶州市疾控中心设置专门科室、专职人员负责疫苗管理，切实做好疫苗的接收、购进、储存、运输工作。建立健全疫苗出入库登记。建立真实、完整的购进、储存、分发、供应、验收、储运温度等记录，做到票、账、货、款一致。切实落实疫苗有效期管理，防止过期疫苗进入使用环节。定期查看疫苗有效期；发现过期疫苗如实登记、隔离存放，标注警示标志。加强对

山东省生物制品管理系统的应用，疫苗出入库时及时在信息系统中录入，保证信息系统中疫苗的出入库和库存数量与实际情况一致。

线上线下业务培训。针对基层监管所人员医疗器械监管知识欠缺，监管能力薄弱等问题，采取集中授课、以查带训、现场指导等方式开展培训，提升监管人员法律素质和业务能力。多次组织相关科、所参加省、青岛市举办的医疗器械监管能力培训班；积极参加省、市级医疗器械不良反应监测培训等。组建胶州市医疗器械微信群，充分发挥自媒体作用，组织在线交流学习培训，及时将有关政策法规、工作要求等在群内公示，引导企业变被动为主动，积极主动配合开展医疗器械监管的各项工作。

党组副书记、局长：王桂懂
党组成员、副局长：张清华
电话：0532-82206900
地址：胶州市上海路市场监管大楼
邮编：266300

（撰稿：陈月菊　核稿：王培田）

平度市

【概况】 2019 年 1 月，原平度市食品药品监督管理局和原平度市市场监督管理局合并成立新的平度市市场监督管理局。3 月底，平度市委和市政府对平度市市场监督管理局的职能配置、内设机构和人员编制进行规定，内设机构有 28 个科室、中心，原 18 个食品药品监管所和 18 个市场监管所调整成现在的 20 个市场监管所，与药械化监管相关的科室有 2 个，分别为药品和医疗器械监管科、特殊药品和化妆品监管科，全局核定行政编制 204 名。10 月底，根据平度市委、市政府的统一安排，平度局办公地点从人民路 35 号迁至现在的北京路 379 号 8 号楼 1、5、6 层。

截至 2019 年底，平度市有药品生产企业 2 家（其中 1 家为中药饮片生产企业），药品批发企业 5 家，药品零售连锁总部 7 家，药品零售企业（含零售连锁门店、单体零售药店）519 家；医疗器械生产企业 5 家，其中第三类医疗器械生产企业 1 家，第二类医疗器械生产企业 2 家（均为义齿生产企业）；化妆品生产企业 1 家。产业整体水平呈上升趋势。

【监督检查】 2019 年，平度市局按照检查计划对辖区内药械化经营企业和药械使用单位开展日常监督检查，并根据省局、青岛市局要求代表省局对药械化生产企业开展日常监督检查。

【监督抽检】 2019 年，完成药品地方性监督抽检 112 批次（中药饮片 44 批次），其中 103 批次合格，9 批次不合格（全为中药饮片），不合格率为 8.04%；完成中药饮片监督抽检计划 5 批次，其中 2 批次合格，3 批次不合格，不合格率为 60%。完成医疗器械抽检 7 批次，其中国家局抽检计划 1 批次，为生产环节，合格 1 批次；省局抽检计划 6 批次，合格 5 批次，不合格 1 批次，不合格产品抽取于经营环节，已依法立案查处并结案（当事人承担无过错责任，免于行政处罚）。完成化妆品抽检 10 批次，其中属于省局抽检计划 7 批次，青岛市抽检计划 3 批次，全部检验合格。

【专项整治】 **药品**。平度市局制定印发《2019 年药品零售企业执业药师“挂证”行为专项整治方案》，就药品零售企业执业药师“挂证”行为开展专项整治，并要求各药品零售企业及执业药师签订承诺书张贴至店内。制定印发平度市《药品安全方面损害群众利益问题专项整治方案》，在药品零售环节开展漠视侵害群众利益问题专项整治工作，确保人民群众用药安全。根据 2018 年的《平度市中药饮片质量集中整治工作实施方案》，2019 年继续开展中药饮片专项整治行动。7 月，根据省局工作要求开展疫苗使用管理专项监督检查，对全市 34 家疫苗使用单位进行全覆盖监督检查。在 11 月初《问政山东》栏目曝光药械化领域的一系列违法违规问题后，根据上级文件精神，平度市局制定印发《做好问政山东曝光问题举一反三整改工作的实施方案》，在全市范围内严厉打击药械化违法违规问题。

医疗器械。持续开展角膜接触镜专项检查、避孕套专项检查、冷链体外诊断试剂专项检查、一次性无菌医疗器械专项检查、义齿类专项检查等医疗器械经营使用环节的专项检查和整治行动，打击医疗器械违法违规行为，确保医疗器械经营使用质量安全，维护市场秩序。

【规范工作流程】 8 月，平度市局制定印发《平度市市场监督管理局收回和撤销〈药品经营质量管理规范认证证书〉工作流程》，对于药品零售企业严重违反 GSP 的行为，从法律和规范的角度予以处置，规范 GSP 认证证书收回和撤销的流程，降低因收回或撤销 GSP 认证证书而被行政复议或诉讼的法律风险，有力地利用收回和撤销 GSP 认证证书处置和警示违规的药品零售企业。2019 年收回 GSP 认证证书 7 份，撤销 GSP 认证证书 1 份。

党组书记、局长：刘晓东
党组成员、四级主任科员：崔学明
电话：0532-87355055

地址：平度市凤台街道办事处北京路 379-8 号
邮编：266700
（撰稿：卢俊　核稿：崔学明）

莱西市

【概况】 莱西市市场监督管理局设置药品监管科、医疗器械和化妆品监督管理科，承担全市药品、医疗器械和化妆品经营、使用安全监督管理、现场检查、药品不良反应、医疗器械不良事件、化妆品不良反应资料的收集、核实、评价、反馈、上报；下设 14 个基层市场监管所，综合承担辖区内药品医疗器械化妆品监督管理工作。

2019 年，莱西市有药品生产企业 1 家，医疗机构制剂室 2 家，批发企业 3 家，连锁企业 6 家；化妆品生产企业 3 家；医疗器械生产企业 73 家，其中二类生产企业 5 家，三类生产企业 1 家。产业整体水平呈现逐年上升趋势。

【监督检查】 2019 年，莱西市局本着规范生产、经营、使用行为，引导各单位健康发展，净化药品、医疗器械、化妆品环境的原则，依据相关法律法规对辖区内药品、器械生产经营使用单位及化妆品生产经营单位开展全覆盖检查，共计检查相关单位 2800 余家，出具责令改正通知书 130 余份，规范市场秩序。

【监督抽检】 2019 年，承担省局及市局药品、医疗器械及化妆品抽检任务，共计抽检药品 112 批次，医疗器械 8 批次，化妆品 8 批次，其中，药品有 11 批次不合格，化妆品 1 批次，圆满地完成抽检任务。

【专项整治】 2019 年，开展违规销售隐形眼镜、中药饮片专项整治、药品零售环节损害群众利益等专项整治行动，在整治的过程中对各相关单位进行培训，提高企业的主体责任意识。

开展药品安全方面损害群众利益问题专项整治，对辖区内所有药品零售企业存在的执业药师“挂证”、不凭处方销售处方药等问题开展集中整治，通过召开企业负责人和质量负责人会议等形式，通报有关工作要求，组织开展警示教育、以案说法、政策解读、企业关键岗位人员培训考核，增强企业主体意识和参与意识，让经营者绷紧规范经营的弦。

【亮点工作】 不断学习，炼就火眼金睛。对相关的工作人员进行中药饮片真伪鉴别培训，主要针对市场上常用的中药饮片、常见的掺伪增重等行为进行讲解，现场提供 40 余种不合格饮片供大家参考学习，在抽检过程中结合日常监督检查，充分利用培训所学知识、中药快检设备对药品零售和使用环节中可能存在问题的中药饮片进行监督抽检，中药饮片不合格率达到 25%。

“安全用妆，点靓生活”。“5·25”爱肤日，在莱西市月湖广场进行化妆品安全科普宣传活动，加强化妆品安全科普宣传工作，通过采取现场咨询、设置服务展示台、免费为公众赠阅科普读物、公益食品广告播放等老百姓喜闻乐见的惠民举措，提升公众对化妆品安全的科学认知，精准传播科普化妆品知识，纠正部分消费者盲目追求产品效果等不正确认识，提高消费者安全用妆的意识。共计发放宣传材料 800 余份，现场答疑 40 余人次。

党组书记、局长：刘东
二级主任科员：王庆平
电话：0532-88473858
地址：莱西市黄海中路 7 号
邮编：266600
（撰稿：王学良　核稿：王庆平）

淄博市

【概况】 淄博市市场监督管理局负责全市药品、医疗器械和化妆品安全监督管理。贯彻执行相关法律法规和方针政策，起草相关地方性法规、政府规章草案。制定全市药品、医疗器械和化妆品安全监管制度。拟订全市药品安全规划和相关专项规划、政策并组织实施。掌握分析全市药品、医疗器械和化妆品安全形势和存在问题，提出完善管理制度和工作机制的建议。淄博市市场监督管理局下设药品监督管理科、药品安全风险监测科、医疗器械监督管理科、化妆品监督管理科、医药产业发展服务促进科等 5 个药品监管相关业务科室，有市食品药品稽查支队、市食品药品检验研究院、市药品不良反应监测中心、市医疗器械产品质量检验中心等 5 个相关直属事业单位。

2019 年，淄博市有 32 家药品生产企业，1252 个药品批准文号、610 个中药饮片备案品种；有直接接触药品的药包材生产企业 31 家，拥有药包材注册证 122 个。药品经营企业 2264 家，其中批发企业 44 家，零售连锁总部 43 家，零售连锁门店 1559 家，单体药店 618 家；药品使用单位 4408 家，其中三级医院 13 家，二级医院 31 家，一级医院 141 家，其他药品使用单位 4223 家。医疗器械生产企业 115 家，其中三类生产企业 13 家，二类生产企业 42 家，一类生产企业 60 家。医疗器械经营企业 2144 家，其中二类备案（只经营二类产品的）企业 1204 家，三类许可（含经营二类产品的）企业 940 家，冷链经营企业 64 家。有医疗器械产品注册证 304 个，其中三类 128 个，二类 202 个，一类产品备案 1146 个。化妆品生产企业 7 家，经营使用单位 3000 余家。

【药品监管】 日常监督检查。制定印发《2019 年全市药品市场监督检查计划》，围绕重点环节、重点品种开展对药品零售企业和药品使用单位的日常监管工作；特殊药品方面，淄博市局和区县局按职责分工对 12 家特殊药品经营企业每季度检查 1 次，2019 年按计划完成特殊药品监督检查。

疫苗流通和使用质量监管。2019 年 7 月，淄博市局与淄博市卫生健康委组织成立疫苗管理体制工作专班，并联合开展全市疫苗使用管理专项监督检查；2019 年 7 月，建立有卫健、财政等部门参与的疾控机构和疫苗接种单位疫苗销毁工作程序；对全市疾控中心和接种单位的疫苗储存和运输情况进行检查督导和抽查，2019 年检查疾控中心 20 家次、接种单位 190 家次。

风险会商。每季度召开 1 次药品生产环节风险会商会，进一步完善沟通协调联动机制，基本构建起涵盖药品、医疗器械、化妆品生产经营使用各环节的风险信息收集、会商研判和风险清单发放、整改落实情况上报的闭环机制。积极构建囊括日常监管、稽查、检验、不良反应监测等内容的统一的风险防控系统，提高风险防控联动能力。对检查中发现的风险点在每季度的风险会商会上进行会商通报，加大风险会商和监督检查联动力度，把风险会商成果转化为监管效能。2019 年，通过风险会商排查出风险点 49 项，均实行销号管理。

监督检查。建立以检查为中心的监管思路，统筹利用日常检查、许可（备案）检查、专项检查、特药检查等手段，依职责权限做好药品生产监管各项工作的落实。2019 年，市及区县局检查药品生产企业 202 家次（含药包材、医疗机构制剂室），发现缺陷 356 项，并监督企业完成整改。国家局、省局对淄博市企业各类检查 25 家次，没有发现重大风险问题。

监督抽检。制定并印发《2019 年度全市药品、化妆品质量抽检工作计划》，明确组织实施及落实单位，确保抽检工作有序推进。其中省级药品评价抽检 445 批次，省级药品监督抽检 566 批次，市级药品监督抽检 1080 批次，化妆品监督抽检国抽 29 批次、省抽 71 批次、市抽 35 批次，所有抽检计划全部按时完成。按时完成全市省级 40 批次药包材抽检的工作任务（占全省药包材抽样总计划 20%），合格率 100%。

特殊药品监管。将特殊药品作为日常监管重点内容，对特殊药品生产企业每季度进行检查，开展芬太尼等特殊药品专项检查，对全市 6 家特药使用生产企业进行全面检查，利用特殊药品生产流通信息报告系统及时掌握企业生产经营情况，严防发生流弊事件。

【医疗器械监管】 风险会商。强化风险管理，定期召开医疗器械监管风险会商会议。结合落实人大专项评议重点问题整改和药品领域漠视侵害群众利益问题专项整治等工作，进一步加大对医疗器械飞行检查及各类监督检查发现的问题、监督抽验发现的不合格产品、不良事件监测发现的风险信号以及投诉举报信息的风险会商，深入研究存在问题的原因以及产品可能发生的安全隐患，增强日常监管的靶向性。2019 年组织召开风险会商会议 3 次，查找、分析监督检查、专项整治、监督抽验、不良事件监测、举报投诉等工作中的风险信息 8 条，研究制定防控措施 8 条。

监督检查。2019 年检查三类医疗器械生产企业 13 家，二类生产企业 38 家，一类生产企业 28 家。完成全年生产企业检查任务的 100%。受省食品药品审评认证中心委托，对淄博市 6 家医疗器械生产企业的 8 个产品进行产品注册质量管理体系核查。医疗器械生产许可现场检查 22 家次，整改后通过检查 22 家次。重点监管医疗器械生产企业跟踪检查 5 家次。

监督抽检。按照 2019 年国抽和省抽计划，淄博市完成国抽计划 7 批，未到样 4 批；完成省抽计划 48 批，未到样 22 批。收到监督抽检不合格报告 2 份。结合省局监督抽检任务，对淄博 4 家二类敷贴类无菌医疗器械生产企业进行 8 批次产品的应急抽检，抽检合格率 100%。

不良事件监测。通过不断优化监测网络，实现二、三级医疗机构上报覆盖率 100%。二级以上医疗机构上报医疗器械不良事件数量占总数的 72.7%，报告来源继续优化。医疗器械风险信号数量和质量明显提升，风险信号数量居全省第一，报告质量稳步提升。探索监测与生产企业、医疗机构之间三方风险信息现场交流机制。医疗器械不良事件报告数量持续稳定，2019 年收集上报医疗器械不良事件报告 2602 例。每百万人口数量 550 例。

违法行为查处。2019 年办理医疗器械违法违规案件 8 件，其中简易程序 3 件，一般程序案件 5 件，罚没款 13.4 万元。查办涉网络医疗器械简易程序案件 2 件，涉网络一般程序案件 1 件。受理投诉举报 12 件，发送异地协查函 4 件。回复外地来人来函协查核查事项 3 件，全部按时调查回复。

【化妆品监管】 风险会商。淄博市每季度组织召开1次药械化风险会商会，认真研究当前市场存在的风险点，科学制定淄博市化妆品生产经营使用环节风险清单，确保风险提前预判、提前防控、提前处置。

监督检查。淄博市严格落实化妆品生产企业日常监督检查每年不少于2次的要求，全年对淄博市7家企业完成检查16家次。督导各区县局分类别、分区域完成重点化妆品经营（使用）场所的检查，淄博市局统一印制《淄博市化妆品经营单位监督检查记录表》，完善各类检查工作要点，通过以干代训方式指导基层日常监督检查工作。2019年，淄博市局针对各区县化妆品经营单位开展飞行检查31家次，不断提高全市化妆品经营的规范化水平。2019年，完成对572个品种的国产非特殊用途化妆品网上备案后检查工作

监督抽检。2019年，淄博市化妆品累计抽检监测135批次，其中国抽29批次、省抽71批次、市抽35批次，发现不合格7批次。

【专项整治】 药品。开展严厉打击零售药店违法违规行为专项行动。2019年5月，印发《淄博市药品零售环节专项整治实施方案》，制定药品安全领域问题清单、药品履职风险点清单和药品廉政风险点清单；8月26—27日，成立5个督导组，对各区县药品零售企业进行暗访，检查药品零售企业100家，涵盖全市范围内的城区、城郊和农村等不同区域，区县局对相关单位开展跟踪检查，督促完成后续整改工作；2019年8月，根据省、市纪委监委和省、市局统一部署，印发《关于进一步做好药品零售环节损害群众利益问题专项整治工作的通知》，持续保持高压态势，切实解决突出问题，坚决守住药品质量安全底线。

执业药师“挂证”和不凭处方销售处方药行为专项整治。2019年3月，印发全市《关于开展药品零售企业执业药师“挂证”行为整治工作的通知》，集中开展为期6个月的药品零售企业执业药师“挂证”行为整治；2019年4月，印发全市《关于开展严厉打击零售药店违法违规行为专项行动的通知》，集中开展严厉打击零售药店违法违规行为专项行动；4月27—29日，针对处方药凭处方销售、执业药师在岗等问题约谈药品零售企业200余家次，要求零售药店广泛深入开展自查自纠，迅速整改落实，全面消除药品质量安全风险隐患。

开展严厉打击互联网制售假药违法行为专项执法行动、严厉打击制售假劣药品专项行动。通过网络搜索及药品经营企业现场检查等形式做好稽查执法工作，并对可疑产品进行协查确认，加大对网络药品案件的查办力度，提高互联网上监管频率，加强实地检查力度，严厉打击网上非法售药，净化网络购药环境。联合淄博市公安局印发《严厉打击制售假劣药品专项行动方案》，以城乡接合部、农村地区单体药店和个体诊所为重点单位，对主体资格、进货渠道和管理使用情况进行重点检查，对疑似假劣药品进行执法抽检。在联合执法过程中，查办涉案货值100余万元的假药案件1件。

中药饮片专项检查。淄博市局、各区县局根据各自职责分工，开展摸排及监督检查工作，重点检查辖区内有中药饮片经营范围的药品经营企业（含批发企业、零售连锁总部、连锁门店、单体药店）、有中医诊疗范围的药品使用单位（含医院、中医门诊、诊所）等，专项整治期间淄博市局和区县局对1808家中药饮片经营使用单位开展监督检查，累计警告84家次，限期整改199家次。结合中药饮片质量集中整治专项检查开展一系列的工作，查办某中医院从不具有药品生产、经营资格的单位处购进中药饮片的案件，收缴罚没款27万余元。联合公安部门查办非法经营中药饮片案件1起，涉案货值100余万元，打掉中药饮片窝点1处，后期查办行政处罚案件6起，收缴罚没款30余万元。

芬太尼等特殊药品专项检查和第二类精神药品经营环节专项检查。2019年7—10月，对全市特殊药品经营企业进行全覆盖检查，重点查看芬太尼类药品采购及销售情况，专项检查期间检查特殊药品经营企业37家次，充分发挥风险会商、培训、约谈的作用，将发现的风险传递给相关企业，要求其及时进行自查自纠和整改，提升企业的风险意识和主体责任意识；根据特殊药品监管和禁毒工作相关要求，成立禁毒工作领导小组，印发《关于进一步加强禁毒工作的通知》《打击芬太尼等特殊药品犯罪专项行动方案》等工作文件，认真落实监管责任，切实排除隐患、防范风险，严防特殊药品流入非法渠道。

医疗器械。“清网”行动。制定《医疗器械“清网”行动工作实施方案》，对淄博市从事医疗器械网络销售的98家企业进行重点检查，收到企业提交自查报告64家，培训医疗器械网络销售企业人员66人次。通过“清网”行动有效净化淄博市医疗器械营销环境。

开展无菌和植入性医疗器械监督检查行动。制定《2019年全市无菌和植入性医疗器械监督检查实施方案》，组织全市医疗器械生产、经营、使用企业进行自查，上报自查报告，组织开展经营使用单位的法规和规范培训。检查通过无菌医疗器械生产企业14家，通过率100%，立案查处生产企业1家，罚没款3万元；检查医疗器械经营企业310家，责令改正43家，立案查处1家，罚没款0.5万元；检查医疗器械使用单位619家，责令改正66家，立案查处2家，罚没款1.5万元。

开展儿童青少年近视矫正监管。加强部门间沟通

协调，推进综合监管，形成监管合力。活动出动 535 人次，检查企业 229 家，立案查处 2 家隐形眼镜经营企业，罚没款 2.06 万元。

加强避孕套质量安全管理。根据《国家食品药品监管总局关于加强避孕套质量安全管理的通知》要求，2019 年出动执法人员 2653 人次，对 750 家经营企业进行检查，责令改正 8 家。对 1 家无二类医疗器械经营备案企业进行立案，罚没款 0.5 万元。

开展彩色平光隐形眼镜专项整治。根据国家市场监管总局要求，结合儿童青少年近视矫正监管工作开展整治工作，印发《关于开展隐形眼镜专项整治的通知》，出动执法人员 1200 人次，排查隐形眼镜店 345 家，没收隐形眼镜 287 片，隐形眼镜护理液 83 瓶，没收违法所得，罚没款 12 万元。开展暗访式检查 15 家次，未发现无证销售隐形眼镜护理液问题。

*化妆品。*按照省局部署，开展“线上净网线下清源”风险排查处置工作。按照淄博市局部署，开展化妆品质量抽验工作。查办的特殊用途化妆品系列案件，涉及 9 个案件，收缴罚没款 6.5 万余元。查办无证生产眼部用化妆品案件 1 起，收缴罚没款 6000 余元。

【监管能力建设】 2019 年，淄博市食品药品稽查支队以提升干部队伍业务能力和综合素质为抓手，不断加强执法队伍建设。以培养“一专多能、通专结合”的综合性执法人才队伍为目标，组织开展业务培训、案例研讨、技能竞赛等活动。

*加强学习培训，提升业务水平。*将业务能力培训列入年度学习培训计划，在支队内部开展形式多样的业务学习交流，请主要领导、业务骨干、专职律师等进行授课，通过法律法规讲解、以案说法等形式，提高培训内容的生动性和可实践性。组织全员参加 2019 年全国市场监管部门网络培训。积极参加全省市场监管执法稽查培训班、全省药品执法能力培训班、全省化妆品抽检培训班、全市法治建设骨干人员能力提升培训班等省、市组织的各类学习培训班，支队全年参训 70 余人次。按程序接收完成 13 名盐业体制改革划转人员，并对其强化专项培训。

*组织药化械稽查执法技能竞赛。*联合工会举办“淄博市市场监督管理系统第七届药化械执法办案技能竞赛”活动。竞赛分为初赛、复赛和决赛 3 个阶段。初赛采取网上答题方式，全市 300 余名执法人员参加，平均成绩 97.1 分。复赛由各单位自行组织，经过层层选拔，来自全市 10 支代表队的 100 名选手参加个人决赛。淄博市食品药品稽查支队荣获团体成绩一等奖，被淄博市总工会授予“振兴淄博劳动奖状”；陈哲、王克超分获两专业个人成绩第一名，被授予“振兴淄博劳动奖章”。

10 月，淄博市代表队在全省技能竞赛上夺得团体赛第一名，被省局、省石油化学工会委员会授予“团体一等奖”，连续五年获得冠军。魏志刚等 3 人被认定为“省药化械执法技能标兵”，5 人被认定为“省药化械执法技术能手”。

*构建共建共治共享社会治理格局。*严格落实“谁执法谁普法”责任制，运用各种途径，全方位、多角度的开展普法宣传。开展“3·15”消费者权益保护日系列宣传活动。开展“市民开放日”活动，邀请部分市民代表、部分学校食堂负责人、《山东商报》小记者团等，通过现场观摩和座谈交流等形式，生动展示淄博市食品药品监管工作情况，普及各类食品药品法律和科普知识。活动期间组织群众参观投诉举报中心，进行食品现场快检展示，举办食品药品安全讲座、企业座谈会等特色活动，并发放意见建议征询表 1000 余份。通过组织各类活动，不断增强企业守法经营的主体责任意识和民众食品药品安全意识，构建食品药品安全共建共治共享的社会治理大格局。

为形成长效化宣传效果，依托“淄博市省级食品药品科普宣传教育基地”，开展多批次开放宣传活动，取得良好的效果。2019 年，接待人大代表、政协委员、市民代表、企业负责人、各学校学生代表团等来访 19 批次，接待参观人员 400 余人，取得良好的社会效果。2019 年，基地被淄博市委宣传部、市司法局、市全民普法依法治理工作领导小组认定为“全市法治宣传教育示范基地”。

【服务医药产业发展】 *监管与服务并重。*认真落实“放管服”管理理念，在日常监管工作中，坚持融服务于监管之中，以监管促规范，以服务促发展。对全市医药企业进行调研，起草《全市医药产业调研报告》，对 26 家企业进行领导干部挂包服务工作，及时上报企业困难问题，并帮助协调解决。2019 年办理药品出口销售及招投标证明等 206 份，新增中药饮片备案品种 242 个，审核特殊药品生产、购用计划累计 2 万公斤，备案关键设施设备 61 台（套）。

*仿制药一致性评价稳步推进。*组织召开全市仿制药质量和疗效一致性评价调度会商专题会，全市开展研究 53 个文号，其中齐都药业的阿昔洛韦片、新华制药的头孢拉定胶囊、瑞阳制药的盐酸雷尼替丁片均为全国首家通过一致性评价，新华制药格列苯脲片 1 个品种两个规格均以全国前三名通过一致性评价。按照《淄博市鼓励仿制药质量和疗效一致性评价工作专项政策》，并对其落实奖补政策，2019 年审核 3 家企业 12 个品种获得市级财政奖励资金总计 950 万元。

*“双招双引”工作任务圆满完成。*按照淄博市统一部署完成 2019 年 5 个全市重点招商引资储备项目

的策划，筛选建立招商引资储备项目库14个。积极联系对接外来投资企业和有合作意向单位，分析有价值的信息，及时跟进。7月，组织全市药品生产研发单位参加中国医药创新发展大会，组织赴省外进行医药产业专业招商活动，对接21家省外企业，完成3个重大项目的落地，实际到位省外投资13476万元。

【监管创新】 完善机制，树立风险管理理念。制定印发《淄博市药品生产质量风险管理办法》和《淄博市药品不良反应预警事件处置工作程序》，建立部门科室间的沟通协调联动机制，提升各环节人员的风险管理意识。

定期会商，群策群力，防控结合。每季度召开1次药品风险会商会，进一步完善沟通协调联动机制，基本构建起涵盖药品、医疗器械、化妆品生产经营使用各环节的风险信息收集、会商研判和风险清单发放、整改落实情况上报的闭环机制，扩大风险交流范围，积极构建囊括日常监管、稽查、检验、不良反应监测等内容的统一的风险防控系统，提高风险防控联动能力，努力实现风险评估、交流、控制的闭环。对检查中发现的风险点在每季度的风险会商会上进行会商通报，加大风险会商和监督检查联动力度，把风险会商成果转化为监管效能。通过风险会商排查出风险点49项，均实行销号管理。

实施风险分级分类管理，排查风险隐患。将全市所有药品生产企业划分为高风险、一般风险、停产、未取得许可批件4个大类。淄博市局对高风险药品生产企业每年日常监督检查2次和按品种纵向到底的跟踪检查1次。对于长期停产、未取得许可批件的企业，定期进行集体约谈，落实企业主体责任，由企业做出停产承诺，区县局定期对生产状态进行确认，在恢复生产前要经淄博市局现场检查评估同意。

党组书记、局长：石广博
党组副书记、副局长：王立民
党组成员、淄博市知识产权事业发展中心
党组书记、主任：王怀志
党组成员、副局长：安烈忠、王磊、吕丕军、
王光春、刘成亮、王明亮
党组成员、副县级干部：杨东志
党组成员、副调研员：章永序
电话：0533-3110989
地址：淄博市张店区华光路96号
邮编：255000

（撰稿：王浩　核稿：周琳）

张店区

【概况】 淄博市张店区市场监督管理局于2019年1月18日正式挂牌成立，根据机构职责的划分，设药械化安全监督管理科，为股级内设机构，负责全区药品、医疗器械和化妆品监督检查、专项整治的组织实施，有人员3人，均为行政编制，辖区内设置市场监管所12个，负责辖区内药品、医疗器械和化妆品日常监管工作具体开展，打造执法队伍稳定、工作持续有序、责任划分明晰的药械化监管工作体系。

张店区是淄博市中心城区，有药品生产企业1家，医疗机构制剂室4家，药包材生产企业2家，药品批发企业19家，药品零售连锁总部15家，零售门店462家，医疗器械生产企业22家，三类医疗器械经营企业446家，药械使用单位642家，医药产业基础雄厚、规模发达。

【监督检查】 关口前移强化药品风险监测。坚持监测服务于监管的思路，扎实做好药品不良反应及医疗器械不良事件监测工作，促进药品安全监管关口前移，全年度审核、评价上报药品、医疗器械及化妆品不良反应总计1250份，其中药品816例，医疗器械394例，化妆品40例，同比增长21.2%。

严格标准把握源头质量安全。积极承接药品、医疗器械生产监管权限，对2家药包材生产企业、4家医疗机构制剂室半年检查覆盖率100%，提出缺陷17项并督促其整改到位；对12家监管职责分工内的医疗器械生产企业完成系统性的监督检查并发现案源1起，罚没款项累计3万元。

立足职能突出疫苗专项检查。健全体制机制，牵头与张店区卫健局联合成立改革完善疫苗管理体制工作专班，促进部门充分、实时、全面信息共享。全面落实检查，与卫健部门联合出台《关于开展全区疫苗使用管理专项监督检查的通知》，组织开展自查自纠并开展监督检查，检查疾控中心和接种单位约70家次，形成半年检查全覆盖态势，通过梳理检查报告发现系统性、共性问题3项并督促疾控中心整改落实到位。

靶向精准开展重点品种专项整治。立足重点品种开展专项整治。药品方面，针对麻醉药品、精神药品及特殊管理药品开展专项治理，二类精神药品经营企业监督检查季度全覆盖，延伸检查下游使用单位14家次，对发现的线索及时进行通报移交；医疗器械方面，开展无菌和植入类医疗器械专项检查，经营环节检查125家次，责令改正27家，使用环节检查221家次，责令改正25家，发现案源2起，罚没款项累计86556元；化妆品方面，大力开展化妆品标

签标识专项整治，检查各种业态化妆品经营单位353家次，责令改正18家，立案调查5起，罚没款累计116666.5元；充分开展药品“净网”、医疗器械“清网”、化妆品“线上净网线下清源”行动，加强与电商平台和社交网络平台协作，严厉打击互联网制假售假行为对互联网销售药品、医疗器械，总计检查17家次，检查过程发现案源2起，罚没款累计12088元。

【监督抽检】 药品配合省局开展评价性抽检总计21批次，合格率100%；化妆品开展市级3批次，配合省抽12批次，不合格产品1批次。

【专项整治】 **药品零售环节专项整治。**扎实开展药品零售环节漠视侵害群众利益问题专项整治，先后8次分别组织对辖区内药品零售连锁总部、单体药店负责人开展集中约谈，通报专项整治部署要求，以案说法开展警示教育，收取自查整改报告467份并根据自查结果形成重点检查目录在专项检查工作中进行集中检查。同时科所联动，建立责权清单，划分45个网格对全区所有药品经营店开展拉网式执法检查，检查零售药店1211家次，其中“回头看”检查762家次，检查覆盖率267.7%，责令改正304家，立案137起，罚没款项合计126252.5元，注销药品经营许可证1家，吊销GSP认证证书1家，收回GSP认证证书4家，引导43家“小、散、乱”单体零售药店和经营条件不达标药品连锁加盟企业退出并注销药品经营许可证，要求104名执业药师主动申请注销执业药师注册证。

隐形眼镜销售专项检查。以眼镜商城、眼镜店、医疗器械经营企业、学校周边饰品店、小商品批发市场等经营场所为重点检查区域，以隐形眼镜、美瞳及隐形眼镜护理液为重点检查品种，全面开展“地毯式”监督检查，重点查处无证经营、非法渠道购进、未按规定验收并建立购进台账、销售未经注册产品及经营过期、失效、淘汰的隐形眼镜和护理液等违法违规经营行为，检查单位145家次，出动执法人员300余人次，立案2起，罚没款项12万元。印制隐形眼镜及其护理产品消费警示380余份，在山东理工大学开展隐形眼镜安全知识进校园科普宣传活动，提升消费者理性消费意识。

中药饮片专项检查。为切实保障中药饮片质量，从2018年11月至2019年10月开展为期1年的针对中药饮片的专项检查，针对掺杂使假、染色增重、非法渠道购进及销售使用等违法违规行为开展集中整治，检查零售药店274家，医疗机构258家，其中1家药店被撤销GSP认证证书，1家被撤销经营许可证，立案查处7起，罚没款项53.8万元。

【亮点工作】 **承办药品不良反应监测评价体系建设调研座谈会。**因药械不良反应监测工作始终走在全市前列，国家药品不良反应监测中心加强药品不良反应监测评价体系建设调研座谈会于5月9日在张店区召开，国家药品不良反应监测中心主任沈传勇、省局二级巡视员史国生、省药品不良反应监测中心主任吴世福率队，山西、安徽、河南、湖北、山东5个省及部分地市专家领导一行27人对张店区不良反应监测评价体系建设情况进行调研，全方位展现张店区药械不良反应建设工作的质量和成效，得到国家、省、市中心领导的高度评价和认可。

创新体制机制开展远程诊疗。针对药品经营环节出现的处方流转困难等问题，在现行法律法规要求下，探索结合“互联网+”医疗，推动通过互联网医院开具处方，由驻店执业药师进行审方的远程诊疗政策落地实施，全年引导11家连锁430余家零售门店及单体药店安装总计11种远程问诊系统，占全区药店总量84%，在面上大范围解决处方流转困难的问题。

党组书记、局长：刘华
党组成员、二级调研员：仝瑞祝
电话：0533-2779762
地址：淄博市张店区公园街道办事处十七中北街6号
邮编：255000

（撰稿：张晓华　核稿：李栋）

淄川区

【概况】 医药化工产业是淄川区四大支柱产业之一，全区药品及药包材生产企业10家，药品批发单位2家，药品零售企业340家，药品使用单位729家。化妆品和医疗器械监管对象总计1313个，其中生产环节化妆品监管对象2个，医疗器械监管对象7个；经营环节化妆品监管对象896个，医疗器械监管对象408个。

【监督检查】 **药品、医疗器械。**全面加强药品、医疗器械质量安全风险管控，严格贯彻落实《药品管理法》《疫苗管理法》《医疗器械监督管理条例》《医疗器械生产监督管理办法》《医疗器械经营监督管理办法》《医疗器械使用质量管理办法》等法规规定，以风险防控为主线，以监督检查为手段，落实企业主体责任，全面推进规范提升，确保药品、医疗器械安全、有效。对药品、医疗器械生产经营使用实施全过程监管，加大对高风险医疗器械和药品的监督检查力度，组织对医药批发企业和零售连锁企业、药品零售企业开展集中整治，对城乡结合部、农村地区等薄弱环节的市场进行重点检查。完成对1家药品批发企业的GSP认证工作。对340家药品零售企业建立监管档案。组织1800余名药械从业人员进行年度健康查体。上报医疗器械不良事件210份，药品不良反应542份。

化妆品。进一步加强化妆品安全监管，严格规范化妆品市场秩序，严厉打击化妆品生产经营企业违法违规行为。进一步完善监管档案，全面掌握化妆品经营户的市场分布情况及基本信息，加强保化品日常监管和动态监管，推进产品追溯体系建设。加强化妆品生产企业现场检查和过程监管及跟踪检查工作，对辖区内的2家化妆品生产企业进行例行监督检查，随机抽检化妆品3个批次，上报化妆品不良反应42份。

【监督抽检】 加大抽检力度，着力提高问题发现率。定期分析研判抽检结果，加大问题品种的监管力度和抽检频次，对风险程度高、社会关注的产品加大抽检频次，提高监督抽检工作的针对性和靶向性，提高抽取样品的代表性和抽检结果的可参考性、可靠性，最大限度地管控风险。全年完成药品抽检117批次，抽检合格率100%。

【专项整治】 2019年，淄川区局先后组织开展二类精神药品经营单位、疫苗使用单位、药品安全领域漠视侵害群众利益问题、“医疗器械清网行动”、规范儿童青少年近视矫正、隐形眼镜、“线上净网线下清源”、化妆品标签标识等专项整治活动。检查药品生产企业10家，医疗器械生产企业7家、药品经营单位340家，医疗器械经营企业262家，药品、医疗器械使用单位33家。

党组书记、局长：孙启喜
党组成员、副局长：周健
电话：0533-5181581
地址：临沂市淄川区松龄西路2号
邮编：255100

（撰稿：刘童　核稿：王成）

博山区

【概况】 2019年1月，淄博市博山区市场监督管理局在整合原博山区工商行政管理局、博山区质量技术监督局基础上，再次整合原博山区食品药品监督管理局以及商务、科技、物价等部分职能，组建而成。

2019年，博山区有药品生产企业3家，医疗机构制剂室3家，药包材生产企业1家；药品批发企业4家，零售药店300家；医疗器械生产企业4家；化妆品生产企业2家，产品备案委托其他厂家生产的企业3家。其中，2019年新增淄博邑山中药饮片有限公司1家中药饮片生产企业，建筑面积2.2万平方米，取得413个中药饮片品规产品的生产许可。

【监督检查】 药械化市场监管。检查药品生产企业6家次，医疗机构制剂室6家次，药包材生产企业2家次，药品经营使用单位997家次；医疗器械生产企业4家次，医疗器械经营使用单位346家次；化妆品生产企业4家次，化妆品经营企业71家，网上经营化妆品企业8家。立案查处26起，收取GSP认证证书4家。

核查处置。完成涉嫌“挂证”的26名执业药师和10家零售企业的核查处置工作。协助省局完成对1家批发企业、2家药品生产企业的认证检查等工作。

药品化妆品不良反应和医疗器械不良事件监测。2019年，全区上报药品不良反应病例报告507例，完成率108%；医疗器械不良事件报告334例，完成率为152%；化妆品不良反应报告55例，完成率183%。在博山区开展不良反应监测督导督查2次。

化妆品市场监管规范化建设提升。充分发挥八陡镇作为示范创建镇的典型带动作用，在博山区范围内全面开展化妆品市场规范化建设工作，建立化妆品经营使用企业档案71家。

【监督抽检】 2019年完成药品监督抽验117批，其中中药饮片重点品种专项抽验7批，市级药品抽验110批。市级药品抽验完成中药饮片48批，不合格3批次，不合格情况全部处置完毕。西药、中成药完成62批次，全部合格。有针对性地开展化妆品抽检工作，在博山区完成国抽8个批次，省抽2个批次，其中国抽发现不合格2个批次，不合格情况全部处置完毕。

【专项整治】 13项药品领域专项整治。开展博山区医疗机构制剂室专项整治，完成3家制剂室监督检查。开展药品安全方面损害群众利益、执业药师“挂证”行为、中药饮片等药品流通领域专项整治工作，划分监管网格，全部纳入网格监管，药品流通企业全覆盖监管。局分管领导带头，采用飞行检查的方式对专项整治开展2次督导督查，对仍然存在问题的企业进行处罚和约谈，督导零售药店58家次，约谈零售连锁总部26家次，零售药店9家次。联合博山区卫生和健康局开展疫苗质量安全专项检查，对博山区内疾病预防控制中心及区属13家疫苗接种单位行全覆盖检查。开展特殊药品专项整治，对博山区第二类精神药品经营企业、芬太尼类等特殊药品使用单位监督检查18家次。

医疗器械专项检查。开展无菌和植入性医疗器械、隐形眼镜、医疗器械“清网”行动、儿童青少年近视矫正等5项专项整治行动。对119家无菌和植入性医疗器械经营使用单位开展监督检查；在学校、大型商场周边等重点区域，对34家隐形眼镜店开展监督排查；排查4家博山区网络销售备案企业；联合博山区公安、卫健部门加强避孕药具专项检查，检查企业20家次。

化妆品专项整治。开展化妆品标签标识、“线上净网线下清源”、假冒伪劣、违法宣称的非特殊用途化妆品等专项整治行动，对8家网上经营化妆品企业进行检查。

【亮点工作】 探索实现药械化网格化监管。在推进零售药店网格化监管的基础上，将药品使用单位、医疗器械经营使用单位及化妆品经营企业纳入网格监管。按照“定区域、定人员、定职责、定标准”的“四定”要求，由博山区各市场监管所根据辖区情况将乡镇（街道）按照城乡社区、行政村及其他特定区域划分为（街道）乡镇基层网格单元，网格员对本网格药械化企业实施全覆盖监管，建立企业监管档案，确保问题在网格内解决，博山区10个（街道）乡镇划分29个网格。

完善药品联合检查机制。内部建立局“执法中队+市场监管所”的纵向执法模式，将日常监管与稽查办案结合，强化联动执法。外部建立博山区公安分局、博山区检察院、博山区局横向执法联动机制，加强行刑衔接。

党组书记、局长：刘持会
主任科员：王成刚
电话：0533-4299266
地址：淄博市博山区中心路114号
邮编：255200

（撰稿：张瑶　核稿：陈云凡）

周村区

【概况】 淄博市周村区市场监督管理局是区政府工作部门，为正科级。周村区局内设药品医疗器械化妆品监督管理科。负责全区药品、医疗器械经营、使用环节监督管理。截至2019年底，辖区内有药包材生产企业1家，药用辅料生产企业1家，医疗机构制剂室1家；药品零售连锁企业总部1家，连锁门店112家，单体药店30家，药品批发企业2家；医疗机构381家；医疗器械生产企业3家，三类医疗器械经营企业（含隐形眼镜）48家。

【监督检查】 药品、医疗器械。2019年，周村区局以保障全区药品市场安全有效、维护药品市场经营秩序平稳有序为目标，以“四个最严”要求为根本导向，认真落实监管责任制，强化企业第一责任人意识，突出风险控制、细化检查品种，严把进货渠道关和流向控制，大力强化药品安全技术支撑体系。重点针对药品和医疗器械经营、使用环节开展安全风险隐患排查工作。

化妆品。以治理突出问题和防范风险隐患为目标，坚持问题导向，对重点区域、重点单位加大监督检查频次，建立健全日常监管档案，加强备案登记，全面推进“一店一档”建设。

【监督抽检】 2019年，周村区局药品抽样92批次。其中，合格85批次；不合格7批次全部处置，不合格率占抽样总量7.61%。化妆品抽样3批次，全部合格。

【专项整治】 药品。2019年，周村区局开展药品零售环节漠视侵害群众利益问题专项整治、药品使用单位专项检查、疫苗专项检查、芬太尼等特殊药品专项检查等整治行动。全年出动执法人员1000余人次，检查药品经营、使用单位220余家次。全年查处一般程序案件23件，没收货值金额5.81万元、没收违法所得2.97万元、罚没款13.29万元。

医疗器械。2019年开展医疗器械生产经营使用监督检查、无菌和植入性医疗器械监督检查、医疗器械“清网”行动、避孕套质量安全监督检查及彩色平光隐形眼镜专项整治等整治行动。全年出动执法人员350余人次，检查医疗器械经营、使用单位180余家次。全年查处一般程序案件3件，罚没款5.5万元。

化妆品。2019年度开展化妆品标签标识专项整治、化妆品假冒伪劣专项整治及化妆品“线上净网线下清源”风险排查等整治行动。全年出动执法人员90余人次，检查化妆品经营、使用单位50余家次。

党组书记、局长：韩锋
党组成员：王龙峰
电话：0533-6413816
地址：淄博市周村区新建东路211号
邮编：255300

（撰稿：赵冬丽　核稿：岳宁）

临淄区

【概况】 淄博市临淄区整合原工商、质监、食药监、商务、物价等部门监管职能、机构和人员，组建淄博市临淄区市场监督管理局（挂区食品安全委员会办公室牌子），为区政府工作部门。对生产、流通、消费环节食品、药品、保健食品、化妆品和医疗器械实施监督管理，同时承担区食品安全委员会日常工作。临淄区局人员编制 203 人，有 255 人。其中机关编制 149 人，有 197 人；市场监管所行政编制 78 人，有 97 人；区市场综合执法大队事业编制 35 人，有 24 人。内设与药械化监管有关的职能科室为药品医疗器械监管科 1 个科室，执法人员 3 人。在 12 个乡镇（街道）设立股级市场监管所（挂镇、街道食品安全委员会办公室牌子）为其派出机构。下设副科级区市场综合执法大队，内设稽查一、二、三、四、五中队 5 个股级内设机构，其中三中队负责药械化稽查工作，执法人员 2 人。

全区有药品生产企业 3 家；药包材生产企业 8 家；药品批发经营企业 275 家；医疗机构 503 家（含 1 家疾控中心及 25 家疫苗预防接种单位）；医疗器械生产企业 8 家、三类医疗器械经营企业 89 家；化妆品生产企业 1 家、经营企业 216 家。药品年生产销售总值 35 亿元，医疗器械年生产销售总值 11 亿元，化妆品年生产销售总值 600 万元。

【监督检查】 药品。严格按照年度工作计划对全区 789 家药品生产经营使用单位进行监督检查，规范药品市场生产经营使用秩序。扎实开展药械安全性监测工作，召开全区不良反应监测知识培训班，对全区 22 家一级以上医疗机构、药械化批发及连锁总部负责人及具体工作人员 65 人进行业务培训指导。上报药品不良反应报告 749 例、化妆品不良反应报告 44 例、器械不良事件报告 378 例，报告数量、质量均位于全市前列。2019 年，临淄区局荣获山东省药品不良反应监测工作先进单位荣誉称号。

医疗器械。科学制定检查计划，加强组织领导和督促协调，提升监管效能。根据年度检查计划对 8 家医疗器械生产企业、89 家三类医疗器械经营企业、503 家器械使用单位进行年度日常检查。加大对体验式经营行为，隐形眼镜、助听器、贴敷类产品等家用医疗器械经营企业，专科医院、口腔诊所、城乡接合部及农村诊所等营利性医疗机构的监管力度。督促医疗器械生产经营使用单位严格落实主体责任，严格依照法规和标准从事医疗器械经营和使用，全面加强风险防控和质量管理，保障医疗器械质量安全。

化妆品。落实辖区 1 家化妆品生产企业、216 家化妆品经营企业日常监管责任。加大对化妆品集中交易市场、美容美发区域、商场超市、美容美发、酒店宾馆等重点区域的检查力度，进一步降低经营环节安全风险。深入推进化妆品规范化建设行动，着力从监管、生产、经营、消费 4 个层面进行规范提升，建立完善 217 家化妆品生产经营单位信息档案。开展国产非特殊用途化妆品备案管理工作，完成 200 个非特化妆品生产网备审查，对 10 家经营企业 20 个品种批次进行监督抽验。

【监督抽检】 在日常监督的基础上，2019 年配合临沂市局对 27 家药品经营企业通过 GSP 认证，组织实施区级药品抽检送验 117 批次，对 5 批不合格产品进行后处理。

【专项整治】 突出中药饮片、疫苗、体外诊断试剂、义齿、美瞳等重点风险品种及城乡接合部药店、诊所等重点区域、单位的检查，全年开展完成专项整治工作任务 15 个。扎实开展药品生产环节的医疗机构制剂专项整治；开展执业药师“挂证”、处方药销售、严厉打击药品领域违法违规行为、中药饮片专项整治、漠视侵害群众利益专项行动、含麻黄碱类复方制剂及二类精神药品的专项整治；加强落实医疗器械“清网”、无菌和植入性医疗器械监督检查、儿童青少年近视矫正、加强避孕套质量安全管理、隐形眼镜等专项整治；违法宣称非特殊用途化妆品清查、“线上净网线下清源”、化妆品假冒伪劣等专项工作。加强领导、强化措施，落实责任，持续严厉打击《问政山东》《淄博问政》曝光问题，对风险隐患进行深入排查，对违法产品严格清理，巩固整改成果。药械化市场秩序持续向好。全年受理药械化投诉举报 45 起，查办案件 35 起。其中药品立案处罚 31 起，移送公安部门案件 1 起。医疗器械立案处罚 2 起，化妆品立案处罚 2 起。

【亮点工作】 全区精麻类管制药品专项治理。结合全区“百日禁毒会战行动”，制定印发《关于加强对全区村（社区）卫生室精麻类管制药品网格化全链条闭环式智慧监管的通知》。重点在监管上强化措施手段，在源头上进行严格约束限定，在使用上划定界限范围。加强部门联动，强化行刑衔接。严格落实药品批发、经营、使用环节主体责任，严格“人流、物流、资金流”管控，做到渠道正规、销量合理、使用规范。积极排查化解风险隐患，杜绝药品流弊事件发生，整治效果显著。

药品不良反应监测。加强组织领导。与卫健部门联合印发文件及年度指导性计划，落实主体责任，并列入对医疗机构的年度考核。强化措施手段。积极拓展监测哨点，增加监测上报覆盖面。重点加强对一级以上医疗机构的督导检查，实行季度通报制度，提高监测工作积极性。加强培训学习。每年举办单位负责人及工作人员培训学习班，加强业务学习及指导，提高监测上报质量及数量，提升全区监测水平。临淄区局连续 4 年荣获“山东省药品不良反应监测工作先进单位”荣誉称号。

党组书记、局长：张磊
党组成员：卢涛
电话：0533-7310554
地址：淄博市临淄区大顺路 63 号
邮编：255400

（撰稿：张琳　核稿：李明杰）

桓台县

【概况】 2019 年，桓台县市场监督管理局立足自身实际，坚持边改革边融合，边担当作为边规范提升，努力当好“放管服”改革的先行者、市场公平竞争的维护者、安全底线的守护者、消费者权益的保护者、高质量发展的推动者，实现机构改革和市场监管“两不误、两促进”，全县市场监管工作实现良好开局。

2019 年，全县有药品生产经营使用单位 1151 家，其中药品生产企业 3 家、药品经营单位 296 家、药品使用单位 397 家、医疗器械生产经营单位 241 家、化妆品经营使用单位 217 家。

【监督检查】 推行网格化监管，健全完善药品医疗器械化妆品市场监管机制，抓好药品化妆品抽验，加大日常监管和专项整治力度，加强医疗机构使用药品医疗器械管理。完善质量风险防控体系，制定实施药品、医疗器械监督检查实施方案，明确生产、经营、使用等环节的检查范围，对 296 家药品经营企业、397 家药品使用单位、241 家医疗器械生产经营单位、217 家化妆品经营使用单位进行监督检查，对发现的问题限期整改到位。加大跟踪检查、飞行检查力度，创新开展“双随机、一公开”检查。

【监督抽检】 2019 年，桓台县局在药品经营、使用环节开展药品监督抽检 110 批次，在化妆品经营环节开展监督抽检 5 批，发现不合格药品 2 批次，合格率 98.18%。录入药品不良反应事件 675 例，收集上报医疗器械不良事件 311 例，收集上报化妆品不良反应事件 32 例。

【专项整治】 加大对零售企业和使用单位的整治力度，严厉打击零售药店执业药师“挂证”及处方药不凭处方销售违法违规行为专项行动。开展无菌、植入性高风险医疗器械生产经营企业和使用单位专项检查，加强医疗器械生产企业生产质量管理规范执行情况监督检查。开展化妆品“线上净网线下清源”专项行动，净化化妆品市场。2019 年，药品一般程序案件立案 5 起，结案 5 起，当场行政处罚 57 起，化妆品一般程序案件立案 1 起，结案 1 起，收缴罚没款 93563.08 元。

【亮点工作】 “清源”专项行动。2019 年 8 月 8 日，召开化妆品“线上净网线下清源”专项行动座谈会，与桓台县公安局直属大队联合行动，查处 1 起冒用他人厂名厂址化妆品案，罚没款 2.01 万元。

处方药不凭处方销售专项整治。桓台县局与药品经营企业多次进行集中约谈与培训，全县所有经营处方药的药品经营企业配备远程诊疗系统，实现远程开方、远程审方，解决处方药处方来源问题。

党组书记、局长：巩旭凌
党组成员、副局长：孟凡亮
电话：0533-8216249
地址：桓台县建设街 2550 号
邮编：256400

（撰稿：李林　核稿：孟凡亮）

高青县

【概况】 高青县市场监督管理局于 2019 年 1 月 15 日正式挂牌成立。根据《高青县市场监督管理局职能配置、内设机构和人员编制规定》，高青县局设立药品医疗器械化妆品监督管理科，科室人员 4 人，负责全县药品、医疗器械和化妆品安全监督管理。另有派出机构 9 个，为乡镇（街道）市场监管所，有人员 62 人（编制人员 47 人，合同制人员 15 人），负责属地管理区域内的药品、医疗器械和化妆品监督管理。

2019 年，高青县有药品生产企业 3 家，均为原料药生产企业；药包材生产企业 1 家，药品批发企业 1 家，药品零售连锁企业 3 家，单体药店和药品零售连锁门店 117 家；医疗器械生产在产企业 5 家，医疗器械经营企业 35 家；化妆品生产企业 1 家（已停产）。

【监督检查】 日常监督检查和专项检查相结合，突出重点环节、重点部位和重点品种，加大对药品生产企业、高风险医疗器械生产企业、城乡接合部药店、诊所、大型商场超市的监督检查力度。2019 年度总计检查药品生产企业 14 家次，药品经营、使用单位 500 余家次，医疗器械生产企业 26 家次，医疗器械经营、使用单位 400 余家次，化妆品生产企业 1 家次，化妆品经营企业 100 余家次。

【监督抽检】 充分利用抽检的技术支撑作用，规范抽检程序、可疑送检。2019 年度监督抽检药品 300 余批，送检 117 批次（其中包含中药饮片 28 批次、市重点抽检 7 批次）；抽检化妆品 14 批次；协助抽检药包材 1 批次；协助省局评价性抽检和重点抽检 10 批次；协助省局抽检医疗器械 4 批次。

【专项整治】 *药品领域漠视侵害群众利益问题专项整治*。2019 年 7—12 月，开展药品领域漠视侵害群众利益问题专项整治。出台《高青县市场监督管理局食品药品安全方面损害群众利益问题专项整治方案》，重点开展执业药师“挂证”行为、特殊药品、中药饮片、处方药不凭处方销售、非法渠道购进药品等药品零售环节专项检查行动。对辖区内零售药店进“拉网式”检查，检查药品经营企业 212 家次，责令改正 42 家、警告 34 份，立案 6 起，建立执业药师档案 92 份，执业药师自查表 127 份。先后 3 次召开药品企业负责人会议，约谈药品零售企业 130 家次，学习相关法律法规。整治活动中发放宣传材料 3000 余份，发放整治联合公告 1000 余份。

医疗器械和化妆品专项整治。先后组织开展无菌和植介入医疗器械检查、打击非法经营装饰性彩色平光隐形眼镜行为、化妆品标签标识专项检查、违法宣称的非特殊用途化妆品清查整治等医疗器械和化妆品专项整治工作。

【亮点工作】 坚持问题导向，以风险防控为把手，实行网格化管理。划分 9 大监管网格，49 个小监管网格，指定重点监管单位、重点监管品种、重点监管内容，根据事权划分和年度计划有序开展工作，监管责任层层落实到人，确保监管的有效性。

党组书记、局长：李红
党组成员、副局长：张小平
电话：0533-6963939
地址：高青县高苑路 16 号
邮编：256300

（撰稿：王帅坤　张小珍　核稿：王克军）

沂源县

【概况】 沂源县市场监督管理局局机关设有药品化妆品监督管理科、医疗器械监督管理科 2 个科室；在局属事业单位沂源县市场监督管理稽查大队（正科级事业单位）设立药品（含医疗器械、化妆品）相关执法机构（大队三定方案未正式出台）；12 个市场监管所（历山所设 5 个中队）承担药品（含医疗器械、化妆品）监管执法职责。

【监督检查】 从日常监督检查着手，落实药品安全“四个最严”要求。组织召开零售药店约谈会、警示教育会、检查通报会等会议 5 次，与 111 家零售药店签署药品零售企业规范经营承诺书，立案查处药品零售企业违法违规案件 54 起（其中简易程序 49 起），罚没款 8 万余元；检查各类医疗机构 412 家，限期整改 46 家，查办药品类案件 13 起，罚没款 7 万元，查办医疗器械类案件 11 起，罚没款 10.2 万元；对全县 1 家疾病控制中心、32 家疫苗预防接种点按监督计划实施监督检查，严格执行《疫苗储存和运输管理规范》，限期整改 3 家；检查化妆品经营单位 82 家，查办案件 3 起。完成临沂市局委托的 9 家药品生产企业、药包材生产企业及 8 家一二类医疗器械生产企业的日常监督检查任务。引导推进漱玉平民等全县 65 家药店实现“远程诊疗”“远程审方”，切实解决处方来源问题，提升零售药店药学技术服务水平。

【监督抽检】 紧扣药品安全风险点，增强抽样靶向性。结合日常监管重点，加大对中药饮片、心脑血管药品等高风险类别药品的抽检力度，把抽检与监督检查、风险监测相结合，突出加强对上年度抽检不合格、不良反应较集中的重点单位、重点品种的跟踪抽检，加大对城乡接合部药品经营企业、基层医疗机构为重点抽检对象的抽检力度，切实提升抽检针对性和靶向性；严格抽检程序，提升药品抽检工作质量，严格按照《药品质量抽查检验管理规定》开展抽检工作，确保抽样程序规范、合法；及时开展不合格药品核查处置工作，做好风险管控，全年完成药品抽检 117 批次，不合格批次 9 批次，不合格产品处置率 100%；加大化妆品经营单位抽检力度，全年化妆品抽检 7 批次，不合格 1 批次，不合格产品处置率 100%。

【专项整治】 以药品监管“四个最严”要求，深化药品安全专项整治，巩固药品专项整治成果，不断提升监管保障水平。以各监管所辖区为基础划分为 17 个网格，按照“定区域、定人员、定职责、定标准”的“四定”要求实施网格化监管，加强药品零售使用环节监管，维护药品正常的经营秩序；聚焦不凭处方销售处方药、执业药师“挂证”、不持续保持《药品经营质量管理规范》、群众投诉举报较多等突出问题，认真开展药品零售环节漠视侵害群众利益问题专项整治、执业药师“挂证”行为专项整治、第二类精神药品经营环节专项检查、打击芬太尼等特殊药品犯罪专项行动；扎实开展无菌和植入性医疗器械监督检查、医疗器械“清网”行动，维护公众用械安全；积极开展化妆品标签标识专项整治、化妆品“线上净网线下清源”风险排查等专项整治，维护人民群众用妆安全；在 111 家零售药店经营场所张贴监督卡并公布投诉举报电话，方便群众反映药品违法违规线索，通过本单位微信公众号、各级媒体、现场宣传等多种形式宣贯药械化法律法规，营造全社会共同参与药品安全监督良好环境，推进形成社会共治格局。

【行刑衔接】 重塑药品行刑衔接联动执法工作机

制，提升市场监管执法效能。积极探索药品行刑衔接新机制，把市场监管身处一线的案源、专业、技术与公安侦查的布控、取证、采取强制措施等手段有机结合、无缝对接，联合公安部门出台《关于建立公安市场监管联动执法工作机制的意见》，通过建立联动执法联席会议、执法协作、行刑衔接、派驻工作、提前介入、信息互通、执法保障等各项制度，进一步明确市场监管部门和公安机关在工作运行、执法办案等方面的职责任务，做到权责分明、协作紧密、工作有序。依法移送药品涉刑案件 5 起，开展联合执法 10 余次。

党组书记、局长：马中举
党组成员：唐传勇
电话：0533-2329700
地址：沂源县城历山路 5 号
邮编：256100

（撰稿：秦华　核稿：王世东）

淄博高新技术产业开发区

【概况】淄博高新技术产业开发区市场监督管理局于 2019 年 2 月完成原工商、原食药、原质监三部门的合并办公，由于淄博高新区的机构改革尚未完成，2019 年淄博高新区市场监督管理局未挂牌成立，一直是筹备状态，设置药械监管科负责高新区内药品、医疗器械、化妆品的监管。2019 年 5 月将原监管所对药品、医疗器械、化妆品经营，使用环节的监管权限收回至药械监管科。药械监管科有 3 名监管人员，其中行政编制 2 人，事业编制 1 人。

淄博高新区医药产业发达，辖区内有 10 家药品生产企业，4 家药包材生产企业，1 家医疗机构制剂室，43 家医疗器械生产企业，生产企业数量占全市 40% 以上。药品批发企业 7 家，药品连锁总部 4 家，药品零售药店 124 家，医疗机构 132 家，器械经营公司 302 家。高新区内药械企业整体呈现出数量多，分布广，产业规模相差大，企业管理参差不齐的特点。

【监督检查】*药品生产环节的全覆盖监管*。从源头保证药品质量安全，完成对辖区内 15 家药品生产企业的日常监督检查，全年检查 38 家次，检查覆盖率 100%。加强药品市场方面应急处置能力，做好日常监管与问政后的各项专项整治工作，出动执法人员 320 人次，检查药店 98 家，药品使用单位 46 家，警告 20 家，限期整改 52 家，立案查处 8 家，罚没款 10183.5 元。

医疗器械监管。把握环节管控，落实监管责任，在日常监管的基础上开展医疗器械“清网”行动工作、进一步规范儿童青少年近视矫正工作、无菌和植介入医疗器械监管工作、加强避孕套质量安全管理等 4 项专项检查工作。检查医疗器械生产企业 20 家，经营企业 92 家，使用单位 36 家，责令改正 60 家，立案查处 1 起，罚没款 1.5 万元。

化妆品市场监管规范化建设。开展化妆品“线上净网线下清源”风险排查处置行动、化妆品标签标识专项整治工作和化妆品假冒伪劣专项整治。以化妆品网络销售者和化妆品电子商务平台经营者为重点，出动执法人员 70 余人次，检查化妆品经营企业 32 家，排查 23 家企业网站以及 4 家大型化妆品经营企业。

不良反应监测能力建设。2019 年度审核、评价上报药品、医疗器械及化妆品不良反应报告总计 260 份，其中医疗器械不良反应事件 94 例，化妆品不良反应 22 例，药品不良反应 144 例，完成率达 144%。

【监督抽检】落实药品安全抽检责任，2019 年药品抽检 79 批次，检出不合格产品 1 批次，立案查处。化妆品抽检 3 批次，合格率 100%。

【专项整治】结合《关于对漠视侵害群众利益问题的专项整治实施方案》要求，围绕药品领域存在的突出问题，在日常监督检查的基础上，开展 6 个药品零售环节专项整治，包括执业药师“挂证”行为、严厉打击零售药店违法违规行为、中药饮片专项检查、药品零售环节专项整治、漠视侵害群众利益问题、疫苗使用管理专项检查。专项整治聚焦药品购进、储存、分类管理、销售服务中存在的突出问题，着力解决一批群众反映强烈的重点难点问题，着力查处一批违法违规典型案件，切实保障人民群众用药安全有效。

在《问政山东》曝光其他地市无证经营隐形眼镜问题后，迅速对辖区内眼镜店开展摸底式排查，检查眼镜店 14 家，销售隐形眼镜的企业 9 家。

【亮点工作】积极探索“互联网 +”在药品零售环节的应用，解决群众购药难的问题。积极鼓励辖区内药品零售企业利用互联网技术，实行“远程诊疗”，开具电子处方，鼓励连锁门店实行执业药师“远程审方”，在很大程度上解决销售处方药无处方来源和执业药师“挂证”难题。

针对需要长期用药的慢性病患者，允许药店建立慢性病患者档案，针对此类患者建立一对一的慢性病档案，留存原始处方，在医生没有调整用药的前提下，凭留存的原始处方在后续购药时无需再次开具处方，只需做好处方销售登记。从而解决特殊时期需长期用药的慢性病人购药难的问题。

党组书记、局长：徐斌治
筹备组成员（原淄博食品药品监督管理局高新区分局局长）：李家传
电话：0533-3598015
地址：淄博高新技术产业开发区柳泉路 109 号火炬大厦
邮编：255000
（撰稿：李静　核稿：翟金萍）

枣庄市

【概况】 枣庄市市场监督管理局为市政府组成部门，负责全市市场综合监管和食品药品安全、工业产品质量、特种设备监管等工作。内设药品和化妆品监管科、医疗器械监管科等 25 个职能科室和离退休干部科、机关基层党组织；枣庄市局机关行政编制 86 名（实有公务员 116 人），其中领导职数 1 正 4 副。截至 2019 年底，全市有药品生产企业 9 家，药品批发企业 13 家，零售连锁公司 26 家，药品零售药店 1291 家（含单体药店）；化妆品经营单位 4075 家；医疗器械生产企业 27 家，二类经营企业 1492 家，三类经营企业 344 家。

【药品监管】 根据全年药品监管要点，制定全市药品生产流通环节监督检查计划，坚持严字当头、坚持问题导向，聚焦药品质量风险，对重点企业、重点品种、重点领域进行精准检查，提升检查质量，强化检查后处置。推动药品生产经营经营企业持续保持药品 GMP 和 GSP 认证标准；对在产药品生产企业全覆盖开展药品 GMP 跟踪检查，对药品批发企业和连锁企业开展随机跟踪检查。强化基本药物生产日常监督，对辖区内 3 家基本药物生产企业在产品种抽检率 100%；每季度覆盖性检查一次特殊药品生产经营企业，杜绝特殊流弊事件。深入开展执业药师“挂证”和零售环节漠视侵害群众利益整治等专项整治行动，对全市药品经营企业实施全覆盖检查，支持连锁企业兼并单体药店，鼓励中小药店加盟连锁企业，药品零售企业连锁率达 96%。

【医疗器械监管】 制定年度医疗器械生产经营监督检查工作计划，明确监管重点、检查频次、覆盖率和检查标准等，规范监督检查程序。落实经营企业信用等级分类管理办法，组织开展医疗器械生产经营企业专项整治，强化医疗器械网络销售行为监管，净化规范医疗器械市场秩序。开展医疗器械产品质量专项抽检，完成医疗器械产品质量抽验 50 批次。完成医疗器械经营企业许可现场核查 136 家。深入调研全市医疗器械产品质量状况，认真做好医疗器械不良事件监测工作，全年上报可疑医疗器械不良事件报告表 620 份，其中严重伤害的病例报告表 69 份。做好医疗器械“清网”等专项行动的宣传，强化医疗器械企业主体责任意识，提升群众医疗器械安全的意识，推动公众参与和社会共治，确保全市医疗器械质量安全。

【化妆品监管】 坚持问题导向，制定印发全市化妆品经营监管工作要点和监督检查计划，深入开展“线上净网线下清源”等专项行动，严厉打击化妆品违法添加、制假售假行为，持续规范化妆品经营市场秩序。加强国产非特殊用途化妆品网上备案，全市完成非特化妆品注册企业 44 家，备案产品总数 272 个。强化部门协作，推进化妆品不良反应监测工作，全市化妆品不良反应监测哨点医院达到 6 家，上报化妆品不良反应报告 78 份。积极防控化妆品质量安全风险，完成化妆品国抽、省抽 90 批次，梳理形成化妆品风险清单 10 条。

【专项整治】 药品。全面落实药品监管“四个最严”要求，严防严管严控药品安全风险。深入开展中药饮片生产流通环节质量、含芬太尼类物质、二类精神药品、含特殊药品复方制剂等特殊药品专项检查、医疗机构制剂专项检查、执业药师“挂证”、严厉打击零售药店违法违规行为、基层药品使用单位用药质量、药品零售环节漠视侵害群众利益问题、疫苗专项、药品 GSP 跟踪等 10 余项专项整治工作。检查药品生产经营使用单位 10485 家次，警告 939 家次，责令改正 1881 家次；累计撤销、收回药品 GSP 认证证书 34 家，省、市局网站上曝光问题企业 34 家，注销零售企业药品经营许可证 49 张；查实“挂证”执业药师 2 人，通报医保部门 36 家，立案查处 141 家，罚没款金额 75.61 万元。

医疗器械。组织开展无菌和植入性医疗器械、眼视光经营使用单位、避孕套、隐形眼镜经营等专项整治，检查经营企业 896 家，责令改正 58 家，查处案件 8 件，罚没款 6.19307 万元。检查使用单位 723 家，责令改正 78 家，警告 4 家，立案 13 家，罚没款 18.5 万元；强化医疗器械网络销售监督管理，开展医疗器械“清网”行动。对辖区内医疗器械网络销售经营企业进行全覆盖检查，查处 1 起未经许可（备案）从事经营（网络销售）医疗器械案件，罚没款 6853.2 元，保障全市人民公众用械安全。

化妆品。开展“线上净网线下清源”专项行动，打击化妆品违法添加、制假售假行为，遏制网络违法销售化妆品的多发势头，持续规范化妆品经营市场秩序。检查百万微商城、屈臣氏、妍恋、唐三彩、谜尚等化妆品经营企业270余家，对发现的问题提出改正意见，责令企业限期整改，对违法产品督促企业及时进行下架。

【监管能力建设】 枣庄市建设食品药品检验中心，市政府在经费投入和立项政策等方面给予倾斜，选定市政新区较好地段作为新址，项目建设总面积约1.5万平方米、总投资约6500万元，检验中心项目进入内装修招标程序，争取2020年建成全面启用。截至2019年12月，枣庄市食品药品检验中心拥有药品实验室总面积1400平方米，其中样品储存面积（不包括样品周转）100平方米，微生物学实验室面积60平方米，理化及仪器实验室面积1240平方米；药品检验设备总数107台/套，设备原值800万元；药品实验室通过化学药品、抗生素、生化药品和中药2个产品165个参数的资质认定。2019年，累计完成药品评价性抽样检验142批；完成省级基本药物抽样检验40批，检验不合格1批，不合格率2.5%；完成省级药品流通使用环节日常监督抽样检验75批，不合格1批，不合格率1.3%；完成省级中药饮片抽样检验136批；完成市级监督抽样检验600批，不合格12批，不合格率2%。

【服务医药产业发展】 枣庄市局秉承“护佑健康、服务发展”监管理念，鼓励药品医疗器械生产经营企业创新研发，助推医药产业升级发展。全市规模以上药品生产企业4家，规模以上医药企业（含医疗器械）16家，业务收入32亿元；限额以上医药经营企业（含医疗器械）9家，销售总额25亿元，初步形成骨干企业带动、产品种类多样、产销快速增长的发展新格局，促进药品产业新旧动能转换。医药产业方面，立足打造龙头企业，积极鼓励重点企业通过兼并吸收、强强联合、收购重组等方式膨胀发展，华润三九（枣庄）药业、山东威智百科药业、山东益康药业、万邦赛诺康生化、山东康力医疗器械等具有竞争优势的龙头骨干企业脱颖而出。华润三九（枣庄）药业颗粒剂生产成为全国知名品牌；山东益康药业拥有79个批准文号的品种；山东威智百科药业的原料药车间通过FDA认证；万邦赛诺康生化的肝素钠原料产业链在逐步拉长；康力医疗器械“贝蕾”商标被评为山东省著名商标，“一次性使用麻醉穿刺包”被评为山东名牌产品。

【网格化监管】 2019年，枣庄市局持续创新监管方式，指导全市各级监管部门健全监管长效机制，强化日常监督检查，推动企业主体责任落实，牢牢守住药品经营使用安全底线。在药品零售环节专项整治行动中，严格落实监管责任，按照“定区域、定人员、定职责、定标准”的“四定”要求，建立全市统一的网格化监管工作台账，全市65个乡镇，划分乡镇级网格140个，县区级网格65个，市级网格7个，乡镇级网格内监管人员数量360人，县区级网格监管人员数量18人，市级网格7人，网格内有零售药店1301家和5000余家基层用药单位和化妆品经营单位。药品各项整治过程中，明确每家零售药店的监管责任人，切实做到对全市每家零售药店的全覆盖检查，甚至多次检查，监管成效做到心中有数，确保问题在网格内解决，风险在网格内消除。

【零售连锁“七统一”】 枣庄市局鼓励支持药品零售连锁企业做大做强，鼓励大型零售连锁企业兼并重组中小型零售连锁和零售药店，持续降低药品经营风险，确保规范化经营。持续推动实施“统一企业标识、统一管理制度、统一计算机管理系统、统一人员培训、统一采购配送、统一票据管理、统一药学服务标准”的“七统一”管理。2019年，全市有零售连锁总部26家，零售药店1291家（含51家单体药店），零售连锁率达到96%。

党组书记、局长：王光明
党组成员：王军、朱传璋
党组成员、知识产权局副局长：孟雯
党组成员、副局长：秦乔、李忠孝、管锡庆、沈道成
党组成员、综合执法支队支队长：高金进
调研员：高坤岗、甘信石、王彬
副县级干部：王仕龙、孙春雨、庄福军
副调研员：贾广平、李振宏、唐华、田洪伟、李震、郝勇
电话：0632-3286060
地址：枣庄市新城嘉陵江路77号
邮编：277800

（撰稿：李文轸　王巍　核稿：王彬）

市中区

【概况】 枣庄市市中区市场监督管理局内设药品医疗器械和化妆品监管室1个，现有工作人员3人，牵头组织全区药品、医疗器械、化妆品日常监管工作。截至2019年底，全区有药品生产企业1家，药品批发企业1家，零售连锁总部4家，连锁门店及单体药

店 248 家，医疗器械生产企业 10 家，医疗器械经营企业 126 家，药械使用单位 200 余家（其中，二三级以上医疗机构 9 家），化妆品经营企业 320 家。

【监督检查】 药品。先后印发《2019 全区药品市场监管工作要点》和《2019 全区药品市场监督检查计划》，按计划完成零售药店、药品使用单位的日常检查。加强 GSP 认证跟踪检查，检查药品批发企业 1 家，零售连锁总部 4 家，零售连锁企业门店 232 家，单体零售门店 16 家。针对疾病预防控制中心的疫苗管理、储存、配送和各疫苗接种点疫苗的储存、运输情况进行专项检查，对枣庄市疾控中心、市中区疾控中心及 25 家疫苗接种单位全年进行 2 次全覆盖检查，确保疫苗质量安全。

化妆品。按照《2019 年全区化妆品监管工作要点》和《2019 年全区化妆品监督检查计划》的要求，紧紧围绕产品合法性、产品标签、落实化妆品经营企业索证索票和台账管理规定、是否存在虚假或夸大宣传等情况进行检查。开展国产非特殊用途化妆品备案后检查工作，备案检查山东臻颜禾肌化妆品有限公司等 12 个单位 60 余种备案品种。截至 2019 年底，全区出动执法人员 620 人次，检查化妆品经营企业 300 余家。

不良反应监测。2019 年上报药品不良反应报告 361 例；上报医疗器械不良事件 174 例；上报化妆品不良反应报告 7 例。

【监督抽检】 2019 年根据枣庄市局抽检任务目标，完成药品抽检 155 批次。其中全省药品经营使用环节抽检 15 批次，中药饮片监督抽检 10 批次，枣庄市药品地方监督抽检 110 批次。被抽检单位覆盖到全市药品批发企业、药品零售连锁公司、连锁门店、单体药店、村级卫生室、社区卫生服务站等各级药品经营使用单位。配合枣庄市局完成医疗器械和化妆品抽检 11 批次。

【专项整治】 药品。2019 年，先后组织开展百日行动期间农村药品市场安全监管工作开展 GSP 认证及跟踪检查、全区中药饮片流通环节质量集中整治、百日行动期间农村药品市场安全监管专项整治、药品零售企业执业药师“挂证”行为、严厉打击零售药店违法违规行为专项行动、疫苗专项检查、药品零售环节损害群众利益问题专项整治等专项检查。各类专项整治出动检查人员 3000 余人次，检查辖区内零售药店 1120 家（次），检查覆盖率达到 91%。出具责令改正通知书 324 份，当场处罚 299 家；立案 34 起，罚没款 15.33 万元。

化妆品。开展国产非特殊用途化妆品备案后核查 12 家，核查备案产品 60 余种。组织开展以“安全用妆，点靓人生”为主题的化妆品安全知识科普护肤日宣传活动，发放化妆品宣传手册 150 余本，化妆品安全知识宣传单 600 余张，现场受理咨询、申投诉 7 次。强化网络销售化妆品监管，净化线上线下化妆品市场环境，组织开展“线上净网 线下清源”化妆品风险排查处置工作，检查化妆品店 39 家，出动执法人员 75 人次、执法车辆 24 车次。

医疗器械。组织开展无菌和植入性医疗器械、隐形眼镜、医疗器械“清网”行动等专项整治行动。结合日常监管、风险分级、投诉举报及经营许可检查等情况进行重点整治，解决存在问题，努力保障医疗器械供应和公众用械安全。出动执法人员 412 人次，检查医疗器械经营使用单位 220 家。

【药品零售“互联网 +”】 借鉴先进地市好的做法，积极探索“互联网 +”在药品零售环节的应用，推动“远程诊疗”“远程审方”等政策落地实施，解决部分零售药店无处方来源、执业药师不足的问题。通过会议培训，积极引导，提高认识，督导安装等措施，截至 2019 年底，全区 248 家药品零售药店已有 200 家安装使用“远程诊疗”和“远程审方”设备，切实解决零售药店无处方来源的问题，提升药品零售管理水平和药学服务水平。

党组书记、局长：孙天峰
党组成员、副局长：邵新宇
电话：0632-3177612
地址：枣庄市市中区建华路 100 号
邮编：277100

（撰稿：王佚　核稿：胡晓伟）

薛城区

【概况】 枣庄市薛城区市场监督管理局，负责辖区药械化监管工作，设置药品和化妆品监管科，工作人员 3 人。2019 年有药品批发企业 1 家，药品经营连锁总部 4 家，零售药店（含连锁门店）209 家，医疗器械生产企业 1 家，医疗器械经营企业（含药店）270 家。三级医疗机构 3 家、二级医疗机构 2 家，一级医疗机构 5 家，一级以下医疗机构 247 家。疫苗使用单位 18 家(其中:区疾控中心 1 家、预防接种点 9 个、狂犬病暴露处置门诊 4 个、产科预防接种室 4 个)。

【监督检查】 药品。结合国家、省、市局的统一部署，结合“3·15”晚会曝光的问题，先后开展中药饮片流通环节质量集中整治、加强百日行动期间全区农村药品市场安全监管、药品零售企业执业药师“挂证”行为专项整治、严厉打击零售药店违法违规行为专项行动、药品零售环节漠视侵害群众利益问题专项整治、联合开展全区疫苗使用管理专项监督检查等专项检查工作，检查药品零售店 209 家，GSP 认证跟踪检查 20 家，对 131 家提出警告并责令限期改正，查处 71 家，收回 GSP 认证证书 8 家，罚没款共计 5.82 万元；检查疫苗接种点 15 家，其中预防接种点 8 个、狂犬病暴露处置门诊 3 个、产科预防接种室 4 个。

医疗器械。根据薛城区实际制定医疗器械工作要点、经营使用单位监督检查计划、无菌和植入性医疗器械监督检查方案、医疗器械“清网”行动工作方案等文件，督促医疗器械经营、使用单位开展自查并上交自查表和整改报告，检查医疗器械经营企业 26 家，医疗器械使用单位 28 家，责令改正 15 家。

化妆品。根据薛城区实际制定化妆品工作要点、监督检查计划、化妆品“线上净网线下清源”风险排查处置工作实施方案等文件，检查化妆品经营企业 8 家，通过日常监督检查发现 2 家经营企业销售未经检验或检疫的进口化妆品，已立案查处，罚没款 0.36 万元。

【监督抽检】 薛城区开展药品日常监督抽检 80 批次，重点品种中药饮片抽检 5 批次，省级抽检 10 批次；医疗器械抽检 10 批次，化妆品抽检 13 批次，发现不合格化妆品 1 批次。

【不良反应监测】 2019 年，薛城区有药品不良反应监测单位 15 家，辖区一级以上医疗机构已全部实现网络上报；化妆品不良反应监测哨点 1 家；2019 年度薛城区上报药品不良反应 801 例。

【专项整治】 重点开展加强百日行动期间全区农村药品市场安全监管、药品零售企业执业药师“挂证”行为专项整治、严厉打击零售药店违法违规行为专项行动、药品零售环节漠视侵害群众利益问题专项整治、药品经营企业 GSP 认证跟踪检查、联合薛城区卫建局开展全区疫苗使用管理专项监督检查、药品零售环节漠视侵害群众利益专项整治、城乡接合部诊所、门诊使用药品情况专项监督检查、《问政山东》曝光问题排查整改等专项检查工作。多次召开药品零售企业的工作会议、警示教育会议和培训会议，并与各药品零售药店签订 2019 年度药品经营安全责任书，落实零售药店的主体意识和责任意识。对药品经营使用单位重点检查证照、制度文件、人员管理、供货单位审查、来货验收、陈列储存养护、销售使用等环节；对疫苗使用单位重点检查疫苗的储存运输情况，冷链设施设备和冷藏工具的配置、使用、维护情况，质量异常、超过有效期、储存温度不符合要求的疫苗处置情况等。细化各项检查工作要求，做到全面检查不留死角，及时纠正药品经营使用单位的违法违规行为。2019 年出动执法人员 1500 余人次，检查零售药店 447 家次、药品使用单位 286（75）家次，对 23 家药品零售企业进行 GSP 认证跟踪检查，检查疫苗接种点 15 个（其中：预防接种点 8 个、狂犬病暴露处置门诊 3 个、产科预防接种室 4 个），责令改正 204 家次、警告 204 家次，查处 74 家（其中：立案 13 起、简易程序查处 61 家），收回并上缴市局药品 GSP 认证证书 8 张，罚没款共计 11.65 万元。

【亮点工作】 积极开展安全用药月宣传活动，发放宣传资料 1000 余份，在薛城区政府网站上发布安全购药用药小提示，检查过程中，执法人员向前来购药的消费者科普药品安全知识、讲解宣传药品监管工作的重要意义，不断提高群众对药品监管工作的知晓率、参与度，积极引导群众科学购药的观念、增强思想认识。

对全区 209 家药品零售企业建立档案，并按零售药店经营范围进行科学分类，根据企业以往日常监管、监督抽检、投诉举报等药品安全风险因素进行风险分级评定。根据分级分类情况加强有针对性的指导和监管，进一步提升零售药店规范化程度。

与各药品零售药店签订 2019 年度药品经营安全责任书，落实零售药店的主体意识和责任意识。局分管领导带领有关业务科室工作人员到连锁企业总部，与企业负责人、质量负责人面对面开展督导，督促企业采取有效的措施，切实加强行业自律、加强内部宣讲培训、加强对连锁门店的管理。

党委书记、局长：曹凯
党组成员、综合行政执法大队大队长：毛军
电话：0632-4420676
地址：枣庄市薛城区永福北路 175 号
邮编：277000

（撰稿：贺晨星　核稿：毛军）

峄城区

【概况】 枣庄市峄城区市场监督管理局，内设药品医疗器械化妆品监管股，现有工作人员 3 人，负责全区药品、医疗器械及化妆品经营使用单位的监管和药品、医疗器械、化妆品安全性监测工作。2019 年，辖区内有医药连锁总部企业 1 家、连锁药店及单体门店 153 家；化妆品经营企业 56 家；二级医疗机构 2 家，一级医疗机构 8 家，一级以下医疗机构 185 家。

【监督检查】 药品。以农村药品市场、中药饮片等为重点，严格药品日常监管，重点查处销售、使用非法回收药品、违法违规经营或使用高风险药品、超范围经营和药品购销渠道不规范、执业药师“挂证”等行为。认真开展药品经营企业GSP认证检查，检查药品零售企业153家。

医疗器械。组织开展医疗器械经营使用单位监督检查和互联网医疗器械经营监督检查，对辖区内隐形眼镜、避孕套、体外诊断试剂、注射用透明质酸、定制式义齿医疗器械经营和使用、一次性无菌器械和植（介）入器械等进行专项检查和日常监督检查，检查使用单位10家，经营企业189家。

化妆品。开展化妆品“线上净网线下清源”风险排查、违法宣称的非特殊用途化妆品清查工作和化妆品风险隐患排查，检查化妆品经营使用单位56家。

【监督抽检】 上报药品不良反应监测报告304份，同时根据省、市局的药品抽检计划，开展药品抽检75批次，化妆品抽检11批，抽检合格率均达到100%。

【专项整治】 组织开展打击零售药店违法违规行为、执业药师“挂证”专项整治，对辖区内药品经营使用单位进行拉网式检查，检查药品经营企业249家次，检查医疗机构24家，撤销GSP认证证书1家。

针对疾病预防控制中心的疫苗管理、储存、配送和各疫苗接种点疫苗的储存、运输情况进行专项监督，会同区卫健局对辖区内涉及疫苗接种配送使用的单位进行专项检查开展疫苗专项检查，检查疫苗接种单位10家。同时根据区委区政府的部署，对全区药品经营企业开展禁止出售人用药品用于禽畜养殖的专项整治活动，对全区药店印发告知书，并签订承诺书153份。

【亮点工作】 根据省局漠视侵害群众利益问题专项整治工作要求，对辖区内药品零售企业进行全员动员培训，培训人员150余人，签订诚信经营承诺书150余份，同时组织执法人员迅速开展专项检查，短期内对药品经营企业反复进行拉网式检查，规范药店的经营行为。

党组书记、局长：褚福兵
副局长：刘峰
电话：0632-7711719
地址：枣庄市峄城区承河路59号
邮编：277300

（撰稿：徐利　核稿：孙琳）

台儿庄区

【概况】 2019年3月，台儿庄区整合政府食安办、食药监、工商、质监等部门食品药品监管职能、机构和人员，组建枣庄市台儿庄区市场监督管理局，正科级规格，配领导职数1正3副，核定行政编制32名（含派出机构）。内设办公室、药械化监管科、食品科、执法大队等科室及运河、马兰屯、邳庄、泥沟、张山子、涧头集、古城市场监管所等派出机构。

截至2019年底，台儿庄区暂无药品、化妆品生产企业，现有医疗器械生产企业6家，药品经营单位118家，医疗器械经营单位126家，化妆品经营单位75家。

【监督检查】 2019年度，强化日常监管，落实网格化监管。对全区药械化经营单位进行全面排查，积极推进药品经营单位分级分类监管，并深入宣贯新版《药品管理法》，督促药品市场经营秩序规范有序。

药品、医疗器械。召开全区药品经营企业负责人会议，督促经营单位开展自查自纠。积极开展无菌植入、隐形眼镜等器械日常监管，强化日常监督检查。加强对含麻黄碱类复方制剂、中药材、中药饮片等监督检查。年度检查药品医疗器械使用单位50余家次，出具责令改正通知书5份；检查药品医疗器械经营单位180余家次，出具责令改正通知书11份。

化妆品。通过强化日常检查、监督抽检等手段，进一步加强对化妆品经营企业的监管。年度检查化妆品经营单位50余家次，出具责令改正通知书5份。同时加强对经营业户进行警示教育，增强其主体责任意识，督促其诚实守信，规范经营。

【监督抽检】 完善监督抽检体系，2019年按照抽检计划稳步推进抽检工作，抽检药品77批次，合格74批次。开展化妆品抽检10批次，全部合格。

【专项整治】 药品。重点整治零售药店不凭处方销售处方药、执业药师“挂证”、违规储存陈列药品、违法违规销售含麻黄碱类复方制剂等问题。对全区药品经营企业，开展“拉网式”排查，发现问题，立查立改。对违法违规销售处方药的药店，依法进行顶格处罚，对严重违法违规或整改不到位的药店，依法坚决予以取缔。2019年，查处药品相关案件16起，罚没款合计4万余元。

医疗器械。开展无菌和植入性医疗器械专项检查、医疗器械“清网”行动等，组织各市场监管所对辖区内医疗器械经营企业进行全面排查整治，进一步规范医疗器械经营行为，确保人民群众用械安全有效。对发现的违法违规行为严肃查处，并予以曝光；对涉嫌犯罪的，及时移交公安部门；对相关经营企业存在严重失信行为的，按照有关规定实施联合惩戒。同时，进一步加强宣传引导，防范使用风险，引导人民群众正确选购和使用医疗器械。2019 年，查处医疗器械相关案件 2 起，罚没款合计 4 万元。

化妆品。先后开展化妆品标签标识、购进验收等专项整治行动，加强对化妆品经营环节监管，严查销售假冒伪劣和“三无”化妆品的违法行为。同时加强对网络销售化妆品的监管，严厉打击在网络平台销售假冒伪劣化妆品的行为，规范化妆品经营行为。

党支部书记、局长：王脉博
党组成员：李福建
电话：0632-6707010
地址：枣庄市台儿庄区运河大道 4025 号
邮编：277400
（撰稿：李建峰　核稿：李福建）

山亭区

【概况】 枣庄市山亭区市场监督管理局，内设药械化妆品监管股，负责药品、医疗器械和化妆品日常监管工作。股室现有工作人员 2 人。

2019 年，山亭区有药品零售连锁总部 1 家；药品零售企业 89 家，其中：零售连锁门店 88，零售单体药店 1 家；药品及医疗器械使用单位 387 家，其中：二级以上医疗机构 1 家，一级以上医疗机构及社区卫生服务中心 12 家，民营医院 2 家，第一类医疗器械生产企业 1 家，医疗器械经营企业 101 家，化妆品销售企业 29 家。

【监督检查】 根据辖区实际，科学制定年度日常监督检查计划，明确职责分工和检查重点，确定检查频次和检查企业单位数量。强化药械化日常监管，实现药械监管全覆盖。开展督导检查、暗访检查、飞行检查、双随机检查，严厉打击药械化领域违法违规行为。加强行业自律，强化企业主体责任落实。落实信息公开制度，加大对违法违规行为曝光力度，引导公众消费，倒逼企业讲诚信，促进行业自律。

【监督抽检】 制定《2019 年山亭区药品质量监督抽检实施方案》，坚持监督抽验与监管执法相结合，以问题为导向，提升抽检针对性和靶向性。全年完成药品抽样送任务 70 批，检出不合格药品 2 批次，并依法进行查处。配合市局完成化妆品抽检 10 批次。

【专项整治】 开展 GSP 跟踪检查及药品零售企业执业药师“挂证”行为专项整治，检查药品零售企业全覆盖，撤销 GSP 认证证书 1 家；百日行动期间农村药品市场安全整治，检查药品经营使用单位 112 家，查办案件 13 起，罚没款 4.14 万元；中药饮片流通环节质量集中整治，检查经营企业 88 家、使用单位 137 家，立案 3 起，罚没款 1.38 万元；开展疫苗专项检查，检查 1 家疾控中心，接种单位 11 家。开展医疗器械“清网”行动、无菌和植入性医疗器械等专项检查，出动执法人员 500 余人次，按照计划和要求对辖区内 46 家器械经营单位 101 家器械使用企业进行监督检查，未发现违法行为。

【亮点工作】 强化市场动态监管，采取跟踪检查、飞行检查以及专项检查相结合的方式，对全区所有药品经营企业进行监督检查，覆盖率达到 100% 以上。开展药品安全方面损害群众利益问题专项整治工作。以处方药未凭处方销售违法违规经营为整治检查重点，累计检查药店 102 家次，检查覆盖率 113%，责令改正并给予警告 79 家，收回 GSP 认证证书 1 家，撤回 GSP 认证证书 1 家，立案查处 5 家。党员双报到，进社区、进农村宣传药械安全知识、相关法律法规，提高群众用药用械安全水平和维权意识。

党组书记、局长：张延鹏
党组成员、局机关党委副书记：王泳
电话：0632-8800616
地址：枣庄市山亭区新城�国路东侧与汉诺路南侧交叉路口
邮编：277200
（撰稿：孙士余　核稿：王泳）

滕州市

【概况】 滕州市市场监督管理局内设药品、医疗器械、化妆品监管科室 2 个，分别为药品和化妆品监管科和医疗器械监管科，牵头组织全市药品、医疗器械、化妆品日常监管工作。药品和化妆品监管科现有工作人员 4 人，医疗器械监管科现有工作人员 3 人。截至 2019 年底，全市有药品生产企业 3 家，药品批发企业 7 家，零售连锁总部 12 家，连锁门店及单体药店 467 家，医疗器械生产企业 2 家，医疗器械经营企业 156 家，药械使用单位 1216 家，化妆品经营企业 2632 家。

【监督检查】 药品。先后印发《2019 全市药品市场监管工作要点》和《2019 全市药品市场监督检查计划》，按计划完成零售药店、药品使用单位的日常检查。加强 GSP 认证跟踪检查，检查药品批发企业4家，零售连锁总部9家，零售连锁企业门店273家，单体零售门店17家，限期整改45家。针对疾病预防控制中心的疫苗管理、储存、配送和各疫苗接种点疫苗的储存、运输情况进行专项检查，对滕州市疾控中心及42家疫苗接种单位全年进行2次全覆盖检查，确保疫苗质量安全。

化妆品。按照《2019年全市化妆品监管工作要点》和《2019年全市化妆品监督检查计划》的要求，紧紧围绕产品合法性、产品标签、落实化妆品经营企业索证索票和台账管理规定、是否存在虚假或夸大宣传等情况进行检查。开展国产非特殊用途化妆品备案后检查工作，备案检查滕州市大森林企业管理有限公司等10个单位24个备案品种。截至2019年底，全市出动执法人员1372人次，检查化妆品经营企业656家。

不良反应监测。2019年上报药品不良反应报告1100例；上报医疗器械不良事件270例；上报化妆品不良反应报告17例。

【监督抽检】 2019年，根据枣庄市局抽检任务目标，完成药品抽检213批次。其中全省药品经营使用环节抽检30批次，中药饮片监督抽检10批次，枣庄市药品地方监督抽检173批次。被抽检单位覆盖到全市药品批发企业、药品零售连锁公司、连锁门店、单体药店、村级卫生室、社区卫生服务站等各级药品经营使用单位。配合枣庄市局完成化妆品省级抽样工作，抽样12批次，经检验全部合格。

【专项整治】 药品。2019年，先后组织开展整治保健市场乱象和加强食品安全风险防控百日行动、全市中药饮片流通环节质量集中整治、百日行动期间农村药品市场安全监管专项整治、药品零售企业执业药师“挂证”行为、严厉打击零售药店违法违规行为专项行动、疫苗专项检查、药品零售环节漠视侵害群众利益问题专项整治等7项专项检查。各类专项整治出动检查人员9850人次，检查辖区内零售药店422家，检查覆盖率达到90.36%。出具责令改正通知书122份，当场处罚41家，罚没款4.1万元；立案17起，罚没款8.53万元。

化妆品。认真开展化妆品“线上净网线下清源”风险排查、打击化妆品违法添加、制假售假行为，遏制网络违法销售化妆品的多发势头，进一步规范化妆品经营市场秩序。对化妆品专营企业，零售药店，大型超市及化妆品兼营企业等进行拉网式排查，重点督促化妆品经营企业建立并落实进货查验、索证索票等制度。检查化妆品经营企业258家，现场监督检查发现并消除隐患49余处，出具责令改正通知书21份，并全部整改完毕。

医疗器械。组织开展无菌和植入性医疗器械、体外诊断试剂、隐形眼镜、体验式非法经营医疗器械行为、互联网医疗器械经营等专项整治行动。结合日常监管、风险分级、投诉举报及经营许可检查等情况进行重点整治，解决存在问题，努力保障医疗器械供应和公众用械安全。出动执法人员577人次，检查医疗器械经营使用单位350家。

【亮点工作】 借鉴先进地市好的做法，积极探索“互联网+”在药品零售环节的应用，推动“远程诊疗”“远程审方”等政策落地实施，解决部分零售药店无处方来源、执业药师不足的问题。通过会议培训，积极引导，提高认识，督导安装等措施，截至2019年底，全市467家药品零售药店有432家安装使用“远程诊疗”和“远程审方”设备，切实解决零售药店无处方来源的问题，提升药品零售管理水平和药学服务水平。

党组书记、局长：朱秋原
党组成员、副局长：马全运
电话：0632-5583326
地址：滕州市荆河街道北辛西路1501号
邮编：277599
（撰稿：屈庆玲　庄秀丽　核稿：马全运）

枣庄高新技术产业开发区

【概况】 枣庄高新技术产业开发区行政审批局为开发区党工委、管委会内设机构，正科级规格，局内设综合管理科、审批服务科、食药科、监督管理科、质监科5个科室，设立兴仁、兴城、张范3个市场监管所，为局派出机构。食药科负责药品、医疗器械和化妆品日常监管工作。截至2019年底，机构总编制21人，其中行政编制为11人，事业编制为10人，派出机构（市场监管所）编制6人。

2019年，枣庄高新区辖区有药品生产企业1家，药品经营企业44家，医疗器械经营企业12家，药械使用单位40家，化妆品经营单位13家。

【监督检查】 药品。以城乡接合部、农村地区等为重点区域场所，以单体药店、连锁门店、个体诊所、医疗美容机构等为重点检查对象，加强对药品流通、使用环节购进渠道的监督检查，严厉打击从非法渠道购进药品、非法回收过期药品、冷链药品储运温度超标等违法行为，防止假冒伪劣药品流入市场和特殊药品从药用渠道流失，对处方药品、抗菌药物、含特殊药品复方制剂等重点品种销售行为加大监管力度，严厉打击无处方单和执业药师不在岗销售处方药以及不实名登记销售含特殊药品复方制剂违法行为。

医疗器械。加强医疗器械生产企业监督检查，重点检查无菌和植入性医疗器械、第三类医疗器械、定制式义齿医疗器械生产企业的违规生产行为；强化重点区域医疗器械零售企业的监管，重点检查经营使用无证医疗器械、未经许可（备案）经营医疗器械的非法经营行为。同时做好网上医疗器械销售的监管检查工作，对发布医疗器械虚假广告的，及时移交区综合执法局依法查处。

化妆品。以化妆品经营集散市场、城乡接合部、农村地区为重点区域，以个体洗化店、专卖店、美容美发机构为重点检查对象。重点检查化妆品经营企业是否存在虚假宣传行为，是否存在销售未注册特殊用途化妆品、销售未备案国产非特殊用途化妆品、销售无中文标识的进口化妆品以及销售假冒伪劣化妆品等违法违规行为。重点督促化妆品经营企业建立并落实进货查验、索证索票等制度。

【监督抽检】 完善监督抽检体系，2019 年按照抽检计划稳步推进抽检工作，抽检药品 15 批次，合格 15 批次，合格率 100%。

【专项整治】 组织开展中药饮片质量集中整治、农村药品市场安全专项整治、药品零售企业执业药师“挂证”行为专项整治、药品市场秩序百日整治行动、严厉打击零售药店违法违规行为专项整治、药品安全方面损害群众利益问题专项整治、疫苗使用管理专项整治、药品零售环节漠视侵害群众利益专项整治、药械化集中整治、无菌和植入性医疗器械、隐形眼镜经营环节专项整治、化妆品“线上净网线下清源”风险排查等专项整治工作。

【信息化监管】 推进信息化监管平台应用，做好各系统平台的信息录入、管理，实现日常监督信息及时上传，提高监管效能。指导（联合）3 个所，做好省局药品日常监管系统、抽样检验与风险分析系统、国家特药信息报告系统等监管平台的应用，逐步实现药品“智慧监管”。

党组书记、局长：冯振
党组成员、副局长：贾鹏
电话：0632-8691315
地址：枣庄市高新区光明大道 1699 号
邮编：277800

（撰稿：褚治廷　核稿：许圣国）

东营市

【概况】 东营市市场监督管理局成立于 2018 年 12 月 28 日，为市政府工作部门，加挂东营市知识产权局牌子。负责全市药品零售、使用环节和医疗器械经营、使用环节以及化妆品经营环节的质量安全监督管理等工作。2019 年 4 月 24 日，市局机关机构改革完成，设置 22 个科室，核定行政编制 71 人。其中，药品医疗器械化妆品行政监管科室 2 个，分别是药品监督管理科、医疗器械与化妆品监督管理科，有行政编制 4 人，药械化监管人员 7 人。市局下设东营市市场监管综合执法支队、东营市食品药品检验中心（加挂市药品不良反应和医疗器械不良事件监测中心牌子）等事业单位 11 个。

截至 2019 年底，全市有药品生产企业 14 家、药品批发企业 10 家、零售连锁总部 27 家、药店 825 家；医疗器械生产企业 8 家、第三类医疗器械经营企业 303 家、第二类医疗器械经营备案企业 1066 家；化妆品生产企业 2 家，化妆品经营企业 9767 家。

【药品监管】 2019 年，东营市局完善监管工作机制，协助市委、市政府办公室印发《关于落实审评审批制度改革推进药品医疗器械创新发展的实施意见》为药品安全监管工作提供有力支持。健全监管和执法办案衔接机制，统筹各级监管力量，4 次开展联合执法以及跨县区交叉检查。建立 4 个市级、14 个县级、25 个乡级监管网格，印发《药品市场监管法规文件汇编》，着力构建“大检查”“全覆盖”监管格局。加强疫苗质量监管，提请市委、市政府印发《关于加强疫苗质量安全监管工作的实施意见》，贯彻《疾控机构和预防接种单位疫苗销毁工作程序》，与财政、环保等部门联合制定实施意见，联合市卫生健康委对 6 家疾控机构、126 处疫苗接种点实施全覆盖检查；市政府将预防接种标准化建设纳入 2019 年民生实事，组织对 63 处预防接种门诊、42 处狂犬病处置门诊进行数字化改造提升，实现自助就医、预约接种、智慧支付等功能。加强中药饮片监管，印发《中药饮片质量集中整治工作实施方案》，联合市卫生健康委开展医疗机构中药饮片采购验收专项检查，严厉打击非法渠道购进、非法分装、加工或贴签销售中药饮片等违法违规行为。开展特殊管理药品监管，每季度对麻醉药品、精神药品专营企业监督检查 1 次，配合公安机关，对易制毒药品进行联合检查，市局在全市禁毒工作会议上作典型发言。快速反应，科学应对，迅速处置上海新兴公司问题产品以及“3·15”晚会、《问政山东》《问政东营》曝光问题，举一反三，及时排查化解安全风险。统筹落实省、市抽检计划，完成药品抽检826批、药包材5批，对10批不合格中药饮片进行监督处置。2019年全市办理药品类案件238起，涉案货值35.68万元，罚没款44.60万元。组织召开全市《药品管理法》《疫苗管理法》宣贯会议，培训监管和药品流通企业、二级以上医疗机构、疫苗接种单位260余人。举办不良反应监测专题培训班，组织哨点医疗机构外出考察学习，对重点监测单位进行督导检查，与市卫生健康委联合开展药品不良事件调查，报告药品不良反应报表3148份、药物滥用报表267份。

【医疗器械监管】 制定《2019年全市医疗器械监管工作要点》《2019年全市医疗器械监督检查计划》，细化市县两级监督检查工作重点内容、目标任务、检查程序，落实监管责任；收集整理近年来监管数据，按照日常监管结果，对各医疗器械企业和单位监管级别实行动态管理。2019年，检查医疗器械生产企业4家次、二三类医疗器械经营企业768家、各类医疗器械使用单位602家，全面完成年初印发检查计划。开展风险排查，印发《2019年全市春季药品医疗器械化妆品质量风险排查工作实施方案》，组织3个月的风险排查活动，由行政监管、执法办案人员组成2个检查组，包片负责，排查抽查企业26家，高风险医疗器械企业11家，发现风险隐患36条，对发现的问题，限期整改。完善医疗器械审批监管协同通报机制，每月定期对行政审批备案数据进行推送，实现行政审批服务、市县局信息共享，从市场准入开始，抓好市场准入关口，从源头落实事中事后监管要求，确保企业以规范的质量管理促进经营发展，为日常监管奠定良好的基础。2019年，许可备案医疗器械生产经营事项499项，第三类医疗器械许可现场检查159项，对达不到标准要求的9家企业限期整改。开展医疗器械抽检，完成国抽7批、省抽47批，依法对2批不合格的产品进行处置。上报医疗器械不良事件报告515份，百万人口254份，提取上报医疗器械风险信号3个，其中“一次性使用针灸针断裂”得到国家局和国家药品不良反应监测中心认可，责令相关企业对其产品说明书进行修订。

【化妆品监管】 制定印发《2019年全市化妆品监管工作要点》《2019年全市化妆品监督检查计划》，以国家、省质量公告中不合格产品问题为导向，推动落实生产经营者主体责任和监管部门监管责任，市局按计划检查化妆品生产企业2家、委托生产企业66家，审查化妆品委托备案190个品种，通过检查149个，限期整改41个，委托生产备案3个月内检查率达100%。开展化妆品监管现状调研，摸清辖区内化妆品生产企业、委托生产企业数据底数，落实数据定期推送制度，实现市县两级企业数据共享，经调查，全市有化妆品生产企业2家，委托外地生产化妆品的企业66家，化妆品经营单位9767家。依据风险排查、抽样检验结果，合理安排抽检任务分布，完成国家抽检17批、省级抽检64批、市级抽检12批，对1批不合格产品依法进行处置。全年上报化妆品不良反应报告199份，每百万人口报告数98份。

【专项整治】 **药品**。开展药品安全领域漠视侵害群众利益问题专项整治，市、县区局分别制定工作方案，成立整治工作领导小组，扎实推进整治工作进行。组织全市药品零售企业开展自查自纠，对全市27家连锁总部进行集体约谈，组织药品零售企业逐一签订诚信经营承诺书。组织药店张贴整治工作宣传挂图，向社会公开专项整治重点内容和举报电话。与市医保局建立联动机制，对收回或撤销药品GSP认证证书的药店，医保部门暂停其医保报销手续。举办药品零售企业与“远程问诊”平台企业对接活动，693家药店引入“远程问诊”系统。专项整治中，全市检查零售企业1149家次，警告49家，限期整改350家，撤销、收回GSP认证证书7张，罚没款18.9万元。

医疗器械。印发《东营市市场监督管理局关于加强无菌和植入性医疗器械监督检查的通知》，对整治工作进行安排部署。督导1050家单位完成自查，全市检查无菌和植入性医疗器械经营使用单位548家，责令改正145家，查处违法医疗器械案件4起，罚没款4万元。开展医疗器械“清网”行动，组织企业开展医疗器械“清网”专题培训3期，培训人员202人次，检查经营企业108家，无违规网上销售医疗器械行为。

化妆品。在全市范围内深入开展“线上净网线下清源”专项行动，印发《关于开展化妆品“线上净网线下清源”风险排查处置工作的通知》，结合日常检查和风险排查，从委托备案企业、专卖店网上销售行为入手，重点整治线上化妆品违法添加、制假售假行为。在各县区整治基础上，东营市局抽查化妆品委托生产备案企业、专卖店20家，化解风险问题20条。

【监管能力建设】 **药品化妆品检验能力提升工程**。2019年以前，东营市食品药品检验中心无化妆品检验资质。2019年7月27日，完成化妆品检验资质认定及扩项现场评审，截至2019年底，东营市食品药品检验中心具备食品24个产品及436个产品中的12163个参数，377个方法的检验资质；药品209个参数检验资质；化妆品79个参数的检验资质。

技能比武。联合市人力资源和社会保障局、市总工会开展技能大竞赛、大比武活动，组织药品生产经营企业、药品检验检测机构 200 余名药品质量控制技术人员参加比赛，激发全市药品检验检测人员钻技术、学技能、长本领的积极性，提升药品检验检测能力和水平。举办东营市第七届药化械执法办案技能竞赛，遴选出 8 名执法骨干参加全省第七届药化械执法办案技能竞赛。

【服务医药产业发展】 组织 4 家药品生产企业参加检验能力评估。凤凰制药参加“品质鲁药”创建活动，荣获 2019 年“品质鲁药”品牌建设“领军人物”“综合实力 30 强”“优秀产品”3 个奖项。办理药品生产企业设备变更检查 1 次、委托检验备案 4 家、产品出口证明 4 项、制剂再注册 5 个、放射性药品使用许可证现场验收 1 家。支持药品零售企业对接“远程审方”“远程问诊”平台，出台 24 小时智能售药专区管理政策，2 家零售连锁企业在部分门店设置 24 小时自助售药区，提升药品供应和药学服务能力。

【监管创新】 *建立健全部门协作机制*。与市公安局、滨海公安局联合印发《关于切实加强市场监管领域行政执法与刑事司法衔接工作的通知》，建立联席会议、案件会商、线索通报、案件移送、信息反馈、执法协作、联合培训等 7 项具体工作制度。联合出台《东营市重大食品药品违法犯罪案件联合挂牌督办制度》，对于全市重大食品药品违法犯罪案件将进行挂牌督办，为联合打击食品药品领域的违法犯罪行为提供制度保障。联合公安机关开展食品药品领域法非治违专项行动 5 次，向公安机关出具假药认定报告 2 起，移送涉嫌犯罪案件 2 起。强化行管衔接，快速适应机构改革后的新形势，行政监管与执法办案紧密配合，开展的药品领域执法检查，对发现的违法线索及时进行立案查处，实现日常监管与稽查工作的有机衔接。加强与海关等职能部门的协作，2019 年，与东营海关缉私局召开联席会议 2 次。加强市县两级的上下联动，依托药品专项整治等行动为载体，开展联动执法，在全市集中查处一批有影响力的案件。加强与外地市的资源共享、信息互通、区域协作、案件联查。办理并回复外地市药品类协查、核查 8 起，发出协查函 2 起。

家庭过期药品回收活动持续推进。按照“部门主导、企业参与、群众受益”的原则，连续开展家庭过期失效药品回收活动。2018 年以来，市财政拨付资金 29 万元，用于过期药品有偿回收活动，向参与群众回赠水杯、毛巾、抽纸等礼品，并对 21 吨过期药品实施无害化销毁，建立有偿回收、绿色销毁的过期药品回收机制。

宣传活动丰富多彩。广泛深入地宣传药品、医疗器械、化妆品安全法律、法规和科普常识。联合蓝海酒店集团、东营区职业中等专业学校共同创建黄河三角洲食品药品安全教育培训基地，设置药品科普展柜及中药饮片科普展柜，展示 30 余个常见药品的品种真假对比。通过开展“3·15”消费者权益保护日宣传活动、药械安全进社区、“5·25”爱肤日化妆品安全科普知识宣传等活动，向市民发放药品、医疗器械、化妆品安全常识手册、宣传单等材料，提高广大市民对药械化安全知识的了解。

党组书记：冯玉峰
局长：王秀凤
党组成员、副局长：赵国苓、张新聚、张新林、巴希滢、王金泽、张建军、吴东昌、王学锋
电话：0546-8334541
地址：东营市东城辽河路 118 号
邮编：257091

（撰稿：郭斌　核稿：巴希滢）

东营区

【概况】 东营市东营区市场监督管理局内设药品监督管理室，负责药品零售、使用环节的监督管理，人员编制 3 名，其中行政编制 2 名，事业编制 1 名。设医疗器械与化妆品监督管理室，负责全区医疗器械经营、使用环节的监督管理，人员编制 3 名，其中行政编制 2 名，事业编制 1 名。下设派出机构 11 个，负责化妆品经营环节的现场检查，有行政编制 55 名。

截至 2019 年底，东营区有药品连锁门店（不含总部）127 家，单体药店 103 家，医疗机构 333 家，三类医疗器械经营单位 96 家，二类医疗器械经营单位 293 家，化妆品经营单位 3000 余家。

【监督检查】 2019 年，东营区局全年出动监管人员 4185 人次，对药品经营企业和使用单位进行全覆盖检查；对疾控机构、疫苗接种单位每年检查不少于 2 次；对三级监管医疗器械经营企业实施全覆盖监督检查，二级监管企业抽查 50%，一级监管企业抽查 30%；对化妆品经营单位抽查 10%，检查各类经营使用单位 1062 家次。2019 年全年处理药品投诉 5 起，医疗器械投诉 10 起，化妆品投诉 2 起，群众满意率达到 100%。全年办结药品类案件 49 起，医疗器械类案件 11 起，涉案货值 4300 余元，罚没款 1.4 万余元。

【监督抽检】 2019 年，东营区局完成药品抽检 119 批次（其中重点监督抽检 26 批次，省级地方监督 5 批，市级地方监督 88 批次）；完成医疗器械省抽

7 批次；完成化妆品抽检 11 批次（其中国抽 7 批次、省抽 4 批次），抽检完成率达到 100%。截至 2019 年底，医疗器械和化妆品各检出 1 批次不合格。

【亮点工作】 *专项整治成效显著*。2019 年，东营区局开展春季药品质量风险排查、执业药师“挂证”行为专项检查、处方药专项检查、药品安全方面损害群众利益问题集中整治、疫苗流通使用环节专项检查、医疗乱象专项整治、无菌和植入性医疗器械监督检查、医疗器械“清网”行动、儿童青少年近视矫正监管、避孕套质量安全、彩色平光隐形眼镜专项整治、《问政山东》栏目曝光问题排查整改和化妆品“线上净网线下清源”风险排查等 10 余项专项整治。出动执法人员 3900 余人次，整治经营者共计 1300 余家。

宣传活动丰富多彩。在全区范围内多次组织药品医疗器械化妆品安全宣传活动，广泛深入地宣传药品、医疗器械、化妆品安全法律、法规和科普常识。由东营区局牵头，联合蓝海酒店集团、东营区职业中等专业学校共同创建黄河三角洲食品安全教育培训基地。3 月 12 日，在东营银座商城有限公司开展“3·15”消费者权益保护日宣传活动，现场向市民讲解真假药品辨别知识；3 月 13 日，在胜利花苑锦兰苑小区与老年居民开展“医疗器械安全进社区”座谈活动，现场接受群众关于医疗器械的咨询；5 月 25 日，在山东鲁百集团金鼎广场开展“5·25”爱肤日化妆品安全科普知识宣传，邀请东营区人民医院皮肤科专家为市民答疑解惑。全年开展活动宣传对象达 500 余人次，发放药品、医疗器械、化妆品安全常识手册、宣传单等材料 800 余份，提高广大市民对药品、医疗器械、化妆品安全知识的了解。

党组书记、局长：张向明
党组成员、副局长：夏克全
电话：0546-8275766
地址：东营市东营区宁阳路 101 号
邮编：257100

（撰稿：张文军　核稿：张向明）

河口区

【概况】 根据《东营市河口区市场监督管理局职能配置、内设机构和人员编制规定》的要求，东营市河口区市场监督管理局设立药品医疗器械化妆品监督管理办公室，负责全区药品医疗器械化妆品监管工作。药械化监管室有人员 4 人，其中 1 人属于工勤编制。

截至 2019 年底，全区有药包材生产企业 1 家，药品经营企业 63 家，其中连锁门店 12 家，单体药店 51 家；医疗器械经营企业 68 家，其中三类医疗器械经营企业 20 家，一二类医疗器械经营企业 48 家；药械经营使用单位 196 家，化妆品经营单位 246 家。

【监督检查】 根据河口区药品医疗器械化妆品监管工作的实际，制发药品医疗器械化妆品年度检查计划，全面加强事中事后监管，严厉打击违法违规行为。开展行政许可验收，对新开办的 4 家药品经营企业和变更经营范围经营地址的 5 家药品经营企业进行现场验收，配合东营市局对 14 家药店开展 GSP 认证检查和飞行检查，指导企业对存在的问题进行整改。加强药品医疗器械化妆品安全性监测，制定《河口区 2019 年药化不良反应和医疗器械不良事件监测工作方案》，严把报告质量，提升报告数量，对医疗机构实行定期通报和调度，为群众安全用药用械起到指导作用。

【监督抽检】 把药械化抽验的重点放在与群众密切相关的、使用频率高、质量不稳定以及以往抽验不合格的品种上，按时完成市局安排的任务。药包材抽验 2 批；药品评价性抽验 15 批，监督性抽验 80 批，检测出不合格 3 批；医疗器械抽验 5 批；化妆品抽验任务 8 批；对抽验不合格的品种及时进行处理。

【专项整治】 针对《问政山东》曝光的问题，在全区开展严厉打击零售药店违法违规专项整治。重点查处处方药不凭处方销售、执业药师“挂证”等行为，对检查发现的 9 名涉嫌“挂证”的执业药师进行更换。开展药品安全方面损害群众利益问题专项整治。召开全区药品零售企业集体约谈暨警示教育工作会议，组织药品零售企业签订诚信经营承诺书，对管理相对较差的药品零售企业进行警示约谈；积极探索“互联网+”在药品零售环节的应用，全区 45 家药店实现与互联网“远程问诊”平台对接。开展疫苗专项整治。按照《疫苗流通及使用质量监督检查细则》的要求，2019 年 8 月底完成对全区 1 家疾控中心、13 家疫苗接种单位的全覆盖检查，并及时将检查情况向河口区卫生健康部门通报。开展中药饮片质量专项整治。对辖区内的中药饮片经营企业使用单位进行逐一排查，抽检中药饮片 72 批次，检测出不合格饮片 7 批次。开展无菌和植入性医疗器械专项整治。检查无菌和植入性医疗器械经营企业 10 家，使用单位 26 家。开展化妆品“线上净网线下清源”风险排查专项整治。组织各监管所对辖区内化妆品经营企业进行集中摸排，督促化妆品企业依法经营。

【亮点工作】 结合“3·15”消费者权益保护日、“5·25”爱肤日、安全用药月等活动，通过悬挂横幅、展板展示、集中发放宣传材料等宣传方式，开展

《药品管理法》《疫苗管理法》等法律法规和药械化专项整治宣传。结合“不忘初心 牢记使命”社区双报到活动，组织党员志愿服务队到报到社区开展过期药品回收活动，回收过期药品 200 余盒，发放宣传材料 500 余份，指导公众安全用药和依法维权。

党组书记、局长：张宝存
党组成员、副局长：张玉亮
电话：0546-3659012
地址：东营市河口区河聚路 9 号
邮编：257200

（撰稿：荆涛　核稿：张玉亮）

垦利区

【概况】 东营市垦利区市场监督管理局内设药品和医疗器械（化妆品）监督管理室 1 个（包括不良反应监测中心），负责全区药品零售、使用环节和医疗器械经营、使用环节以及化妆品经营环节的质量安全监督管理，人员编制 3 名。2019 年，辖区内有药品经营企业 83 家，其中包含批发企业 1 家，零售连锁总部 5 家，零售连锁门店 42 家、单体药店 35 家。三类医疗器械经营企业 14 家，二类医疗器械经营企业 65 家，药品器械使用单位 278 家，疫苗配送单位 1 家、疫苗接种单位 9 家。

【监督检查】 **药品**。2019 年对全区药品经营企业、一级以上医疗机构（含一级）、疫苗配送及接种单位进行监督检查，检查覆盖率 100%，并将检查情况及时通报同级卫健部门，强化协作联动，形成监管工作合力。一级以下医疗机构药品及医疗器械检查覆盖率 60%。配合省局飞行检查连锁总部 2 家，零售连锁门店 9 家，单体 1 家，收回 GSP 认证证书 1 家。对新申办或变更经营许可的企业严格审核，加强指导。新申办药品经营企业 8 家；受理药品经营许可变更企业 12 家；注销药品经营许可证 7 家；通过 GSP 认证企业 6 家。

医疗器械。加强无菌和植入性医疗器械监督检查。对全区三类医疗器械经营企业检查全覆盖，无菌和植入性医疗器械经营企业和使用单位完成全面自查，并将自查表交至区局。

化妆品。以小商品批发市场、专卖店为重点区域，对“一号多用”、假冒伪劣化妆品、网络销售非法产品等行为进行拉网式排查，督促企业落实化妆品索证索票、台账管理等制度，严厉打击销售“三无”产品，督促辖区内化妆品经营企业严格落实主体责任。严厉打击各种违法行为，切实规范药品医疗器械化妆品经营行为。

【监督抽检】 2019 年，开展药品抽验 86 批次，其中包括中药饮片 19 批、医疗器械抽验 3 批次，抽检合格率 100%。

【专项整治】 **漠视侵害群众利益专项整治**。制定印发《东营市垦利区药品零售企业执业药师“挂证”行为整治工作方案》《全区药品零售环节专项整治实施方案》等方案。成立以主要领导为组长的集中整治领导小组，编制《垦利区食品药品领域漠视侵害群众利益警示材料汇编》，组织全区零售药店进行警示教育，签订守法经营承诺书。对所有药品经营企业进行监督检查，查处不凭处方销售处方药、非法渠道购进药品等案件 21 起，罚没款 91426.63 元。

中药饮片质量集中整治。重点检查中药饮片流通使用环节违法违规行为、查处不合格中药饮片、非法经营中药饮片行为，检查 80 家，通过集中整治，进一步规范辖区中药饮片经营使用秩序，确保中药饮片质量，保障人民群众用药安全有效。

【亮点工作】 全区药品零售企业“远程问诊”使用率达到 100%，彻底解决不凭处方销售处方药问题，3 家连锁总部实现“远程审方”。全年在《问政山东》《问政东营》及省、市明察暗访中均未发现违法违规问题。为全区药品经营企业统一制作药品安全监督公示栏，全部统一悬挂上墙。

党组书记、局长：马志彬
党组成员、主任科员：杨学军
电话：0546-2890298
地址：东营市垦利区育才路建行楼
邮编：257500

（撰稿：宋文熙　核稿：杨学军）

广饶县

【概况】 广饶县市场监督管理局内设药品医疗器械化妆品监督管理室，在编监管人员 5 名。主要负责全县药品零售、使用环节的监督管理，监督实施药品经营、使用质量管理规范；负责广饶县医疗器械经营、使用环节的监督管理，监督实施医疗器械经营、使用质量管理规范；负责化妆品经营环节的监督管理，监督实施化妆品经营质量管理规范。

截至 2019 年底，广饶县有药品生产企业 5 家（含医疗机构制剂室 1 家），医疗机构 425 家（含一级以上 23 家，一级以下 402 家），医疗器械生产经营企业 224 家（含生产企业 1 家，三类经营企业 15 家，二类经营企业 208 家），化妆品经营企业 1688 家，药品经营企业 213 家（含 1 家批发，4 家连锁总部，115

家连锁门店，93 家零售药店），2019 年总销售额 1.57 亿元。

【监督检查】 2019 年，广饶县局加强药品医疗器械化妆品市场监督检查，药械化市场秩序进一步规范。以药品零售环节与群众利益密切相关的执业药师在岗履职、处方药销售为检查重点，开展零售环节药品市场监督检查，检查 213 家，检查覆盖率 100%，年内执业药师变更注册 49 人次，安装“远程问诊”平台 186 家。以医疗器械生产、三类医疗器械经营企业为重点，按照《医疗器械生产（经营）质量管理规范》要求对 16 家企业（1 家器械生产，15 家三类医疗器械经营）进行检查。以一级以上医疗机构为重点单位，按照《山东省药品使用质量管理规范》《医疗器械使用监督管理办法》的要求，对 23 家医疗机构开展专项检查和规范化督导检查；以疫苗为重点品种，与县卫健局联合对县疾控中心和 23 家疫苗接种使用单位进行全覆盖检查并督促整改完毕。按照省、市局化妆品规范化建设三年提升工程要求，统一印制台账、宣传单、公示栏，以广饶街道、大王镇为规范化试点乡镇（街道），推进化妆品在监管、经营、消费三个层面达到标准要求。

【监督抽检】 2019 年，广饶县局按照省局、东营市局监督抽检要求，突出重点品种、重点区域，抽检药品 117 批次，医疗器械 10 批次，不合格药品 2 批，药品抽检不合格率 1.61%。

【专项整治】 2019 年，广饶县开展药品零售环节专项整治，检查 213 家。印发《广饶县药品零售企业执业药师“挂证”行为整治工作方案》《广饶县药品零售环节专项整治实施方案》，所有企业全面开展自查自纠。6 月 14 日，组织召开全县药品零售环节专项整治培训会，宣读整治重点并开展警示教育；开展化妆品“线上净网线下清源”风险排查处置专项检查，检查辖区内化妆品经营户 368 家次，出动执法人员 552 人次；组织开展中药饮片、疫苗、处方药销售、医疗器械经营使用等多项专项整治活动。2019 年，广饶县局检查单位累计 456 家，出动执法人员 687 人次，上报药品不良反应 599 份，医疗器械不良事件 129 份，化妆品不良反应 21 份，查处涉药品医疗器械化妆品案件 34 起，执行罚没款 16.85 万元。

【亮点工作】 *推进按规定条件储存药品。*结合执业药师“挂证”专项整治和处方药销售专项检查，把按规定条件储存药品作为一项促进药品管理规范化保障药品质量的重点工作大力推进，年内各经营企业新购置阴凉柜 106 台（含设阴凉区 39 处）。

*开展“示范药店”评选活动。*突出处方药销售、执业药师在岗履职、阴凉药品储存、特殊药品管理等方面，开展“示范药店”检查验收，评选“示范药店”10 家，制作奖牌，开展交流活动，以先进带后进，提升药品经营环节规范化管理水平。

党组书记、局长：宋维会
党组成员、主任科员：纪东联
电话：0546-6441483
地址：广饶县乐安大厦 567 室
邮编：257300

（撰稿：聂威威　薛小凡　核稿：宋维会）

利津县

【概况】 2019 年 3 月，新组建的利津县市场监督管理局内设药化械监管科室 1 个（药品医疗器械化妆品监督管理室），有工作人员 5 人（公务员 1 人，专业技术人员 2 人，工勤人员 2 人），负责全县药化械日常监管、专项检查、监督抽检、案件查办、药械许可现场核查等相关工作（其中 1 人专门负责药化械风险监测工作）。下设 7 个市场监管所，负责辖区内一级以下医疗机构和化妆品经营环节的日常监管和案件查处工作。

截至 2019 年底，利津县内未发生规模性、流域性、行业性的药械化类事件，药品质量稳中有升，药械行业健康发展。有药品经营单位 74 家，其中连锁总部 4 家，连锁门店 41 家，单体药店 29 家，医疗机构 288 家，三类医疗器械经营单位 30 家，二类医疗器械经营单位 79 家，化妆品经营单位 125 家。

【监督检查】 2019 年，利津县局严格依照上级部门安排和年度工作计划开展监管工作。创新性的融合日常监管、飞行检查和专项检查、“两法”宣贯培训等工作开展全项目一次性检查，做到每次检查都是飞行检查，每次检查都结合相关专项，每次检查尽可能的覆盖所有检查项目。全年出动执法人员 900 余人次，检查药械单位 400 余家次，药品经营单位现场验收 17 家，医疗器械经营单位现场验收 16 家，立案查处 15 起，结案 15 起。

【监督抽检】 药械抽验结合大数据搜索和重点品种选取开展抽检工作，重点对中药饮片、渠道存疑药品进行抽验。全年抽检药品、医疗器械 95 批次，其中药品不合格 1 批次、医疗器械不合格 1 批次，问题处置率 100%。抽检化妆品 11 批次，合格率 100%。

【专项整治】 2019 年，开展严厉打击零售药店违法违规行为专项行动、药品零售环节漠视侵害群众利益问题专项整治、中药饮片质量集中整治工作、百日行动期间农村药品市场安全监管工作、芬太尼等特殊药品专项检查、全市严厉打击互联网制售假药违法行为专项执法行动、全市食品药品医疗器械打非治违专项整治、无菌植入性医疗器械监督检查和医疗器械清网专项行动、儿童青少年近视矫正监管工作、避孕套质量安全管理工作、彩色平光隐形眼镜专项整治、化妆品“线上净网线下清源”专项整治。

【亮点工作】 通过“一把手推动”“三方会商”“专题培训”等手段提升药化械风险监测的上报数量和质量，2019年上报药品不良反应报告380份，医疗器械不良事件报告99份，化妆品不良反应报告21份。结合“3·15”消费者权益保护日、“5·25”爱肤日、安全用药月等活动，通过悬挂横幅、展板展示、向市民发放药品、医疗器械、化妆品安全常识手册、宣传单等材料500余份。组织召开《药品管理法》《疫苗管理法》等法律法规宣贯培训，培训执法人员、药品经营企业150余人。

党组书记、局长：牛建民
技术指导服务中心主任：马新儒
电话：0546-5621122
地址：利津县利一路123号
邮编：257400
（撰稿：宋凯　核稿：王立贺）

东营经济技术开发区

【概况】 东营经济技术开发区市场监督管理局内设食（药）品管理科，负责对药品、医疗器械、化妆品的生产、经营、使用环节的安全性、有效性实施统一监督管理。公务员编制3人。

2019年，全区有药品批发企业1家，零售药店171家（其中零售连锁总部4家，门店96家，单体药店70家）；医疗器械生产企业3家；三类经营企业120家，二类经营备案195家；化妆品经营单位13796家。全年受理投诉举报22起，向东营经济技术开发区综合行政执法局移交案件线索17起。

【监督检查】 **药品**。全年检查药品经营使用单位379家，发现案件线索9起，暂时收回药店GSP认证证书1家，督促其整改。药品零售单位验收29家，GSP认证3家，医疗器械验收12家。受理药品相关投诉15起，向执法局移交案件线索4起。

医疗器械。全年完成日常监督检查医疗器械生产企业3家，经营企业206家，使用单位208家，受理投诉7起。

化妆品。检查化妆品生产企业1家，化妆品经营企业43家，向执法局移交案件线索8起。

【监督抽检】 全年完成抽检工作52批次，药品抽检48批次（省抽1批次），抽检不合格1批次，医疗器械抽检4批次。

【专项整治】 2019年，先后组织开展药品零售环节企业专项监督检查、执业药师“挂证”行为专项整治、疫苗流通环节专项检查、损害群众利益问题、漠视侵群众利益问题、针对《问政山东》和《问政东营》发现问题等的专项整治，发现问题37家，出具责令改正通知书32份，向执法局移交案件线索5起。

【亮点工作】 根据《东营市药品零售企业执业药师“挂证”行为整治工作方案》内容，组织区内药品经营、使用单位人员召开执业药师“挂证”行为整治工作专项会议，结合《药品经营质量管理规范》《中华人民共和国药品管理法》内容，组织零售单位及时开展自查自纠，指导药品零售经营单位提高执业水平。

党支部书记、局长：高守东
党支部组织委员、副局长：崔晓莉
电话：0546-8302315
地址：东营经济技术开发区府前大街59号
邮编：257091
（撰稿：王晨晨　核稿：刘美江）

烟台市

【概况】 烟台市市场监督管理局（挂烟台市知识产权局牌子）是市政府工作部门，主要负责全市市场综合监督管理及知识产权工作。涉及药品的主要职能有药品、医疗器械、化妆品的安全监管，并承担市医药健康产业发展办公室日常工作。设有药品监管相关科室3个，在编12人。下设烟台市食品药品检验检测中心（挂市药品不良反应监测中心牌子），为副处级公益一类财政拨款事业单位，人员编制93名，单位领导职数5名。烟台市市场监督管理局综合执法支队，为副处级公益一类财政拨款参公事业单位，人员编制51名，单位领导职数4名。

截至2019年底，烟台市有药品生产、经营、使用单位9426家（药品生产企业42家，药品经营企业4260家，药品包装材料生产企业26家，医疗机构制剂室12家，药品使用单位4688家，疫苗接种点398个）。医疗器械生产企业117家，医疗器械经营企业3099家，医疗器械使用单位5231家。化妆品生产企业9家，化妆品经营企业及个体工商户24583家。全市医药健康产业主营业务收入达到900亿元。2019年，烟台市局在烟台市经济社会发展综合考核中位列一等单位，总分在经济发展服务部门中位居首位。

【药品监管】 *药品生产*。开展高风险品种、药包材、医疗机构制剂、中药饮片、特殊药品专项整治，将整治行动与日常监管、注册核查、产品抽验、特药监管、备案审查等有机结合，细化量化工作任务和目标，将各项任务叠加进行，层级推进，药品生产企业检查覆盖面达到100%，发现主要缺陷26项，一般缺陷215项，并全部监督整改到位。

药品流通。排查药品零售企业5921家次，责令改正1321家，给予警告223家，立案查处142家，罚没款85.29万元。撤销GSP认证证书24张，收回GSP认证证书25张，注销药品经营许可证16张，查处未按规定销售处方药零售药店164家。

特殊药品。检查第二类精神药品原料药生产企业3家，使用罂粟壳的药品生产企业1家、使用麻黄草的药品生产企业5家，研发使用麻精药品的企业2家，使用芬太尼等特殊药品的医疗单位142家。对区域性特殊管理药品批发企业、二类精神药品批发企业实行定期现场检查和网上监控，对发现个别诊所购进二类精神药品数量多的情况，进行现场核查，并将核查情况分别向卫健部门和公安部门通报，严防特殊药品流入非法渠道。

疫苗。联合市卫生健康委对全市疫苗接种单位和疾病预防控制中心460余人分两期进行《疫苗管理法》《疫苗储存运输规范》培训，组织对疾控中心、疫苗接种点进行2次全覆盖检查，疫苗使用单位疫苗质量意识明显提高，疫苗质量管理工作进一步规范。全年药品监管领域实现零事故。

【医疗器械监管】 全年检查生产企业90家，责令改正6家；检查经营企业3735家次，发现问题1058项，责令改正708家，立案查处1家；检查使用单位2300家，发现问题197项，责令改正31家，立案处罚4家。组织开展飞行检查，检查56家，责令改正19家，对长期不经营的2家互联网销售企业公告注销。先后对抽检不合格3家生产企业、飞行检查存在严重问题的19家单位、未执行电磁兼容强制标准的11家生产企业进行约谈。对1家提供虚假材料经营企业现场检验检查不予通过，责令7家企业进行生产经营地址变更或主动申请注销产品。

【化妆品监管】 制定印发《2019年全市化妆品监督检查计划》。组织对辖区5家生产企业开展2轮检查，发现缺陷问题19项；随机抽查38家化妆品经营业户，发现缺陷问题69项。问题当场移交当地局监督整改并跟踪复查，88项问题均整改通过，其中1家经营不合法化妆品理发机构被行政处罚1000元。县级局检查2931家经营业户，罚没款35260元。化妆品现场检查报告及时上传至山东省药品日常监管系统，2019年全市上传检查数据1345份。

依托全国“5·25”爱肤日宣传周，烟台市局组织开展“安全用妆·点靓生活”主题宣传活动。协办山东省广场宣传启动仪式，省局副局长任绍彦、烟台市副市长李朝晖出席仪式并讲话，几十家媒体对此次活动进行宣传报道；全市各级市场监管部门开展广场宣传活动6次、送宣传进社区活动6次、进门店活动9次，发放宣传材料4000余份，受理群众咨询450人次，发放《化妆品不良反应调查问卷》50份。

【专项整治】 *药品零售环节漠视侵害群众利益专项整治*。成立工作专班，印发专项方案，召开动员部署会、警示教育会，梳理出问题清单、履职风险清单、廉政风险清单，建立全覆盖的监管网络，通过压实责任、广泛宣传及督导检查和飞行检查、交叉检查、暗访检查相结合等有效措施，多手段、全方位推进整治工作。在专项整治中，注重建立监管长效机制，在全市药品零售企业开展全市零售药店规范经营承诺活动，建立零售药店网格化监管制度，印发《损害群众利益专项整治公告》，推动建设网上处方审方服务平台，形成良好长效机制。

化妆品“净网清源”风险排查。制定印发全市“净网清源”风险排查行动实施方案，自5—8月份分3个阶段在全市范围内开展化妆品“线上净网线下清源”风险排查处置行动，清查412家化妆品网店和2家自营化妆品网络交易平台，责令6款问题化妆品下架，督促23家网店建立化妆品管理相关制度。

美容院专项整治。制定印发《关于开展美容单位违法违规经营化妆品行为专项整治行动的通知》，9—11月，组织开展美容院专项整治，重点查处美容机构使用未经批准或备案、过期、自配化妆品及虚假夸大宣传等违法违规行为，检查美容单位895家，查出问题145项，责令改正101家，立案查处4起，罚没款20632元。

【监管能力建设】 组织开展2019年医疗器械法规培训，全市30名基层医疗器械监管人员，100名生产企业、280名经营企业质量负责人，100名使用单位器械管理负责人参训。培训系统分析烟台市医疗器械生产经营企业和使用单位医疗器械管理方面存在的问题，指出存在薄弱环节，明确监管重点和改进方向。11月8日，国家局组织召开医疗器械生产质量管理规范经验交流会议，参会生产企业10家，烟台市正海生物科技股份有限公司代表山东省唯一一家企业做交流发言。

完成山东省药品评价抽样、山东省药品监督抽样和烟台市药品监督抽样1262批次，包括医疗机构制剂、风险监测、中药饮片等专项抽样439批次；完成药品监督抽验、风险排查抽验、委托检验等2445批次，化学药、中成药合格率为100%，检出不合格中药饮片12批，不合格率为3.2%；上报药品不良反应病例报告7042份，百万人口报告数1006份，新的、严重的病例报告1688份，占总数的23.97%；医疗器械不良事件病例报告4812份，严重的病例报告710份；化妆品不良反应监测报告890份，药物滥用监测报告1200份。4项监测工作均在全省名列前茅。

先后参与多个国家级、省级课题项目的科研工作。完成国家重大专项课题“在校学生非医疗目的使用精神活性物质抽样调查”。完成国家“十三五”医疗器械不良事件重点监测项目调查。完成中国食品药品检定研究院协作研究与标定项目—对氨基苯甲酸等3个国家药品标准物质的质量监测工作。完成省局药品质量风险监测项目—尿激酶的生产企业调研和实验方案设计。完成与省院合作项目《化妆品中禁限用物质检测方法及快检快筛技术研究》方法学验证报告。完成与省院合作项目“中药注射剂安全性评估”检品的检验和探索性研究。完成与滨州医学院合作的科研课题—《黑麦酮酸F抗肺纤维化作用及其药物代谢动力学研究》中药物代谢动力学研究部分。完成山东绿叶制药有限公司委托开展的电感耦合等离子体质谱法测蒙脱石中铅、砷元素一致性评价的方法验证工作。先后在国家级、省部级等核心期刊发表科研文章40篇。

【服务医药产业发展】 在国家发改委公布的全国首批66个国家级战略性新兴产业集群中，烟台生物医药产业作为全省7个、全市2个产业集群之一成功入选，产业发展速度和发展质量在国内同级地区处于前列。3月份，投资4.18亿元的烟台医药与健康公共技术服务平台约3088台（套）专业仪器设备全部配齐，正式建成投入运行。平台全年为企业提供服务近9000次，接待国内外参观2000余人次，其中，国外团队约350人次。引进新项目20多个，获批2019年度“国家小型微型企业创业创新示范基地”。兑现2019年度医药健康产业创新发展奖励，对荣昌生物、绿叶制药等7家企业的11个产品进行药品和医疗器械创新产品奖励934.3万元，对惠诺药业和鲁银药业的3个产品进行仿制药一致性评价奖励150万元，对万润药业和卓越生物的3个产品进行药品和医疗器械出口认证奖励70万元。成功举办2019医药创新与发展国际会议，签约项目20个，投资总额150多亿元。36个生物医药重点项目全面起势，全年有绿叶制药注射剂生产厂房建设项目等14个项目主体完工，正海生物产业基地建设等11个项目新开工。10个项目列入“十三五”国家“重大新药创制”科技重大专项，在研新药、械98种，其中26种进入临床阶段，6个项目获2019年山东省重大科技创新工程项目支持。

【监管创新】 **医疗器械监管指南。**在全省率先编写印发《医疗器械经营使用环节日常监管检查要点》，对常见违法行为及其法律责任进行梳理。分别从经营和使用两大监管环节，总结67个检查要点，梳理44项常见违法情形，并根据违法行为对应提炼法律责任和义务，以期为基层监管人员提供一份简便、可操作性强的医疗器械监管指南。11—12月，组织采取“以查代训”方式，以飞行检查风险较高、问题较多企业为样本，现场边检查边讲解，使基层监管人员尽快熟悉医疗器械经营使用监督检查流程、监管重点难点和要点。

医疗器械产业蓬勃发展。隽秀生物研制的脱细胞基质周围神经修复膜为全国首款异种异体神经修复材料；创瑞健康通过全省首个3D打印义齿注册核查；艾胚康生物研发的人类精子质量分子评价系统获得全省首个创新医疗器械产品。

检验检测能力大幅提升。烟台市食品药品检验检测中心通过英国政府化学家实验室组织的国际能力验证项目2个，实现国际能力验证领域零的突破；通过国家局组织的胶囊容量分析含量测定等4项能力验证；生物制品3个项目通过CMA认证，实现中心生物制品检验新突破；国内外多个认证认可及CNAS项目的顺利通过，为行政执法提供强有力的技术支撑。

党组书记、局长：王文锋
党组成员、二级调研员：刘海滨
副局长：王瑞
党组成员、副局长：孙慧勇、刘文彬、石建波、郝宏、孙德彭、杜平、王烜、王贵春、姚宝鑫、林基强
党组成员、二级调研员：王新涛
党组成员、副县级干部：高冬、冯成军
电话：0535-6920113

地址：烟台市莱山区新苑路 17 号
邮编：264003

（撰稿：董大为　核稿：林基强）

芝罘区

【概况】烟台市芝罘区市场监督管理局设药品药械管理科，负责药品、医疗器械、化妆品日常监管、专项整治、抽样、不良反应监测等工作；设有 14 个监管所，负责药品、医疗器械、化妆品的经营、使用单位的日常监督检查，专项整治等工作。药械科 4 人，各监管所按照工作分工，网格化监管。

芝罘区有药品生产企业 4 家，批发企业 12 家，零售连锁总表 8 家，药店 537 家；医疗器械生产企业 21 家，三类医疗器械经营单位 300 余家；医疗机构 698 家。

【监督检查】2020 年，芝罘区局按照烟台市局的工作计划和安排，完成药品、医疗器械生产经营、化妆品经营单位的检查工作。其中药品方面：生产企业 4 家次，批发企业 8 家次，零售企业 775 家次，出具责令改正通知书 30 份，立案 17 次，罚没款 1.4 万元，撤销 GSP 认证证书 2 家、收回 GSP 认证证书 4 家；医疗器械方面：检查网络销售企业 20 家，收集自查报告 19 份，已注销 1 家，整改 3 家；生产企业 21 家；经营企业 394 家，隐形眼镜、角膜塑形镜等经营企业 56 家；使用单位 6 家；化妆品方面：检查经营单位 312 家，使用单位 236 家。

【监督抽检】完成药品快检 300 批，监督抽样 90 批，医疗器械监督抽检 3 批次。完成保健食品抽样 16 批次，化妆品抽样 14 批次。

【专项整治】**药品**。开展中药饮片专项整治、执业药师专项整治、医疗机构制剂专项整治、假药问题专项整治、芬太尼类专项整治、食药安全方面损害群众利益问题专项整治、《问政山东》反映问题排查整改、“安全用药月”宣传活动、医疗机构制剂专项检查等工作，组织召开专项整治动员会 2 次，共计 110 余人次；发放药品方面损害群众利益专项整治行动公告 540 余份；企业自查并上报药品零售企业（含门店）药师及以上人员在职情况自查表及药品零售企业规范经营承诺书 1076 份。

医疗器械。开展无菌和植入性医疗器械、医疗器械“清网”行动专项整治，眼视光医疗器械经营企业及使用单位专项检查，完成医疗器械生产企业上报电磁兼容产品报告 6 家。

化妆品。开展保健品市场整治、违法宣称的非特殊用途化妆品清查工作、化妆品“线上净网线下清源”风险排查处置工作专项整治，美容单位违法违规经营化妆品整治。

【网络化监管】按照烟台市局安排部署，落实药械化网格化监管。依据辖区内药械化经营、使用单位分布情况，各监管所人员配备等综合情况，制定网格化监管方案，形成区局分管局长、科长、所长、副所长、监管人员 5 级网格化监管模式，各负其责，各司其职。在损害群众利益专项整治工作中，网格化监管发挥出定人，定岗，定责的优势，为完成整治工作提供保障。

党组书记、局长：李继勇
党组成员、主任科员：吕伟
电话：0535-6784371
地址：烟台市芝罘区环山路 2 号
邮编：265400

（撰稿：杨松建　核稿：吕伟）

福山区

【概况】烟台市福山区市场监督管理局内设药品化妆品和医疗器械监督管理科和 8 个市场监督管理所，负责药品、化妆品、医疗器械的监督管理工作，科室配置 3 人，8 个市场监管所配置兼职监管人员 32 人。福山区有药品生产企业 3 家，药品批发企业 4 家，药品零售连锁总部 4 家，药品零售药店 232 家，药品使用单位 225 家；药包材生产企业 14 家；医疗器械生产企业 8 家，医疗器械经营企业 275 家；化妆品生产企业 2 家，化妆品经营使用单位 500 余家。2019 年全区医药健康产业产值约 16 亿元，利税 1.2 亿余元。

【监督检查】福山区局党组领导班子高度重视药品监管工作，多次强调全局必须保证“食品药品、特种设备、产品质量”三大底线工作，把药品监管工作纳入一把手工程，摆在突出地位。

药品。持续推动企业落实主体责任，督促药品生产经营企业持续按照 GMP、GSP 要求开展生产经营活动，主动监测风险、控制风险。2019 年完成 284 家次药品零售企业监督检查，药品使用单位 86 家次，撤销 GSP 认证证书 1 张，给予行政处罚 7 家。现场核查新开办药品零售企业 12 家，办理执业药师注册 135 个，上报药品不良反应监测报告 332 份。

医疗器械。对辖区 7 家医疗器械生产企业、86 家医疗器械经营企业依据《医疗器械监督管理条例》和医疗器械生产经营质量管理规范等规定进行监督检查，责令改正 23 家，给予行政处罚 2 家，上报医疗企业不良事件报告 263 份。

化妆品。检查化妆品专营和兼营经营使用单位120余家，责令改正45家，上报化妆品不良反应报告43份。

【监督抽检】 2019年完成药品快检300批次，完成药品抽送检70批次，配合烟台市局完成医疗器械抽检5批次、化妆品抽检6批次。其中有1批次中药饮片经检验性状不符合要求。

【专项整治】 2019年，组织开展国家、省、市局部署的损害群众利益药品零售环节的专项整治工作，撤销执业药师资格证书1张，主动变更执业药师的企业15家，给予行政处罚7家；组织和配合市局开展对药品医疗器械化妆品生产经营企业专项检查10余次，检查企业30余家次，责令改正5家；开展疫苗流通使用的监督检查工作，完成对1处疾控中心和11家疫苗接种点疫苗质量情况；开展角膜接触镜经营和儿童青少年近视矫正机构经营视力矫正仪专项检查，监督检查企业32家，责令改正10家；开展美容单位违法违规经营化妆品行为专项整治和化妆品“清网”行动专项整治工作。检查经营企业45家，责令改正15家。

【电子处方平台建设】 福山区局针对药品监管的专业性、特殊性和重要性，积极探索创新“互联网+”监管模式，按照“单模块应用试点、双模块探索推广、多模块联动创新”的推进过程，切实推动药品监管新模式的建设。2019年加强与药盟互联网科技有限公司洽谈关于“电子处方平台”在全区药品零售企业的应用问题，全年辖区内有30余家单体药店使用“药盟电子处方平台”，同时协调50余家连锁门店与烟台药盟互联网科技有限公司达成“电子处方平台”的合作意向，为实现福山区药品经营企业实现“互联网+”监管迈出重要的一步。

“远程审核处方平台”具备人脸识别、指纹确认、视频录像等功能，能够保证执业药师在职在岗有效的开展处方审核工作。通过电脑数据汇总分析及现场实际核查及可发现企业是否存在违规销售处方药的问题，实现对辖区内拥有“电子处方平台”的药品零售企业处方药销售情况实时监管。

党组书记、局长：张成海
副局长：孙承波
电话：0535-2732619
地址：烟台市福山区永达街1021号政务服务中心7楼
邮编：265500

（撰稿：唐蕾　核稿：史雨田）

牟平区

【概况】 烟台市牟平区市场监督管理局内设药品医疗器械化妆品监管科、医药健康产业科和14个市场监管所，负责全区药品、化妆品、医疗器械的监督管理工作。科室配置5人，14个市场监管所101人。

2019年，牟平区有药品生产企业2家，药品批发企业4家，药品零售连锁总部4家，药品零售药店252家，药品使用单位277家；药包材生产企业1家；医疗器械生产企业5家，医疗器械经营企业290家；化妆品经营使用单位500余家。全年药品生产、批发、连锁企业主营业务收入过30亿元，纳税近2亿元。为聚集产业技术、资金、人才等资源，帮助医药企业快速成长，牟平区将医药产业放在牟平区沁水韩国工业园和恒邦化工产业园两个园区内精心培育，全力打造成一个集医药生产、技术研发、产业合作和综合配套服务功能于一体的“烟台药谷”。

【监督检查】 2019年，牟平区局出动执法人员500余人次对辖区药品批发企业、药品零售连锁总部、药品零售药店开展日常监督检查；对辖区5家医疗器械生产企业、96家医疗器械经营企业进行监督检查，责令改正；对辖区1家三级医院、1家二级医院、14家一级医院、261家个体诊所村卫生室等277家医疗机构药品、医疗器械的使用情况进行监督检查；对全区500余家个体企业采取电话核实、现场检查等方式进行核实和检查，培训美容单位经营人员近百人次。收集、审核、提交、上报药品不良反应报告453例，其中新的、严重的报告146例，新严比例32.3%，完成化妆品不良反应监测56例。

【监督抽检】 2019年完成药品快检220批次，完成药品抽送检75批次，配合烟台市局完成医疗器械抽检2批次、化妆品抽检13批次。未发现不合格品。

【专项整治】 组织开展漠视侵害群众利益药品零售环节的专项整治工作，撤销执业药师资格证书2张，主动变更执业药师的企业3家，出具责令改正通知书72家，行政处罚31家。对药品医疗器械化妆品生产经营企业专项检查10余次，检查企业30余家次，给予医疗器械经营企业行政处罚1家。组织开展疫苗流通使用的监督检查工作，完成对1处疾控中心和8家疫苗接种点疫苗质量情况。组织开展角膜接触镜经营和儿童青少年近视矫正机构经营视力矫正仪专项检查。组织开展美容单位违法违规经营化妆品行为专项整治和化妆品“清网”行动专项整治工作全区范围内开展违法宣称的非特殊用途化妆品清查工作，出动执法人员 200 余人次，检查企业 500 余家。

【数字化监管】 牟平区局创建综合监管平台，并与省局现有平台框架结构、信息项、业务流程一致，可实现数据对接；上传至省局平台中的企业基本信息可导入到该平台中，实现数据的二次应用，减少二次录入；也可将这些信息导出并上传给上级主管单位或本区内的“智慧城市”服务机构；在日常监督检查方面实现移动云打印方式，一台打印机可对接多个移动执法设备，不受距离和用户数量的影响，可实现随时随地实时打印，提高执法效率。该平台可实现数据统计功能，只要在系统中进行设置，即可对各表格进行数据抓取。

党组书记、局长：杨军
党组成员、二级主任科员：方卉明
电话：0535-4286577
地址：烟台市牟平区正阳路 368 号政务服务中心 8 楼
邮编：264099
（撰稿：王瀚英　核稿：方卉明）

莱山区

【概况】 烟台市莱山区市场监督管理局内设药械化妆品监督管理机构 1 个，药械化妆品监督管理派出机构 7 个，有药械化妆品监督管理行政编制 7 名，参公编制 2 名。

【监督检查】 **药品**。结合飞行检查、GSP 全项目跟踪检查，先后开展药品生产企业、医疗机构制剂室、药店药品经营质量管理规范（GSP）、等专项整治工作，检查企业 200 余家，送达整改通知书 30 余份。**医疗器械**。以 19 种无菌和植入性等医疗器械为重点品种，先后开展医疗器械生产企业、冷链医疗器械经营企业等专项整治工作，检查企业 60 余家，责令改正 10 余份。**化妆品**。开展化妆品委托生产、经营、使用单位的监督检查，检查企业 30 余家，责令改正 10 余份。

【监督抽检】 精准分析省、市药品质量抽验不合格品种和发布的各类假药信息，以国家基本药物目录、广告量大、进销差价大、降脂降糖壮阳和市场热销等 5 大类品种为重点抽验对象，将日常监督抽检下沉到风险相对集中的城乡接合部，以排查质量风险为目标，形成科学有效的抽验机制，提高抽检的靶向性及时效性，进一步强化对 82 种易出现质量问题的中药饮片、胶囊剂、基本药物和注射剂进行抽验，全年完成药品、医疗器械、化妆品快速检测 110 余批次，送检 50 余批次。

【专项整治】 开展药品漠视侵害群众利益专项整治工作，以进货渠道、处方药销售、许可条件保持、票账货款一致性、计算机管理系统数据真实性、关键岗位人员在岗情况等为明查重点，以销售处方药时是否索取处方、处方药网上问诊流程是否符合规范、销售含特殊药品复方制剂是否按规定销售并登记为暗访重点，依照药品 GSP 标准实施全覆盖检查，实施重点监管，确保药品安全专项整治工作取得实效，检查企业 350 家次，明查企业覆盖率达到 176.7%，暗访企业 198 家次，暗访覆盖率达到 100%，对 20 家单位进行处罚，罚没款共计 1.25 万元。同时，建立过期失效药品回收长效机制，2019 年“3·15”消费者权益保护日期间监督销毁过期失效药品总计 2 余吨，货值 10 余万元。

【亮点工作】 **服务产业发展**。莱山区局充分发挥全区促进医药健康产业发展办公室作用，深入企业调查研究，组织参加全市第三届医药创新与发展国际会议，现场集中签约项目 2 个，合同金额 2.3 亿元；2019 年全局招引迪沙药业集团、立健药店落地项目 2 个；加快推进列入市级“三重”的医药健康产业重点项目建设工作，海城医疗器械、江麟中药饮片、世麟熊去氧胆酸 3 个项目主体工程全部完工。海滋生物制剂基地项目（原易涟生物）完成项目注册；在审批审评上争取上级为企业开通绿色通道，帮助东方海洋大健康事业部完成 29 个产品注册或备案，29 个产品的注册检验，22 个产品顺利进入临床试验阶段。

创新药械化不良反应监测。制定《不良反应报告和监测制度》，开展 2 个市级和 14 个区级药品不良反应监测站点建设，定期通报辖区内不良反应报告和监测情况，监测水平不断提升，全年上报药品不良反应 209 份，医疗器械不良事件报告 148 份，化妆品安全监测与评价报告 40 份。

建立过期失效药品回收长效机制。在全区建立 49 家家庭过期失效药品回收置换点，回收网络覆盖全区所有街区，街道定点回收单位覆盖率达到 100%，并实行“四统一”管理，统一制作牌匾、刊板、责任书、回收箱标识，有效地保障辖区群众的用药安全。

推进化妆品示范乡镇创建。培育和打造化妆品规范示范点 8 个，通过示范引导和带动，有力提升全区化妆品管理水平。规范业户监管模版和日常检查流程，印制发放示范创建要求明白纸、化妆品监管公示牌、监管档案、消费警示牌等各类规范文本和材料 7 大类 1000 余份。

党组书记、局长：姜景卫
党组成员、主任科员：姜连宏
电话：0535-6891331

地址：烟台市莱山区祥隆国际大厦 21 楼 2117 号
邮编：264003

（撰稿：谭文龙　核稿：姜景卫）

龙口市

【概况】2019 年 4 月，按照龙口市委办公室、市政府办公室关于印发《龙口市市场监督管理局职能配置、内设机构和人员编制规定》的通知，龙口市市场监督管理局内设药品和化妆品监督管理科、医疗器械监督管理科、药械化妆品稽查中队，负责全市药品、医疗器械、化妆品安全监督管理工作。其中，药品和化妆品监督管理科、医疗器械监督管理科人员编制 7 人，药械化妆品稽查中队人员编制 6 人。2019 年，全市有药品医疗器械药包材生产企业 24 家，药品经营企业 482 家，医疗器械经营企业 51 家，药品使用单位 406 家；规模以上生产经营企业 3 家，医药健康企业年销售额约 13.41 亿元，税收约 0.5395 亿元；保健食品生产企业 1 家，保健食品经营单位 720 家，化妆品经营单位 219 家，化妆品委托生产企业 6 家。

【监督检查】2019 年，龙口市局采取综合运用行政审批、网格巡查、“双随机”抽查、市场监管领域调查、集中警示约谈等监管措施，不断加大对药品、化妆品生产经营单位的监管力度，年内初审上报 118 家新开办、换证和变更项目的药品经营企业和 76 家企业执业药师注册和变更。采取“双随机”和全覆盖检查相结合方式，对全市所有药品生产企业和药品经营企业、医疗器械经营企业实行全覆盖检查，对使用单位检查覆盖率 30%。采取“双随机、一公开”抽检方式，检查和化妆品经营单位 96 家，送达责令改正通知书 26 家，所有抽查情况和信息全部通过市政府政务公开网站和市场监管微信公众号进行公示。加强行政指导工作，分类组织药品药店、医疗器械和化妆品行业行政指导暨警示约谈会议 14 次，对 1500 多家次相关单位负责人及质量管理人员进行法律法规、安全知识、风险防范等全方位培训。

【监督抽检】2019 年，加大药品药械和化妆品抽检力度，结合日常监管和抽检情况，发挥监督抽检在监管工作中的作用，提高问题产品发现率。根据烟台市局委托对 5 家医疗器械生产和使用单位进行监督抽检；完成药品抽验 107 批次，药品快检 290 批次，中药饮片抽验 16 批次；完成化妆品抽检 42 批次。针对不合格产品，依法对涉案单位予以查处，对不合格产品及时采取下架销毁、查封扣押、产品召回等处置措施，确保不合格产品处置率 100%。全年收集上报医疗器械不良事件 370 例，药品不良反应病例报告 986 例，上报化妆品不良反应 55 例。

【专项整治】2019 年，以群众消费量大、安全隐患多、问题易发多发的药品、疫苗、化妆品等为重点品种，深入组织开展药品领域漠视侵害群众利益问题和风险隐患排查、执业药师“挂证”、非法售卖处方药、化妆品“线上净网线下清源”等专项整治行动 20 多次，严厉查处无证无照经营、制售假劣药品和化妆品等违法行为。全年检查各类药品药械经营单位 1240 多家次，排查线上线下化妆品单位 130 余家；全年调查处理群众药品、化妆品方面投诉举报 89 起，依法立案查处药品、化妆品违法违规案件 82 起，罚没款 200.41 万元，涉案货值 78.39 万元，移交公安部门假药案件 1 起。

【服务医药产业发展】招商引资工作取得新进展。为进一步促进全市医药健康产业发展，2019 年以来，经多次沟通和邀请实地考察，成功招引设立山东健顺药业有限公司，主要从事中药材、中药饮片收购、炮制、生产及销售，拟生产人参、黄芪、丹参等 200 多个中药饮片和三七粉等 50 多个口服中药饮片；该项目将填补龙口市无大规模中药品生产企业的空白。一期工程将于 2020 年 3 月完工并投入运营。项目建设过程中，龙口市局安排专人提供全程指导帮扶，确保项目落地。

党组书记、局长：杜枫
党组成员、副局长：王鑫
电话：0535-8517740
地址：龙口市东莱街道通海路 151 号
邮编：265701

（撰稿：武惠　核稿：迟亮德）

莱阳市

【概况】莱阳市市场监督管理局内设药品、化妆品与医疗器械监管科与药品医疗器械稽查队，负责莱阳市药品零售和使用环节监督管理工作、经营和使用环节医疗器械监督管理工作、经营环节化妆品监督管理工作、承担上级市场监督管理部门下放的药品、医疗器械生产经营使用管理工作和药品、化妆品不良反应和医疗器械不良事件监测工作，其中药化械监管科公务员编制 2 人、事业编制 1 人，药械稽查队公务员编制 2 人、事业编制 2 人、工勤 1 人。

2019 年，全市有药品生产企业 6 家，药品批发企业 2 家，药品经营连锁企业 5 家，单体零售药店 109 家，连锁门店 310 家；医疗器械生产企业 2 家，医疗器械经营企业 359 家；化妆品经营企业 418 家。全年办结案件57起，受理投诉举报58起，立案查处1起。

【监督检查】 药品。2019年，全市药品生产企业GMP执行情况良好，未发生重大药品安全事故。认真落实《药品生产日常监督管理办法》，对辖区内生产企业完成日常监督检查任务，全年监督检查企业10家次，检查覆盖率达到100%；对辖区内麻精药品使用企业完成每季度麻黄草专项检查，全年检查16家次。全年检查药品使用单位574家，立案查处12家；检查零售药店432家，其中限期整改45家，当场处罚45家，立案查处8家，罚没款共计7.47万元；检查诊所42家，立案查处2家，取缔无药品经营许可证单位2家，罚没款共计6.6万余元。

医疗器械。全年完成日常监督检查医疗器械生产企业4家；经营企业454家次，其中隐形眼镜及隐形眼镜护理液经营单位22家。

化妆品。全年出动执法人员2600余人次，彻查辖区内418家化妆品经营单位，并对经营不规范的单位责令改正。

【监督抽检】 根据2019年药品质量抽检工作实施方案，按时完成上级的药品抽验品种和批次，其中药品抽样374批次，送检烟台112批次。配合烟台市食品药品检验检测中心在辖区监督抽检药品30批次。配合烟台市局对医疗机构医疗器械抽检3批次，合格率100%。完成辖区内省级化妆品监督抽检8批次。

【专项整治】 中药饮片质量专项整治。为进一步加强中药饮片监督管理，提高中药饮片质量，在全市范围内开展为期一年的中药饮片质量集中整治。按照方案要求对辖区内4家药品生产企业和1家中药饮片生产企业进行全覆盖现场检查。

药品零售环节漠视侵害群众利益问题专项整治。通过自查自纠、加大监督检查力度、强化行政执法、明察暗访等多种措施，扎实推进药品零售环节漠视侵害群众利益问题专项整治。组织召开全市419家单体及零售门店和5家连锁药品总部会议，对辖区内所有零售药店进行全覆盖检查，对于不凭处方销售处方药等违法违规行为，按照专项整治要求进行顶格处罚。

医疗器械"清网"行动专项整治。进一步强化医疗器械网络销售监管手段和措施，不断规范网络经营行为，对辖区内5家医疗器械网络销售企业实施全覆盖检查。

化妆品"线上净网线下清源"专项整治与美容单位专项整治。以化妆品市场、农村集贸市场、药店、美容美发单位、宾馆酒店等为重点区域，以面膜类、染发类、祛痘类、美白祛斑类化妆品为重点产品，以进货查验、索证索票及台账管理、标签标识合规性等为重点内容，加大监督检查力度，严厉打击来源不明、假冒伪劣、非法生产、明示或暗示具有医疗作用等违法违规行为。

【亮点工作】 定期分批组织辖区内医疗器械生产企业、经营企业和使用单位学习《医疗器械监督管理条例》《医疗器械经营监督管理办法》《医疗器械网络销售监督管理办法》《医疗器械经营质量管理规范》等，加强法律法规宣传。

党组书记、局长：李健
党组成员、副局长：徐世太、冯少玉
电话：0531-7800862
地址：莱阳市城厢街道昌山路5号
邮编：265200

（撰稿：于雯森　核稿：丛娟）

莱州市

【概况】 莱州市市场监督管理局下设20个职能科室、17个市场监管所（一镇一所），公务员编制223人，其中：局机关定编65人，基层所定编158人；事业单位尚未改革，保留副科级事业单位莱州市市场监督管理局执法大队。局机关承担药品监督管理相关工作科室有药品监管与医药健康产业发展科、医疗器械与化妆品监管科。另外，执法大队负责药品执法办案工作。全局专兼职从事药品监管人数136人，其中：局机关16人，基层监管所120人。

2019年，莱州市有药品生产企业6家，药品批发企业1家，药品零售单位410家；医疗器械生产企业10家，医疗器械经营和使用单位440家；化妆品销售单位120家。2019年，莱州市医药健康产业主营业务收入1900万元，比2018年增长50万。

【监督检查】 2019年，初审上报药品经营许可150家，医疗器械新开办、变更、换证申请26家，受理初审执业药师注册业务170起。上报药品不良反应事件930例、医疗器械不良反应事件548例、化妆品不良反应事件55例。将药品监管职责下放到基层所，对市场监管所业务骨干进行两次药品监管业务知识培训。开展药品科普宣传工作，通过"3·15"消费者权益保护日、家庭过期药品回收等活动，向市民发放科学用药宣传海报，提高市民安全用药知识，避免或减少药害事件的发生。举办以"安全用药、良法善治"为主题的安全用药月宣传活动。开展无菌和植入性医疗器械专项检查、医疗器械"清网"行动、儿童青少年近视矫正等专项检查20多次，检查医疗器械生产经营使用单位430多家，责令2家生产企业，

3家使用单位进行整改。及时完成三类医疗器械的现场检查验收6家，二类医疗器械备案事后监管156家。组织412家零售药店签订规范经营承诺书。组织市人民医院、慢性病防治院、中医院开展以“安全用妆、点靓生活”为主题的化妆品安全公益宣传活动，进行化妆品科普宣传。开展农村化妆品市场专项检查、美容单位违法违规经营化妆品行为专项整治、违法宣称的非特殊用途化妆品清查等专项检查7次，检查化妆品经营单位100余家。

【监督抽检】 2019年，完成省、市两级抽检医疗器械2批次、化妆品12批次、药品110批次，检出不合格药械化妆品3批次。抽检结果均在莱州政务网和莱州市场监管公众号公示，相关数据均录入山东省抽样应用系统。推进药品追溯体系建设工作。组织全市药品经营企业负责人召开专题会议，传达落实上级药监部门关于加强药品追溯体系建设规划与方案，培训学习建立药品追溯体系专业知识与操作技能，要求全市药品经营企业于2019年底前，完成药品追溯体系建设工作。

【专项整治】 2019年，开展农村药品市场专项整治、打击互联网销售假药专项行动，药品零售环节损害群众利益问题和漠视侵害群众利益问题专项整治、中药饮片专项整治、化妆品“线上净网线下清源”风险排查、《问政山东·回头看》等20多个专项整治活动，检查涉药单位200余家，查处不合格药品32个类别，对6家药品问题企业进行行政约谈，对17家药师不在岗药店进行责令改正。立案查处涉及药品、医疗器械、化妆品违法经营案件62起，移交公安机关2起。做好12315投诉举报受理工作，受理涉及药品、医疗器械、化妆品安全投诉举报案件269起，为消费者和当事人挽回经济损失170多万元。

【亮点工作】 组织参加烟台市药化械执法办案技能竞赛活动。深入开展干部教育培训活动，强化岗位业务技能练兵，2019年9月24日，莱州市局组织参加烟台市药化械执法办案技能竞赛，荣获烟台市药化械执法办案技能竞赛“团体二等奖”，参赛选手王楠楠获医疗器械类第一名，徐慧慧获药化类第二名。10月29—31日，全省第七届药化械执法办案技能竞赛决赛在济南举行。莱州市局王楠楠、徐慧慧作为烟台市代表队成员参赛，均荣获“山东省药化械执法技术能手”称号。11月11日，烟台市市局和烟台市总工会联合发文，表彰全市市场监管系统药化械执法办案技能竞赛获奖集体和先进个人，莱州市王楠楠被授予“烟台市五一劳动奖章”称号，徐慧慧被授予“烟台市药化械执法技能标兵”称号。

党组书记、局长：王俊荣
党组成员、副局长：宁延升
电话：0535-2212329
地址：莱州市光州东街285号
邮编：261400

（撰稿：张京亮　核稿：林峰）

蓬莱市

【概况】 蓬莱市市场监督管理局内设药械化妆品监督管理科负责全市药品、医疗器械、化妆品安全监督管理工作，科室有4名工作人员。下设11个市场监管所，每所设至少2名工作人员负责辖区内药品、医疗器械、化妆品的日常监管工作。生物医药产业是烟台新旧动能转换培育的新动能产业，也是蓬莱市重点培育的新兴产业之一，蓬莱市有药品生产、保健品、医疗器械等生物医药企业20家，2019年实现产值24.1亿元，同比增长21.7%，实现税收2.45亿元，同比增长16.7%。

【监督检查】 药品。对辖区内262家药品经营企业实现全覆盖检查，对纳入2019年GSP认证跟踪检查的116家企业全部进行跟踪检查，完成药械经营企业开办、变更、换证现场检查50家次，完成执业药师注册初审93人次。

医疗器械。对辖区医疗器械生产、经营、使用单位进行日常监管；对2家冷链产品生产企业和30余家冷链产品经营企业进行认证跟踪检查，责令改正4家。

不良反应监测。加强上市后药械化质量安全监管，全年评价上报药品不良反应报告表469例，新严报告比例38.2%；医疗器械不良事件报告表331例，严重报告比例17.82%；化妆品不良反应报告表70例。

【监督抽检】 2019年，抽检药品70批次、医疗器械3批次、化妆品14批次，所抽检产品全部合格。

【专项整治】 药品。开展药品方面损害群众利益、漠视侵害群众利益、《问政山东》整改、《问政烟台》整改、执业药师在岗履职等专项整治5次，检查药店1305家次，约谈警告19家，收回GSP认证证书3家，撤销GSP认证证书7家，立案处罚6家，罚没款30余万元。开展处方药、疫苗、易制毒化学品、芬太尼类特殊药品等专项检查6次，检查药店1566家次、疫苗使用单位16家次、二类精神药品使用单位24家次，责令改正5家，对存在问题严重的3家药店进行约谈。组织辖区药品零售企业负责人、质量负责人召开蓬莱市药品方面损害群众利益专项整治会议，要求企业针对药品经营12条规范开展自查整改。先后在蓬莱电视台、今日蓬莱、蓬莱市局微信公众号等平台发布安全用药知识9次，在各药品门店悬挂横幅标语262个，与262家药店全部签订烟台市药品零售企业规范经营承诺书，并于门店醒目位置张贴关于进一步开展损害群众利益专线整治公告，在全社会形成人人参与、人人监督的良好工作氛围。

医疗器械。开展无菌和植入医疗器械专项检查，组织全市16家经营单位和16家医疗机构进行自查自纠，并在此基础上开展专项检查，督促医疗器械经营企业和使用单位严格落实主体责任，严格依法依规从事经营活动，全面加强风险防控和质量管理，保障医疗器械质量安全。开展医疗器械“清网”专项行动，对辖区内1家具有医疗器械网络销售资质的企业进行检查，未发现违法违规行为。

化妆品。开展“线上净网线下清源”风险排查工作，针对利用网络生产销售非法添加禁用物质化妆品、假冒化妆品等突出问题，全面摸排辖区内化妆品网络经营业户，对网上展示的违法产品信息、生产企业及产品虚假资质信息进行集中排查清理，严厉打击违法犯罪行为，督促化妆品网络销售者和化妆品电子商务平台经营者落实主体责任，排查化妆品经营网站20余家，对1家代购网站进行限期整改。开展美容单位违法违规经营化妆品行为专项整治，对辖区内30家美容单位进行全覆盖检查并逐户建立监管档案，对群众反映强烈、有过投诉举报、在以往监督检查及监督抽检中发现过问题或存在问题可能性较大的3家美容单位进行重点检查，对其中2家出现进货查验记录不全的单位进行限期整改。

【亮点工作】 指导蓬莱市人民医院上报的“结扎夹”的不良事件风险信号被省局医疗器械风险会商会议采纳；头孢曲松钠致肾功能衰竭病人谵妄症状的风险信号被国家监测中心采纳。2019年蓬莱市药品不良反应监测工作在烟台市排名第一。

蓬莱市生物医药产业2018年实现生产产值19.8亿元，同比增长13.5%，实现税收2.1亿元，同比增长23.5%；2019年实现生产产值24.1亿元，同比增长21.7%，实现税收2.45亿元，同比增长16.7%，特别是骨干企业北大高科（华泰）制药2019年公司全年营业收入6.66亿元，同比增长104.5%，上缴税金0.85亿元，同比增长55.3%。在当前国际环境复杂多变、经济增长形势放缓的大背景下，蓬莱市的生物医药产业连续实现产值、税收双位数增长，已经成为拉动全市经济增长的新动能。

党组书记、局长：程普明
党组成员：王晓
电话：0535-5725007
地址：烟台市蓬莱市登州街道南关路249号
邮编：265600
（撰稿：张晓兰　李前铭　侯敏　核稿：刘龙）

招远市

【概况】 招远市市场监督管理局为正科级单位，内设28个职能科室，设执法大队、消费者投诉服务中心、信息中心3个直属事业单位，辖14个市场监管所，有干部职工328名。截至2019年底，招远市有药品生产企业1家，医疗器械生产企业7家，药品批发企业2家，药品零售连锁总部3家，药品零售企业330家(其中单体药店66家，零售连锁门店264家)，医疗器械经营企业346家，化妆品经营企业190家，全市医药健康产业收入13.79亿元。

【监督检查】 药品。2019年，招远市局检查药品经营企业851家次，药品使用单位370家次，送达责令改正通知书382份，收回GSP认证证书1张，撤销GSP认证证书2张，主动约谈执业药师不在岗履职企业5家。配合烟台市局开展飞行检查2次，检查药品零售企业16家，责令4家问题企业限期整改，并及时做好复核检查。新开办药品零售企业15家，注册执业药师105名。全市330家药品零售企业全部通过新版GSP认证，认证率达到100%。全年评价上报药品不良反应646例，其中严重报告106例，新的、一般的报告118例，挖掘风险信号3个。

医疗器械。编制《2019年招远市医疗器械生产经营使用环节监督检查方案》，围绕“找、防、排”工作主线，加大日常监督检查力度与频次，切实做到突出重点、兼顾一般。全年检查医疗器械生产经营使用单位72家，出具责令改正通知书17份；审核医疗机构及各直报点上报的医疗器械不良事件251例，其中严重的35例。

化妆品。制定《招远市2019年化妆品监管工作计划》，全面推行“痕迹化、智慧化、网格化”监管模式。建立健全基层所化妆品监管信用档案，将重点化妆品经营企业信息及时录入“智慧监管”平台，纳入监管视野，杜绝监管漏洞。全年出动执法车辆170余台次，执法人员350余人次，检查化妆品经营企业241家次，制作现场检查记录241份，全部存入监管档案，监督检查覆盖率达100%。全年审核上报化妆品不良反应105例。

【监督抽检】 组织开展药品抽检240批次，送检86批次，合格率达100%。以流通量大、群众投诉多、易非法添加的商品为重点抽检对象，完成26个批次156个样品抽检工作，抽检合格率100%。

【专项整治】 2019年，先后组织开展执业药师在岗履职、打击互联网制售假药、疫苗使用和预防接种管理、药品零售环节、二类精神药品、易制毒化学品及芬太尼类物质等新型毒品、全市医疗机构制剂专项检查等11次专项行动，立案查处违法行为13起，罚没款合计3.9万元。组织开展无菌和植入医疗器械、医疗器械"清网"、避孕套质量安全、规范儿童青少年近视矫正、打击非法经营装饰性彩色平光隐形眼镜行为等5次专项检查。组织开展化妆品"线上净网线下清源"专项整治和宾馆酒店用化妆品专项监督检查，对28家存在问题的经营单位出具责令改正通知书，跟踪督导问题整改。

【亮点工作】 *药品零售环节专项整治攻坚战成效突出*。2019年，招远市局坚持将药品零售环节专项整治行动作为"不忘初心、牢记使命"主题教育活动的重要内容和抓手，作为贯穿年度监管执法工作的一条主线，持续保持高压态势，切实解决突出问题，牢牢守住药品安全底线。注重强化企业主体责任，先后两次召集全市药品经营企业负责人开展集中教育培训，详尽讲解药品零售领域专项整治相关法律法规和技术规范，督促企业持续合法合规经营，维护药品销售秩序。严格落实网格化监管"五定"要求，结合工作实际，科学制定行动方案，明确每家药品零售企业的监管责任人、监管职责、检查频次、检查内容、检查标准，建立健全责任到人、工作到位的工作机制，对网格内的监管企业实现全覆盖动态管理。严厉打击违法违规行为，对在专项整治行动中发现的违法违规行为，全面落实"四个一律"要求，给予最严厉的行政处罚，同时加大公开曝光力度；对涉嫌犯罪的及时移交公安机关，营造联合打击高压态势。及时总结专项整治过程中的好做法、好经验，建立健全信用监管、失信惩戒长效机制，推进药品监管法治化、标准化、专业化、信息化建设，不断提升药品安全日常监督检查能力和水平，优化队伍知识结构，切实提高行政执法的有效性、规范性。

科普宣传深入人心。深入开展"两法"宣传，将"两法"列入全民普法的重要内容，深入开展"两法"宣传和安全用药主题月活动，推进科普宣传进机关、进乡村、进社区、进学校、进企业、进单位，印制发放各类宣传海报、手册1000余份，"两法"宣传画500余份，联合招远电视台、《今日招远》等多家媒体进行专题报道，组织参与有奖答题、微视频有奖征集活动，加强与公众互动。开展过期药品回收活动，先后两次联合山东立健医药城、烟台漱玉平民大药房开展过期药品回收活动，现场科普安全知识、回收过期药品，提升安全用药意识。组织开展"两法"专题培训班，基层监管人员及药品零售企业负责人230余名参加交流学习。全方位、多层次开展化妆品安全宣传周活动，联合市区化妆品生产直销、批发零售企业成功举办"5•25"爱肤日大型公益活动，通过设置展板、发放宣传资料、现场解答等形式开展知识科普，提升公众的化妆品安全科学认知。组织化妆品公益咨询进社区、进门店、进学校活动，深入社区、大型超市等化妆品消费者集中的公共场所，提示化妆品风险，提供科学护肤等公益咨询。宣传周期间共发放宣传资料2000余份，解答群众咨询500余次。

党组书记、局长：滕惜田（2019年4月任职）
党组成员、副局长：王奎先
电话：0535-8235397
地址：烟台市招远市魁星路278号
邮编：265400

（撰稿：徐吉林　核稿：王奎先）

栖霞市

【概况】 栖霞市市场监督管理局内设药品医疗器械监督管理科、特殊食品化妆品监督管理科2个科室，负责全市药品、医疗器械、化妆品安全监督管理工作。其中药品医疗器械监督管理科3人，特殊食品化妆品监督管理科3人。辖区有药品生产企业、药包材生产企业、医疗器械生产企业各1家，药品经营企业343家，医疗器械经营企业298家，年销售收入共计61884万元，利润10604万元，纳税784万元。辖区共有在营化妆品经营企业162家，其中化妆品专营个体工商户44家、化妆品兼营个体工商户86家、化妆品兼营企业32家。

【监督检查】 强化对药械生产、经营、使用单位、疫苗使用单位的监督检查，检查二级医疗机构3家，疫苗预防接种单位25家，药械经营企业368家，药械使用单位126家，警告9家，责令改正261家，主动注销药品经营许可证3家。对162家化妆品经营企业进行日常监督检查，检查覆盖率和问题整改率均达到100%。认真开展化妆品不良反应报告分析与评价，收集上报化妆品不良反应报告101份。

【监督抽检】 以中药饮片、低价中标产品、高风险药械、投诉举报产品等品种为重点，加强对药店、诊所的监督抽检，强化对假劣药械的排查力度，开展医疗器械抽检2批次、药品快检210批次、市级监督抽检80批次，配合烟台市局开展抽检55批，发现不合格药品3批；共完成7批次省抽化妆品、12批次市抽化妆品监督抽样。同时结合抽检，检查、督促经营单位落实进货查验、索证索票等经营制度，促进行业规范。

【专项整治】 采取药械经营使用单位自查，监管人员暗访和监督检查等方式，相继开展执业药师在职在岗、处方药销售、购药渠道、疫苗储存运输、无菌和植入医疗器械、损害群众利益问题等专项检查和整治，发现问题，及时整改。结合专项整治情况，召开药品零售企业告诫会议，提醒守法经营，严防系统性区域性风险的发生，净化药械经营使用环境。开展化妆品“净网清源”和美容单位违法违规经营专项整治行动，根据省市场监管局综合业务系统显示，对辖区化妆品经营个体工商户 1825 家、化妆品兼营企业 510 家进行摸底统计，辖区有在营化妆品专营个体工商户 44 家、化妆品兼营个体工商户 86 家、化妆品兼营企业 32 家。

【亮点工作】 服务医药健康产业。加强“内培外引”，“内培”方面，以“店小二”的服务理念，提高服务意识，了解企业发展需求，力促烟台中洲制药扩大生产规模，将集团内部的南京圣朗药业整体向中洲进行迁移，帮扶企业做强做大；“外引”方面，加强部门与镇街区、镇街区与镇街区之间纵向、横向信息联通共享，形成招商合力，成功引入世冠包装科技（烟台）的药包材项目，投资 4970 万元人民币，已建成投产，预计年产值 3000 万元，利税 100 余万元。

过期药品公益回收。3 月 10 日，联合立健药店开展过期失效药品公益回收活动，通过现场咨询讲解、发放宣传册等方式，向群众宣传假劣药品的识别、药品的正确使用和储存方法、过期药品的危害等安全用药知识，共发放安全用药材料 300 余份，解答用药咨询 10 余人次，共回收过期药品 98 批次 220 余盒。

党组书记、局长：孙振会
党组成员、副局长：于元平
电话：0535-5212465
地址：栖霞市山城路 76 号
邮编：265300

（撰稿：林宏　核稿：孙振会）

海阳市

【概况】 海阳市市场监督管理局设立药品（医疗器械）监管科 1 个，在编职工 4 人，日常监管依托 14 个基层所各自 2 人监管，合计监管人数为 32 人。承担全市 344 家药品经营单位，449 家医疗器械单位、112 家化妆品经营单位、99 家医疗机构相关产品质量安全监管。

【监督检查】 药品。对辖区 344 家药品零售企业建立 14 个药品网格，明确每家零售药店的监管责任人、监管职责、检查频次，实现对辖区所有药店全覆盖监管。开展“安全用药、良法善治”和“安全用药月暨过期药品回收”主题宣传活动，发放用药安全知识宣传资料 600 余份，现场接受群众咨询 40 多人次，解答问题 23 条次，并同期举行家庭过期药品回收活动。

医疗器械。2019 年，组织开展儿童青少年近视防控工作宣传指导，开展为期 6 个月的眼视光医疗器械经营企业及使用单位的监督检查，检查经营企业 14 家，使用单位 1 家，送达责令改正通知书 12 份，并督促在规定时间内完成整改。对一次性无菌、植入材料和人工器官类经营企业、植入类经营企业、冷链管理产品、角膜接触镜类和计划生育类、隐形眼镜、医用耗材类经营使用单位开展检查，检查 449 家，送达责令改正通知书 1 份，立案查处医疗器械案件 1 起，罚没款 15.1525 万元，促进医疗器械经营使用单位行为规范。

化妆品。2019 年度，为营造安全放心的化妆品消费环境，严密组织开展化妆品经营业户“线上净网线下清源”风险排查处置行动，逐一查询搜索并结合实地检查，未发现化妆品网络经营者。该局开展美容单位违法违规经营化妆品行为专项整治行动，出动执法人员 96 人次，检查美容单位 27 家，整顿和规范全市美容行业化妆品经营使用秩序。

综合治理。2019 年，海阳市局重点开展药品安全方面损害群众利益问题专项整治，按照烟台市局《食品药品安全方面损害群众利益问题专项整治实施方案》的通知要求，制定药品零售环节专项整治实施方案，并组织开展专项整治工作。有针对性地对每个基层监管所执法人员药品监管业务知识和辖区内零售药店的进行警示教育、宣传培训。重点讲解损害群众利益专项整治活动中集中整治的 12 个问题，对辖区内 11 个药品零售连锁企业（总部）负责人实行单独约谈，对发现问题的 78 家企业送达责令改正通知书，要求企业立即整改到位并上交整改报告，并开展复查。围绕《问政烟台》药品经营环节存在的不凭处方销售处方药的突出问题，海阳市局制定《围绕〈问政烟台〉药品领域整治暨进一步做好损害群众利益专项整治工作实施方案》《关于做好〈问政山东〉栏目反映问题整改工作专项整治实施方案》《关于全面开展〈问政山东〉曝光问题排查整改建立健全监管长效机制实施方案》，检查药品零售企业 344 家。针对违规销售隐形眼镜的行为检查企业 30 家，药品使用单位 59 家，责令改正 5 家。

【监督抽检】 2019 年，严格按照烟台市局送达的药品抽验计划和比例数，完成药品快检 270 批次，监督抽验 80 批次任务，其中包括中药饮片 16 批次，化学药品和中成药 64 批次，达到烟台市局所规定的抽样比例数，按时按要求送至烟台市食品药品检验检测中心检验，未收到不合格检验报告。

【专项整治】 *药品零售企业执业药师“挂证”行为整治。*将辖区内所有药品零售企业纳入“挂证”行为整治工作范围，与规范进货渠道和处方药销售、严格票据管理等日常监督检查内容相结合，严厉打击药品零售环节存在的违法违规行为。

*严厉打击零售药店违法违规行为专项检查。*组织召开全市药品零售连锁总部负责人会议，对辖区内零售药店进行“拉网式”检查，对 30 家违规经营企业送达责令改正，督促企业及时整改到位。

*疫苗储存管理情况专项检查。*对全市疾病预防控制中心、疫苗接种单位开展疫苗使用管理专项监督检查，全面检查 1 家市级疾病预防控制机构和 14 家疫苗接种单位。

*特殊药品专项检查。*按照省、市局的要求，结合辖区实际，该局开展芬太尼等特殊药品专项检查，通过专项检查，全面掌握当前辖区内特殊药品尤其是芬太尼类药品使用管理现状，落实企业主体责任，规范特殊药品经营使用秩序。

【亮点工作】 基层药品执法人员现场观摩培训。本着“切合实际，突出重点、重在操作”的原则，该局精选 2 家药品经营企业，采取现场边观摩边讲解的形式，提高基层监管人员的业务水平和监管能力。

党组书记、局长：邹化安
副局长：董德胜
电话：0535-3259753
地址：海阳市海阳路 247 号
邮编：265100

（撰稿：尹杰　核稿：王静）

长岛海洋生态文明综合试验区

【概况】 长岛海洋生态文明综合试验区市场监督管理局于 2019 年 1 月 15 日挂牌成立，内设 5 个科室，其中食品药品监管科有科长 1 人，为副科级领导干部；普通干部 4 人，其中 1 人因工作原因被借调，实际在岗 3 人。食品药品科除承担药品、医疗器械、化妆品监管外，还承担着食品监管、食品安全综合协调等职能。

2019 年底，长岛综合试验区局辖区内有二级医院 1 家，一级及以下医院 7 家，药品零售连锁总部 1 家，连锁门店 22 家（其中 3 家已自行停业，尚未办理注销手续），单体药店 1 家；医疗器械经营企业 17 家，其中第三类医疗器械经营企业 1 家，经营产品为隐形眼镜及护理液，第二类医疗器械经营企业 16 家，多数为药店兼营；化妆品经营业户 14 家。

【监督检查】 根据烟台市局工作安排和长岛综合试验区实际制定年度日常监督检查计划和跟踪检查计划，对辖区内全部药品、医疗器械经营使用单位和部分化妆品经营使用单位进行日常监督检查，并与各零售药店签订药品安全与规范经营承诺书；加强对执业药师履职情况的监管，与批发、连锁企业及其执业药师签订履职承诺书，监督执业药师规范履职；根据烟台市局工作安排，对上海新兴医药股份有限公司生产的静注人免疫球蛋白等产品流向进行排查，经对全区各药品经营使用单位进行现场排查和电话排查，长岛无该公司产品流入。累计评价并上报药品 46 例，医疗器械不良事件 31 例。根据投诉举报、上级交办和监督检查情况，对 7 家药店进行处罚，共计 8 家次，其中警告 4 家次，罚没款 4 家次，罚没款共计 4000 元。

【监督抽检】 完成省抽化妆品抽样 3 批次，市抽药品抽样 30 批次。

【专项整治】 针对《问政山东》《问政烟台》曝光问题，开展各类相关专项检查，根据上级工作安排，开展清理整顿药品零售环节药学技术人员不在岗履职违法违规行为专项检查、药品领域突出问题专项治理行动、药品安全方面损害群众利益问题专项整治、化妆品“线上净网线下清源”风险排查工作、美容单位违法违规经营化妆品行为专项整治等专项整治；参加市局组织的交叉检查 2 次，省局组织的认证检查 1 次。

党委书记、局长：于仁海
党委委员：王爱晶
电话：0535-3213828
地址：烟台市长岛县县府街 96 号
邮编：265899

（撰稿：汪指南　核稿：王爱晶）

烟台高新技术产业开发区

【概况】 烟台高新技术产业开发区综合行政执法局（挂烟台高新技术产业开发区市场监督管理局牌子）为烟台高新技术产业开发区管理委员会工作机构，正科级建制，内设 6 个科室，下设 4 个行政执法大队。截至 2019 年底，有工作人员 59 人，其中行政人员 8 人，事业人员 25 人，其他人员 26 人。2018 年以来，烟台高新区先后进行 3 次行政管理体制改革，2018 年 1 月，原烟台高新区市场监督管理局行政审批职能划入新组建的烟台高新区行政审批局；2018年3月，原烟台高新区市场监督管理局与新成立的烟台高新区安全生产监督管理局合并；2018年11月，烟台高新区工商行政管理、食品药品监督管理、质量技术监督、价格监督检查和知识产权行政管理职能划入烟台高新区综合行政执法局。

截至2019年底，全区有药械化监管单位126家。其中，药品经营单位41家，药品使用单位38家，医疗器械生产企业5家，医疗器械经营单位18家，化妆品生产企业1家，化妆品经营单位23家。全区医药工业实现销售收入11.03亿元，医药流通实现销售收入29.9亿元。

【监督检查】 药品。通过源头严防、过程严管、风险严控，坚决保障辖区群众的用药安全，重点对药品零售经营企业和药品使用单位开展监督检查。2019年，高新区局完成药品零售经营许可申办、变更、换发等现场验收9家次，检查药品批发经营企业4家，药品零售经营企业37家，医疗机构19家，疫苗使用单位7家，出具责令改正通知书8份，警告4家，立案1起，罚没款2.49万元。配合省局、烟台市局对药品批发经营企业飞行检查、跟踪检查6家次，延伸检查药品零售企业和医疗机构12家次，约谈企业负责人5家次。

医疗器械。狠抓源头监管，规范市场行为。严格按照《医疗器械监督管理条例》《医疗器械经营监督管理办法》《医疗器械经营质量管理规范》等要求，完成烟台市局委托的医疗器械经营许可申办、变更等现场核查8家次。检查医疗器械生产企业4家，医疗器械经营单位和使用单位45家，出具责令改正通知书3份，立案1起，罚没款1万元。

化妆品。重点检查化妆品经营企业进货查验、索证索票、进货台账等制度的落实情况，确保产品质量安全，维护群众合法权益。2019年，高新区局检查化妆品生产企业1家，经营企业23家。

【监督抽检】 充分发挥监督抽检的技术支撑作用，完成省局、烟台市局委托的药品10批次、化妆品3批次的抽检任务。

【专项整治】 2019年，高新区局组织开展中药饮片专项整治、清理整顿药品零售环节药学技术人员不在岗履职违法违规行为、药品领域突出问题专项治理行动、严厉打击零售药店违法违规行为专项行动、医疗机构制剂专项整治、不凭处方销售处方药专项整治、药品安全方面损害群众利益问题专项整治、假药问题专项治理、疫苗使用和预防接种管理专项监督检查、芬太尼等特殊药品专项整治、医疗器械“清网”行动等专项整治行动10余项，出动执法人员400余人次，检查各类经营业户130余家次，切实解决和消除药械化妆品市场存在的突出问题和风险隐患。

【亮点工作】 烟台高新区局积极推进跨行业综合执法，充分利用食品药品监管与卫生健康两个行业的职能交叉特点，将药品、医疗器械监管与医疗机构卫生执法结合起来；将化妆品监管与公共场所卫生执法结合起来，不仅提高执法人员的综合业务能力，还避免多头执法，提高工作效率。2019年，高新区局检查医疗机构19家，公共场所37家，送达卫生监督意见书11份，警告1家。

党组书记、局长：吕开聪
党组成员、副局长：徐宁
电话：0535-6922581
地址：烟台高新区航天路517号正元大厦7楼
邮编：264670

（撰稿：王风海　核稿：徐宁）

烟台经济技术开发区

【概况】 烟台经济技术开发区市场监督管理局内设药品监督管理处和6个市场监管所，负责全区药品零售和使用、医疗器械经营和使用、化妆品经营环节安全监管，监督实施药品、医疗器械和化妆品相关环节质量抽查检验工作。截至2019年底，开发区局有从事药品、医疗器械、化妆品监管工作人员31人。

截至2019年底，全区有药品生产企业8家、医疗器械生产企业24家、医疗机构制剂室1家、药包材生产企业1家；有药品经营批发企业7家、药品零售连锁总部3家、药品零售连锁门店255家、单体零售药店21家、医疗机构244家、医疗器械经营企业529家。2019年，全区药品生产企业工业总产值390944万元，销售收入314627.5万元；药品批发企业销售总额47262万元；药品零售连锁总部销售总额13940万元。医疗器械生产企业实现产值73096万元，销售收入65308万元。化妆品生产企业实现产值24340万元，销售收入28675万元。

【监督检查】 开展零售药店交叉监督检查。采取“双随机、一公开”和市场监管所交叉检查的方式，按照“定区域、定人员、定职责、定标准”的“四定”要求，对全区零售药店进行全面检查，明确每家零售药店的监管责任人、监管职责、检查频次、检查内容、检查标准。对新开办第二、三类医疗器械经营企业、《医疗器械经营环节重点监管目录》中涉及的6大类经营企业和医疗器械使用单位实施监督检查。在鑫广绿环再生资源有限公司集中销毁一批假冒伪劣药品、医疗器械、化妆品以及统一回收的居民家庭过期失效药品3吨，涉及600多个品种。完成单体药店和连锁门店核发、变更、换发等许可事项，现场核查GSP认证事项90家，受烟台市局委托开展第三类医疗器械经营许可现场核查9家。对国家药品不良反应监测系统的500份、医疗器械不良事件301例、化妆品不良反应事件80例进行评价上报。

2019年，撤销收回4家零售药店GSP认证证书；顶格处罚13家不凭处方销售处方药的零售药店；对6家未按照要求实施《药品经营质量管理规范》的零售药店给予警告；对不按照规定条件储存陈列药品、开架销售处方药、不按“三专一证”（专人管理、专柜陈列、专册登记、凭身份证购买）销售含麻黄碱类复方制剂的60家零售药店责令限期改正；处罚销售过期药品2起；立案查处化妆品一般程序案件4起，没收“三无”化妆品313件。

【监督抽检】 2019年，完成烟台市局40个批次药品抽样任务、2批次医疗器械省抽任务、8批次化妆品国抽任务，对抽样不合格的5批次药品进行核查处置。

【专项整治】 聚焦《问政山东》《问政烟台》等媒体关注事项，针对药品零售环节12项整治重点，对全区零售药店开展全覆盖检查。根据药品抽验、不良反应监测、舆情信息和日常监督检查等信息汇总分析，通过明确监管重点，深挖监管工作中存在的各类风险，做到问题和风险早发现、早预警、早排除。开展芬太尼类等特殊药品全覆盖监督检查，采取企业自查、现场监督检查的方式，及时发现和处置芬太尼类等特殊药品管理存在的风险隐患和薄弱环节，严防特殊药品通过经营使用合法渠道流失和滥用，确保不发生流弊事件。对区疾病预防控制中心和疫苗预防接种单位实施全覆盖检查，在监督检查中落实风险防控措施，督促相关单位严格执行疫苗管理的相关规定，持续提升疫苗质量安全保障水平。开展无菌和植入性医疗器械监督检查、规范儿童青少年近视矫正专项检查、医疗器械“清网”行动专项检查、隐形眼镜专项检查、避孕套专项检查。开展化妆品“线上净网线下清源”风险排查和美容单位违法违规经营化妆品专项整治。

【亮点工作】 烟台开发区实施“聚焦发展、共享发展、抱团发展”策略，探索“创新驱动、企业主导、政府助推”的内生发展路径，形成原创生物制药、医疗器械、生物保健品等特色领域，培育出一批具有全国影响力和竞争力的骨干企业。经济开发区局积极发挥职能优势，服务全区医药健康产业发展。指导企业认真学习法律法规，积极适应《药品管理法》《疫苗管理法》等新规定、新变化、新要求；帮助企业健全质量安全管理制度，建立全过程质量控制体系，形成全过程的责任链条；组织企业定期开展内部风险隐患自查自纠，提升突发事件应对能力，做好舆情应对处置等。

党委书记、局长：滕作诗
党委委员、副局长：李文娜
电话：0535-6371161
地址：烟台经济技术开发区290-1号
邮编：264006

（撰稿：刘鹏　核稿：朱为强）

昆嵛山国家级自然保护区

【概况】 烟台昆嵛山保护区市场监督管理局自2013年12月26日正式成立，主管全区工商行政管理、食品药品监督管理和质量技术监督工作，2014年11月17日加挂烟台昆嵛山国家级自然保护区食品药品监督管理局牌子，正科级。局机关干部职工12人，局长1名，公务员2名，事业编制3名，派遣人员6名。辖区内共有药品经营单位1家。

【监督检查】 药品、医疗器械。以索证索票、核查票、账、物相符为重点检查内容，严查从非法渠道购进药品行为，严格规范药品购销、使用行为。完成中药材专项整治；完成中药饮片专项整治工作；完成安全用药月科普宣传活动；完成无菌和植入性医疗器械监督检查。

【专项整治】 积极开展药品环节专项整治。按照“四个最严”要求，结合损害群众利益专项整治活动，对全区1家连锁药店药品来源是否正规、经营环境是否达标、销售程序是否规范等进行全面检查。开展中药饮片专项整治确保公众用药安全有效。

【亮点工作】 完善日常监管制度，对辖区内基本药物经营使用单位的检查实现全覆盖，科学开展药品监督抽验工作，提高抽检效率，保障基本药物质量；加强“四品一械”监管和专项整治。深入整顿和规范流通消费秩序，加强经营企业行政许可管理及日常监督，着力解决群众反映强烈的热点难点问题。

党支部书记、局长：李红春
电话：0535-4693315
地址：烟台市昆嵛山保护区南部办公区2楼
邮编：264112

（撰稿：白雪　核稿：丛旭明）

潍坊市

【概况】 潍坊市市场监督管理局为潍坊市政府工作部门，依职责负责全市药品、医疗器械和化妆品监督管理。贯彻执行药品、医疗器械、化妆品监督管理法律、法规。依职责监督实施国家药典等药品和医疗器械标准及分类管理制度。组织实施对药品零售、医疗器械经营、化妆品经营以及药品、医疗器械使用环节质量的监督检查，组织查处相关违法行为。建立药品不良反应、化妆品不良反应、医疗器械不良事件、药物滥用监测体系并组织开展监测、评价和处置工作。内设药品安全监测科、药品市场监督管理科、医疗器械监督管理科、化妆品监督管理科，负责药品、医疗器械、化妆品相关监管工作，实有22名。下设涉及药械化监管的直属单位3个，分别为市检验检测中心、市市场监督管理执法支队、市药品不良反应监测中心，均为公益一类事业单位。

截至2019年，潍坊市有药品批发企业43家，零售连锁总部65家，连锁门店3426家，单体药店1059家，药品使用单位5116家，疫苗配送企业1家，疾控机构17家，接种单位497家。医疗器械生产企业98家，其中三类生产企业7家，二类生产企业41家，一类生产企业50家，国家重点监管品种生产企业5家，省重点监管生产企业3家。医疗器械经营企业7394家，其中二类经营备案企业5360家，三类经营许可企业2034家。化妆品生产企业15家，化妆品经营单位2217家。

【药品监管】 **药品生产**。继续保持药品生产企业的全覆盖检查，实施现场检查和监督抽验相结合的模式，实现监检结合、互为导向；积极开展调研，完成药品生产环节的风险和问题分析、追溯体系建设情况、医疗机构制剂现状分析等多个调研，提高工作的针对性和科学性。2019年药品生产安全现状总体良好，未发生药害事件和重大药品安全事故，未出现群体性药品不良反应，未发生药品生产环节抽检不合格情况。

药品经营。严格药品零售企业认证工作，开展认证检查1950家次。强化药品风险防控，综合开展日常监督检查、专项检查、飞行检查，检查药品经营企业5787家次，药品使用单位2659家次，疫苗使用单位514家次，抽检药品1000批次，对全市65家零售连锁总部进行全覆盖质量抽检，不合格产品依法进行处置。做好疫苗质量监管工作，与潍坊市卫生健康委联合成立改革完善疫苗管理体制工作专班，开展疫苗使用管理专项监督检查，检查疫苗使用单位490家，其中疾控中心17家，接种单位473家。切实做好舆情处置，有效处置上海新兴免疫球蛋白等舆情事件。

【医疗器械监管】 继续实行精准监管，生产环节在高风险企业全面覆盖的基础上，加强重点品种、重点企业监管，经营环节抓好质量管理规范实施，使用环节强化产品质量控制。2019年检查医疗器械生产企业81家，经营企业3026家，医疗机构2119家，发现问题2082个。强化经营企业质量管理规范落实情况检查整改，截至2019年底全部达到规范要求。

【化妆品监管】 完成全市15家化妆品生产企业和20家化妆品经营单位的全覆盖检查，发现问题全部监督整改到位。强化化妆品监督抽检，2019年抽检洗浴类、一般护肤类、祛斑/美白类、防晒类、面膜类、烫发类等6类产品，100批次。

【专项整治】 **药品**。开展医疗机构制剂室、中药饮片、医用氧、处方药不凭处方销售、执业药师“挂证”等专项整治，检查零售企业5787家次，立案查处487家，注销执业药师注册证290张，撤销药品GSP认证证书67家（含4家总部），注销药品经营许可证424家。**医疗器械**。开展医疗器械“清网”、无菌和植入性等医疗器械、隐形眼镜等专项整治，检查医疗器械经营使用单位1046家次。**化妆品**。组织开展全市化妆品“线上净网线下清源”风险排查处置工作，全市出动执法人员2264人次，排查化妆品生产企业17家，经营单位1087家。同时，加大药品安全执法力度，全年捣毁擅自分装中药饮片的窝点1处，立案查处药品类案件18件，化妆品案件2件，罚没款共计44.38万元。深化行刑衔接，建立行政执法与刑事司法无缝衔接机制，定期召开联席会议会商案件，开展联合行动，对公安机关查处的可疑产品及时组织认定，为打击药品违法犯罪工作提供强力技术支持。2019年与公安部门案件会商2次，通报案件线索3件，向公安部门出具认定意见13份。

【监管能力建设】 在保持药械化安全性监测报告数量稳定增长的前提下，以药械两个省级专业评价平台为依托，不断优化监测模式，充分挖掘辖区内三级医疗机构科研优势，将工作重心逐步转向风险预警和分析评价能力提升，加强风险信号的实时监测和快速反应能力，2019年度组织医疗机构挖掘药品风险信号共计 45 例，进一步开创药械化安全性监测工作新局面。

【服务医药产业发展】 潍坊市出台《关于深化审评审批制度改革推进我市医药产业高质量发展的实施意见》，潍坊市局与市财政局联合印发《潍坊市药品医疗器械创新产品奖励实施细则（试行）》等 3 个配套文件，从政策和资金上为企业创新发展提供支持。深入企业开展现场业务指导，通过“送知识到企业”、服务型检查、认证前预审等方式，帮助企业解决实际问题。大力实施“品质鲁药”建设工程，寿光富康制药有限公司等 2 家企业荣获 2019 年“品质鲁药”品牌建设综合实力 30 强企业，山东沃华医药科技股份有限公司等 3 家企业的 3 个产品荣获 2019 年“品质鲁药”品牌建设优秀产品，寿光富康制药有限公司杨磊、安丘市鲁安药业有限责任公司王军荣获 2019 年“品质鲁药”品牌建设领军人物。

【追溯体系建设】 在药品制剂生产环节全面实施药品追溯体系的基础上，积极引导中药饮片生产企业开展追溯体系建设工作。克服无标准、无参照、无支持的困难，采取树典型观成效促规范的工作措施，对接山东博康中药饮片有限公司，从法规层面和实际运行层面与企业开展充分论证，不断完善，建设符合中药饮片生产实际的追溯体系。在政企双方的共同努力下，该企业追溯体系建成并良好运行，该项工作走在全省前列。

【远程诊疗“易诊”平台应用】 为解决处方药不凭处方销售、执业药师“挂证”等问题，积极推进远程诊疗、远程审方电子平台应用，指导帮扶潍坊市市直机关医院和蓝创网络科技有限公司建立“易诊”电子处方平台，处于试运行状态。

党组书记、局长：冯纪伟
党组成员、副局长：庞胜明
一级调研员：宋希明
二级调研员：祝业光
电话：0536-8234603
地址：潍坊市高新区卧龙东街 2129 号
邮编：261061

（撰稿：王燕燕　核稿：肖强）

奎文区

【概况】 潍坊市奎文区市场监督管理局，负责辖区药械化监管工作，设置药械科，人员编制 3 人。2019 年有药品生产企业 1 家，药品经营连锁总部 10 家，药品批发企业 5 家，药店（含连锁门店）240 家，医疗器械生产企业 5 家，医疗器械经营企业（含药店）420 家。

【监督检查】 开展药品市场整治工作和药品安全风险隐患排查化解工作。开展药品医疗器械生产经营使用单位日常监督检查和医疗器械网络经营公司摸底检查，完成 27 家网络公司、5 家医疗器械生产企业、1 家药品生产企业、2 家医疗机构制剂室的全面检查，完成零售药店、医疗器械经营企业、药品使用单位的日常检查。制定印发《关于开展 2019 年度药品经营企业 GSP 认证跟踪检查工作的通知》，加大 GSP 飞行检查力度。重点检查企业药品经营质量管理规范的运行情况和认证检查中出现问题的整改情况，飞检药品经营单位 48 家，上报潍坊市局建议撤销 GSP 认证证书 2 家。

【监督抽检】 制定印发《2019 年奎文区药品质量监督抽验实施方案》，强化抽检数据分析研判，使抽样检验及后处理成为“让监管跑在风险前面”的重要手段。2019 年审核上报药品不良反应 488 例、医疗器械不良事件 171 例，抽检药品 65 批次。

【专项整治】 突出重点区域、重点品种，组织开展执业药师“挂证”、药品零售企业违法行为、中药饮片、麻精药品和磷酸可待因口服溶液剂、医疗器械“清网”行动等专项检查，检查 5 家药品批发企业、10 家药品连锁总部、240 家药店和诊所进行检查。针对疾病预防控制中心的疫苗管理、储存、配送和各疫苗接种点疫苗的储存、运输情况进行专项监督，对辖区内 22 家涉及疫苗接种配送使用的单位进行 2 次全覆盖专项检查。同时，严厉打击药品违法犯罪行为，建立行刑衔接机制，设立联动办公室，在日常监管、投诉举报、抽检检测、专项检查中深挖案源，全力确保群众用药安全。

【亮点工作】 推进药品监管共治格局，坚持把行业自律、公众参与、部门监管紧密结合起来，开展无菌植入性器械经营使用单位检查，奎文区 300 家无菌植入性器械经营使用单位上交自查报告。深入开展宣传教育引导工作，结合“3·15”消费者权益保护日、安全用药月，宣传《消费者权益保护法》《药品管理法》《药品管理法实施条例》《医疗器械监督管理条例》等法律法规，倡导安全消费新理念，弘扬诚信经营正能量，为消费者答疑解惑，接受咨询 180 人次，发放宣传资料 1650 份。

党委书记、局长：孙先政

副局长：罗志俊
电话：0536-5121697
地址：潍坊市奎文区新华路 4012 号
邮编：261041

（撰稿：陈继光　核稿：王鑫娜）

潍城区

【概况】潍坊市潍城区市场监督管理局，负责辖区药械化监管工作，内设药械科，人员编制 3 人。2019 年，全区有药品生产企业（氧气厂）1 家，医疗机构制剂室 1 家，药品批发企业 4 家，药品零售连锁总部 4 家，药品零售企业 249 家。医疗器械生产企业 4 家，医疗器械经营企业 370 家，化妆品经营企业 120 家。

【监督检查】严格按照“四个最严”基本遵循，聚焦药品零售环节、疫苗管理、三类医疗器械、特殊文号化妆品质量监管等方面存在突出问题进行重点规划提升。全年出动执法检查人员 640 余人次，监督检查 320 余家次，出具责令改正通知书 130 份，查处违法行为 17 起，罚没款 12 万余元。

【监督抽检】制定抽检方案，提前谋划，与潍坊市食品药品检验检测中心积极沟通，将潍城区监督抽检和市抽、省抽、评价性抽检进行合理布局，分别侧重，更合理地根据辖区实际做到抽检覆盖面和代表性，完成监督抽检 65 批次，发现不合格 1 批次并进行及时处理。辖区抽检合格率 98.5%。

【专项整治】重点开展药品零售环节漠视侵害群众利益专项整治、高风险医疗器械专项整治等方面重点工作。多次召开药品零售企业的工作会议、警示教育会议和培训会议，辖区 240 多家药品零售企业参加相关会议和培训。分析药品零售环节的典型案例，对当前形势进行分析和研判，逐点对照存在问题提出标准要求，提升企业第一责任意识，以警示促自查，以警示促整改。将药品零售单体药店和加盟性质的零售连锁门店、小规模医疗机构、疫苗使用单位、三类医疗器械经营单位等在管理上相对较弱、存在问题较多单位作为严格整治对象，有侧重的开展拉网式全面监管。对执业药师不在岗、不凭处方销售处方药、疫苗购进储存、医疗机构药品储存、医疗器械购进渠道、中药饮片质量等重点内容进行重点排查和监管，共计出动执法人员 480 人次，检查单位 240 家次，出具责令改正通知书 62 份，跟踪检查 41 家单位，对不能立整立改的单位进行跟踪复查。

【亮点工作】积极对接“易诊”远程诊疗开发单位，实地调研相关软件设备运行使用情况，组织观摩学习，评选典型示范药店，鼓励督促辖区零售药店积极学习引入。目前，辖区 80% 药店增设远程诊疗系统，更加准确合理地指导用药。

党委书记、局长：刘红
副局长：付玉
电话：0536-8577722
地址：潍坊市潍城区福寿西街 419 号
邮编：261021

（撰稿：王婷　核稿：付玉）

坊子区

【概况】潍坊市坊子区市场监督管理局，内设药品医疗器械化妆品监管科（挂不良反应监测中心牌子），现有工作人员 4 人，负责全区药品、医疗器械及化妆品经营使用单位的监管和药品、医疗器械、化妆品安全性监测工作。2019 年，辖区内有药品批发企业 2 家、医药连锁总部企业 3 家、连锁药店及单体门店 176 家；化妆品经营企业 67 家；二级医疗机构 2 家，一级医疗机构 6 家，一级以下医疗机构 328 家。

【监督检查】**药品**。以农村药品市场、中药饮片等为重点，严格药品日常监管，重点查处销售、使用非法回收药品、违法违规经营或使用高风险药品、超范围经营和药品购销渠道不规范、执业药师“挂证”等行为。认真开展药品经营企业 GSP 认证检查，检查药品零售企业 35 家。

医疗器械。组织开展医疗器械经营使用单位监督检查和互联网医疗器械经营监督检查，对辖区内隐形眼镜、避孕套、体外诊断试剂、注射用透明质酸、定制式义齿医疗器械经营和使用、一次性无菌器械和植（介）入器械等进行专项检查和日常监督检查，检查使用单位 29 家，经营企业 99 家。

化妆品。开展化妆品“线上净网线下清源”风险排查、违法宣称的非特殊用途化妆品清查工作和化妆品风险隐患排查，检查化妆品经营使用单位 60 家。

【监督抽检】上报药品不良反应监测报告 330 份，医疗器械不良事件监测报告 72 份，化妆品不良反应 23 批。开展中药快检 35 批次，药品抽检 55 批次，化妆品抽检 6 批。

【专项整治】组织开展打击零售药店违法违规行为、执业药师“挂证”专项整治，对辖区内药品经营使用单位进行拉网式检查，检查药品经营企业 174 家，检查医疗机构 84 家，收回 GSP 认证证书 1 家。

协同坊子区卫健局开展中药饮片专项检查和医疗乱象专项整治行动工作，检查医疗机构 20 余家次，同时配合区卫健局开展创建全国基层中医药工作先进单位工作。配合区公安禁毒部门开展芬太尼类药品专项检查，对辖区内使用芬太尼类药品的 5 家医疗机构进行全面排查。

【亮点工作】 根据省局损害群众利益问题专项整治工作要求，对辖区内药品零售企业进行全员动员培训，培训人员 140 余人，签订承诺书 160 余份，同时组织执法人员迅速开展专项检查，短期内对药品经营企业反复进行拉网式检查，形成高压态势，极大的规范药店的经营行为。

党组书记、局长：王涌
副局长：杨继勇
电话：0536-3315898
地址：潍坊市坊子区凤中街 5 号
邮编：261200
（撰稿：杨义强　核稿：王涌）

寒亭区

【概况】 潍坊市寒亭区市场监督管理局为区政府工作部门，设有药品医疗器械与化妆品安全监督管理科，负责组织开展全区药品、医疗器械及化妆品的安全监管和药品、医疗器械、化妆品安全性监测工作；负责对潍坊经济开发区药品和医疗器械的安全监管。2019 年，辖区内连锁药店及单体门店 247 家，化妆品经营企业 87 家，一级以上医疗机构 18 家，一级以下医疗机构 342 家；药械化安全性监测上报机构 19 家。

【监督检查】 严格药品零售企业、医疗器械和化妆品经营企业、药品医疗器械使用单位日常监管，先后制定《2019 年度药品市场监督检查计划》《2019 年医疗器械经营和使用单位监督检查计划》，按计划开展日常监督检查。开展安全用药月宣传活动和化妆品安全科普宣传周暨“5·25”爱肤日宣传活动，监督销毁过期药品两批次。

【监督抽检】 印发《寒亭区 2019 年药品监督抽检计划》，抽检药品 65 批次，所抽药品全部合格；配合潍坊市局重点抽检药品 15 批次。加强化妆品抽检，抽检化妆品 9 批次，发现不合格产品 1 批次。

【专项整治】 2019 年，先后开展中药饮片质量安全专项整治、农村药品市场安全百日行动、职业药师“挂证”检查、打击药品零售企业违法违规行为专项整治、损害群众利益和漠视侵害群众利益药品零售环节专项整治、特殊药品经营企业专项检查、药品经营企业 GSP 认证跟踪检查。开展医疗器械“清网”行动、经营质量管理规范提升活动、无菌和植入性医疗器械监督检查、化妆品“线上净网线下清源”风险排查处置工作、化妆品违法宣称专项检查和药械化领域集中整治等多项检查工作。先后联合寒亭区卫健局开展中医医疗机构中药饮片采购验收专项检查、疫苗专项检查；对辖区药品零售连锁门店和零售单体药店、医疗器械和化妆品经营企业及药械使用单位进行规定频次的检查，并按时将检查情况报告潍坊市市场监督管理局。

【部门联合开展药械化安全性监测】 主动联合寒亭区卫生健康部门开展药械化安全性监测及表彰工作，增加寒亭区药械化使用单位安全性监测工作的力度和实效，有利于安全性监测工作的开展。

党组书记、局长：刘荣君
党组副书记、副局长：李辉
电话：0536-7251252
地址：潍坊市寒亭区丰华路 986 号
邮编：261100
（撰稿：赵国伟　核稿：王东杰）

青州市

【概况】 青州市市场监督管理局依职责负责全市药品、医疗器械和化妆品监督管理。贯彻执行药品、医疗器械、化妆品监督管理法律、法规。依职责监督实施国家药典等药品和医疗器械标准及分类管理制度。组织实施对药品零售、医疗器械经营、化妆品经营以及药品、医疗器械使用环节质量的监督检查，组织查处相关违法行为。建立药品不良反应、化妆品不良反应、医疗器械不良事件、药物滥用监测体系并组织开展监测、评价和处置工作。设有药品监管科、保健食品化妆品监管科等职能科室，下设 14 个乡镇（街道）市场监管所。2019 年，青州市有药品生产企业 4 家，药品批发企业 3 家，药品零售连锁总部 8 家，药品单体零售企业及连锁门店 496 家。

【监督检查】 根据辖区实际，明确职责分工和检查重点，确定检查频次和检查企业单位数量，解决企业认证检查后执行质量管理规范自觉性不够问题。加强日常监管，重点查处票账货款不符、挂靠走票、违法违规经营或使用高风险药品（疫苗、终止妊娠药品、特药及含特殊药品复方制剂）、超范围经营、“连而不锁”等行为。落实信息公开制度，加强对违法违规企业的查处及曝光力度，引导公众消费，倒逼企业讲诚信，促进行业自律。2019 年检查药品零售经营单位 540 家次，检查覆盖率 100%；检查医疗器械生产、经营企业及医疗机构、门诊、卫生所 390 家次，出具责令改正通知书 20 份；检查化妆品经营单位 130 家，出具责令改正通知书 10 份。

【监督抽检】 坚持监督抽验与监管执法相结合。根据历年日常监管、监督抽验、专项整治、案件查办、不良反应监测、舆情反映等发现的突出问题和薄弱环节，加大抽验检测力度，重点针对问题多发企业、高风险企业、常见问题品种、高风险品种以及低价中标品种开展有针对性的监督抽验和风险排查，强化风险防控，严防发生系统性风险。2019 年抽检药品 85 批次，其中不合格药品 1 批。收集上报药品不良反应病例 1050 例、医疗器械不良事件 405 例、化妆品不良反应 96 例。

【专项整治】 药品。组织开展农村药品市场、中药饮片经营使用等专项整治，重点查处销售、使用非法回收药品、违法违规经营或使用高风险药品（血液制品、疫苗、终止妊娠药品、特药及含特殊药品复方制剂）、超范围经营和药品渠道管理不规范等行为。在药品零售环节开展打击零售药店违法违规行为、执业药师“挂证”专项整治。围绕疫苗质量监管风险点，开展疫苗流通使用专项整治，不断巩固疫苗监管成效，确保疫苗质量安全。按照《潍坊市芬太尼等特殊药品专项检查实施方案》的部署要求，在全市范围内开展为期 4 个月的芬太尼等特殊药品专项检查，检查使用麻醉药品、精神药品、毒性药品等特殊药品使用单位 19 家，未查见相关违法行为。

医疗器械。组织开展隐形眼镜、避孕套、体外诊断试剂、免费体验方式非法经营医疗器械行为、互联网医疗器械经营等专项整治行动。在企业自查及整改的基础上，执法人员结合日常监管、风险分级、投诉举报及经营许可备案检查等情况进行重点整治，认真解决存在问题，努力保障医疗器械供应和公众用械安全。专项整治行动出动执法人员 420 人次，检查医疗器械经营使用单位 150 家，出具责令改正通知书 11 份。

【亮点工作】 加大 GSP 跟踪飞行检查力度。针对日常检查、监督抽检、投诉举报、舆情监测发现的问题及线索进行飞行（跟踪）检查，重点检查企业质量管理的运行状况和认证检查中出现问题的整改情况，同时对可疑线索、重点品种开展购销渠道延伸检查。重点检查含特殊管理成分的复方制剂的运输、储存、销售是否按照法律法规规定执行；药品购销渠道是否合法；岗位人员管理及培训是否符合要求；计算机系统是否符合经营全过程管理及质量控制要求；是否非法销售回收药品和过期产品；是否降低药品经营许可面积、超范围或超方式经营药品；处方药非处方药是否分区分类陈列等。2019 年，对辖区内 101 家药品经营单位进行飞行（跟踪）检查，检查中发现大部分企业都能达到 GSP 的要求，对 12 家药品经营企业违反药品经营质量管理规范的行为责令限期整改，报请潍坊市局撤销药品 GSP 认证证书 11 件。

党组书记、局长：张道文
三级主任科员：刘新玲
电话：0536-3221405
地址：青州市范公亭东路 3578 号
邮编：262500
（撰稿：王琳　核稿：刘明涛）

诸城市

【概况】 2019 年 3 月 29 日，中共诸城市委办公室、诸城市人民政府办公室印发《关于印发〈诸城市市场监督管理局职能配置、内设机构和人员编制规定〉的通知》，明确：诸城市局下设药品医疗器械监督管理科和保健食品化妆品监管科。截至 2019 年底，从事药品、医疗器械、化妆品监管工作人员有 10 人。

2019 年，全市有药品零售经营业户 465 家，批发企业 4 家，零售连锁总部 4 家，医疗机构制剂室 2 家，第二类精神药品批发企业 1 家，化妆品经营业户 682 家。

【监督检查】 药品。对诸城市中医医院制剂室、诸城市皮肤病防治站制剂室及药包材使用单位进行监督检查，重点查看物料管理、生产工艺控制和制剂配制过程、制剂检验过程等内容。强化药品流通使用环节日常监管，加大市直医院、乡镇卫生院、民营医院等药品使用单位监督检查力度，科学制定年度日常监督检查计划，明确职责分工和检查重点，确定检查频次和检查企业单位数量。强化企业主体责任落实，开展规范提升行动，要求企业严格按照《药品经营质量管理规范》经营，开展警示教育，2019 年 6 月 4 日组织召开药品零售企业监管工作会议，全市连锁总部企业、单体零售药店等单位负责人和安全管理人员参加会议。强化疫苗质量安全管理，对诸城市疾控中心及 31 家疫苗接种单位实施重点监管。

医疗器械。按照风险等级实施分类分级管理，重点检查许可备案资质、经营范围、产品质量、使用储存环境控制等内容，依法查处各类经营使用不合格医疗器械违法行为。加强药品不良反应监测和医疗器械不良事件监测，完成药品不良反应和医疗器械不良事件监测 1925 例，其中上报药品不良反应 1321 例、医疗器械不良事件 604 例。

化妆品。督促化妆品经营单位落实进货查验、索证索票等自律经营制度。开展国产非特殊用途化妆品备案检查工作，备案检查诸城万方达电子商务有限公司等 3 个单位、7 个备案品种。严格化妆品不良反应监测，全年上报化妆品不良反应 93 例。组织开展“5 • 25”爱肤日主题宣传活动，通过科普展板、发放宣传材料、现场咨询等形式，向群众宣传化妆品安全科普知识，发放宣传材料 3000 余份，提供咨询服务 100 余次。

【监督抽检】 组织开展药品质量监督抽检工作，制定印发《2019 年度诸城市药品质量监督抽检实施方案》，强化监检结合，坚持监督抽检与依法监管、严厉打击相结合，发挥抽检服务监管作用，加大重点领域、重点单位、重点品种抽检力度，提升抽检针对性和靶向性。加大抽检不合格药品及违法违规企业（单位）查处力度，及时依法做好抽检不合格药品核查确认、依法查处、跟踪抽检和后续处理工作，涉嫌犯罪线索及时移交公安机关，依法追究刑事责任。截至 2019 年底，完成监督抽检 90 批次。

【专项整治】 严控药品、医疗器械及化妆品安全风险，深化专项整治，突出特殊药品、特殊管理药品等重点品种，重点查处不凭处方销售处方药、购销渠道不规范、连锁药店“连而不锁”等行为。先后组织开展中药饮片、疫苗、执业药师“挂证”、第二类精神药品、无菌和植入性医疗器械、化妆品“线上净网线下清源”等专项检查。

【亮点工作】 强化药品安全监管执法，坚持科队所联合，落实主体自查、日常检查、飞行检查等措施，突出抓好海王医药、华康医药等 4 家药品批发企业，以及和平药业等 4 家连锁总部的日常检查，全市零售药店监管实现全覆盖。强化监管信息公开，积极推进省局药品“智慧监管”系统建设，实现药品日常监督信息及时上传，确保录入数据准确性、真实性和可靠性。

党组书记、局长：王桂华
党组成员、副局长：李世辉
电话：0536-6212429
地址：诸城市繁荣西路 53 号
邮编：262200

（撰稿：郑金龙　核稿：丁伯城）

寿光市

【概况】 寿光市市场监督管理局隶属于市政府序列正科级行政单位，设置 22 个职能科室，16 个派驻机构。其中药品医疗器械化妆品相关科室 2 个，药品医疗器械监管科和不良反应监测中心。药品医疗器械监管科 5 人，不良反应监测中心 3 人。2019 年，全市有药品生产企业 5 家，医疗机构制剂室 2 家，药品经营单位 618 家，其中药品批发单位 3 家、药品零售连锁总部 3 家、单体药店 161 家、药品零售连锁门店 447 家；有医疗器械生产企业 3 家，三类医疗器械经营单位 152 家。

【监督检查】 日常监管。以解决企业认证检查后执行质量管理规范自觉性不够为重点，以日常检查发现问题为线索，在药品领域严查票、账、货、款不符、挂靠走票、违法违规经营或使用高风险药品（疫苗、终止妊娠药品、特药及含特殊药品复方制剂）、超范围经营、“连而不锁”等行为；在医疗器械领域严查进货查验和销售记录，核实是否购进和销售未依法注册或者备案、无合格证明文件以及过期、失效、淘汰的医疗器械，所经营产品是否与经营范围一致，供货企业是否具有医疗器械生产、经营资质。查看经营、贮存场所及设施、条件，核实场所、设施、条件是否与经营品种、规模相适应，是否符合产品说明书、标签标示的要求及使用安全、有效的需要，对储存温度、湿度等环境条件有特殊要求的医疗器械，是否监测和记录贮存区域的温度、湿度等数据，第三类医疗器械经营企业是否具有符合医疗器械经营质量管理要求的计算机信息管理系统，并保证经营的产品可追溯等。落实信息公开制度，加强对违法违规企业的查处及曝光力度，引导公众消费，倒逼企业讲诚信，促进行业自律。

不良反应监测。2019 年上报药品不良反应报告 1179 例，其中新的、严重的不良反应报告 505 例，占 42.83%，完成全年计划；上报医疗器械不良事件 450 例，其中严重的报告 58 例，占 12%；上报化妆品不良反应报告 86 例。

【监督抽检】 紧紧围绕药品监管工作实际，以问题为导向，加大对中药饮片、基层药店、诊所、卫生室监督抽验力度，加强与检验检测机构的协调配合，加强药品抽检数据的分析和利用，提高药品监督抽样靶向性率。全年完成药品监督抽检 90 批次，未发现不合格药品；完成化妆品监督抽检 7 批次，发现 1 批次不合格。

【专项整治】 特殊药品。以药品批发企业、零售连锁企业、零售药店为重点监管对象，以农村、城乡接合部和日常检查中存在安全隐患的区域为重点监管区域，以曲马多及其制剂、含可待因复方口服液体制剂和含麻黄碱类复方制剂、含地芬诺酯复方制剂为重点监管品种，严格检查药品批发企业、零售连锁企业和零售药店的购进验收记录和销售凭证，查看企业是否存在违法违规采购和销售曲马多及其制剂、含可待因复方口服液体制剂的行为，防止流弊事件的发生。

医疗器械。针对出现不良事件较多、公众关注度较高、产品质量抽验和再评价发现问题多的产品开展集中整治。按照模块化、规范化、痕迹化要求进行检查，重点检查经营使用单位是否持有执业许可证、医疗器械产品是否具有注册证、供货商资质是否齐全等，排查质量风险和安全隐患，严厉打击违法违规行为，规范和引导企业实施良好质量管理规范，完善监管措施，建立长效机制，确保公众用械安全有效。

【亮点工作】 加大 GSP 飞行检查力度，检查药品经营单位 142 家，公告收回 GSP 认证证书 2 家，报请潍坊市局撤销 GSP 认证证书 18 家。上报药品不良反应报告 1179 例、医疗器械不良事件 380 例、化妆品不良反应报告 25 例。2019 年 8 月，被潍坊市局评为“2018 年度潍坊市药械化安全监测工作先进集体”。积极开展干部队伍建设，形成局有关科室、执法大队、监管所组成的监管网络，实现监管全覆盖。

党组书记、局长：寇振彤
党组成员、副局长：王少波
电话：0536-5200727
地址：寿光市东升路 1266 号
邮编：262700

（撰稿：王玉亮　核稿：岳刚）

安丘市

【概况】 2019 年，根据《安丘市机构改革方案》和《关于安丘市机构改革的实施意见》要求，安丘市市场监督管理局做好职能划转和行政执法改革相关工作，落实机构编制法定化，优化内设机构，维护大市场监管体系更加健全。全局有机关行政编制 73 名，在 12 个乡镇（街道）分别设立市场监管所，同时设置青云山、时装城、酒之城 3 个专业市场监管所，设立药品医疗器械和化妆品监督管理科，依职责负责全市药品、医疗器械和化妆品的日常监管工作。

【监督检查】 坚持全链条监管理念，严防严控药品生产经营风险。生产环节，对全市 2 家医用氧生产企业、4 家药包材生产企业以及 4 家医疗机构制剂室开展监督检查。流通使用环节，重点检查购入渠道、票据管理、药品储存条件等，打击销售、使用非法回收药品，违法违规经营或使用血液制品、疫苗等高风险药品，超范围经营和连锁企业药品管理不规范等违法行为，检查企业 289 家次、药品使用单位 156 家次，出具责令改正通知书 28 份。加强特殊药品监管，对市疾病预防控制中心以及 25 个疫苗使用单位的在用疫苗进行现场检查，对疫苗库存、退货以及过期销毁情况进行逐笔核对，确保不发生疫苗流弊事件。强化麻精药品和含可待因复方口服溶液监管，督促企业完善购销存管理制度。完善全市化妆品经营单位监管信用档案，开展网络销售化妆品、“名媛代码”系列假冒化妆品等排查工作，对全市 6 家化妆品企业的 20 个产品进行非特殊用途化妆品备案后检查，检查覆盖率 100%。

【监督抽检】 坚持问题导向、检打联动，全年完成药品监督抽检 85 批次，抽检化妆品 7 批次，加强抽检数据的汇总分析和风险研判，为精准监管提供依据。推进药化械安全性监测，督促全市 25 个一级以上医疗机构完成年度任务，全年组织上报药品不良反应监测报告 1104 例、医疗器械不良事件监测报告 520 例、化妆品不良反应监测报告 68 例。

【专项整治】 加强专项治理，强化处罚到位。围绕药品质量安全，开展从非法渠道购进药品、中药饮片、疫苗流通和使用质量、一级以上医疗机构、网络销售医疗器械和角膜接触镜（隐形眼镜）等一系列专项整治。促进医疗器械“规范实施年”再提升，组织医疗器械生产企业开展自查自纠，对企业落实规范情况逐一进行现场检查，组织执法检查 342 人次，检查企业 171 家次，出具责令改正通知书 18 份，检查覆盖率 100%。严打重罚各类违法行为，查办各类药械违法案件 22 起。

【亮点工作】 严厉打击药品零售环节漠视侵害群众利益问题。针对药品零售环节 13 个方面的突出问题开展专项整治，将药品购销渠道是否合法作为整治重点内容。7 月起，联合安丘市卫健局等部门，组织市疾病预防控制中心、20 家疫苗接种单位开展疫苗使用管理情况自查自纠，对全市疫苗使用管理相关单位进行现场检查，宣贯新《疫苗管理法》，检查疫苗接种门诊 20 家、产科接种室 4 家、狂犬病暴露处置门诊 21 家。8 月，制定网格化监管方案，将药品安全监管责任细化到人，对全市零售药店开展全覆盖检查。以监督检查、检验检测、舆情监测、案件查办等途径获取的风险信息为基础，采取例会形式开展药品安全风险研判，划分风险等级，发布风险警示信息，对涉及的产品、企业开展检查，共计检查药品零售企业 386 家，限期整改 16 家，立案查处 5 起。

党组书记、局长：赵强
党组成员、副局长：刘华钧
电话：0536-4261711
地址：潍坊安丘市市北区拥翠街 133 号
邮编：262100
（撰稿：王金华　夏江波　核稿：韩科理）

高密市

【概况】高密市市场监督管理局内设药品、医疗器械、化妆品监管科室 2 个，分别为药械监管科和药械化监测科，牵头组织全市药品、医疗器械、化妆品日常监管工作。具体监管及执法任务由 14 个乡镇（街道）市场监管所和 10 个乡镇（街道）执法中队承担，参与药械化监管的人员编制有 176 人。截至 2019 年底，全市有药品生产企业 1 家，药品经营企业 610 家，医疗器械生产企业 2 家，医疗器械经营企业 74 家，药械使用单位 138 家，化妆品生产企业 1 家，主营及兼营化妆品单位 5262 家。

【监督检查】药品、医疗器械。先后印发《全市药品市场监管工作计划》和《全市医疗器械监管工作计划》，加强 GSP 认证跟踪检查，检查药品批发企业 1 家，零售连锁总部 6 家，零售连锁企业门店 108 家，单体零售门店 20 家，限期整改企业 46 家，撤销药品 GSP 认证证书 2 张。对全市 34 家接种点及门诊进行逐一检查，确保疫苗质量安全。先后对 3 家药械生产企业、2 家制剂室、132 家药品使用单位进行全面检查，强化特殊药品和含特殊药品复方制剂、麻醉药品和精神药品购销管理，谨防从流通渠道流失。严格高风险药品管理，开展高温季节需冷藏、冷链运输药品经营企业监督检查，加强中药饮片的监督，确保全市药品的质量安全。

化妆品。按照《2019 年全市化妆品生产日常监督检查工作计划》和《2019 年全市化妆品经营日常监督检查工作计划》的要求，紧紧围绕产品合法性、产品标签、落实化妆品经营企业索证索票和台账管理规定、是否存在虚假或夸大宣传等情况进行检查。重点查看化妆品生产企业、批发企业、专营店、药店、美容美发行业等单位生产经营的美白祛斑类、防晒类、染发烫发类化妆品，对出现问题的化妆品经营单位实施约谈、限期整改等措施。通过规范管理，合理引导，进一步强化化妆品生产经营企业第一责任人意识。截至 2019 年底，全市出动执法人员 658 人次，检查化妆品生产企业 1 家，化妆品经营企业 328 家。

【监督抽检】2019 年根据潍坊抽检任务目标，从药店和诊所随机抽检药品 85 批次；从商场和个体经营户随机抽检化妆品 7 批次，经检验全部合格。

【专项整治】药品、医疗器械。先后开展麻黄碱类复方制剂、中药饮片、处方药、疫苗、药品使用单位、城乡小药店、高风险医疗器械、假劣药品、《问政山东》、损害群众利益问题等 11 个专项整治，检查各类涉药企业 822 家，查处 179 家。加强同公安部门的联合，严厉查处违法违规经营行为，强化药品购进渠道、质量验收、仓储养护、处方审核、销售终端等关键环节监督，促进诚实守信、规范经营，进一步规范药品市场秩序，切实解决药品安全突出问题。

化妆品。认真开展化妆品“线下清源线上净网”风险排查、违法宣称的非特殊用途化妆品、整治“保健”市场乱象百日行动等专项行动，对化妆品生产企业，零售药店，化妆品批发企业，大型超市及化妆品专营企业等进行拉网式排查，检查化妆品生产企业 1 家，化妆品经营企业 128 家，现场监督检查发现并消除隐患 56 余处，出具监督意见书 128 份，责令改正通知书 15 份，全部整改完毕。

【创新联合机制强化疫苗质量安全】加强与卫健部门紧密配合、加强协作，高密市局和市卫健局联合印发《关于成立改革完善疫苗管理体制工作专班的通知》，建立联合监督检查协调工作机制，及时沟通疫苗流通和使用信息。在监管工作中发现违法违规销售、使用疫苗行为的，及时向卫健部门通报。按照属地管理的原则，对全市 16 家医疗机构、34 家接种点及门诊进行逐一检查，严格落实疫苗和冷链全程、可追溯的管理要求，强化疫苗验收制度，建立真实、完整的疫苗购进、接收、储存、供应等记录，确保在使用过程中疫苗的质量安全。

【化妆品宣传教育】增强经营单位法律意识，强化主体责任意识。利用日常检查对化妆品经营使用单位进行化妆品安全知识宣传；统一编印化妆品基本常识宣传手册，利用“3·15”消费者权益保护日、“5·25”爱肤日等宣传活动，向群众免费发放资料。通过广泛的宣传，增强消费者对化妆品知识的了解和辨别能力，提高公众关注度与参与度，推动社会共治，促进全市化妆品市场的有序发展。

党组书记、局长：王启运
党组成员、二级主任科员：郭继东
电话：0536-2322040

地址：高密市康成大街东 1688 号
邮编：261500
（撰稿：单文一　禚玉坤　核稿：郭继东）

昌邑市

【概况】 昌邑市市场监督管理局设药品医疗器械和化妆品监管科、10 个市场监管所以及药械执法中队负责药品、医疗器械和化妆品日常监管工作以及有关违法违规案件的查处工作。从事药品、医疗器械和化妆品监管工作的专（兼）职人员共计 26 人。截至 2019 年底，昌邑市有药品经营企业 250 家，其中药品批发企业 1 家，药品零售连锁企业 3 家，药品连锁门店 184 家，零售单体药店 62 家。医疗器械生产企业 5 家：其中三类生产企业 1 家，二类、一类生产企业各 2 家；医疗器械经营企业 245 家，其中三级监管企业 37 家。化妆品生产企业 4 家。药品医疗器械使用单位 563 家，其中一级以上医疗机构及社区卫生服务中心和分支机构 26 家。

【监督检查】 2019 年，昌邑市局对全市 250 家药品经营企业、2 家第一类医疗器械生产企业、185 家医疗器械经营企业、563 家药品医疗器械使用单位以及家化妆品经营单位进行日常监督检查。

药品。以城乡接合部、农村地区等为重点区域场所，以单体药店、连锁门店、个体诊所、医疗美容机构等为重点检查对象，以心脑血管、慢性病治疗药，中药饮片等作为重点品种，检查各涉药单位的药品来源和购销渠道，核查票、帐、货、款是否对应一致，检查各经营使用单位是否存在经营使用假劣药品的行为。

医疗器械。重点加强第一类医疗器械生产企业备案后的监督检查。严查经营使用环节对未经许可（备案）从事经营和网络销售第二类、第三类医疗器械行为、经营（网络销售）和使用未取得注册证或者备案凭证的医疗器械行为。对第三类医疗器械经营企业实施《医疗器械经营质量管理规范》情况进行重点检查。对医疗机构落实《医疗器械使用质量监督管理办法》的情况进行督查，重点督促使用单位建立并执行覆盖采购、验收、贮存、使用、维护等的质量管理制度。

化妆品。以化妆品经营集散市场、城乡接合部、农村地区为重点区域，以个体洗化店、专卖店、美容美发机构为重点检查对象。重点检查化妆品经营企业是否存在虚假宣传行为，是否存在销售未注册特殊用途化妆品、销售未备案国产非特殊用途化妆品、销售无中文标识的进口化妆品以及销售假冒伪劣化妆品等违法违规行为。重点督促化妆品经营企业建立并落实进货查验、索证索票等制度。

【监督抽检】 以问题为导向，以中药饮片、美白祛斑以及烫染类化妆品为重点品种，加大对基层医院、基层药店、个体洗化店、专卖店、美容美发机构等重点检查对象的抽验力度。共计抽检药品 60 批次，化妆品 7 批次，其中，检验不合格药品 1 个批次，抽检不合格率 1.7%，并对不合格药品进行处置。

【专项整治】 组织开展中药饮片、农村药品市场安全、执业药师“挂证”行为、严厉打击零售药店违法违规行为、药品安全方面损害群众利益问题、疫苗使用管理、药械化集中整治、无菌和植入性医疗器械、化妆品“线上净网线下清源”风险排查等专项整治工作。

【亮点工作】 打造“两条线”反馈机制，倒逼责任落实。针对部分连锁门店“连而不锁”以及部分药店整改流于形式的问题，2019 年着重打造“科室—总部—门店”以及“科室—大队—药店”两条线的反馈机制。“科室—总部—门店”反馈是指科室在对连锁门店日常监督检查的过程中，以同一连锁总部为单位，由总部一名质管陪同，对检查中发现的共性问题当面反馈总部研究解决措施，并协助门店切实整改到位，避免同一问题年年检查年年在，促使连锁总部承担起门店质量管理的责任。“科室—大队—药店”模式是在检查结束后，将企业存在的违法违规行为逐项整理，制作问题移交单，及时移交执法大队，执法大队有针对性的对企业进行再次检查，对整改不到位的企业立案查处，彻底打破企业不愿整改心存侥幸的心理，倒逼企业承担起药品安全第一责任人的责任。

党组书记、局长：梁永彦
四级主任科员：王凤霞
电话：0536-7212127
地址：昌邑市奎聚路 378 号
邮编：261300
（撰稿：冯景仁　核稿：刘洪文）

临朐县

【概况】 临朐县市场监督管理局，内设药品和医疗器械监督管理科和保健食品化妆品安全监督管理科，负责药品、医疗器械和化妆品日常监管工作。药品和医疗器械监督管理科现有工作人员 4 人，保健食品化妆品安全监督管理科现有工作人员 3 人。

2019 年临朐县有医院制剂室 1 家，药品批发企业 2 家，药品零售连锁总部 2 家，药品零售企业 345 家，二级以上医疗机构 4 家，一级以上医疗机构及专科医院 24 家，第二类医疗器械生产企业 1 家，第一类医疗器械生产企业 5 家，医疗器械经营企业 271 家，化妆品生产企业 1 家，化妆品委托生产企业 7 家，化妆品批发企业 5 家，化妆品销售企业 632 家。

【监督检查】 2019 年，开展药械化生产、经营、使用单位的日常监督检查工作，实现药械监管全覆盖。在做好日常监管的同时广泛开展督导检查、暗访检查、飞行检查、“双随机”检查等各类检查，严厉打击药械化领域违法违规行为。采取企业自查与监督管理相结合的工作方法，要求各企业对本单位的药械化生产经营使用管理情况进行自查，签订诚信经营承诺书，督促各企业加强自身学习，提高相关法律法规的认识，切实提高各药械化从业人员的经营管理的理论实践素质。

【监督抽检】 制定《2019 年临朐县药品质量监督抽检实施方案》，迅速抽调骨干力量分赴辖区各乡镇医疗机构、门诊、药品经营企业、化妆品生产经营企业开展药品、化妆品的抽样工作，在规定时间内圆满完成抽检工作。2019 年，完成 66 批药品抽样送检任务，配合潍坊市局抽检化妆品生产企业 2 批次，化妆品经营企业 7 批次。通过药品、化妆品抽验工作加强对药品、化妆品的监督检查，督促各单位从合法渠道购进药品、化妆品，合理储存药品、化妆品，保证药品、化妆品质量，确保人民群众用药用化安全。

【专项整治】 2019 年，组织开展漠视侵害群众利益问题、无菌和植入性等医疗器械、化妆品“线上净网线下清源”风险排查等 10 余项专项整治，采取专项整治与日常监管相结合的方式，突出重点，对未凭处方销售处方药、执业药师“挂证”、高风险药品器械（特药、终止妊娠药品）、中药饮片、疫苗、无菌和植入性医疗器械、美容美发及宾馆等单位的化妆品等开展专项检查，重点针对管理是否规范，企业是否无证经营、经营无证产品行为，是否非法渠道购进等开展工作。

【亮点工作】 定期召开“药品零售企业换发药品经营许可证工作会”。为帮助企业按时到期换证，促进企业良性有序竞争和健康发展，及时梳理全县药品零售企业的信息，定期召开到期换证工作会议，督促企业按期换证。在解读相关换证政策法规的同时，强调换证工作要结合监管政策的新要求，引导各零售企业以换证为契机，对照《药品经营质量管理规范》开展自查自纠，切实增强质量管理意识，真正做到规范经营、诚信经营。

党组书记、局长：王保利
党组成员、副局长：吕学聪
党组成员、副局长：王明辉
电话：0536-3169618
地址：临朐县城龙泉路 4128 号
邮编：262600
（撰稿：薛俊晗　韩廷岩　核稿：杨明涛　翟禄福）

昌乐县

【概况】 昌乐县市场监督管理局，加挂昌乐县食品药品监督管理局牌子，为县政府工作部门。2019 年 7 月内设机构进行机构改革。此前，药械化监管机构包括两个科室、两个执法中队，即：药品医疗器械监督管理科、不良反应监测科、执法三中队、执法四中队，有工作人员 12 名，其中药品医疗器械监督管理科负责药品医疗器械化妆品综合监管，两个执法中队负责药品医疗器械日常监管和行政执法，不良反应监测科负责药品抽样及药品医疗器械化妆品监测，基层所负责化妆品日常监管。7 月份机构改革后，监管机构调整为药品医疗器械监督管理科及执法三中队、执法四中队两个中队，有工作人员 10 名，其中在编 9 人，药品医疗器械监督管理科负责综合监管、药品抽样及药品医疗器械化妆品监测，执法中队负责药械日常监管和行政执法，各基层所负责化妆品日常监管。截至 2019 年底，全县有药品零售企业 237 家，二三类医疗器械经营企业 320 家，三级医疗机构 1 家，二级医疗机构 3 家，一级医疗机构 25 家，一级以下医疗机构家 457 家，化妆品经营单位 240 余家。

【监督检查】 通过采取日常检查、专项检查、飞行检查、跟踪检查相结合的方式，对全县药械经营使用单位、化妆品经营企业进行全面检查，对全县 237 家药品零售企业及经营二类医疗器械的药店进行全覆盖检查，跟踪（飞行）检查药品零售企业 26 家，检查药品使用单位 416 家，对其中的 18 家疫苗接种单位进行全覆盖检查，检查二三类医疗器械经营企业 85 家次，检查化妆品经营单位 240 余家次。对检查发现的问题，能够立查立改的，督促企业立即整改到位，对发现的违法行为，依法严肃查处，全年查处一般行政处罚案件 15 起，当场行政处罚案件 291 起。

【监督抽检】 全年药品监督性抽样 61 批次，其中流通环节抽样 4 批次，使用环节抽样 57 批次，检验合格率为 100%。协助潍坊市食品药品检验检测中心开展监督性抽检 14 批次，其中流通环节抽检 6 批次，对医疗机构使用环节抽检 8 批次；评价性抽检 22 批次，不合格药品（劣药）海金沙1批次。

【专项整治】 集中开展药品方面漠视侵害群众利益问题专项整治、执业药师“挂证”行为集中整治、药械化领域集中整治等专项整治，重点对药品零售企业不凭处方销售处方药、含麻黄碱类复方制剂不按规定销售、中药饮片购进渠道不正规、卫生室销售“三无”产品等行为进行重点整治。通过开展系列专项整治，遗留的处方药品不凭处方销售问题得到解决，净化市场环境，切实保障人民群众用药用械安全。

【亮点工作】 指导督促县人民医院提报两例药品风险信号：一例是米索前列醇致寒战、高热、血压升高，另一例是盐酸克林霉素致血尿，分别在第三季度、第四季度市不良反应监测研讨会上研讨，突破以往药品风险信号监测0报。办理大额一般行政处罚案件多起，其中昌乐全民医药有限公司非法渠道购进药品案，罚没款5.1万元，严厉打击药品违法违规经营行为。

党组书记、局长：崔爱江
二级主任科员：孙希宝
电话：0536-6236336
地址：昌乐县城关商务社区1号楼
邮编：262400

（撰稿：王桂玲　核稿：高希涛）

潍坊高新技术产业开发区

【概况】 潍坊高新技术产业开发区市场监督管理局为开发区党工委、管委会内设机构，副县级规格。按照潍坊市编办《关于设立潍坊高新技术产业开发区市场监督管理局所属机构的通知》，局内设综合科、法规科、登记许可科、食药监管科、工商监管科、质量技术监管科、价格监管科7个科室，均为正科级规格，配科级领导职数7正4副。设立新城东、新城西、清池、新钢新昌4个市场监督管理所，为局派出机构，副科级规格；设立市场监督稽查大队，为局所属事业单位，正科级规格。截至2019年底，机构总编制92人，其中行政编制为62人，事业编制为30人，派出机构（市场监管所）编制35人；实有监管人员149人，其中派出人员为52人，药品监管10人，化妆品监管10人，医疗器械监管10人。

2019年，潍坊高新区辖区有药品生产企业4家，药品经营企业174家，医疗器械生产企业19家，医疗器械经营企业240家，药械使用单位107家，化妆品生产企业2家，化妆品经营单位89家。

【监督检查】 以市场监管所为主，区稽查大队主要查处食药类违法案件，法规科处理上级来转热线和电话举报等。狠抓500余家药械生产经营使用单位不放松，为百姓用药用械安全提供保障。在药械生产、流通、使用三个环节，分层分级推进。开展严厉打击零售药店违法违规行为、中药饮片、美容美发经营使用单位、一次性无菌、体外诊断等专项检查。加强药品、医疗器械不良反应（事件）监测工作。将工作任务分解落实到各医疗机构，建立与卫生部门协作机制，落实通报督查制度、评估和反馈制度等工作制度。

【监督抽检】 坚持监督抽检与依法监管、严厉打击相结合，主动发现问题、解决问题，加大对重点领域、重点单位、重点品种的抽检力度，切实提升抽检针对性和靶向性。2019年高新区局监督抽检药品70批。主要针对辖区内药品零售企业、使用单位。2019年度高新区局按照年初计划，4月开展监督抽检工作，4月抽检11个批次，5月抽检19个批次，7月抽检6个批次，8月抽检2个批次，10月抽检32个批次。全年抽检西药56个批次，抽检中药饮片14个批次，均抽检合格。

【专项整治】 集中开展专项整治，用一个月的时间开展拉网式检查，按照标本兼治、重在治本的工作原则，坚持集中整治与日常监管相结合，针对药械流通使用环节存在的无证或超范围经营、索证索票不全、不执行质量管理规范、经营过期失效药械、掺假使杂等现象，对药械经营使用单位实施监督检查，倒逼企业诚信守法经营，严厉打击制售假劣药械等违法行为，不断提升药械流通使用环节质量管理，实现药械市场秩序明显好转，确保人民群众用药用械安全有效。联合区卫健局对疫苗接种单位进行专项检查，保障疫苗安全。开展中药饮片质量集中整治、芬太尼类药品专项整治、医疗器械“清网”行动、无菌和植入性医疗器械整治、医疗机构制剂室等专项检查，截至2019年底，辖区内174家药店全覆盖检查，检查生产经营使用单位400余家次，发现整改隐患60个，出具责令改正通知书40份，立案20起，当场处罚9起，罚没入库8万余元。

【亮点工作】 整理、印制药品经营实用手册、医疗器械经营实用手册、药械使用手册，对辖区内药品经营单位、医疗器械经营单位进行培训，要求企业自查整改，严格按照要求规范经营。印发培训材料1000余份，培训人员400余人次。

党委书记、局长：杜业新
党委副书记、副局长：张波

电话：0536-8882530
地址：潍坊高新区桐荫街 2687 号
邮编：261061

（撰稿：王亚飞　核稿：王兵）

潍坊滨海经济技术开发区

【概况】 潍坊滨海经济技术开发区市场监督管理局为开发区党工委、管委会内设机构，副县级规格，设置食品药品监管科（药械化工作人员 2 人），大家洼市场监管所（编制 15 人，药械化工作人员 4 人）、央子市场监管所（编制 15 人，药械化工作人员 3 人）。2019 年，全区有药品生产企业 1 家，药品零售企业 75 家；医疗器械生产企业 2 家，经营企业 85 家；化妆品生产企业 1 家，经营企业 85 家。

【监督检查】 制定科学合理的年度日常监督检查计划，明确检查任务和检查重点，针对处方药不凭处方销售、执业药师“挂证”、购销渠道不规范、“七统一”执行不到位等监管顽疾，采用明查暗访、督导检查等措施，开展专项整治“回头看”，不断提升零售药店经营质量管理水平；结合飞行检查，对全区药、械零售企业进行拉网式排查，不符合要求的立即整改，严重的责令停业整顿，假冒伪劣药、械立案查处；加大对农村和城乡接合部药店、诊所、化妆品经营店抽检数量，做好不合格药品、化妆品核查处置工作。对区人民医院的无菌和植入性医疗器械进行检查。根据工作要求对化妆品生产、经营企业进行飞行检查，确保企业符合化妆品质量认证规范。截至 2019 年底，出动药品检查人员 556 人次，器械 221 人次，化妆品 109 人次。

【监督抽检】 强化监督抽检，加大信息公开力度，完成市局安排的药品、化妆品监督抽检工作。根据监督抽检任务，实施不同批次和频次的分类抽检，进一步增强抽检针对性、靶向性。加大抽检信息公开力度，督促企业自律。2019 年，滨海区局安排组织药品抽检 30 批次，完成率 100%，合格率为 100%，化妆品抽检 5 批次，合格率为 100%，抽检信息均已公示。

【专项整治】 先后开展疫苗、中药饮片、不安处方售药、麻精药品、无菌植入医疗器械、烫染发剂等各类专项整治行动。各类专项行动中出动执法检查人员 227 人次，检查各类药械化生产、经营单位、使用单位 445 户次，出具监督意见书 312 份，提出整改意见 856 条。针对发现的问题要求各相关单位立即进行整改，上交整改报告，防止问题反弹。

【亮点工作】 深入开展药品网格化监管，科学分布监管人员与区域，严格落实网格化监管，按“四定”要求，对网格内零售药店实施全覆盖监管。推广应用处方用药规范化安全监管网络平台，规范处方药销售管理，方便消费者购药需求。在试运行的“易诊”平台基础上，进一步探索推广应用远程诊疗、远程审方，解决处方来源和处方审核问题，推进处方药零售监管、药店互联网电子处方应用、医院专业远程诊疗服务“三位一体”建设。推进信息化监管平台应用，做好各系统平台的信息录入、管理，实现日常监督信息及时上传，提高监管效能。指导（联合）两所，做好省局药品日常监管系统、抽样检验与风险分析系统、国家特药信息报告系统等监管平台的应用，逐步实现药品“智慧监管”。

党委书记、局长：刘建勇
副局长：张力平
电话：0536-5331085
地址：潍坊滨海经济技术开发区未来大厦 15 楼
邮编：261108

（撰稿：杨成文　核稿：曹增春）

潍坊峡山生态经济开发区

【概况】 2014 年 3 月，峡山区整合政府食安办、食药监、工商、质监等部门食品药品监管职能、机构和人员，组建潍坊峡山生态经济开发区市场监督管理局，加挂峡山生态经济开发区市场监督稽查大队牌子，为党工委、管委会内设机构，正科级规格，配领导职数 1 正 2 副，核定行政编制 32 名（含派出机构），对全区食品安全和药品的安全性、有效性实施统一监督管理，并负责工商行政管理、质量技术监督工作，同时承办党工委、管委会交办的其他工作。内设办公室、工商科、食药科、质监科、稽查大队、注册科 6 个科室及王家庄、太保庄、岞山、郑公市场监管所 4 个派出机构。截至 2019 年底，有行政编制 32 名，实际在岗在职在编人员 15 名，社会化用工人员 12 名。

截至 2019 年底，峡山区暂无药品、医疗器械、化妆品生产企业，现有 50 家药品经营单位，42 家医疗器械经营单位，26 家化妆品经营单位。

【监督检查】 2019 年，对全区药品经营单位进行全面排查，积极推进药品经营单位分级分类监管，并深入宣贯新版《药品管理法》，督促药品市场经营秩序规范有序。药品、医疗器械。积极开展无菌植入、隐形眼镜等器械日常监管，督促经营、使用单位开展自查自纠，强化日常监督检查，开展含麻黄碱类复方制剂、中药材、中药饮片等专项检查。检查药品医疗器械使用单位58家次，出具责令改正通知书6份。利用快检技术手段，发现质量可疑药品，及时抽样送检，增强抽验品种的针对性和靶向性。化妆品。2019年，先后开展化妆品购进渠道、标签等专项检查，检查经营化妆品单位23家次，出具责令改正通知书3份。组织辖区药品、医疗器械、化妆品经营单位开展警示教育，让经营业户明确经营须知，增强主体责任意识，对照重点问题清单自查自纠、规范经营。

【监督抽检】 完善监督抽检体系，2019年按照抽检计划稳步推进抽检工作，抽检药品30批次，合格30批次，合格率100%。开展化妆品抽检6批次，全部合格。

【专项整治】 药品。重点整治零售药店不凭处方销售处方药、执业药师“挂证”、违法违规销售含麻黄碱类复方制剂等问题。组织辖区内所有监管人员全员下一线，开展“拉网式”排查，发现问题，立查立改，对违法违规销售处方药的药店，依法进行顶格处罚，对严重违法违规或整改不到位的药店，依法坚决予以取缔。对查实存在“挂证”行为的执业药师，一律注销执业药师注册证并进行通报，对“挂证”单位责令停业整顿。对全区50家药店开展全面检查，发现问题15处，责令改正10家。

医疗器械。开展角膜接触镜经营行为整治，组织各市场监管所对辖区内所有眼镜经营企业（眼镜店）进行全面排查整治，进一步规范角膜接触镜经营行为，确保人民群众用械安全有效，对发现的违法违规行为严肃查处，并予以曝光；对涉嫌犯罪的，及时移交公安部门；对相关经营企业存在严重失信行为的，按照有关规定实施联合惩戒。同时，进一步加强宣传引导，发挥新媒体快速广泛传播的优势，提高人民群众维权意识和识假辨假能力；发布消费警示、质量公告等多种形式进一步加强预警和引导，防范使用风险，引导人民群众正确选购和使用角膜接触镜。

化妆品。通过日常检查、监督抽检等手段，加强对化妆品经营环节监管，严查销售假冒伪劣和“三无”化妆品的违法行为。深化“线上净网线下清源”行动，严厉打击在网络平台销售假冒伪劣化妆品的行为。通过系列整治，净化化妆品经营市场，规范化妆品经营行为。

党支部书记、局长：刘宗升
党支部副书记、副局长：李建军
电话：0536-4719695
地址：潍坊市峡山生态经济开发区金控大厦
邮编：262115
（撰稿：刘健　核稿：鲁晓凤）

济宁市

【概况】 济宁市市场监督管理局为济宁市政府工作部门，依职责负责全市药品、医疗器械和化妆品监督管理。贯彻执行药品、医疗器械、化妆品监督管理法律、法规。依职责监督实施国家药典等药品和医疗器械标准及分类管理制度。组织实施对药品零售、医疗器械经营、化妆品经营以及药品、医疗器械使用环节质量的监督检查，组织查处相关违法行为。建立药品不良反应、化妆品不良反应、医疗器械不良事件、药物滥用监测体系并组织开展监测、评价和处置工作。内设药品生产监督管理科、药品市场监督管理科、化妆品监督管理科、医疗器械监督管理科，负责药品、医疗器械、化妆品相关监管工作，实有监管人员10人；下设涉及药械化监管的直属单位3个，分别为市市场监管综合执法支队、市食品药品检验检测中心、市药品不良反应监测中心，均为公益一类事业单位。

截至2019年底，济宁市有持有生产许可证的企业36家，其中：化学药品生产企业17个，中药制剂生产企业8个，中药饮片生产企业5个，医用氧生产企业2个，药用辅料生产企业4个。全市有药品批发企业31家，零售连锁总部63家，连锁门店2323家，单体药店368家，药品使用单位近7000家，疾控机构12家，接种单位330家。全市有医疗器械生产企业102家，其中三类产品生产企业5家，二类产品生产企业42家，一类产品生产企业55家。全市有14家化妆品生产企业、9318家化妆品经营单位。

【药品监管】 药品生产。2019年对药品生产环节开展各类现场检查202家次，日常监督检查覆盖面达到100%。市局开展监督检查63家次，对高风险药品、基本药物、药物制剂、中药饮片生产企业、医疗机构制剂室、在产高风险药包材生产企业检查面达到100%。组织对检查发现违反药品GMP的6家企业给予行政处罚或责令改正，组织有关企业召回3个存在安全隐患的药品。2019年全市对药品生产企业立案15起，完成行政处罚13起，罚没款合计59.52万元。2019年全年上报药品不良反应报告12859例，其中严重的报告1565例，占总数12.17%，新的、一般的报告1902份，占总数的14.79%；药物滥用系统报告

651 例。药品经营使用。聚焦疫苗、特殊药品及麻精药品复方制剂、中药饮片、处方药销售等重点产品、重点环节，大力开展疫苗、药品市场整治。与市卫健部门建立疫苗安全管理工作专班，建立完善跨部门疫苗管理协作工作机制；妥善应对江苏金湖过期疫苗事件，加强过效期疫苗监管。组织对全市 389 家疫苗使用单位全面排查，排查不合格疫苗 21 种，全部有效隔离，按照规定监督销毁。全市检查零售企业 6842 家次，限期整改 929 家次，警告 546 家次，约谈执业药师 662 名，查处“挂证”执业药师 17 人、挂证企业 14 家，收、撤 GSP 认证证书 52 件，通报医保等部门 52 家次，立案查处 345 件，罚没款合计 217 万元。

【医疗器械监管】 采取以会代训的方式，组织举办全市医疗器械监管法规培训班 1 期；通过分片培训的方式，举办培训班 4 期。结合监管实践讲解器械法规和器械规范的条款细则。培训全市器械监管人员 60 余人次，培训医疗器械生产、经营和使用单位负责人和质量负责人 360 余人次。市局利用省局监管项目资金，牵头组织对全市 82 家生产企业进行检查，指出不符合项目 210 余项，对检查中发现的问题，及时提出具体措施，督促企业整改落实到位，严格按照规范要求建立质量管理体系并保持有效运行。加强不良事件监测工作，全年上报不良事件 3687 件。

【化妆品监管】 每年对化妆品生产企业检查 2 次，检查 32 家次。截至 12 月 15 日，备案国产非特殊用途化妆品备案信息 1025 条，备案后检查完成率 100%，得到省局肯定。推动化妆品经营企业落实主体责任，印发化妆品经营单位明白纸 1.5 万余份。11 月 28 日，全市化妆品市场整治与规范工作会议召开，182 家化妆品生产经营企业参加会议并签订质量安全承诺书。会议还对化妆品经营单位进行专题培训。宣传周期间，全市印发宣传资料约 25000 份，开展以“进社区、进校园、进工厂、进门店”等各类“四进”宣传活动 20 余次。

【专项整治】 药品。开展医疗机构制剂室、中药饮片、医用氧、处方药不凭处方销售、执业药师“挂证”等专项整治，整治工作开展以来，市局先后召开约谈会 6 次，约谈全市药品零售连锁企业、被收、撤 GSP 认证证书企业、温湿度监测及 GSP 软件供应商等 143 家次；培训药品零售骨干检查员 60 人次，先后派出明查暗访组 51 组次，暗访、检查企业 774 家次。开展中药饮片质量集中整治工作。全市出动检查人员 2945 人次，检查药品经营使用单位 1236 家，查办案件 59 起，罚没款 21.5 万元。组织开展疫苗管理专项整治行动，全市培训各类疫苗管理 380 人次，监督检查疾控机构、接种单位 778 家次，出具责令改正通知书 52 件，全部跟踪督促整改到位，保障疫苗安全。医疗器械。组织开展无菌和植入性医疗器械监督检查和医疗器械“清网”行动。在经营环节，重点检查经营企业和经营产品的合法性，仓储条件，购进、验收、销售记录，督促企业合法经营。在使用环节，重点检查是否使用无证产品、使用过期产品，储存条件是否合规等方面的问题。全市出动执法人员 3316 人次，检查涉械单位 2615 家次，责令改正 263 家，立案查处 28 起，有效规范医疗器械市场秩序。化妆品。5—10 月，组织开展化妆品“线上净网线下清源”风险排查处置行动。整治期间全市出动执法人员 3750 余人次，检查化妆品生产企业 14 家，经营企业 2000 余家次，责令改正建议 600 余条。11 月积极行动，开展《问政山东》曝光的化妆品安全风险大排查行动。出动检查人员 2952 人次，检查经营单位 1400 家次，责令改正 138 家次，立案 2 起。

【监督抽检】 药品。2019 年流通使用环节药品评价抽检 292 批，合格率 100%；按计划完成 2019 年全省药品经营使用环节日常监督抽检 184 批，不合格 1 批，合格率 99.4%；2019 年中药饮片监督抽检 194 批，发现不合格药品 30 批，监督抽验问题发现率 15.5%，位居全省前列。医疗器械。制定国抽和省抽方案，按时完成国抽 7 批次，省抽 53 批次。化妆品。国抽、省抽产品合格率达 100%。完成化妆品抽样 76 批次。

【监管创新】 探索“互联网 +”远程问诊、“互联网 +”执业药师远程审方。设立处方药专柜，大力推行“互联网 +”，辖区内所有连锁药店全部使用远程问诊、远程审方系统，很大程度解决无处方来源问题和执业药师在线服务。强化药品零售综合整治。济宁市在全省处方药销售监管综合评价中名列第一名，《山东省药品市场监督检查报告》推广济宁市药品监管经验。

党组书记、局长：侯典峰
党组成员、副局长：王富裕
一级调研员：邓德光
副县级干部：郑敏
电话：0537-3321081
地址：济宁市太白湖新区省运动指挥中心
邮编：272000

（撰稿：刘元敏　核稿：魏长彬）

任城区

【概况】 济宁市任城区市场监督管理局，内设药品市场（加挂不良反应监测中心牌子）、药品生产、医疗器械、化妆品监管科，有工作人员 8 人，负责全区药品、医疗器械及化妆品经营使用单位的监管和药品、医疗器械、化妆品安全性监测工作。2019 年，辖区内有药品生产企业 2 家、医疗机构制剂室 5 家，医疗器械生产企业 19 家、医疗器械经营企业 710 家，药品批发企业 1 家、医药连锁总部企业 9 家、连锁药店及单体门店 459 家。

【监督检查】 坚持问题导向，强化底线思维，按照“全覆盖、零容忍、严执法、重实效”的工作要求，聚焦药品零售环节、疫苗质量安全监管、一次性使用无菌、植介入等高风险医疗器械、婴幼儿化妆品和特殊用途化妆品等方面存在突出问题进行重点监管。全年出动执法检查人员 2600 余人次，监督检查 1100 余家次，出具责令改正通知书 62 份，查处违法行为 12 起，罚没款 13 万余元。

【监督抽检】 坚持监督抽验与监管执法相结合。根据投诉举报、日常监管、专项整治等发现的突出问题和薄弱环节，加大抽验检测力度。2019 年抽检药品 46 批次，所抽药品全部合格。收集上报药品不良反应病例 2920 例、医疗器械不良事件 820 例、化妆品不良反应 96 例。

【专项整治】 药品。组织开展药品零售环节执业药师在岗履职、不凭处方销售处方药、中药饮片等专项检查，对药品批发企业 1 家、药品连锁总部 9 家、药店 459 家进行检查。为加强疫苗质量监管工作，防范疫苗使用环节质量安全风险，将疫苗监管工作作为重点工作，贯穿于全年药品监管工作中。对 1 家疾控中心和 32 家预防接种单位疫苗管理、储存、配送情况全覆盖检查。同时，严厉打击药品违法犯罪行为，建立行刑衔接机制，设立联动办公室，在日常监管、投诉举报、抽检检测、专项检查中深挖案源，全力确保群众用药安全。

医疗器械。开展医疗器械“清网”行动和无菌和植入性医疗器械、隐形眼镜、免费体验式和冷链管理产品医疗器械等高风险品种的重点检查。检查相关经营企业 340 家，出具责令改正通知书 11 份，规范高风险医疗器械的经营行为。

化妆品。开展《问政山东》曝光化妆品经营环节问题专项整治，检查化妆品专营、大型超市、美容美发店 305 家次，出动执法人员 1011 人次。

【亮点工作】 组织药品经营企业从业人员业务培训班，分 3 期集中对辖区内 400 余名药品从业人员药品开展培训，提升药品从业人员履行岗位职责的能力，打通最后一公里，为保障群众用药安全奠定坚实基础。探索“互联网 +”远程问诊，设立处方药专柜，大力推行“互联网 +”远程问诊，辖区内所有连锁药店全部使用远程问诊系统，很大程度解决无处方来源问题。为更好地服务群众，同时也便于药品营业人员在销售药品时知道那些药必须凭处方，积极引导指导药品经营企业设立必须凭处方销售处方药销售专柜，在电脑系统上设置销售处方药提醒标识，所有销售系统必须上传处方以后使用。

党组书记、局长：李书争
党组成员、副局长：华茜
电话：0537-3206601
地址：济宁市任城区建设北路 32 号
邮编：272000
（撰稿：魏建文　高冬　陈峰　核稿：张超）

兖州区

【概况】 济宁市兖州区市场监督管理局，负责辖区药品、医疗器械、化妆品监管工作，内设药品生产和医疗器械监管科，人员编制 4 人，药品市场和化妆品监管科，人员编制 3 人。2019 年，全区有药品生产企业 3 家，药用辅料生产企业 1 家，药包材生产企业 5 家，医疗机构制剂室 2 家，一级以上医疗机构 15 家，药品使用单位 695 家，药品批发企业 2 家，药品零售连锁总部 7 家，药品零售企业 218 家，医疗器械生产企业 20 家，医疗器械经营企业 258 家，化妆品经营企业 1101 家。

【监督检查】 药品。围绕损害群众利益专项整治，聚焦城乡接合部、集贸市场等重点区域，以小药店、小诊所、小门店等为重点对象，对辖区药品市场进行监督检查。检查 7 家乡镇卫生院、3 家社区服务中心、218 家药店、600 余家诊所，对发现的 49 起药品违法违规问题立案查处。

医疗器械。组织开展医疗器械经营使用单位监督检查，对辖区内软性角膜接触镜及护理用液、避孕套、体外诊断试剂、注射用透明质酸、定制式义齿医疗器械经营和使用、一次性无菌器械和植（介）入器械等进行专项检查和日常监督检查，检查使用单位 68 家，经营企业 112 家。

化妆品。开展违法宣称的非特殊用途化妆品清查工作和化妆品“线上净网线下清源”风险排查，检查化妆品经营使用单位 358 家，同时发放化妆品台账管理和索证索票明白纸，大力宣传，清理网络违法化妆品和相关信息。

【监督抽检】 上报药品不良反应监测报告674例，医疗器械不良事件监测报告346例，化妆品不良反应703例，药物滥用58例。开展药品抽检106批次。

【专项整治】 重点开展药品零售环节损害群众利益专项整治、高风险医疗器械专项整治等方面重点工作。先后召开全区药品质量管理工作会议、处方药销售管理专项整治工作会议、药品市场监管工作会议、药品零售环节损害群众利益问题专项整治推进会、药品零售环节损害群众利益问题专项整治百日攻坚行动工作部署会、药品零售环节损害群众利益专项整治再部署会等11次培训及会议，分析药品零售环节的典型案例，对当前形势进行分析和研判，逐点对照存在问题提出标准要求，提升企业第一责任意识，以警示促自查，以警示促整改。将药品零售单体药店和加盟性质的零售连锁门店、小规模医疗机构、疫苗使用单位、三类医疗器械经营单位等在管理上相对较弱、存在问题较多单位作为严格整治对象，有侧重地开展拉网式全面监管。对执业药师不在岗、不凭处方销售处方药、疫苗购进储存、医疗机构药品储存、医疗器械购进渠道、中药饮片质量等重点内容进行重点排查和监管。2019年，药品、医疗器械、化妆品案件结案53起，罚没款43.82万元。其中处方药不凭处方销售、违法GSP规定的案件49起，罚没款37.22万元。撤销药品GSP认证证书9家，收回GSP认证证书3家。所有案件查处情况都通过照片、视频等形式在监管业户群中实时通报。

【亮点工作】 在药店统一制作有奖举报电话公示牌，张贴在药店的醒目位置。印发1万份食品药品有奖举报公开信到各个监管所和社区、学校。指导每个药店都设置必须凭处方销售的处方药专柜，指导药店设置远程问诊温馨提示牌和流程图、处方药为什么必须凭处方销售的科普宣传牌等。通过以上工作，确保药店处方药必须凭处方销售工作落实落细。

党组书记、局长：张勇
主任科员：李凤芹
电话：0537-3128585
地址：济宁市兖州区中御桥北路68号
邮编：272100
（撰稿：张迁　核稿：李凤芹）

曲阜市

【概况】 曲阜市市场监督管理局，负责辖区药械化监管工作，设置药品医疗器械监管科（加挂化妆品监管科的牌子），人员编制5人。2019年有药品生产企业7家，药品经营连锁总部6家，药店（含连锁门店）260家，诊所420家、医疗器械生产企业20家，医疗器械经营企业310家。

【监督检查】 开展药品市场整治工作和药品安全风险隐患排查化解工作。开展药品医疗器械生产经营使用单位日常监督检查和医疗器械网络经营公司摸底检查，完成7家药品生产企业、21家医疗器械生产企业、1家医疗机构制剂室的全面检查，完成零售药店、医疗器械经营企业、药品使用单位的日常检查。制定印发《关于开展2019年度药品经营企业GSP认证跟踪检查工作的通知》《曲阜市药品零售环节专项整治实施方案》，加大GSP飞行检查力度。重点检查企业药品经营质量管理规范的运行情况和认证检查中出现问题的整改情况，飞检药品经营单位35家，上报市市场监督管理局建议收回GSP认证证书2家，立案处罚32起、罚没款30余万元。

【监督抽检】 制定印发《2019年曲阜市药品质量监督抽验实施方案》，对抽样工作实施专人负责、专人上报，注重筛查，严格程序，重视技术监督在发现药品风险隐患的作用。2019年审核上报药品不良反应1208例、医疗器械不良事件267例，抽检药品85批次，抽检药品均全部合格。

【专项整治】 制定《曲阜市药品零售环节损害群众利益问题专项整治实施方案》，突出重点区域、重点品种，组织开展执业药师“挂证”、药品零售企业违法行为、中药饮片、麻精药品和磷酸可待因口服溶液剂、医疗器械“清网”行动等专项检查，检查6家药品连锁总部、260家药店和230家诊所进行检查。针对疾病预防控制中心的疫苗管理、储存、配送和各疫苗接种点疫苗的储存、运输情况进行专项监督，对辖区内17家涉及疫苗接种配送使用的单位进行2次全覆盖专项检查。同时，严厉打击药品违法犯罪行为，建立行刑衔接机制，在日常监管、投诉举报、抽检检测、专项检查中深挖案源，全力确保群众用药安全。

【亮点工作】 家庭“小药箱”回收。为解决居民家庭过期药品无人回收、无处处置，随意丢弃污染环境等问题，本着“政府主导、企业运作、公众参与、部门监管”的原则，积极引导热心社会公益事业、经营管理规范、社会信誉良好的药品零售企业开展居民家庭过期药品回收工作。经企业自愿申请，市局审核，确定15家药品零售企业为家庭过期药品定点回收单位。

《药品管理法》《疫苗管理法》宣传。结合“3•15”消费者权益保护日、安全用药月，通过展板、视频、微信等渠道宣传法律法规，倡导安全消费新理念，弘扬诚信经营正能量，为消费者答疑解惑，接受咨询300人次，发放宣传资料2100份。

党组书记、局长：孔卫东
党组成员、副局长：颜春花
电话：0537-6509009
地址：曲阜市小雪街道星光天地为民服务中心5楼
邮编：273100

（撰稿：翟晓华　核稿：颜春花）

邹城市

【概况】邹城市市场监督管理局依职责负责全市药品、医疗器械和化妆品监督管理。设有药品和化妆品监督管理科、医疗器械监督管理科2个职能科室，下设16个乡镇（街道）市场监管所。2019年，全市有药品生产企业3家，药品批发企业1家，药品零售连锁总部10家，药品单体零售企业及连锁门店324家。医疗器械生产企业4家，经营企业117家，其中，三类医疗器械经营企业81家，隐形眼镜经营企业24家，一次性使用无菌医疗器械经营企业7家，植入性医疗器械16家，体外诊断试剂经营企业2家，二类备案企业36家。

【监督检查】日常监管。以解决企业认证检查后执行质量管理规范自觉性不够为重点，以日常检查发现问题为线索，在药品领域严查票、账、货、款不符、挂靠走票、违法违规经营或使用高风险药品（疫苗、终止妊娠药品、特药及含特殊药品复方制剂）、超范围经营、“连而不锁”等行为；在医疗器械领域严查进货查验和销售记录，核实是否购进和销售未依法注册或者备案、无合格证明文件以及过期、失效、淘汰的医疗器械，所经营产品是否与经营范围一致，供货企业是否具有医疗器械生产、经营资质。查看经营、贮存场所及设施、条件，核实场所、设施、条件是否与经营品种、规模相适应，是否符合产品说明书、标签标示的要求及使用安全、有效的需要。第三类医疗器械经营企业是否具有符合医疗器械经营质量管理要求的计算机信息管理系统，并保证经营的产品可追溯等。落实信息公开制度，加强对违法违规企业的查处及曝光力度，引导公众消费，倒逼企业讲诚信，促进行业自律。

药品化妆品安全性监测。年初印发《邹城市市场监督管理局关于2018年全市药械化妆品安全性监测工作情况的通报》，指导开展药械化妆品安全性监测工作，对上报人员开展业务培训2次。2019年度，收集上报ADR病例1300例，化妆品不良事件51例，药物滥用病例76例。

【监督抽检】紧紧围绕药品监管工作实际，以问题为导向，加大对中药饮片、基层药店、诊所、卫生室监督抽验力度，加强与检验检测机构的协调配合，加强药品抽检数据的分析和利用，提高药品监督抽样靶向性率。2019年度，完成监督抽检32批次。

【专项整治】2019年先后开展疫苗专项整治、药品经营企业执业药师在岗履职专项整治、零售药店违法违规行为专项整治、中药饮片专项整治、化妆品标签标识专项整治、化妆品生产企业检查及非特殊用途化妆品备案检查、药品经营、GSP认证跟踪检查。开展体验式医疗器械经营企业专项整治、体外诊断试剂经营企业专项整治、隐形眼镜及护理液经营企业专项整治、一次性无菌及植入性医疗器械经营企业专项整治工作等。

【亮点工作】提高企业自律意识，促进市场规范化提升。组织药品经营单位相继召开邹城市药品经营规范提升暨执业药师履职整治集体约谈会、邹城市药品零售环节专项整治工作约谈会议、邹城市药品零售环节专项整治推进会和邹城市药品零售环节侵害群众利益专项整治工作推进会议等多次会议。组织药品经营企业对照整治重点开展自查自纠，并向企业发放承诺书，要求企业向社会作出公开承诺。同时组织执法人员迅速开展专项检查，短期内对药品经营企业反复进行拉网式检查。

党组书记、局长：王振兵
党组成员、副局长：刘波
电话：0537-5307300
地址：邹城市太平东路2666号
邮编：273500

（撰稿：邱阳阳　核稿：王超）

微山县

【概况】微山县市场监督管理局，负责辖区药品监管工作，设置药品科，人员编制2人。现有药品生产企业4家（包含一家药包材生产企业），药品经营连锁总部5家，药品批发企业2家，药店（含连锁门店）150家。

【监督检查】2019年，微山局在市局及局党组的正确领导下，认真贯彻省、市药品市场监管工作，全面落实“四个最严”，坚持依法监管，坚持改革创新，转变监管理念，紧抓突出问题，深入开展重点整治，加强制度规范建设，扎实开展规范示范创建，统筹监管手段，提升监管效能，检查药品生产企业 4 家，药品经营连锁总部 5 家，药品批发企业 2 家，药店（含连锁门店）150 家，药品使用单位 306 家。撤销 GPS 认证证书 4 家，收回 GPS 认证证书 2 家。

【监督抽检】 全年药品抽样 46 批次，完成 2019 年度药品抽样任务，抽样样品信息均录入山东省药品抽验管理信息系统。其中药品生产环节抽样 9 批次，药品流通环节抽样 24 批次，药品使用环节抽样 13 批次。所有抽验样品均已按上级文件精神要求及时送检，较好地完成了各种药品抽样任务。接到不合格药品检验报告书 1 份，已按要求依法立案查处并全部结案，处置率 100%。

【专项整治】 2019 年，先后开展执业药师“挂证”、处方药、打击药品零售企业违法违规行为等专项整治活动。开展中药饮片质量安全专项整治工作，检查中药饮片经营单位 45 家，中药饮片使用单位 120 家；完成中药饮片专项监督抽检抽样 14 批，其中收到合格检验报告 14 批。成立改革完善疫苗管理体制工作专班，持续开展疫苗使用管理专项监督检查。开展药品使用环节专项检查，从制度上规范医疗机构购进、验收、储存、养护、调配和使用等环节全过程质量管理，确保药品来源合法、可追溯、使用规范。

【亮点工作】 为确保专项活动有效开展，微山县局制定《关于印发微山县药品零售环节专项整治实施方案的通知》，组织执法人员依法对辖区内药品经营企业进行专项检查，确保对辖区内企业实现全覆盖检查；对辖区内药品连锁企业总部及单体药店、加盟药店负责人进行专项约谈。通过约谈企业负责人和质量负责人，进一步明确企业是药品质量安全第一责任人，要求各药品零售企业严格按照文件要求开展自查自纠；印制处方药销售警示标语发放至各药品零售企业，并要求其与《药品经营诚信承诺书》一起张贴到店内醒目位置；组织人员对辖区内药品零售药店进行暗访，对暗访发现的不凭处方销售处方药的违法行为依法严厉查处。联合县卫健局对辖区内的疾病预防控制机构和疫苗接种单位进行专项检查，并按照工作计划每季度开展一次全覆盖日常监督检查。为进一步学习和推动“两法”贯彻实施，采取多种措施对执法人员和涉药单位进行培训。开展《药品管理法》《疫苗管理法》培训 6 次，印发培训教材、宣传资料 3000 余份。

党组书记、局长：孙东军
副局长：石义恒
电话：0537-7810510
地址：微山县东风路 1 号
邮编：277600

（撰稿：苏畅　核稿：赵翠）

鱼台县

【概况】 鱼台县市场监督管理局为鱼台县政府工作部门，依职责负责全县药品、医疗器械和化妆品监督管理。贯彻执行药品、医疗器械、化妆品监督管理法律、法规。依职责监督实施国家药典等药品和医疗器械标准及分类管理制度。组织实施对药品零售、医疗器械经营、化妆品经营以及药品、医疗器械使用环节质量的监督检查，组织查处相关违法行为。建立药品不良反应、化妆品不良反应、医疗器械不良事件、药物滥用监测体系并组织开展监测、评价和处置工作。

2019 年，鱼台县有药品生产企业 2 家，其中 1 家中药饮片生产企业，1 家原料药生产企业。药品批发企业 2 家，零售连锁总部 2 家，连锁门店 70 家，单体药店 18 家，药品使用单位 413 家，疾控机构 1 家，接种单位 16 家。医疗器械生产企业 2 家，二类生产企业 1 家，一类生产企业 1 家，鱼台县辖区内有疾病预防控制机构 1 家，疫苗接种单位 16 家，化妆品经营企业 346 家。

【药品监管】 **药品生产。**每年 2 次对药品生产企业全覆盖检查，实施现场检查和监督抽验相结合的模式，实现监检结合、互为导向；积极开展药品生产环节的风险和问题分析、加强追溯体系建设。2019 年药品生产安全现状总体良好，未发生药害事件和重大药品安全事故，未出现群体性药品不良反应，未发生药品生产环节抽检不合格情况。

药品经营及使用。严格药品零售企业认证工作，开展认证检查 71 家次。强化药品风险防控，综合开展日常监督检查、专项检查、飞行检查，检查药品经营企业 88 家次，药品使用单位 200 家次，疫苗使用单位 16 家次，抽检药品 38 批次，没有发现不合格产品。做好疫苗质量监管工作，开展疫苗使用管理专项监督检查，检查疫苗接种单位 16 家，县疾控中心 1 家。

【医疗器械监管】 继续实行精准监管，在日常监管的基础上，加强重点品种、重点企业监管，经营环节抓好质量管理规范实施，使用环节强化产品质量控制。2019 年检查医疗器械生产企业 2 家，经营企业 22 家，医疗机构 20 家，发现问题 264 个。强化经营企业质量管理规范落实情况检查整改，截至 2019 年底全部达到规范要求。

【化妆品监管】 开展化妆品“线上净网线下清源”风险排查处置。排查清理违法产品、信息及产品虚假资质信息等集中排查清理化妆品网络销售者、化妆品电子商务平台销售的非法添加禁用物质化妆品、假冒化妆品、无证生产的化妆品、未取得批准文号的特殊用途化妆品、未经备案的非特殊用途化妆品、违法宣称药妆、EGF（表皮生长因子）、干细胞等的化妆品等。开展违法宣称的非特殊用途化妆品清查工作。检查重点：督促化妆品经营业户严格按照《化妆品卫生监督条例》要求，化妆品标签，小包装或者说明书上不得注有适应证，不得宣传疗效，不得使用医疗术语等不符合化妆品标签规定的违法宣传。完成全市15家化妆品生产企业和20家化妆品经营单位的全覆盖检查，发现问题全部监督整改到位。强化化妆品监督抽检，2019年抽检洗浴类、一般护肤类、祛斑/美白类、防晒类、面膜类、烫发类等6类产品，100批次。

【专项整治】 药品。开展医疗机构制剂室、中药饮片、医用氧、处方药不凭处方销售、执业药师“挂证”等专项整治，检查零售企业86家次，立案处罚11家，当场处罚30家，罚没款26.2568万元。注销执业药师注册证8张，撤销药品GSP认证证书2家，注销药品经营许可证2家。

医疗器械。开展医疗器械“清网”、无菌和植入性等医疗器械、隐形眼镜等专项整治，检查医疗器械经营使用单位38家次。

化妆品。开展化妆品专项整治工作，在全县范围内对固定经营场所进行全面检查，主要检查经营单位是否严格执行进货查验、索证索票等制度，所经营特殊用途化妆品是否取得有效批准文号，标签标识是否规范、是否存在虚假宣传等。全面完成对化妆品经营企业的检查，对6家索证索票和台账管理不到位的化妆品经营单位进行当场责令改正。组织开展全市化妆品“线上净网线下清源”风险排查处置工作，全市出动执法人员2264人次，排查化妆品生产企业17家，经营单位1087家。同时，加大药品安全执法力度，全年捣毁擅自分装中药饮片的窝点1处，立案查处药品类案件18件，化妆品案件2件，罚没款共计44.38万元。深化行刑衔接，建立行政执法与刑事司法无缝衔接机制，定期召开联席会议会商案件，开展联合行动，对公安机关查处的可疑产品及时组织认定，为打击药品违法犯罪工作提供强力技术支持。2019年与公安部门案件会商2次，通报案件线索3件，向公安部门出具认定意见13份。

【远程诊疗“药盟”等平台应用】 为解决处方药不凭处方销售、执业药师“挂证”等问题，积极推进远程诊疗、远程审方电子平台应用，指导帮扶各药店尽快完成电子开方系统建设，大多数药店开方系统都正常运行。

【部门协作强化疫苗质量】 鱼台县局联合县卫健局制定印发《关于开展全县疫苗管理专项整治活动的通知》《关于成立改革完善疫苗管理体制工作专班的通知》，依据文件精神开展疫苗专项整治全覆盖活动。严格落实疫苗和冷链全程、可追溯的管理要求，强化疫苗验收制度，建立真实、完整的疫苗购进、接收、储存、供应等记录，确保在使用过程中疫苗的质量安全。对检查发现的问题责令限期提交整改报告，并督促跟踪检查整改到位。检查疾控及疫苗接种单位68次，出具责令改正通知书12份。

【化妆品宣传】 开展化妆品安全科普宣传周活动：制作展板、宣传手册、悬挂宣传条幅、通过鱼台县局微信公众号发布化妆品防晒小常识、化妆品知识宣传手册等营造化妆品安全科普宣传氛围。开展化妆品科普宣传周期间进门店活动，此次进门店宣传活动宣传门店经营户500户，宣传人群800人次，发放化妆品安全使用常识宣传单500份。

党组书记、局长：田书敏
党组成员、副局长：商建峰、张书海
电话：0537-6216045
地址：鱼台县观鱼大街中段31号
邮编：272300
（撰稿：郭振华　丁小侠　核稿：商建峰　张书海）

金乡县

【概况】 金乡县市场监督管理局为金乡县政府工作部门，内设药品科、医疗器械科（挂不良反应监测中心牌子）、化妆品科，人员编制7人，负责全县药品、医疗器械及化妆品经营使用单位的监管和药品、医疗器械、化妆品安全性监测工作。

截至2019年，辖区内有药品批发企业1家、药品零售连锁企业4家、零售药店及单体门店181家；药品使用单位501家，其中二级以上4家，一级医疗机构14家，基层诊所、卫生室476家；医疗器械生产企业4家，医疗器械经营企业215家；三级医疗机构1家，二级医疗机构3家，一级医疗机构18家，一级以下医疗机构476家；疫苗配送单位（县疾控预防控制中心）1家，疫苗接种单位19家；化妆品生产企业1家，化妆品经营单位150家。

【监督检查】 药品。将日常监督检查与专项整治、药品抽验、GSP 认证及跟踪检查等工作相结合，定期开展风险会商，对照监管重点，列出 3 个清单（任务清单、措施清单和责任清单），划定重点区域和重点对象。检查药品经营企业 280 家次，约谈执业药师 123 人次，约谈企业负责人 95 人次，责令限期整改 78 家次，警告 27 家，注销、调整执业药师 13 人，撤销、收回 GSP 认证证书 7 份，申请注销药品经营许可证 3 份，立案查处 15 家，罚没款 13 万余元。利用快检技术完成药品抽检 62 批次，检出不合格 4 批次并进行及时处理。

医疗器械。年初制定印发《2019 年医疗器械监管工作要点和监督检查计划》，根据监管级别，严格按照规定的检查内容和频次，对医疗器械生产经营企业、医疗机构开展日常监督检查。同时对医疗器械经营许可及备案开展现场核查和跟踪检查。建立完善监管台账及档案信息，做到日常检查规范化、痕迹化。出动执法人员 1000 余人次，检查生产经营企业及医疗机构 476 家次。

化妆品。开展化妆品“线上净网线下清源”风险排查、违法宣称的非特殊用途化妆品清查工作和化妆品风险隐患排查，检查化妆品经营使用单位 60 家。开展安全用药月宣传活动和化妆品安全科普宣传周暨“5·25”爱肤日宣传活动，督促化妆品经营单位落实进货查验、索证索票等自律经营制度。开展国产非特殊用途化妆品备案检查工作，备案检山东查康富森生物科技有限公司等 2 个单位、16 个备案品种。积极开展化妆品不良反应监测工作，全年上报化妆品不良反应 42 例。

【专项整治】 重点开展执业药师“挂证”行为专项整治、药品零售环节专项整治、中药饮片质量专项整治、芬太尼等特殊药品专项检查、损害群众利益问题专项整治百日攻坚行动等专项检查。深入开展药品流通环节专项整治行动，严厉查处执业药师“挂证”、不凭处方销售处方药、从非法渠道购进药品、货账票款不一致、骗购套购特殊药品及其复方制剂等违法违规行为；与县卫健局联合召开全县药械化安全性监测工作会议暨培训会，不定时多方式对各基层监测单位进行帮扶及督导；2019 年，专项整治出动执法人员 500 余人次，检查零售药店 262 家次，立案查处违规销售处方药案 10 件，非法渠道购进药品案 3 件；审核上报药品不良反应报告 884 例，其中严重报告 172 例，占比 19.4%；上报医疗器械不良事件报告 259 例；审核上报化妆品不良反应报告 42 例；上报药物滥用报告 66 例。根据《问政山东》曝光的化妆品领域问题，全县出动执法人员 220 人次，排查化妆品经营单位 110 家次；为提高公众对化妆品安全的认知，全年共计悬挂条幅 20 余条，摆放展板 3 块，向群众发放化妆品安全宣传材料 3000 余份。

【亮点工作】 督促和帮助企业建立规范化管理制度，引导所有零售药店安装互联网 +“远程诊疗”系统；在济宁市第七届药化械执法办案技能竞赛中荣获团体一等奖、优秀组织奖。赵明明、刘田田、李丹、陈丽萍获得“济宁市药化械执法技能标兵”荣誉称号。

党组书记、局长：朱智慧
党组成员、副局长：肖清光
电话：0537-8721938
地址：金乡县文峰东路 32 号
邮编：272200

（撰稿：张会敏　马建荣　核稿：肖清光）

嘉祥县

【概况】 嘉祥县市场监督管理局为嘉祥县政府工作部门，依职责负责全市药品监督管理。贯彻执行药品监督管理法律、法规。组织实施对药品零售经营以及药品使用环节质量的监督检查，组织查处相关违法行为。建立药品不良反应、药物滥用监测体系并组织开展监测、评价和处置工作。内设药品监督管理科，负责药品相关监管工作。

2019 年，嘉祥县有药品批发企业 2 家，零售连锁总部 3 家，连锁门店 186 家，单体药店 28 家，药品使用单位 680 家，疾控机构 1 家，接种单位 23 家。

【日常监管】 严格药品零售企业认证工作，2019 年嘉祥县有 170 家药店需要进行 GSP 认证证书到期换证，开展抽查认证检查 30 家次。强化药品风险防控，综合开展日常监督检查、专项检查、飞行检查，检查药品经营企业 380 家次，药品使用单位 682 家次，疫苗使用单位 92 家次，对全县 3 家零售连锁总部进行全覆盖检查。

【专项整治】 疫苗专项检查。围绕疫苗的购进渠道、储存条件、冷链运输、管理制度执行等情况，对 1 家疾病预防控制中心、23 家疫苗接种单位（14 家接种门诊、9 家产科接种门诊）全覆盖实施检查。执业药师“挂证”行为专项整治。印发《关于开展药品经营企业执业药师“挂证”行为整治工作方案》，多次召开药品经营企业执业药师在岗履职集体约谈会议，要求各药品经营企业提交《执业药师在岗履职承诺书》，有 6 家药店通过主动更换执业药师，查处“挂证”执业药师 1 人，撤销其《执业药师注册证》，撤销药品的 GSP 认证证书。中药饮片质量集中整治。为进一步加强中药饮片质量管理，在全县范围内开展的中药饮片质量集中整治。出动执法人员100余人次，检查药品批发企业2家，检查有中药饮片经营范围的零售药店27家，检查一级以上医疗机构及卫生室、诊所50家，立案1家，警告8家，责令改正14家。**特殊药品专项检查**。根据市局《关于印发济宁市芬太尼等特殊药品专项检查实施方案的通知》，开展药品经营和使用单位特殊药品专项检查。收到自查报告30份，检查批发企业1家次，检查药品使用单位29家次。**药品零售环节漠视侵害群众利益问题专项整治**。围绕药品经营环节存在的突出问题，以零售药店为突破口，深入开展漠视侵害群众利益问题专项整治。全年检查药品经营企业380家次，其中警告78家，限期整改84家，立案查处75起，罚没款共计34.6万元；检查药品使用单位682家次，警告15家，限期整改35家，立案查处12起，罚没款共计2.61万元；检查疫苗使用单位92家次，其中限期整改8家。

【亮点工作】 为解决处方药不凭处方销售、执业药师“挂证”等问题，积极推进远程诊疗、远程审方电子平台应用，指导帮扶嘉祥县辖区内药店电子处方平台建设。

党组书记、局长：付廷峰
党组成员、副局长：王可心
电话：0537-6986186
地址：兖兰中路137号
邮编：272400

（撰稿：唐磊　核稿：史宽科）

汶上县

【概况】 汶上县市场监督管理局，负责辖区药械化监管工作，内设药品和化妆品监管科、医疗器械监管科，人员编制5人。2019年，全县有药品生产企业2家，药品批发企业2家，药品零售连锁总部5家，药品零售企业257家。医疗器械生产企业2家，医疗器械经营企业277家，化妆品经营企业86家。

【监督检查】 严格药品零售企业、医疗器械和化妆品经营企业、药品医疗器械使用单位日常监管，先后制定《2019年度药品市场监管工作要点和监督检查计划》《2019年医疗器械监督检查计划》，按计划开展日常监督检查。开展安全用药月宣传活动和化妆品安全科普宣传周暨“5·25”爱肤日宣传活动。全年出动执法检查人员1000余人次，监督检查520余家次，出具责令改正通知书230份，检查覆盖率100%，严打重罚各类违法行为，查办各类药械违法案件22起，罚没款14万余元。

【监督抽检】 组织开展药品质量监督抽检工作，强化监检结合，坚持监督抽检与依法监管、严厉打击相结合，发挥抽检服务监管作用。制定抽检方案，与济宁市食品药品检验检测中心积极沟通，将济宁监督抽检和市抽、省抽、评价性抽检进行合理布局，分别侧重，更合理地根据辖区实际做到抽检覆盖面和代表性，全年完成药品监督抽检41批次，全部合格。

【专项整治】 组织开展农村药品市场集中整治、中药饮片经营使用专项整治、打击零售药店违法违规行为专项整治、执业药师“挂证”专项整治、疫苗流通使用专项整治、药品零售环节损害群众利益专项整治、高风险医疗器械专项整治等工作。多次召开药品零售企业的工作会议、警示教育会议和培训会议，辖区250多家药品零售企业参加相关会议和培训。分析药品零售环节的典型案例，对当前形势进行分析和研判，逐点对照存在问题提出标准要求，提升企业第一责任意识，以警示促自查，以警示促整改。对执业药师不在岗、不凭处方销售处方药、疫苗购进储存、医疗机构药品储存、医疗器械购进渠道、中药饮片质量等重点内容进行重点排查和监管。全县2家药品生产企业，5家连锁总部，21家一级以上医疗机构，1家疫控中心和21家疫苗接种单位实现全覆盖检查。

【亮点工作】 推进药化械安全性监测，督促全县21个一级以上医疗机构完成年度任务，全年组织上报药品不良反应监测报告968例、医疗器械不良事件监测报告489例、化妆品不良反应监测报告31例。积极开展干部队伍建设，形成局有关科室、执法大队、监管所组成的监管网络，实现监管全覆盖。为解决处方药不凭处方销售、执业药师“挂证”等问题，积极推进远程诊疗、远程审方电子平台应用，目前，辖区内药店增设远程诊疗系统，更加准确合理地指导用药。

党组书记、局长：陈圣渠
党组副书记：刘峡
电话：0537-7212861
地址：汶上县明星路中段开元大厦6006室
邮编：272500

（撰稿：张振兴　核稿：刘峡）

泗水县

【概况】 泗水县市场监督管理局内设药品监督管理科、医疗器械和化妆品监督管理科，负责药品、医疗器械和化妆品日常监管工作。药品监督管理科现有工作人员 3 人，医疗器械和化妆品监督管理科现有工作人员 6 人。

2019 年，泗水县有药品批发企业 4 家，药品连锁总部 4 家，零售药店 115 家，医疗机构 476 家。药品批发企业 4 家，药品零售连锁总部 4 家，二级以上医疗机构 3 家，一级以上医疗机构及专科医院 17 家，第一类医疗器械生产企业 1 家，第二类备案医疗器械经营企业 16 家，第三类医疗器械生产企业 25 家，化妆品生产企业 1 家，化妆品经营单位 102 家。

【监督检查】 2019 年，按照年初制定的检查计划及检查重点，明确检查频次、重点单位、重点品种和重点行为，通过采取日常检查、专项检查、飞行检查、跟踪检查相结合的方式，对药品的购进、验收、养护、储存、销售及使用全过程进行监督检查，严厉打击违法违规行为，不断提高药品安全保障水平。

【监督抽检】 完善监督抽检体系，2019 年按照抽检计划稳步推进抽检工作，抽检药品 70 批次，合格 70 批次，合格率 100%。

【专项整治】 2019 年，组织开展药品零售环节损害群众利益问题、疫苗管理、药品经营企业执业药师“挂证”行为、零售药店违法违规行为、药品零售环节、芬太尼等特殊药品、医疗器械生产经营使用等 10 余项专项整治，采取专项整治与日常监管相结合的方式，突出重点，净化市场环境，切实保障人民群众用药用械安全。

【网格化监管】 泗水县局按照“定区域、定人员、定职责、定标准”的“四定”要求，明确每家零售药店的监管责任人、监管职责、检查频次、检查内容、检查标准，对网格内零售药店进行监管，对监管成效做到心中有数，建立企业监管档案，确保问题在网格内解决，风险在网格内消除。

党组书记、局长：杨玉辰
党组成员、副局长：王震
电话：0537-4232566
地址：泗水县中兴路 20 号
邮编：273200

（撰稿：徐帅　核稿：翟洪光）

梁山县

【概况】 梁山县市场监督管理局依职责负责全县药品、医疗器械和化妆品安全监督管理和质量管理。设有药品和化妆品监督管理科、医疗器械监督管理科（不良反应监测中心）等职能科室，下设 18 个市场监管所。2019 年，全县有药品生产企业 4 家，其中药品生产企业 3 家，药包材生产企业 1 家；药品批发企业 3 家，药品零售连锁企业总部 4 家，药品零售企业单体药店 38 家，药品零售连锁企业门店 146 家；二级医疗机构 2 家，一级医疗机构 23 家，卫生室及诊所 529 家；疫苗接种单位 21 家，化妆品生产企业 2 家。

【监督检查】 制定《梁山县 2019 年药品生产单位日常监督检查实施方案》，全面落实对 3 家药品生产企业和 1 家药包材生产企业日常监督检查，对良福制药有限公司生产的二类精神药品扎来普隆进行专项检查，检查频次均达到每半年不少于 1 次，特殊药品生产企业每季度不少于 1 次的要求，并将检查结果及时录入山东省食品药品安全“智慧监管”平台。对 2 家化妆品生产企业，所属辖区监管所已落实对化妆品生产企业的检查工作，检查频次均达到每半年不少于 1 次。2019 全年，药化械领域立案 84 起，罚没款 78 万元。

【监督抽检】 坚持监督抽验与监管执法相结合。根据历年日常监管、监督抽验、专项整治、案件查办、不良反应监测、舆情反映等发现的突出问题和薄弱环节，加大抽验检测力度，重点针对问题多发企业、高风险企业、常见问题品种、高风险品种以及低价中标品种开展有针对性的监督抽验和风险排查，强化风险防控，严防发生系统性风险。2019 年抽检药品 38 批次，其中不合格药品 0 批。收集上报药品不良反应病例 989 例、医疗器械不良事件 198 例、化妆品不良反应 63 例。

【专项整治】 *药品*。开展疫苗专项检查行动，采用“双随机一公开”方式，对 21 家疫苗接种单位和 1 家疾控中心随机编组，执法人员随机组成 5 个专项检查组开展检查。在药品零售环节开展执业药师“挂证”专项整治、损害群众利益问题专项整治，累计检查药品零售单位 373 家次，警告 47 家次，责令改正 85 家次，收撤 GSP 认证证书 4 张。开展打击欺诈骗保专项督察。派出专业执法人员 5 人，执法车辆一部，并带队一个督导检查组积极参加督导检查，检查 3 家二级医疗机构，23 家一级医疗机构（12 家公立、11 家民营），134 家卫生室（诊所），67 家药品零售药店。

医疗器械。组织开展隐形眼镜、体外诊断试剂、免费体验方式非法经营医疗器械行为、互联网医疗器械经营等专项整治行动。在企业自查及整改的基础上，执法人员结合日常监管、风险分级、投诉举报及经营许可备案检查等情况进行重点整治，认真解决存在问题，努力保障医疗器械供应和公众用械安全。

【亮点工作】 与县卫健局联合开展疫苗监管培训，并联合对疾控中心和接种单位全覆盖检查；对医疗机构进行“打包式”检查。对梁山县人民医院、梁山县中医院等医疗机构进行“打包式”检查，重点对医疗机构的药房、药库、手术室和化验室等重点场所进行检查，查看药品及医疗器械的采购、贮存和使用等情况，实地督导药品不良反应监测上报工作，并结合芬太尼等特殊药品的专项检查，突出对毒、麻、精、放等特殊药品的监管，同时对医疗计量器具和收费情况进行检查。对在检查当中发现的问题逐一向医疗机构讲明，列出清单，要求其限期整改，并开展“回头看”活动。

党组书记、局长：李来茵
党组成员、二级主任科员：马利群
电话：0537-7321461
地址：梁山县新城区忠义路 1 号
邮编：272600

（撰稿：王心明　核稿：马利群）

济宁国家高新技术产业开发区

【概况】济宁高新区市场监督管理局，为济宁高新技术产业开发区管委会内设机构。区局内设 4 个职能科室和 1 个稽查大队，5 个市场监管所。区局核定编制 63 名，实有人员 51 名。2019 年，高新区有药品生产企业 9 家，药品批发企业 10 家，药品连锁公司总部 4 家，零售药店 137 家，医疗机构 201 家，医疗器械生产企业 10 家，医疗器械批发企业 140 家，医疗器械零售单位 59 家，化妆品生产企业 1 家。

【监督检查】 药品。药品生产环节健全完善监督检查、抽样检验、药品质量公告、不良反应监测协同联动机制，提高监管效能。加强注射剂、中药饮片、抽检中质量不合格等重点风险企业的日常监管，全年检查药品生产企业 20 家次，医疗机构制剂室 2 家次。药品经营环节加强对疫苗的监管，实行疫苗接种单位一季度全面检查，期间重点跟踪检查的方式，实现每个接种单位每季度不少于 1 次的检查频次。加强麻醉药品、精神药品经营企业监督检查，完成麻精药品经营企业检查 16 家次，累计监督销毁麻精药品 399 盒。加强药店、诊所药品质量监督检查，在检查现场及记录凭证合法合规的同时，借助药店监控录像，回顾检查其持续合规性，全年检查药店 440 家次，检查医疗机构 200 家次。

医疗器械。按照年度检查计划，依据医疗器械生产、经营质量管理规范，检查生产企业 10 家，经营企业 48 家，针对提出的问题督促企业全部整改落实到位，有效提升生产、经营企业质量管理水平，保障医疗器械质量安全。完成三类医疗器械经营许可、变更、延续现场核查验收 58 件。

化妆品。严格把关对经营单位证件是否齐全，销售的内容是否与营业执照上许可范围一致，对美白、染发、防晒、祛斑等特殊化妆品的经营和使用、普通化妆品包装、说明的宣传，是否夸大作用功效、是否存在无批文进口化妆品的经营和使用等方面为监管的重点。

【监督抽检】 2019 年，高新区基本药物抽检完成 114 批次，监督抽检完成 44 批次，完成济宁市局交办的评价性抽检 38 批次、中药饮片抽检 8 批次。上报药品不良反应监测报告 163 份，医疗器械不良事件监测报告 22 份，化妆品不良反应 23 份，药物滥用调查表 18 份。

【专项整治】 药品。开展药品零售环节损害群众利益问题、执业药师“挂证”、农村药品市场安全等专项整治，检查药品经营单位 230 家次，限期改正 56 家次，警告 14 家次，收回药品 GSP 认证证书 1 张。医疗器械。组织开展一次性使用无菌、植介入医疗器械专项整治和隐形眼镜及护理用液经营企业专项检查，检查相关经营企业 30 家，出具责令改正通知书 11 份，规范高风险医疗器械的经营行为。化妆品。开展《问政山东》曝光化妆品经营环节问题专项整治，检查化妆品专营、大型超市、美容美发店 74 家次，责令改正 2 家，警告 2 家。

【亮点工作】 充分利用高新区电视台等新闻媒体，宣传执业药师“挂证”问题、处方药销售等药品安全知识，利用“3·15”消费者权益保护日、安全用药月宣传活动，为公众发放药品安全知识科普读物 1000 余份；印发处方药安全消费警示 200 余份，精准传播安全用药知识，努力营造全区药械安全的良好社会氛围。

党支部书记、局长：徐恩秀
副局长：潘海波
电话：0537-3255721
地址：济宁市高新区海川路 9 号产学研基地 T2 楼 7 楼
邮编：272000

（撰稿：王文婕　王永涛　核稿：路昊）

济宁太白湖新区

【概况】 济宁太白湖新区市场监督管理局为太白

湖新区党工委、管委会内设机构，正科级规格，设置药品监管科（药械化工作人员 3 人），许庄市场监管所（药械化工作人员 2 人）、石桥市场监管所（药械化工作人员 2 人）。2019 年，全区无药品生产企业，药品零售企业 36 家；药品使用单位 70 家；医疗器械生产企业 1 家，经营企业 45 家；无化妆品生产企业，经营企业 102 家。

【监督检查】 按照市局工作部署，区局结合辖区实际，制定科学合理的年度日常监督检查计划，明确检查任务和检查重点，针对处方药不凭处方销售、执业药师"挂证"、购销渠道不规范、"七统一"执行不到位等监管顽疾，采用明查暗访、督导检查等措施，开展专项整治"回头看"，不断提升零售药店经营质量管理水平；加大对农村和城乡接合部药店、诊所及学校防疫物质抽检数量，做好不合格品核查处置工作。针对无菌和植入性医疗器械和疫苗质量安全，分别对辖区 3 家一级以上医疗机构、3 家疫苗接种单位进行全覆盖检查。对化妆品经营企业进行检查，确保企业符合化妆品质量认证规范。截至 2019 年底，在完成日常监督检查覆盖率要求的前提下，累计出动药品检查人员 266 人次，器械 116 人次，化妆品 124 人次。

【监督抽检】 强化监督抽检，加大信息公开力度，完成市局安排的药品、器械监督抽检工作。根据监督抽检任务，实施不同批次和频次的分类抽检，进一步增强抽检针对性、靶向性。加大抽检信息公开力度，督促企业落实主体责任。2019 年，区局安排组织药品抽检 15 批次，合格率为 100%，抽检信息均已公示。

【专项整治】 先后开展疫苗、中药饮片、不按处方售药、特殊药品、医疗器械"清网"行动、无菌植入医疗器械、隐形眼镜及护理液、婴幼儿化妆品等各类专项整治行动。各类专项行动中出动执法检查人员 186 人次，检查各类药械化生产、经营单位、使用单位 172 家次，责令整改 24 家次，立案处罚 1 家。针对发现的问题要求各相关单位立即进行整改，上交整改报告，防止问题反弹。

【亮点工作】 深入开展药品网格化监管，科学分布监管人员与区域，严格落实网格化监管，按"四定"要求，对网格内零售药店实施全覆盖监管。进一步规范处方药销售管理，方便消费者购药需求。探索推广应用线上问诊、远程审方，解决处方来源和处方审核问题，推进处方药零售监管、药店互联网电子处方应用、医院专业远程诊疗服务"三位一体"建设，逐步提高零售药店药学技术服务水平。推进信息化监管平台应用，做好各系统平台的信息录入、管理，实现日常监督信息及时上传，提高监管效能。指导（联合）两所，做好省局药品日常监管系统平台的应用，逐步实现药品"智慧监管"。

党委书记、局长：刘方彬
副局长：孙新天
电话：0537-6537113
地址：济宁太白湖新区新陈发展大厦 A 座 1 楼 4 区
邮编：272000

（撰稿：李彬　核稿：李晓丽）

泰安市

【概况】 2018 年 12 月，泰安市市场监督管理局组建成立，加挂泰安市知识产权局牌子，整合原工商、质监、食药监，以及知识产权、物价检查、商务执法、粮食执法等部门职责。内设 25 个科室、3 个直属局，开发区、泰山景区 2 个派出分局，所属事业单位 10 个，县（市、区）市场监管局 6 个，全系统在职干部职工 2223 人。局机关设置药品监管相关科室 2 个，分别为药品和化妆品监督管理科、医疗器械监督管理科。

截至 2019 年底，全市有药品批发企业 23 家，零售连锁总部 59 家，零售药店 2493 家，药品使用单位 3400 余家，其中：三级医院 12 家，二级医院 22 家，一级医院 99 家，疾病预防控制机构 8 家，接种单位 128 家；医疗器械生产企业 51 家，其中一类医疗器械生产企业 21 家，二类医疗器械生产企业 28 家，三类生产企业 2 家；化妆品生产企业 5 家，主要生产非特殊用途化妆品，总产值约 1200 万元。

【药品监管】 重点监管。对城乡接合部的药品经营企业、农村药店等加大检查频次，对含麻黄碱类特殊管理药品加大监督检查力度。对处方药不凭处方销售的突出问题，开展明查暗访，层层传导压力。坚持问题导向，按"四个一律"的要求，依法严厉查处重大违法违规问题。疏堵结合，帮助企业联系建立远程诊疗系统，指导企业建立慢性病档案，倡导零售连锁企业开办诊所，解决医疗电子处方不能流入到零售终端问题。对全市从事药品监管工作的人员开展检查技能培训，抽调 39 名业务骨干，分 9 个检查组，采取"以老带新""以干代训"的方式，对全市药品 59 家零售连锁总部开展交叉互查，延伸检查连锁门店 58 家，通过实操训练，提高监管执法能力。

监管联动。泰安市局依托社交软件，建立市、县、所三级微信监管群，市级群建到县级局分管局长和科室；县级群建到监管所；乡镇级监管所群建到每一个经营企业。整治工作开展过程中，能够实现监管信息时时共享、举报投诉快速响应、案件报送及时准确。监管群在传达上级指示精神、提高监管工作知晓度、收集监管信息、促进监管责任落实、增强整治工作实效等方面发挥重要作用。

药品抽验。2019 年，完成基本药物抽检 52 批，医疗机构制剂抽检 35 批；完成药品流通使用环节评价抽检 237 批，中药饮片专项抽检 181 批、日常监督抽检 124 批。对抽检不合格的 16 批次药品，均进行立案查处。

社会共治。市县局投诉热线实行“五合一”，实现“12315”一线对外，夯实药品安全监管的群众基础。组织开展企业内部自查行动，督促企业加强人员培训，倡导向社会公开承诺，通过作出自律承诺、签订有关责任书等方式，接受社会监督，构建起全社会共管共治药品安全的新格局。

【医疗器械监管】 **备案管理**。为保证一类医疗器械备案工作的公开、公平、公正，促进备案“速度”与“质量”的双提升，进一步规范一类医疗器械备案工作程序，所有备案均通过省局行政许可服务平台进行上报和审批，并将所有第一类医疗器械备案信息传送至省局数据库，提升监管效能和产品备案的公开化水平。严格备案后的监督检查，对新备案企业按照《医疗器械生产质量管理规范》进行全面监督检查，对发现的不规范问题严肃整改，对不符合备案要求的一律予以撤销。2019 年，核发一类医疗器械产品备案凭证 78 份，一类医疗器械生产备案凭证 2 份。

监管责任落实。制定《2019 年泰安市医疗器械生产、经营、使用单位监督检查计划》，进一步明确工作目标及重点监督检查内容，明确区域医疗器械监管责任人，使医疗器械监管工作落实有目标、有计划。

分类分级管理。依据医疗器械生产经营分类分级管理规定对所涉及企业有计划、有针对性、有侧重点地开展医疗器械生产、经营企业和医疗机构的日常监督检查，建立企业工作联系制度，随时了解企业生产经营情况、人员变更情况等。对检查中发现的问题，均通过跟踪检查督促企业整改到位。

违法违规处置。落实企业质量责任制度，与企业签订质量承诺责任书，进一步树立企业是医疗器械产品质量的第一责任人的意识。采取突击检查和跟踪检查的方法加强国家、省重点监管产品企业的监督检查，将违规行为记录和企业整改落实情况一并纳入企业监管档案。2019 年，出动执法人员 1500 人次，检查经营使用单位 793 家，警告、责令改正 106 家，立案查处 3 起，罚没款 14.2 万元，进一步规范全市医疗器械市场秩序。

监督抽验。制定抽验计划方案，按方案要求组织人员深入基层乡镇，对生产、经营企业及使用单位库存的产品进行认真检查抽验，确保抽验的针对性和覆盖面，并按时完成抽验任务。2019 年完成国抽 8 批次，省抽 59 批次。

【化妆品监管】 **监管规范化建设**。按照《全市基层保健食品化妆品市场监管规范化建设三年提升工程实施方案》要求，2019 年通过示范引导在全市持续推进规范化建设。截至 2019 年底，每个县市区均确定一个示范乡镇作为示范创建点，积极打造标准化的经营企业和监管模式，开展规范化监管对象和监管部门的双创建。

风险会商。召开 2019 年全市化妆品监管工作推进会暨风险会商会，分析研判化妆品生产领域中问题产品及问题企业的 3 个风险点、流通领域涉及重点场所和重点品种的 2 个风险点，深挖问题根源，制定 5 项防控措施。对存在问题较多的企业，增加检查频次，督促企业落实主体责任，守法诚信经营。

化妆品市场整顿。以农村、城乡接合部为重点区域，以大型商超、化妆品批发专营企业、美容美发店为重点单位，以美白祛斑、脱毛类、防晒、宣称祛痘抗粉刺类、面膜类为重点品种，开展专项检查行动。取缔化妆品经营企业 1 家，立案查处 16 起，罚没款金额共计 12.9 万元。

化妆品抽检。完成化妆品国抽 29 批次，省抽 66 批次，市抽 30 批。对 1 批不合格化妆品，依法查处。

【专项整治】 **药品**。组织对全市零售企业开展自查自纠，并进行全覆盖检查，依法严厉查处发现的违法违规行为，进一步规范药品市场秩序。检查零售药店 5029 家次，收回药品 GSP 认证证书 5 份，撤销药品 GSP 认证证书 5 份，立案查处 218 起，罚没款合计 51.65 万元。联合市行政审批服务局、市医疗保障局，制定印发《泰安市药品零售企业执业药师“挂证”行为专项整治工作实施方案》，共同治理执业药师“挂证”问题。行动期间，对存在问题的执业药师通报工作单位，注销执业药师注册证 266 份。全力抓好“四查”。自查，要求全市药品经营和使用单位对照专项整治要求进行自查自纠，查找问题，积极整改。检查，对辖区内涉药企业（单位）逐一检查。抽查，由市局分管领导带队，组成工作组进行抽查。稽查，对发现仍有药品经营使用单位存在违法违规行为，从严从重处罚。联合卫健部门印发检查方案，并组成联合检查组对疫苗使用管理进行专项监督检查。活动期间全市出动执法人员356人次，检查疾病预防控制机构及接种单位144家次。对检查过程中发现的问题及时反馈各县市区局，并及时通报同级卫生计生部门。对全市6家二类精神药品批发企业进行全面的检查，重点检查购销渠道、购买方资质审核，并抽取品种进行销售流向核查。经查，6家企业供货方、购买方资质齐全，购销渠道符合要求。对辖区内2家药品类易制毒化学品原料药经营企业开展监督检查，2家企业供货方、购买方资质齐全，购销渠道符合要求。

医疗器械。先后组织开展无菌和植入性医疗器械、医疗器械“清网”行动、打击非法经营使用眼视光医疗器械的违法违规行为行动专项整治，与企业签订质量安全承诺书，围绕重点区域，重点环节、重点品种展开检查。针对医疗器械“清网”问题，对辖区网络经营主体进行“建档管理”，实施线上业务网上巡查。

化妆品。开展“线上净网线下清源”专项整治，印发《开展化妆品“线上净网线下清源”风险排查处置工作的通知》，组织化妆品网络销售者开展自查自纠，对化妆品标签标识、索证索票、假冒商标等情况进行全面监督检查。全市出动执法人员2800余人次，监督检查单位1479家次，出具责令改正通知书85份，罚没款7.6万元。

【监管能力建设】 深入宣贯实施《药品管理法》《疫苗管理法》，加大人员培训力度；加强技术支撑能力建设，全面提升基层监管人员业务素质和监管能力。采取授课与实训相结合，加强模拟实操训练，提升检查技能。加强网格化监管，进一步完善微信监管群，加强作风建设，规范执法行为。积极探索实施“互联网＋药品”供应保障模式。使用山东省药品日常监管系统，及时录入监管信息，实现监管信息实时上传，推进“智慧监管”。

【服务医药产业发展】 在企业发展过程中坚持监管与服务相结合，在日常监管过程中，帮扶药品经营企业自查整改，及时发现问题并纠正到位，以质量安全促进企业发展。对企业重要岗位人员，特别是质量管理人员，加大培训力度，提高业务能力和质量管理水平，帮扶企业完善管理制度，提升食品安全管理水平。鼓励中小药品零售连锁企业进行兼并重组，帮助企业找出制约发展的各种因素，切实加强内部管理，培育有竞争力、规模化的龙头企业，带动全市医药经济发展。以市场为导向，帮扶企业加强药事服务，延伸药品经营企业服务终端，从传统的卖药增强药事服务，加强对患者合理用药、安全用药、有效用药的服务。拓宽销售渠道，积极引进电商平台，企业自建远程审方平台，提升企业竞争力。

【监管创新】 提高执法能力。分三期对全市116个监管所的药品监管人员开展监管技能培训。采取“以老带新”“以干代训”的方式，抽调39名业务骨干，分9个检查组，对全市药品59家零售连锁总部开展交叉互查，锻炼执法队伍，提高执法能力。

三级监管网络。建立市、县、所三级微信监管群，市级群建到县级局分管局长和科室；县级群建到监管所；乡镇级监管所群建到每一个经营企业，实现监管信息时时共享、举报投诉快速响应、案件报送及时准确。

医疗机构医疗器械规范“提升年”活动。研究制定医疗器械风险管理等级评定试行细则，以风险管理为基础，按照风险评价指标划分使用单位风险等级，实施不同程度管理。风险等级从低到高划分为四个等级，相对应每年抽查一次、二次、二到三次。医疗机构评级结果作为年度制定监督检查计划的依据，同时与信用体系建设相挂钩，进一步提高医疗机构质量主体责任和安全监管责任意识，守住医疗器械安全底线。2019年初市局确定全市医疗机构三年规划规范目标，首先在三级医疗机构进行规范化试点，探索由事后被动应对向事前主动监管、由粗放型监管向精细化监管转变，进一步完善监管措施，做好医疗器械使用安全的风险防控措施。

医疗器械网络主体“建档管理”。为加强医疗器械网络销售企业的动态管理，进一步提升监管效能，制定印发《关于对医疗器械网络经营主体进行“建档管理”的通知》，明确建档管理的主体范围、建档管理的应用培训以及建档管理的巡查职责，对全市36家网络销售企业建档管理，方便线上业务网上巡查，提高医疗器械网络销售监管效能。

党组书记、局长：张京洲
党组成员、二级调研员：刘明、米文珂
党组成员、副局长：孙和新、赵东润、张斌、王自坦、刘秀文、孙洪英、杨树国、陈政
电话：0538-6987699
地址：泰安市泰山区东岳大街439号
邮编：271000
（撰稿：赵中阳　张为民　亓航　核稿：孙和新）

泰山区

【概况】 泰安市泰山区市场监督管理局，负责全区药品零售、使用环节及化妆品经营监督管理。设药品和化妆品监督管理科，行政编制2名，承担泰山区药品化妆品检查指导工作，具体日常监管工作由各市场监管所承担。2019年，全区有药品经营使用单位

1127家，其中，药品零售企业512家；二级以上医疗机构7家，民营医院8家。

【监督检查】2019年，泰山区局以疾病预防控制机构、疫苗接种单位，特殊药品、生物制品经营企业及基本药物配送企业，城乡接合部与农村地区的药店、诊所为重点单位，以疫苗、特殊药品、含麻黄碱类复方制剂、中药饮片、降糖降压类、心脑血管类以及处方药为重点品种，开展监督检查及上下游的延伸检查。

根据《2019年全区化妆品监督检查计划》，以批发单位、药店、美容美发店以及城乡接合部和农村地区的化妆品经营单位为重点单位，以易添加禁限用组分产品、高风险产品如婴儿和儿童用护肤品、眼部护理产品等为重点品种，重点针对进货渠道是否合法，是否执行索证索票及台账管理相关要求开展监督检查。

【监督抽检】针对国家和省抽检不合格的品种和心脑血管类药品等品种，切实提高抽检的针对性。对所有批发企业和非委托配送的零售连锁总部实施全覆盖抽检，对部分药品零售使用单位进行抽检，全年完成监督抽验62批。

【专项整治】在2018年专项整治开展的基础上继续开展中药饮片质量专项整治，全年检查涉药单位654家，出具责令改正通知书9家。2019年4月，按照泰安市局统一部署，与区医保局、行政审批局联合在全区范围内开展执业药师“挂证”行为专项整治，检查单位78家，出具责令改正通知书9家。6月，在全区开展药品领域损害群众利益问题专项整治工作，全体药店负责人500余人在区文化大厦参加部署会，邀请泰安市公安局泰山区分局食品药品环境犯罪侦查大队的政治指导员叶文斌为企业进行以案说法的警示教育。专项整治对不凭处方销售处方药、非法渠道购进药品、超范围经营等违法行为进行重点查处，检查药品零售企业485家，警告8家，出具责令改正通知书36家，查处11家。对辖区内1家疾病预防控制中心和18家疫苗预防接种单位开展现场检查，出动检查人员42人次。针对利用网络生产销售非法添加禁用物质化妆品、假冒化妆品等突出问题，进一步加强网络销售化妆品监管，严厉打击违法犯罪行为，净化线上线下化妆品市场环境。

【“5·25”爱肤日活动】泰山区作为泰安市化妆品安全科普宣传周“5·25”爱肤日活动的主会场，5月24日上午在泰安中百大厦门口举行活动启动仪式，活动期间，组织1家化妆品生产企业、20家化妆品经营企业、1家化妆品不良反应哨点单位（泰安市中医二院），设置展台30个，发放宣传资料500余份，通过科普宣传、皮肤病义诊、化妆品公益咨询等方式大力宣传化妆品从购买注意事项，引导消费者科学合理地使用化妆品，增强安全护肤意识。

党组成员、副局长（主持工作）：丁营
主任科员：张仁泽
电话：0538-6113829
地址：泰安市泰山区东岳大街48号
邮编：271000

（撰稿：王茜茜　核稿：张仁泽）

岱岳区

【概况】泰安市岱岳区市场监督管理局，负责全区药品零售、使用环节，医疗器械经营使用环节以及化妆品经营监督管理。设药品和化妆品监督管理科，行政编制2名，承担全区药品化妆品检查指导工作；设医疗器械监督管理科，行政编制2名，承担全区医疗器械检查指导工作，具体日常监管工作由各市场监管所承担。2019年，全区有药品零售（连锁）药店246家；一级以上医疗机构14家，三类医疗器械经营企业128家，二类医疗器械经营企业390家。

【监督检查】药品。2019年，岱岳区局以疾病预防控制机构、疫苗接种单位，特殊药品、生物制品经营企业及基本药物配送企业，城乡接合部与农村地区的药店、诊所为重点单位，以疫苗、特殊药品、含麻黄碱类复方制剂、中药饮片、降糖降压类、心脑血管类以及处方药为重点品种，开展监督检查及上下游的延伸检查。

医疗器械。对全区二级监管医疗器械经营企业实现2年全覆盖；对一级监管的医疗器械经营企业3年实现全覆盖。对全区二级和一级医院的监督检查每年不少于1次，其他医疗器械使用单位的监督检查每3年覆盖1次。

化妆品。根据《2019年全区化妆品监督检查计划》以批发单位、药店、美容美发店以及城乡结合部和农村地区的化妆品经营单位为重点单位，以易添加禁限用组分产品、高风险产品如婴儿和儿童用护肤品、眼部护理产品等为重点品种，重点针对进货渠道是否合法，是否执行索证索票及台账管理相关要求开展监督检查。

【监督抽检】针对国家和省抽检不合格的品种和心脑血管类药品等品种，切实提高抽检的针对性。对所有批发企业和非委托配送的零售连锁总部实施全覆盖抽检，全年完成监督抽验 62 批。积极配合省、市局加强药品评价抽验工作。完成国家、省、市级药品评价抽验 52 批。配合省局完成化妆品抽检 4 批次，完成医疗器械监督抽验 6 批。

【专项整治】 药品。在 2018 年专项整治开展的基础上继续开展中药饮片质量专项整治，全年检查涉药单位 806 家，其中药品经营单位 252 家，药品使用单位 554 家。4 月，在全区开展药品零售企业执业药师“挂证”行为整治工作，核查 132 家药品零售企业的执业药师从业情况。5 月，在全区开展药品零售企业违法违规行为专项整治行动，检查药店 246 家，警告 11 家，责令改正 36 家，查处 6 家。6 月，在全区开展药品领域损害群众利益问题专项整治工作，对不凭处方销售处方药、非法渠道购进药品、超范围经营等违法行为进行重点查处，检查药品零售企业 236 家，药品零售连锁企业 10 家，警告 26 家，责令限期改正 37 家，查处 24 家，罚没款 2.83 万元。由区市场局、区卫健局、区卫生计生执法大队成立联合检查小组，对辖区内疾病预防控制中心和疫苗预防接种单位开展现场检查，出动检查人员 36 人次。

医疗器械。对全区网上销售医疗器械的业户配合各市场监管所进行全项目检查，7 家企业全部上交自查报告。开展眼视光产品、隐形眼镜及护理用液专项检查，对辖区内眼镜市场、眼镜店、隐形眼镜经营企业、学校周边饰品店、小商品市场进行“拉网式”检查，检查经营隐形眼镜及护理用液企业 12 家。开展无菌和植入性器械专项检查，由局分管负责人召开会议部署安排，以会带训，以监管所为单位完成集中约谈、全面自查。全年检查生产企业 1 家、经营企业 69 家、二级医疗机构 2 家、一级及以下医疗机构 100 余家。

化妆品。开展化妆品“线上净网线下清源”风险排查处置。在大型商场设置化妆品宣传展板，发放化妆品知识及使用安全手册等方式进行广泛宣传，在辖区内生产企业、非特备案的委托生产企业、销售化妆品的大中型商场、连锁经营的实体店、化妆品专营店开展网络销售化妆品行为的排查。

【亮点工作】 实战实训，提升基层药化监管能力。开展集中培训，由有经验的药化执法人员根据检查经验精心准备课件，对基层监管人员进行专业知识培训；开展实地教学，由经验丰富的执法人员带队，随机对辖区内的药品经营使用单位进行现场检查，进行实地讲解；开展实训，选派基层监管人员对药品零售连锁总部及门店的交叉检查，强化培训效果。

党组书记、局长：李恒刚
党组成员、副局长：翟志敏
电话：0538-8563902
地址：泰安市岱岳区吉祥路 8 号
邮编：271000
（撰稿：林蔚然　杨惠　核稿：侯宏林）

新泰市

【概况】 2019 年 1 月 14 日，新泰市整合新泰市市场监督管理局、新泰市食品药品监督管理局职责，组建新泰市市场监督管理局，内设药品监督管理科（2 名工作人员）、保健品化妆品监督管理科（2 名工作人员）、医疗器械监督管理科（2 名工作人员）和不良反应监测科（1 名工作人员）；2019 年 3 月 31 日，根据新泰市委办公室、市政府办公室文件规定，新设立药品和化妆品监督管理科（3 名工作人员）和医疗器械市场监督管理科（3 名工作人员）。

截至 2019 年底，新泰市有药品生产单位 7 家，批发经营单位 4 家，零售连锁单位 12 家，零售单位及门店 635 家，使用单位 634 家（三级医疗机构 3 家，二级医疗机构 5 家，乡镇卫生院及矿医院 35 家，村级医疗机构及社区门诊 591 家）；化妆品零售单位 523 家；医疗器械生产单位 1 家，经营单位 782 家（第二类医疗器械经营单位 622 家，第三类医疗器械经营单位 185 家），使用单位 634 家（同药品使用单位）。

【监督检查】 药品。制定日常监督检查工作计划，对药品生产、经营、零售、使用单位监管全覆盖，出动执法人员 1165 人次，检查市直医疗机构及诊所 102 家，乡村卫生室 547 家，药店 596 家，覆盖率 98%。药品经营单位签订药品零售企业质量安全承诺书 600 份。6 月 13 日，召开新泰市药械监管工作会议，辖区内药品生产、批发、零售、使用单位 710 人参会。11 月 29 日，召开《药品管理法》和《疫苗管理法》宣贯会议，药品生产、批发、零售、使用单位 700 人参会。

医疗器械。制定日常监督计划，检查各类经营单位 1248 家次，提出不合格项目 174 条，发现案件线索 9 件。组织新泰市医疗器械经营单位签订医疗器械质量安全承诺书，覆盖率达 100%。约谈 67 家高风险经营企业和 41 家隐形眼镜店。

化妆品。落实风险分级分类分层管理制度，构建以企业自查、日常检查、随机检查相辅相成的工作体系，检查直销产品经营门店、化妆品经营单位 232 家。联合新泰市人民医院、新泰市中医院举办“5·25”爱肤日暨化妆品安全科普宣传周活动，发放宣传材料 1200 份，回答群众咨询 150 人次。

不良反应监测。邀请专家开展专题培训，讲解药械监测平台使用、严重不良反应（事件）应对及风险信号挖掘与提取等内容，培训监测人员1200人次。2019年，收集药品不良反应报告1313例，医疗器械不良事件报告396例。

【监督抽检】 抽检药品146批次，其中国抽15批、省抽60批次、市抽71批次。省抽不合格2批次，其他均合格；抽检化妆品4批，无不合格产品；抽检医疗器械7批次，无不合格产品。

【专项整治】 药品。开展农村药品市场安全整治、药品零售单位执业药师“挂证”行为整治、药品零售单位违法违规行为专项整治、山东省中药配方颗粒研究试点、新泰市疫苗使用管理专项监督检查、严厉打击制售假冒伪劣药品专项行动、第二类精神药品经营环节专项检查等，收回GSP认证证书4家，注销药品经营许可证1家，立案查处9件。医疗器械。开展隐形眼镜及护理液专项检查、冷链管理和体验式经营专项整治、一次性使用无菌和植入性医疗器械专项整治、眼视光医疗器械整治、医疗器械生产和经营企业风险隐患排查治理、“清网”行动督导检查等，出具责令改正通知书57份。化妆品。开展化妆品经营环节风险排查整治、“线上净网线下清源”专项整治，查处化妆品案件12起。

【药品监管“123”工作法】 落实药品经营单位负责人季度例会一项制度，落实经营单位“第一责任人”和监管所“属地责任”两个责任，强化日常检查、GSP跟踪检查、“双随机”检查三类检查。“以查代训”工作法。由业务骨干组成检查组，在各乡镇与监管所联合执法检查，边查边学，以查代训，提高基层监管人员专业技能水平。

党组书记、局长：吴钦瑞
党组成员、副局长：王栋
电话：0538-725778
地址：新泰市青云街道东周路245号
邮编：271200
（撰稿：李栋　王云飞　郑传运　核稿：王栋）

肥城市

【概况】 肥城市市场监督管理局设置药品和化妆品监督管理科，现有工作人员3名，设置医疗器械市场监督管理科，现有工作人员2名，承担全市药品、化妆品、医疗器械生产、经营、使用环节的检查指导工作，具体日常监管工作由各市场监管所承担。截至2019年底，肥城市有药品生产企业6家，药品经营批发企业2家，零售连锁总部9家，药品零售企业469家；有医疗器械生产企业7家，其中一类生产企业1家，二类生产企业6家，医疗器械经营企业535家，其中二类器械经营企业457家，三类器械经营企业78家。

【监督检查】 加强对药品批发企业、零售连锁总部、上年度抽检不合格单位及接受过行政处罚单位的监管力度。全年检查各类药品经营使用单位920余家次，查办各类案件218起，罚没款共计35.83万元。加大对化妆品批发单位、美容美发店以及城乡接合部、农村地区化妆品经营单位的监督检查，重点检查易添加禁限用组分产品、高风险产品如婴儿和儿童用护肤品、眼部护理产品及近年来监督抽检不合格化妆品。科学制定《2019年全市医疗器械生产、经营企业及使用单位监督检查计划》，按照分级分类监管有关规定，落实属地监管责任，推进医疗器械质量管理规范实施。检查医疗器械生产企业11家，医疗器械经营企业2家，网络销售企业1家。

【监督抽检】 周密安排部署药品抽检工作，对有药品仓库的所有零售连锁总部实施全覆盖抽检，对批发企业、零售药店等用量较大的单位实施重点抽检，完成抽检62批次，未发现不合格药品。配合省局完成化妆品抽检5批次，重点检查修护类的护发产品及婴幼儿护肤产品，未发现不合格化妆品。严格做好辖区内医疗器械不合格风险防控、隐患排查等工作，配合泰安市局抽检医疗器械8批次。

【专项整治】 药品。开展中药饮片专项检查，严厉查处不合格中药饮片和非法生产经营中药饮片行为。检查药品经营、使用单位312家，出具限期整改通知书38份，抽检中药饮片11批次。开展零售企业执业药师“挂证”行为专项整治，召开药品零售企业行政约谈会议，全市药品零售企业逐一签订药品零售企业质量安全责任书。撤销1家零售企业GSP认证证书，查处未按规定销售处方药的零售药店30家。开展零售环节漠视侵害群众利益问题专项整治，组织4次药品经营企业暗访行动，对发现的不凭处方销售处方药的行为依法进行处罚。检查药品零售企业688家次，累计立案查处65家，出具责令改正通知书283份，罚没款22.06万元。部署开展疫苗专项检查，联合肥城市卫生健康局重点检查疫苗购进、收货、验收、储存、养护、出库、配发、运输以及不合格疫苗等管理制度制定情况，对违法违规行为及时督促整改。对全市28家疫苗接种及疾控单位进行全覆盖检查。

化妆品。开展化妆品“线上净网线下清源”风险排查处置工作，对化妆品网络销售者销售的违法产品，网上展示的违法产品信息及生产企业和产品虚假资质信息进行集中排查清理。此次行动排查网络销售企业 2 家，排查辖区内化妆品经营企业 240 余家。开展化妆品经营企业落实索证索票情况专项检查，加强进口化妆品及特殊用途化妆品监管，严厉打击非法进口、经营未经批准的特殊用途化妆品的行为。开展“安全用妆、点亮生活”科普宣传活动，通过安全讲座、发放宣传资料、微信公众号等进行宣传科普，着力提高公众对化妆品的正确认识，引导群众合理消费。累计发放宣传材料 500 多份，服务群众 260 多人次。

医疗器械。开展无菌和植入性医疗器械的专项检查，截至 2019 年 10 月，全市上交 96 份医疗器械经营企业自查表和 139 份医疗器械使用单位自查表，检查医疗器械经营企业 103 家，医疗器械使用单位 128 家，出具责令改正通知书 14 家，行政处罚 1 家。开展眼视光医疗器械专项检查，重点检查 21 家角膜接触镜经营企业、4 家角膜塑形镜经营企业以及 1 家提供视力矫正服务的眼科专科医院，出具责令改正通知书 1 份。

【基层能力提升】 采取多种方式着力提升基层一线的药化监管能力。年初开展集中培训，培训监管及专业相关知识；药品化妆品科与市场监管所一同开展药品开办现场核查和 GSP 认证工作，现场培训检查要点，其中药品开办核查 22 家，药品认证检查 26 家次；选派 9 名基层所人员及执法大队人员两次参加泰安市局组织的药品零售连锁总部及门店的交叉检查，通过实战快速成长。

党组书记、局长：辛培祥
党组成员、主任科员：楚红梅（分管药品化妆品业务）
党组成员、副局长：王涛（分管医疗器械业务）
电话：0538-3253053
地址：肥城市工业二路 075 号
邮编：271600

（撰稿：于霞　李光霞　核稿：楚红梅　王涛）

宁阳县

【概况】 宁阳县市场监督管理局组建于 2019 年 1 月，内设药品和化妆品监督管理科、医疗器械监督管理科，负责全县药品、医疗器械、化妆品的日常监管。药品和化妆品监督管理科、医疗器械监督管理科设置人员编制各 2 人。截至 2019 年底，全县有药品生产经营使用单位 803 家，其中药包材生产企业 1 家，医疗机构制剂室 2 家，药品经营企业 268 家，药品使用单位 532 家。全县有化妆品生产经营企业 480 家，其中，国产非特殊用途化妆品备案企业 6 家，化妆品经营使用单位 474 家。全县有医疗器械生产企业 3 家；第三类医疗器械经营企业 105 家；第二类医疗器械经营企业 271 家；各类医疗器械使用单位 547 家。

【监督检查】 宁阳县局深入推进规范实施年活动，开展药品经营使用单位和化妆品生产备案和经营企业监督检查和备案后检查；开展药品和化妆品不良反应监测工作和“5·25”爱肤日和安全用药月宣传工作。截至 2019 年底，医疗器械生产企业和冷链管理产品经营企业已全部符合质量管理规范要求，第三类医疗器械经营企业符合规范率已达到 90%。

【监督抽检】 2019 年，宁阳县局开展药品抽检 52 批次，结果全部合格；开展医疗器械抽检 8 批次，其中不合格 2 批；收集、审核、上报医疗器械不良事件报告 124 例；受市局委托开展第二、三类医疗器械经营企业现场核查 69 家；完成泰安市局组织的医疗器械飞行检查企业 5 家。

【专项整治】 开展药品零售企业执业药师“挂证”、药品安全方面损害群众利益专项整治、疫苗使用管理、《问政山东》涉及药品和化妆品问题产品排查、化妆品“线上净网线下清源”风险排查处置等专项检查。开展医疗器械“清网”行动、无菌和植入性医疗器械、隐形眼镜及护理用液、眼视光产品及近视按摩康复机构及个体口腔诊所等专项检查工作。2019 年，检查生产企业 3 家、经营企业 310 家、医疗机构 500 余家、个体口腔诊所 6 家，关停近视康复机构 1 户，签订承诺书 800 余份，责令改正 42 家，出动执法人员 3100 余人次。

【亮点工作】 在开展药品安全方面损害群众利益问题专项整治中，采取三项创新措施提升整治力度，推行阶段性专题部署。适时对整治重点工作进行督导和调度，并对专项整治工作进行再部署，确保整治有效衔接，全链条推进。推行药品零售企业专题约谈。按照整治进展程度，召开药品零售企业专题约谈会，对不同岗位人员进行集中约谈，提升涉药人员质量安全意识，约束企业经营行为。推行网格化监管。按照“定区域、定人员、定职责、定标准”的“四定”要求，将全县药品零售企业实施网格化监管，确保问题在网格内解决，风险在网格内消除。

党组副书记、局长：桑晨锋
党组副书记、主任科员：刘勇
电话：0538-5621028
地址：宁阳大道 1299 号
邮编：271400

（撰稿：邱爱华　刘华　核稿：李芳芬）

东平县

【概况】 2019年1月，原东平县食品药品监督管理局并入到新组建的东平县市场监督管理局，根据《东平县市场监督管理局职能配置、内设机构和人员编制规定》，局机关设置医疗器械市场监督管理科、药品和化妆品监督管理科，2个科室编制分别为2名。下设15个市场监管所，为其驻乡镇（街道）派出机构，负责各辖区具体监管工作。

【监督检查】 药品、化妆品。以各市场监管所为单位建立监管网格，细化监管巡查责任，构建“监管有人抓、案件有人办、市场有人巡、责任有人担”的网格化监管体系，提高药品、化妆品监管水平。认真开展药品和化妆品日常监管工作。组织所有药品经营单位签订药品安全承诺书，进一步强化企业第一责任人意识和风险防控意识。根据年初制定的日常监管计划，对东平县3家药品生产企业、2家药品批发企业、211家药品零售企业（药品零售连锁总部4家，药品零售药店207家）、1家化妆品生产企业、4家二级医疗机构、535家卫生室、诊所进行监督检查。

根据泰安市局的抽验计划，对药品经营使用单位进行监督抽验，共计监督抽检51批，均符合规定。配合省、市局对药品进行评价性、重点监督抽验共计78批次，检出不合格药品3批次，全部为中药饮片，已依法处理。配合泰安市局对东平县的化妆品生产企业、经营企业进行抽检，共计6批次，均符合规定。2019年度，组织上报药品不良反应报告571例，化妆品不良反应报告5例，药物滥用事件报告15例。

医疗器械。2019年，检查4家二级医疗机构、40家三类医疗器械经营企业、170家二类医疗器械经营企业。对隐形眼镜市场进行专项整治，立案查处3家，对隐形眼镜的购进验收、存放、销售记录进行规范，确保渠道正，质量好，去向明。受泰安市行政审批服务局委托，认真按照《医疗器械经营质量管理规范现场检查指导原则》，完成19家三类医疗器械经营企业的现场核查。新办第二类医疗器械经营备案证45家，变更医疗器械经营备案28家。

【专项整治】 药品、化妆品。2019年，先后开展药品零售企业执业药师“挂证”行为、药品零售企业违法违规行为、中药饮片质量集中整治、药品零售环节漠视侵害群众利益问题等专项整治工作，检查药品零售企业490家次，给予警告、责令改正132家，立案处理26家，收回GSP认证证书1家，撤销GSP认证证书2家。开展疫苗专项检查，对全县1家疾病预防控制中心、18家预防接种单位的疫苗质量进行检查，未发现重大问题。

医疗器械。开展医疗器械无菌、植入性医疗器械专项检查行动。按照省局《关于印发2019年全省无菌和植入性医疗器械监督检查方案》文件的要求，组织对辖区内经营、使用无菌和植入性医疗器械的单位进行专项检查，检查医疗器械经营企业109家，医疗机构205家，出具责令改正的32家。2019年，抽验使用单位医疗器械7批次，检出不合格医疗器械1批次。组织上报医疗器械不良事件报告89例。

【亮点工作】 2019年，东平县局在收集上报药物滥用事件报告过程中，主动出击，与东平县公安局缉毒大队形成信息共享机制。通过主动获取东平县公安局缉毒大队有关境内人员滥用药品类毒品的有关信息，整理上报药物滥用报告15例。在药物滥用报告收集整理方面位列各县（区）局之首。

党组副书记、局长：林昭宏
党组成员、副局长：冯殿光
电话：0538-2092700
地址：泰安市东平县城东山路23号
邮编：271500
（撰稿：马学环　宫以臣　核稿：李淑君）

泰安高新技术产业开发区

【概况】 泰安市市场监督管理局开发区分局是高新区改革后，于2020年3月13日由原泰安高新区市场监督管理局揭牌成立，为泰安市局派出机构。原食药局药品、医疗器械、化妆品监管等业务由监管三科承担。乡镇（街道）监管业务由6个食品药品监管所（市场监管所）承担，各乡镇（街道）所有19名监管人员。辖区现有药品批发企业5家，零售连锁总部4家，零售药店130家，药械使用单位284家，医疗器械经营企业157家，化妆品经营单位61家。

【监督检查】 2019年，检查药品批发企业5家，零售连锁总部4家，药店135家，药品使用单位155家，接种单位8家，医疗器械经营使用单位230余家，化妆品经营单位61家，出动执法人员1100余人次。

【监督抽检】 2019年，完成泰安市局药品监督抽检任务15批次。委托第三方抽检机构新泰市药品检验所完成区药品监督抽检303批次，其中不合格药品5批次，均移交高新区综合执法局立案查处。

【专项整治】 药品。开展执业药师“挂证”专项整治，成立工作领导小组，制定《泰安高新区食品药品专项整治工作实施方案》，联合区人事劳动局、综合行政执法局，印发《关于药品零售企业执业药师“挂证”行为整治的公告》200余份进行张贴，在自查整改基础上，检查药品零售经营企业126家，出动执法人员250余人次。开展中药饮片质量集中整治，成立由局主要领导任组长，分管领导任副组长，相关科室、各所负责人为成员领导小组。检查批发企业2家，连锁总部3家，药店98家，药品使用单位20家，限期整改11家。开展药品零售企业违法违规行为专项整治行动。结合执业药师“挂证”专项整治，检查药品零售企业116家，出动执法人员230余人次，限期整改65家，确保存在问题整改到位。开展药品安全方面损害群众利益问题专项整治工作，印发《关于印发〈泰安高新区食品药品安全方面损害群众利益问题专项整治方案〉的通知》，成立专项整治领导小组。检查药品零售企业135家，印制张贴承诺书300份，出动执法人员380余人次，限期整改66家。开展疫苗使用管理专项监督检查工作，印发《关于转发市市场监管局市卫健委〈关于转发全省疫苗使用管理专项监督检查的通知〉的通知》，在自查的基础上检查预防接种单位8家，出动执法人员20余人次。

医疗器械。加强对眼视光医疗器械监管，重点加强对眼视光医疗器械监管，规范市场秩序，严厉打击非法经营、使用眼视光医疗器械违法违规行为。医疗器械“清网”行动工作。对辖区内1家网络销售医疗器械企业进行重点监督检查。督促医疗器械网络销售企业履行主体责任和监管责任，妥善化解潜在风险隐患。开展无菌和植入性医疗器械监督检查工作，要求无菌和植入性医疗器械经营企业和使用单位完成自查工作并填写自查表。检查无菌和植入性医疗器械经营单位15家。

化妆品。开展化妆品“线上净网线下清源”风险排查处置工作，对化妆品网络销售者销售的违法产品，网上展示的违法产品信息及生产企业和产品虚假资质信息进行集中排查清理。检查化妆品经营单位69家，出动执法人员170余人次。

【风险防控促监管】 与多家抽检公司合作，开展药品安全风险分级相关工作，涵盖药品经营使用单位等业态，覆盖率达90%以上，采用“第三方服务采购，政府专项监管”的模式，实现基层管理方法和模式的创新。

党委书记、局长：杨和瑞
市场监管局高工：游玉林
电话：0538-8938712
地址：泰安高新区南天门大街中段原地税局大楼2楼
邮编：271000

（撰稿：袁野　核稿：朱利坤）

泰安泰山景区

【概况】 2019年，泰山景区药品监督管理工作由原泰安市泰山景区食品药品监督管理局具体负责，该局于2014年12月1日正式开展工作，由原泰山景区工商分局划转入5名行政编制组建，主要负责泰山景区内“四品一械”的监督管理工作。2019年，景区有药械经营单位33家，药品使用单位79家。

【监督检查】 全年检查药品经营企业165家次，覆盖率100%；检查医疗机构337家次，覆盖率100%；检查医疗器械生产和经营企业78家次，乡以上医疗机构23家次，全部为突击检查，覆盖率100%。在日常监管过程中，针对涉药单位存在的不规范行为，出具责令改正通知书12份。办理上级交办核查件3件，均按时进行回复。

【监督抽检】 完成基本药物抽验9批次；医疗器械抽验8批次。

【专项整治】 开展体外诊断试剂、无菌和植入类医疗器械专项检查。出动执法人员262人次，出动执法车辆92台次，检查医疗器械经营企业132家次、使用单位244家次，责令限期整改1家。开展中药饮片专项整治、含麻黄碱类复方制剂专项整治、疫苗等高风险药品专项整治活动。检查药品经营企业56家次，疫苗接种单位12家次，医疗机构55家次。认真配合泰安市局做好GSP认证工作、行政许可工作。辖区内有12家企业申请GSP认证（复认证）的材料，均顺利通过GSP认证检查组的现场检查。办理市局交办的行政许可事项17起（其中12起新开办药店验收，1起药店变更，2起医疗器械经营企业开办验收，2起医疗器械经营企业变更）。

【亮点工作】 根据《泰安市药品零售企业执业药师“挂证”行为专项整治工作实施方案》，要求景区33家零售药店对照《药品流通监督管理办法》《药品经营质量管理规范》要求开展自查，通过自查，4家药店及时变更执业药师。5月份组织执法人员对零售药店“挂证”情况进行检查，当场未发现有“挂证”行为。

局长：李军
电话：0538-8222818
地址：泰安市东岳大街 501 号
邮编：271000

（撰稿：刘洋　核稿：苏波）

威海市

【概况】 威海市市场监督管理局设药品监管内设机构 3 个：药品监督管理科、医疗器械监督管理科、化妆品监督管理科，设药品监管行政编制 8 名。负责全市药品、医疗器械和化妆品安全监督管理。药品监管所属事业单位 4 个：威海市市场监督管理综合执法支队、威海市食品药品检验检测中心、威海市药品不良反应监测中心、威海市医疗器械产品质量检验中心。有事业编制 46 名，参公编制 5 名。

威海市药品不良反应监测中心负责全市药品、化妆品不良反应和医疗器械不良事件及药物滥用监测工作。2019 年上报药品不良反应报告 3254 份，医疗器械不良事件报告 2219 份，化妆品不良反应报告 485 份。被省局、省卫生健康委评为“全省药品不良反应监测工作先进单位”，被省局、省卫生健康委、省公安厅和省司法厅评为“全省药物滥用监测工作先进单位”。

威海市有医疗器械生产企业 81 家，其中第三类医疗器械生产企业 28 家，第二类医疗器械生产企业 30 家，第一类医疗器械生产企业 23 家；医疗器械经营企业总计 3368 家，其中第三类医疗器械经营企业 886 家，第二类医疗器械经营企业 2482 家；医疗器械使用单位总计 2259 家，其中三级及以上医疗机构 9 家。

【药品监管】 全年完成药品生产企业 69 家次、药包材 22 家次、医疗机构制剂室 8 家次的现场检查；完成委托检验备案 8 家次、关键设施设备备案 5 家次、新增中药饮片生产备案 4 家次。完成药品经营企业 3948 家次、药品使用单位 1967 家次、疫苗使用单位 228 家次的现场检查。全面按计划完成药品省级和市级监督抽检工作，完成药品省抽 415 批次、市抽 700 批次，发现不合格药品 75 批次，均依法进行立案查处。

开展安全用药月活动。举办“两法”专题培训班，培训监管人员、药品从业人员、疾控中心和疫苗接种单位负责人 240 人。开展普法科普宣传。利用广播电视、平面媒体、网络等媒体，宣传“两法”规定、监管工作成效和群众安全用药科普知识，发布新闻宣传稿 28 条、科普宣传稿 8 条。开展药品安全及药品管理法进社区、进企业、进学校宣讲以及药品实验室开放日活动，对 2400 余名群众、科研人员进行药品安全知识宣传。开展安全用药及法律知识竞赛，利用威海市场监管微信公众号进行药品安全知识和“两法”知识有奖答题，先后有 3 万余人次参与答题。开展过期药品回收宣传活动，现场讲解过期药品危害，宣传过期药品回收工作，总计 70 余名群众参与活动。

【医疗器械监管】 印发《2019 年威海市医疗器械经营企业监督检查方案》《2019 年威海市医疗器械使用单位监督检查计划》，全市总计检查经营企业 1976 家次；检查二级以上医疗机构 30 家，覆盖率 100%；检查乡镇及以上医疗机构 64 家，覆盖率 100%；个体诊所、卫生室 706 家；医疗美容机构 19 家，覆盖率 100%。责令改正 227 家，处罚 19 家，罚没款 15.1 万元，警告 25 家。市局检查生产企业 144 家次，覆盖率 180%；检查需冷链管理经营企业 40 家，覆盖率 100%；三级以上医院 9 家，覆盖率 100%；抽查小诊所 41 家，抽查隐形眼镜和其他经营企业 35 家。生产环节发现问题 448 个，经营使用环节发现问题 522 个，经“回头看”跟踪检查，所有问题均整改完毕。

*无菌植入和大型医疗器械、农村医疗器械市场专项整治。*印发《2019 年威海市无菌和植入性医疗器械及在用大型医疗器械监督检查方案》《威海市农村医疗器械市场专项检查方案》，全面排查，不留死角，检查医疗器械经营使用单位 540 家，责令改正 48 家，警告 7 家，全面加强风险防控，保障医疗器械质量安全。

*医疗器械“清网”行动。*印发《2019 年威海市医疗器械“清网”行动方案》，对 35 家网络销售医疗器械企业进行全覆盖检查，对 55 家相关医疗器械经营企业进行延伸检查，责令改正 26 家，对国家网络监管平台移交案件及时处理，切实规范网络销售企业的医疗器械经营行为，取得明显成效。

*优化营商环境。*完成 260 家企业的医疗器械经营许可现场核查工作。完成 65 家次的医疗器械生产许可现场和产品注册现场核查工作，关闭缺陷项 176 个，企业的质量管理水平得到进一步提升。完成 11 家生产企业 166 批次的注册检验样品现场封样和真实性核查工作。为 61 个产品开具出口销售证明 305 份，促进产品出口。

【化妆品监管】 全年完成化妆品生产企业 36 家

次、经营单位870家次的现场检查。全面按计划完成化妆品省级和市级监督抽检工作，完成化妆品省抽81批次、市抽145批次，发现禁限用物质超标、化妆品成分与配方或标签不符化妆品7批次，均依法进行立案查处。

开展化妆品宣传周活动。利用网络、微信公众号、报纸等平台发布宣传视频、科普动画、科普知识。组织“5·25”爱肤日化妆品安全知识宣传活动，发放宣传资料2000余份。开展化妆品安全知识进商场、进企业活动，分发化妆品安全手册等宣传资料320余份。开展化妆品检测实验室开放日活动，邀请120余名消费者走进实验室，现场演示检验过程，讲解安全常识。

【专项整治】 在药品生产、经营和使用环节，开展中药饮片、医疗机构制剂、芬太尼等特殊药品、百日行动期间农村药品市场、疫苗使用管理等专项整治。在化妆品生产经营环节，开展违法宣称非特化妆品、标识标签和台账管理、“线上净网线下清源”等专项整治。在药品零售环节，开展损害群众利益问题专项整治，重点整治执业药师“挂证”、不按规定销售处方药、非法渠道购进药品等违法违规行为。全市检查药品零售企业3877家次，检查覆盖率210%，警告处罚584家，责令限期整改1023家，立案查处455起，移交公安机关1起，罚没款81.37万元，撤销GSP认证证书70张，收回GSP认证证书17张，查实执业药师“挂证”24名，收撤证情况在威海市监局官网进行公告曝光，并通报市医保部门、市卫生健康委或医疗机构，7家连锁总部主动申请优化重组，135家企业主动申请注销药品经营许可证，188名执业药师主动注销执业药师注册证。

【服务医药产业发展】 按照《威海市鼓励仿制药质量和疗效一致性评价工作专项政策》，2019年兑付迪沙药业集团有限公司上年度3个完成体外一致性评价、1个完成人体生物等效性试验的品种125万资金补助。

【综合行政执法】 推进行刑衔接。依托原食药局、市公安局、市检察院、市法院、市食安办等五部门制定印发的《关于建立食品药品行政执法与刑事司法衔接工作机制的意见》，针对涉刑案件调查处置、邮寄送达法律效力认定等问题，出台指导意见。联合举办“两法”衔接工作培训会，邀请最高院及省高院等专家来威授课。主动做好公安机关假药认定工作，发挥技术支撑作用，2019年向公安机关出具关于药品认定的函22余份。联合公安部门开展美容机构和城乡接合部药品市场专项整治行动，检查药品经营单位、美容诊所152家，移交公安机关案件5起，抓获犯罪嫌疑人9人，查处涉案金额23.5万余元。

开展打击制售假劣药品专项行动，全市检查涉药械单位766家，其中，单体药店302家，个体诊所219家，其他药品及医疗器械经营使用单位245家；查处案件65起，涉案货值金额3万余元，撤销药品GSP认证证书3件，移送公安机关案件5起。开展互联网制售假药违法行为专项执法行动，全年排查线索249条，查处案件5起，涉案货值金额47.03万元，罚没款金额19.72万元。

【药品检验检测中心建设】 威海市食品药品检验检测中心药检中心是威海市局下属公益一类全额拨款正科级事业单位，前身为威海市药品检验所。药品检验中心主要展资质认定范围内药品质量检验工作及科研工作，指导本辖区内药品生产、经营、使用单位质量检验机构的业务技术工作、协助解决技术疑难问题并培训有关的专业技术和管理人员。中心有管理及实验室面积1680平方米，药品检验仪器设备总值1000余万元。药检中心在建实验室设计为5层，其中1-4层为实验区域，5层为设备层，总面积6640平方米，土建工程已完工，处于实验室装修和仪器设备采购阶段。

2019年，药品检验中心依照基本药物专项抽验计划及补充抽检计划和山东省药品质量风险监测实施方案，抽样202批次；协助省食品药品检验研究院完成药品国抽、飞行检查等计划，总计抽样118批次；协助威海市局完成使用环节评价性抽样、日常监督抽样等总计632批次；指导南海新区抽样10批次。按照省、市抽检计划及相关要求，合计完成药品检验1323批次（含委托检验72批次），抽检批次较上年增加11.4%。其中完成市级抽检700批次，检验批次与上年持平，全检工作量增加166批次；完成省级抽检551批次，较上年增加30.6%，全检率95.28%。检验准确率达到100%。

【重大主题宣传】 化妆品安全科普宣传周活动。以“安全用妆，点靓生活”为宣传主题，组织开展进商场、进企业、“5·25”爱肤日进广场及实验室开放日等12项现场宣传活动，参与群众达1万多人次。通过网络、微信公众号、报纸等平台发布宣传视频、科普动画、科普知识，及时推送国家局相关政策，《威海日报》《威海晚报》、威海电视台、广播电台等媒体进行集中报道12条，威海电视台《直播威海》《生活有道》等进行专题报道。

安全用药月宣传。以“安全用药 良法善治”为主题开展安全用药月宣传活动。举办《药品管理法》《疫苗管理法》“两法”专题培训班，开展药品安全进社区、进学校、进企业、进实验室宣传15次，参与人员3万多人次；开展安全用药及法律知识竞赛、过期药品回收宣传活动，群众现场送交过期药品400余盒。利用广播电视、平面媒体、网络新媒体等渠道发布新闻宣传28条、科普宣传8条。

专题宣传发布。组织召开药品零售环节专项整治工作媒体通气会，邀请《威海日报》《威海晚报》、威海电视台、威海广播电台、大众网等媒体参加。通报2019年5—12月，威海市局组织开展的不凭处方销售处方药、开架销售处方药、执业药师"挂证"行为等13项重点专项整治情况。威海市级主要媒体进行广泛报道。

新闻媒体交流合作。与《威海日报》《威海晚报》、威海电视台、广播电台、大众网等媒体深入合作，对威海市市场监管系统开展的药品安全监管工作进行全过程报道；与媒体建立定期交流工作机制，邀请媒体选派2名优秀记者在市局驻站进行新闻采访和新媒体采编工作，全年通过媒体、微信报道药品医疗器械安全工作200多次。

科普宣传活动。针对与群众生产生活紧密相关的药品安全常识和社会关注的热点焦点问题，围绕药品、化妆品、医疗器械安全等内容，全年开展进社区、进学校、进企业、进农村科普宣传活动68次。联合电视台制作播出3期专题宣传片，组织开展药品安全知识有奖答题活动，发放奖金6600元，参与人数近5万人次。

重要典型报道。结合"不忘初心、牢记使命"主题教育，对漠视侵害群众利益药品安全整治行动进行重点报道，在报纸、电视、网站等传统媒体及微信、微博、新闻客户端面等新媒体开设《药品安全专项整治行动》等宣传专栏，对专项整治活动进行专题报道；通过播放警示片、以案说法，对药品零售企业负责人进行约谈和警示教育，提升规范经营水平。对撤销、收回GSP认证证书、执业药师"挂证"等药品违法案件及时进行曝光，强化药品安全社会监督，形成监管工作合力。

【监管创新】 *推行绩效评估和群众满意度测评机制*。委托第三方机构开展药品零售环节漠视侵害群众利益问题专项整治工作绩效评估暨群众满意度测评。从每个四级药品网格中随机抽取20%以上的零售药店进行暗查暗访，总计423家，涵盖所有连锁总部的门店，重点评估三级网格整治成效、各连锁企业及单体店处方药销售管理状况。同步开展药品安全群众满意度测评，以当面访谈、电话访问和微信投票等方式，获取有效问卷2535份，收集群众不满意事项5类89项。通过测算，威海市零售药店不凭处方销售处方药等问题比例7.1%，药品安全总体群众满意度91.3%，为进一步强化药品安全监管工作提供数据支持和方向。经验做法被省局推广，获威海市政府肯定性批示。

建立联合惩治执业药师"挂证"机制。与威海市人社局沟通，开发全市执业药师社保缴费查询系统，实时查询执业药师在威海市缴纳社保情况，对疑似"挂证"及新注册的执业药师通过系统予以确认其实际工作单位，从源头防止执业药师"挂证"行为；与市卫生健康委联合治理执业药师"挂证"行为，倒逼药店主动变更执业药师，226名执业药师主动注销注册。

推行"下沉一线"机制。将"下沉一线"主动发现问题数、立案查处数纳入业务科室及各区市局年度考核。将"下沉一线"和一线教学相结合，加强对基层执法队伍的一线现场"传帮带"。全年利用暗查暗访、交叉飞行检查、"回头看"督导检查等方式督导检查745家药械化单位，其中威海市局主要负责人带队调研督导零售药店84家。

党组书记、局长：傅世涛
党组成员、副局长：鲁晓成、孙民、林乐国、
王振勇、傅世强、王桥、
邵全启
党组成员、副局长、综合执法支队支队长：王琦
电话：0631-5231616
地址：威海市海滨南路49号
邮编：264200

（撰稿：宋宜纯　核稿：赵建波）

环翠区

【概况】 2019年1月，组建威海市环翠区市场监督管理局（挂威海市环翠区食品安全委员会办公室牌子），为区政府工作部门。药品、医疗器械、化妆品监管由科室、所、队共同负责管理。设内设机构药品和医疗器械监督管理科，有工作人员3人；派出机构为8个乡镇（街道）市场监管所，核定行政编制48名；环翠区市场监督管理综合执法大队为副科级财政全额拨款事业单位，核定编制21名。

截至2019年底，环翠区内登记药品经营单位280家，其中连锁门店245家，药品使用单位310家。

【监督检查】 2019年，累计检查药品、医疗器械和化妆品经营使用单位1085家次，出动执法人员2000余人次，限期整改120家，办理药品案件64起，化妆品案件9起，医疗器械案件2起。

【监督抽检】 2019年完成药品监督抽验90批次，化妆品抽检20批次，医疗器械抽检6批次。其中药品不合格报告7份，全部进行处理。

【专项整治】 开展非法经营中药材和中药饮片专项整治、疫苗专项检查、医疗美容专项检查、无菌和植入性医疗器械及在用大型医疗器械专项检查、隐形眼镜专项检查等专项检查 14 次。

针对《问政山东》曝光的药品、医疗器械和化妆品领域存在的问题，重点开展损害群众利益专项整治工作。处罚未凭处方销售处方药案件 10 起，其他案件 33 起。收回 GPS 认证证书 2 家，撤销 GPS 认证证书 5 家。15 家药店主动注销药品经营许可证。

2019 年度，根据实际不良反应监测结果，总计上报药品不良反应监测报告 206 例，药物滥用监测报告 210 例。

【亮点工作】 药品、医疗器械和化妆品主题宣传。"5·25"爱肤日，在威高广场开展主题为"安全护肤，美丽人生"的化妆品宣传活动；6 月 26 日国际禁毒日，联合环翠公安分局等各禁毒委单位在威高广场开展主题为"健康人生，绿色无毒"的主题宣传活动；在安全用药月活动期间，联合威海市食品药品检验检测中心开展"药品技术服务进基层，易混淆中药饮片的验收"活动，联合威海市药品不良反应监测中心开展药物滥用宣传活动等。通过广泛宣传和引导，提高广大群众对药品、医疗器械和化妆品知识的了解，提高维权意识，形成社会共治的良好氛围。

执法能力提升。应对改革后人员变动、监管能力不足的问题，2019 年 2 月，开展业务大学习活动，通过组织形式多样的业务学习活动，引导和帮助广大干部丰富专业知识、提升专业能力、锤炼专业作风、培育专业精神，促使广大干部比学赶超，责任意识、工作标准、工作质量、工作效率明显提高，工作作风明显转变，工作落实更加到位。2019 年 10 月 29-31 日，2 名执法人员代表威海市参加山东省第七届药化械执法办案技能竞赛，威海市局获得第七届药化械执法办案技能竞赛团体三等奖，参赛选手个人获得"药化械执法技术能手"荣誉称号。

党组书记、局长：杨玉梅
党组成员、副局长：官玮
电话：0631-5307066
地址：威海市青岛北路 50-3 号
邮编：264200

（撰稿：李正杰　核稿：杨玉梅）

文登区

【概况】 威海市文登区市场监督管理局内设药品医疗器械化妆品监督管理科，下设综合执法大队，以及经济开发区、天福、环山、龙山、文登营、大水泊、高村、张家产、泽库、侯家、宋村、泽头、葛家、米山、界石 15 个市场监管所，实有工作人员 185 人，有行政编制 128 人。负责全区药品零售和使用环节、医疗器械经营和使用环节、化妆品经营环节的监督管理。2019 年，文登区局荣获全市药化械执法办案技能竞赛"团体一等奖"。建立科、所、队联动机制，发挥科室的指导协调作用，发挥大队的"拳头"作用，发挥基层所的主体作用，凝聚整体力量，提高监管效能。

文登区有药品生产企业 5 家，年度销售额 4.43 亿元，主要生产中药饮片、中成药、酒剂、原料药等；药品批发企业 3 家，年度销售额 11.83 亿元；药品零售连锁企业总部 4 家，年度销售额 2181.56 万元。药品零售企业 334 家，其中零售连锁企业 316 家、药品单体零售企业 18 家；第三类医疗器械经营企业 99 家，第二类医疗器械经营企业 317 家，药品医疗器械使用单位 306 家。

【监督检查】 2019 年，对全区 334 家零售（连锁）药店进行全覆盖检查，对 260 家医疗器械经营企业、289 家药品医疗器械使用单位开展检查，督促各单位进行自查，重点关注经营使用过程中的购销存行为，规范文登区药品医疗器械化妆品市场，提振监管效力，保障属地药械化安全。积极开展不良反应监测及上报工作，全年上报药品不良反应 867 份，上报医疗器械不良事件 432 例，上报化妆品不良反应 136 例，上报药物滥用 148 例。进一步完善药品医疗器械化妆品不良反应 / 事件监测工作各项制度，加强对监测上报单位的量化考核。

【专项整治】 2019 年，结合"不忘初心，牢记使命"主题教育，文登区局深入谋划部署推进损害群众利益、漠视侵害群众利益专项整治行动，先后开展农村及城乡接合部药品、中药饮片质量、严厉打击零售药店违法违规行为、执业药师"挂证"、芬太尼等特殊药品、药品经营企业 GSP 认证跟踪检查、严厉打击制售假劣药品、《问政山东》曝光问题排查整改、疫苗、无菌和植入性等医疗器械及在用大型医疗器械、医疗器械"清网"、角膜接触镜及护理用液、医疗美容机构及其他各类诊所医疗器械使用质量、化妆品"线上净网线下清源"、索证索票和台账管理等各类专项整治，净化文登区药品医疗器械化妆品市场，切实维护好人民群众的利益。

【监督抽检】 全年完成药品抽样 90 批次，其中合格 88 批次，不合格 2 批次，合格率 97%；医疗器械抽样 14 批次，其中合格 14 批次，合格率 100%；化妆品抽样 18 批次，其中合格 18 批次，合格率 100%。

【亮点工作】 建成文登区局“智慧监管”平台，设置基础数据库、监督检查、风险分级等功能模块，覆盖经营使用日常监管业务。通过信息化手段解决机构改革后监管工作中存在的一线执法人员不足、监管方式落后、闭环管理不到位等问题。移动执法端具备主体、证照、统计、检查表、法律法规查询等功能，自动对各类经营使用主体进行静态与动态相结合的风险等级分类划分，根据风险等级自动确定监管对象监管频次。“智慧监管”平台提高日常监管工作效率和工作规范性，使监管流程便捷高效化。

党组书记、局长：王永利
党组成员：刘志杰
电话：0631-8451595
地址：威海市文登区圣经山路 61 号
邮编：264400

（撰稿：郑小艺　核稿：田永建）

荣成市

【概况】 荣成市市场监督管理局内设药械（化）监督管理科、药械化中队，22 个市场监管所，统筹负责全市药品、医疗器械和化妆品流通、使用环节安全监督管理。药械（化）监督管理科及药械化中队各配备 4 名专业素质高、业务能力强、工作经验丰富的人员开展监管工作，各市场监管所内均设 1 名专职药械化监管人员，全面强化辖区内药品、医疗器械、化妆品安全监管。

全市有药品零售单位 443 家，其中单体药店 33 家，连锁药店 7 家，药械使用单位 660 家，化妆品经营单位 175 家。

【监督检查】 聚焦用药安全，在日常监管基础上，创新网格化监管、飞行检查等手段，紧盯高风险区域和薄弱环节，保障群众用药用械安全。关注农村用药安全情况，开展百日行动期间农村药品市场安全监管、农村医疗器械市场专项等检查活动，强化农村药品安全监管；以执业药师“挂证”、芬太尼等特殊药品、疫苗流通安全为重点，对药品零售企业、医疗机构及疫苗接种单位进行全面监督检查，严厉打击非法渠道进货、非法销售、执业药师不在岗销售处方药及疫苗储存条件不合格等违法行为，根据监督检查结果反馈，强化靶向监管，对重点单位进行“回头看”；推进医疗器械“清网”专项行动，进一步落实医疗器械网络销售企业主体责任意识；加大化妆品经营违法违规行为查处力度，杜绝假冒伪劣化妆品，对 55 家化妆品经营单位开展进口化妆品专项检查，对标签标识、进货票据、供货商及生产企业的资质、产品的合格检测报告和相关资质进行详细检查，严防不正当来源的进口化妆品进入市场，加强科普宣传，发布化妆品消费提示语 46 家，提升消费者安全用妆意识和自我保护能力。

【监督抽检】 坚持问题导向原则，挖掘潜在风险点，针对性开展监督抽检，按计划完成医疗器械抽样 17 批次，化妆品抽样 18 批次，药品抽样 90 批次，其中不合格中药饮片 15 批次。发挥不良反应事件报告和监测的前哨作用，评价上报药品不良反应信息 824 例、医疗器械不良反应 548 例、化妆品不良反应信息 109 例，药物滥用 177 例。

【专项整治】 开展药品零售企业漠视侵害群众利益专项整治，与医保、人社、卫健、公安等部门加强沟通协调，联合治理，因执业药师“挂证”行为注销药店 25 家，转为乙类非处方药店 21 家，撤销药店 GSP 认证证书 27 家，查实执业药师“挂证”4 名。全年立案查处药品零售环节违法行为 205 起，其中对荣成市康平医药有限公司第二十五药店违规销售处方药的违法行为予以顶格处罚 2 万元整，被省局列为正面宣传典型案例。开展疫苗使用管理专项监督检查，对全市 29 家疫苗接种使用单位每年至少 2 次全面检查，同时联合市卫健局对全市疾控中心和 15 家疫苗接种单位进行抽查，对存在问题的 5 家接种单位责令改正，并督导落实到位。

强化化妆品“线上净网线下清源”风险排查，检查商场及化妆品专（兼）营企业 175 家，其中网络销售化妆品企业 43 家，3 家化妆品电子商务平台经营者均完成自查自纠。

【亮点工作】 *网格监管抓实效*。将全市划分为三级网格，局机关作为一级网格，全市区域划分为 8 个二级网格，8 个党组成员任网格长，22 个监管所为三级网格，所长分别为网格长，每个药店都确定具体的监管人员，专人负责，实现监管无盲区。

培强选优育良将。在威海市药械化知识竞赛中，包揽团体优胜奖和个人第一名。积极组织业务骨干参加全省医疗器械监管培训班、全省药品 GSP 检查员培训班、全市医疗器械不良反应报告质量评估培训班、全省基层监管所人员培训班。与山东药品食品职业学院开展业务对接，就食品药品监管能力系列培训的目标、内容、形式、师资等具体情况进行细致交流，为开展更有力度、提升精准度的全方位培训打下坚实基础。

强化督导固成效。12 月，聘请威海德生技术监测有限公司对零售药店专项整治效果进行客观评估。发放调查问卷 500 份，暗访药店 100 家，进一步巩固

专项整治工作成效，防止整改问题出现反弹，确保公众用药安全。

党组书记、局长：张建华
党组成员、副局长：毕建军
电话：0631-7552608
地址：荣成市成山大道中段 8 号
邮编：264300

（撰稿：陈玉洁　核稿：王洪耀）

乳山市

【概况】2019 年 1 月，乳山市重新组建市场监督管理局，整合市市场监督管理局、市食品药品监督管理局（市食品安全委员会办公室）的职责，市科学技术局的知识产权管理相关职责，市商务局的打击侵犯知识产权和假冒伪劣商品、反垄断相关职责，以及市物价局的价格监督检查和反垄断相关职责。承担药品、医疗器械、化妆品经营、使用环节监督管理工作；监督实施药品经营质量管理规范、医疗器械经营质量管理规范；负责药品、化妆品不良反应及医疗器械不良事件监测有关工作；组织查处药品、医疗器械、化妆品经营、使用环节的违法行为；制定全市药械化监督抽样送检工作计划并组织实施；参与相关安全事故调查。局有在岗人员 266 人，其中机关事业单位人员 221 人、工勤人员 18 人、公益岗 27 人。

乳山市辖区内有药包材生产企业 6 家，药品批发企业 1 家，零售连锁总部 3 家，药品零售单位 278 家；医疗器械生产企业 3 家；医疗器械经营单位（经备案或者发放许可证的）234 家，医疗器械使用单位 489 家。

【监督检查】强化监管责任，落实企业主体责任。组织开展药械化日常监管，制定日常监督检查计划，组织人员对检查情况按照比例随机督导抽查。全面落实药品零售企业分级分类管理，严格现场验收标准；评定药品零售企业 2019 年分级标准，根据 A、B、C、D 4 个等级对药品零售企业进行差异化的检查频次。对全市的药品经营、使用单位进行监管网格划分，对辖区药品监管网格进行梳理汇总，细化为四级网格，责任到人确保不发生药品安全问题。2019 年检查各类经营使用单位 1000 余家次，出动执法人员 2000 余人。

加大监管力度，规范药品经营行为。在全市药品经营使用单位开展药品质量专项检查，严把产品购进、验收、销售、储存 4 个环节，保证药品质量。督促药品经营单位严格执行执业药师在职在岗，凭处方购买处方药等制度，保障用药安全有效。组织开展专业培训。对药品经营企业 GSP 检查和药械使用单位检查中存在的突出问题进行汇总分析，找出问题的症结，分行业、分批次的组织 3 次专题培训，提高药械经营者的法律意识和风险意识。

【监督抽检】2019 年乳山市局对辖区内的药品、化妆品开展日常抽检工作，对乳山市辖区内有仓库的零售连锁总部和其门店进行覆盖性抽检工作，并对市面上的重点品种进行抽检。2019 年抽检药品 90 批次、化妆品 18 批次，药品不合格 2 批次，化妆品不合格 1 批次，已处置完毕。2019 年总计退回 2018 年的有效样品 54 批次。销毁不合格药品 2 次，约 100 个品种，价值约 2 万元。监督乳山市疾病控制中心退回过期疫苗 4 批次。

【专项整治】2019 年，乳山市局先后组织开展执业药师“挂证”、药品方面损害群众利益、开展疫苗、特殊药品、中药饮片、损害群众利益、执业药师“挂证”、化妆品“线上净网线下清源”风险排查、化妆品标签标识、隐形眼镜、农村医疗器械、无菌和植入类医疗器械及医疗美容机构、其他诊所医疗器械使用方面等多个专项检查行动。2019 年全年药械化妆品方面处罚 56 家次，罚没款 40.4 万元。

【亮点工作】推行风险会商制度。2019 年，乳山市局借助药品方面损害群众利益的整治，每季度召开风险会商工作，由主要领导、分管领导、各基层所所长、药械科全体参加。主要传达和讨论阶段性的省、市局整治工作进展、乳山市局进展及下一步工作重点，理清阶段性工作目标。

坚持“四个一律”，实施严惩重处。2019 年，乳山市局对药品经营企业实施药品经营质量管理规范情况进行督导检查，抽取 65 家企业进行有针对性的检查。此次检查申请威海市局收回 GPS 认证 2 张、撤销 GPS 认证 6 家，主动注销药品经营许可证 13 家，降低经营类别 9 家，处罚违法违规单位 33 家，加强药品零售单位守法经营意识和风险认识。

党组书记、局长：马长江
副局长：孙丽杰
电话：0631-6652786
地址：乳山市北外环 12-1 号
邮编：264500

（撰稿：任志鹏　核稿：于文杰）

威海火炬高技术产业开发区

【概况】威海火炬高技术产业开发区市场监督管理局成立于 2013 年 12 月，下设的药品监管科和 4 个市场监管所负责全区药品、医疗器械、化妆品经营使用环节的监管；其中药品监管科在编人员 2 名，各监管所负责药品监管工作的在编人员 8 名。

【监督检查】 监督检查药品批发企业 5 家、零售连锁总部 8 家、零售药店 185 家、疫苗接种单位 7 家、医疗器械经营企业 170 家、化妆品经营单位 122 家，排查隐患 94 起，开展跟踪检查确保问题整改完毕。

【监督抽检】 完成市级药品监督抽样任务 60 批次，检出不合格药品 5 批次，不合格率 8.3%，稳居全市前三；完成器械省抽 17 批次及市抽 9 批次，全部合格；完成化妆品市抽 11 批次，全部合格。

【专项整治】 开展药品安全领域损害群众利益问题、漠视侵害群众利益问题、中药饮片、农村药品、特殊药品、执业药师"挂证"、疫苗、零售药店违法违规行为、农村医疗器械、无菌和植入性医疗器械、医疗美容机构、避孕套、装饰性彩色平光隐形眼镜、儿童青少年近视矫正机构、医疗器械"清网"行动、化妆品索证索票等 16 项专项整治行动，累计检查业户 400 余家次，出动执法人员 800 余人次，立案查处 29 起，报送工作信息和报表 50 余份，累计发现并整改问题 94 个，均要求整改并提交整改报告。

【亮点工作】 *积极作为，处方药销售监管难题有效破解*。由于现场检查的滞后性，很多药店会在销售完处方药后补一张"假处方"，从而隐藏"不凭处方销售处方药"的违法行为。高区创新监管模式，在对药店进行全覆盖"明察"的同时，采用"暗访"的方式深入药店，检查药店处方药销售情况，取得显著的效果。2019 年，高区局累计开展各种规模暗访 6 次，暗访药店 120 余家次，发现不凭处方销售处方药等违法行为 29 起，全部立案查处。10 月，省局进行的暗访中，辖区被暗访的 5 家药店未发现问题；11 月，威海市局聘请第三方机构对辖区 24% 的药店进行暗访，有问题药店 1 家，不合格率 2.3%，位居全市前列。

积极创新，群众购药难问题妥善解决。2019 年，针对零售药店没有处方不能销售处方药造成的群众购药难的问题，高区在全市率先提出"远程诊疗""远程审方"的概念，鼓励企业通过"互联网 +"实现医师开方、药师审方的全过程，并邀请先行企业现身说法、交流经验，取得良好效果。组织辖区药品经营企业到采用"互联网 +"新模式的企业进行观摩学习，使"互联网 + 监管"新模式顺利推广。2019 年，高区零售药店全部实现"远程诊疗"，基本解决群众购药难问题。

党支部书记、局长：兰涛
党支部委员、副局长：辛东波
电话：0631-5681102
地址：威海火炬高技术产业开发区文化西路 288 号
邮编：264200
（撰稿：闫庆波　核稿：于延平）

威海经济技术开发区

【概况】 威海经济技术开发区市场监督管理局设有药品监管科及 6 个市场监管所，负责药品、医疗器械、化妆品的日常监管，有在编监管人员 29 人。2019 年，经济技术开发区局切实履行市场监管职能，在药品、医疗器械、化妆品监管方面取得新突破，为建设"精致威海 • 魅力经区"贡献市场监管力量。助推迪沙药业集团有限公司研制进口仿制药，帮助企业获得政府奖励资金 125 万元。

【监督检查】 *药品*。对辖区 4 家药品批发企业及 7 家连锁总部、156 家连锁药店、10 家单体药店及全部医疗机构，进行"拉网式"的全覆盖监督检查。重点整治处方药不凭处方销售、执业药师"挂证"和非法渠道购进药品等违法违规行为。出具责令改正通知书 103 份，限期整改，逾期不改正立案处罚。全年查处药店私自迁址 1 家、超范围经营处方药 3 家、销售过期药品 3 家、未凭处方销售处方药 10 家。对于严重违反 GSP 要求的药店，申请威海市局撤销 GPS 认证证书 5 家、收回 GPS 认证证书 3 家。

医疗器械。检查医疗器械经营单位 191 家次，其中包含 13 家隐形眼镜销售单位；使用单位 172 家次，其中包含 5 家医美机构；出具责令改正通知书 15 份，警告 15 份。

化妆品。检查化妆品经营单位 131 家，查处违法行为 7 起。开展"5 • 25"爱肤日宣传活动，普及化妆品安全使用知识，提高公众对化妆品安全风险的科学认知水平。

【监督抽检】 按照省、市局要求，将日常监管和抽样检验相结合，完成药品抽检 60 批次，医疗器械抽检 13 批次，化妆品抽检 13 批次。其中对 3 批次不合格中药饮片分别立案查处。

【专项整治】 *药品*。开展农村药品市场安全监管工作百日行动、执业药师"挂证"行为专项整治、损害群众利益行为专项整治工作、芬太尼等特殊药品专项检查、医疗乱象专项整治行动及疫苗使用管理专项检查。对辖区内的单体药店和零售连锁总部进行约谈，要求企业限期更换所有非在职在岗的执业药师，对达不到处方药店标准的要求变更为非处方店或主动注销。

医疗器械。开展隐形眼镜专项整治、规范儿童青少年近视矫正工作及医疗器械“清网”行动，针对群众反响较突出的医疗美容整形行业，非法购进贩卖使用透明质酸钠、肉毒杆菌等问题开展专项检查。

化妆品。开展进口化妆品专项整治、索证索票和台账管理专项行动、“线上净网线下清源”专项整治，以乐天双子星进口商品交易中心为重点，科所协同配合，打击化妆品流通环节违法违规行为。

党组书记、局长：于政涛
党组成员、副局长：邹本明
电话：0631-5928700
地址：威海市青岛中路 106 号世纪大厦
邮编：264205

（撰稿：王雪洁　核稿：吴树德）

威海临港经济技术开发区

【概况】 威海市临港区市场监督管理局，内设药品监管科，科室 1 名公务员编制人员。辖区建有威高医疗器械产业园、山东威高药业股份有限公司分公司、威海临港区威高医疗器械产业园。山东威高药业股份有限公司临港分公司隶属于威高集团，占地 3.7 万平方米，主营药品和消毒产品，2019 年比上年度销售收入增 13%。拥有片剂生产线、硬胶囊剂生产线、软胶囊剂生产线和原料药生产线，共计 30 多个品种。公司还有消毒生产线，主要生产内镜产品和感控产品。

【监督检查】 2019 年，临港区局对辖区所有药品经营企业全覆盖检查；对辖区 6 家三类医疗器械经营企业（12 家三类医疗器械经营企业）、50 家二类医疗器械经营企业（共 65 家二类医疗器械经营企业）进行了日常监督检查；对镇级及以上药品医疗器械使用单位进行全覆盖检查。

【监督抽检】 2019 年，配合威海市局开展药品抽检 30 批次，其中 3 批次经检验为劣药，均已立案查处；配合市局完成医疗器械抽检 8 批次，未发现不合格产品报告；配合威海市局完成化妆品抽检 9 批次，未发现不合格产品报告。

【专项整治】 2019 年，配合威海市局完成《关于印发威海市市场监督管理局食品药品安全方面损害群众利益问题专项整治方案的通知》《关于开展全省疫苗使用管理专项监督检查的通知》《关于开展医疗美容机构及其他各类诊所医疗器械使用质量专项检查的通知》等 20 余项专线检查工作。

【亮点工作】 “3·15”晚会、《问政山东》播出后在省、市局专项文件印发前率先开展辖区药化械经营使用领域培训会议，并在年底威海市局开展的第三方工作测评结果中临港区为唯一单位零发现未凭处方销售处方药。

局长：张佳宏
副局长：于爱波
电话：0631-5588951
地址：威海临港经济技术开发区新芽广场西副楼 206 室
邮编：264211

（撰稿：王婧菲　核稿：于爱波）

日照市

【概况】 日照市市场监督管理局内设 26 个行政科室，其中，设药品市场监督管理科、特殊食品与化妆品监督管理科、医疗器械监督管理科 3 个行政科室，负责全市药品、化妆品、医疗器械的监督管理；设综合执法支队，负责相关领域综合执法，规范和维护市场秩序；设检验检测中心，负责药品、化妆品质量抽查检验、不良反应监测。市局机关行政编制 76 人，实有 121 人；工勤编制 5 人，实有 5 人。综合行政执法支队为副处级事业单位，编制 40 人，实有 42 人（参公 33 人、事业 9 人）。检验检测中心为正科级公益一类事业单位，事业编制 33 人，实有 40 人。

截至 2019 年底，全市有药品经营企业 1125 家，其中，药品批发企业 10 家，药品连锁企业 18 家，零售药店 1097 家（连锁门店 728 家，单体药店 369 家），使用单位 2313 家。全市医疗器械生产企业 45 家，其中一类 30 家，二类 10 家，三类 5 家；经营企业 1751 家，其中二类备案 1420 家，三类许可 224 家，隐形眼镜及护理液经营企业 76 家，体外诊断试剂经营企业 31 家，使用单位 2186 家，其中三级医疗机构 5 家，二级医疗机构 12 家，专科医院 10 家。全市登记在册的化妆品生产企业 2 家，主要产品为一般液态单元、膏霜乳液单元，年产值 800 万元，另有 1 家提出化妆品生产许可验收申请；有线下化妆品经营企业4744家，个体经营业户11287家，兼线上经营业户236家。

【药品监管】 *疫苗*。与市卫生健康委联合成立改革完善疫苗管理体制工作专班，制定全市改革完善疫苗管理体制重点工作任务台账；制定印发《加强药品（疫苗）安全风险管理工作实施方案》，完善应急处置、信息通报机制，加快药品电子追溯体系建设和落实疫苗召回程序等6方面重点工作；组织召开重点民生实事药品（疫苗）安全监管工作推进会，安排部署疫苗安全风险管理；联合印发《关于开展全市疫苗使用管理专项监督检查的通知》，开展对疾控部门和疫苗接种单位监督检查，检查98家，对相关问题责令限期整改。

药品经营及使用。全年检查药品经营使用单位2895家次，实现对药品批发企业、连锁企业、一级以上医疗机构检查全覆盖。约谈药品经营企业44家，警告173家，限期整改260家，注销药品连锁公司2家、连锁门店9家，收回GSP认证证书7家，撤销GSP认证证书16家，立案查处352起，移交公安6起，罚没款114.13万元。

特殊药品。加大特殊管理药品的检查力度，联合药品零售企业和药品使用单位，开展药品安全知识进社区、进学校、进农村、进商超、进市场“五进”活动，宣传特殊管理药品销售使用政策，提升群众安全用药意识；开展药品规范经营相关培训，规范药品零售企业的购销行为，培训从业人员600余人次；制定印发《日照市芬太尼等专项检查实施方案》，对全市涉及特殊药品的药品经营使用单位采取“拉网式”检查，严查违法违规行为。

中药饮片。制定印发《日照市中药饮片质量集中整治工作实施方案》，加大对问题较多经营企业中药饮片监督检查和抽检力度，检查中药饮片经营使用单位352家，罚没金额3.82万元，中药饮片专项抽检156批，发现不合格中药饮片21批，移交稽查立案20起，移交公安部门1起，中药饮片质量得到提升。

三医联动。与市医疗、医保部门沟通协调，相互配合，召开联席会议，组织开展联合检查，建立信息互享机制，实现对违法违规经营使用单位联合惩戒机制。

【医疗器械监管】 2019年，日照市局立足监管实际和产业特点，着力提升全市医疗器械监管能力和质量管理水平，建立健全医疗器械监管质量保障机制、风险监测预警机制和行业发展机制，全市未发生医疗器械安全事件。全年检查医疗器械经营使用单位548家，其中经营企业358家，使用单位190家，发现问题328条，出具责令改正通知书181份，立案29起，结案18起，罚没款入库23万元。完成省局委托的1家四级监管企业、3家三类医疗器械生产企业、11家二类医疗器械生产企业、1家一类医疗器械生产企业，16家医疗器械生产企业的日常监督检查，发现问题83项。完成省局委托的沪鸽生物、日照爱信、天一生物、贝诺斯等7家企业的生产许可现场检查以及产品注册体系核查工作。配合省局完成1家高风险医疗器械生产企业的飞行检查。

【化妆品监管】 实现日常监督检查常态化，全年出动检查人员1375人次，检查化妆品生产经营1631家。完成经省局备案的非特化妆品经营企业备案54家次，开展现场核查20家次，严格落实备案经营主体的主体责任；开展化妆品“五进”宣传31场次，营造良好的社会共治氛围。在全省创新推出实施基层化妆品市场监管规范化“三个100建设”行动，对全省基层化妆品市场监管规范化建设三年提升工程的推进提供有效的借鉴经验。加强风险会商，全年开展化妆品风险会商2次，梳理出问题和风险点11个，根据风险会商，制定具体的监管措施，开展专项监督检查和监督抽检，提高问题的发现率和监管效能。

【专项整治】 *药品*。扎实推进药品安全方面损害群众利益问题专项整治，及时制定专项整治工作方案，围绕药品零售企业执业药师“挂证”、违规销售处方药、非法渠道购进药品、销售假冒伪劣或过期药品等整治重点，结合中药饮片、疫苗质量安全以及芬太尼等特殊药品集中整治任务，深入排查风险隐患，对检查中发现的问题严格执行“四个一律”，做到严查重处。专项整治期间，全市检查药品经营单位1515家次，覆盖率达100%，约谈药品经营企业44家，警告173家，限期整改260家，注销药品连锁公司2家、连锁门店9家，收回GSP认证证书7家，撤销GSP认证证书16家，立案查处352起，移交公安6起，罚没款114.13万元。

医疗器械。组织开展医疗机构呼吸麻醉保育检验等设备专项监督检查、医疗器械“清网”行动、无菌植入性医疗器械监督检查、隐形眼镜及护理液整治四项专项整治。累计出动执法人员1300余人次，检查生产企业5家，经营企业135家，使用单位190余家。责令改正企业230家，立案10起，罚没款5.2万元。

化妆品。结合《问政山东》曝光问题组织开展非法经营进口化妆品专项整治、美容美发机构洗染烫发类产品专项整治行动。检查各类进口化妆品经营业户125家，发现整改不规范经营问题63个，立案查处违法行为1起，公开曝光3件，公开曝光不合格化妆品抽检信息1起4批次，有效净化化妆品经营消费市场。

【监管能力建设】“基层药品规范提升年”活动。针对基层药品经营使用不规范问题多、监管专业人才缺乏等实际，在各区县分别选择一个乡镇，创新推行“三三四二”（突出“三个环节”，做到“三个确保”，落实“四个最严”，树立“两个典型”）工作法。按照“试点—推广—普及”三步走策略，在莒县夏庄镇先行召开现场会，组织交流观摩、对标学习，以点带面、逐步推开。在监督环节，做到工作流程标准化，确保监管责任落实到位。编制《药品医疗器械日常监管工作业务手册》，明确日常监管工作流程、检查内容、检查要求以及查处常见违法行为的法律依据，对监管执法人员提出“九会”要求：即会看店容店貌、看许可条件、看标签标识、看店内宣传，会查人员配备、查产品是否合法、查渠道来源，会业务指导、会检查办案，为基层监管执法提供全套的工作参照模板。在经营环节，做到经营行为规范化，确保企业主体责任落实到位。围绕乡镇（街道）卫生院、村（社区）卫生室、药店、个体诊所等基层药品监管重点，实现宣传培训全覆盖，指导从业人员依法依规经营使用药品。在使用环节，做到风险管控闭环化，确保药品质量安全。硬件方面，要求各乡镇卫生院对药房药库和乡村卫生室进行全面改造升级。软件方面，要求各用药单位严格药品进货查验和储运条件控制，全面加强特殊药品、急救药品、过期失效药品等管理，形成从购进到储存到使用的闭环式风险管控，确保用药安全。落实“四个最严”，树立“两个典型”。日照市局成立工作专班，按照“四个最严”工作要求，指导基层开展各类专项整治，并采取“四不两直”和交叉检查方式进行暗访督查。推行药品经营使用单位信用信息“就近公示”制度，及时通过新闻媒体公开发布或曝光，发挥正面典型的示范引领和对反面典型的惩处震慑作用，强化信用约束，鼓励社会监督。深入开展“放心消费，诚信药店”创建，对135家提出申请的药店进行严格审查，最终有85家列入首批“放心消费 诚信药店”公示名单。“基层药品规范提升年”活动期间，全市检查药品经营使用单位1380余家，责令改正84家，立案查处88家，罚没款12.866万元。

基层化妆品监管规范化“三个100建设”。为切实改变基层化妆品监管机构“不会管”、生产经营企业“不会干”、消费者“不会维权”的“三不”难题，2019年4月制定印发《“三个100建设”方案》，部署在全市范围内重点打造100家基层化妆品示范企业、培养100名基层化妆品监管业务骨干、建设100家化妆品安全科普宣传点，坚持以点带面、典型引路，统筹考虑城乡差异、业态分布数量等因素，选出有代表性的示范点，对照创建标准，从监管所、企业、社区三个层面，逐一进行问题梳理、培训指导和整改提升。截至2019年底，全市100名基层监管业务骨干、100家示范企业、100家科普宣传点基本到位，初步实现“所所都有专业人员、乡镇（街道）都有示范企业、镇镇都有科普宣传点”的工作目标。

技术支撑能力建设。加强实验室基础设施建设。投入资金140万元，建成280平方米标准规范药品微生物实验室，通过验收并投入使用。投入资金270万元，购置全自动微生物鉴定仪、溶出取样收集系统等13台（套）仪器设备。开展检验资质扩项。顺利通过药品、化妆品检验和洁净室环境检测扩项。检验资质增加23个方法、77个参数，其中药品检验15个方法、洁净室环境检测8个方法、化妆品检验77个参数，扩项后检验资质达到186个方法、197个参数，拓宽检验范围，提升技术支撑能力。

“两法”宣贯工作。12月1日，新修订的《药品管理法》《疫苗管理法》正式施行。为做好“两法”的宣贯工作，进一步提升药品监管执法能力，保证法律和行政法规的准确实施，12月6日，日照市局从北京邀请专家授课，举办专题培训班，全市市场监管系统200余名执法人员参加学习培训。另外，根据省局培训计划，分3批组织全市系统20余名法规人员和药品执法人员到济南进行《药品管理法》《疫苗管理法》培训。向各区县局分发省局印制的“两法”海报、折页和宣传手册3000余份，并组织张贴宣传。

【抽检及监测】监督抽检。2019年，日照市完成药品、化妆品检验965批。其中，药品864批，检出不合格3批，合格率99.7%；化妆品101批，检出问题产品4批，合格率96.0%。药品包括评价抽检138批，省级基本药物专项监督抽检25批；省级经营使用环节日常监督抽检75批；省中药饮片重点抽检96批；省中药饮片日常监督抽检40批；省药品质量风险监测抽检47批；地方监督抽检405批；其他检验38批。化妆品包括市抽检验100批，其他检验1批次。

药品不良反应监测。全年上报药品不良反应报告4348例，新的、严重的严报告1249例，占比28.73%；上报医疗器械不良事件报告1177例，其中严重报告118例，占比为10.0%；上报化妆品756例；收集药物滥用监测报告91例；挖掘药品不良反应风险信号8例、医疗器械4例；上报重点监测信息420例，撰写血液透析设备不良事件风险分析报告4份。

【监管创新】全市医疗机构呼吸麻醉保育检验等大型设备监管。建立设备台账、完善管理制度、健全档案资料、规范设备运行，保证临床医疗呼吸、呼吸麻醉、婴儿保育及检验等设备性能稳定、使用规范、数据准确、安全可靠。

“深入一线，服务基层”活动。结合“不忘初心、牢记使命”主题教育，根据基层实际需求，按照“干什么教什么、缺什么补什么”的原则，从市局抽调精干力量，组建首批15支基层服务队进驻15个监管所，开展为期一周的精准帮扶，在对一线监管工作进行督导检查的同时，点对点、面对面对基层监管人员进行业务指导和现场教学，帮助基层补齐能力短板、工作短板。

党组书记、局长：侯佃晓
党组副书记、副局长：安丰堂
党组成员、副局长：范文青、李慎征、王金枝、孙丽、张颂国、苑芳涛、刘涛
电话：0633-8816000
地址：日照市东港区北京路188号日照大厦
邮编：276826

（撰稿：赵悦清　核稿：李海霞）

东港区

【概况】 日照市东港区市场监督管理局设置药品医疗器械化妆品监督管理科，承担药品、医疗器械和化妆品经营、使用安全监督管理、标准管理、质量管理、上市风险管理及监督检查工作；设立药品不良反应监测中心，核定事业编制4名。承担全区药品不良反应、医疗器械不良事件、化妆品不良反应和药物滥用资料的收集、核实、评价、反馈、上报，以及监测方法的研究和交流工作；综合设立11个基层市场监管所，为区局派出机构，综合承担辖区内药品医疗器械化妆品监督管理工作。

2019年，东港区局坚持问题导向，以强化药品、医疗器械、化妆品监管、组织开展药品安全方面损害群众利益问题专项整治工作为主线，扎实推进药械化监管各项工作。2019年，检查药械化经营使用单位1766家次，责令企业限期整改157家，撤销药店GSP认证证书7家，办结案件59起。

【监督检查】 *加强组织领导*。召开全区药品暨药品基层规范提升年动员会议、药品安全方面损害群众利益专项整治工作会议，医疗器械安全工作会议等7次工作部署会议，对药品、医疗器械、化妆品监管工作进行安排部署，以会代训培训药械化从业人员、基层监管人员1600余人次。印发《东港区市场监督管理局2019年药品医疗器械化妆品年度检查计划》《东港区疫苗使用环节专项整治方案》《东港区医疗器械“清网”行动工作方案》等11个工作文件，为企业免费发放药品安全方面突出问题明白纸等宣传资料700余份。成立药品安全方面损害群众利益工作专班、疫苗安全工作专班等，采取周报告、现场督查、联合执法等形式，加强工作调度，开展督导检查11次，联合检查54次，召开专题会议4次。

强化工作措施。会同各所对全区乡镇（街道）18家疫苗预防接种服务中心进行全覆盖检查，印发文件将检查情况在全区范围内进行通报。组织开展医疗器械批发企业大摸排工作，以“不漏一户”为原则逐户摸排，全面掌握辖区内医疗器械批发企业经营、管理等的真实情况，注销“僵尸”企业4家。组织开展医疗器械“清网”行动、医疗机构呼吸机、麻醉机专项整治，突出解决网售医疗器械线上线下不一致、医疗机构医疗器械使用不规范等问题。组织开展化妆品“线上净网线下清源”风险排查和假劣化妆品专项整治工作。对辖区1家化妆品经营平台、78家网售化妆品经营企业进行排查。组织开展11月8日《问政山东》曝光问题整治工作。印发《东港区药械化专项整治工作方案》，对曝光的4个方面的问题进行专项整治，对存在的诊所无证配制制剂、医疗器械经营企业未建立进货查验制度2起违法行为进行查处。组织开展药品“沉网”行动，对全区药品经营企业进行随机抽查，及时排除安全隐患。

【监督抽检】 对全区一级以上医疗机构及重点监管单位的药品实行全覆盖抽检，抽检75批次，对1批次不合格药品进行立案查处；对体外诊断试剂、无菌医疗器械、隐形眼镜等高风险医疗器械进行专项抽检，抽检样品15批次；配合市局对辖区大型商超、化妆品专营店等重点区域进行随机抽检，抽检样品18批次。

【专项整治】 开展药品安全方面损害群众利益问题专项整治，重点对零售药店存在的执业药师“挂证”、不凭处方销售处方药等14个方面的问题开展集中整治，整治活动贯彻全年，覆盖全区所有药品零售企业。深化警示教育，通过召开警示教育大会、发布警示信息等方式，通报典型案例，以案说法，召开警示大会3次，发布警示信息8条。

【亮点工作】 *加强典型示范*。开展药品、医疗器械、化妆品示范创建工作。会同区卫健局统一标准、分步实施，推进涛雒药品安全示范镇创建工作；按照各所初审、提报，局审核报送的程序，第一批12家诚信示范药店报送市局；按照化妆品“三个一百”创建要求，在各乡镇（街道）打造25家化妆品示范店；鼓励企业充分发挥“互联网+”作用，15家药品连锁企业和部分单体药店开通远程诊疗。

凝聚监管合力。建立本级多部门、各环节协同配合工作机制，开展人社、医保、卫健、行政审批等部门的联合行动，会同卫健部门成立疫苗安全工作专班，

联合规范疫苗使用环节行为，统一标准，联合开展基层药品规范提升年活动；联合医保开展药店专项检查11家次，联合行政审批局对7家药品经营企业采取联合惩戒；通过国家企业信用信息公示系统，将行政处罚信息向社会进行公示。

党组书记、局长：秦伟
党组成员、二级主任科员：王学金
电话：0633-7912800
地址：日照市兴海路101号
邮编：276800

（撰稿：王凤华　核稿：王学金）

岚山区

【概况】 日照市岚山区市场监督管理局是区政府工作部门，为正科级，于2019年1月24日挂牌成立。全局行政编制60名（实有59名），事业编制42名（实有37名），行政工勤2名；内设10个职能科室；设立岚山头（前三岛）、安东卫、虎山、碑廓、高兴、巨峰、黄墩、中楼8个市场监管所，作为区局派出机构。

2019年，岚山区有药品生产企业3家，药品批发企业1家，药品经营企业159家；一类医疗器械生产企业2家，医疗器械批发企业1家，三类医疗器械经营企业5家，二类医疗器械经营企业180余家。医疗机构215家（二级医疗机构2家，一级8家，村卫生室181家，社会办医24家），其中疾控和疫苗接种单位11家。化妆品经营企业911家，美容美发美体美甲类店887家。

【监督检查】 2019年，岚山区局制定《岚山区药品规范提升年活动实施方案》，对药品经营使用单位安全风险隐患进行大排查大整治，加强对重点企业、重点环节、重点区域和重点品种的检查，及时化解风险。对辖区内药品经营单位重新进行调查摸底。开展疫苗专项监督检查。印发《关于加强药品（疫苗）安全风险管理工作实施方案》，对全区10家疫苗使用单位进行检查，都能严格落实疫苗管理制度。开展中药饮片专项检查。结合药品安全方面损害群众利益专项整治工作和药品抽检工作。重点检查中药饮片进货查验储存和销售环节的检查，对8家医疗机构和35家药店的中药饮片进行检查。开展“放心消费，诚信药店”创建工作。评选诚信药店10家。发挥示范引领、以点带面的积极作用，带动药品零售药店规范经营，不断提升管理水平和药品质量安全，打造放心的消费环境。

【监督抽检】 2019年，药品环节监督抽检50批次，医疗器械抽检9批次，化妆品抽检10批次。

【专项整治】 *漠视侵害群众利益专项整治。*印发《岚山区处方药销售专项整治工作方案》《岚山区市场监管局食品药品安全方面损害群众利益专项整治方案》，开展药品零售环节漠视侵害群众利益问题专项整治工作，重点加强对执业药师在岗执业、处方药销售的监督管理，出具责令改正通知书23份，立案处罚17起。

*药品零售领域专项整治。*深化网格化监管，成立4个区级、29个乡镇网格，针对疫苗、中药饮片、含麻复方制剂等重点品种，农村卫生室、城乡接合部等重点地区进行监督检查，立案处罚36起，收回GSP认证证书2家。开展“放心消费 诚信药店”创建工作，评选出诚信药店10家。*开展医疗器械领域专项整治。*印发《药械化市场专项整治方案》，开展隐形眼镜及三类医疗器械专项整治，排查眼镜店、饰品店69家，立案7起。*开展假冒伪劣化妆品专项整治。*检查化妆品经营户38户，立案处罚3起，销毁过期化妆品126瓶。

【亮点工作】 *“安全用药　良法善治”安全用药月宣传活动。*宣传活动进市场，联合南街农贸市场集中开展宣传活动，活动现场张贴禁毒宣传教育挂图，让公众了解新型毒品的严重危害，增强防范意识，发放药品安全知识宣传册200余份，并现场解答群众疑问。开展线上宣传。利用岚山市场监管微信公众号，发布合理用药、科学用药常识信息5条。并积极转发药品经营单位微信群，扩大影响力。借助企业电子屏，不间断播放“安全用药　良法善治　热烈庆祝新修订的《药品管理法》《疫苗管理法》12月1日正式实施”等宣传标语150余条。开展食品药品安全协管员培训。培训会上讲解药品安全知识，发放药品安全宣传材料400余份。开展假劣药品集中销毁活动。集中销毁假冒伪劣及不合格药品380公斤，共计40余箱，货值金额达2.1万元。

*“基层药品规范提升年”活动。*开展从业人员培训，规范经营使用行为。年初召开全区从业人员培训会议，与全区159家药品经营企业签订药品安全责任书，落实企业主体责任。持续开展专项整治，净化药械市场。以农村、城乡接合部、旅游景区、学校及校园周边、村卫生室等为重点区域，先后组织开展药品百日行动及疫苗、执业药师“挂证”、含麻黄碱类药品等专项检查。借助“3·15”消费者权益保护日开展宣传。设置假劣药品展示台，发放宣传资料、开展咨询等多种形式开展药品普法宣传。累计发放宣传资料2000余份，刊发、推送科普信息20余条，提升人民群众辨别假劣药品的能力。

党组书记、局长：何玉滨
党组成员、副局长：朱绍岐
电话：0633-2618607
地址：日照市岚山区岚山中路37号
邮编：276800

（撰稿：张伟　核稿：殷旭敏）

莒　县

【概况】莒县市场监督管理局设置药品市场监督管理科、医疗器械监督管理科、特殊食品与化妆品监督管理科3个科室，共计9人，其中行政人员编制6人，事业编制1人，其他2人。2019年，莒县现有药品生产企业1家，药品批发企业2家，连锁总部2家，药品零售企业389家，药品使用单位601家；医疗器械生产企业11家，医疗器械经营企业350家，医疗器械使用单位580家；化妆品生产企业1家，化妆品销售单位2384家，化妆品使用单位842家。

【监督检查】2019年，莒县局以“强化监管手段、突出三个环节”为重点，开展药品、医疗器械、化妆品生产经营使用单位日常监督检查和各类专项检查。检查药品、医疗器械相关单位847家，立案查处216起，责令改正68家，罚没款33.92万元。完成药品不良反应1506例，医疗器械不良事件397例，化妆品不良反应181例。

【监督抽检】莒县局按照省、市局2019年监督抽检计划和任务分配，认真开展年度药品、医疗器械、化妆品监督抽检工作，完成地方药品监督抽检60批次，医疗器械抽检11批次，地方化妆品监督抽检13批次，合格率100%。

【专项整治】药品。开展中药饮片质量集中整治、药品零售企业执业药师“挂证”行为整治、处方药销售专项整治、药品安全方面损害群众利益问题专项整治等专项整治行动，聚焦药品领域存在的突出问题，严厉查处违法违规行为，检查药品经营企业417家，立案查处207起，其中当场处罚100起，一般程序107起，累计罚没款26.22万元。

医疗器械。开展无菌和植入性医疗器械专项整治，重点对无菌和植入性医疗器械生产、流通、使用环节进行检查，突出检查覆盖面和案件查办，全年检查相关经营、使用单位400多家，立案查处8起，警告8家，责令改正12家。开展医疗器械“清网”行动整治行动，对网络销售器械行为实施全面检查，强化网络交易监管，坚持线上线下联动，进一步落实网络第三方平台主体责任和属地监管责任。开展彩色平光等隐形眼镜专项整治。结合《问政山东》暴露出来的违规销售隐形眼镜的问题，莒县局组织开展“五查活动”，严查违法违规行为，立案查处1起，罚没款5万。开展强化避孕套质量安全管理。莒县局重点检查辖区内各药品、医疗器械经营企业、医疗机构、商场超市、宾馆等重点涉械场所，重点查处无证经营、经营无证产品行为，发现未备案经营二类医疗器械单位7家，警告7家，责令改正15家。

化妆品。开展经营非法进口化妆品、染发类产品“一号多用”、来源不明及化妆品识等方面损害群众利益问题4个专项整治，检查化妆品经营单位2417家。落实问题整改536次，当场处罚324起，立案处罚2起。

【亮点工作】“基层药品规范提升年”活动。针对当前基层特别是农村地区存在的药品管理不规范，非法渠道购进药品、经营使用回收药品、过期药品等群众用药安全隐患问题，莒县局研究制定《莒县基层药品规范提升实施方案》《莒县基层药品规范提升行动实施细则》，进一步强化对乡镇、村卫生室、药店、个体诊所的整治、惩治力度，同时，开展药品示范乡镇创建工作，在夏庄镇打造规范药店3家，规范卫生院1家，规范卫生室2家。2019年10月25日，在莒县夏庄镇召开日照市基层药品规范提升现场观摩会。投资150万元建成莒县中药标本馆，收藏各类中药标本2000余种，被授予“日照市科普教育基地”。

“刘官庄镇化妆品规范化监管”模式。巩固提升基层化妆品监管规范化试点建设，莒县局认真落实刘官庄镇现场观摩会精神和《山东省基层化妆品监管规范化建设三年提升工程（行动）实施方案》要求，推动日照市局出台《日照市保健食品化妆品规范化监管“三个100建设”行动实施方案》，在全省推广刘官庄经验。继续发挥典型带动作用，巩固提升刘官庄经验，加大基层化妆品监管规范化建设力度，统一设计制作经营企业各项管理制度和记录，形成市场承担主体责任、政府实施精准监管、社会各界共管共治的化妆品安全监管模式，不断提升基层化妆品安全监管的规范化水平。全县打造化妆品示范企业100家，培养基层化妆品监管业务骨干100名，建设完成化妆品安全科普宣传点100处。

党组书记、局长：洪滔
党组成员、副局长：刘彦民
电话：0633-6216129
地址：莒县银杏大道91号
邮编：276599

（撰稿：邵长秀　核稿：刘彦民）

五莲县

【概况】 五莲县市场监督管理局内设药品、医疗器械、化妆品监管机构相关科室 3 个，分别为药品市场监督管理科、医疗器械监督管理科、特殊食品与化妆品监督管理科。截至 2019 年底，全局核定行政编制 128 名，上述岗位工作的行政编制人员 3 名。截至 2019 年底，五莲县有药店 96 家，医疗器械经营企业 76 家，药品、医疗器械使用单位 490 家，化妆品经营企业 150 家，化妆品使用单位 249 家（理发单位 146 家，美容美体单位 103 家）。

【监督检查】 **药品**。2019 年，五莲县局以执业药师“挂证”、未凭处方销售处方药、从非法渠道购进药品、经营使用过期药品等为检查重点，强化城乡接合部药店、个体诊所、村卫生室等重点区域，严格落实网格化监管责任，按照县乡分工实施全覆盖监管。强化培训教育，召开全县药品零售企业警示教育大会。对辖区内零售药店进行警示教育，安排部署辖区内所有药品零售企业进行自查自纠；对企业自查自纠情况进行汇总、分析，并将不认真自查自纠的 8 家企业列为重点监管对象；企业自查并整改结束后，督促其及时向社会作出公开承诺。按区域召开全县医院、卫生室（诊所）培训教育动员会议。对医院、卫生室（诊所）药品从业人员开展《药品管理法》《山东省药品使用条例》等法律法规培训会议，印发《药品使用须知》，与全县 490 家药品使用单位签订药品使用承诺书，解决不规范储存、使用药品等突出问题。召开县疾控机构、全县各疫苗接种点疫苗管理负责人培训会议。集中培训《疫苗管理法》《山东省疾控机构和预防接种单位疫苗销毁工作程序（试行）》《疫苗储存和运输管理规范（2017 年版）》等法律法规，进一步提高疫苗管理人员的法律意识和业务能力，确保疫苗质量安全有效。推进网格化监管，按照“定区域、定人员、定职责、定标准”要求，明确每家药店、医疗器械经营企业的监管责任人、监管职责、检查频次、检查内容、检查标准，对网格内药店实施全覆盖监管。建立“网格化巡查”制度，形成分区划片、包干负责的药品安全、医疗器械安全网格化监管责任体系。推行信用分级管理，推进药品经营企业信用分类管理工作，做到“一户一档”，真实、完整地记录企业的不良行为及日常监管动态信息；严格信用评定，实行信用等级动态评定，并加强对失信企业的监督检查，促使企业严格自律，将“企业是第一责任人”落到实处。推行企业负责人约谈提醒和企业质量承诺制，对药品连锁企业，以及存在问题较多的单体药店、医疗器械经营企业负责人和质量负责人每季度约谈提醒一次。指出企业存在的问题和注意的事项，听取企业负责人对药品监管工作的意见和建议，以及企业药品质量管理、医疗器械质量管理自查情况汇报，帮助企业解决一些职责范围内的困难和问题。截至 2019 年底，召开全县药品经营企业警示教育会议 1 次，对全县药品连锁企业、单体药店逐一约谈 1 次。推进群防群控，积极探索调动社会力量积极参与药品安全、医疗器械安全监督的有效方式。推进投诉举报系统建设应用，加强“12315”投诉举报规范化建设，组织开展安全用药月宣传活动，广泛开展药品安全随手拍等活动，提高公众安全用药意识，提高公众参与监督的便捷程度，畅通投诉举报渠道，推动药品安全社会共治。

医疗器械。召开全县医疗器械经营企业警示教育大会。对辖区内 76 家医疗器械经营企业进行警示教育，安排部署企业自查自纠，督促其向社会作出公开承诺。按区域召开全县医院、卫生室（诊所）培训教育动员会议。对医院、卫生室（诊所）医疗器械从业人员开展《医疗器械监督管理条例》《医疗器械使用质量监督管理办法》等法律法规培训会议，与全县 490 医疗器械使用单位签订医疗器械使用承诺书，解决不规范储存、使用医疗器械等突出问题。

化妆品。检查化妆品经营单位、美容美体美发单位 258 家次，责令 49 家存在索证索票不全、未设置化妆品经营专区的单位限期改正，立案查处 2 起，全部结案。针对《问政山东》曝光的化妆品监管领域存在的问题，根据省局《关于深入开展〈问政山东〉曝光问题排查整改保障化妆品经营环节质量安全的通知》及市局《关于印发药械化市场专项整治方案的通知》的要求，开展化妆品质量安全专项整治工作，检查化妆品经营使经营业户 186 家、美容（美体）美发单位 78 家，出动执法人次 197 人次，主要存在化妆品从业人员对化妆品的概念认识不清、经营使用化妆品未索证索票、化妆品销售专区不明显、专区内放置洗剂用品等安全隐患，责令 12 家存在未索证索票违法行为的经营使用单位家单位限期改正，责令 23 家销售专区不明显、专区内放置洗剂用品的经营使用单位立即改正。

【监督抽检】 坚持问题导向，针对近三年国家和山东省抽检不合格的品种、市场价格明显偏低品种和心脑血管类药品等重点品种加大快检、抽检力度，县局综合执法稽查大队和药械科通力合作，完成药品快检 70 批次，药品日常监督性抽验 50 批次，配合市局药品抽检 65 批次，配合省、市化妆品抽检 29 批次，发现不合格中药饮片 3 批次，依法进行立案查处。针对医疗器械不良事件发生多的产品及重点品种加大抽检力度，完成日照市局安排的医疗器械抽检 7 批次，应急抽检 2 批次的抽检任务。

【专项整治】 *疫苗质量专项整治*。会同县卫健局联合印发《关于进一步加强疫苗管理工作的通知》《关于开展全县疫苗使用管理专项监督工作的通知》，对疾病预防控制机构、接种单位疫苗采购、储存、运输情况进行整治检查，着重检查相应单位是否严格落实疫苗冷链全程、可追溯的管理要求，购进或接收疫苗时是否索要并核对疫苗储存、运输全过程温度监测记录等。本次整治，对全县1处疾控机构、16处疫苗接种点进行全覆盖检查。开展执业药师“挂证”和凭处方销售处方药专项整治。对全县所有连锁药店、单体药店进行全覆盖整治。出动执法人员156人次，检查药店158家次，取缔非法药品经营企业1家，收回药品GSP认证证书2家，立案27起，对存在问题的37家药店出具责令限期整改通知书。*药品使用单位专项整治*。对全县药品使用单位进行整治检查，出动执法人员372人次，检查药品使用单位403家，立案6起，责令限期整改23家，移交县卫健局案件1起。开展中药饮片质量集中整治。检查中药饮片经营企业37家、使用单位50家，查处购进使用无生产厂家的中药饮片案3起。开展芬太尼等特殊药品专项整治。对全县药品经营企业一类、二类精神药品，含麻黄碱复方制剂等有特殊管理要求的药品及药品使用单位麻醉药品、精神药品、毒性药品、放射性药品等特殊管理药品进行全面检查，检查药品经营企业96家，一级以上医疗机构18家。*医疗器械专项整治*。根据日照市局要求，开展医疗机构呼吸麻醉保育检验专项检查、无菌和植入性医疗器械、体外诊断试剂、定制式义齿、互网医疗器械经营等专项整治，对注射用透明质酸钠、软性角膜接触镜等医疗器械互联网经营和信息服务进行集中检查，检查单位83家，严厉打击无证经营、超范围经营、经营无证产品和过期产品行为。*隐形眼镜经营环节整治*。按照日照市局《关于进一步加强隐形眼镜经营环节监督管理工作的通知》要求，对辖区对眼镜店、学校周边饰品店以及网络销售隐形眼镜行为等进行全覆盖监督检查，检查眼镜店等单位35家（含隐形眼镜经营企业6家）。

【亮点工作】 *案件信息通报机制*。实施药品违法行政处罚信息公开制度和监督检查结果定期公开制度，逐步落实“黑名单”制度，及时曝光违法违规企业，努力净化全县药品市场。在县信用平台曝光药品违法企业2家，在县电视台曝光药品违法企业2家。

监管示范店创建。全县各乡镇开展药店、化妆品规范化监管示范店创建工作，每个乡镇打造药店、化妆品经营使用规范化监管示范店各两家，全县创建示范店48处，其中，23家达到省化妆品规范化监管示范店创建标准要求。

普法宣传。药品、化妆品知识宣传进社区、进商超、进乡村、进网络、进学校。举办药品、化妆品知识宣传活动24次，其中进社区宣传活动3次，进乡村宣传活动12次，进网络宣传活动3次，进校园宣传活动3次，进商超宣传3次，发放宣传材料4500余份，受众人数6600余人。

党组书记、局长：李端福
党组成员、副局长：褚会飞
电话：0633-5213295
地址：五莲县青岛路9号水务大厦B座
邮编：262300

（撰稿：贺学龙　核稿：褚会飞）

日照山海天旅游度假区

【概况】 日照山海天旅游度假区市场监督管理局履行药品监管职能。区局编制18人，其中，行政编制8人，参公人员1人，事业编制4人，其他人员5人。设局长1名，副局长3名。内设办公室、食品药品监管科、督查协调科、公共卫生管理科、稽查科、质监物价科、工商科、法规科、行政许可科9个职能科室和2个市场监管所。

【监督检查】 为增强监管工作的针对性，山海天旅游度假区局将全部人员分成4个网格，实行“领导包片、科室包格、人员包单位”的网格化模式，围绕“证照齐全、索证索票、场所清洁、诚信经营”等标准，进行“拉网式”检查规范，对存在问题的经营者进行“回头看”检查，防止不规范行为出现反弹。重点对全区药品零售连锁单位及单体门店及等单位从进货查验、出厂检验、产品追溯等方面强化药品生产安全风险过程管控，开展药品安全风险隐患排查，列出风险清单，及时消除隐患。组织召开全区药品安全工作会议、药品零售环节漠视侵害群众利益问题专项整治工作会议。对重点经营单位负责人及安全管理员进行专题培训，并与辖区内的药店签订药品安全责任书、诚信经营承诺书，从内部强化自我管理、自我约束和自我管控，切实落实主体责任，为全区人民用药安全提供保障。深入社区开展安全用药宣传，宣传药品安全知识，发放宣传资料2000余份，解答群众用药咨询500余人次。

【监督抽检】 结合国抽、省抽、市抽及区局制定的抽检计划，开展有针对性、计划性的药品安全抽检，抽检药品20余批次，药品合格率100%，应公开的监督执法、行政处罚信息公开率100%。辖区内群众的药品安全知晓率以及药品安全群众满意度稳步提升。

【专项整治】开展药品零售环节专项整治，共计检查零售连锁药店及单体门店 34 家，覆盖率 100%，责改 12 家，立案 6 起，罚没款 5400 元。开展食品药品安全方面损害群众利益问题专项整治，持续对辖区药品零售及单体药店保持高压状态，共计检查零售连锁药店及单体门店 34 家，责改 8 家，立案 6 起，罚没款 5400.00 元。开展村卫生室药品安全监督检查工作。采取监督检查与指导培训相结合的方式，提高卫生室的药品养护意识和质量管理水平。检查医疗机构 2 家，村卫生室 32 家，责令改正 7 家。

【先行赔付机制】引导监管部门和市场主体单位共同参与、快速处置食品药品消费纠纷，防范因处置不及时引发的食品药品消费负面影响，该做法入围日照市 2019 年“创新种子”。

党工委委员、局长：刘靖
副局长：纪达
电话：0633-8316916
地址：日照市太公一路 23 号山海天管委
邮编：276826

（撰稿：刘邓　核稿：李华杰）

临沂市

【概况】临沂市市场监督管理局内设药品市场监督管理科、医疗器械监督管理科、化妆品监督管理科、药品生产监督管理科等科室，负责全省药品、医疗器械、化妆品安全监管，负责指导监督县区监督检查和监督管理工作，行政编制 16 名。下设临沂市药物警戒中心，正科级，编制 20 名，负责承担全市药品不良反应、化妆品不良反应、医疗器械不良事件和药物滥用监测工作的上报、调查评价等业务。

截至 2019 年底，临沂市有药品生产企业 55 家、药包材生产企业 10 家、医疗机构制剂室 7 家、中药提取物生产企业 4 家，药品批发企业 48 家，药品零售连锁总部 49 家，药品零售企业 3742 家，药品使用单位 7048 家。企业数量据全省第二位，医药工业总产值位于全省前列。鲁南制药集团、罗欣药业集团进入 2019 年中国医药工业百强。

【药品监管】日常监管。开展药品生产企业全覆盖检查，针对风险隐患较多、抽检不合格、有投诉举报的企业，组织飞行检查，对监督检查发现 481 项问题，全部限期整改到位。截至 2019 年底，检查药品生产企业 139 家次，药包材生产企业 25 家次、医疗机构制剂室 31 家次，责令停止生产（配制）4 家，约谈企业 4 次，立案查处 4 家。严格把关审核办理 120 份药品销售证明、5 家企业关键设施设备变更备案。在药品零售环节推行网格化监管和分级分类监管，全市建立 203 个乡镇级网格，乡镇级网格内监管人员数量 856 人，建立 16 个县区级网格，县区级网格监管人员数量 291 人。明确全市每家零售药店的监管责任人、做到纵向到底，横向到边，不留死角，实现对网格内药店的全覆盖监管。

药品抽验。2019 年，完成省局安排药品质量抽检 1237 批次，其中不合格 109 批次，不合格率 8.81%，其中安排中药饮片专项抽检 70 批次，全部完成抽样及检验任务，不合格 11 批，药品质量经营使用环节日常监督性抽检 189 批，完成抽检 190 批。

疫苗安全监管。开展全市疫苗使用管理专项监督检查。督促全市 16 家疾病预防中心、249 家疫苗接种门诊、26 家预防接种室、78 家单独犬咬伤接种门诊开展疫苗使用管理情况的自查自纠，对全市所有疾病预防单位和疫苗接种单位进行全覆盖检查，并随机督导检查兰山区、罗庄区、河东区、经济技术开发区、高新技术开发区、郯城县、兰陵县、临沭县 8 个县区疾病预防控制中心和疫苗预防接种单位。

【医疗器械监管】监督检查。印发《2019 年全市医疗器械监督管理工作要点》《2019 年全市医疗器械生产企业监督检查计划》《2019 年全市医疗器械经营企业监督检查计划》《2019 年全市医疗器械使用单位监督检查计划》，加强工作部署，深化源头和过程监管。规范医疗器械生产、经营和使用行为，分批组织开展飞行检查，检查生产企业 25 家、经营企业 43 家、使用单位 15 家，对发现的一般缺陷项目，责令限期整改到位，涉嫌违法违规的依法立案进行查处。

监督抽样。根据国家局、省局 2019 年医疗器械监督抽检实施方案要求，印发临沂市医疗器械监督抽检计划，完成国抽及省抽任务。

网络销售备案。根据《医疗器械监督管理条例》《医疗器械网络销售监督管理办法》要求，受理审查医疗器械网络销售企业的申报材料，并要求当地市局做好现场核查检查，对符合备案条件的企业，予以网上公示。截至 2019 年底，办理网络销售企业备案 69 家。协助公安、稽查、兰山区市场监管部门对 3 家违法网络销售医疗器械企业进行调查处置。

【化妆品监管】 飞行检查。制定《2019年化妆品监管工作要点》，组织全市监管力量，对全市26家化妆品生产企业和170家有投诉举报线索、不良反应报告等存在风险的经营单位进行飞行检查。

《问政山东》曝光问题整改。针对《问政山东》第35期节目曝光的临沂小商品市场化妆品专区的问题，临沂市局迅速对鑫豪日化、鲁德美妆、康丽日化、金铭美容美发用品、微店5家涉嫌违法经营商户进行立案调查。在此基础上举一反三，联合多部门组织执法力量对小商品城712户化妆品商户进行全面排查整治。临沂市局制发《关于印发药品、医疗器械、化妆品专项整治方案的通知》，召开全市落实《问政山东》曝光问题整改工作部署会，开展拉网式大排查、大整治工作。

监管业务培训。邀请省局专家对市、县、所三级化妆品220名监管人员进行业务培训。抽调骨干分组开展飞行检查，以干代训，强化培训效果。

【专项整治】 药品生产。开展中药饮片生产集中整治，限期整改20家，警告1家，立案查处1家，责令停产1家。开展医疗机构制剂专项整治，限期整改4家，暂停配制2家，对存在问题通报卫生健康部门。开展特殊药品专项整治，督促企业整改风险隐患，强化安全管理。在2019年全国各级抽检中，中药饮片生产企业不合格产品17批，较上年下降37%。

药品零售。严厉打击药品零售企业执业药师“挂证”行为及违规销售处方药等违法违规行为，着力解决群众购药难等痛点难点问题。2019全市检查药品零售企业8279家，警告1068家，限期整改2095家，收回GSP认证证书42张，撤销GSP认证证书57张，立案查处357家，罚没款183.2万元，通报医保部门25家，规范全市3742家零售药品经营活动。

医疗器械。开展第一类医疗器械生产企业专项监督检查，检查企业24家，对6家企业出具责令改正通知书。开展无菌和植入性医疗器械监督检查。指导督促生产经营使用单位开展自查，提交自查报告1677份。对生产企业8家、经营企业254家、使用单位768家开展监督检查，责令改正151家并进行跟踪检查。开展医疗器械“清网”行动。督促112家医疗器械网络销售企业开展自查并递交自查表，组织培训200人，引导电子商务平台和网络销售经营者主动参与排查处置工作。强化眼视光类医疗器械专项整治。对《问政山东》曝光的沂水博华眼镜店未取得医疗器械经营许可证从事第三类医疗器械经营活动一案，及时立案处置。在此基础举一反三，集中开展整治行动。累计出动执法人次1900次，检查隐形眼镜经营企业和视力矫正机构1032家，发现问题135条，责令改正104家，查处产品无注册证、无证经营等案件12起，罚没款26万余元。开展口腔诊所专项整治。出动执法人员300人，检查口腔诊所120家，出具责令改正通知书50份，查处违法行为5起。开展避孕套质量安全专项整治，出动执法人员4500人次，检查企业2058家，责令改正300余家。

化妆品。开展化妆品市场大检查。检查化妆品生产经营企业263家，提出问题710条，对130家企业出具责令改正通知书。开展化妆品“线上净网线下清源”专项整治工作。对全市总计333家网上销售业户进行规范经营检查。开展美容美发单位专项整治。检查整治美容美发单位2259家，出动执法人员3687人次，涉嫌违法违规43家，查扣违法违规化妆品174家，行政处罚2家，处罚金1万余元。

【能力建设】 零售药店分级分类监管。8月27日，临沂市局制定《临沂市药品安全信用分类管理工作方案》，建立药品经营企业信用信息征集、信用分类评价及信用激励和惩戒等机制，对全市零售药店实施分级分类，并依据分级分类情况进行有针对性的监管，提高监管效能。

临沂市药物警戒中心成立。为适应新修订《药品管理法》有关“国家实施药物警戒制度”要求，2019年12月30日，临沂市药物警戒中心正式挂牌成立，是全国首个地市级药物警戒中心。临沂市建立以市药物警戒中心为龙头，各县区中心、市直医疗机构为骨干，各县区县级医疗机构为支干，各乡镇卫生院及以下监测站为分支的四级监测网络，构建监测网络全覆盖，探索“机构＋机制＋人才＋能力”四位一体工作模式，有效推动临沂市药物警戒体系建设，为更好服务安全监管、服务产业发展、服务公众安全奠定良好基础。

【服务医药产业发展】 2019年，临沂市局对重点医药企业开展全方位帮扶，协调解决许可推进、质量管理、厂房车间设计等政策技术问题，实行全程跟踪服务，加快审评审批速度。开展现场服务11次，推进创新项目加快建设，协调解决发展遇到的困难问题，助推医药产业规范生产、健康发展。2019年全市新增药品生产许可证6个，协调推进2家企业办理药品经营许可证。2019年医药产业规模数量不断攀升，销售收入较上年同比增长约20%。

【监管创新】 探索“互联网＋智慧监管”。为缓解执业药师短缺情况，临沂市局助推零售药店探索运用“远程诊疗”“远程审方”，推进“互联网＋药品流通”。在执业药师非工作时间，鼓励零售药店采用执业药师远程服务方式，作为补充开展处方审核和合理用药服务，做到便民惠民，又合规经营。

创新药物监测信息化建设。临沂市药物警戒中心依托全民健康平台研发出不良反应监测云平台“药品监测”模块，打通国家系统与医院内网不能对接的“最后一公里”，被临沂市人民政府、临沂市科学技术局评为“临沂市科技进步奖二等奖”，被山东省工业和信息化厅评为“山东省首版次高端软件”称号。开发上线“化妆品异常反应报告”小程序，拓展化妆品不良反应报告途径，填补国内公众报告化妆品不良反应信息空白。

深度挖掘各类风险信号。2019年，临沂市药物警戒中心挖掘各类风险信号62例（药品21例、医疗器械22例、化妆品19例）。3例药品风险信号获省中心关注，其中关注甘油果糖氯化钠注射液说明书警示不足的风险被国家中心采纳进行风险评价；医疗器械开展专项抽验3例，省局对相关企业开展飞行检查，1例企业采取改进生产流程，1例企业实施第二次召回；化妆品开展专项抽检3例，其中1例抽检发现产品批件已过期、未检出批件及标签标识的染发剂、检出批件及标签未标示的染发剂，茶麸神洗索菲雅染发膏被国家认定为假冒产品。

党组书记、局长：黄杰
党组副书记、二级调研员：李峰
党组成员、市检验检测中心主任：朱峰华
党组成员、副局长：梅杰、赵家民、杨斌、孙思权、韩波
党组成员、三级调研员：王良成、李守君、郑宝松
党组成员、副县级干部：张俊平
电话：0539-5977700/5977755
地址：临沂市北城新区武汉路与蒙河路交汇处
邮编：276000

（撰稿：吕周潇　核稿：张海峰）

兰山区

【概况】 2019年1月组建临沂市兰山区市场监督管理局，设置药品监督管理科、医疗器械监督管理科、化妆品监督管理科等职能科室及4个药械稽查科，监管人员23人。

2019年，兰山区有药品生产企业6家，医疗机构制剂室8家，药品批发企业10家，药品零售连锁总部17家，药品零售企业（含连锁、单体）706家，疫苗接种门诊27家，产科接种室26家，单独犬咬伤接种门诊2家，医疗器械生产企业16家、医疗器械经营企业1200余家，医疗机构1200余家。

【监督检查】 **药品。**2019年对全区药品生产企业、医疗机构制剂室、药品批发企业、药品零售连锁总部、药品零售企业、疫苗接种单位、产科接种室开展全覆盖检查。对3家毒性药品、麻醉药品、精神类药品、放射性药品等特殊药品流通环节开展季度检查。

医疗器械。2019年度对全区16家医疗器械生产企业全覆盖检查，对624家经营企业进行监督检查，对520家使用单位进行检查。组织开展4次全区医疗器械经营、使用环节培训，增强各企业守法经营意识。

化妆品。抓住一城（进口商品城）、一街（蓝田步行街）、三个综合体（泰盛广场、万象汇、万达）连线，以检查证照、索证索票、进口化妆品标签标识等内容为重点，对全区化妆品经营单位开展监督检查。

【监督抽检】 制定《2019年兰山区药品质量抽检工作计划》，完成市场阿胶专项抽检1批次，全省药品经营使用环节日常抽检19批次，中药饮片监督抽检20批，全市药品质量抽检104批次，不合格样品11批次，不合格率7.64%。配合完成化妆品各级抽检工作，抽检化妆品30余批次。协助临沂市局完成化妆品抽检不合格产品后处理2起。

【专项整治】 **药品。**2019年，组织开展农村药品市场安全监管百日行动、执业药师“挂证”专项整治行动、严厉打击零售药店违法违规行为专项行动、药品方面损害群众利益专项整治、漠视损害群众利益问题专项整治、中药饮片质量集中整治行动、芬太尼等特殊药品专项检查、第二类精神药品经营专项整治、深入打击损害群众利益问题专项整治、严厉打击假劣药品专项整治、严厉打击互联网销售假劣药品专项整治、《问政山东》曝光的药品问题专项整治、严厉打击“三无”产品专项整治等活动。出动执法人员4927人次，检查涉药单位2456家次，下达责令改正通知书657家，警告303家次，立案66起，罚没款89万元，收回GSP认证证书13家，撤销GSP认证证书16家。5月8—11日召开兰山区药品零售企业专项整治培训会。6月14日召开兰山区食品药品安全方面损害群众利益安全问题专项整治推进会。10月31日—11月1日召开兰山区药品市场监管暨漠视侵害群众利益专项整改工作推进会。2019年分期培训企业负责人、质量负责人1000余人次，先后发放宣传材料1万余份。

医疗器械。开展无菌和植入性医疗器械、医疗器械“清网”行动等专项整治。2019年无菌和植入性医疗器械监督检查工作中立案查处违法行为2起，罚没金额总计4万元。

化妆品。开展违法销售“药妆”“EGF”、干细胞化妆品专项整治，美容美发场所专项整治等活动。立

案 4 起，结案 1 起，罚没款 1.059 万元。

【亮点工作】 8 月 27 日，全市药品领域损害群众利益问题专项整治现场会在兰山召开。现场观摩兰山区 3 家药店的整治情况，兰山区局介绍全面落实"四个最严"原则、深入推进网格化监管的典型经验。

党组书记、局长：贾瑞德
党组副书记、副局长：赵玉坤
电话：0539-8225504
地址：临沂市兰山区考棚街 18 号
邮编：276000

（撰稿：刘克伟　核稿：齐宝进）

罗庄区

【概况】 临沂市罗庄区市场监督管理局负责全区药品零售和使用环节、医疗器械经营和使用环节、化妆品经营环节监督管理。依职责组织查处药品零售、使用环节的违法行为，依职责组织查处医疗器械经营、使用环节的违法行为，依职责组织查处化妆品经营环节的违法行为，依法承担相关行政执法工作。组织开展药品零售、使用环节的质量抽查检验工作。依职责组织开展药品、医疗器械、化妆品安全监测、评价和处置工作。设有药品科编制 1 名，下属事业单位罗庄区药品不良反应监测中心编制 3 名。

【监督检查】 对罗庄区 226 家药店进行监督检查，重点查处不凭医师处方销售处方药、开架销售处方药、存在执业药师"挂证"行为等 12 方面内容。对全区 18 家疾控中心和疫苗预防接种单位进行监督检查，检查采取疾控中心和预防接种单位自查整改，对全区 18 家疾控中心和疫苗预防接种单位做到全覆盖，保障疫苗流通和预防接种安全。对三类医疗器械经营企业进行监督检查，检查眼镜店 36 家。全年检查化妆品经营和使用企业 475 余家，出具监督意见书 14 份，对 8 家化妆品经营企业存在的无中文标识、无中文说明书的化妆品或索证索票不齐全的化妆品进行下架处理。对 1 家网络销售无中文标签化妆品的电子商务经营者，没收尚未销售的"epoch"牌等无中文标签的进口化妆品 6 件；没收违法所得 1.25 万元；罚没款人民币 3.75 万元。

【监督抽检】 全年抽检药品 82 批次，其中省抽 12 批次，中药饮片专项抽检 14 批次，日常监督抽检 56 批次，对药品零售连锁总部监督抽检达到全覆盖。对 4 批抽检不合格的单位进行行政处罚，抽检处置率达 100%。

【专项整治】 开展药品零售环节漠视侵害群众利益问题专项整治、药品安全方面漠视侵害群众利益问题专项整治。罗庄区市场监管部门进行快节奏、高强度、大范围的集中检查。检查药店 226 家，对存在问题的 21 家药店进行警告。责令 48 家药店进行限期整改，对 23 家药品经营和使用单位进行处罚，罚没款 12 万余元。

【用药宣传】 制作罗庄区局安全用药知识宣传音频，发送给各药店在店内循环播放，在所有药店张贴《药品零售环节十二项整治重点》《关于鼓励举报药品违法经营行为的公告宣传画》，发放《为什么要凭处方购买处方药的宣传单》，加大宣传力度，提高经营户和群众的安全用药意识。

党组书记、局长：顾伟
党组副书记、副局长：李兵
电话：0539-8268098
地址：临沂市罗庄区国防教育中心办公楼 11 层、13 层
邮编：276017

（撰稿：沈学翠　核稿：李兵）

河东区

【概况】 临沂市河东区市场监督管理局机关设有药品监督管理科（编制 1 人，实有 2 人）、医疗器械和化妆品监督管理科（编制 1 人，实有 1 人），乡镇（街道）设立 13 个市场监管所（编制 73 人，实有 93 人）。

2019 年，河东区有药品生产企业 6 家，药包材生产企业 1 家，药品批发企业 8 家、药品零售连锁总部 6 家，药品零售经营企业 315 家，一级医疗机构 14 家，二级（含二级）以上医疗机构 5 家，民营医院 4 家，疾病预防控制中心 1 家，疫苗接种门诊 18 家，村卫生室、诊所 473 家。辖区内 有一类医疗器械生产企业 9 家，二类医疗器械备案企业 278 家、二类医疗器械经营单位 9 家，三类医疗器械经营许可企业 76 家（其中角膜接触镜经营店 24 家，冷链经营体外诊断试剂企业 12 家，植介入类医疗器械企业 4 家，一次性使用无菌医疗器械企业 6 家）。化妆品生产企业 7 家，商场、超市、美容美发、宾馆、药店等经营企业 480 家。

【监督检查】 按照检查计划和检查要点对辖区内药品生产企业、经营企业、医疗机构用药实施日常监督检查，检查药品生产企业 12 家次、药包材生产企业 2 家次、药品批发企业 16 家次、药品零售连锁总部 12 家次、药品零售经营企业 630 家次、一级医疗

机构 28 家次、二级（含二级）以上医疗机构 10 家次、民营医院 8 家次、疾病预防控制中心 2 家次、疫苗接种门诊 36 家次、村卫生室、诊所 946 家次，达到全覆盖检查不低于二次要求；检查第一类医疗器械生产企业 3 家、医疗器械产品体验店 6 家、第三类医疗器械备案企业 240 家，第三类医疗器械许可企业 43 家，出动执法人员 260 人次，出具责令改正通知书 26 份；检查医疗机构 14 家，民营医院 3 家，出具责令改正通知书 10 份，行政处罚 4 万元，根据临沂市局 2018 年度业务目标考核要求，检查频次及覆盖面全部达到；检查化妆品经营业户 654 家，录入化妆品监管信息 523 家，按照检查覆盖面达到 80% 的要求，已经全部完成年度工作计划。

【监督抽检】 按照省、市、区局药品、医疗器械、化妆品抽验计划要求，结合河东区实际情况，强化日常监督抽验工作。药品日常监督抽验 103 批次，送检 56 批次，其中不合格 4 批次，重点和专项抽检 39 批次，送检 24 批次，不合格 2 批次，医疗器械抽检 3 个批次、化妆品抽检 3 个批次。不合格处置率 100%。

【专项整治】 按照上级要求及辖区实际，开展执业药师"挂证"行为、执业药师"挂证"行为及违反违规销售处方药、药品安全方面损害群众利益问题、药品安全方面漠视侵害群众利益问题、中药饮片、疫苗使用管理专项监督检查、药品使用单位非法使用"三无"产品、特殊管理药品等专项整治，出动执法人员 1200 余人次，车辆 560 余台次，检查药品生产、经营企业 643 家次；使用单位 460 余家次；警告 170 余家；责令限期改正 323 家；收回 GSP 认证证书 6 家；撤销 GSP 认证证书 7 家；注销执业药师证 1 家；约谈 1 家药品连锁企业；立案查处 42 起，结案 40 起；没收过期失效药品 354 个品种，罚没款 45.95 万元。对收回、撤销 GSP 认证证书的企业在市网站进行公开曝光，同时通报区医保部门，形成整治合力和高压态势，有效打击辖区药品流通领域存在的违法违规行为。

开展无菌和植入性医疗器械专项检查、规范儿童青少年近视矫正工作专项检查、医疗器械"清网"行动、化妆品重点领域专项整治、化妆品"线上净网线下清源"专项检查、美容美发经营使用专项检查，医疗器械经营使用单位提交自查报告 37 份，检查经营销售网店 4 家，化妆品网络销售经营店 8 家；出动执法人员 156 人次，检查化妆品生产企业 4 家，经营企业 76 家，发现问题 23 家，出具责令改正通知书 22 份，检查美容美发机构 56 家；出动执法人员 160 人次，出具责令改正通知书 23 份；出动执法人员 240 人次，检查眼镜店 40 家，化妆品经营店 68 家。

【亮点工作】 **药品企业主体责任落实。**河东区局以提高药品安全保障水平为目标，以问题为导向，坚持源头严防、过程严管、风险严控，着力建立覆盖药品全生命周期的科学监管制度体系，完善风险防控措施，强化企业主体责任落实，对安全隐患严查严控，确保药品质量安全有效。将企业自觉履行主体责任与监管部门监督企业履职尽责有机结合起来，多措并举，变"要企业安全"为"企业要安全"，构筑监管部门与企业携手共保安全的新型关系。针对药品生产企业及流通环节发现的问题，河东区局通过约谈、警示、通报等多种手段，及时向企业敲警钟，精准发力，促其早纠正、早整改；同时，充分运用风险分级管理、信用等级管理、"黑名单"管理和多部门联合惩戒、鼓励消费者投诉举报、公示监管执法信息等措施，倒逼企业增强诚信自律意识，加强自身管理，落实主体责任，提升产品质量。

化妆品"线上净网线下清源"风险排查。化妆品消费需求与人民群众生活息息相关，化妆品安全已经成为民生关注新热点，医化科指导各市场监管所深入开展以"药妆""EGF"（表皮生长因子）、"干细胞"等违法宣传问题产品的清理工作，严厉查处违法违规行为，规范化妆品经营市场。指导各市场监管所排查清理利用网络销售非法添加禁用物质化妆品、假冒化妆品等违法产品，以及网上展示的违法产品信息、生产企业和产品虚假资质信息；督促化妆品电子商务平台经营者建立并执行平台内化妆品经营者实名登记、发现违法制止和报告、停止提供电子商务平台服务等制度，督促化妆品网络销售者建立并执行化妆品进货查验记录等制度；建立长效机制，建立健全化妆品网络销售监管制度；加大宣传力度，引导公众树立安全用妆意识，构建社会共治良好格局，切实为化妆品产业和人民群众的"美丽事业"保驾护航。

党组书记、局长：张立强
食品药品稽查大队主任科员：解自富
电话：0539-8382530
地址：临沂市河东区人民大街 1033 号
邮编：276034

（撰稿：吴立鼎　核稿：张立强）

沂南县

【概况】 2019 年 1 月 29 日，组建成立沂南县市场监督管理局。2019 年 3 月 25 日，《沂南县市场监督管理局职能配置、内设机构和人员编制规定》出台，设立药品医疗器械与化妆品监督管理科，行政编制 3 人，负责全县药品、医疗器械、化妆品监管。

2019 年，沂南县有药品生产企业 9 家，药品经营企业 252 家，药品使用单位 416 家，医疗器械经营企业 226 家，化妆品经营企业 2607 家。11 月，济南永宁制药股份有限公司和山东鲁抗三叶制药有限公司 2 家药企成功落地沂南并完成生产许可证验收。

【监督检查】 制定药品零售企业专项整治检查计划，有针对性地开展整治执业药师资格证书挂靠及违规销售处方药专项整治、打击零售药店违法违规行为、农村药品市场安全监管、中药饮品专项整治、严厉打击互联网制售假药违法行为专项行动。推行网格化监管，推动分级分类监管。对 1 家批发企业批发企业、2 家连锁总部，253 家药店进行全覆盖检查，开展飞行检查，沂南县局督查科专门组织针对零售药店的暗访检查，检查零售药店 65 家。4 月 7 日，召开全县眼镜经营企业及青少年近视矫正机构专项整治工作会议，对三类医疗器械和相关视光产品开展检查，检查眼镜及视光产品经营企业 45 户。开展非特殊用途化妆品和化妆品线上线下清源专项检查，检查各类化妆品经营企业 2010 户。

【监督抽检】 *药品*。制定 2019 年全县药品质量抽检工作方案，分析易存在假劣药品的重点品种，特别是中药饮片、中成药、注射剂；抓住市场上广告热播、知名度较高、需求量较大和因季节变动易引起质量不稳定的药品，通过建立专门的药品抽样队伍，掌握药品抽检新方法，逐步提高抽检问题靶向性和发现率。截至 2019 年底，完成抽检 102 批次，检出不合格药品 10 批次，全部进行公示和立案处理。

医疗器械。协助临沂市局完成控针和输液器应急抽检 2 批次。

化妆品。协助临沂市局完成 2 批次化妆品抽检，完成应急抽样 1 批次，其中 2 批检验不合格，全部进行公示和立案处理。

【专项整治】 深入开展药品安全方面损害群众利益问题专项整治和药品零售环节漠视侵害群众利益问题专项整治，制定方案，召开全县药品零售企业专项整治会议 2 次，先后开展执业药师资格证书挂靠及违规销售处方药专项整治，零售药店违法违规行为专项行动，各药店签订承诺书，深入开展自查自纠，全部报送自查自纠对照表和整改报告书。截至 2019 年底，对全县 253 家药店开展检查 605 次，开展 2 次飞行检查，飞检药品经营企业 21 家，收回 GSP 认证证书 4 家，整改 1 家，立案查处 21 家，简易处罚 11 家，罚没款 8.5 万元。

【亮点工作】 充分发挥药店行业协会自律作用推动建立长效机制。破解监管难题、加强行业自律和消除监管盲区形成内外共治、协同共管的监管工作格局，会同沂南县医保局指导成立沂南县药店协会，8 月 30 日召开药店行业协会成立大会。9 月 29 日，沂南县局第二党支部联合药店行业协会党员走进社区开展双报到，到社区开展指导合理用药和免费健康体检等活动。对于临沂市局暗访药店经营企业存在的问题专门对药店协会印发文件函，要求对问题药店在协会内通报并督促整改并将整改情况报沂南县局。10 月 30 日，沂南县药店协会抽调人员组成 7 个检查组，按照药店零售环节十二项整治重点为主要内容，配合乡镇市场监管所对全县所有药店进行全覆盖检查，列出问题清单，对存在的突出问题由沂南县局统一交由辖区市场监管所处理。

沂南县局在“2019 年临沂市职工职业技能竞赛市场监管系统第七届药化械执法办案技能竞赛”获得团体第一名，赵兰芳、苗策禹分别代表全市药品化妆品、医疗器械决赛队参加全省比武，在全省 16 个代表队中荣获团体第二名，并获得“全省药化械执法技术能手”荣誉称号。

党组书记、局长：曹际新
党组成员、副局长：朱仲祥
电话：0539-3221853
地址：沂南县振兴路东段沂南县政务服务中心 1506 室
邮编：276300

（撰稿：崔红峰　核稿：郭永涛）

郯城县

【概况】 2019 年 3 月，根据国家和地方机构改革要求，药品、医疗器械、化妆品监管职能划转到郯城县市场监督管理局。药品监管科、医疗器械化妆品监管科编制各 1 人，负责监督管理全县一级以上公立医疗卫生机构（含乡镇卫生院）27 家、卫生室（含诊所、医务室）455 家、民营医院 17 家、药品批发企业 1 家、药品连锁总部 1 家、药品生产企业 2 家、医疗机构制剂配制单位 1 家、药品经营企业（门店）244 家、医疗器械生产企业 5 家、医疗器械经营企业 249 家、化妆品生产企业 1 家、化妆品经营企业（含个体工商户）1261 家。负责郯城县药械化安全性监测工作，2019 年郯城县局被评为“化妆品不良反应监测先进集体”。

【监督检查】 2019 年通过日常巡查、“双随机”检查等方式，郯城县局出具检查记录 833 份，出具责令改正通知书 50 余份，立案 109 起。2019 年收回 GSP 认证证书 1 家，撤销 GSP 认证证书 7 家，注销第二类医疗器械生产备案凭证 1 个，警示约谈会 10 次，约谈重点企业 6 次，连锁总部及门店 3 次，药品经营企业 1 次。

【监督抽检】 2019 年完成应急抽检 1 批，中药饮片监督抽检 14 批，药品日常监督抽检 83 批，药品经营使用环节日常监督抽检 16 批。其中抽检不合格药品 5 批，没收违法所得 333 元，罚没款 2937 元。

【专项整治】 *药品零售环节、漠视侵害群众利益专项整治*。2019 年，重点检查日常管理水平低、购销渠道混乱等问题较多且自查不认真、整改措施不力的企业。对每个重点检查企业抽取若干品种，开展药品流向和票据真实性的上下游延伸检查。郯城县局出动执法人员 900 余人次，监督检查药品经营企业 311 家次，出具责令改正通知书 74 份，立案 17 起，罚没款 15.3 万元，监管系统录入 226 家。

装饰性彩色平光隐形眼镜和护理液等产品专项整治。重点检查眼镜商城、小商品市场、隐形眼镜经营店、眼镜店、购物商场、学校周边饰品店铺等较集中的场所，出动执法人员 101 人次，检查单位 32 家次，责令改正 3 家，立案查处 1 起，责令改正并罚没款 5000 元。

【亮点工作】 *营造处方药凭处方销售浓厚社会宣传氛围*。在人员密集的场所，重要路段、路口 LED 显示屏滚动播放宣传标语 162 条，悬挂宣传条幅 183 副，宣传处方药凭处方销售、含麻黄碱复方制剂药品购买、执业药师在职在岗等。制作凭处方销售处方药从我做起承诺书。药店负责人及所属网格的监管人员、责任人签字共同承诺保证。要求企业在醒目位置张贴药品零售环节二十项整治重点、关于鼓励举报药品违法经营行为的公告、郯城县药品经营企业落实“十必须”主体责任承诺书、执业药师（药师）在职在岗承诺书等。制作药品安全知识、执业药师在职在岗、凭处方销售处方药等内容的语音录音。配备音箱、小广播的企业以不扰民为底线，以让公众听得清、听的明为底线在营业期间无限次、错时循环播放，扭转市民不凭处方购买处方药的购药习惯。

推进基层化妆品市场监管规范化建设三年提升工程工作。设立专门创建机构。对化妆品监管人员、从业人员，每半年 1 次培训。在规范档案、落实责任、操作流程、监管留痕、风险管控 5 个方面，建立标准化监管操作规程。制作展板 1000 个、提示牌 200 个、宣传册 5000 份、销售台账 5000 本、明白纸 2 万张，发放到所有化妆品经营企业。开展化妆品知识宣传进社区活动 7 次，借力“5·25”爱肤日活动，现场解疑答惑，推广化妆品安全知识。监管工作不额外增加企业负担。郯城县局协助 103 家业户网上申报办理营业执照，20 余家使用业户办理公共场所卫生许可证，1660 位从业人员办理健康证。经营户由不配合到主动配合。其各类证照、批件、报告、票据、台账等企业档案从无到有，逐步规范。集中力量培育典型，带动全局。8 月 30 日，临沂市局在郯城县召开全市基层化妆品市场监管规范化建设现场会，推广郯城经验和做法。郯城县局以红花镇为典型示范，巩固带动全县化妆品监管工作开展。

党组书记、局长：田勇
党组成员、副局长：于福宪
电话：0539-6221608
地址：郯城县北环路 39 号
邮编：276100

（撰稿：孙铭　赵宁　核稿：王黎明）

沂水县

【概况】 沂水县市场监督管理局药品相关监管设立药品监督管理科、医疗器械监督管理科、化妆品监督管理科等科室，人员编制各 4 人。截至 2019 年底，全县药品经营企业 388 家，药品（含药用辅料）、药包材生产企业 7 家，药品使用单位 687 家；医疗器械生产企业 2 家，二类医疗器械注册产品 7 个，一类备案产品 12 个，三类医疗器械经营企业 67 家；化妆品专营店 122 家，兼营店 117 家，美容美体店 186 家，理发店 113 家。

【监督检查】 *药品*。2019 年，累计检查药品使用单位 918 家次、药品经营企业 1552 家次，出具责令改正通知书 187 份，查办药品类案件 30 起，罚没款 20.6 万元，在全县零售药店飞行检查中撤销 3 家药店 GSP 认证证书。

医疗器械。2019 年，检查各类医疗器械经营企业 423 家，医疗器械使用单位 239 家，发现违规问题 27 项，出具责令改正通知书 160 份，当场行政处罚（警告）10 家，立案查处医疗器械违法案件 17 起，出具行政处罚决定书 13 份，罚没款 40 余万元。

化妆品。2019 年重点针对美白、染发、防晒、祛斑等特殊化妆品的经营和使用开展 8 次检查行动，总计出动执法人员 120 人次，执法车辆 40 台次，检查化妆品专营门店、大型超市、美容美发店 90 家次。

【监督抽检】 *药品*。2019 年抽检药品 130 个批次，其中抽检不合格药品 24 个批次，总体抽检不合格率为 18.46%。24 批抽检不合格药品于 2019 年 12 月 27 日前全部处置完毕，处置结果录入省抽系统。

化妆品。2019 年协助临沂市局抽检化妆品 2 批次，未发现问题；2019 年转发国家局及省局化妆品抽检

不合格通报3次，并在辖区开展化妆品不合格清理核查工作，对通报中涉及的问题产品一律停止销售。

【专项整治】 **药品**。组织开展药品零售企业执业药师“挂证”行为专项整治，损害群众利益问题专项整治，中药饮片专项整治，疫苗、特殊管理药品专项整治等行动，排查药品经营企业381家，出具责令改正通知书172份，立案8起，罚没款9.2万元，累计撤销GSP认证证书3张；针对疫苗、特殊药品等高风险品种，组织疫苗接种单位、特殊药品使用单位开展自查自纠，签订承诺书，检查疫苗接种单位21家。

医疗器械。开展口腔诊所专项整治，与沂水县卫健局联合制定《沂水县口腔诊所专项整治工作实施方案》，检查口腔诊所100余家，发现各类违规行为60余件，下达责令改正通知书50余份，发现严重违法行为10起，立案查处6起；开展少年儿童近视矫正专项检查，对全县范围内的眼视光医疗器械经营企业及使用单位开展专项检查，严厉打击非法生产、经营、使用眼视光医疗器械的违法违规行为，排查视力矫正相关企业50余家，出具责令改正通知书6份，查处涉嫌夸大宣传、虚假宣传企业1家。

化妆品。开展“线上净网线下清源”专项整治活动，排查线上经营单位21家，其中有15家已经停止线上经营活动，对存在的索证索票不全等问题，依法出具责令改正通知书；开展美容美发经营使用单位化妆品专项检查，检查辖区内美容美发经营使用单位169家，出动执法人员459人次；开展《问政山东》曝光化妆品问题专项检查，出动执法人员594人次，检查化妆品经营使用单位412家，出具责令改正通知书6份。

【“内部吹哨人”制度】 建立药品经营企业“内部吹哨人”制度。建章立制让“吹哨人”制度深入人心。在全县388家药品经营企业统一张贴药品经营企业“内部吹哨人”制度牌，动员药品经营企业内部从业者吹响哨声，鼓励社会知情人士主动提供线索揭露行业内幕，形成行业自律，社会共管的良好氛围。在专项整治中发挥“吹哨人”制度作用，将推广药品经营“内部吹哨人”制度与专项整治行动相结合，对内部知情人提供的线索进行逐一核查，截至2019年底，核实查证药品相关匿名投诉举报线索30余条，出具责令改正通知书30余份。

党组书记、局长：师立功
党组成员、副局长：杨西好
电话：0539-2275375
地址：沂水县东环路117号
邮编：276400
（撰稿：王国豪　核稿：杨西好　刘俊山）

兰陵县

【概况】 兰陵县市场监督管理局三定方案设置药品监管科，人员4人，辖区内有药品生产企业1家，药品批发企业2家，药品零售连锁企业2家，连锁门店60家，单体零售企业180家。设置医疗器械科，人员3人，辖区内有医疗器械生产企业4家，一类医疗器械生产企业2家，二类医疗器械生产企业2家。设置化妆品科，人员1人，辖区内有化妆品生产企业1家。设置药品不良反应监测中心，人员3人，辖区内有药品不良反应监测点30家，医疗器械不良事件监测点29家，化妆品不良反应监测点30家。

【监督检查】 **药品**。制定方案、检查标准，指导和督导乡镇市场监管所专项整治工作，收集汇总和上报专项整治开展情况。配合临沂市局组织药品零售企业的“飞行”检查。对辖区内所有药品经营者，重点对药品批发企业、零售连锁企业、单体零售药店进行监督检查。以麻精毒放药品、蛋肽类药品、终止妊娠药品等有特殊管理要求易流弊的药品、降糖降压类、治疗心脑血管类、肿瘤类等纳入医保的药品及抗菌、抗病毒、儿童用药等高风险的处方药、疫苗、血液制品、体外诊断试剂等储运有冷链要求的药品以及中药材（饮片）为重点，兼顾其他种类。截至2019年底，累计出动执法人员560余人次，检查药品经营企业240家，警告53家，限期整改118家，撤销GSP认证证书3家，立案查处34家，罚没款15万余元。

医疗器械。开展医疗器械专项整治行动，针对存在风险隐患、存在违法违规行为立案查处的生产经营使用单位进行重点检查。加强高风险产品监管，提高风险防控水平，加强日常监督检查，明确检查内容、程序和频次，规范检查行为和记录，实现日常检查规范化、程序化、痕迹化。对重点产品、重点企业采取日常监管、专项检查和飞行检查相结合的方式，及时跟踪检查中发现的问题，确保及时化解处理。对无菌和植入性医疗器械等高风险产品，开展覆盖生产、经营和使用全过程的专项检查，突出检查重点，确保检查质量。结合新的《医疗器械监督管理条例》《医疗器械经营质量规范》等法规、规章，对医疗器械从业人员进行系统培训。对兰陵县医疗器械经营使用单位进行集中检查，开展医疗器械经营秩序专项整治活动，不断整顿和规范医疗器械市场秩序。截至2019年6月，所有经营企业和使用单位都已上报自查报告。对医疗器械的监督检查兰陵县局出动执法人员1137人次，对全县的二类、三类医疗器械批发企业、二类备案经营企业、三级医院、二级和一级医院进行监督检查，检查379家。

化妆品。对辖区内所有化妆品经营者进行监督检查，以祛斑、防晒、染发、除臭等特殊用途化妆品为重点，兼顾其他种类，出动执法人员 312 人次，检查生产企业 1 家、经营企业 169 家。

【监督抽检】 抽样检查全县 2 家药品批发企业、2 家零售连锁企业和 50 家单体零售企业；对 3 家医疗机构和 1 家经营企业进行医疗器械抽样检查，送样 5 批；抽样检查化妆品生产企业 1 家和营业企业 3 家。

【专项整治】 药品。对 2 家药品批发企业、2 家零售连锁企业、30 余家单体零售企业进行飞行检查，经检查发现问题并提出整改措施。

医疗器械。对 3 家经营企业和 1 家医疗机构进行飞行检查，经检查发现问题并提出整改措施。对全县所有经营隐形眼镜的企业进行拉网式监督检查。

化妆品。对 9 家化妆品经营企业进行飞行检查，经检查发现问题并提出整改措施。

【亮点工作】 兰陵县药品不良反应中心实施“零报告、月通报、定期调度、现场督导”四项工作制度，推动各报告单位规范开展监测工作。运行“病例报告规范填报机制、两级双人审核报告机制、报告考核与监督机制、报告分析和评价利用机制”四项工作机制，提高报告质量和报告利用率。实施 24 小时值班制度，尽早发现辖区用药用械安全隐患，及早报告，不断加强应急预警能力建设。严格突发、群发、严重不良事件报告处理程序，加强应急预警能力建设。

党组书记、局长：陈向营
党组成员、副局长：张明远
党组成员：徐帮利
电话：0539-5201318
地址：兰陵县县城东苑新区东升路
邮编：277700
（撰稿：陈尊义　宋明明　张珊珊　核稿：张明远　徐帮利）

费　县

【概况】 费县市场监督管理局为县政府工作部门，负责全县药品医疗器械零售、使用环节以及化妆品经营环节监督管理。局机关内设 34 个科室，业务监管科室为药品监督管理科、医疗器械监督管理科、化妆品监督管理科，下设 15 个市场监管所，设立市场监管综合执法大队和药品不良反应监测中心 2 个事业单位承担药品有关工作，全局核定行政编制 160 人，事业编制 49 人。

2019 年，全县有药品生产企业 3 家，药包材生产企业 2 家，药品批发企业 1 家，药品零售连锁总部 3 家，零售单体药店及连锁门店 261 家；化妆品生产企业 3 家，化妆品市场登记主体 1518 家，三类医疗器械经营企业 8 家，二类医疗器械经营企业 242 家；县直医疗机构 10 家，乡镇卫生院 15 家，社会办医疗机构及专科医院 7 家，个体诊所及农村卫生室 519 家。规划建设“生物医药产业园区”，面积 12.08 平方公里，初步形成以山东新时代药业和山东恒欣药业为龙头的生物医药产业聚集基地。2019 年医药产业规模保持高速增长，产业总产值超过 80 亿元，税收 5.99 亿元，抗肿瘤药物、原料药和抗生素制剂及原料、中成药等产品跻身全国前沿行列。

【监督检查】 对重点环节、重点品种、重点领域进行监督检查，扎实开展药品零售企业漠视侵害群众利益问题、执业药师“挂证”、处方药不凭处方销售及中药饮片质量专项检查等，对农村药品零售、使用环节等进行重点检查，检查中药饮片生产企业 1 家、药品批发企业 1 家，药品连锁总部 3 家，药品使用单位 19 家，药品零售企业 261 家，做到全覆盖强监管，对 115 家药店出具责令改正通知书，警告 83 家，当场处罚 8 家，收回 GSP 认证证书 4 家，立案查处 2 家，坚决杜绝药品安全风险隐患发生，切实维护人民群众切身利益。

积极稳妥推进“医疗器械规范实施年”活动，全县冷链管理产品经营企业全部符合《规范》要求，第三类医疗器械经营企业符合规范率达到 90%；开展基层化妆品市场监管规范化建设三年提升工程、化妆品安全科普宣传活动。摸清底数，明确检查重点，强化宣传培训引导，提高从业人员守法意识，促进企业依法经营，及时发现并消除安全隐患。

【监督抽检】 加强对基层药品经营使用单位的抽验，严格查处经营假劣药品违法行为。全年抽查 37 家涉药单位，基层抽检覆盖率达 90%，监督抽检药品 106 个批次，包括全省药品经营使用单位抽检 15 个批次，全市监督性抽检 76 个批次，中药饮片抽检 14 个批次，阿胶专项抽检 1 个批次，检验不合格药品 15 个批次，不合格处置率为 100%，有效保障人民群众用药安全有效。

【专项整治】 《问政山东》曝光问题整改专项整治。召开全县落实《问政山东》曝光问题警示教育暨整改工作会议，严格落实企业主体责任。结合专项整治开展药品经营使用单位飞行检查，累计检查药店 521 家、个体诊所（康复门诊、卫生室）101 家，责令改正 46 家，收回 GSP 认证证书 2 家，有效推动问题整改落实。联合有关部门加强疫苗等药品安全风险方面问题的监管，突出问题导向，共同消除疫苗等药品安全隐患排查，对1家县疾病预防控制中心和18家接种门诊（含狂犬病处置门诊）、5家预防接种室进行全覆盖检查，确保疫苗质量安全。

医疗器械经营使用单位专项整治。对网络销售企业开展“清网”行动，对第二类医疗器械经验备案企业开展现场核查，开展化妆品“线上净网线下清源”专项整治。2019年现场核查经营备案企业30家，检查经营使用单位197家，责令改正21家，有效规范经营使用行为，确保医疗器械和化妆品质量安全有效。

【安全性监测】 2019年上报药品不良反应报告822例，严重的报告数62例，新的、一般的报告数98例；上报医疗器械不良事件报告371例，完成年度指导性计划的143%；上报化妆品不良反应报告182例，严重报告数量4例，完成年度指导性计划的303%，居全市首位；完成药物滥用报告15份。2019年6月提交的“超声眼科乳化仪基本液流包排水管路漏液”风险信号，获得省药品不良反应监测中心、临沂市药物警戒中心一致认可表扬，费县局荣获“2019年度山东省药械化安全监测工作先进单位”荣誉称号。

党组书记、局长：张富文
党组成员、副局长：刘道成
电话：0539-5220160
地址：费县建设东路101号7-10层
邮编：273400
（撰稿：张庆生　核稿：刘道成）

平邑县

【概况】 平邑县市场监督管理局下设药品监督管理科、医疗器械款科2个科室，行政编制人员有4名。平邑县有中药饮片生产企业12家，中成药、化药生产企业1家，橡胶膏剂生产企业1家，中医医院制剂室1家，场外中药提取车间1家，药品批发企业9家，药品零售连锁总部4家，药品零售药店340余家，药品使用单位600余家。

【监督检查】 2019年，平邑县局在药品领域全年开展“双随机”检查11次，依法向临沂市局申请收回中药饮片生产企业GMP认证证书1家，撤销药品零售企业GSP认证证书16家，申请收回GSP认证证书6家，警告391家，责令改正573家。立案61起（其中药店立案38起，诊所立案23起，连锁总部立案1起），移交公安司法机关3起，罚没款25.5万元。

2019年，上报药品不良反应1256例，其中严重的报告为220例，新的、一般的报告数97例，指导计划完成率157%，新的、严重的报告比例25.2%；医疗器械不良事件445份，严重的123例，指导计划完成率147%，严重报告占比达11%，二级医疗机构报告比例77%；化妆品不良反应报告91例，计划完成率152%，附件上传率7%；药品风险信号4例，医疗器械风险信号2例。其中，平邑县局上报的“香丹注射液聚集性不良事件”风险信号，被省、市中心采纳并引起密切关注。

【监督抽检】 全年完成药品监督抽检126批次，发现不合格药品4批次。抽样单位涉及乡镇卫生院、药品生产企业、药品批发企业、药品零售药店等。

【专项整治】 *中药饮片生产质量提升行动*。出动执法人员48人次，检查中药饮片生产企业12家，针对发现的问题约谈生产企业10家，报请临沂市局收回GMP认证证书1家，立案2起。

专题会议落实各单位职责。平邑县局于2019年4月4日、8月8日分别召开药品全县零售企业执业药师“挂证”行为专项整治部署会和全县药品损害群众利益专项整治暨培训会议。明确企业的主体责任和各监管部门的监管责任，并当场签订执业药师在职在岗承诺书。

农村药品市场安全监管专项整治行动。平邑县结合“3·15”消费者权益保护日和“12331”主题宣传日等重要时节，开展农村药品市场专项整治行动。平邑县局药品科和14个乡镇基层监管所对全县药品零售单位进行全覆盖检查。

【亮点工作】 *建立专业检查员队伍*。结合机构改革实际，分别从16个市场监管所中抽调业务能力强的中青年骨干，组建一支专业检查员队伍。在具体工作中，由平邑县局药品科统一组织安排，并通过开展日常检查、飞行检查、跟踪检查等方式，确保中药饮片企业的检查次数每季度不得少于2次、检查覆盖率为100%。

强化业务技能培训。针对基层监管所执法人员中药饮片等药品监管知识匮乏、心有余而力不足的现状，通过举办专题培训班、药品科组织以干代训、参加临沂市局组织的检查员培训等方式，着力提升基层执法人员的业务技能。

提升社会共治能力。向社会宣传中药饮片监管的政策要求，公开曝光违法违规案件查处情况，普及中药饮片安全常识，提高群众识假辨劣能力，构建社会共治格局。先后组织召开新闻发布会2次，公示中药饮片监督抽检44批次，曝光中药饮片企业违法行为2起，开展安全用药月、食品药品安全宣传周等宣传

活动 7 次，发放宣传资料 1.5 万份，接受消费者咨询 600 余人次。

党组书记、局长：吴电祥
党组成员、副局长：曹云涛
电话：0539-4211591
地址：平邑县宗圣路 157 号
邮编：273300

（撰稿：邢培川　核稿：王洋）

莒南县

【概况】 莒南县市场监督管理局内设药品相关监管设药品医疗器械监督管理科，人员编制 2 名；在全县 16 个乡镇（街道）设立 17 个市场监管所，从事药品医疗器械化妆品监管工作人员 135 人。负责莒南县药品零售、医疗器械经营及使用环节的监督管理，组织、指导药品零售、使用环节的现场检查、质量抽查检验、相关问题产品处置以及药品医疗器械化妆品不良反应（事件）监测。被临沂市局推荐为“2019 年度全市医疗器械不良事件监测工作先进集体”。

【监督检查】 2019 年 3 月，会同莒南县卫健局联合印发《关于进一步加强全县药品医疗器械化妆品安全监测工作的通知》，印发全县药品医疗器械化妆品安全监测工作指导性计划，将全县工作任务分解到各监测站点，明确责任领导和责任人。强化药品、医疗器械安全监管，开展药品零售企业执业药师“挂证”行为、医疗器械“清网”行动、药品领域漠视侵害群众利益问题等监督管理。

全面落实属地监管责任，保证检查频次，对药品医疗器械、化妆品生产企业年内进行不少于 2 次、经营企业和使用单位不少于 3 次日常监督检查，力求做到全覆盖、无缝隙；保证检查质量，检查中要注重发现问题，解决问题；保证问题整改到位，对于生产企业、经营单位存在的问题，追根溯源、紧抓不放，督导经营单位在规定的时限内递交整改报告，各监管所跟踪检查，确保整改彻底到位；保证依法处置违法行为，根据企业违法情节和违法程度，公平公正作出处理决定并确保惩处到位。

2019 年，全县查处药械违法案件 100 起，收回 GSP 认证证书 4 家，撤回 GSP 认证证书 3 家，上报药品不良反应报告 801 例，其中新的、严重的报告 275 例，新严报告比 34%，二级医疗机构报告比 37%，评价及时率 100%。上报医疗器械不良事件报告 320 例，其中严重的报告 12 例，严重报告比 4%，二级医疗机构报告比 42%。上报化妆品不良反应报告 74 例。

【监督抽检】 根据临沂市局要求，结合工作实际情况，制定《2019 年药品监督抽检工作实施方案》，把抽检工作目标任务细化分解到每个月，完成省局交办的 2019 年中药饮片监督抽检计划送检 14 批，年全省药品经营使用环节日常监督抽检送检 15 批，分别按照要求邮寄到相应的承检单位；完成临沂市局下达的 2019 年全市药品质量抽检工作计划送检 71 批，送临沂市检验检测中心进行检验。3 项抽验计划合计送检 100 批，不合格数 9 批。

【专项整治】 开展化妆品、美容美发经营使用单位“线上净网线下清源”专项整治，检查网络销售化妆品生产经营企业 36 家，化妆品经营单位实体店 240 余家，发现无化妆品生产许可证从事花露水生产的行为 1 起，立案查处 1 起，取缔无证生产花露水行为 1 起，没收违法生产的花露水 4 箱 /60 瓶，没收违法所得 1020 元，并处罚没款 3060 元。

党组书记、局长：袁兆军
二级主任科员：崔树伟
电话：0539-7286208
地址：莒南县十泉路东段 64 号
邮编：276600

（撰稿：宋刚　核稿：崔树伟）

蒙阴县

【概况】 蒙阴县市场监督管理局下设药品与医疗器械监督管理科、食品抽检和特殊食品监管科（挂化妆品监管科）2 个行政监管科室；蒙阴县药品不良反应监测中心 1 个直属事业单位。有行政编制 2 个，事业单位编制 3 个。

【监督检查】 中药饮片、医用氧生产企业监督检查。根据临沂市局关于加强药品质量日常监督检查的要求，蒙阴县局开展辖区内中药饮片、医用氧气生产企业和医疗机构制剂室及第二类精神药品经营企业的日常监督检查。蒙阴县有 1 家中药饮片生产企业，2 家医用氧气生产企业，对其日常生产现场分别进行检查。

无菌、植入性和诊断试剂等医疗器械监督检查。根据临沂市局要求，对蒙阴县的无菌、植入性和诊断试剂使用经营单位进行检查，出动专项检查人员 118 人次，检查企业总数 64 家次，责令改正 15 家。

对药品经营单位日常经营行为的监督检查。为确保人民群众用药安全，提高药品经营单位安全责任意识和药品质量，蒙阴县局围绕药品生产、流通、使用和医疗器械等环节，对蒙阴县的 158 家药品零售企业，

3家药品零售连锁企业总部，19家医疗机构，社区村卫生室和诊所546家，全部进行检查。

【监督抽检】根据省、市局的抽检计划，对辖区内药品经营使用单位进行监督性抽验，截至2019年底，抽验送验80批，所有送检药品经检验均合格，问题处置率100%，保障药品抽验工作的顺利进行。配合省局进行评价性抽验6批次。

【专项整治】*医疗器械“清网”行动*。按照《临沂市市场监督管理局关于印发医疗器械“清网”行动工作方案的通知》要求，结合工作实际，对全县医疗器械经营企业进行检查。本次“清网”行动出动监管人员220人次，检查企业170余家，经过实际检查和网络排查，蒙阴县未发现有网络销售医疗器械的经营企业。

违法经营含特殊药品复方制剂专项检查。根据临沂市局文件要求，对辖区内药品经营企业经营含麻黄碱类复方制剂、二类精神药品等特药情况进行专项检查，要求企业建立健全含麻黄碱复方制剂药品的管理制度；建立供货方资质档案，进一步防止此类药品流入非法渠道。出动检查人员136人次，检查企业147家，责令改正11家。

医疗器械专项整治。结合蒙阴县实际，开展打击违法违规经营使用医疗器械专项整治行动以来，出动专项检查人员178人次，检查企业总数84家次，责令改正25家。

执业药师“挂证”行为专项整治。要求所有药品零售企业对照《药品流通监督管理办法》《药品经营质量管理规范》等相关法律法规，对执业药师“挂证”问题，采取措施主动进行整改，消除安全隐患；要求所有注册执业在药品零售企业的执业药师一并开展自查，凡存在“挂证”行为、不能在岗服务的执业药师，立即进行整改。

不凭处方销售处方药行为专项整治。严格执行处方药与非处方药分类管理规定，药品零售企业销售必须凭处方销售处方药。药品零售企业必须守法经营，禁止销售麻醉药品、一类精神药品、终止妊娠药品、蛋白同化制剂等法律法规规定的不得经营的药品。其他允许销售的处方药，应尽量索取处方，凭处方销售。药品零售企业必须严格执行药品分类管理规定，不得开架销售处方药。

中药材（饮片）生产流通使用环节专项检查。为保证中药材、中药饮片质量，切实加强监督，根据临沂市局以及蒙阴县委、县府有关工作安排，对中药材、中药饮片生产、流通、使用环节进行专项检查，截至2019年12月，检查70家涉药单位（其中生产企业1家，零售连锁药店37家，零售药店13家，医疗机构19家），出动执法车辆42台次，执法人员116人次，发出责令改正通知书9份。

党组书记、局长：吴文凯
党组成员、副局长：李鹏程、李亮
电话：0539-4810016
地址：蒙阴县新城路116号
邮编：276200

（撰稿：石伟　核稿：李亮）

临沭县

【概况】2019年1月，临沭县市场监督管理局完成整合组建，原临沭县食品药品监督管理局的药品、医疗器械、化妆品监管职能同时划转到临沭县市场监督管理局。药品医疗器械监督管理科编制1人。全县一级以上公立医疗卫生机构（含乡镇卫生院）18家、卫生室（含诊所、医务室）334家、民营医院5家、药品批发企业1家、药品生产企业1家、药品经营企业（门店）186家、医疗器械经营企业215家、化妆品经营企业（含个体工商户）380家。负责全县药械化安全性监测工作，县内省级药物滥用监测哨点2个。

2019年，临沭县局坚持“以人民健康为中心”，全面落实各项监测工作部署，履职尽责，创新实干，不断提升药械化安全监测工作水平。被评为“山东省药械化安全监测工作先进单位”。2019年12月30日，国家局药品评价中心沈传勇主任来临沭调研，对临沭县药械化安全监测工作给予现场指导。

【监督检查】全面落实“四个一律”要求，创新药品监管模式，落实执法监管责任，2019年检查药品生产企业1家、药品批发企业1家、零售药店186家，医疗器械经营、使用单位400余家，检查化妆品专（兼）营店、商超、美容美发院等企业总计130余家，责令限期改正209家，警告63家，立案查处61起。2019年举行警示约谈会5次，收回GPS认证证书5家。

【监督抽检】开展药品抽验工作。根据临沂市局《2019年全市药品质量抽检工作计划》《2019年全市药品日常监督抽检实施方案》，监督抽验药品66批，其中11批药品不合格，全部立案处罚，问题处置率100%。

【专项整治】2019年重点开展药品零售环节漠视侵害群众利益专项整治、疫苗使用管理专项整治、芬太尼类特殊药品专项检查、中药饮片流通环节专项检查、执业药师“挂证”行为整治等专项检查工作。重点检查日常管理水平低、购销渠道混乱等问题较多且自查不认真、整改措施不力的企业。对每个重点检查企业抽取若干品种，开展药品流向和票据真实性的上下游延伸检查。分别在 5 月和 8 月，由分管领导及协助分管的科级干部带队，深入各市场监管所督导漠视侵害群众利益专项整治。对专项检查工作成果开展“回头看”活动，利用暗访、飞检等方式多次随机抽查药品经营企业，并将检查结果进行通报。

【亮点工作】 强化措施，夯实责任，形成工作合力。指导医疗机构建立监测工作长效考核机制，完善内部监测体系建设，把药械安全性监测纳入质量控制体系监管。落实主体责任，将监测任务层层分解，责任落实到科室到人。强化奖惩考核，协调县卫健局把药械化安全监测工作纳入医疗机构年度绩效考核，并严格落实考核奖惩制度，形成工作合力。

深化培训，跟进指导，提升监测工作成效。采取集中培训、层级培训与个性化培训相结合等形式开展培训。还采取“私人定制”式的一对一“重点”培训，拓宽阔监测人员视野，增强监测人员的上报意识和能力。定期开展现场督导，对督导核实发现的问题，能现场解决的现场及时解决，不能解决的列入督导台账尽快解决。强化跟进指导，按照月初调度、月中督促、月底反馈流程，每月将各单位的上报情况进行统计反馈，对报告情况差的单位，主动联系分管领导和监测人员，了解原因，帮忙解决困难。

高点定位，创新思路，夯实信息化技术支撑。依托大数据优势，全力推进医疗机构监测工作信息化建设。2019 年，全县二级医疗机构基本实现电子化上报药品不良反应报告。临沭县人民医院实现电子报告与国家监测系统直接对接，实现一键上报。

强化风险意识，深挖风险信号，筑牢安全防线。工作人员坚持深入监测一线，走进临床科室，定期走访回访，及时发现、分析、研判疑似风险信号。把风险发现与上报与退药、医学检验指标变化、医疗设备维修维护、治疗失败或未达到预期效果等结合起来，敏锐识别一切使用风险，及时上报风险。把监测工作与日常监督检查、监督抽验、专项监督检查工作相结合，强化药械监测工作在生产、经营和使用环节的重要作用，广泛搜集和药械质量与安全相关的各种信息，并对信息进行筛查、分析、上报。提高网络直报人员风险发现和综合研判能力，打造全能型监测工作人才队伍。

党组书记、局长：朱孟英
党组成员、副局长：王乐涛
电话：0539-6211059
地址：临沭县沭新东街 27 号
邮编：276700
（撰稿：王祥堂　核稿：刘云飞）

临沂高新技术产业开发区

【概况】 临沂高新技术产业开发区市场监督管理局有干部职工 30 名，行政编制 10 名，事业编制 6 名，招聘人员 14 名。设马厂湖、罗西 2 个基层监管所，为局派出机构。

2019 年，高新区纳入药品、医疗器械、化妆品监督管理的对象有 400 余家，药品生产企业 5 家，药品批发企业 9 家，零售企业 67 家，各级各类医疗机构（含村卫生室、个体诊所）117 家，医疗器械生产企业 11 家，经营企业 120 余家，化妆品生产企业 3 家，经营企业 160 余家。

【监督检查】 根据《2019 年度全区药品监督检查计划的通知》要求，对药品领域的监管工作进行任务部署，组织全区药品生产经营企业召开《高新区药品安全暨药品零售企业执业药师“挂证”行为专项整治会议》，企业负责人及质量负责人 150 余人参加会议，要求各企业负责人签订药品批发、零售企业依法依规经营承诺书 70 余份。对全区 65 家药品零售药店，9 家药品批发企业，5 家药品生产企业进行全覆盖检查，并根据要求将检查情况录入药品日常监管系统。构建药店监管网格化，形成区、镇街、村三级网格三大片区网格，纳入省、市药品监管网络。按照“一企一档”原则，建立健全药品生产经营企业监管档案。

【监督抽检】 按照临沂市局 2019 年药品抽验计划的通知要求，结合辖区实际情况，围绕国家基本药物抽检主线，重点加大对质量公告品种、低价销售品种、不良反应监测发现品种和中药饮片等的监督抽验，提高监督抽验的针对性和命中率，全年抽检药品 36 批次。全年上报药械化不良反应报告 131 例，上报药品不良反应 66 例，医疗器械不良事件 54 例，化妆品不良反应报告 11 例。

【专项整治】 以疫苗、终止妊娠药物和含麻黄碱复方制剂等为重点品种，以药品零售企业超范围经营、从非正规渠道购进药品、不凭处方销售处方药等为重点内容，以城乡结合部及农村药店为重点检查企业，采取日常检查与专项检查相结合的方式，强化网格化监管责任，严厉打击药品违法行为。截至 2019 年底，药械化领域立案 11 起，罚没款 6.9 万元。

【亮点工作】 对药品、医疗器械、化妆品实施分级分类网格化监管，落实日常监管责任。围绕工作重点，制定监管计划。对药品经营企业进行“店店到”

行动，加强药店安全人员管理。为切实保障提高群众用妆安全，营造公众安全合理使用化妆品的良好氛围，宣传普及化妆品安全知识，引导公众树立科学护肤意识，组织开展以“安全用妆，点靓生活”为主题的“5•25”爱肤日化妆品安全科普宣传沂蒙行“进门店、进社区”活动。通过设立条幅、发放宣传材料、设置咨询台等形式向广大群众宣传化妆品法律法规知识，讲解辨别假冒伪劣化妆品的方法，引导消费者树立科学、理性的消费意识，合理选购正规渠道生产、购进的化妆品；介绍推广临沂市药品不良反应监测中心开发的“化妆品异常反应举报”小程序，现场详细解答群众在日常护肤过程中遇到的各类问题以及遇到化妆品不良反应如何处理等。

党组书记、局长：杨立青
党组成员、副局长：赵国任
电话：0539-7118599
地址：临沂高新区科技大道与新华路交汇西 50 米路北
邮编：276017

（撰稿：王发美　核稿：李超）

德州市

【概况】 德州市市场监督管理局药品监督管理负责全市药品零售和使用环节的监督管理工作，依职责监督实施药品零售、使用质量管理规范；负责全市医疗器械经营、使用环节的监督管理工作，组织指导医疗器械经营、使用环节的现场检查，并查处违法行为；负责全市化妆品经营、使用环节的监督管理工作，组织实施化妆品经营质量管理规范；负责全市药品、医疗器械、化妆品不良反应事件监测报告和资料收集、核实、评价、反馈等相关工作。内设药品监督管理科、医疗器械监督管理科、化妆品监督管理科、药械化不良反应监测科 4 个科室，设市场监管综合执法支队、市食品药品检验检测中心两个直属机构，编制数 52 人，其中行政编制 9 名、事业编制 35 名、参公编制 8 名，另有合同制人员 11 人。全市现有涉药、涉械和化妆品单位 11464 家，各类医疗机构 4430 家，药品医疗器械生产经营使用企业 5536 家，化妆品生产企业 3 家，备案的非特殊用途化妆品 71 个。

【药品监管】 实行药品安全网格化监管，全市建立 86 个网格，对 1403 家药品经营企业实施全覆盖监管。加大对高风险企业的检查频次，提高检查的针对性和靶向性，对检查中发现的问题实行销号管理，对企业整改情况进行“回头看”，消除质量安全隐患。将风险管理理念贯穿药品监管全过程，组织执法人员充分发挥药品抽验信息管理系统、药品不良反应监测网等网络平台的作用，集中网络优势，以对药品监管信息的采集、分析、应用为主线，主要是疫苗、血液制品等高风险品种以及含特殊药品复方制剂等重点品种；医疗机构、零售药店等重点单位；药品购进渠道、药品存储、冷链管理等重点环节。通过对重点区域、重点单位、重点品种的风险排查预警，查找监管工作和企业管理的薄软环节和问题所在，有针对性地开展集中整治活动，对引导基层监管和企业规范起到有力的推动作用。加强疫苗流通、使用环节质量安全风险防控，对德州华成医药有限公司配送疫苗执行药品 GSP 的情况进行全面排查。组织疫苗使用单位全面开展自查，及时上报自查表并认真整改，督促市、县疾控中心和接种门诊健全应急处置机制，有效防控风险。深入组织开展疫苗安全风险隐患排查化解工作。对市辖区内疫苗配送企业 1 家、疫苗预防控制中心 12 家、接种门诊 176 家、接种站 17 家、独立狂犬接种 14 家、产科 46 家进行检查，出具责令改正通知书 27 份。查找问题督导整改 9 条，并督促整改到位。加强与卫生健康部门、疾控机构的联合检查力度，进行信息通报，实现信息共享。2019 年，查处药品违法案件 160 件，罚没金额 153.4 万元。

【医疗器械监管】 落实“三化”监管，按照检查标准模块化、执法检查规范化、检查行为痕迹化的“三化”监管模式，完成全市医疗器械生产经营使用单位日常监督检查，进一步排查防控风险隐患。狠抓飞行检查和督导检查，将医疗器械生产、经营和使用环节均纳入飞行检查的范围，按照“四不两直”要求，在检查中以问题为导向，以风险管控为核心，详细制定启动、检查、处理等相关工作程序，提升飞行检查的科学性、有效性和权威性。先后对山东百多安医疗器械有限公司、德州金约应医疗器械有限公司等 6 家重点管理品种生产企业开展飞行检查，同时对 22 家经营企业及 12 家医疗机构进行飞行检查。提出整改意见 117 项，交由当地县（市、区）局监督整改，同时对履行职责情况进行督导检查，要求县级局举一反三，深入分析原因，补齐短板，进一步规范医疗器械生产、经营及使用环节的质量管理。完善医疗器械抽查检验机制，合理均衡安排抽检任务，强化监管技术支撑，抽取国抽 12 批次、省抽 54 批次、风险抽检 7 批次的医疗器械，抽样完成率 100%。收到不合格报告书 3 份，立案查处 3 起，不合格处置率 100%。认真开展医疗器械不良事件监测上报工作。德州市局强化对各县（市、区）局医疗器械不良事件监测报告工作的督导检查，与市药品不良反应监测中心多次联合召开各县（市、区）局、各涉械企业及医疗机构工作会议，督促各生产、经营企业以及医疗机构积极开展医疗器械不良事件监测工作，认真填报可疑医疗器械不良事件报告表。全市上报医疗器械不良事件报告 1838 例，百万人口报告数量平均 320 例（省、市考核全年应≥ 300）。指导全市医疗器械生产企业注册直报系统 55 家，完成医疗器械产品注册审核 346 条。同时，通过国家医疗器械不良事件监测信息系统筛查，认真挖掘风险信号，做好风险预警，提取医疗器械不良事件风险信号 2 个，其中包括病人监护仪严重不良事件、电子气管镜严重不良事件。另外，进行两项课题研究，其中包括市药品不良反应监测中心和市第二人民医院参与省药品不良反应监测中心课题国家“十三五”期间医用电子直线加速器重点监测研究，市药品不良反应监测中心参与省药品不良反应监测中心课题国家“十三五”期间过氧化氢低温等离子灭菌器重点监测研究，为医疗器械监管工作提供有力的技术支撑。对全市 50 家医疗器械生产企业（其中包括 12 家无菌植入类医疗器械生产企业）进行全覆盖检查，检查经营企业 1060 家，使用单位 3141 家、责令改正 745 家，查处违法案件 18 起，罚没款合计 84.5 万元。检查医疗器械网络经营备案企业 142 家，发现问题 89 个，责令其改正，经复查确认，全部整改到位。

【化妆品监管】 强化对化妆品的监督检查，对化妆品生产企业日常检查 6 家次，对化妆品经营单位随机检查 32 家次，对非特殊用途化妆品备案后检查 257 条，有力规范化妆品生产经营行为。坚持问题导向，聚焦问题产品，组织全市开展化妆品国抽 29 批次、省抽 63 批次、市抽 130 批次，发现不合格产品 7 批次，全部依法开展核查处置。组织全市开展违法宣称的非特殊用途化妆品清查。全市出动执法人员 1880 余人次，检查化妆品生产企业 2 家，各类经营单位 690 余家，未发现违法宣称“药妆”“EGF”“干细胞”的化妆品。对发现的索证索票不全以及台账记录不全的问题，要求企业限期改正，规范经营行为。在全市开展“线上净网线下清源”专项检查，检查化妆品网络销售单位 86 家，检查化妆品经营实体店 440 余家，责令改正 33 家，约谈 7 家，立案查处 3 家，规范化妆品网络销售行为。开展以“安全用妆，点靓生活”为主题的化妆品安全科普宣传周活动。开展公益咨询进社区、公益讲座进校园及“5·25”爱肤日主题宣传等多种宣传活动。宣传周期间，全市发放宣传彩页、宣传册 1.5 万余份，播放宣传周视频 30 余次，接受群众咨询 2000 余人次。普及化妆品安全知识，提升公众鉴别假冒伪劣化妆品的能力和安全用妆意识。

【专项整治】 **损害群众利益的突出问题集中整治。**制定专项整治方案，成立专项整治领导小组，周密部署安排，分层次大力开展警示教育，多次召开工作推进会议，建立网格化监管工作台账，明确每家零售药店的监管责任人、监管职责。采取“四不两直”方式对县（市、区）不间断地进行明查暗访和飞行检查，案件线索移交稽查部门处理，对出现问题较多的县级局进行约谈，督促药品监管人员履行药品监管法定职责。围绕药品零售环节存在的不凭医师处方销售处方药、非法渠道购进药品、执业药师“挂证”行为等 12 项损害群众利益的突出问题进行集中整治，对药品零售企业做到部署要求到位、检查到位、责改或处罚到位、联合惩戒到位。全市检查药品零售企业 1403 家，警告 289 家，限期整改 516 家，收回 GSP 证书 19 家，撤销 GSP 认证证书 5 家，立案查处 198 家，罚没款 125.97 万元，通报医保部门取消医保定点药店资格 5 家。**无菌植入类医疗器械专项整治、“清网”行动、规范儿童青少年近视矫正等多个医疗器械专项整治。**为使专项整治取得实效，在企业自查阶段，除要求生产企业直接向市局提交自查报告外，医疗器械经营使用单位向所在地各县（市、区）局提交自查报告，县（市、区）局将自查报告整理汇总后统一报市局，同时，组织力量集中进行排查整治，对查出的违法违规行为依法严肃处理，切实做到将专项整治工作按照“网格化”落实到人、将责任层层传递到各县（市、区）局、各企业。**《问政山东》曝光问题集中排查整改。**制定《关于全面开展〈问政山东〉曝光问题排查整改建立健全监管长效机制的通知》，各县（市、区）局均制定具体工作方案，明确整改措施、完成时限和责任人，并建立工作台账，实行销号管理，按时间节点和标准要求抓好整改落实。围绕违规销售隐形眼镜这一突出问题，出重拳、下猛药，严厉打击无证经营、经营无证隐形眼镜和超范围经营隐形眼镜行为。督促隐形眼镜经营企业严格落实主体责任，对照《问政山东》曝光问题全面开展自查自纠，督促企业落实问题整改。市局按“四不两直”“一事双查”要求对各县（市、区）不间断地进行明查暗访和飞行检查。

【监管能力建设】 集中组织开展包括药品、医疗器械、化妆品在内的法律和业务知识培训，邀请省、市有关专家学者、监管负责人、业务骨干授课，分别面向全系统、面向业务骨干、面向系统中层以上干部，分层分级针对性地组织大培训活动，提升有关监管稽查人员的法律素养和业务能力。积极构建日常检查、检验检测、药品不良反应监测和稽查等药械化监管协同推进机制，进一步明确界定药品监管各层级、各部门、各环节工作职责，建立和完善各环节之间横向的综合协调机制和各层级之间纵向的任务分配机制，达到“监管力量融合，信息资源共享，执法有序规范，市场稳定向好”的大融合新格局。加强“一体两翼”风险防控体系建设，“一体”即把企业生产经营活动全过程作为完整链条，对其各环节的责任落实情况和职责履行情况进行风险防控；“两翼”即以生产企业的进货检验、过程检验、出厂检验和经营企业的进货查验为主要内容的检验检测体系和产品上市后的质量跟踪、再评价、不良反应监测为一翼，以内审、管理评审等为主要内容的自查自纠体系为一翼。通过这一体系，进一步完善企业内部自查自纠机制和内部问责机制，使质量管理规范的要求成为常态，落到实处，实现监管部门与企业的良性互动。开展风险会商，将风险管理理念贯穿药械化监管全过程，加强监管信息的采集、分析、应用，对企业风险点进行分析研判，做好疫苗、血液制品等以及抗菌药物、含特殊药品复方制剂重点品种的风险排查预警。

【服务医药产业发展】 为创造良好的医药产业创新发展政策环境，加快推进全市医药产业新旧动能转换，代市委、市政府起草《关于深化审评审批制度改革鼓励药品医疗器械创新的实施意见》，在具体细化推进措施和落实责任部门的基础上，重点推进仿制药一致性评价工作的开展，市委、市政府专门拿出资金对通过一致性评价的产品每个品种给予50—100万的资金奖补，并在招标采购、临床应用方面给予支持。同等条件下，鼓励全市医疗机构优先配备使用本市通过一致性评价的品种，提高企业的积极性，助推企业高质量发展。

【监管创新】 牵头建立德州、沧州、衡水两省三市14县稽查联动协作区，积极推动三地稽查资源融合、信息共享。开展鲁冀交界农村专项稽查行动，出动执法人员1600余人次，检查农村药械化业户2500余家次，排除省际边界安全隐患；实施联合执法办案，三地50多次协查处理案件，沟通联系越来越密切，办案效果大幅提升。强化部门联动，联合教育、公安、卫生计生等部门开展药械化安全监督检查，建立综合治理长效管理机制。加大行刑衔接，推动设立公安、检察机关驻局办公室，对涉嫌犯罪案件线索，提前介入。移交31起，起诉10人；为公安系统免费提供近50万元检验检测支持；共享投诉举报奖励资金20万元，及时发现和消除药械化安全风险隐患，切实保障全市市场安全。打造多元共治格局，激发多元力量共同参与药械化安全监管，将单一的政府部门共治监管格局的基础上拓展到由社会监督员、专家学者、质量授权人和志愿者共同参与的多元协同治理模式，启动药品安全宣传月，举办药品安全社会共治论坛、药师讲坛，开展药品安全进社区、进学校等活动，打造具有德州特色的社会共治格局。

党组书记、局长：王胜强
党组成员、副局长：张新杰、刘有堂、李建忠
电话：0534-2610032
地址：德州市经济开发区长河大道279号
邮编：253000

（撰稿：任俊合　核稿：武红星）

德城区

【概况】 德州市德城区市场监督管理局设立药品、医疗器械和化妆品监督管理股，有监管人员5人，负责辖区药品、医疗器械和化妆品监管工作。下设6个监管所，有监管人员29人，负责各自辖区药品、医疗器械和化妆品监管工作。

德城区有药品经营企业284家，其中包括药品批发企业5家，零售连锁总部9家，零售药店270家；医疗器械经营企业402家，其中三类医疗器械经营企业115家；药械使用单位400余家；化妆品经营企业454家；药包材生产企业1家；医疗器械生产企业9家，无三类医疗器械生产企业。

【监督检查】 2019年对药品经营企业进行全覆盖检查，检查医疗器械生产经营企业268家，检查药械使用单位180余家，检查化妆品经营单位190余家，并将检查记录及时录入山东省药品日常监管系统。

【监督抽检】 根据《2019年德州市药品质量抽检工作》，全年安排监督抽检任务40批次，同时对易农药残留、掺伪掺假、二氧化硫残留中药饮片进行专项抽检，在中药饮片抽检过程中，充分发挥药品快检箱的初步筛查作用，增强监督抽检的靶向性。全年完成中药饮片专项抽检15批次，监督抽检40批次，全面完成抽检任务。按照“监检结合”的原则，在辖区内开展化妆品抽检工作，全年完成各级化妆品抽检74批次。

【专项整治】 *一级以上医疗机构专项检查*。由分管局长带队，科、所、稽查大队联合对辖区一级以上医疗机构及疾控中心进行全覆盖检查，检查单位25家，对存在违法违规行为的2家单位进行立案处罚。

助听器、隐形眼镜专项检查。对辖区助听器经营

企业进行全覆盖检查，对存在问题企业均出具责令改正通知书。抽查辖区部分隐形眼镜经营企业，对经营规范进行检查指导。

*医疗机构药店联合检查。*组织原食药监、工商、质监、价监的有关科室、队组成联合执法组对辖区11家公立医院进行为期一个月的专项整治工作，对主体资格、药械宣传、服务收费、设施设备安全等方面进行重点检查，对中药饮片未建立健全清斗记录、未按规定储存药品、医疗器械设备使用记录填写不规范、餐饮单位地面卫生差等问题责令改正。

*药品零售环节漠视侵害群众利益问题专项整治。*根据《山东省药品监督管理局关于进一步做好药品零售环节损害群众利益问题专项整治工作的通知》的要求，以及《问政山东》曝光问题，德城区局8月中下旬组织辖区270余家药品零售企业召开专题警示教育会议。要求企业落实企业主体责任、自觉把好药品质量关，并开展自查自纠。截至8月30日，对辖区270余家药品零售企业完成全覆盖检查，对发现的严重违反GSP的2家连锁门店和1家单体药店，进行立案从重处罚。同时通报医保部门进行联合惩戒，由医保部门视情况暂停或者撤销其医保刷卡资格。2019年联合惩戒药品经营和使用单位2家。通过对问题企业的处理处罚以及公示。

*化妆品"线上净网线下清源"风险排查及违法宣称的非特殊用途化妆品清查。*排查辖区内化妆品网络销售单位75家，清理停业企业18家，同时对经营行为不规范的经营单位责令改正，要求其按照要求规范经营行为。

*非特殊用途化妆品备案后现场检查。*按照市局要求，对辖区内化妆品委托单位进行检查，核实实际经营地址与附表中单位地址是否一致，与营业执照地址是否一致。同时，检查企业资料是否准备齐全，并督促其到市局进行备案后监督检查。完成对2家化妆品生产企业的备案后现场检查。

【"智慧监管＋社会共治"平台建设】 与吉林大学信息化与信息管理研究中心共同开发设计智慧监管综合服务平台，该平台集日常监管、执法办案、投诉举报、天网工程等功能为一体，高质高效地实现智能化、精准化监管，成为省、市"智慧监管"领域排头兵。2019年国家局局长焦红、国家市场监管总局食品安全抽检监测司司长段永升先后来德城区视察，对德城区局建设"智慧监管"综合服务平台工作给予充分肯定，高度赞扬在"智慧监管"方面探索出来的好经验、好做法。

党组书记、局长：焦振东
党组成员：宋亚青
电话：0534-2628052
地址：德州市德城区大学西路1156号
邮编：253000

（撰稿：曲婷婷　刘佳　核稿：宋亚青）

陵城区

【概况】 德州市陵城区市场监督管理局药品相关监管设药品监督管理科，承担药品经营、使用安全监督管理、标准管理、质量管理、上市风险管理及监督检查工作；设立药品不良反应监测中心，为区局所属事业单位，核定事业编制1名。承担全区药品不良反应、医疗器械不良事件、化妆品不良反应和药物滥用资料的收集、核实、评价、反馈、上报，以及监测方法的研究和交流工作；综合设立1个药械化稽查中队、15个市场监管所为区局派出机构，综合承担辖区内药品监督管理工作。

【监督检查】 *日常监管。*组织药械化稽查队全体人员，按照网格化监管责任区域，对辖区内所有零售企业开展全覆盖检查。区分不同情形，进行全面检查：药品零售企业不得经营的药品；必须凭医师处方销售，并将处方留存备查的药品；必须严格凭医师处方或者医疗机构病历销售，处方不能留存的，可对处方进行抄录或登记的药品；含麻黄碱类复方制剂的药品。同时严查执业药师在岗情况，禁止零售企业无处方销售处方药后补处方行为。2019年，全区检查药品零售企业69家，使用单位300余家，警告63家，限期整改57家，收回GSP认证证书1家。

*安全用药科普宣传。*以宣传"安全用药 良法善治"为主题，宣传新修订《药品管理法》和《疫苗管理法》，通过现场发放倡议书及用药安全知识手册等形式，向广大群众讲解假药劣药等法律条文规定；以宣传"凭医师处方销售处方药"为主题，宣传凭医师处方销售处方药的国家政策规定，在药品零售企业采用设置药品安全宣传栏、张贴宣传画、公开承诺书、电子屏幕滚动播放、发放科普资料等多种形式，宣传药品分类管理要求；以宣传家庭过期药品回收为主题，在家庭过期药品回收定点药店，利用药学志愿者服务、药学咨询为载体，发放倡议书、赠送纪念品、发放用药安全知识手册等形式，开展现场宣传活动，现场指导公众回收家庭过期药品，以及安全用药咨询等。2019年，发放药品安全用药宣传单页700余份、宣传手册300余份，开展用药安全咨询200余人次，回收过期药品价值1000余元。

*疫苗流通、使用环节质量安全风险防控。*组织疫苗使用单位全面开展自查，及时上报自查表并认真整改，督促县疾控中心和接种门诊健全应急处置机制，

有效防控风险。对辖区内疫苗使用环节依据监管职责，进行全覆盖日常监管和开展专项检查工作，深入组织开展疫苗安全风险隐患排查化解工作。对疫苗预防控制中心1家、接种门诊26家进行检查。加强与卫生健康部门、疾控机构的联合检查力度，进行信息通报，实现信息共享。11月20日，在陵城区局药品执法人员和区卫健局工作人员的监督下，德州龙瑞环保工程有限公司对陵城区疾病控制中心及从接种单位回收的过期疫苗办理集中销毁手续。

【监督抽检】 在日常监督检查中，对发现的可疑品种进行抽样送检，切实做到让抽样服务于日常监管，全年完成50批次的工作抽样计划。同时做好中药饮片重点抽样工作，组织药械化稽查队对辖区内重点企业（单位）、重点品种开展抽样工作。15个批次中药饮片重点品种的抽样工作在2019年4月30日前全部完成并送至承检机构。

【专项整治】 开展药品零售环节损害群众利益问题专项整治和漠视侵害群众利益问题专项整治。**高度重视，精心部署。**成立以局长为组长、各分管局长为副组长的专项整治领导小组，研究分析形势，聚焦热点难点，周密部署安排，制定《德州市陵城区市场监督管理局食品药品安全方面损害群众利益问题专项整治方案》，将开展药品零售环节损漠视侵害群众利益问题专项整治工作被列入重中之重。分层次大力开展警示教育。6月6日和11月18日，陵城区局先后组织召开全区药品零售连锁企业警示教育会议，落实经营企业主体责任。召开专题推进会议，举一反三，加强调度督促。**部署要求到位。**9月20日，召开全区基层药械监管培训。进一步提高政治站位，压实药品监管人员监管责任，牢固树立全市工作一盘棋思路，加大工作的统筹协调力度，整体推进各项工作进程，统筹利用监管资源，科学安排各项工作。**责任落实到位。**按照“定区域、定人员、定职责、定标准”的“四定”要求，实行网格化监管。对辖区内药品经营企业全部建立网格化监管工作台账，明确每家零售药店的监管责任人、监管职责，对网格内零售药店实施全覆盖监管。**重点整治到位。**抽调精干力量，集中开展专项整治活动，坚持问题导向和目标导向相结合，围绕药品零售环节存在的漠视侵害群众利益的突出问题，出重拳、下猛药，着力解决损害人民群众切身利益、群众反映集中的突出问题。重点解决非法渠道购进药品、超范围经营药品、零售连锁企业“连而不锁”的问题、零售药店非药品经营行为不规范问题等。对全区药品零售企业不间断地进行明查暗访和飞行检查，案件线索移交稽查部门处理，对出现问题较多的企业进行约谈，督促药品监管人员履行药品监管法定职责。

【凝聚监管合力】 建立联合检查、协同推进机制。整合药械化检查、抽检、稽查力量，变“单兵”作战为“合成”作战，对药店经营的药品、医疗器械、化妆品、保健食品等一并检查，对检查发现的违法行为依法同步实施处罚。与信用管理部门认真履行守信联合激励和失信联合惩戒职责。完善部门协同监管平台功能，做好涉企信息归集共享，相关科室发现失信问题后及时按流程列入惩戒名单，全面整合市场监管领域药品医疗器械、化妆品等信用信息资源，实现部门内“一个平台管信用”的监管合力，在系统内建立守信激励失信惩戒工作机制，实现“一处违法、处处受限”。加强与医保部门联合惩戒。对药品经营企业违法违规问题严重的，按照省局要求，及时向医保部门通报，取消医保定点药店资格。对辖区内违法违规药店形成有效震慑，警示、倒逼企业诚信守法经营。加强与公安部门的行刑衔接。与本地公安部门做好行刑衔接，加大对药品违法案件的查处力度。

党组书记、局长：冷相钊
党组成员：董振斌
电话：0534-8221334
地址：德州市陵城区政务服务中心5楼
邮编：253500

（撰稿：张玉青　核稿：董振斌）

乐陵市

【概况】 乐陵市市场监督管理局设置药品监管股，有监管人员3人。设置医疗器械股，有监管人员3名。设置化妆品监管股，有监管人员2人。2019年，全市有药品批发企业1家，药品零售连锁总部4家，药品零售企业109家，药品使用单位479家。有医疗器械经营企业46家，医疗器械生产企业5家。以小规模的化妆品经营单位为主，无化妆品生产企业，无大规模的化妆品批发市场。

【监督检查】 药品日常监管工作以药品经营企业、一级以上医疗机构日常监管工作属地管理为主，一级以下医疗机构由派出机构负责监管。药品安全性监测工作，2018年11月1日至2019年10月31日全年上报总数806份，百万人口报告数大于等于1200例。化妆品日常监管工作属地管理为主，由派出机构负责监管。医疗器械经营企业、一级以上医疗机构日常监管工作属地管理为主，一级以下医疗机构由派出机构负责监管。开展化妆品规范化建设，选取化妆品专营、兼营、美容美发店三种业态进行示范经营，提升化妆品经营质量。

【监督抽检】 药品完成省局安排的中药饮片风险监测抽验 12 批次，监督抽验 3 批次；德州市局安排的日常监督抽验 50 批次，无不合格产品。化妆品完成省级监督抽验 4 批次，市级化妆品监督抽验 10 批次，其中面膜类 2 批次，祛斑类 3 批次，一般护肤类 3 批次，香水类 2 批次，无不合格产品。

【专项整治】 中药饮片流通使用环节质量集中整治工作；农村药品市场安全监管，重点检查辖区内城乡接合部，乡镇以下农村地区药品经营使用单位；开展严厉打击零售药店违法违规行为专项行动；开展药品零售企业执业药师“挂证”行为整治工作；开展全市严厉打击危害药品安全违法犯罪专项行动以及严厉打击互联网制售假药违法行为专项执法行动；开展疫苗质量专项检查；药品零售环节漠视侵害群众利益问题专项整治工作；开展“线上净网线下清源”风险排查处置工作，净化线上线下化妆品市场环境。结合“5・25”爱肤日开展化妆品安全宣传周活动，提升公众对化妆品安全的科学认知。

党组书记、局长：宋丙伦
党组成员：苏勇
电话：0534-6886917
地址：乐陵市五洲东大道
邮编：253600

（撰稿：薛松　核稿：苏勇）

禹城市

【概况】 2019 年 3 月 6 日，根据禹城市机构改革工作方案，重新组建禹城市市场监督管理局，撤销禹城市食品药品监督管理局，职能全部由市场监督管理局承担，设立药品医疗器械监管股、特殊食品和化妆品安全监管股，12 个市场监管所，2 个食药稽查中队，1 个药械稽查中队。截至 2019 年底，有药品、医疗器械、特殊食品和化妆品监管人员 66 人。

2019 年，禹城市有药品生产企业 5 家，包材生产企业 2 家，药品批发企业 1 家，药品经营连锁总部 5 家，药品经营连锁门店 106 家，单体药店 29 家；二级医疗机构 3 家，疾病预防控制机构 1 家，一级医疗机构 19 家，各类诊所及村卫生室 462 家；医疗器械生产企业 5 家，经营企业 158 家（含专营和兼营单位）；化妆品经营使用单位 200 余家。

【监督检查】 2019 年，根据日常监管工作安排，对辖区内 1 家药品生产企业、1 家药品辅料生产企业及 2 家药包材生产企业开展日常监督检查 5 次，提出整改意见 17 条；对 242 家药械零售企业实行责任到人的网格化监管，限期整改 67 家，配合德州市局撤销 GSP 认证证书 1 家，收回 GSP 认证证书 3 家，对全市一级以上医疗机构实施监督检查全覆盖；对全市 200 余家化妆品经营使用单位开展日常巡查和监督检查。

【监督抽检】 坚持问题导向，对全市药品连锁总部及二级以上医疗机构进行全覆盖抽检，全年完成重点监督抽检计划 15 批，日常监督抽检 50 批，其中中药饮片中药材 34 批次，西药 31 批次，1 批次不合格产品已依法查处；化妆品抽样任务共计 10 批次，其中祛斑 / 美白类 3 批次，面膜类 2 批次，洗浴类 3 批次，香水类 2 批次。

【专项整治】 药品领域开展药品零售企业执业药师“挂证”行为整治、严厉打击零售药店违法违规行为专项行动等 6 项专项整治；医疗器械领域开展医疗器械“清网”行动、无菌和植入性医疗器械专项检查；化妆品领域开展“线上净网线下清源”《问政山东》化妆品集中整治、漠视侵害群众利益化妆品专项整治等各项专项整治，累计出动执法人员 1800 余人次，检查药械化经营使用单位 890 余家次，责令改正 70 家，立案处罚 42 份。

【亮点工作】 以药品经营企业换发、GSP 认证及跟踪检查、医疗器械许可备案为抓手，严把准入关，提升药行业水平。受理、审核药品经营许可筹建、验收、变更、注销等申请材料合计 157 份，现场验收药品经营单位 19 家；对 67 家药品零售企业 GSP 认证申报资料进行受理、技术审查、认证检查、发证归档；受理二、三类医疗器械许可 71 件，其中二类备案 64 件，三类许可 7 件。全面化妆品经营业户信用档案及巡查记录档案；对化妆品经营单位进行网格化管理，分片到人，分户到人，全面落实责任；对辖区化妆品经营户开展“送法律上门”活动，加强对经营业户的法律知识培训，预防各类违法经营行为。

党组书记、局长：马俊杰
党组成员：杜兴磊（分管药械业务）
党组成员：秦涛（分管化妆品业务）
电话：0534-7228315
地址：禹城市行政街 198 号
邮编：251200

（撰稿：吕王妹　核稿：杜兴磊）

宁津县

【概况】 宁津县市场监督管理局药品相关监管分

别设置药品市场科、医疗器械科、化妆品监管科，每科室 1 名工作人员，负责相应业务的组织督导检查和统计汇总等工作。日常监管在各监管所，辖区内设立 13 个市场监管所，每个监管所 2—3 名兼职药械化监管人员。县局内成立药械稽查队，3 名工作人员负责全县药械化的稽查工作。

2019 年，宁津县辖区有药品批发企业 1 家，零售连锁总部 2 家，零售企业 89 家，药品使用单位 425 家。医疗器械经营企业 51 家，医疗器械生产企业 5 家，化妆品经营单位 210 家。

【监督检查】 2019 年度，宁津县局开展药品零售环节专项整治、疫苗使用专项整治、执业药师“挂证”行为整治、农村药品市场百日行动安全监管等整治工作。将药品零售环节专项整治与执业药师“挂证”行为整治、与规范进货渠道和严格票据管理等监督检查内容相结合，重点检查药品零售企业是否存在执业药师“挂证”行为，驻店药师是否在职在岗履行职责；购进药品是否有合法票据，是否存在非法回收药品、从无药品经营资质的个人或互联网非法购进药品；药品的购、销、存是否实施计算机管理，是否合法合规；连锁门店药品是否由总部统一购进配送；是否执行处方药与非处方药分类管理规定，按规定销售处方药；销售含特殊药品复方制剂的，是否按规定做好身份登记，一次销售不超过规定数量等进行细致检查，严厉打击药品市场违法行为。通过日常监管和交叉检查，全县检查药品零售药店 89 家，出具责令改正通知书 56 份，进行行政处罚 5 家，罚没款 15 万元，移交公安机关 1 家。

【监督抽检】 2019 年度完成县局抽检 50 批，全部合格。完成市级中药饮片重点品种抽检 12 批次，1 批次不合格，已进行立案处理。

【亮点工作】 由于药械化业务的专业性和各监管所药械化监管人员的不固定，开展专项整治工作时，各科室根据制定的工作方案，先召集各监管所指定的人员进行培训学习，理论学习与现场检查相结合，提高监管人员的业务能力。对各所参加学习的监管人员进行随机抽取检查人员，随机抽取检查单位的形式开展专项检查，确保整治工作落到实处。

党组书记、局长：李海伟
党组成员：孟平平
电话：0534-5221226
地址：宁津县南环路
邮编：253400

（撰稿：王海燕　核稿：孟平平）

庆云县

【概况】 庆云县市场监督管理局 2019 年 1 月 22 日成立，药品相关监管设立药品监督管理股、医疗器械监督管理股和化妆品监督管理股 3 个股室，以及药品稽查一、二中队、化妆品稽查中队 3 个执法中队。其中，公务员编制 3 人、事业编 6 人、监管辅助人员 1 名。推行局队合一的监管模式，股室的负责人兼任稽查中队队长，以便于监管和稽查办案的无缝衔接，提高监管效能。

2019 年，庆云县辖区有药械单位 293 家，其中医疗器械生产企业 2 家，药品批发企业 2 家，零售连锁总部 2 家，零售药店 35 家，各类医疗机构 252 家。2019 年，全县药械销售额近 8 亿元。全县化妆品经营业户共计 102 家，含网络经营业户 6 家。

【监督检查】 **药品**。全面治理执业药师“挂证”行为，整治个别药品零售企业存在管理不规范、不凭医师处方销售处方药等违法违规问题。检查药品经营企业 38 家，医疗机构 204 家，做出行政处罚 14 起，责令改正 56 家。**医疗器械**。开展无菌和植入性医疗器械检查等专项行动，检查无菌和植入性医疗器械生产、经营和使用单位 120 余家次，出具责令改正通知书 17 份，处罚医疗器械经营企业 3 家，罚没款 4 万元；使用单位 1 家，罚没款 2 万元。**化妆品**。进行违法宣称的非特殊用途化妆品专项清查工作，“线上净网线下清源”风险排查处置工作，开展以“安全用妆、点靓生活”为主题的化妆品科普宣传周活动，并对《问政山东》曝光化妆品问题进行专项整治，2019 年检查 200 余家次，出动执法人员 248 人次，出具责令改正通知书 16 份，立案查处 3 起，发放宣传资料 520 份。截至 2019 年底，查处涉药械化案件 22 起，罚没 33 万元。

【监督抽检】 截至 2019 年底，完成药品监督性抽验 71 批次（省抽 21 批、市抽 50 批），合格率 100%，完成化妆品监督抽检 10 批次，合格率 100%。

【专项整治】 **药品、医疗器械**。2019 年开展药品安全方面损害群众利益问题专项整治，重点对零售药店存在的执业药师“挂证”、不凭处方销售处方药等 14 个方面的问题开展集中整治，整治活动贯彻全年，覆盖全区所有药品零售企业。深化警示教育，通过召开警示教育大会、发布警示信息等方式，通报典型案例，以案说法，召开警示大会 2 次，发布警示信息 4 条。同时，还开展疫苗和中药饮片专项检查、高风险植入性医疗器械专项检查。

化妆品。对《问政山东》曝光化妆品问题进行专项整治，主要检查以排查“三无”化妆品、无批准文号化妆品、标签不合格化妆品、特殊用途化妆品一号多用问题为重点检查内容，并开展关于《问政山东》曝光化妆品问题专项警示教育培训会，检查重点化妆品经营业户 28 家，参与培训业户 96 家，发放宣传材料 350 余份。

【示范引导，试点突破】 以化妆品规范化三年提升工程为契机，结合庆云县实际，在中丁乡打造化妆品规范化建设示范店示范街，通过执法人员对目标店铺的初期扶持、过程督导、后期促进，长期跟进等多次的帮助、引导、规范，从而起到示范样板的作用，让化妆品经营业户的日常管理有样可依，带动全县化妆品经营和监管水平的提升。

党组书记、局长：黄卫东
党组成员、副局长：陈志通
电话：0534-3421315
地址：庆云县渤海路 567 号
邮编：253700

（撰稿：王红红　王立华　核稿：刘娟）

临邑县

【概况】 临邑县市场监督管理局药品相关监管，设有 1 个药品监管股、1 个医疗器械监管股、1 个特殊食品和化妆品监管股、2 个药品执法中队，总编制 15 名，其中行政编 4 名、工勤 1 名、事业编 10 名。2019 年，全县有药品零售企业 84 家，医疗器械经营企业 93 家，化妆品经营企业 68 家，药品使用单位 487 家，疫苗监管单位 22 家。

【监督检查】 临邑县局认真执行省、市局药品安全工作会议要求，坚持源头严防、过程严管、风险严控，不断提升药品安全治理能力，以“安全、规范、提升”为总要求，在全县认真开展药品安全稽查工作。

药品源头整治。不断加大对药品源头单位的监督检查力度，对从非法渠道购进药品、超范围经营药品、经营使用假劣药品的违法行为依法进行查处。

特殊药品专项检查。根据德州市局部署加强特殊药品的监督检查，突出重点，严格监管。对批发零售含麻黄碱类复方制剂药品的药品经营企业进行全面检查。

违法违规行为打击。把“药品购进渠道是否合法、验收记录是否齐全、驻店药师是否在岗、处方药是否凭处方销售、是否有销售终止妊娠药品、二类精神药品的行为、药品经营活动中是否存在挂靠经营、超范围和超方式经营”等内容作为日常监督检查的重点，加大执法力度，2019 年，检查单位 1021 家次，查处案件 522 起（其中简易程序 490 起，一般程序 32 起），累计罚没款 57.5 万元。

密切部门协作，强化行刑衔接，临邑县局不断加强与公安机关的配合协作力度，2019 年，查办临邑县华某涉嫌销售假药甘草片案，并移送临邑县公安局进一步侦查。

分级分类监管。按照省局出台的药品零售企业分级分类管理办法，对辖区内所有零售药店实施分级分类，并依据分级分类情况进行有针对性的监管，切实规范经营行为。

【监督抽检】 加大对基层药品流通、使用环节的抽检力度，在监督检查中，充分利用各类药品快检技术，并加强对广告药品、临床用量较大品种、群众投诉较多及高风险品种等的抽检，做好药品质量监测与监控。2019 年，共完成抽样 50 批次、快检 300 批次，其中不合格的有 1 批。

【专项整治】 根据国家局、省局和德州市局统一部署，结合药品市场监督检查，2019 年临邑县局开展整顿和规范药品市场秩序、中药材（饮片）专项整治、药品零售企业执业药师“挂证”、加强农村药品市场安全监管、植入性医疗器械专项检查等 16 次专项整治行动。出动执法人员 200 人次，车辆 50 台次，“拉网式”检查涉药（械）单位 592 家次，监督覆盖 100%。

【亮点工作】 临邑县局在 12 个乡镇选聘药品协管员 885 名，并颁发聘书，明确职责和义务，达到 1 个行政村至少 1 名信息员的数量要求，织就监督网络。全部协管员均为乡村书记或村妇女主任，信息灵通、反应快捷、工作稳定的农村药品监管队伍基本形成，确保农村群众用药安全。

不断探索“智慧监管”方式，在全县 86 家药品零售企业安装监控摄像头，分别对着处方药区和开票区。执法人员通过移动终端对药店进行监控巡查，可以及时发现药店违规行为，第一时间进行调查处理。

党组书记、局长：蒋传军
党组副书记：刘晓艳
电话：0534-2148028
地址：临邑县永兴大街 269 号
邮编：251500

（撰稿：王国光　核稿：刘晓艳）

齐河县

【概况】 齐河县市场监督管理局设置药品监管股，为齐河县市场监督管理局的内设机构，负责全县药品零售和使用环节的监督管理工作，组织现场检查以及相关问题产品处置。依职责监督实施药品零售、使用质量管理规范。监督实施药品分类管理制度，配合实施国家基本药物制度。组织开展药品经营、使用环节不良反应监测并依法处置。

【监督检查】 日常检查。2019年新公开药品经营企业13家，变更药品经营企业78家，注销11家，换证3家。将按照新的《山东省药品零售企业分级分类管理办法》的要求检查、验收药品经营企业，按照高标准建设的工作方针，巩固、提高、规范药品经营企业的药品安全工作。严格按照GSP认证评定标准，对24家需要GSP认证认定的企业进行药品GSP认证，符合评定标准的企业印发药品GSP证书24份。在药品使用环节，重点检查医疗机构是否按照《山东省药品使用条例》等有关规定对中药饮片购进、验收、储存等过程进行严格管理；是否使用染色、增重、掺杂、使假中药饮片。按照上级文件要求，安排相关市场监管所和药械稽查队对全县中药饮片进行监督检查，检查药品经营企业68家，使用单位26家，出动执法人次564人次。未发现此次专项整治工作针对的违法问题。

疫苗专项监督检查。以疾病预防控制机构和各疫苗接种单位为检查对象，重点检查疾病预防控制中心和疫苗接种单位执行《疫苗流通和预防接种管理条例》《疫苗储存和运输管理规范（2017年版）》《预防接种工作规范（2016版）》等相关法规文件情况。联合齐河县卫健局制定检查方案，按规定要求组成联合检查组，检查于9月底完成。督促各单位（疾病预防中心1家、接种单位22家）按规定要求完成自查药品监管股、药械稽查队联合齐河县卫健局对齐河县疾病预防中心，齐河县人民医院等接种门诊22家单位进行联合检查，对辖区内疫苗使用单位全部进行检查，检查单位覆盖率100%，检查中未发现问题。

芬太尼等特殊药品专项检查。以麻醉药品、精神药品、毒性药品、放射性药品等特殊药品使用单位为检查对象，重点检查使用单位是否严格执行《麻醉药品和精神药品管理条例》《医疗用毒性药品管理办法》和《山东省药品使用条例》，是否严格执行专用账册管理、专人管理、专库或专柜储存等要求，是否完善购进、验收、储存、养护、调配和使用等环节的全过程质量管理制度，相关记录是否完整等；医疗单位使用放射性药品的，是否持有放射性药品使用许可证，是否符合《放射性药品管理办法》的规定。安排药械稽查队对齐河县一级以上医疗机构进行监督检查。检查于10月完成，检查单位覆盖率100%，检查中未发现违法事实。

中药饮片监督检查。在药品经营环节，重点检查是否严格执行药品GSP有关规定，对中药饮片购进、验收、储存、运输等过程进行严格管控；是否存在饮片分包装、改换标签等行为；是否违规经营中药配方颗粒；是否经营染色、增重、掺杂使假中药饮片；零售药店是否按处方调配中药饮片。

【监督抽检】 2019年，齐河县局完成抽验任务50批，合格率100%，省抽中药饮片专项15批，其中1批不合格，合格率93.3%。逐步加强对国家基本药物、重点中药饮片、广告药品、省、市局药品质量公告中不合格药品的抽验力度。

【专项整治】 药品零售环节漠视侵害群众利益专项整治。为落实药品零售环节漠视侵害群众利益问题专项整治文件及视频会议精神，齐河县局连续6次召开药品零售环节工作会议（侵害群众利益警示会、部署会、推进会、两法培训会等），对药品零售环节漠视侵害群众利益问题专项整治工作进行详尽部署。通过此次专项检查发现的药品零售企业违法行为主要有：不凭医师处方销售处方药、开架销售处方药；不按照规定条件储存、陈列药品；超范围经营药品等问题。经营企业对照整治重点和企业自查自纠对照表，完成自查自纠，发现的问题均整改到位。认真分析汇总企业自查和整改情况，组织精干力量，采取交叉检查等方式，完成专项检查指导工作。2019年，省、市针对损害人民利益问题的巡视、暗访行动，均未在齐河县发现药品安全问题。

执业药师“挂证”行为专项整治。针对央视曝光部分药品零售企业执业药师“挂证”、不凭处方销售处方药等问题，齐河县局迅速部署，制定切实可行的整治工作方案，通过召开警示教育大会、全县范围内进行专项整治。此次专项整治分为企业自查、监督检查和专项小组暗访督查3个阶段。通过此次专项整治企业自主注销药品经营许可证12家，出动568检查人次。

【亮点工作】 药品安全月宣传。2019，安全用药月活动以先后出台的《疫苗管理法》和新修订《药品管理法》为契机，以“安全用药，良法善治”为主题。通过在德百购物广场、悬挂宣传横幅、设立咨询服务台、现场解答，走进德百玫瑰园社区发放宣传资料，召开药品零售环节损害群众利益问题专项整治工作推进暨教育警示会等方式进行宣传。活动期间，发放宣传资料 1000 余份，现场接受群众咨询 150 余人次。

农村药品市场安全调研。通过对农村药品市场安全的调研，针对监管对象基本情况、监管工作中存在的困难和问题，齐河县局明确工作思路，按规定要求并提出可行性、针对性的工作建议，并按要求上报德州市局。

药品安全知识培训。通过连续 6 次药品零售环节安全工作会议，对部分执法人员进行新修订《药品管理法》《药品经营质量管理规范》等法律法规及执法技巧的培训，对药品经营企业工作人员进行如何合法经营、药品安全知识及新“两法”的相关业务知识培训。

党组书记、局长：陈有良
党组成员、副局长：李军
电话：0534-56511399
地址：齐河县城区齐心大街 7 号
邮编：251100

（撰稿：王金刚　核稿：李军）

平原县

【概况】 平原县市场监督管理局药品相关监管设药械监管股和药械执法中队两个科室，共计 11 名监管人员，负责组织全县药品、医疗器械和化妆品监督管理，依法承担药品、医疗器械和化妆品安全应急管理工作。2019 年，全县有药品零售药店 130 家（其中，单体药店 41 家，零售连锁门店 89 家），药品零售连锁总部 3 家，药品批发企业 1 家，乡镇卫生院 13 家，村级卫生室和个体诊所 264 家，化妆品经营单位 69 家，另外还有县医院、县中医院、县妇幼保健院、县疾控中心、龙门医院、光明医院 6 家二级以上医院，2 家一类医疗器械生产企业，27 家二类三类医疗器械经营企业，1 家药包材生产企业。

【监督检查】 2019 年，平原县局根据上级要求，结合日常监管工作需要，不断整合资源，夯实力量，完成药品、医疗器械、化妆品经营使用单位的监督检查工作，全年出动执法人员 2000 余人次，监督检查 800 家次，出具责令改正通知书 184 份，立案 29 起。

【监督抽检】 2019 年，平原县局药品抽检工作与损害群众利益专项整治工作相结合，重点对中药饮片、中药注射剂、抗生素、心脑血管类等人民群众用药量大、不良反应多的品种进行监督抽检。截至 2019 年底，完成药品抽检 64 批次，其中，专项整治期间抽检 53 批次，化妆品 10 批次。

【专项整治】 2019 年，根据工作需要，先后召开全县药品零售企业规范经营暨执业药师“挂证”整治会议、零售药店警示教育暨损害群众利益问题专项整治工作会议、平原县压实药械安全主体责任暨风险警示会议、平原县药品零售环节漠视侵害群众利益问题专项整治工作推进会，进一步压实企业主体责任，督促企业规范化经营。开展执业药师“挂证”行为专项整治，药品零售环节违法违规行为专项整治，药品零售环节漠视侵害群众利益问题专项整治，疫苗质量专项整治工作，中药饮片流通使用环节质量集中整治工作，保健市场“乱象”专项整治工作，化妆品“线上线下”清源专项行动，医疗机构使用特殊管理药品专项检查，隐形眼镜经营企业专项检查，规范经营秩序，净化市场，维护人民群众合法利益。

【亮点工作】 稳步推进“智慧监管工程——药店视频监控平台”建设，引用“互联网 +”等科技要素，将 120 家药品零售企业的经营场所、3 家药品连锁总部仓库监控信号实时接入药店视频监控平台。实现 PC 端、手机 APP 端高清网络远程监控，提高监管效能，增强企业的自律性和从业人员规范操作的自觉性。

党组书记、局长：仇洪雷
党组成员：相晖
电话：0534-4211674
地址：平原县兴原西街 148 号
邮编：253100

（撰稿：李玉彬　核稿：相晖）

夏津县

【概况】 夏津县市场监督管理局设置药品和医疗器械安全监督管理科和药械化稽查中队。药品和医疗器械安全监督管理科：5 人，其中公务员 1 人、事业编制科员 3 人、行政工勤 1 人。药械化稽查中队：4 人，其中公务员 1 人、事业编制 2 人、公益性岗位人员 1 人。

全县无药品生产企业，现有 1 家药品批发企业，2019 年销售额 2300 余万元。1 家药品零售连锁总部和 93 家药品零售企业（其中 47 家零售连锁门店，46 家单体药店）。2 家二级医疗机构，14 家乡镇卫生院，6 家民营医院，1 家疾控中心，1 家保健机构（妇幼保健院），1 家采供血机构（单采血浆有限公司），658 家诊所、卫生室。全县现有 2 家一类医疗器械生产企业，三类医疗器械经营企业 19 家，均兼营二类医疗器械，二类医疗器械经营企业 76 家；全县无化妆品生产企业，化妆品经营使用单位 460 余家。

【监督检查】 按照“统一领导、分级负责、分类监管、属地为主”原则，各乡镇市场监管所根据辖区实际，按照网格化监管的责任区域，确定“网格化”监管责任人，层层签订责任状，明确职责分工和检查重点，确定检查频次和检查企业数量。监督检查的时间、频次、方式等必须以问题为导向，以彻底排查隐患、有效防控质量安全风险为目标，注重检查效果，而不能简单地以次数为标准，对达不到检查效果、存在问题的单位，加大力度，时间、频次服从效果。做到日常监督检查的经营使用单位无遗漏、检查项目无遗漏，严查严管。

【监督抽检】 根据德州市局药品抽验绩效考评实施细则，科学编制抽验计划，按照抽样时间、抽样品种、抽样地域均衡性及送检项目多样性要求开展抽验工作，强化药品抽验的科学性和覆盖面，全年抽验药品 55 批次，化妆品 10 批次。

【专项整治】 2019 年相继组织开展中药饮片流通使用环节质量集中整治、漠视侵害群众利益问题专项整治、严厉打击零售药店违法违规行为专项行动；无菌和植入性医疗器械专项检查、医疗器械“清网”行动；化妆品“线上净网线下清源”行动。专项整治期间，各相关科室队所认真落实属地管理责任，全面加强监管，按照“发现一起、查处一起”的原则，有效保证全县人民用药、用械安全。

党组书记、局长：潘庆志
党组副书记、副局长：张洪军
电话：0534-3267958
地址：夏津县锦纺街
邮编：253200

（撰稿：徐淑慧　核稿：张洪军）

武城县

【概况】 武城县市场监督管理局药品相关监管设药品和医疗器械监督管理股（2 人）、化妆品监管和药械化妆品监测股（3 人）、药品稽查队（3 人）、医疗器械化妆品稽查队（3 人），下设 9 个基层监管所。2019 年，全县有二级医疗机构 3 家，疾控中心 1 家，接种单位 13 家，卫生室、诊所 350 家，药品批发企业 1 家，药品连锁总部 2 家，药品和医疗器械经营单位 67 家。

【监督检查】 构建以全覆盖日常监管为主，以专项检查和飞行检查等“双随机”监管为辅，日常检查、专项检查和飞行检查相互衔接，全覆盖监管的“双随机”监管互为促进监督检查机制，对检查中发现的问题及时责令改正并对违法行为进行严厉的处罚，真正做到查处一案、警示一批、教育一片、规范一方。通过无缝隙监管检查，有力地提高科室、稽查队、基层所之间执法力量的物理整合，推动执法人员从单一执法到综合执法的快速转变。同时，进一步促进经营单位主体责任落实，提升从业人员守法经营和药械安全意识，切实维护人民群众的根本利益。

【监督抽检】 截至 2019 年底，完成省级中药饮片专项抽检 15 批次，抽检不合格 4 批次，依法完成不合格品种的核查处置工作；完成市级抽检 50 批次，抽检品种全部合格。

【专项整治】 坚守安全底线，始终“让监管跑在风险前面”，针对日常监管、投诉举报、监督抽检中发现的问题，以辖区内药品和医疗器械经营企业及使用单位为重点，以城乡接合部和农村药店、诊所、零售连锁加盟店为重点检查对象，先后开展药品零售环节漠视侵害群众利益专项整治，加强农村药品市场安全监管、进一步做好百日行动期间农村药品市场安全监管专项整治行动，医疗器械“清网”行动、全市无菌和植入性医疗器械监督检查、执业药师“挂证”行为专项整治，中药饮片流通使用环节质量集中整治，医疗乱象专项整治行动，严厉打击危害食品药品安全违法犯罪专项行动，疫苗使用管理专项监督检查工作，芬太尼等特殊药品专项检查，禁毒专项行动，彩色平光隐形眼镜专项整治，“3·15”晚会、《问政山东》曝光问题专项整治。收回 GSP 认证证书 1 家，撤销 GSP 认证证书 2 家，警告 35 家，责令限期改正 27 家，立案查处 16 家，罚没金额 153443.71 元。

【零售药店规范提升】 在全县范围内开展药品领域损害群众利益问题专项行动、药品零售环节漠视侵害群众利益专项整治，结合“3·15”晚会、《问政山东》曝光问题专项整治，对全县药品零售单位进行全面规范提升。在专项整治过程中牢固树立“管药店而不只是管药品”的思想，以不凭处方销售处方药、非法渠道购进药品、执业医师“挂证”、销售假劣药品等违法违规行为为整治重点，全面规范药店内非药品占用药品经营区域、处方药与非处方药，内用药与外用药分类分区陈列、不按要求储存药品、连锁药店“连而不锁”等问题。通过培训警示、监督检查与严厉处罚相结合的方式，建立健全监管长效机制。

党组书记、局长：沙汉斌
党组成员、副局长、机关党委书记：陈桂梅
电话：0534-6769808
地址：武城县广运街道北方街 155 号
邮编：253300

（撰稿：肖海杰　核稿：陈桂梅）

德州经济技术开发区

【概况】 2013 年前德州经济开发区食品药品监督管理工作分别由市质监局、市工商局开发区分局、市卫生防疫站、市药监局等部门分口管理。2014 年 1 月，德州经济技术开发区市场监督管理局成立，局机关设药械保化科，承担全区药品、医疗器械、化妆品的监督管理工作。2016 年 5 月底，经济技术开发区进行大部制改革，整合城市管理局、市场监管局、安全生产监督管理局等部门职能成立综合执法监管部，设立食品药品监管科及宋官屯、长河、袁桥、抬头寺、赵虎 5 个市场监管所，具体承担全区食品药品、医疗器械、化妆品生产、流通及服务环节的监督管理工作。2018 年，设立药械科，承担全区药品、医疗器械、化妆品的监督管理工作。2019 年，综合执法监管部整合科室职能，优化监管资源配置，设立综合协调科、药品医疗器械监管科，化妆品日常监管职能下放给各市场监管所。

【监督检查】 综合运用现场核查、日常检查、随机抽查、飞行检查、专项检查等多种检查手段，加强事前事中事后监管，坚持目标导向与问题导向相结合，实施精准化检查。2019 年，经济技术开发区局对全区 98 家药品经营企业、30 家三类医疗器械经营企业、11 家一级以上医疗机构药械使用单位、6 家疫苗接种单位实现监督检查全覆盖。出具责令改正通知书 52 份，对存在严重违规行为的 5 家零售药店依法立案处罚，罚没款 4.5 万元，报德州市局批准收回 GSP 认证证书 4 个，并在德州市局网站进行公示。

【监督抽检】 2019 年完成药品抽检 40 个批次、中药饮片抽检 15 个批次、化妆品 5 个批次。药品、化妆品抽检合格率达到 100%，中药饮片抽检合格率达到 87%。

【专项整治】 在全区先后开展农村药品市场安全监管百日行动、中药饮片质量集中整治行动、执业药师“挂证”行为整治、药品安全方面损害群众利益问题专项整治、医疗器械“清网”行动、化妆品“线上净网线下清源”风险排查等专项整治行动。组织专人对区内 92 家零售药店和 2 家连锁总部进行“拉网式”检查，做到全覆盖，不留死角。重点检查处方药不凭处方销售、执业药师“挂证”、非法渠道购进药品等违法违规行为。通过认真核对药店留存处方信息与销售记录是否对应一致；购进药品是否有合法票据；连锁门店是否由总部统一购进配送；是否存在非法回收药品；执业药师是否在岗履行职责等情况。对检查中发现存在问题的药店，根据问题的性质、严重程度，能当场整改的立即整改，需要整改时间的责令其限期完成整改。

【互联网诊疗服务】 支持辖区内新华鲁抗、颐寿、百姓缘等零售药店总部运用“互联网 +”技术，选择合法合规的互联网医院合作开展“远程诊疗”“远程审方”业务，提升零售药店药学服务能力。患者在药店购买处方药时可以在微问诊平台选择医生进行视频诊疗，也可通过手机扫码进入患者端，填报个人基本信息并提交病情描述，医生即可根据患者病情开具电子处方，药店执业药师审核后即可售药给患者。截至 2019 年底，开发区新华鲁抗、漱玉平民、建设、颐寿等 82 家零售连锁药店全部建立“远程诊疗”系统。通过开展远程诊疗服务，既解决零售药店因为执行国家必须凭处方销售处方药的规定从而客观上形成的群众购药难问题，方便群众购药，同时通过远程诊疗系统执业医师的科学诊断、零售药店执业药师对处方的审核把关，能够最大限度避免抗生素等药物滥用，引导群众安全、合理用药。同时指导零售药店建立慢性病患者用药档案，药店执业药师凭患者处方、诊断证明等，在保证用药安全的前提下，允许建档患者在一定期限内直接购买治疗慢性病药品，方便慢性病患者购药。

综合执法监管部部长：李希河
综合执法监管部副部长：单天焕
电话：0534-2728876
地址：德州市经济技术开发区大学东路
邮编：253000

（撰稿：郭艳坤　核稿：孙青松）

聊城市

【概况】 聊城市市场监督管理局于 2019 年 1 月 29 日挂牌成立，依法承担药品、医疗器械、化妆品的日常监管工作。局行政编制 103 名，负责药品、医疗器械、化妆品相关监管内设机构 3 个，分别为药品监督管理科（在职在编 2 人）、医疗器械监督管理科（在职在编 2 人）、化妆品监督管理科（在职在编 2 人）。

有直属单位12个，其中有3个直属单位开展药品（医疗器械、化妆品）监管与服务工作。聊城市市场监管综合执法支队，副县级公益一类事业单位，核定编制55名；聊城市食品药品检验检测中心，正科级公益一类事业单位，核定编制62名；聊城市药品不良反应监测中心（市药物滥用监测中心），正科级公益一类事业单位，核定编制6名。

截至2019年底，聊城市有药品生产企业24家、药品批发企业23家、药品连锁总部34家、连锁门店1294家、单体药店568家、药品使用单位4329家，医疗器械生产企业41家，二类医疗器械经营企业2412家，三类医疗器械经营企业780家，化妆品生产企业1家，化妆品委托生产企业150家。

【药品监管】 药品经营环节监管。按照“四有两责”要求和属地负责、全面覆盖的原则，加强药品经营企业监管，制定《2019年聊城市药品市场监管工作要点》《2019年聊城市药品市场监督检查计划》及《关于开展聊城市药品经营使用环节“双随机”检查的通知》，坚持问题导向，解决突出问题，加大对重点领域、重点单位、重点品种的检查力度，坚持“四个最严”，监督落实相关法律法规，对违法违规行为依法严厉查处，形成强大震慑力。坚持统筹结合，统筹检查、检验和执法，完善部门间的协作互通和有效衔接，形成监管闭环，实现监管效能最大化。

疫苗监管。与聊城市卫生健康委联合成立改革完善疫苗管理体制工作专班，加强疫苗监管政策和法律法规宣贯培训，进一步提升疫苗管理能力水平。坚持问题导向，持续做好全市疫苗使用管理专项监督检查，与聊城市卫生健康委联合转发《关于开展全省疫苗使用管理专项监督检查的通知》，建立联合检查制度，在疾病控制机构、预防接种单位自查自纠的基础上，全市各级市场监管局会同卫健部门进行抽查，全市疫苗质量安全平稳。

【医疗器械监管】 加强医疗器械质量监督检查。依据聊城市医疗器械生产、经营企业监督检查方案与聊城市医疗器械使用质量监督检查计划，对生产、经营、使用三个环节的日常监督检查工作进行重点部署。2019年，全市检查医疗器械生产企业27家，责令改正1家；检查医疗器械经营企业1817家，责令改正117家，立案查处6起，罚没款5.4万元；检查医疗器械使用单位2038家，责令改正136家，立案查处15起，罚没款9.9万元。认真组织全市医疗器械“清网”行动。与医疗器械经营日常监管计划相结合，对辖区内网络销售企业进行全覆盖检查，2019年检查医疗器械互联网经营企业26家，培训相关人员144人。认真组织开展医疗器械监督抽验工作。按时完成8批医疗器械国抽任务，抽样完成率100%。开展规范儿童青少年近视矫正工作。加强对眼视光相关医疗器械经营企业及使用单位的监督检查，全市出动监督检查人员267人次，检查眼镜店85家，视力矫正店8家，使用单位17家，未发现经营无证医疗器械或无证经营医疗器械产品的行为，对3家眼镜店经营的隐形眼镜产品存在索证索票不全，未建立验收记录等问题，责令企业进行整改。组织开展全市无菌植入类医疗器械专项检查。督促3家生产企业，428家经营企业，604家使用单位开展自查，培训各类人员428人，全市检查无菌医疗器械生产企业11家次，责令改正5家次，检查无菌植入类经营、使用单位1057家次，责令改正63家次，警告5家次。认真做好各项备案工作。严格资料审查，强化服务，提高备案效率，完成第一类医疗器械产品备案37个，其中变更备案7个；完成第一类医疗器械生产备案8家。

【化妆品监管】 日常监管。完成对全市2家生产企业及79家委托生产企业备案后检查工作；备案后检查产品数量为680个，其中通过606个，责令改正74个。全市检查经营单位3036家，其中市局抽查32家，整改问题628条，立案处理经营案件6起，发出协查函4份。全市国非特备案后检查率达100%，在省局通报中排在第一序列。

化妆品抽检。采取“两覆盖一结合”，提高抽样靶向性和实效性。抽检化妆品专营店、婴幼儿护肤类等15类消费者关注度高的化妆品和近两年抽检不合格的化妆品，总计抽样63批次，配合省检测机构完成国抽29批次。

“线上净网线下清源”风险排查处置和化妆品经营单位索证索票和台账管理专项整治。开展“线上净网线下清源”风险排查处置专项整治，全市规范化妆品线下经营单位495家，线上经营单位121家，清理网上销售产品3批，清理违法产品信息2起。9—11月，开展化妆品经营单位索证索票和台账管理专项整治，以大中型商场超市、批发企业、化妆品专营店为检查重点，狠抓经营单位规范化建设工作，打基础，抓规范。检查化妆品经营单位996家，责令改正86家，查处案件1起。通过专项整治，进一步规范经营单位经营行为。

化妆品安全社会共治。举办“5·25”爱肤日“安全用妆，点靓生活”主题宣传活动。宣传活动发放宣传手册2000余册，接受群众咨询500余人次，聊城电视台、聊城新闻网等新闻媒体进行专题报道，取得良好的宣传效果，切实提高公众识假辨假意识。

【专项整治】 药品零售环节漠视侵害群众利益专项整治。成立整治工作领导小组，对全市35家药品零售连锁企业负责人进行集体约谈，督促企业树立首负责任、主体责任。多次组织对全市零售药店进行暗查暗访，对55家不凭处方销售处方药的药店进行处罚，并对暗访结果进行通报。组织开展全市35家药品零售连锁企业飞行交叉检查，实现全市药品零售连锁总部全覆盖检查。全市累计检查零售企业4332家次、疾控接种单位418家次，警告206家，限期改正405家，立案查处161家，罚没款49.91万元，撤销GSP认证证书6家，收回GSP认证证书13家，注销执业药师注册证57张，注销药品经营许可证43家，移交医保部门7家，移交卫健部门处理2家。

*《问政山东》曝光问题排查整改。*印发《聊城市市场监督管理局转发山东省药品监督管理局关于全面开展〈问政山东〉曝光问题排查整改建立健全监管长效机制的通知》等文件，对排查整改工作进行安排部署。聊城市检查药品零售药店1794家，发现问题443个，责令改正219家，行政处罚83家，罚没款16.2万元，撤销许可证3家，累计出动执法人员5187人次。

*坚持问题导向开展各类专项整治。*通过开展整治执业药师"挂证"行为、严厉打击零售药店违法违规行为整治、中药饮片风险排查集中整治、农村药品市场安全检查和强化高风险品种和特殊药品监管等一系列整治措施、活动。对发现的违法违规行为严查重处，促使企业增强企业主体意识、法律意识、安全意识，保障药品安全。

【监管能力建设】药品监管能力与技术支撑能力提升"两加强"，通过集中培训、以干代训等形式，不断提升基层药品监管人员能力。2019圆满完成全市药品抽验任务1426批次，省药品质量风险监测任务品种3个87批。加强药品不良反应监测，2019年全市上报药品不良反应报告7069例，其中药品新的、严重的报告1260例，占比17.84%，数量和新严比例较往年均有较大提高。2019年发表科研论文2篇，取得专利2个，主编专著1部。向省药品不良反应中心提交药品风险信号报告2个，其中利妥昔单抗注射液引起的肺纤维化上报国家药品不良反应中心。探索基于报告比值比法的药品风险信号挖掘工作，提升风险信号鉴别的科学性、准确性，填补山东省监测机构利用信息工具对风险信号进行挖掘的空白。

【监管创新】多措并举，解决执业药师"挂证"和处方药处方来源问题鼓励药店创新药学服务方式，探索"互联网+"在药品零售方面的应用、建立慢性病患者档案、与有资质的诊所进行合作等方式解决处方来源问题。支持药店在符合国家法律、法规的情况下运用"远程诊疗"开具处方，全市1858家零售药店中有1308家安装"互联网远程诊疗"系统，占全市零售药店总数的70.4%，缓解群众购买处方药处方来源困难的问题。

持续推进网格化监管工作，巩固专项整治阶段性制度成果按照"权责明晰、分级负责、网格到店、责任到人"的原则，采取"定区域、定人员、定职责、定标准"的措施，搭建市、县、乡镇的三级网格监管。实行监管责任制，明确辖区内每家零售药店的监管责任人、监管职责、检查频次、检查内容、检查标准。对网格内的监管对象实施日常监管全覆盖与飞行检查相结合的监管模式。做到每家药品零售企业监管责任落实到人，督促监管人员提升责任意识、风险意识。

针对零售药店销售处方药无处方来源的问题，鼓励企业采取新型诊疗方式，漱玉平民大药房采用"平安好医生""乌镇""思瑞"网上诊疗系统，利民大药店采用联合实体医疗机构电话问诊、互联网传输处方等方式，有效解决群众购药不方便的问题。搭建聊城市药品连锁企业与互联网之间沟通桥梁，邀请乌镇互联网医院、微问诊等互联网企业现场授课，对如何开展远程问诊进行讲解。

积极服务全市医药产业发展，对药品生产经营企业进行业务指导，以监管促发展、以服务促发展。聚焦优势产业、龙头产业，深入开展精准对接精准服务活动，为全市医药产业转型升级创造良好的发展环境，助推行业保持平稳较快增长态势。对企业在筹建、改造等情况遇到的问题，采取提前介入、扶持成长、培训指导等方式，确保全市医药产业实现赶超式发展。

党组书记、局长、二级巡视员：孙军
党组成员、副局长：白云国、赵传文、于永辉、
李令武、李波
党组成员、副局长、二级调研员：秦生春
党组成员、副县级干部、二级调研员：李峻峰
电话：0635-8519811
地址：聊城市经济技术开发区黄河路101号
邮编：252300

（撰稿：贾栋　核稿：陈鹏）

东昌府区

【概况】聊城市东昌府区市场监督管理局设有药品监督管理股、医疗器械监督管理股、化妆品监督管理股，负责全区药品、医疗器械和化妆品的安全监督管理、质量监督管理及上市后风险管理。局机关行政编制45名，人员编制没有具体到内设机构。

全区药品生产单位7家，药品批发企业3家，药品零售单位376家；医疗器械生产企业9家，经营单位746家，使用单位1036家；化妆品生产企业1家，

经营单位2782家，线上化妆品经营单位10家，委托生产的国产非特殊用途化妆品备案单位47家。

【监督检查】 药品。根据年度监督检查计划，明确重点单位和重点品种，并依照药品信用分级管理规定，开展日常监管。全年检查药品生产企业14家次，药品批发企业7家次，药品零售连锁总部13家次，零售药店541家次，药品使用单位697家，累计检查疫苗接种单位及疾控部门45家次，中药饮片经营单位37家次、抽查并检验中药饮片20个品种40批次，阿胶及阿胶制品经营单位30家，经营精神药品和麻醉药品单位1家，经营含麻黄碱复方制剂单位367家次，开展“双随机”检查4次，检查单位23家。

医疗器械。为强化医疗器械日常监管，规范医疗器械生产、经营和使用环节秩序，查处各类违法违规行为。全年检查医疗器械生产企业9家、医疗器械使用单位301家、医疗器械经营企业503家，查处医疗器械违法违规案4起，限期整改37家。

化妆品。制定《化妆品经营单位索证索票和台账管理专项检查实施方案》，分4个阶段对辖区内的化妆品经营企业进行规范，对辖区内化妆品经营单位进行100%全覆盖的摸排检查。

【监督抽检】 药品抽验及快检。根据辖区特点，结合监管区域，采取“横向到边，纵向到底”的监督抽检模式，全年完成药品监督性抽验100批次，开展中药饮片快速检验40批次，充分利用采购的中药饮片快速检测仪，增加抽检的靶向性。药品抽检合格率达到98%。

医疗器械专项抽检。配合聊城市局开展一次性使用无菌注射器、海水鼻腔喷雾器冲洗器、一次性使用无菌阴道扩张器、一次性使用输血器（带针）、低密度脂蛋白胆固醇测定试剂盒、防褥疮气垫床6个品种的抽检活动，合格率100%。

化妆品抽检。全年完成省抽化妆品抽检任务52批，抽检24家，未发现不合格产品。

【专项整治】 2019年，先后开展疫苗流通环节、中药饮片专项检查及快检、药品类易制毒化学品、阿胶及阿胶制品、药品风险排查及经营使用单位随机检查等5次专项检查。开展隐形眼镜、互联网经营、儿童青少年近视矫正等专项整治，检查单位135家。

开展化妆品“线上净网线下清源”风险排查处置工作。针对利用网络（含互联网站、移动互联网应用程序等）生产销售非法添加禁用物质化妆品、假冒化妆品等突出问题，对化妆品网络销售者、化妆品电子商务平台销售的违法产品，网上展示的违法产品信息及生产企业和产品虚假资质信息进行集中排查清理，对违法犯罪行为进行严厉打击。

【亮点工作】 “零接触”药品销售体系建设。与北京金和网络股份有限公司合作，推出“东昌特药APP”，实现店员和购药人员零接触，并在对登记信息进行整理分析的同时上传云端，实现信息动态追踪，方便获取重点人员购药信息。

执业药师在岗检查。根据对药品零售单位日常检查、审查职工社会保险等方式，2019年对12家企业采取约谈和限期整改的方式，企业变更、增加在岗执业药师，落实执业药师在岗执业。

医疗器械知识进社区、进农村、进学校活动。通过发放知识问答读本、声光电宣传等形式向群众宣传安全用械相关知识，推广用好东昌府区食药局微信公众号，做好医疗器械知识的宣传工作。

党组书记、局长：张凡红
党组成员、二级主任科员：杨中青
电话：0635-8220229
地址：聊城市东昌府区东关街3号
邮编：252000

（撰稿：张成燕　核稿：杨中青）

茌平区

【概况】 聊城市茌平区市场监督管理局为区政府工作部门，内设12个职能股室，6个直属事业单位，派出7个乡镇（街道）市场监管所。其中药品化妆品监督管理股、市场监管综合执法大队药品稽查中队及乡镇（街道）市场监管所承担全区内药品、医疗器械、化妆品监管职能。

截至2019年底，全区安全监管对象涉及药品批发企业1家，药品零售连锁总部3家，药品零售企业184家，药品使用单位355家，医疗器械批发企业4家、零售企业221家、使用单位355家，化妆品经营使用单位1262家。监管对象呈现出点多、面广、量大的特点，药品、医疗器械、化妆品安全工作呈现出持续、健康、良好的发展态势。

【监督检查】 加大监管力度，强化企业安全责任意识，把科学监管理念贯穿于日常监管工作之中，坚持以日常检查为基础，开展与GSP飞行及跟踪检查相结合、与药品、医疗器械监督抽验工作相结合、与实施《药品使用质量管理规范》《医疗器械经营质量规范质量》《医疗器械使用质量管理规范》相结合、依法查处与规范企业行为相结合的方式，健全完善监督检查、抽样检查、不良反应监测等机构和措施的系统联动机制，及时发现和消除药品、医疗器械、化妆品安全隐患。深入开展药品安全方面损害群众利益问题专项整治。组织召开零售药店负责人及疾控接种单位负责人会议，通报专项整治部署要求，通过以案说法，开展警示教育，增强企业主体意识、法制意识、安全意识。召开全区医疗器械化妆品经营企业监管工作会议、培训会议、网络经营座谈会等会议，对全区经营、使用、网络经营等单位进行培训。组织开展药品零售企业交叉检查，截至 2019 年底，检查药品零售门店 357 家次，警告 43 家，限期整改 43 家；疫苗接种机构 45 家次；开展飞行检查 7 家次，撤销 GSP 认证证书 1 家，收回 GSP 认证证书 3 家。

【监督抽检】 坚持问题导向，采取现场检查和监督抽检相结合的检查方式，加大对近 3 年国家和山东省抽检不合格的品种、市场价格明显偏低品种和心脑血管类药品等重点品种的抽检力度，切实提高抽检针对性。截至 2019 年底，完成快检 300 批，快检后送聊城市食品药品检验检测中心检验 100 批，其中不合格 2 批，依法依规处理完毕。医疗器械抽检 7 批次，合格率 100%。

【专项整治】 按照省、市局统一部署，开展中药饮片质量集中整治、严厉打击零售药店违法违规行为专项行动、药品零售企业执业药师“挂证”行为整治、药品使用质量专项检查工作，切实加强辖区内中药饮片监管，运用监督检查、抽样检验、稽查等手段，切实提高全区中药饮片质量、药品经营及药品使用质量水平。积极开展无菌和植入性医疗器械检查、“清网”行动、儿童青少年近视矫正工作、《问政山东》曝光违规销售隐形眼镜集中整治、化妆品“线上净网 线下清源”风险排查、化妆品开展规范化建设等专项整治。通过专项整治，检查医疗器械、化妆品经营使用单位 464 家，限期整改 63 家，罚没款 2.5 万元。

【亮点工作】 2019 年，茌平区局积极组织主题“安全用药 良法善治”安全用药系列宣传活动，充分利用电视、报纸、微信公众号开展集中宣传向群众宣传安全用药理念和使用知识，在微信公众号设立《药品安全知识》专栏，解读《药品管理法》《疫苗管理法》等内容，形成有效的科普干预，增强人民群众在药品安全领域的获得感。

结合“3·15”消费者权益保护日、“5·25”爱肤日以及文明实践志愿活动。在城区人民广场、和谐广场、三馆及部分小区周边设置展台，发放药械化宣传页、安全使用手册等宣传材料，向群众讲解安全用药用械、如何识别及正确使用化妆品等科普知识。活动发放宣传材料 2000 余份，出动宣传人员 20 余人次，接受群众咨询 3000 余人次。

党组书记、局长：王征
党组成员、副局长：周锋
电话：0635-7298018
地址：聊城市茌平区华鲁街 1259 号
邮编：252100

（撰稿：张丽丽　勾晨晨　核稿：周锋）

临清市

【概况】 临清市市场监督管理局于 2019 年 2 月重新组建，负责对辖区内流通环节的药品、医疗器械和化妆品实施统一监督管理。内设药品、医疗器械及化妆品监督管理科；下设临清市市场监管综合执法大队，为副科级事业单位；在全市设置 17 个乡镇（街道）市场监管所，为临清市局派出机构，承担辖区内药品、医疗器械及化妆品监管职能。局机关编制为 61 名，药品、医疗器械及化妆品科实际在岗人员为 4 名；临清市市场监管综合执法大队编制为 45 名，实际在岗人员 37 名；市场监管所总编制为 102 名，实际在岗 100 名。

2019 年，临清市辖区内有药品制剂生产企业 2 家；中药饮片生产企业 1 家；医疗机构制剂生产单位 1 家；医疗器械生产企业 3 家；药品批发企业 2 家：药品零售连锁企业总部 4 家；药品零售门店总计 184 家，其中连锁门店 145 家，单体门店 39 家；医疗器械经营单位 242 家，药品使用单位 700 余家，化妆品经营单位 1600 余家。

【监督检查】 日常监管。针对全市重点区域、重点部位、重点环节的药品、医疗器械和化妆品，按照科、所联动的方式对安全隐患进行排查整改，同时对日常监督检查中发现问题较多的药品加大监督抽检力度，落实药品、医疗器械和化妆品经营者主体责任。

截至 2019 年底，开办药品零售企业现场验收 4 家，受理药品经营许可证（零售）变更许可内容 8 家，药品经营质量管理规范认证审核 34 家，换发药品经营许可证 58 家。

重大活动药品安全保障。把元旦、春节、“两会”、高考、十一等重要时段、重大活动期间药品安全工作作为重点工作来抓，制订具体工作计划或安排，明确责任和目标，将工作任务和责任分解到人，在重要活动期间没有发生过任何药品安全事故。

宣传培训。采用“宣传＋培训”模式，召开临清市 2019 年 ADR 不良反应报告和监测培训会，对全市 34 家医疗机构、72 名负责人进行药品不良反应、医疗器械不良事件和化妆品不良反应监测培训。开展药品安全用药月、《药品管理法》和《疫苗管理法》“两法”宣贯活动、宪法日宣传活动，举办“两法”宣贯会议 2 次，累计发放宣传材料 2300 余份，培训监管人员 20 余人次、监管相对人 130 余人次。

【监督抽检】 根据上级抽检计划，对全市药品、医疗器械流通环节进行抽样检测。2019 年完成药品日常监督抽检 100 批次，不合格批次 2 批，抽检合格率 98%，对 2 批不合格中药饮片全部进行相应处理；完成医疗机构制剂专项整治抽检 5 批次，抽检合格率 100%；完成全市药品风险计划抽检 3 批次，抽检合格率 100%；完成医疗器械使用环节抽检 3 批次，抽检合格率 100%。抽检品种涵盖药品制剂、医疗机构制剂、中药饮片、中药配方颗粒、体外诊断试剂、无菌医疗器械等关系人民群众健康常用品类。

【专项整治】 2019 年，临清市局开展山东省中药饮片质量集中整治工作、执业药师“挂证”行为整治工作、化妆品医疗器械“线上净网线下清源”风险排查处置工作和疫苗使用专项整治行动等涉及药品、医疗器械和化妆品的 10 多项专项整治活动，集中开展药品安全方面损害群众利益问题专项整治行动、药品零售环节漠视侵害群众利益问题专项整治行动、《问政山东》药品医疗器械化妆品集中排查整改行动。检查药店 231 家次，疾病预防控制中心及疫苗接种单位 33 家次，县级医院和乡镇卫生院 23 家次，查处违法违规案件 29 件，约谈企业 3 家次，警告 79 家次，限期整改 79 家次，撤销 GPS 认证证书 1 家。

【亮点工作】 网格化监管。严格按照“谁执法谁普法”“谁主管谁负责”原则，制定药械化监督管理网格化监管工作一览表和网格化监管事权责任表，明确监管网格，落实监管责任。形成分级监管、责任明晰、定位准确、高效运转的网格化的监管体系。

重点监管企业监管制度建设。严格按照“四个最严”要求，落实药械化违法违规案件的查处情况，对违法违规的单位一律列入重点监管单位名单；对监督检查工作中发现的重大案件做好行刑衔接工作；对延伸检查中发现的问题做好案件的通报与移送工作；同时按照当事人的违法违规情况采取约谈、通报相关部门进行联合惩戒、当事人行政处罚信息网站公示、同步录入国家企业信用信息公示系统等一系列惩戒措施。

党组书记、局长：王光峰（2019 年 12 月 18 日离任）
宋子亮（2019 年 12 月 18 日任职）
党组成员、副局长：宋丙军
电话：0635-2324012
地址：临清市南门里街 379 号
邮编：252600
（撰稿：杨蕾　核稿：宋丙军）

阳谷县

【概况】 阳谷县市场监督管理局设置药品化妆品安全监督管理科，科室人员 4 人，均具有大专以上学历，其中中级职称 2 人。设置医疗器械安全监督管理科，科室人员 3 人，均具有大专以上学历，其中中级职称 1 人。全县有药品生产企业 1 家，医疗器械生产企业 4 家，药品批发企业 2 家，药品零售连锁总部 3 家，药品零售企业 205 家，三类医疗器械经营企业 55 家，化妆品经营单位 258 家，一级以上医疗机构 41 家，村级卫生室（含社区服务站、诊所）740 家。

【监督检查】 药品、化妆品。按照省、市局的要求，加强对药品、化妆品生产经营使用单位的日常监管，对出现问题多、安全隐患多的单位加大监管频次，全年检查药品生产经营单位 1292 家次、化妆品经营单位 130 家次，出动执法人员 1980 人次，出具责令改正通知书 320 份，查处案件 13 起。

医疗器械。按照省、市局的要求，加强对医疗器械生产经营使用单位的日常监管，对出现问题多、安全隐患多的单位加大监管频次，全年检查医疗器械生产经营企业、使用单位 852 家次、出动执法人员 1180 人次，出具责令改正通知书 88 份，查处案件 3 起。

【监督抽检】 阳谷县局加强监督抽检，合理制定药品、医疗器械监督抽检计划，配合聊城市局开展药品风险监督抽验 2 批次，医疗器械风险监督抽验 5 批次，开展医疗机构制剂专项抽验 7 批次，开展药品监督抽验 101 批次，配合聊城市局稽查队开展专项稽查抽验 1 批次，并全部在省局抽检平台上报数据送市检验中心检验。

【专项整治】 2019 年，阳谷县局围绕群众最关心、最迫切需要解决的实际问题，相继开展为期半年漠视侵害群众利益专项整治、疫苗使用单位专项检查、化妆品“线上净网线下清源”专项整治行动、无菌和植入性医疗器械专项检查、避孕套专项整治工作、隐形眼镜专项整治等专项整治行动。截至 2019 年底，办理各类药品、化妆品、医疗器械案件 316 件，严厉打击药械领域的违法行为，有效维护人民群众的切身利益。

【创新工作】 抓好民生实事落实。贯彻落实国家、省关于疫苗管理的法律法规及政策，按照聊城市委市政府《关于落实好省 20 项重点民生实事的实施方案》，积极推进“药品（疫苗）安全管理”这一民生实事的落地落实，积极向阳谷县政府汇报，厘清工作职责，按照各自职责开展疫苗监管工作。

加强新修订“两法”宣贯工作。积极开展新修订《药品管理法》《疫苗管理法》宣贯培训会议。积极做好药品安全宣传月活动，组织人员开展进社区、进农村等药品知识宣传活动，引导各辖区药品经营使用单位积极参与到安全用药宣传活动中。截至 2019 年底，开展新修订“两法”培训 8 场次，培训相关人员 658 人次，发放宣传知识手册及宣传页 700 份。

党组书记、局长：马德军
党组成员、副局长：吕绪森
电话：0635-6060712
地址：阳谷县景阳路与黄山路交叉口西侧
邮编：252300

（撰稿：张亚军　核稿：吕绪森）

东阿县

【概况】 东阿县市场监督管理局属县政府组成部门，2019 年 11 月之前，内设药品监管股、保健食品和化妆品监管股医疗器械监管股 3 个股室。2019 年 11 月，根据机构改革三定方案，设立药品化妆品和医疗器械监管股，有工作人员 4 名。全县设 10 个市场监管所，为局派出机构。负责对全县药品零售企业、使用单位、医疗器械经营企业、使用单位及化妆品经营企业进行监管。

截至 2019 年底，东阿县有药品生产企业 7 家（其中委托生产 1 家），药品批发企业 2 家，药品零售连锁总部 1 家，医疗器械生产企业 1 家，药包材生产企业 5 家，零售药店 202 家，县级医疗机构 3 家，疾病预防控制中心 1 家，乡镇医院 10 家，民营医院 6 家，农村卫生室 183 家，疫苗接种点（室）17 家。

【监督检查】 *药品*。2019 年，按照年度计划，对辖区内的药品经营、使用单位及疾病预防控制中心和各接种单位开展日常检查工作。深入开展药品安全方面损害群众利益问题专项整治工作、药品使用单位质量专项检查、疫苗专项检查等行动，出动执法人员 600 余人（次），检查药品经营单位 200 余家次。

医疗器械。制定《东阿县 2019 年医疗器械经营企业监督检查实施方案》《东阿县 2019 年医疗器械使用质量监督检查实施方案》。2019 年，检查医疗器械批发企业 3 家，零售企业 60 家，使用单位 73 家，其中乡镇卫生院 10 家，民营医院 4 家，二级以上医院 2 家。对医疗器械经营使用单位开展法律法规培训。

化妆品。重点检查产品主要有检查防晒类、美白祛斑类、染发类、育发类、祛痘类、婴儿和儿童用护肤品、眼部护理产品、彩妆类产品、指甲油以及媒体曝光或被投诉举报存在质量安全问题的品种。重点检查进货渠道是否合法，是否执行索证索票及台账管理相关要求。是否存在违规宣传预防治疗疾病功能、非特殊用途化妆品宣传特殊用途等行为。从业人员是否经过上岗培训。是否存在私配化妆品。散装及供顾客试用化妆品是否有防污染措施。产品是否过期，标签、说明书内容是否符合有关规定。是否按照产品规定的条件储存化妆品。进口产品是否经过许可并索取许可批件或备案凭证，是否有中文标签。

【监督抽检】 全年完成药品抽检 106 批次，抽验覆盖率及完成率均为 100%。医疗器械抽验 4 批，合格率 100%。

【专项整治】 *药品*。开展药品安全方面损害群众利益问题专项整治，多次召开损害群众利益问题专项整治工作会议，要求全县 202 家零售药店开展自查，并提交整改报告及诚信经营承诺书。开展疫苗专项检查。检查 1 家疾病预防控制中心，11 家预防接种门诊，3 家预防接种室，3 家预防接种站。通过此次专项检查，切实增强预防接种单位的责任意识、安全意识，进一步强化内部质量控制，有效保障预防接种工作规范进行。

医疗器械。按照省、市局部署安排，开展无菌和植入类医疗器械、“清网”行动、避孕套、装饰性彩色平光眼镜、青少年近视防控产品等专项整治工作。检查各类经营企业 85 家，使用单位 12 家。11 月份重点开展《问政山东》曝光问题专项检查，对全县眼镜店进行全面摸排，重点排查是否有无证经营、经营无证产品等违法行为。

化妆品。重点开展国非特化妆品备案后专项检查、化妆品“线上净网线下清源”专项行动、化妆品索证索票和台账管理专项检查等；11 月份重点开展《问政山东》曝光问题排查整改，保障化妆品经营环节质量安全监督检查。

《问政山东》曝光问题。检查药品零售市场。在处方药管理方面，开展药品零售企业突击检查，重点检查执业药师在岗履职及远程审方系统运行情况，是否超范围经营处方药，是否凭处方销售处方药，是否按制度留存处方等情况，持续保持对药品违法行为的严打高压态势。在含麻黄碱复方制剂方面，督促药店严格落实“三专一证”和按非处方药管理的含麻黄咸类复方制剂“一次销售不得超过 2 个最小包装”的要求。检查眼镜经营市场。对全县眼镜店进行拉网式排查，印发致全县眼镜经营户的一封信，进一步落实企业主体责任，严格按照《医疗器械监督管理条例》的要求合法经营。同时建立工作台账，对全县眼镜店逐一进行排查。对于持有医疗器械经营许可证的企业，

严查经营无证产品、不履行进货查验记录制度和销售记录制度等违法违规行为。对于无医疗器械经营企业许可证的眼镜店，严查无证经营隐形眼镜及护理产品的违法违规行为。检查化妆品经营市场。结合9月开展的化妆品经营企业索证索票专项整治活动，对全县大型超市、商场、化妆品经营企业进行逐一排查，以面膜类、染发类、祛痘类、美白祛斑类化妆品为重点，以进货查验、索证索票及台账管理、标签标识合规性等为重点内容，加大经营环节检查力度，严厉打击来源不明、假冒伪劣等违法违规行为。检查药品使用单位非法加工“三无”产品集中整治。重点对城区及乡镇上宣传有“祖传秘方”“传统名方”“专门治疗疑难杂症”的小型医疗机构进行排查，重点检查是否存在非法购进、销售药品的行为，是否存在未经批准擅自使用或者私自加工宣传称治疗作用的“三无”产品的行为，是否存在以食品、保健食品、消毒产品等非药品冒充药品的行为。

【亮点工作】 药品不良反应监测工作。2019年度，东阿县医疗机构上报药品不良反应报告398例，全部为辖区内医疗机构上报，其中新的、严重的报告116例，新严比例达到29.15%。二级以上医疗机构报告266例，占比66.8%。报告质量稳居全市前列。

贯彻落实国家、省关于疫苗管理的法律法规及政策，按照聊城市委、市政府《关于落实好省20项重点民生实事的实施方案》，积极推进“药品（疫苗）安全管理”这一民生实事的落地落实，按照职责开展疫苗监管工作。

积极组织主题“安全用药 良法善治”安全用药系列宣传活动，充分利用电视、报纸、“安全用药进校园”活动、微信公众号开展集中宣传向群众宣传安全用药理念和使用知识，形成有效的科普干预，增强人民群众在药品安全领域的获得感。

党组书记、局长：董琳

党组成员、副局长：孙其勇

电话：0635-3291560

地址：东阿县北环路89号

邮编：252200

（撰稿：周广强　马素华　陈雷　核稿：董琳）

莘　县

【概况】 莘县市场监督管理局是莘县机构改革新组建的政府部门工作部门。主要负责对药品生产、流通、使用环节的安全性、有效性实施统一监督管理，内设9个职能股室，1个直属副科级事业单位稽查大队，派出24个乡镇（街道）市场监管所。截至2019年底，全局核定编制275名，实有人员327名，其中公务员130名，机关工勤14名，事业编183名（未单列药品管理编制）。

截至2019年底，全县各类药品经营业态248家。其中药品生产企业2家、经营单位246家。

【监督检查】 重点检查疾病预防控制机构、疫苗接种单位；生物制品经营企业及基本药物配送企业，城乡接合部与农村地区的药店、诊所；经营中药材（饮片）药品经营企业；GSP认证检查结果为限期整改的药品经营企业、GSP认证后两年内未进行过系统检查的药品经营企业；监督抽检不合格、有投诉举报及有违法违规行为的药品经营、使用单位。疫苗、血液制品等需冷链储运的生物制品、含麻黄碱类复方制剂、曲马多复方制剂、复方地芬诺酯片、复方甘草片等有特殊管理要求的复方制剂药品；中药材（饮片）；降糖降压类、心脑血管类、肿瘤类等纳入医保的药品以及抗菌、抗病毒、儿童用药等处方药，开展监督检查及上下游的延伸检查。

2019年，监督检查药品生产经营使用单位800余家次，出动执法人家人员1300余人次，出具责令改正通知书133余份，立案查处药品违法违规案件18件，受理投诉举报和咨询26件，办结6件，办结率100%，做到重点区域检查覆盖率100%，安全隐患排查率100%。

【监督抽验】 2019年，完成市抽检100批次，其中不合格8批次，合格率92%。选取公众消费量大和近年来监管工作中发现问题较多、风险隐患较大、涉及非法添加的重点品种，与人民群众生活密切相关的药品（连花清瘟胶囊、三九感冒冲剂）等开展抽验。配合省、市局开展药品评价性抽检38批次，合格38批次，合格率100%。

【专项整治】 *药品零售环节漠视侵害群众利益问题专项整治*。严厉查处执业药师“挂证”、不凭处方销售处方药、从非法渠道购进药品、货账票款不一致，骗购特殊管理的药品等违法违规行为，提升药品零售企业药学服务能力，加大科普宣传力度，方便群众购药，引导其合理用药。加强含麻黄碱复方制剂的专项整治，制定专项整治方案，迅速有效的启动含麻黄碱类复方制剂专项治理工作；加强药品从业人员培训，提高认识，明确责任，确保经营安全；将含麻黄碱类复方制剂专项整治工作作为莘县局督办事项进行专项督查并纳入年终目标考核；加强与禁毒办信息沟通，并联合开展专项整治情况进行抽查督查。

基层用药质量和中药饮片经营使用专项整治。以城乡接合部、偏远乡村的农村小药店、小诊所为重点

目标，以高风险药品，涉嫌虚假宣传药品为重点品种，严厉查处无证经营、超范围经营、非法渠道购销药品、销售回收药品等违法行为。按照《山东省中药饮片质量集中整治工作实施方案》，持续加大对中药饮片的检查和整治力度。

网格化全覆盖监管。以“定区域、定人员、定职责、定标准”的要求，明确辖区内每家零售药店的覆盖监管，切实落实网格化监管责任，对监管成效做到心中有数。建立企业监管档案，确保问题在网格内解决，风险在网格内消除。

党组书记、局长：史占忠
党组副书记、副局长：虞广英
电话：0635-7363959
地址：莘县伊园街 310 号
邮编：252400

（撰稿：张燕　核稿：秦昕）

冠　县

【概况】 冠县市场监督管理局设置药品化妆品安全监督管理科，科室人员 3 人，大专以上学历 1 人、高中 2 人。全县药品批发企业 1 家，药品零售连锁总部 4 家，药品零售企业 162 家，一级以上医疗机构 26 家，村级卫生室（含诊所）619 家，化妆品经营单位 283 家。

【监督检查】 针对药品、化妆品的特点，按照省、市局的要求，加强对药品、化妆品生产经营使用单位的日常监管，对出现问题多、安全隐患多的单位加大监管频次，全年检查药品经营单位 860 家次、化妆品经营单位 480 家次，出动执法人员 1680 人次，出具责令改正通知书 38 份，警告 18 家，查处案件 15 起。

【监督抽检】 加强监督抽检。合理制定药品监督抽检计划，配合聊城市局开展风险监督抽验 2 批次，开展医疗机构制剂专项抽验 6 批次，开展药品监督抽验 100 批次，配合聊城市局稽查队开展专项稽查抽验 1 批次，并全部在省局抽检平台上报数据送聊城市检验中心检验。

【专项整治】 *漠视侵害群众利益专项整治*。6 月 6 日印发关于印发《冠县市场监督管理局食品药品安全方面损害群众利益专项整治方案》的通知，要求相关科室和基层监管所按照各自的职责开展专项整治活动，并对开展情况进行调度。6 月 21 日召开 18 个基层监管所负责人会议，对辖区内各基层监管所进行督导，尤其是对开展损害群众利益专项整治活动工作进一步明确要求，并对参会人员进行培训。11 月 1 日，召开漠视侵害群众利益专项行动工作推进会议，辖区内药品零售企业 167 家（含 4 家零售连锁总部、1 家批发企业）负责人参加会议，对重点检查要求进行再次部署，要求各企业切实履行好的第一责任人的责任。分管领导及时调度开展工作的情况，对于符合立案条件的一律从严查处，对检查中发现的问题要做到调查处置到位，能当场整改的立即整改，该立案的及时立案查处，该移交的及时移交，针对此次暗访发现问题的 10 家零售药店，均按照省、市局要求严肃处理，从严从重处罚到位。

疫苗使用单位专项检查。根据聊城市局工作安排，根据工作相关职责，对全县 24 家疫苗接种单位进行检查，检查覆盖率 100%，未发现违法违规行为。

化妆品“线上净网线下清源”专项整治。此次专项整治重点检查是否网络经营，是否经营未取得批准文号、国家局、省局通告不符合国家化妆品卫生标准的化妆品，违法宣称药妆、EGF（表皮生长因子）、干细胞等化妆品，对已撤销、冒用其他产品注册或者备案信息等进行集中清理，经过排查，未发现违法违规行为。

【亮点工作】 *民生实事落实*。贯彻落实国家、省关于疫苗管理的法律法规及政策，按照聊城市委市政府《关于落实好省 20 项重点民生实事的实施方案》，积极推进“药品（疫苗）安全管理”落地落实，积极向冠县政府汇报，厘清工作职责，按照各自职责开展疫苗监管工作。

新修订“两法”宣贯。积极开展新修订《药品管理法》《疫苗管理法》宣贯培训会议。积极做好药品安全宣传月活动，组织人员开展进社区、进农村等药品知识宣传活动，引导各辖区药品经营使用单位积极参与到安全用药宣传活动中。截至 2019 年底，开展新修订“两法”培训 10 场次，培训相关人员 1100 人次，发放宣传知识手册及宣传页 700 份。

电子处方服务。为让群众合理用药及破解处方药销售和监管难题，冠县局积极引导鼓励药品零售企业推行电子处方服务相关工作，截至 2019 年底，辖区 162 家药品零售企业全部开展远程问诊、电子处方在线服务工作。通过严格规范对电子处方的管理，推进和完善药品零售企业信息化服务机制，更好地促进药品零售企业安全、有效、便捷的惠民服务，着力解决人民群众关切的合理用药及购买处方药问题。冠县局指导药品零售企业可通过电子处方系统开展远程审方业务相适应的多媒体终端设备、音像采集传输设施、远程问诊的硬件等，利用信息储存系统建立健全真实完整的处方及审核记录，便于监管部门日常监督检查，

探索破解处方药销售监管难题。全县推行远程诊疗和电子处方，积极与企业沟通协调，及时研究解决推行中出现的新问题、新情况，规范药店处方药管理及保证广大群众用药安全。

党组书记、局长：李振兴
主任科员：王剑
电话：0635-5231331
地址：冠县振兴西路 178 号
邮编：252500

（撰稿：孙亚新　核稿：王剑）

高唐县

【概况】 2019 年，高唐县市场监督管理局下设药械化监督管理科，实际在岗人员 8 人。2019 年为进一步加强药械化生产经营企业使用单位的监督管理，确保药械化产品的安全和有效，结合高唐县实际，根据高唐县局制定的全年日常监管工作计划安排，结合聊城市局专项检查任务，对辖区内的药械化生产经营企业使用单位进行全面的检查。

【监督检查】 **药品**。认真开展二类精神药品专项检查。对全县医院、中医院等医疗机构中的麻精药品特别是芬太尼类物质进行检查，同时对公安部门通报的 39 种非列管化学品、67 种制毒物品进行排查，未发现高唐县辖区内存在麻精药品流弊等违法违规行为。加强疫苗监督检查。组织辖区内疾控中心、接种单位开展全面自查、整改工作，主要针对疫苗的购进、接受情况，疫苗的运输储存情况以及疫苗的有效期管理情况，检查疾控中心 1 家，疫苗接种单位 21 家，未发现违法违规情况。

医疗器械。高唐县局根据年度工作计划安排，采取医疗器械监督检查与医疗器械专项检查相结合的方式，做到日常监督检查与专项活动同部署同安排，突出检查重点产品、重点单位。将新开办的医疗器械经营企业、检查中存在问题的医疗器械经营企业、受到行政处罚的医疗器械经营企业、一次性使用无菌医疗器械、体外诊断试剂、隐形眼镜经营企业作为重点企业监管。

化妆品。2019 年度按照工作安排，研究制定《2019 年度全县化妆品监督管理工作要点》《2019 年全县化妆品监督检查计划》。按照工作要点及工作监督检查计划对全县化妆品经营使用单位进行摸底排查，摸清高唐县 727 家化妆品经营使用单位，暂无化妆品生产单位。在各监管所内建立监管档案，实现动态化监管。

【监督抽检】 按照聊城市局 2019 年度快检工作方案和药品抽验计划。2019 年完成 100 批送检工作，未收到不合格药品报告。同时协助聊城市局完成重点监督抽验，不合格药品 1 批次，并处理完毕。

【专项整治】 在全县开展药品安全方面损害群众利益问题专项整治工作。按照药品零售环节漠视侵害群众利益问题专项整治工作列出的 12 类问题，以处方药销售、许可条件保持、票账货款一致性、计算机管理系统数据真实性、关键岗位人员在岗情况等为重点，严格按照药品经营质量管理规范的要求，督促药店持续合法合规经营，累计检查药品经营企业 384 家，出具责令改正通知书 39 份，立案查处 7 起，罚没收入 1 万余元。

2019 年度相继开展“线上净网线下清源”，药品、化妆品经营单位索证索票和台账管理专项整治、非特殊种类化妆品备案后检查、“5•25”爱肤日宣传活动、《问政山东》栏目反映问题排查整治工作、深入开展《问政山东》栏目反映问题排查整治工作等相关检查。

【亮点工作】 **网格化监管**。高唐县局按照“权责明晰、分级负责、网格到店、责任到人”原则，采取“定区域、定人员、定职责、定标准”的措施，将监管辖区和监管对象分成二级网格，对网格内的监管对象实施日常监管全覆盖与飞行检查“双随机”的监管模式。一级网格以局药品科为责任主体，分为 2 个网格，监管人员 4 名，负责指导乡镇（街道）药品监管网格化建设，对网格内药店开展日常监管和飞行检查。二级网格以各乡镇（街道）为责任主体，分为 15 个网格，监管人员 31 名，履行属地监管职责，对药店实施日常监管全覆盖，同时对辖区内药品经营、使用单位建立基本信息档案，收集、整理、完善基本信息和监管信息。通过落实网格化监管，确保问题在网格内解决，风险在网格内消除。并借助“山东省食品药品安全智慧监管平台”进行信息化网格监管，对各监管所辖区内化妆品经营使用单位进行梳理录入，实现网络动态监管，借助信息化的手段清晰的显示全县化妆品经营使用单位分布情况。

科所联动促宣传。“5•25”爱肤日宣传活动中，通过采取科所联动的方式，在每一基层监管所辖区范围内选取设置一处宣传点，在活动现场由执法人员向消费者、化妆品经营者宣讲法律法规、安全护肤知识，回答消费者提出的化妆品安全消费、化妆品不良反应、化妆品安全监管等方面问题。在全县范围内普及化妆品相关知识，提升经营使用单位主体责任意识、守法意识，规范化妆品市场秩序。

党组书记、局长：罗少勇
主任科员：白兴录
电话：0635-5103881
地址：高唐县人和西路 4 号
邮编：252800

（撰稿：崔梦伟　核稿：田俊婷）

聊城经济技术开发区

【概况】 聊城经济技术开发区市场监督管理局设食药科，负责食品、药品、医疗器械、化妆品等工作。有人员 3 名，其中在编人员 1 名，劳务派遣人员 1 名，第三方人员 1 名。

【监督检查】 *开展药品使用环节检查。*联合开发区卫健局开展药品使用单位联合检查 2 次，检查药品使用单位 30 家，各基层监管所自行检查药品使用单位 26 家。

*开展疫苗接种单位和疾控单位检查。*联合开发区卫健局开展疫苗接种单位联合检查 2 次，检查疾控单位 1 家，疫苗接种单位 5 家，覆盖辖区所有疫苗接种和疾控单位。

【监督抽检】 对辖区药品批发企业抽样 10 批次。检测结果均为合格，合格率 100%。

【专项整治】 按照《聊城市市场监督管理局药品零售环节漠视侵害群众利益专项整治工作实施方案》要求，开发区局召开专题会议研究部署全区药品零售环节专项整治行动，制定《聊城经济技术开发区市场监督管理局食品药品安全方面损害群众利益问题专项整治方案》和《聊城经济技术开发区市场监督管理局药品零售环节漠视侵害群众利益专项整治工作实施方案》。成立专项整治领导小组，并召开 2 次推进会、部署会。要求各基层监管所（分局）按照方案的要求开展药品零售环节专项整治行动，形成专项整治方案，明确任务、时间进度、各级责任，及时排查风险隐患，确保辖区群众舌尖上的安全。

2019 年，各基层监管所按照网格化监管实施方案的要求对药品零售环节扎实开展监督检查，重点检查各药店落实药品经营管理质量规范的情况，有无不凭处方销售处方药及执业药师不在岗的情况。2019 年开展零售药店检查 360 余家次，发现问题 36 余家次，均已责令其限期整改。

主任科员：郎建军（主持工作）
电话：0635-8519866
地址：聊城经济技术开发区黄山北路 6 号
邮编：252000

（撰稿：张家琪　核稿：范铮）

聊城高新技术产业开发区

【概况】 聊城高新技术产业开发区市场监督管理局成立于 2014 年 7 月，有市场监管综合执法大队、办公室、综合办公室、工商行政管理科、食品药品监督管理科、质量技术监督管理科、法制科 7 个部门，有九州、顾官屯、许营、韩集 4 个市场监管所，在职人员 57 名。

【监督检查】 加强日常监管。全面推行网格化监管，坚持监管工作横向到边，纵向到点，实行分片包干、责任到人的办法，确保全面监管，不留死角。加强日常监督检查，对辖区内药品生产经营单位进行全覆盖式监督检查。辖区内药品、医疗器械经营使用单位 100 余家，以保障群众药品安全为出发点，严格执行《中华人民共和国药品管理法》等法律法规，不断创新工作方法，确保全区药品安全。2019 年进行检查执法 200 余次，出动检查人员 600 余人次，实现全区药品经营单位排查全覆盖。

【监督抽检】 对辖区内重点药店进行抽检，2019 年完成药品安全抽检 10 批次，并向社会公示药品安全监督抽样信息 10 批次，药品安全抽检公示率 100%。针对抽检不合格问题，加大处置力度，确保每批不合格报告均处置到位。严把市场准入关，通过日常检查、定期监督抽检等手段，加大对药品生产经营单位的监督检查。对巡查中发现的问题及时提出整改并进行复查。

【专项整治】 严格专项整治，不断规范药品生产经营行为。严格按照药品经营质量管理规范的要求，督促药店持续合法合规经营，对管理水平低、购销渠道混乱等问题较多的企业，增加检查频次，实施重点监管专项整治工作开展情况进行督导检查，并随机抽查零售药店，确保药品安全专项整治工作取得实效。严厉打击违法违规行为。全面落实“四个一律”要求，凡查实存在“挂证”行为的执业药师，一律注销执业药师注册证；凡存在非法渠道购药行为的企业，一律撤销药品 GSP 认证证书；凡主观故意经营假药的企业，一律吊销药品经营许可证，同时将案件及相关线索移交公安机关；凡涉及吊证及刑事犯罪的除依法依规对单位进行处罚外，一律将直接负责主管人员和其他直接责任人列入“黑名单”，依法给予一定期限的禁业限制。加大信息公开力度，主动曝光违法违规行为，做到处罚一个警示一个。

【宣传培训】 为满足人民群众日益增长的安全用药科普需求，提高公众药品科学素养，增进对药品监管工作的理解，在辖区内开展“安全用药月”宣传活动。通过悬挂宣传条幅，设立咨询台，发放宣传手册等形式，向广大群众宣传药品法律法规、药品安全知识及注意事项等内容。积极宣传贯彻新修订的《药品管理法》和《疫苗管理法》及相关文件，进一步向公众普及药品安全知识，提高公众安全用药、合理用药的意识和水平。活动期间发放安全用药知识宣传资料1000余份，接受群众咨询100余人次，营造安全用药、健康生活的良好氛围。

为提升全区药品生产经营单位整体素质，举办“高新区药品生产经营培训班”，培训的内容涉及新《药品管理法》《疫苗管理法》等法律法规，以培训为契机，不断提高辖区内药品生产经营单位从业人员整体素质，督促企业落实企业主体责任落实。

【亮点工作】 推行网格化监管，以“定区域、定人员、定职责，定标准”的要求，明确辖区内每家零售药店的监管责任人、监管职责、检查频次，检查内容、检查标准，对网格内零售药店实施全覆盖监管，对监管成效做到心中有数。建立全区统一的网格化监管工作台账、制作专项检查记录表，推动全区网格化监管统一化、标准化，并对全区零售药店开展随机抽查，定期评估、通报各网格监管成效。各基层监管所落实网格化监管，负责对网格内零售药店实施全覆盖监管，建立企业监管档案，确保问题在网格内解决，风险在网格内消除。

局长：吕鹏生
电话：0635-8506781
地址：聊城高新技术产业开发区长江路1号
邮编：252000

（撰稿：孟伟凤　核稿：王天猛）

聊城江北水城旅游度假区

【概况】 聊城江北水城旅游度假区市场监督管理局成立于2014年6月，承担着全区食品、药品、医疗器械、保健食品、化妆品、特种设备、消费维权等领域的市场监督管理工作。内设办公室、工商科、质监科、食药科、法制科、稽查队6个相关职能部门，在4个乡镇（街道）设立区局派出机构（市场监管所）。有在职人员46名，其中行政人员19名，工勤人员1名。事业编制及其他情况人员26人。

截至2019年底，辖区有获证药品经营单位29家（其中新增连锁门店4家、单体药店2家），变更药店14家，药品使用单位96家；医疗器械经营单位32家（其中新增医疗器械经营单位12家），医疗器械使用单位96家；化妆品经营单位49家。

【监督检查】 药品。全面实施区、乡镇（街道）二级网格化监管，明确每个药品经营使用单位监管责任人。根据2019年度检查计划，对药品经营使用单位开展日常检查、飞行检查、GSP跟踪检查。2019年累计出动执法人员550人（次）、执法车辆200余车（次）、检查涉药单位200余家（次），检查覆盖率100%，受理药品零售单位GSP认证12家、药品投诉举报1起，上报药品不良反应事件140条。

医疗器械。根据《2019年聊城市医疗器械经营企业监督检查方案》《山东省医疗器械经营企业分类分级监督管理办法》等文件对医疗器械经营使用单位开展分级动态监管，开展无菌、植入性医疗器械检查，避孕器具检查，隐形眼镜检查，重点检查医疗器械经营企业资质、进货渠道、贮存条件。检查医疗器械经营企业20家，医疗器械使用单位59家，实现对辖区所有无菌和植入性医疗经营单位及一级医疗机构使用单位全覆盖、对一级以下医疗机构检查完成50%以上，上报医疗器械不良反应事件43条。

化妆品。积极推进全区基层化妆品规范化建设提升进程，为全区化妆品经营单位建立监管档案，紧紧围绕产品进货渠道、进口化妆品进口凭证、产品宣传等关键环节开展检查，全年检查化妆品经营单位49家次。

【监督抽检】 按照2019年聊城市局全市药品抽检计划及损害群众利益专项抽检计划，抽检11批次，全部合格。

【专项整治】 药品。针对药品零售企业执业药师“挂证”、违规销售处方药、非法销售含麻黄碱复方制剂等违法违规现象，集中召开药品零售企业座谈会两次，讲解违法违规典型案例，与每家企业签订诚信经营承诺书。开展漠视侵害群众利益等各类打击违法违规专项行动9次，出具责令改正通知书5份，警告处罚4起；联合度假区卫健局对医疗机构开展氨酚羟考酮片、芬太尼类特殊药品、疫苗等专项检查3次，检查医疗机构94家，限期整改4家。

医疗器械。针对《问政山东》曝光医疗器械违法违规现象，度假区局以眼镜店、学校周边商户开展全覆盖检查，全面排查风险隐患，规范隐形眼镜市场秩序。重点检查经营者是否持有医疗器械经营许可证，产品是否具有医疗器械注册证，是否超范围经营，购进渠道是否合法等事项。

化妆品。以化妆品专卖店、农村集贸市场、药店、美容美发单位、宾馆酒店等为重点区域，以面膜类、染发类、祛痘类、美白祛斑类化妆品为重点产品，加大经营检查力度，严厉打击来源不明、假冒伪劣、非法生产、明示或暗示具有医疗作用等违法违规行为。

【亮点工作】为更好维护辖区群众切身利益，保障群众用药安全，营造良好药械化消费环境，度假区局与度假区卫健局、医保部门建立信息共享相互通报机制。全区所有药品经营使用单位实施区、乡镇（街道）两级网格化监管全覆盖，充分利用宣传与检查相结合方式，提高从业人员法律意识、责任意识，利用微信公众号定期推送药械化鉴别、使用知识，增强群众安全意识。开展漠视侵害群众利益专项整治活动，通过此次专项活动使辖区内的药品零售企业落实企业的主体责任，严格按照要求进行自查。规范药品零售企业按照处方进行销售处方药，指导安装远程审方系统。通过网格化监管的方式，对辖区内所有药品零售企业开展全覆盖检查。通过检查促进药品零售企业严格按照药品管理法、药品经营质量管理规范进行经营，对于检查中发现的问题，立即督促企业进行整改，并提交整改报告。对于不按照处方进行销售处方药的药品零售企业在度假区局官方网站上进行公开曝光。

党支部书记、局长：袁海涛
党支部委员、稽查大队政委：赵辉
电话：0635-7100613
地址：聊城江北水城旅游度假区南湖湿地公园
邮编：252000

（撰稿：郑振龙　核稿：杨秀芳）

滨州市

【概况】滨州市市场监督管理局于2018年12月30日挂牌成立，为市政府工作部门，负责全市药品、医疗器械和化妆品经营使用环节的安全监督管理。局机关内设药品市场监管科负责全市药品零售、使用环节监督管理，组织现场检查以及相关问题产品处置；医疗器械监督管理科负责全市医疗器械经营使用环节的监督管理；化妆品监督管理科负责全市化妆品经营环节的监督管理。下设滨州市市场监管综合执法支队、市食品药品检验检测中心和市药品不良反应监测中心等直属单位。

截至2019年底，全市有药品生产企业11家，其中基本药物生产企业3家。2019年医药工业产值15亿元。西王药业有限公司的注射用无水葡萄糖市场占有率为85%。有药品经营企业1551家，其中药品批发企业17家，药品零售连锁总部40家，零售药店1494家；药品使用单位2783家；疾控机构和接种单位151家。医疗器械生产企业17家，3家企业一直未进行生产，7家企业已停产；三类医疗器械经营企业396家。有化妆品生产企业4家，年产值30余万元；化妆品经营企业1600余家。

2019年办理第一类医疗器械生产备案6件；第二类医疗器械经营备案321件；医疗器械网络经营备案27件；医疗机构制剂再注册23件；第一类医疗器械备案34件。

【药品监管】**药品生产**。全市药品生产企业GMP执行情况良好，未发生重大药品安全事故。配合省局对全市药品生产企业开展认证检查3家次，跟踪检查2家次，品种核查1家次，均顺利通过现场检查。截至2019年底，检查药品生产企业32家次，检查覆盖率达到168%。

2019年完成药品生产环节基本药物抽样25批次、医疗机构制剂专项抽样10批次、药品生产环节评价性抽样20批次、药包材抽样4批次，抽样完成率为100%，未收到不合格报告。

药品经营。2019年，全市药品经营使用单位检查覆盖率100%；收回和撤销药品GSP认证证书28张，并在省局、滨州市局官网曝光台进行曝光，通报医保部门25家。

加强对滨州市疾控中心、滨州医学院附属医院、滨州市人民医院及部分疫苗接种点监督检查。联合滨州市卫生健康委开展疫苗使用管理专项监督检查，对部分疾控中心和疫苗接种单位进行监督检查，严格落实《疫苗流通和预防接种管理条例》《疫苗储存和运输管理规范》要求，防范疫苗在储存运输过程中可能存在的风险，落实疫苗使用单位的主体责任，保障疫苗质量安全。

按照省局关于芬太尼等特殊药品专项检查实施方案要求，对辖区内特药经营使用单位进行监督检查，滨州市局对特药经营企业、市直医疗机构进行全覆盖检查，并配合省局对2家麻精药品批发企业、1家二类精神药品批发企业开展飞行检查。各县（市、区）局对辖区内特药使用单位进行重点性、针对性检查。全市检查特药经营企业6家，特药使用单位90家，其中警告1家。

结合全市实际，印发《关于印发滨州市2019年药品经营使用环节监督抽验实施方案的通知》《关于下达2019年市级药品监督抽验计划的通知》《关于印发〈2019 年中药饮片监督抽检实施方案〉的通知》等，统一安排全年抽验工作。承担省局重点监督抽验 72 批次，实际完成抽验 74 批。中药饮片专项抽验 171 批次，药品类阿胶抽样 2 批次。安排市级监督抽检 500 批次，实际完成抽验 502 批次。所有不合格批次全部按规定发出核查函，已复函的不合格药品，全部处置完毕，完成率 100%。

【医疗器械监管】 制定印发《2019 年滨州市医疗器械生产企业监督检查计划》《2019 年滨州市医疗器械经营企业和使用单位监督检查工作计划》，明确市（县、区）监管职责，划定各自检查范围及重点，统筹执法资源，全面开展检查活动。全市 17 家医疗器械生产企业，3 家企业一直未进行生产，7 家企业已停产。停产企业已递交停产报告，且经过县（市、区）局现场审核。其他 7 家企业均完成现场检查，监督检查覆盖率达到 100%。检查三类医疗器械经营企业单位 410 家次，监督检查覆盖率达 100%。配合滨州市行政审批服务局对 59 家新开办三类医疗器械经营企业进行现场验收；结合医疗器械抽检对辖区内 7 家三级医疗机构进行全覆盖监督检查。

完成医疗器械国抽 7 批、省抽 40 批、应急抽验 10 批，其中国抽完成率 100%，省抽完成率 90.9%，应急抽验完成率 100%。2 批生产环节、2 批使用环节样品因企业未生产、使用单位购进量不够无法完成抽样。截至 2019 年底，收到 3 批次医疗器械不合格报告，已转交滨州市市场监管综合执法支队进行查处。全年查处违法违规案件 14 起，罚没款 40.26 万元。

【化妆品监管】 全年检查化妆品生产单位 8 家次，经营单位 59 家次，提出整改意见 200 多条并督促其完成整改。配合省局对 2 家生产企业和 4 家经营企业开展监督检查，并对省局飞行检查的 2 家生产企业和 4 家经营企业开展跟踪检查，督促其完成整改。全年完成 330 个品种的备案后现场核查工作。建立化妆品经营企业库和监管人员库，随机抽取化妆品经营企业和监管人员开展“双随机”检查，检查企业数量不低于入库总数的 3%。

完成国家级化妆品监督抽检 29 个批次、省级化妆品监督抽检 65 个批次的抽样任务。收到不合格报告 7 份，问题发现率列全省并列第 3 名。

【专项整治】 **全市医疗机构制剂专项整治**。全市有医疗机构制剂室 4 家，制剂文号 47 个，其中 3 家制剂室长期停产。出动执法人员 11 人次，发现一般缺陷 5 项，并责令限期整改。

执业药师“挂证”集中整治。3 月，针对央视“3•15”晚会曝光的执业药师“挂证”问题，开展为期半年的整治行动。自查阶段全市执业药师首次注册 45 人，再次注册 55 人，变更注册 48 人，注销注册 38 人。整治期间，查处存在“挂证”行为的执业药师 6 人，查处存在执业药师“挂证”零售企业 6 家，注销执业药师注册证 96 张。

零售药店违法违规行为专项整治。4 月 25 日《问政山东》播出后，滨州市局印发《关于开展整治药店违法违规行为专项行动实施方案》，对全市药店开展拉网式检查。检查药品零售企业 1400 家，给予警告 616 家，责令限期整改 1149 家，立案 63 家，罚没款 4.03 万元，撤销 GSP 认证证书 7 家。

药品安全方面损害群众利益问题和药品零售环节漠视侵害群众利益问题专项整治。8 月 26 日，召开漠视侵害群众利益问题专项整治会议，并成立专项整治领导小组。8 月 30 日，与市公安局、市教育局联合印发《食品药品安全方面漠视侵害群众利益专项整治实施方案》，对照药品零售环节漠视侵害群众利益问题专项整治方案的整治重点及时间节点要求，列出任务清单、措施清单和责任清单。9 月 3 日印发《关于做好药品安全方面漠视侵害群众利益问题专项整治工作的通知》，严格落实专项整治工作责任。10 月 25 日，滨州市局召开全市食品药品安全方面损害群众利益问题专项整治现场观摩推进会议，各县（市、区）政府分管领导及市局主要负责人、各市场监管所所长参加会议，滨州市副市长郝吉虎对专项整治进行专门部署。全市检查药品零售企业 2561 家次，其中警告 209 家，限期整改 932 家，立案 248 起，罚没款 70.98 万元，通报卫健部门 1 家，收回 GSP 认证证书 3 张，撤销 GSP 认证证书 18 张。在滨州市局官网设置曝光台，对全市撤证情况进行公开曝光。实施联合惩戒，对撤销 GSP 认证证书的企业，全部通报医保部门。

中药饮片专项整治。印发《滨州市中药饮片质量集中整治工作实施方案》，检查 915 家，限期整改 335 家，立案查处 30 家，通报卫生部门 4 家，罚没款 17.34 万元。

无菌和植入性医疗器械专项检查。制定《2019 年滨州市无菌和植入性医疗器械监督检查方案》，对 5 家无菌医疗器械生产企业进行全项目检查，相关企业完成缺陷项目的整改。全市检查无菌和植入性医疗器械经营企业 160 家，实现检查全覆盖；使用单位完成检查 668 家，其中一级以上医疗机构实现全覆盖检查。

医疗器械“清网”行动。制定印发《滨州市医疗器械“清网”行动工作方案》，组织开展医疗器械“清网”行动。6 月 26 日，组织辖区 20 家网络销售企业进行培训，并签订网络销售诚信经营承诺书。7 月，检查医疗器械网络销售企业 17 家，发现问题 23 条，并责令限期整改。在“清网”行动中，与网络交易监督管理科协同配合，采取对网络交易平台进行关键词及发货地筛选的做法，得到省局的肯定。

【监管能力建设】 *依法行政*。按照推行权力清单、责任清单的要求，严格以法律法规、部门规章和规范性文件为依据，逐一对职权归属进行清理确定，进一步完善权力清单和责任清单制度。

检验检测机构能力建设。2019 年累计接收药品抽检 1355 批次，较上年增加 344 批次。接受省级任务 473 批次，其中评价性抽检 208 批次、日常监督抽检 104 批次、中药饮片专项抽检 96 批次、生产专项抽检 25 批次、风险监测 40 批次，检出不合格 35 批次，合格率 92.6%。接受市级地方监督抽检 501 批次，检出不合格 3 批次，合格率 99.45%。委托检验 381 批次，检验完成 224 批次，不合格 212 批次，合格率 5.4%；不合格批次中抗风湿类 6 批次、补肾壮阳类 206 批次。

承接山东省风险评价品种栀子金花丸的探索性研究课题，根据药味的组成还有存在的风险点设计，填补在滨州市食品药品检验检测中心在全省药品风险监测方面的空白。首次承担省级化妆品抽检任务，承担省局化妆品抽检 50 批次，不合格 4 批次，合格率 92%。

不良反应监测质量提升。2019 年，审核评价药品不良反应报告 5664 份，审核通过 5229 份（其中死亡病例报告 2 份），严重的报告 385 份，占报告总数的 7.27%；新的、一般的报告 689 份，占报告总数的 13.03%。审核评价医疗器械报表 805 份、评价化妆品报告 429 份，化妆品不良反应报告同比增长 85.7%。上报药物滥用监测报表 402 份。

【行政执法】 2019 年全市系统办结药品类案件 170 件，其中药品 153 件，占 90.0%；医疗器械类 16 件，占 9.4%；化妆品类 1 件，占 0.6%，涉案货值 19.23 万元，依法罚没款 134.15 万元。

部署开展严厉打击制售假劣药品专项行动，针对部分乡村个体诊所、单体药店、成人保健品店、无人售货机销售的益肾壮阳类、止咳平喘类、治疗高血压、糖尿病、心血管、风湿骨病等慢性疾病类药品，联合各级公安部门开展集中整治，协助滨城区、邹平市、沾化区、惠民县、无棣县、博兴县、滨州经济技术开发区等公安部门送检包括注射用肉毒素等 300 余批次产品的涉案假药。全市检查单位 200 余家，查处标示虚假批准文号、违法添加西药成份的壮阳类、风湿骨病类产品 408 批次，向公安部门出具假药认定意见 21 份，抓获犯罪嫌疑人 71 名。

2019 年，全市登记受理药品、医疗器械、化妆品投诉举报 283 件，其中药品类 223 件、化妆品类 41 件、医疗器械类 19 件。

【GSP 检查员培训】 9 月 18 日，举办全市药品 GSP 检查员培训班，邀请省局药品市场监督管理处一级主任科员张振为培训班授课。培训班实训部分检查 19 家药品零售连锁总部、38 家零售药店。其中 40 家企业基本符合药品 GSP 要求，收回 3 家企业药品 GSP 认证证书，撤销 14 家企业药品 GSP 认证证书。

【基层化妆品市场监管规范化建设三年提升工程】 在全市范围内开展基层化妆品市场监管规范化建设三年提升工程，从监管单位、企业、消费者 3 个层面提出具体要求，确定博兴县博昌街道办事处为全市规范化建设三年提升工程示范乡镇（街道），每个县（市、区）确定 1 个乡镇（街道）为县级示范乡镇（街道），企业至少涵盖化妆品专营店、兼营店、美容美发店 3 种业态。明确《滨州市化妆品市场监管规范化建设现场检查验收标准》，各县（市、区）按照示范建设标准和工作要求，全面推进各自辖区内规范化建设工作，确保 70% 以上的乡镇、街道达到规范化建设要求。

党组书记、局长：孙文利
党组成员、副局长：李晓明（2019 年 11 月任职）、焦永泉
三级调研员：苏建伟（2019 年 11 月退休）
四级调研员：张延国
电话：0543-8103787
地址：滨州市黄河五路 317 号
邮编：256600
（撰稿：郭甜　核稿：蔡磊）

滨城区

【概况】 2019 年 1 月，滨州市滨城区市场监督管理局挂牌成立。局内设立药品医疗器械监督管理股（药械稽查中队合署）、食品安全监督管理股，在 10 个乡镇（街道）设立派出机构，共同组织开展全区药品、医疗器械经营使用环节及化妆品生产经营环节的监督管理工作。

【监督检查】 2019 全年检查药品、医疗器械生产经营使用单位 700 余家次。组织召开滨城区 2019 年度药品监管工作推进会议，压实各级责任。积极配合滨州市局，严格按照现场勘查要求，完成新开办药店 18 家、变更 129 家次、换证 43 家、注销 43 家、GSP 认证 22 家的现场核查工作。从人员管理、药品购销、质量安全等 11 个方面约谈 18 家药品经营企业，督促企业落实主体责任，依法依规经营。监督销毁不合格药品、过期疫苗、不合格中药饮片等 500 余千克。

在滨城区药械监管环节建立起“日常监管全覆盖＋分级分类”网格化监管模式。开展疫苗使用管理专项监督检查，检查疫苗分发、接种单位 30 家，上交自查报告 30 份，实现全覆盖。

【监督抽检】 2019 年，完成滨州市局 20 批次中药饮片重点品种的抽样送检工作任务。结合日常监督检查，完成药品监督抽检 67 批次、医疗器械抽检 3 批次。完成化妆品抽检不合格后处置 6 批次，开展国产非特殊用途化妆品备案监督检查工作，完成 4 家企业 28 种产品的备案后监督检查工作。

2019 年 7 月，组织 24 家医疗机构召开全区药品不良反应、医疗器械不良事件培训工作会议。2019 年总计上报审核药品不良反应 719 例、器械不良事件 141 例，超额完成全年工作任务。

【专项整治】 持续开展损害群众利益行为专项整治工作，针对《问政山东》曝光药店不凭处方销售处方药、“3·15”晚会曝光药店执业医师“挂证”等问题，累计检查药店 243 家次，立案查处 5 家。开展执业药师注册及在岗情况自查，核查 245 名执业药师的注册及在岗情况，组织企业开展自查，将执业药师配备及注册情况上报滨州市局。开展芬太尼等特殊药品专项检查，对 10 家经营芬太尼麻精类等特殊药品的医疗机构在药品经营、使用、储存和安全管理情况等方面进行细致排查，深挖安全管理风险隐患。开展农村药品市场专项整治、严厉打击制售假劣药品专项行动、药品零售企业执业药师“挂证”行为整治、严厉打击零售药店违法违规行为专项行动、药品零售环节专项整治等 20 余次专项行动。2019 年，办结回复群众举报 20 余起；检查二级医疗机构 12 家，一级及以下医疗机构 408 家；药品批发企业 5 家、药品零售连锁企业总部 7 家、门店 185 家，单体药店 73 家。查办案件 24 起，其中一般程序 16 起，简易程序 8 起。发送案件协查函 1 份。撤销 GSP 认证证书 9 家，收回 GSP 认证证书 1 家。

【亮点工作】 **监管体系建设**。制定印发《关于在药品、医疗器械领域建立“日常监管全覆盖＋分级分类”网格化监管模式的通知》，在滨城区药械监管环节建立网格化监管模式，确保问题在网格内解决，风险在网格内消除。

科普宣传。积极借助“互联网＋”手段，充分利用微信公众号、中国滨城网、《滨州日报》等媒体，打造浓厚宣传氛围。5 月，在银座商城黄河店组织开展宣传活动，宣传普及化妆品及其不良反应相关知识，倡导安全科学使用化妆品理念，保障公众安全使用化妆品。11 月，开展安全用药月宣传活动，在市南社区开展安全用药进社区活动，发放安全用药宣传单页 108 份，为社区居民提供用药咨询 60 余人次。

党组书记、局长：赵建武
党组成员、副局长：高建
电话：0543-3336501
地址：滨州市滨城区黄河十六路渤海五路创业服务中心 12 号楼
邮编：256600

（撰稿：李粲　核稿：孙俊文）

沾化区

【概况】 滨州市沾化区市场监督管理局内设药械和化妆品监督管理股，设置富国、富源、冯家、下洼、古城、大高、黄升、泊头、利国、下河、滨海等 11 个股级市场监管所，共同组织开展全区药品、医疗器械生产经营使用环节及化妆品经营环节的监督管理工作。

2019 年，沾化区有药品生产企业 1 家，药品零售企业 124 家，其中药品连锁总部 4 家、连锁门店 101 家、单体药店 19 家；医疗器械生产企业 4 家，医疗器械经营企业 39 家，其中经营备案企业 22 家、经营许可企业 16 家；化妆品经营企业 125 家。

【监督检查】 **药品**。对辖区内的 124 家药品经营企业、207 家药品使用单位及 13 家疫苗使用单位进行全覆盖检查，限期整改 161 家。

医疗器械。检查医疗器械生产经营单位 166 家次、使用单位 56 家次，对发现的问题企业限期整改到位。

化妆品。通过建立化妆品经营企业库（125 家）和化妆品监管人员库（35 人），随机抽取化妆品经营企业和监管人员开展化妆品“双随机”检查，随机抽查化妆品经营企业 4 家（检查企业数量大于入库总数 3%），检查发现的主要问题是企业未建立购货台账，都已限期整改，并将检查结果在沾化区政府网站公示。

【监督抽检】 2019 年完成省级药品抽样 20 批，市级药品抽样 63 批，计划完成率 100%，不合格数 1 批，立案查处 1 起，不合格处置率 100%。

【专项整治】 开展中药饮片质量集中整治、药品零售企业执业药师“挂证”行为整治、药店违法违规行为专项行动整治、疫苗流通及使用质量专项检查、药品安全方面损害群众利益问题专项整治、药品零售环节漠视侵害群众利益问题专项整治、互联网制售假劣药违法行为专项执法行动、严厉打击制售假劣药品专项行动、芬太尼类等特殊药品经营使用单位专项检查、《问政山东》曝光问题集中整治、无菌和植入性医疗器械专项检查、医疗器械“清网”行动、化妆品“线上净网线下清源”风险排查处置等。通过以会代训、企业自查整改、警示教育、“拉网式”检查，做到全覆盖，不留死角。重点检查处方药不凭处方销售、执业药师“挂证”和非法渠道购进药品等违法违规行为，立案查处药品案件 16 起，罚没款计 8.5 万元。收回 GSP 认证证书 1 家，责令停业整顿药品经营企业 15 家。

【亮点工作】 实行分管领导和业务股室帮包基层所制度，加强对基层的监督检查。以分管领导带队，股室包所的形式，每周对各所整治情况进行督导检查，并留存督导台账，及时跟进问题整改。2019 年 9 月 12—18 日，对辖区药品安全方面损害群众利益问题专项整治工作开展全面督导检查。制定印发《关于开展药品安全方面漠视侵害群众利益问题专项整治工作督导检查方案的通知》，对基层监管所药品安全监管人员和药械股全部监管人员进行药品检查员培训并组成督导检查队伍，对全区 11 个乡镇的 124 家药品零售企业督导检查覆盖率达 50% 以上，督导检查药品零售企业 83 家。召开专题反馈会，对督导检查情况进行通报，针对发现的问题安排部署下一步的工作，做到有的放矢。

党组书记、局长：张法治
二级主任科员：王天友
电话：0543-7057929
地址：滨州市沾化区金海四路 50 号
邮编：256800

（撰稿：刘玉凤　核稿：姜跃霞）

邹平市

【概况】 邹平市市场监督管理局设药械化监督管理科，负责药品安全监管、医疗器械和化妆品监管、医药产业发展服务工作。药械化监督管理科有干部职工 4 人，其中行政编制 3 人（副科级别 1 人），事业编制 1 人。

截至 2019 年底，邹平市有药品生产企业 2 家，药品批发企业 5 家，零售连锁总部 9 家，药品零售连锁门店 259 家，零售单体药店 127 家，药品使用单位 550 家，医疗器械生产企业 2 家，医疗器械经营许可企业 54 家，医疗器械经营备案企业 225 家。

【监督检查】 邹平市局大力推行网格化监管。按照“四定”（定区域、定人员、定职责、定标准）要求，明确每家药械化经营使用单位监管责任人、监管职责、检查频次、检查内容、检查标准，对网格内药械化经营使用单位实施全覆盖监管，对监管成效做到心中有数。

邹平市局负责全市药械化网格化监管工作的协调指导，建立全市统一的网格化监管工作台账、制作专项检查记录表，推动全市网格化监管统一化、标准化，并对全市药械化经营使用单位开展随机抽查，定期评估、通报各网格监管成效。基层监管所按照邹平市局要求，落实网格化监管任务，负责对网格内药械化经营使用单位实施全覆盖监管，建立监管档案，确保问题在网格内解决，风险在网格内消除。邹平市局在 16 个乡镇（街道）划分 153 个监管网格，将全市所有药械化经营使用单位全部纳入网格，由 153 名网格员进行监管。截至 2019 年底，所有网格全部实现全覆盖检查。

【监督抽检】 坚持问题导向，采取现场检查和监督抽检相结合的检查方式，加大对国家、省和邹平市抽检不合格品种、市场价格明显偏低品种和心脑血管类药品等重点品种抽检力度，切实提高抽检针对性。截至 2019 年底，完成药品监督性抽检 85 批次，实施 9 家零售连锁总部全覆盖抽检。

【专项整治】 *药品安全方面损害群众利益问题专项整治*。通过组织药品零售企业开展自查自纠；对存在侵害人民群众切身利益、群众反映集中问题的药品经营单位进行重点整治，召开零售连锁药店违法违规销售处方药、执业药师“挂证”整治会议，约谈药企负责人；严惩重处违法违规行为等一系列动作规范全市药品流通秩序。

药械化市场专项整治。以“规范经营、从严监管、防控风险”为主线，以打击行业明规则、暗规则为重点，通过风险排查、问题整治、严惩重处、完善机制等手段，强化企业主体责任落实，有效防控系统性、区域性风险。

《问政山东》曝光问题专项整治。按照“四个最严”要求，综合运用市场监管手段，由点到面、举一反三，全面排查整改《问政山东》第 35 期曝光问题。在规范管理各类专业市场、各类经营行为前提下，进一步转变观念、改善服务、提高效率，打造良好营商环境，促进产业持续健康发展，以点带面，影响带动其他经营者提升经营层次和管理水平。

芬太尼等特殊药品专项检查。不断完善特殊药品管理制度，规范特殊药品生产经营秩序，提高芬太尼类等特殊药品管理水平，有效保障合法医疗需求，严防特殊药品通过生产经营使用合法渠道流失和滥用，确保不发生流弊事件。

截至 2019 年底，撤销 GSP 认证证书 4 份，立案 24 起，罚没款 28.47 万余元。

【亮点工作】 鼓励药品零售企业开展执业药师远程药事服务及审方业务。为缓解药品零售企业执业药师配备率低、执业药师缺口大难题，邹平市局积极引导各药品零售单位积极引进互联网微问诊处方平台。截至2019年底，所有零售药店全部安装远程诊疗系统。

党组书记、局长：曹慎清
党组成员、副局长：刘玺明
电话：0543-4268670
地址：邹平市鹤伴二路677号
邮编：256200

（撰稿：寇昆明　核稿：徐丽娜）

惠民县

【概况】 2019年1月，惠民县市场监督管理局成立，药品相关监管设药品医疗器械管理股、药品医疗器械监管股、食品和化妆品管理股、食品和化妆品流通监督股等科室，有干部职工10人，下辖14个基层监管所，人员100人。负责辖区内药品、医疗器械和化妆品经营使用环节的安全监管工作，组织查处违法案件。

全县有药品生产企业1家（山东沐泽中药饮片有限责任公司于2018年5月30日获得药品生产许可证和GMP认证证书，在2019年6月9日正式投产）、药包材生产企业1家、药品批发企业1家、药品零售连锁总部7家、连锁门店133家、单体药店76家；一类医疗器械生产企业1家（2019年5月1日停产，由滨州市局予以标注）；三类医疗器械经营企业30家、二类医疗器械备案企业94家，医疗机构365家，化妆品销售业户230家。

【监督检查】 办理药店筹建及现场检查验收45家，变更法人、经营场所、执业药师等60家，换发药品经营许可证43家，注销46家，完成药店GSP认证49家。全年出动执法人员1200人次，开展日常监督检查600多家次，包括中药饮片生产、药包材生产、药品批发、药品零售企业及医疗器械生产、经营企业及医疗机构等单位。

开展化妆品经营业户“双随机、一公开”检查行动，在建立的化妆品经营库中随机抽取经营者10户进行检查，重点对化妆品经营过程中索证索票、是否假冒伪劣商品进行检查，出具责令改正通知书2份。

药品医疗器械案件查处中，当场行政处罚113起，罚没款11.13万元，一般程序立案12起，罚没款7.8万元。

【监督抽检】 抽验药品92批次，其中监督性抽验64批次、中药饮片监督性抽验20批次、中药饮片专项整治抽验8批次。经药品检验检测中心检验后，发现不合格4批次，涉及卫生院1批次化学药品、药店2批次中药饮片、诊所1批次中药饮片，对上述单位依法处理。

【专项整治】“3·15”央视晚会中曝光执业药师“挂证”问题，国家局开展为期6个月的执业药师专项整治工作，从3月20日—4月30日，要求药店全部自查。截至4月底办理近20多家的执业药师变更。12月14日经核实，有4家药店执业药师“挂证”，依法处理完毕。

未凭医师处方销售处方药专项整治。企业上报自查自纠表220份。检查药店400多家次，对执业药师不在岗、未凭医师处方销售处方药等违法行为进行查处，当场行政处罚109起，罚没款10.9万元。

疫苗专项检查。对1家疾病预防控制中心、20家接种点进行检查40家次。由于疾病预防控制中心疫苗管理人员变更，多次到该单位检查确保疫苗质量安全。2019年初在惠民县局和惠民县卫健局工作人员共同见证下，县疾病预防控制中心集中销毁全部过期疫苗。

2月7日，组织查处上海新兴医药股份有限公司生产的静注人免疫球蛋白、人血白蛋白、人凝血酶原复合物3种5个批号产品。对滨州市中心医院结防院、惠民县人民医院、惠民县妇幼保健院、惠民县中医院、山东耀泰药业有限公司及各卫生院进行监督检查。检查中，未发现有购进使用或经营上海新兴医药股份有限公司生产的3种产品5个批号的药品。

中药饮片专项整治。对经营和使用中药饮片的83家药店、医院卫生室、诊所进行检查，抽验8批次，其中滨州市检验检测中心发现3批次（怀山药、姜半夏和谷精草）不合格，均依法处理完毕。

特殊药品专项检查。对购进使用麻醉药品精神药品的医疗机构开展检查，全县有18家医疗机构使用精神药品，4家使用麻醉药品。对惠民县医院、中医院和妇幼保健院进行药库和药房进行检查，核对麻醉药品精神药品的购进、储存和领用情况，检查是否执行双人双锁、专用账册、专用处方等标准，核实有无公安联网监控、报警等装置。

医疗器械专项整治。检查医疗器械经营企业87家（含二类备案和三类经营企业）。其中李庄监管所查处无证经营三类医疗器械隐形眼镜案件1起，罚没款5000元。

党组书记、局长：朱安江
党组成员、副局长：耿茂春

党组成员、食品药品稽查大队大队长：王振强
电话：0543-5059708
地址：惠民县城开源街 18 号
邮编：251700

（撰稿：郭春彬　贾振中　核稿：朱安江）

阳信县

【概况】 阳信县市场监督管理局于 2019 年 1 月 15 日挂牌成立，由原阳信县工商行政管理局、阳信县食品药品监督管理局、阳信县质量技术监督局整合而成，2019 年 6 月 10 日，按照《阳信县市场监督管理局职能配置、内设机构和人员编制规定》进行内设机构和人员调整。2019 年 1 月 1 日—6 月 9 日，药品、医疗器械监管职能由药品医疗器械监管股负责，化妆品监管职能由餐饮保健食品化妆品监管股负责。6 月 10 日，药品、医疗器械、化妆品的监管职能调整由药品化妆品医疗器械监管股负责。执法三中队负责药、械、化相关行政处罚案件办理。职能调整后，药化械监管股有工作人员 3 人，执法三中队有工作人员 5 人。

截至 2019 年底，全县有药品批发企业 1 家，零售连锁总部 3 家，药店 99 家（其中连锁门店 81 家，单体药店 18 家），医疗器械经营企业 76 家，药品医疗器械使用单位 375 家，化妆品经营单位 158 家。全年无药械化安全事故发生。

【监督检查】 药品、医疗器械监管方面，出动执法人员 386 人次，检查各类药械经营使用单位 185 家。配合省局完成药品批发企业认证 1 家；配合滨州市局飞行检查连锁总部 2 家、连锁门店 4 家、单体药店 1 家，配合滨州市局 GSP 认证连锁总部 1 家、连锁门店 12 家、单体药店 3 家。对化妆品经营企业进行专项检查，检查相关经营业户 85 家。开展药品使用单位的日常监督检查。从药品购进渠道、储存环境、药品质量等方面逐一检查，对含麻黄碱复方制剂、麻醉药品、曲马多制剂及中药材专项检查，对存在的问题，责令改正。

【监督抽检】 2019 年，全年抽检 63 批次药品，包括中药饮片 7 批次。经检验全部合格。

【专项整治】 针对《问政山东》曝光的部分药店不凭处方销售处方药及执业药师“挂证”问题，对零售药店进行专项整治。从药学技术人员是否在职在岗、是否不凭处方销售处方药、药品购进渠道、储存环境、药品质量及销售方式等方面逐一检查，严格要求企业规范经营；重点对药品经营企业开展含麻黄碱复方制剂、麻醉药品、曲马多制剂及中药材（饮片）专项检查，严格要求企业规范经营，对存在的问题，责令企业认真整改。累计出动 325 人次，累计检查药品经营企业 103 家，批发企业 1 家，撤销 GSP 认证证书 2 家，立案查处 13 家，罚没款 1.3 万元。

通过企业自查与监督检查相结合的方式，以经营使用隐形眼镜、定制义齿、无菌医疗器械的单位为重点对象，检查医疗器械经营使用单位证照是否齐全有效、是否存在从无证、无资质单位购进医疗器械行为、是否建立医疗器械采购、查验记录，购进票据是否合法有效、是否按规定要求储存、养护、是否存在过期医疗器械、经营场所的广告是否存在违法宣传等，依法严厉打击违法违规经营使用医疗器械行为。

【亮点工作】 提升不良反应监测水平。组织各药品监测单位有关人员学习药品、医疗器械不良反应的法律法规和相关知识，将药品、医疗器械不良反应监测网延伸到各乡镇卫生院。2019 年上报药品不良反应 351 例，其中新的、严重的药品不良反应 56 例。

党组书记、局长：王登文
党组成员、副局长：刘吉星
电话：0543-8231301
地址：阳信县阳城六路 567-1 号
邮编：251800

（撰稿：姜英　核稿：刘吉星）

无棣县

【概况】 无棣县市场监督管理局内设药品市场和医疗器械监督管理股、化妆品股负责药品、医疗器械、化妆品生产经营使用监管工作。其中化妆品股挂靠食品生产流通安全监督管理股。

2019 年，全县有药品生产经营、使用单位 463 家，其中公立医院 2 家、民营医院 9 家、乡镇（街道）卫生院 11 家、一级以下医疗机构 284 家、药品生产企业 2 家、药品批发企业 1 家、药品连锁企业 4 家（下设 99 家门店）、单体药店 51 家，医疗器械经营企业 31 家。

【监督检查】 药品、医疗器械不良反应（事件）监测。全年上报药品不良反应事件 617 例、医疗器械不良事件 50 例。荣获“山东省药械化安全监测工作先进集体”称号。

药品经营企业验收和 GSP 认证检查。受滨州市行政审批服务局委托，验收药品经营企业 44 家，其中开办验收 17 家、换证验收 15 家、变更地址验收 12 家。开展 GSP 认证工作，认证 30 家，其中单体 18 家、连锁门店 12 家。

医疗器械监管。组织开展装饰性彩色平光隐形眼

镜专项检查、一次性无菌和植入性医疗器械监督检查、重点品种医疗器械监督检查，出动执法人员420余人次，检查经营单位190家、使用单位15家。

医疗机构监督检查。对辖区内一级以下医疗机构进行全面检查，逐一开展法律培训，督促自查自纠，对存在问题的单位责令其整改，检查个体诊所、卫生室250家。

安全用药月宣传。联合无棣县教体局、县公安局禁毒大队开展“安全用药、远离毒品”进校园、进社区宣传活动，进一步增强群众安全用药意识，营造安全用药的社会氛围。

化妆品市场监管。加强风险排查，督促化妆品经营企业全面自查。对特殊化妆品经营、普通化妆品包装说明以及夸大作用功效、销售无批文进口化妆品等内容进行重点监管，检查化妆品专营店、大型超市、美容店、药店70家次。

【监督抽检】2019年，完成药品、中药饮片质量抽检88批次，计划完成率108%，其中药品67批次，计划完成率106.35%；中药饮片21批次，计划完成率达105%，较上年抽检批次增加23.5%。被抽样单位覆盖全县11个乡镇（街道）的32家药品经营单位，其中对全县4家药品连锁经营单位总部实现抽检全覆盖。经检测，88批次药品和中药饮片质量合格率100%。

【专项整治】开展“3•15”晚会、《问政山东》《问政滨州》等栏目曝光的药店违法违规行为专项整治、食品药品方面损害群众利益问题专项整治、严厉打击制售假劣药品专项整治、疫苗质量安全专项检查、中药饮片专项检查等行动。2019年，开展各类专项整治行动7次，检查药品、医疗器械经营单位680余家次，责令改正128家，撤销GSP证2张。全年受理投诉举报22件，其中药品投诉举报14件、医疗器械投诉举报5件、化妆品投诉举报3件。立案查处药品、医疗器械违法案件13起，罚没款10.96万元。

【亮点工作】积极推广“药诊店”新模式。为有效解决处方药必须凭处方销售的难题，大力推行“药诊店”远程服务模式。对全县零售药店进行全面调研摸底，择优选取一家药店作为试点推行。加强“软件+硬件”建设，试点药店成功连接到微医乌镇互联网医院整合的全国医疗资源平台，实现“远程问诊”和“电子处方”，为广大市民免费提供病情诊断、处方获取、在线医嘱等线上服务。试点成功后，积极培训并推广应用。2019年，全县有88家零售药店实现“药诊店”远程服务，破解群众购买处方药的难题。

党组书记、局长：李兴岭
党组成员、副局长：康树聪
电话：0543-6321647
地址：无棣县海丰十六路油区大厦
邮编：251900

（撰稿：张秀梅　张杨　沈威　核稿：郭虹）

博兴县

【概况】2019年3月，博兴县市场监督管理局组建成立。局内设立药品市场监督管理股（挂医疗器械监督管理股牌子）、食品抽检和特殊食品监管股（挂化妆品监督管理股牌子），在12个乡镇（街道）设立派出机构，共同组织开展全区药品、医疗器械、化妆品经营使用环节的监督管理工作。

截至2019年底，全县办理新开办药品经营企业（连锁门店）15家，注销7家，撤销GSP认证证书4家，变更87家，换证26家，GSP认证单位24家，三类医疗器械经营企业3家，培训药械从业人员300余人次。

【监督检查】2019年度，检查药械化经营使用单位122家次，立案10起，罚没款总计18万元。开展全县药品经营企业警示教育会议2次，与企业签订诚信经营承诺书。通过监督检查和警示教育，有24家药品经营企业（门店）主动变更执业药师，7家企业注销药品经营许可证。

组织药品使用质量专项检查，强化对疫苗、生物制品、血液制品、诊断试剂、麻醉药品、精神药品、医疗用毒性药品、中药饮片、中药配方颗粒、终止妊娠药品、医疗美容药品等重点药品的监管，全年组织检查药品使用单位366家次，责令改正122家次，当场处罚39家，罚没款3.82万元。

组织检查医疗器械生产、经营和使用单位479家次，责令改正72家次，查处涉嫌无证经营1家，移交稽查罚没款5万元。组织药械经营使用单位培训，培训单位154家次。

飞行检查化妆品专营店、美容美发店、超市化妆品柜台、养生馆30家，化妆品备案后检查17个品种。开展安全用药进校园、进社区和联合义诊等活动，提高公众安全用药用械意识。

【监督抽检】2019年完成滨州市局的药品抽检任务63批次；开展中药饮片专项抽检20批次、药品类阿胶专项抽检1批次、药品专项稽查抽检1批次。配合公安机关对2起涉刑案件中涉及的添加“西地那非”的18种产品进行抽检。完成化妆品监督性抽检9批次，开展国产非特殊用途化妆品备案监督检查工作，完成 2 家企业。

【专项整治】开展春节期间药品医疗器械市场大检查、农村药品市场百日行动、疫苗接种单位专项检查、执业药师“挂证”行为专项整治、处方药销售专项检查、药械化专项整治、中药饮片质量集中整治、食品药品安全方面损害群众利益问题专项整治、漠视侵害群众利益问题专项整治等活动。检查零售药店（门店）589 家次，覆盖率 100%，责令改正 368 家次，当场行政处罚 116 家，罚没款 10.77 万元，立案 33 起，警告 4 家，罚没款 14.2 万元，撤销 GSP 认证证书 4 家。为持续保持遏制非法经营行为的高压态势，确保药品安全有效，抽调人员对全县零售药店开展多次飞行检查、随机检查，并聘请第三方人员开展暗查暗访，根据检查结果出台《博兴县市场监督管理局关于对药品零售企业检查情况的反馈》和《博兴县市场监督管理局关于对零售药店暗查暗访情况的反馈》，向基层监管所移交问题线索 42 起。

【亮点工作】加大对高风险类药品医疗器械的监测，特别是对基本药物、疫苗、注射剂、新上市药品医疗器械以及植入医疗器械的监测。坚持可疑即报原则，切实做到对药械安全隐患早发现、早报告、早评价、早控制，确保公众用药用械的安全性和有效性。全年监测评价药品医疗器械不良反应（事件）647 例。

党组书记、局长：王爱军
党组成员、副局长：张立勇
电话：0543-2321173
地址：博兴县博城五路 468 号
邮编：256500

（撰稿：齐潇迪　核稿：张立勇）

滨州北海经济开发区

【概况】滨州北海经济开发区市场监督管理局内设综合协调和应急科（挂稽查大队牌子）、工商科、质监科、食药科，下设马山子镇市场监管所 1 个；全局有干部职工 17 人，其中公务员 9 人，事业人员 1 人，雇员 7 人。截至 2019 年底，全区药品经营单位 13 家，药品使用单位 14 家，诊所 1 家。2019 年，紧紧围绕监督抽检、宣传教育、执法办案、日常监管 4 大方面工作，全年累计检查药品经营及使用单位 100 余家次，出动执法人员 200 余人次。

【监督检查】6 月 26 日，北海新区局召开全区食品药品方面损害群众利益问题专项整治工作会议，并邀请区纪工委进行会议监督。7 月 10—11 日，对全区 13 家药品经营企业进行检查“回头看”工作，并对 11 家药店未凭处方单销售处方药进行行政处罚，累计处罚 1.1 万元。8 月 8 日，召开滨州北海经济开发区损害群众利益问题中药品零售环节安全会议，进一步规范药品经营行为，保证公众用药安全，强化药品经营单位的安全意识及主体责任，引导药品零售行业健康稳定发展。11 月 26 日，接到上级部门转发投诉举报，对 1 家药店未凭处方单非法销售处方药进行立案查处，处罚 1000 元。

【监督抽检】2019 年，完成市级药品监督抽检 13 批次，抽检覆盖率 100%，合格率 100%。

【专项整治】2019 年，先后组织开展严厉打击零售药店违法违规行为专项行动、执业药师“挂证”行为专项整治、农村药品经营及使用专项整治、损害群众利益问题药品经营专项整治等各类专项检查，较好地规范药品市场，切实有效保障人民群众的用药安全。对辖区内医疗器械经营使用单位的自查整改情况进行全面的监督检查，对发现的医疗器械生产经营使用单位违规行为，责令其限期整改。截至 2019 年底，全区医疗器械经营单位 13 家，医疗器械使用单位 15 家，暂无发现网络销售医疗器械行为，累计出动执法人员 60 余人次。

局长：佘洪伟（2019 年 4 月退休）
副局长：刘承东（2019 年 4 月主持工作）
电话：0543-6585315
地址：滨州北海经济开发区管委会办公楼
邮编：251907

（撰稿：成根　核稿：刘承东）

菏泽市

【概况】菏泽市市场监督管理局（加挂菏泽市食品安全委员会办公室牌子）属市政府工作部门，主要负责全市市场综合监督管理，统一登记市场主体并建立信息公示和共享机制；组织市场监管综合执法工作，规范和维护市场秩序；组织实施质量强省战略，负责工业产品质量安全、食品安全、特种设备安全监管，统一管理计量、标准、检验检测、认证认可工作；负责全市知识产权保护及商标、专利执法工作等。药品相关监管设特殊食品化妆品监督管理科、药品生产监督管理科、药品市场监督管理科、医疗器械监督管理科4个科室。下设菏泽市食品药品检验检测研究院（正县级）、菏泽市产品检验检测研究院（副县级）、菏泽市市场监管综合执法支队（副县级）和消费者投诉中心（正科级）、个私经济服务中心（正科级）、药品不良反应监测中心（正科级）6个直属单位。机关行政编制90人、科级职数60个。

2019年，全市有化妆品生产企业4家、经营单位4935家；药品生产企业37家，药品批发企业44家，药品零售连锁企业47家，零售药店1935家，医疗器械生产企业85家、经营单位969家，其他涉药、涉械单位8993家。

【药品监管】 辖区内37家药品生产企业、6家药包材、6家制剂室实行分级分类全监管，全覆盖检查。对A、B级药品生产企业检查2次，C级检查3次，D级检查4次，检查药品生产企业、医疗机构制剂室总计81家次，对辖区内11家中药饮片生产企业进行全覆盖检查，监督抽检21批次。对6家医疗机构制剂室和5家许可证已注销的医疗机构开展专项检查，发现缺陷项38项。对7家使用二类精神药品原料药、罂粟壳原料药及麻黄碱类原料药生产复方制剂企业进行专项检查，发现主要缺陷1项，一般缺陷46项。开展药品安全风险防控，综合利用检查、抽检、投诉举报等多种渠道收集风险信号，消除各类风险隐患，飞行检查企业3家次，约谈企业2家次，注销1家药品生产企业。采取监督检查抽验、飞行检查抽验等相结合的随机抽验方式抽检235批次。开展中药饮片质量集中整治工作，采取企业自查自纠、市县两级联动检查和督导检查的方式开展，全市检查中药饮片经营使用单位875家，警告168家，责令改正182家，立案查处30起，罚没款26.7612万元，通报卫生部门7家。开展执业药师"挂证"专项监督检查，对执业药师配备不到位、不凭处方销售处方药以及存在"挂证"行为和不能在岗服务的执业药师等问题进行整改，对涉嫌"挂证"的执业药师约谈，查处未按规定销售处方药零售药店264家，累计办理执业药师注销手续164件。组织开展药品安全进社区、进老年大学、进贫困村的"三进活动"和访谈药品领域专家、行业监管和药品销售行业代表等活动。

【医疗器械监管】 开展全市无菌和植入性医疗器械监督检查工作，检查第三类无菌医疗器械生产企业9家，第二类无菌医疗器械生产企业15家，累计检查次数43家次，复查25家，责令改正10家次，立案4件，警告3家；检查无菌和植入性医疗器械经营企业128家，复查52家，责令改正6家，立案17家，警告9家；检查使用单位420家，复查118家，责令改正70家，立案65家，警告66家，罚没款135.1万元；开展全市医疗器械"清网"行动工作，重点清理违法违规医疗器械网络销售企业、利用网络销售非法医疗器械产品、违法违规发布医疗器械网络销售信息等。行动期间开展培训5次，培训相关人员120余人，40家经营企业提交自查报告，检查医疗器械经营企业40家，限期整改1家。处置医疗器械网络监测平台推送的信息线索1条。对全市在产的22家第二类、8家第三类医疗器械生产企业检验室开展规范化专项工作，提升第二、三类医疗器械生产企业检验条件和检验能力。对全市在产的22家第二类、8家第三类医疗器械生产企业检验情况进行摸底调查，开展成武医用制品厂、山东博达、菏泽邦恩、山东海迪科、山东上品等公司检验室改造提升工程，督促曹县龙海、曹县康源、山东天爱、山东康利达等公司启动检验室改造提升工程。对全市34家冷链管理经营企业开展规范化专项工作，建立冷链管理企业专业技术人员数据库，对可疑的兼职人员进行跟踪，杜绝专业技术人员兼职的违法行为。开展第一类医疗器械产品备案和生产备案工作，办理第一类医疗器械产品备案162个、产品备案变更109个，第一类医疗器械生产备案17个，生产备案变更34个，网络销售备案53个。受省局委托，对山东朱氏药业、山东上品等24家生产许可、生产地址变更、产品注册前的生产质量管理规范开展现场核查工作。联系对接菏泽高新区医疗器械产业园、成武县医疗器械产业园新入园区的5家医疗器械企业，做好服务医疗器械产业发展工作。完成国抽样品10批次，省抽样品46批次。

【化妆品监管】 开展化妆品"线上净网线下清源"风险排查处置工作，排查7家生产企业、700余家经营企业，督促所有网络经营企业建立并执行化妆品进货查验记录等制度，引导企业在线上标注相关提示语，督促网络销售者建立并执行化妆品进货查验记录等制度，引导网络销售者在线上标注相关提示语。在全市开展烫染发类化妆品专项整治工作。检查化妆品经营和美容美发机构2416家，建档美容美发机构392家，限期整改111家，责令停产停业6家，立案7家。5月20—26日开展化妆品科普宣传周活动，全市出动人员240人次，制作宣传展板66块，宣传条幅22条，发放宣传材料2万余份，接受群众咨询2500余人次，义诊患者500余人次。

【专项整治】 *药品零售环节漠视侵害群众利益问题专项整治。*飞行检查药品零售药店47家，对11个县区开展暗访工作，每个县区至少暗访 10 家零售药店，并覆盖城区和农村地区药店，暗访相关药店 110 家，并将发现的违法违规药店通报给各县区局。分别采取先培训后随机分组和推磨式交叉检查的方式组织两轮重点检查工作，对 48 家零售连锁总部和 67 家药店开展重点检查，委托第三方对全市 178 家零售药店开展暗访评估活动，对其中不凭处方销售销售处方药发生率超过 30% 的 4 个县区进行约谈。检查相关经营企业 2246 家，累计警告 434 家，限期整改 974 家，收回 GSP 认证证书 31 张，撤销 GSP 认证证书 29 张，官方网站曝光 40 家，立案查处 187 家，移送公安 4 起，通报医保部门 29 家。**中药饮片、医疗机构制剂、特殊药品专项整治**。全覆盖检查 11 家中药饮片生产企业，监督抽检 21 批次，对 6 家医疗机构制剂室和 5 家许可证已注销的医疗机构开展专项检查，发现缺陷项 38 项，抽检 30 批次。

【基层基础建设】 推动 4 大生物医药园区建设、完善基础设施配套建设、提升园区承载能力和服务保障的基础，进一步规划建设菏泽市医药产业园区，以原料基地与制剂基地 2 个基地为框架，引入专业招商机构，采取共享车间、定制工厂、企业自建等多种合作方式，加快企业入驻和产品落地生产。配套菏泽市生物医药产业园区发展投资基金，用于生物医药产业园区及入园项目工程建设。高标准制定菏泽市中药产业规划，深挖道地药材资源，与中国中医科学院签订中药产业战略研究与发展规划合同，为菏泽市中药产业发展提供顶层设计，引领中药产业步入“快车道”。积极建设中药材规模化种植示范基地，推进企业开展“定制药园”合作。推动葆年堂药业、坤和堂、黄淮医药等企业开展“定制药园”合作，打造曹县金银花、郓城郓半夏等数个道地药材示范种植基地，规模化种植道地药材近万亩，形成中药材种植优势品种和知名品牌。

【监管创新】 **服务生物医药产业发展**。出台《服务民营企业高质量发展 15 条》，采取措施为生物医药企业排忧纾困，加快产业转型升级，助力企业迭代更新。积极搜集国家、省、市最新行业政策及优惠政策，及时动态更新到企业交流群中，确保企业第一时间掌握政策风向，享受政策红利。多次组织医药企业参加国家、省级专业技术培训班，加强企业人员的专业素养，提升专业水平。采取座谈会、现场指导、模拟认证等多种方式，加强对企业的技术指导，助力企业平稳运行，持续发力。联合省局举办菏泽首届生物医药智能制造高端论坛，为菏泽生物医药科创中心、菏泽生命科学研究院等揭牌，签订合作项目 14 个；统筹资金 10 亿元成立山东省新旧动能转换山东睿鹰制药集团医药产业园项目基金，启动菏泽生物医药产业基金。山东二叶制药青霉素类注射用无菌粉针剂和原料药项目、山东大树大米蛋白肽项目被确定为 2019 年山东省重点项目，正在加速建设；鄄城睿鹰产业园区入选 2019 年度省级成长型数字经济园区（试点），为省内医药行业唯一入选园区，正在加快建设 4.0 智慧医药园区；葆年堂药业顺利取得生产许可和 GMP 认证证书，阿胶珠粉等 8 个品种质量标准顺利获批。

医药产业增添新动能。生物医药产业药品文号转入量连续 5 年均居全省首位，规模以上企业主营业务收入连续 4 年位居全省前列。万通药业、神威药业、北大国杰等一批项目相继落地，方明药业盐酸克林霉素通过一致性评价，苏州润泽制药、苏州二叶制药完成上市许可持有人申报，复星二叶青霉素生产基地即将建成，步长制药顺利取得全国独家中药批件，睿鹰制药哌拉西林原料药成功打开美国市场。步长制药、睿鹰制药分别荣登 2019 年度中国医药工业百强，睿鹰制药 4.0 智慧医药产业园成为全省唯一入选的“成长型数字经济”医药园区。

创新服务平台建设。坚持把科研创新作为推动产业加快发展的第一动力，完善创新公共服务平台建设，补齐研发平台短板，规划建设的菏泽生物医药科创中心集共享实验室、院士及高端专家工作站、注册项目报批中心、产业孵化中心、P3 超级细菌实验室、安全与环保评价中心六大功能板块于一体，为企业提供共享服务。依托鲁南药物研究院，与山东大学合作建设菏泽市医药研发协同创新基地，分药物非临床安全性评价中心、临床试验研究评价中心、科研成果转化中心 3 个板块互补发展。

党组书记：李殿彬
局长：张魁
党组副书记：李世新
二级调研员：马全国
副局长：李军
党组成员、副局长：胡海燕、王新华、朱建政、李涓、于志强、李庆、申传立、赵恒、赵绍增
党组成员：吴彩霞、杨燕春、杨晓锋、刘瑞新、周建家
党组成员、总工程师：石广革
电话：0530-5333467
地址：菏泽市中华路 2777 号
邮编：274000

（撰稿：李勇　核稿：张魁）

牡丹区

【概况】 菏泽市牡丹区市场监督管理局为牡丹区政府工作部门，其中药品医疗器械监督管理股、药械化妆品不良反应监测股、特殊食品化妆品监督管理股，负责全区药品、医疗器械、化妆品监管工作；市场监管综合执法大队，主要开展药品、医疗器械、化妆品综合执法工作，负责查处生产、经营、交易中的有关违法行为和案件查办工作。实有人数 20 人。

截至 2019 年底，牡丹区有医疗机构 729 家，其中公立医院 25 家，民营医院 8 家，各类诊所 690 家（卫生室、服务站等）；药品零售连锁总部 6 家，零售连锁门店 269 家，单体零售药店 18 家；医疗器械生产企业 9 家，二类 4 家，一类 5 家；化妆品经营单位 689 家。

【监督检查】 规范许可审批，严格把好药械经营准入关。组织开展药品 GSP 认证活动 6 次，辖区 6 家药店顺利通过认证，对认证合格后 24 个月内未进行跟踪检查的 96 家企业进行跟踪检查。印发药品市场、特殊药品销售、医疗器械生产、经营监管工作方案和检查计划，检查药品批发企业 7 家次。将药品、医疗器械不良反应监测工作纳入日常监督检查工作中，在全区 5 家区直医疗机构、16 个乡镇卫生院和 12 家民营医院设立监测点，上报药品不良反应信息 1396 例，医疗器械不良事件 348 例，化妆品不良反应事件 45 例，药品日常监督抽样不合格率全市最低。

【监督抽检】 配合省、市局全年完成药品评价性抽检 30 批次，重点抽验 18 批次，市监督性抽验 20 批次，完成区监督性抽验 60 批次，药品快速筛查 320 批次。药品监督抽验及筛查工作主要涉及药品批发企业、药品零售企业及卫生室。药品监督抽样不合格 7 批次。配合菏泽市局对化妆品防晒、美白、祛痘的批发企业进行抽检 29 个批次。

【专项整治】 2019 年，重点开展处方药销售管理专项整治、医疗机构制剂专项整治、药品安全方面漠视侵害群众利益问题等 12 项专项整治活动。开展化妆品市场专项整治，检查化妆品经营单位 979 家次，出动执法人员 1958 人次，限期整改 25 家；检查烫发染发类化妆品经营单位 159 家、美容美发机构 46 家，限期整改 5 家。开展化妆品标签标识（含网络销售）专项整治，进一步完善监管信息档案。

【亮点工作】 “五进”宣传。组织开展药品、医疗器械、化妆品宣传活动“进乡村、进网络、进校园、进商超”145 次，活动期间发放宣传册数量 638 份，举办科普讲座 3 次，发放评估问卷 1341 份，受众人数 1.1 万余人。

执法监管服务水平提升。针对市场监管工作涉及法律多、门类繁杂新情况，超前谋划，制定《2019 年专业法律法规知识培训计划》，对学习培训的内容、方式、时间和措施做出明确具体的安排，结合工作实际，认真学习法律法规、执法办案和案件核审有关知识，切实提升自身业务能力和执法监管服务水平。

党组书记、局长：程明远
党组成员、副局长：牛民华、张明
电话：0530-3625588
地址：菏泽市牡丹区万象城 B1（7-10 层）
邮编：274000

（撰稿：李佩　核稿：朱翠玲）

定陶区

【概况】 菏泽市定陶区市场监督管理局是区政府正科级直属部门。内设办公室、人事股、法规股、财务股、行政许可协调股、药品生产监督管理股、医疗器械监督管理股、特殊食品化妆品监督管理股等 28 个职能股室，3 个药品稽查队，下设 5 个局属事业单位、12 个乡镇（街道）正股级市场监管所。核定编制 133 名，工作人员 625 人。

2019 年，定陶区有生物医药行业企业 12 家，药品零售连锁经营企业 3 家，单体零售药店 18 家，连锁门店 138 家。医疗器械生产企业 3 家（一类生产企业 2 家、二类生产企业 1 家），医疗器械二类经营企业 7 家，二类备案 65 家。药品使用单位 320 家，化妆品经营单位 131 家。建有定陶区润鑫产业园，是以生物医药为主导产业的省级化工园区，重点发展新型化学药物、生物医药和药物制剂，落户生物医药生产企业 6 家，在建投资过亿项目 4 个。其中计划投资 6 亿元，年产 3 亿支青霉素类注射用无菌粉针剂和 500 吨青霉素类无菌原料药项目已经开工建设。

【监督检查】 2019 年，出动执法人员 2300 余人次，药品（医疗器械）、化妆品生产经营单位监督检查覆盖率 100% 。检查药品生产经营单位 1527 家次，收回 GSP 认证证书 1 家，撤销 1 家，立案查处 24 家，限期整改 65 家。监督检查各类药械和保化品生产、经营、使用单位 260 余家次，上报药品不良反应报告 613 份，器械不良反应 128 份，化妆品不良反应 17 份。督导医疗机构药、械、化监测工作 150 余次，对基层药品不良反应监测人员业务培训 50 余人次。开展药品、医疗器械、化妆品“五进”宣传活动；利用“3·15”消费者权益保护日、“5·25”爱肤日、食品安全宣传周、质量月、安全用用药月、“12·4”全国法制宣传日等活动，通过设置咨询台、发放宣传彩页、图片展览等方式，向群众广泛普及药品、化妆品、医疗器械等法律知识。全年未发生重大药品安全事故。

【监督抽检】 完成药品监督抽样 54 批次，不合格 2 批，开展快检 435 批次，抽检合格率达 96.3% 以上，对抽检不合格的药品、医疗器械，及时立案查处，查处率达 100%。

【专项整治】 2019 年，定陶区局先后开展重点领域、重点行业和重点商品、全区医疗机构制剂、中药饮片质量、药品零售企业依法规范经营、药品零售环节漠视侵害群众利益、执业药师“挂证”、烫染发类化妆品、化妆品市场、彩色平光隐形眼镜、扫黑除恶等专项整治工作，对城乡接合部、医疗机构周边集贸市场、零售药店、各级医疗机构等涉药单位等重点区域，以药品零售企业执业药师“挂证”、处方药销售、疫苗使用、中药饮片、互联网制售假药、芬太尼等特殊药品为重点内容，全面开展药品安全隐患大排查。全年出动执法人员 1280 余人次，执法车辆 530 余车次，查处药品违法案 86 件，医疗器械案 12 件，化妆品案 6 件。

【亮点工作】 建立公开质量承诺制度和药品经营企业吹哨人制度。根据菏泽市局《关于加强药品经营企业内部监督机制建设的通知》要求，定陶区局印发《关于鼓励举报药品违法经营行为的公告》、药品经营企业守法经营承诺书，并组织辖区内药品经营企业在经营场所、仓库等场所醒目位置张贴，并永久留存，对拒绝公示许可等相关信息或者不按规定张贴药品经营企业守法经营承诺书和关于鼓励举报药品违法经营行为的公告的企业，将其列为重点监管对象。

党组书记、局长：赵宪锁
党组成员、稽查大队大队长：赵娟
电话：0530-2110801
地址：菏泽市定陶区汉源路区政府东 3 里路双龙冶金公司院内
邮编：274100

（撰稿：毛金妹　核稿：郭登）

曹　县

【概况】 曹县市场监督管理局（加挂曹县食品安全委员会办公室牌子），县政府正科级直属部门。内设办公室、人事股、监察室、财务装备股、药品市场监督管理股、医疗器械监督管理股、药械化妆品不良反应监测股等 30 个职能股室，27 个乡镇（街道）市场监管所，2 个批发市场监管所。核定行政编制 122 名，在岗人员 497 人。

曹县辖区内有药品生产企业 3 家，药品批发企业 3 家，药品经营企业连锁总部 6 家，连锁门店 292 家，单体门店 32 家。

【监督检查】 *药品*。强化对药品使用单位监管，重点对医疗机构制剂室、专科医院、民营医疗机构、个体诊所、养生会馆、中医馆、针灸推拿馆等单位进行拉网式检查，检查是否存在打着“祖传秘方”“中药偏方”幌子非法配制制剂的情况，累计出动执法人员 413 人次，检查单位 140 个。

医疗器械。开展装饰性彩色平光隐形眼镜与矫正近视的检查，重点检查眼镜店、学校周边商铺是否存在无证经营、经营无证产品行为。截至 2019 年底，出动执法人员 215 余人次，检查眼镜店及矫正近视中心 22 家。

化妆品。对化妆品的标识标签、索证索票与美容美体美发机构和美容医疗机构专项整治和对烫发染发类化妆品进行专项整治、流通环节保健食品欺诈和虚假宣传专项整治等进行专项检查和监督检查工作。监督检查化妆品经营使用单位 460 余家，责令改正 15 家。

【监督抽检】 2019 年抽检药品 60 批次，不合格 4 批次。

【专项整治】 *零售药店集中整治*。积极与药品安全方面损害群众利益行为专项整治等工作相结合，对药品经营企业非法渠道购进药品、执业药师“挂证”、不凭处方销售处方药以及不按规定销售含麻黄碱类复方制剂的行为进行重点检查。累计检查药品经营企业 348 家，其中警告 59 家，限期整改 43 家，收回 GSP 认证证书 2 家，撤销 GSP 认证证书 4 家，立案查处 34 家，移送公安机关 2 家，罚没款 14.7 万元。

无菌和植入医疗器械专项检查。重点检查从无证企业购进，经营、使用无证、过期产品，验收、使用记录不规范等行为。检查无菌、植入生产、经营、使用企业 72 家，出动检查人员 218 人次。

《问政山东》曝光问题化妆品专项整治。以小商品城、化妆品市场、药店、美容美发单位等为重点区域，以面膜类、烫染发类、美白祛斑类化妆品为重点产品，以进货查验、索证索票及台账管理、标签标识合规性等为重点内容，严查销售假冒伪劣和“三无”化妆品的违法行为，加大对经营企业检查力度，严厉打击来源不明、假冒伪劣、非法生产、明示或暗示具有医疗作用等违法违规行为。对辖区化妆品市场，进

行拉网式排查，检查化妆品经营单位 121 家，出动执法人员 310 人次，责令改正 5 家。

【亮点工作】 加快推行远程诊疗服务，积极引导药品经营企业进行“远程诊疗”“远程审方”，截至 2019 年底，全县 80% 零售药店安装“远程诊疗”等系统。

党组书记、局长：刘茵
党组成员、副局长：高云峰
电话：0530-3205696
地址：曹县青菏街道长江东路中段
邮编：274400

（撰稿：于庆军　核稿：高云峰）

单　县

【概况】 单县市场监督管理局设 4 个药品监督管理科室，2 个局属事业单位，从事药品监管工作人员 24 名。2019 年，单县有药品生产企业 1 家、药品批发企业 3 家、药品连锁总部 7 家、药品门店 328 家、单体零售药店 22 家、医疗机构 620 家、医疗器械生产企业 26 家、医疗器械经营单位 300 家。

【监督检查】 2019 年，先后跟踪检查药品生产企业 1 家、药品连锁企业总部 7 家、批发企业 3 家；对 11 家企业出具责令改正通知书；对执业药师不在岗、不凭处方销售处方药、违法渠道购进药品等开展专项检查。检查药店 279 家，警告 62 家，限期整改 268 家，收回 GSP 认证证书 2 张，撤销 GSP 认证证书 4 张，立案查处 14 家，通报医保部门 1 家。菏泽市局组织暗访、飞行检查、重点检查等涉及单县 1 家零售连锁总部、21 家药店的后处理，由单县局负责跟踪整改到位，撤销 GSP 认证证书的后处置由药品市场监管科指导药品稽查队实施，并负责对单县疾病预防控制中心和 48 家疫苗接种单位疫苗购进、运输、贮存等进行检查，逐步建立疫苗监管长效机制。2019 年，开展贴敷类生产企业专项检查；隐形眼镜、避孕套专项检查；经营企业专项检查；对医疗器械体外诊断试剂贮存运输条件、过程温湿度记录冷链进行检查，全面提升企业质量管理水平。

【监督抽检】 2019 年，县级药品抽检 60 批，不合格 1 批，立案处置 1 起；省、市级药品抽检 32 批，不合格 2 批，立案处置 2 起；全县有 28 家医疗机构上报药械化不良反应报告，上报药品不良反应报告 1151 份，医疗器械不良事件 188 份，化妆品不良反应报告 30 份。

【专项整治】 相继开展药品安全方面损害群众利益问题专项整治、药品领域“不忘初心、牢记使命”主题教育活动中损害群众利益专项整治，多次召开药品零售环节漠视侵害群众利益专项整治工作会议，严格按照整治要求，科学推进药品安全专项整治进程。进一步加强特殊药品监管，规范特殊药品经营使用行为，药品市场监管科配合药品稽查队对使用特殊药品的医疗机构进行排查。开展化妆品市场专项整治，检查经营单位 135 家次，限期整改 11 家。查处化妆品案件 5 起，案值总金额 1.6 万元。

【亮点工作】 2019 年，全县 330 余家药店基本安装“远程诊疗”“远程审方”软件系统，初步解决处方药不凭处方销售问题。5 月 25 日，开展以“安全用妆，点靓生活”为主题的“5·25”爱肤日科普宣传活动。11 月 11 日，通过单县十月物资交流大会开展安全用药月宣传活动，发放宣传材料 3000 余份，解答群众咨询 80 余人次。

党组书记、局长：时维贵
副局长：黄绍泰
电话：0530-4681795
地址：单县向阳路东段
邮编：274300

（撰稿：彭健　戴新　核稿：时维贵）

成武县

【概况】 成武县市场监督管理局药品、医疗器械、化妆品机构设置执法大队，特化股、药品股、医疗器械股、药品不良反应监测股、药品快检室。监管及执法人员 30 名。县内药品经营企业 162 家，药品使用单位 363 家；医疗器械生产企业 15 家、经营单位 230 家、使用单位 384 家，化妆品经营企业 278 家。

【监督检查】 加强医疗器械生产企业监管工作。印发《成武县医疗器械生产企业日常监督检查方案》，完成全县 15 家医疗器械生产企业的日常监督检查，检查覆盖面 100%。加强流通环节监管工作。印发《成武县药品医疗器械经营企业日常监督检查实施方案》，全县检查药、械零售经营企业 161 家。对检查中发现的问题，责成及时整改，确保企业在认证状态下运行。加强使用环节的监管工作。根据《2019 年菏泽市药品使用环节监督检查实施方案》要求，成武县局开展为期 4 个月的药品使用环节监督检查。全县检查药品使用单位 320 家，警告 39 家、限期整改 52 家、立案 68 起。

【监督抽检】 根据菏泽市局印发《2019 年菏泽市药品质量抽检实施方案》，开展药品质量抽检 117 批，其中评价抽样应抽 20 批；日常监督抽检 16 批；中药饮片抽检 15 批，1 批不合格；地方监督抽检 54 批，不合格 1 批；重点品种抽检 12 批。实行药品不良反应通报制度，上报药品不良反应 857 例，医疗器械不良事件 78 例，化妆品不良反应 17 例。

【专项整治】 中药饮片质量集中整治。根据《菏泽市中药饮片质量集中整治工作实施方案》工作部署，成武县局开展中药饮片质量集中整治行动，整治行动要求企业自查自纠、监督检查的方式开展。截至 2019 年 10 月 31 日，全县检查中药饮片经营使用单位 36 家，责令改正 28 家，立案查处 3 起，通报卫生部门 2 家。

药品零售环节漠视侵害群众利益专项整治。全县自 2019 年 5—12 月，对药品零售环境漠视侵坏群众利益问题开展专项整治工作。全面开展监督检查工作。对全县零售药店开展专项检查，累计检查覆盖率 100%，其中警告、限期改正 44 家，行政处罚 16 家，其中违反《药品经营质量管理规范》处罚 6 家，未凭处方销售处方药处罚 10 家。开展暗访行动。11 月，组织 3 个暗访组对全县开展暗访工作，暗访中发现的不凭处方销售处方药零售药店进行严肃处理。菏泽市局对成武县 10 家零售药店处方药销售情况进行暗访，1 家零售连锁总部、6 家零售药店开展重点检查。检查中存在问题全部监督其整改到位。

执业药师“挂证”专项监督检查。为进一步规范药品经营秩序，严厉打击执业药师“挂证”行为，2019 年 4—9 月，成武县局开展为期 6 个月的药品零售企业执业药师“挂证”行为专项整治活动。全县所有药品零售企业对照《药品流通监督管理办法》《药品经营质量管理规范》要求开展自查，对执业药师配备不到位、不凭处方销售处方药以及存在“挂证”行为和不能在岗服务的执业药师等问题切实采取有效措施主动进行整改，并上报自查整改情况。对涉嫌“挂证”的执业药师约谈，督促其整改。2019 年，累计办理执业药师注销手续 9 件。

【亮点工作】 建立公开质量承诺制度和药品经营企业吹哨人制度。根据菏泽市局《关于加强药品经营企业内部监督机制建设的通知》要求，印发《关于鼓励举报药品违法经营行为的公告》和药品经营企业守法经营承诺书并组织辖区内药品经营企业张贴在经营场所、仓库等场所醒目位置并永久留存，对拒绝公示许可等相关信息或者不按规定张贴药品经营企业守法经营承诺书和关于鼓励举报药品违法经营行为的公告的企业，将其列为重点监管对象。

党组书记、局长：祝兆东
党组成员、副局长：田卫民
电话：0530-7356515
地址：成武县贾河社区南定砀路北
邮编：274200

（撰稿：赵燕京　核稿：董良民）

巨野县

【概况】 巨野县市场监督管理局设置药品、医疗器械、化妆品监管机构有药品生产监督管理股、药品市场监督管理股、医疗器械监督管理股、化妆品监督管理股 4 个业务股室和不良反应监测中心、药品检验服务中心 2 个内设单位，人员编制未单独列出，有药品执法监管人员 25 名。

2019 年，巨野县规模以上生物医药产业 6 家，主要是以中成药生产、中药饮片加工，化学药品原料药制造等为特色亮点。全县生物医药产业主要涵盖中成药生产、生物药品制造、化学药品原料药制造、中药饮片加工、医疗外科及兽医用器械制造、专项化学用品制造、玻璃包装容器制造等相关行业。2019 年度全县生物医药产业总业务收入 3.21 亿元，其中 2 家正增长企业：鲁润阿胶 37.1%，百林化学 6.31%。

【监督检查】 按照年度监督检查计划和菏泽市局工作部署，召开企业约谈会 16 次，严厉打击执业药师“挂证”行为，并督促其整改。强化监督检查与投诉举报、监督抽验等工作衔接，从投诉举报、监督抽验、广告监测、舆情监测、网络媒体等多种渠道中，捕捉违法信息 10 余条，及时发现案源线索，调动各方面资源参与稽查办案，形成社会共治良好局面。督导企业主动注销变更执业药师 54 家，其中注销 33 件，变更 21 件，印发协调函 8 份，回复 2 份，通报卫生计生局 4 份。深入开展“五进”宣传活动，进社区 12 个、乡村 37 个、网络平台 5 个、校园 2 次、商超 2 次，发放宣传资料 1 万份，张贴海报 1800 张。坚持过期药品回收长效监管机制，每季度逐一检查回收并记录。积极探索医疗机构“电子处方”在药品零售环节的应用，严禁药品零售企业不凭处方销售处方药。加强与公安机关的协同合作，发挥联合查办机制的作用，对重大涉刑案件线索，争取公安机关提前介入、联合督办，2019 年度对符合移交条件的 11 起药品案件及时移交公安机关立案调查。

【监督抽检】 制定全年度药品监督抽检计划，并组织开展实施。2019 年度实现药品快检 480 批次，计划监督抽检 100 批次，圆满完成监督抽检任务，收到计划抽检不合格药品样品 14 批次、省级重点抽验

2 批次，处置率 100%。

【专项整治】 根据省、市局安排部署，并紧紧围绕《问政山东》《问政菏泽》曝光的问题，巨野县局采取日常巡查、专项检查与重点抽查等相结合的方式，相继开展药品零售环节漠视侵害群众利益问题专项整治、药品零售企业执业药师“挂证”行为整治、药品零售企业依法规范经营专项整治等工作。按照“查办一批案件、震慑一批违法分子、净化一片市场、保一方百姓用药安全”的工作思路，检查巨野县直医院 3 家，疾病控制中心 1 家，镇卫生院 15 家，社区卫生服务中心 3 家，民营医院 22 家，一体化卫生室、诊所、门诊部等医疗机构 425 家，药品经营企业 313 家（含批发企业及零售连锁公司 9 家），药品生产企业 1 家，查出问题 289 处，立案调查 206 起，并全部整改到位。

【亮点工作】 严厉查处药品网络销售。紧抓网络销售投诉举报线索，认真研究相关法律法规，加大网络办案力度。2019 年，出省协查办案 4 次，查处网络销售药品违法案件 5 起，罚没款金额 10 余万元。

党组书记、局长：贺西振
党组成员、副局长：褚衍立
电话：0530-8225133
地址：巨野县新华路南段
邮编：274900

（撰稿：张建增　核稿：贺西振）

郓城县

【概况】 郓城县市场监督管理局为郓城县政府正科级直属部门。2019 年 8 月前设置药品监管科、医疗器械监管科、保健食品化妆品监管科、不良反应监测站。2019 年 8 月，根据新三定方案，郓城县局成立药品生产监督管理科、药品市场监督管理科、医疗器械监督管理科、化妆品监督管理科、不良反应监测中心 5 个专业监管科室，药品器械执法一中队、药品器械执法二中队、药品器械执法三中队 3 个药品器械执法中队，24 个基层监管所，每个基层监管所设置 2—5 名药品安全专员，全局专业从事药品监管的人员总计 107 人。

全县有药品批发企业 1 家，药品连锁总部及零售门店 233 家，单体零售药店 48 家；医疗器械生产经营企业 32 家，城区医院 18 家、乡镇医院 46、村级卫生室 480 家。化妆品生产经营企业 850 家。

【监督检查】 推进药品零售企业诚信建设和网格化监管，完成 226 家药品经营企业网格化监管，216 家药品经营企业、18 家医疗器械经营企业信用评定，指导帮扶 23 家药品企业通过 GSP 认证；严厉打击药品违法违规行为，对涉及投诉举报、上级交办、暗访通报的 26 家药品经营企业和医疗机构进行责令改正，立案查处药品违法案件 14 件，曝光药品典型案例 3 件；完善药品行刑衔接工作，依法移交涉嫌违法犯罪药品经营企业的案件 2 起；办理第二类医疗器械经营备案凭证 145 份，为 1 家医疗器械生产企业完成二类医疗器械注册审批；查处医疗器械生产经营企业和一级以上使用单位违法案件 90 件；立案查处销售假劣化妆品 2 起，受理处置化妆品相关投诉举报 6 起，立案查处 3 起；上报药械化不良信息 2809 份；开展形式多样的宣传培训活动，相继举办安全用药、“5·25”爱肤日活动 5 场，药品普法宣传活动 5 次、食药安全“五进”活动 2 次，发布药品科普宣传 18 件、科普视频 3 件，科普动漫 3 件、消费预警 8 次，组织药品、化妆品等培训学习 30 余次。

【监督抽检】 2019 年组织药品监督抽检 60 批次，快检中药饮片 200 批次，依法查处抽检不合格药品案件 11 起，处置率 100%。

【专项整治】 2019 年，相继开展中药饮片、执业药师“挂证”行为、麻醉药品和精神药品监督检查、严厉打击制售假劣药品、药品零售企业依法规范经营、特殊药品、药品使用环节、冷链储运医疗器械、植入性医疗器械、体外诊断试剂、隐形眼镜经营企业、二级医疗机构、化妆品风险隐患排查、化妆品索证索票等专项行动 10 余次，检查药品经营企业 226 家，警告 81 家，责令改正 217 家，立案查处 97 家，吊销药品经营许可证 3 家；检查药品使用单位 547 家，限期整改 242 家，立案查处 253 起。在漠视侵害群众利益专项整治中，检查零售连锁门店 185 家，单体药店 45 家，查处未按规定销售处方药药店 8 家；检查医疗器械使用单位 32 家、医疗器械经营企业 18 家，立案查处 12 家，责令改正 20 家。

【亮点工作】 开创三维立体药品药械监管工作新局面。深入推进药品医疗器械经营企业网格化监管，强化诚信建设和信用分类管理，加强药品生产企业培训教育，全面落实全县药品药械经营单位主体责任；组织开展药品零售企业执业药师“挂证”行为、冷链储运医疗器械等各类专项治理行动，全面严查治理全县药品药械生产、流通等环节安全隐患；创新推行“双随机、一公开”督导检查模式，成立药品环节督导检查领导小组，对药品安全工作进行检查督导，对药品经营单位 、卫生室（诊所）按比例每季度进行 1 次督导抽查，及时反馈、及时整改、跟踪问效；在电视台开设“食安郓城”专栏，充分利用“3·15”消费者权益保护日、用药安全月、“五进”宣传等主题活动，积极进行药品普法宣传，曝光食品药品典型案例，提高药品经营者法律意识，增强公众安全用药意识，营造全社会共同关注药品安全的社会氛围，以“保民生、控风险、抓整治、建长效”的监管思路，严守药品质量安全“生命线”，逐步健全完善“四位一体”的药品质量安全监管长效机制。

党组书记、局长：朱伟
党组成员、副局长：鹿兰玺
药品总监：陈洪蛟
电话：0530-6522784
地址：郓城县郓州大道中段
邮编：274700

（撰稿：魏春　核稿：朱伟）

鄄城县

【概况】 鄄城县市场监督管理局设药品生产监督管理股、药品市场和医疗器械监督管理股、特殊食品化妆品监督管理股，从事药品、医疗器械、化妆品监管的人员15名，包括公务员6人、参公3人、事业6人。

2019年，鄄城县有药品生产企业9家（其中化学药普通制剂生产企业1家，中药普通制剂生产企业1家，中药饮片生产企业7家），国家级中药材专业市场1处（舜王城中药材专业市场），全县医药生产企业实现产值2.6亿元，销售收入2.5亿元，上缴税金894.87万元；药品批发企业2家，药品零售连锁企业2家，零售连锁门店118家，药品零售单体店13家；化妆品经营单位180家，美发机构80家。

【监督检查】 制定药品生产监管工作方案，明确重点单位、重点品种；落实药品安全第一责任人的责任，与药品生产企业均签订药品生产企业药品质量安全承诺书；日常生产现场检查58家次，实时上传检查报告；对问题较严重、整改不力的企业，适时安排飞行检查，立案5起。强化药品经营使用环节监督管理。重点查处不按规定销售处方药、执业药师挂证等违法行为，全年药品经营、使用单位检查覆盖率达100%。检查化妆品经营单位120家，立案2家。提升药械化安全性监测水平，开展监测哨点小班制培训，全年上报药品不良反应报告856份、医疗器械不良事件报告358份、化妆品不良反应报告61份。

【监督抽检】 全年抽检化妆品10批次，合格率100%；监督抽检药品53批次，合格率96.23%；舜王城中药材专业市场抽检50批次，合格率100%。抽样信息准确完整录入抽检信息系统，不合格报告书及时送达当事人立案处罚，检测及处置结果全部在鄄城县政府网站公示。

【专项整治】 开展药品、医疗器械及化妆品领域专项整治，培训零售药店131家、化妆品经营单位180家；约谈化妆品经营单位15家、药店13家；开展零售药店集中整治，检查药店131家，责令改正26家，立案查处14家；开展舜王城中药材市场集中整治，检查189家，责令改正35家，立案查处3家；开展化妆品市场专项整改，出动人员560人次，检查135家，限期整改2家，立案2起；开展烫发染发类化妆品专项整治，检查80家，限期改正2家。

【亮点工作】 规范未按规定销售处方药零售药店行为。建立长效机制，强化日常监管，重点检查处方药是否凭处方销售并按规定留存处方、药师是否在职在岗等行为，检查药店114家，限期整改92家，立案查处9家。

党组书记、局长：范再强
二级主任科员：李斌
电话：0530-3638159
地址：鄄城县黄河路36号
邮编：274600

（撰稿：武亚非　核稿：李斌）

东明县

【概况】 2019年3月30日，在2015年6月整合东明县工商局、县质监局、县食药监局设立东明县市场监督管理局的基础上，将县科学技术局的知识产权管理相关职责，将县经济和信息化局（县商务局）的打击侵犯知识产权和假冒伪劣商品、反垄断相关职责，将县物价局的价格监督检查与反垄断相关职责，将县盐务局的食盐质量安全管理与市场监督执法职能划入县市场监督管理局，重新整合设立东明县市场监督管理局，承担全县药品监督管理等职能。内设特殊食品与化妆品监督管理股、药品监督股、医疗器械监督管理股等3个药品相关监管股室；下设东明县市场监督管理执法大队、药械不良反应和不良事件监测中心2个有药品监管职责的事业单位，承担药品、医械、化妆品的日常监管职责并对其违法行为进行查处；下辖1个县级开发区、2个城区办事处和12个正股级乡镇（街道）市场监管所，承担所辖区药品监管等职责。

2019年，东明县内有药械使用单位400余家、化妆品经营单位200余家、医药产业9家，其中规模医药生产企业1家、年产值5.1亿元，药包材生产企业1家、年产值1200万元，医疗器械生产企业2家、年产值2400万元，药品批发企业2家、年销售额1.3亿元，药品零售连锁企业3家，年销售额5400万元。

【监督检查】 2019年，围绕“严监管、重整治、保安全”监管思路，坚持问题导向，着力开展药品、医械、化妆品等监督检查行动，多举措推动企业落实药品安全主体责任。2019年制定印发《2019年东明县药品、化妆品市场监督检查计划》《2019年东明县医疗器械经营企业监督检查计划》《关于开展全县疫苗使用管理专项监督检查通知》《2019年东明县无菌和植入性医疗器械监督检查方案》等监督检查相关文件10余份。监督检查以执法大队为主，行政科室配合，采取队所联动、科所联动，明查与暗访相结合的方式，对使用特殊药品的医疗机构、疾病预防控制中心和疫苗定点单位、无菌和植入性医疗器械、医疗器械经营企业、化妆品经营单位以及处方药销售、许可条件保持、儿童青少年近视矫正、储存销售假冒伪劣药械、经营过期失效药品等开展专项监督检查18次，拉网式检查4次，出动执法人员3600余人次，检查药品、化妆品和医疗器械企业（单位）1600余家次，覆盖率100%。对省、市级飞行检查、暗访、督导检查涉及的1家药品批发企业、2家连锁总部以及23家连锁门店、单体药店开展整改后复查工作，其中责令2家未及时整改药店注销药品经营许可证和营业执照。全年立案查处76起、责令改正90多家，辖区未发生重大药品安全事故。

【监督抽检】 2019年，把药品、医械、化妆品抽检工作摆上重要议事日程，制定抽检计划，一把手亲自抓，分管领导靠上抓，药品监督管理股牵头，特殊食品与化妆品监督管理股、医疗器械监督管理股执法大队队、快检室、各市场监管所全力配合，协调推进，科学分工，明确责任，做到早动员、早部署、早行动，着力提高监督抽检的靶向性。2019年，药品快检200批，药品、医械、化妆品送检65批，合格率100%。

【专项整治】 坚持“风险防控、综合治理”，大力开展风险大排查、问题大整治活动，相继开展药品零售环节漠视侵害群众利益问题专项整治、药品零售企业执业药师“挂证”行为整治、中药饮片质量集中整治、医疗器械“清网”集中行动、医疗器械专项整治、美容美体美发机构专项整治以及计生药械、疫苗、特殊药品、非药品冒充药品、处方药是否凭处方销售等12项专项行动，检查药品零售企业400余家次、立案4起、罚没款12万元，检查化妆品经营单位853家次，没收违法化妆品400余盒，责令改正58家，罚没款3万余元，指导和规范无菌和植入性医疗器械经营、使用单位总计170家，排查安全隐患22起。为加强化妆品安全使用及不良反应监测知识的宣传，5月25日，组织开展以“安全用妆 点靓生活”为主题的公益宣传活动，发放宣传材料1400余份，接受群众咨询1120余人次。

【亮点工作】 药品网格化监管。秉承“四有两则”和属地负责、全面覆盖的原则，按照“四定”要求，结合全县药品使用单位信息和监管实际，对全县185家药品经营企业（单体药店26个，连锁门店159个）、409家药品使用单位，建立15个监管网格点，实现“网中有格、格中有人、人上有责”全覆盖网格监管，达到问题在网格内解决、风险在网格内消除的效果。

“远程诊疗”“远程审方”。创新药品监管方式，积极探索“互联网+”监管方式，引导药品经营企业实施“远程诊疗”“远程审方”“微问诊”等经营模式，截至2019年底，东明县零售连锁门店、单体药店已经全部安装“远程诊疗”“远程审方”等软件系统。软件系统的安装让患者在药店就能完成“问诊—拿处方—拿药”全流程就诊，使长期以来处方药不凭处方销售、执业药师不在岗执业等药品经营行业难题得到根本解决，既方便群众购药又确保百姓用药安全有效。

党组书记、局长：魏凤岭
党组成员、副局长：高永杰
电话：0530-7212658
地址：东明县曙光路东段
邮编：274500

（撰稿：朱殿立　核稿：高永杰）

菏泽市经济开发区

【概况】 菏泽市经济开发区市场监督管理局内设食品药品监管科，人员编制2人。2019年辖区内有药品经营单位141家，医疗器械经营单位174家，医疗机构148家（村卫生室135家，医院13家），保健食品经营企业678家，化妆品经营企业2308家，美容美体店139家。

【监督检查】 2019年，全区对141家药品经营企业、6家药品生产企业、6家疫苗接种单位、4家医疗器械生产企业全覆盖检查，覆盖率100%，检查中坚持问题导向，强化风险防控，以药品安全精细化监管为主线，着力解决药包材生产质量管理的重点环节、输液贴等高风险产品的风险隐患，确保药包材生产企业质量管理体系有效运行；建立长效监管机制，强化药品流通追溯，确保药品质量安全，促进开发区药品医疗器械行业健康有序发展；强化对药品的监督检查，督促企业落实主体责任。深入调查，摸清药品经营企业底数，辖区内有药品经营户 141 户，并安排执法人员定点巡查，进一步加强监管，发现问题，立即责令改正。

【监督抽检】 2019 年完成对零售经营环节及使用环节的总计 43 个批次的监督抽检工作。

【专项整治】 *销售假劣药品专项整治*。对辖区内药品流通使用企业进行专项检查，检查药品零售企业 12 家，出具责令改正通知书 10 份，对部分销售使用单位未严格执行药品质量管理规范、设施设备和存储条件不符合要求等问题要求整改规范。

药品安全方面损害群众利益行为专项整治。组织辖区内药品从业人员 300 余人关于药品安全方面损害群众利益问题专项整治工作会和培训会，组织辖区内药品医疗器械化妆品从业人员 350 余人开展《问政山东》曝光问题专项整治培训会，进一步强化药品零售领域损害群众利益专项整治，专项整治期间对 141 家相关企业进行全覆盖检查。

党组书记、局长：张文阁
党组成员、执法大队大队长：陈慧梅
电话：0530-7723776
地址：菏泽市经济开发区中山路 226 号
邮编：274000

（撰稿：吴凤华　核稿：陈慧梅）

菏泽高新技术产业开发区

【概况】 菏泽高新技术产业开发区市场监督管理局是菏泽高新区管委会正科级直属部门，业务上接受菏泽市局指导，其内设机构药品监督管理科承担全区药品、医疗器械及化妆品安全监管职能。下设吕陵镇、马岭岗镇、万福办事处 3 个股级市场监管所（属局股级派出机构）。实有药械化安全监管工作人员 5 人。

截至 2019 年底，辖区有药品生产企业 12 家，批发零售企业 47 家；医疗器械生产企业 12 家，经营单位 30 家；药包材生产企业 2 家；化妆品生产企业 3 家，经营单位 17 家。

【监督检查】 2019 年，高新区局结合年度检查计划，不断强化日常监督检查力度。大力开展药品、化妆品、无菌和植入性医疗器械、避孕套、彩色平光隐形眼镜等经营环节监督检查，出动执法人员 130 余人次，检查药品经营企业 47 家，医疗器械经营企业 30 家，化妆品经营单位 12 家，出具责令改正通知书 23 份，立案 27 起。高新区局坚持“严格监管，严防风险，严惩违法”宗旨，始终绷紧疫苗监管弦，结合《菏泽高新区疫苗监管实施方案》，在各疫苗接种单位自查自纠的基础上，重点针对购进渠道、合法资质、合法票据、验收记录、冷链储运条件等影响疫苗质量安全的关键环节开展专项检查。

【监督抽检】 2019 年，高新区局不断强化药品抽检力度，组织实施流通领域药品监督抽检 30 批次，中药饮片抽检 6 批次，配合完成国、省、市三级监督抽检 62 批次。

【专项整治】 结合《问政山东》《问政菏泽》曝光问题，开展药品零售企业违法违规行为专项整治、药品安全方面漠视群众利益问题专项整治、农村药品市场安全专项整治及《问政山东》曝光问题整改专项整治等活动，检查药品零售门店 39 家，完成流通领域监督检查全覆盖，重点查处销售处方药是否留存处方、执业药师是否存在“挂证”、是否从非法渠道购进药品、是否违规和超量销售含麻黄碱类复方制剂等问题，撤销 GSP 认证证书 2 家，注销企业 4 家，检查发现不凭处方销售处方药 4 家，均依法依规进行处罚公示。

【助推生物医药产业发展】 生物医药产业是高新区支柱性主导产业，2019 年，高新区生物医药产业产值达 230 亿元，实现利税 14 亿元，有力助推菏泽市成为全省医药产业第一大市。龙头企业步长制药稳居全国医药工业百强第 5 位、中医药企业第 1 位，顺利取得全国独家中药批件，主打产品脑心通、稳心颗粒、丹红注射液等多项技术被列入国家和山东省重大专项，获得省科技进步一等奖、国家专利金奖等多项奖励，润泽制药的氟西汀、步长制药的地黄汤、葆年堂药业的郓半夏、大树生物的姜黄素等 40 多种药物有序研发。截至 2019 年底，全区累计注册医药商标 235 个，其中中国驰名商标 2 个、山东省著名商标 5 个。药品批准文号、医疗器械注册号等总量达到 370 余个。

党组书记、局长：仝卫东
党组成员、副局长：孟雪启
电话：0530-6200591
地址：菏泽市中华西路 2059 号
邮编：274000

（撰稿：郝涛　核稿：仝卫东）

大事记

1月

2日

省局党组书记、局长桂敦山主持召开党组（扩大）会，研究全国市场监管工作会议贯彻落实意见。

9—11日

省局党组书记、局长桂敦山在北京参加全国药品监管工作会议。

17日

省局党组书记、局长桂敦山参加省纪委全体会议。

17—18日

省局二级巡视员史国生在北京参加全国药品注册管理工作会议。

22日

省局党组书记、局长桂敦山，省局二级巡视员史国生参加省局老干部座谈会。

2月

11日

副省长任爱荣到泰安专项调研血液制品质量安全。省政府副秘书长魏华祥、省市场监管局局长张永霞、省卫生健康委副主任马立新、泰安市副市长鞠向群陪同。

同日

省局党组书记、局长桂敦山参加全省“担当作为、狠抓落实”工作动员大会。

13日

省局二级巡视员史国生列席省政协十二届二次会议开幕式。

20—21日

省局党组书记、局长桂敦山，省局二级巡视员史国生赴广州，与国家局南方医药研究所研讨在济南举办中国医药百强企业家高峰论坛事宜。

26日

省委办公厅、省政府办公厅印发《山东省药品监督管理局职能配置、内设机构和人员编制规定》。

3月

5—6日

省局二级巡视员史国生到青岛，就创新生物制品和生产安全开展专题调研。

11日

省局党组书记、局长桂敦山，省局二级巡视员史国生赴国家局，汇报争取在济南举办中国医药双百强峰会论坛相关工作。

14日

省局二级巡视员史国生赴东营，就药品安全监管工作开展专题调研。

18日

省局会同省市场监管局、省卫生健康委联合印发《关于开展全省医疗机构制剂专项整治工作的通知》，在全省联合开展为期4个月的医疗机构制剂专项整治工作。

19日

省局二级巡视员史国生主持召开专题会议，研究疫苗生产企业落地山东相关工作。

21—22日

省局党组书记、局长桂敦山，省局二级巡视员史国生赴国家局，汇报争取在济南举办中国医药创新发展大会。

28日

省市场监管局组织召开全体干部大会，宣布省市场监管局、省局干部调配方案，人员转隶工作完成。

4月

4日

省局党组书记、局长桂敦山参加全省科学技术奖励大会。

10—11日

省局二级巡视员史国生赴北京全国药品上市许可持有人管理办法研讨会。

12日

省局党组书记、局长桂敦山主持召开全局干部大会。

15日

省局党组书记、局长桂敦山，省局二级巡视员史国生参加美国驻华大使访鲁外事活动。

18日

省局党组书记、局长桂敦山到省纪委省监委专题汇报药品安全方面损害群众利益问题专项整治工作。

同日

国家局在济南举办药品不良反应监测哨点授牌仪

式。省局二级巡视员史国生出席并致辞。

22 日

国家局在济南召开执业药师管理座谈会。省局二级巡视员史国生参加会议。

25—26 日

省局二级巡视员史国生在北京向国家局专题汇报血液制品批签发资质有关筹备工作。

26 日

省委组织部任命：史国生、任绍彦、李涛为山东省药品监督管理局党组成员。

同日

省局党组书记、局长桂敦山到淄博，督导检查“药店违规经营处方药”整改工作。

同日

省局党组书记、局长桂敦山签发《山东省药品监督管理局关于开展严厉打击零售药店违法违规行为专项行动的通知》。在全省范围内开展专项行动，重点查处违规销售处方药等行为，严厉打击药品零售环节违法违规经营行为。

28 日

省局党组书记、局长桂敦山参加第六期山东干部讲堂。

同日

省局二级巡视员史国生参加山东省药品零售企业执业药师人才培养启动大会。

30 日

省局党组审议通过《关于印发山东省药品监督管理局内设机构职责的通知》，对内设机构的职责进行细化。

5 月

6 日

省局党组书记、局长桂敦山主持会议，专题研究药品安全方面损害群众利益问题专项整治工作。

同日

省局二级巡视员史国生赴山东鲁抗医药股份有限公司开展调研。

7 日

省局印发《山东省市场监督管理局食品药品安全方面损害群众利益问题专项整治方案》。针对不凭医师处方销售处方药、执业药师“挂证”行为等 12 类零售环节可能存在的问题，分四个阶段有序开展整治。

10 日

国家局到济南开展药品不良反应监测工作专项调研。省局党组书记、局长桂敦山，省局二级巡视员史国生陪同活动。

10 日

省局党组书记、局长桂敦山参加中央第三生态环保督察组“回头看”情况反馈会。

同日

省局印发《关于开展第一期药品生产企业检验能力评估工作的通知》。启动本年度第一期检验能力评估工作。

13 日

省政府任命：史国生、任绍彦、李涛为山东省药品监督管理局副局长。

13—14 日

省局党组书记、局长桂敦山在北京参加全国人大常委会法工委立法工作座谈交流会。

15 日

省局印发《关于 2018 年度全省药品生产企业生产质量风险分级情况的通报》。

16 日

省局党组书记、局长桂敦山，省局副局长、二级巡视员史国生到潍坊调研。

17 日

省局党组书记、局长桂敦山主持召开省局机关绩效考核专题会议。参加省政府组织召开的全省新旧动能转换项目推进会。

同日

省局副局长、二级巡视员史国生参加全省医疗保障专家指导委员会成立大会暨“医疗保障与健康山东”改革发展研讨会。

同日

省局副局长任绍彦参加 2019 年全国医改工作电视电话会议。

25 日

省局副局长任绍彦在烟台出席 2019 年山东省化妆品安全科普宣传周“5·25”爱肤日主题宣传活动启动仪式。

27 日

省局党组审议通过《关于省药监局领导班子成员工作分工的通知》，桂敦山主持省药监局全面工作。史国生分管注册处、药品生产处、药品市场处、省食药审评认证中心、省不良反应监测中心，承担党组安排的其他工作。任绍彦分管政策法规处、医疗器械处、化妆品处、省器械检验中心，承担党组安排的其他工作。李涛分管办公室、规财科技处、执法监察局、省食药检院，承担党组安排的其他工作。

同日

省局印发《山东省药品监督管理局关于公布〈山东省药品监督管理系统权责清单通用目录〉的公告》。

28 日

省局副局长、二级巡视员史国生在淄博参加国家局组织召开的不良反应监测会议。

28-30 日

省局副局长李涛赴北京，到中国药品监管科学研究会、中国药学会、中国医药创新促进会汇报在济南举办中国医药创新发展大会有关筹备工作。

31 日

省局党组书记、局长桂敦山参加“不忘初心、牢记使命”主题教育工作会议第一次全体会议。

6 月

4 日

省局党组书记、局长桂敦山主持召开会议，专题研究中国医药创新发展大会筹备工作。

同日

省局副局长李涛主持召开山东重点药品生产经营企业高质量发展座谈会。

4—5 日

省局副局长、二级巡视员史国生赴国家局专题汇报药品安全监管工作。

5 日

省局党组书记、局长桂敦山主持召开会议，研究贯彻落实习近平总书记关于疫苗药品安全重要指示批示的工作举措。

同日

省局副局长李涛陪同国家局南方医药经济研究所所长林建宁在济南调研。

同日

省局印发《全省严厉打击互联网制售假药违法行为专项执法行动方案》，对全省严厉打击互联网制售假药违法行为专项执法行动作出安排部署。

6 日

省局会同省卫生健康委印发《关于 2018 年度山东省药械化安全监测工作先进单位和先进个人的通报》。会同省公安厅、省司法厅、省卫生健康委联合印发《关于 2018 年度山东省药物滥用监测工作先进单位和先进个人的通报》。

同日

省局副局长任绍彦在威海参加全省植入性医疗器械生产企业调研座谈会。

10—12 日

省局党组书记、局长桂敦山在青岛参加博鳌亚洲论坛全球健康论坛大会（青岛）。省局副局长李涛参加活动。

17 日

省局党组书记、局长桂敦山主持召开会议，专题研究医疗器械舆情防控工作。与山东大学对接研究共建国家局药品监管科学研究基地有关工作。

同日

省局印发《山东省药品监督管理局关于印发〈普法责任清单的通知〉的通知》。

17—20 日

2019 年第一期全国不良反应监测检查培训班在济南举办。省局副局长、二级巡视员史国生出席并致辞。

18 日

省局党组书记、局长桂敦山参加全省公安工作会议。

同日

省局副局长任绍彦在广州参加 2019 首届医疗器械创新发展峰会。

20—21 日

省局党组书记、局长桂敦山，省局副局长、二级巡视员史国生在枣庄参加国家药典历史发展研讨会议。

同日

2019 年上半年全省化妆品风险会商会议在济南召开，省局副局长任绍彦出席并讲话。

21 日

省局印发《山东省药品监督管理局关于印发〈重大行政处罚案件负责人集体讨论工作规则〉等四项制度的通知》。

24 日

省委编委批复，设立省局区域检查第一至六分局，为省局派出机构，正处级规格，核定行政编制 148 名。

同日

省局副局长、二级巡视员史国生参加山东暨济南市“6・26”国际禁毒日报告会。

25 日

省局党组书记、局长桂敦山参加全国深化“放管服”改革优化营商环境电视电话会议。

同日

全省药品化妆品不良反应监测哨点授牌仪式暨哨点工作培训班在济南召开。省局副局长、二级巡视员史国生出席会议并讲话。

27 日

省局副局长、二级巡视员史国生赴国家局专题汇报药品安全监管工作。

同日

省局副局长任绍彦参加与青岛、济南海关联合开展的主题党日活动。

同日

全省药品执法体系建设工作会议在济南召开。省局副局长李涛出席会议并讲话。

28 日

省局印发《山东省药品监督管理局关于印发〈行

政执法监督管理办法〉等三项制度的通知》。

7月

2日

省局副局长任绍彦参加全省政务服务事项标准化梳理及上网运行工作部署会议，并作典型发言。

3—5日

全省医疗器械不良事件监测和再评价培训班在济南召开，省局副局长任绍彦出席会议并讲话。

4日

省局党组书记、局长桂敦山局长到省医疗器械产品质量检验中心调研。

同日

省局会同省卫生健康委联合印发《关于开展全省疫苗使用管理专项监督检查的通知》，在全省开展疫苗使用管理专项监督检查。

同日

省局副局长、二级巡视员史国生在北京参加国家局组织召开的制霉菌素片执行药品标准专题研讨会。

5日

省局副局长、二级巡视员史国生在北京参加国家局组织召开的疫苗监管体系评估动员会。

8日

省局印发通知，成立疫苗国家监管体系评估工作专班。

9日

省局印发通知，启动本年度第二期检验能力评估工作。

9—13日

省局党组书记、局长桂敦山在北京参加国家局举办的省级药品监管部门主要负责人培训班，并于7月13日就“如何做好新时期药品监管工作”作大会发言。

10日

省局副局长、二级巡视员史国生主持召开专题会议，约谈济宁市局和泗水县政府主要负责人，通报有关风险隐患，部署风险防控工作。

11日

省食药检院的仿制药一致性评价关键技术研究重点实验室、胶类产品质量控制重点实验室和省器械检验中心的生物材料器械安全性评价重点实验室、药用包装材料质量控制重点实验室，被国家局认定为首批重点实验室。

同日

省局顺利通过国家进口非特殊用途化妆品备案管理能力考核评估组的现场考核评估。

14日

省局印发《山东省体外诊断试剂生产现场检查指南》。

16—18日

由国家局、省政府主办，省市场监督局、济南市政府、省药监局承办的中国医药创新发展大会在济南成功举办，吸引全国600多家知名企业和科研机构派员参会，现场签订总额74.3亿元的投资项目，在行业内引发广泛反响和好评。全国政协副主席何维、国家局局长焦红出席会议并作主旨演讲。中国药品监督管理研究会、中国药学会、中国医药创新促进会分别与省政府签订战略合作协议。

18—19日

省局党组书记、局长桂敦山在青岛参加第二届国际智慧健康产业发展博览会暨2019智慧监管创新大会。省局副局长李涛参加活动。

20—22日

全省药品GSP检查员培训班在潍坊举办。

22—25日

省局派出59个检查组，对全省16市的药品批发企业、零售连锁总部和部分零售药店开展监督检查。

23—26日

省局副局长李涛赴西藏参加国家局援藏工作座谈会。

24—26日

省局副局长任绍彦在北京参加全国药品监管政策法规工作会议。

25日

省局党组书记、局长桂敦山主持召开药品安全风险交流会，与临沂市政府主要负责人，共同研讨药品安全风险，部署风险防控措施。

26日

省局党组书记、局长桂敦山主持召开药品生产企业风险防控专题会议。省局副局长、二级巡视员史国生参加会议。

27日

省局党组书记、局长桂敦山，省局副局长、二级巡视员史国生会见山东华鲁控股集团负责人。

29—30日

省局党组书记、局长桂敦山，省局副局长、二级巡视员史国生赴国家局汇报工作。

30日

省局副局长、二级巡视员史国生在北京参加国家局举办的《疫苗管理法》颁布政策解读宣贯研讨会。

31日

省局党组书记、局长桂敦山组织召开药品安全风险专题会商会。

同日

省局副局长李涛主持召开全局“不忘初心、牢记使命”主题教育工作专题部署会。

同日

对照世界卫生组织新一轮疫苗国家监管体系评估标准，省局完成9个板块168项指标的自评估工作，并向国家局提交报告。

8月

5日

省局副局长、二级巡视员史国生主持召开制霉菌素片专题风险会商会。

同日

省局印发《关于执行市场监督管理行政处罚文书格式范本及使用指南的通知》，进一步规范行政执法程序及文书格式。

6—8日

全省2019年上半年度药品不良反应报告与监测质量评估培训班在济南举办。

8—9日

全省药品抽检工作培训交流会在济南召开。会议通报全省药品抽检计划执行进度情况。

9日

省局组织召开“不忘初心、牢记使命”主题教育专题党课。省局党组书记、局长桂敦山，省局副局长、二级巡视员史国生，省局副局长任绍彦、李涛参加学习。

同日

省局会同省公安厅联合印发《山东省药品监督管理局山东省公安厅关于印发严厉打击制售假劣药品专项行动方案的通知》，在全省开展严厉打击制售假劣药品专项行动，严惩制售假劣药品犯罪和违法经营使用药品行为。

12—13日

省局党组书记、局长桂敦山，省局副局长、二级巡视员史国生到国家局专题汇报药品安全风险防控工作。

13日

省局印发《关于下达我省2019年度麻醉药品和精神药品生产需用追加计划的通知》。

14日

省局与济南、青岛海关签署进口医疗器械监管战略合作协议。省局党组书记、局长桂敦山，省局副局长任绍彦出席签约仪式。

15日

省局会同省卫生健康委、省畜牧兽医局联合印发《关于进一步强化卫生干预措施 确保实现“灾后无大疫”目标的通知》。

15—16日

省局党组书记、局长桂敦山，省局副局长、二级巡视员史国生赴临沂市督导药品零售环节损害群众利益问题专项整治工作。

17日

省局副局长李涛主持召开全局“不忘初心、牢记使命”主题教育工作推进会议。

19日

省局党组书记、局长桂敦山主持召开省局廉政风险防控工作会议。省局副局长、二级巡视员史国生，省局副局长任绍彦、李涛参加会议。

同日

省局党组书记、局长桂敦山参加全省国庆70周年安保维稳工作动员部署视频会议。

同日

省局印发通知，部署开展2019年全省药品监管行政执法监督检查。

21日

省局党组书记、局长桂敦山参加全省食品药品领域漠视侵害群众利益问题专项整治专题会议，并就药品领域漠视侵害群众利益问题专项整治作出部署。

22日

省局党组书记、局长桂敦山，省局副局长二级巡视员史国生在北京参加国家局专题会议。

同日

省局印发《关于进一步做好药品零售环节损害群众利益问题专项整治工作的通知》。

23日

省局副局长、二级巡视员史国生在烟台参加医疗机构药物临床试验基地能力提升研修班。

同日

省局副局长李涛主持召开职业化检查员队伍建设专题研讨会议。

22—24日

省局副局长、二级巡视员史国生到烟台调研。

26日

省局派员主动与省民营企业高质量发展服务队日照二队对接，服务解答山东迈尔医疗科技有限公司钴铬合金激光熔融定制式有固定义齿注册有关问题。

26—28日

全省化妆品骨干检查员培训班暨实训班在济南举办。

28日

省局组织召开上市后药品生产监管制度研讨暨仿制药一致性评价药品变更风险会商会。

30日

省局党组书记、局长桂敦山参加全省抗击台风抢险救灾工作表扬奖励大会。

同日

省局党组书记、局长桂敦山主持召开“不忘初心、牢记使命”主题教育民主生活会。

同日

省局副局长、二级巡视员史国生主持召开药品安全重点工作推进会。

同日

省局印发《行政执法信息公示办法》《行政执法全过程记录办法》《重大行政执法决定法制审核办法》等三项制度，进一步推进省局严格规范公正文明执法工作。

9月

2日

省局副局长、二级巡视员史国生参加省禁毒委组织召开的禁毒委视频工作会议。

3日

省局党组书记、局长桂敦山主持召开省局重点工作推进会议。省局副局长、二级巡视员史国生，省局副局长任绍彦、李涛参加会议。

4日

全国药品包装材料质量控制重点实验室2019年学术委员成立大会在济南举办。省局副局长任绍彦出席并讲话。

5日

全省医疗器械监管年中工作座谈会在济南召开。省局副局长任绍彦出席并讲话。

同日

省局副局长李涛在北京参加国家局组织召开的新体制下药品监管协调机制研究专题座谈会。

同日

2019年度全省药品不良反应监测工作座谈会在济南召开。

6日

省局副局长、二级巡视员史国生参加注册处党支部“不忘初心、牢记使命”主题教育组织生活会。

同日

省局副局长李涛参加省食品药品检验研究院“不忘初心、牢记使命”主题教育组织生活会。

9日

省局党组书记、局长桂敦山参加青年企业家论坛开幕式。

同日

省局党组书记、局长桂敦山参加全省“不忘初心、牢记使命”主题教育第一批总结暨第二批部署电视电话会议。

同日

省局副局长任绍彦参加省医疗器械产品质量检验中心“不忘初心、牢记使命”主题教育组织生活会。

同日

省局副局长、二级巡视员史国生主持召开特殊药品监管专题会议。

10日

省局副局长李涛参加省局执法监察局党支部“不忘初心、牢记使命”主题教育组织生活会。

10日

省局印发《山东省药品监督管理局关于成立网信办的通知》。

10—11日

全省医疗器械生产企业质量管理规范培训班在济南举办。

12日

省局党组书记、局长桂敦山参加全省强化市场监管维护国庆期间市场秩序电视电话会议。

17日

全省新修订《药品管理法》宣贯培训会在济南举办。省局党组书记、局长桂敦山，省局副局长、二级巡视员史国生，省局副局长任绍彦、李涛参加培训。

同日

省局上线山东人民广播电台《阳光政务热线》栏目。省局副局长任绍彦参加。

18—20日

国家局副局长陈时飞到山东调研药品安全工作，对山东推进监管体制改革、落实“四个最严”、防范药品安全风险、推动医药产业高质量发展等做法给予充分肯定。省局党组书记、局长桂敦山，省局副局长、二级巡视员史国生陪同活动。

22日

国家局生物材料器械安全性评价重点实验室第一届学术委员会第一次会议在济南召开。省局副局长任绍彦出席会议。

23—24日

省局副局长、二级巡视员史国生在中央党校参加厅局级干部食品药品安全与应急处置培训班。

23—25日

全省《药品管理法》《疫苗管理法》宣贯第二期培训班在济南召开。

24日

省局会同省卫生健康委联合印发《关于进一步加强特殊药品监管暨开展专项督导检查的通知》。

25日

省局印发《山东省药品监督管理局执法监察局执法纪律监督规定（试行）》。

30日

省局党组书记、局长桂敦山主持召开国庆期间药品安全专题会议。

10月

9—11日

省局组织开展全省2019年度药品监管系统行政执法案卷评查活动，对全省调查办案及文书使用等进行依法规范。

10—11日

省局副局长、二级巡视员史国生在聊城东阿县对接“双招双引”挂钩联动工作。

11—12日

省局副局长任绍彦在烟台参加第十三届中国药物制剂大会。

12日

全省2019年药品市场风险会商会暨漠视侵害群众利益问题专项整治推进会议在济南召开。省局党组书记、局长桂敦山出席并讲话。省局副局长、二级巡视员史国生参加会议。

15—17日

全省2019年第1期药品GMP检查员培训班在淄博召开。

16日

省局印发《药品医疗器械化妆品违法行为线索处置工作程序（试行）》《举报事项和热线事项处置管理办法（试行）》。

16—17日

全国《药品生产监督管理办法》修改研讨会在济南召开。省局党组书记、局长桂敦山出席并讲话。省局副局长、二级巡视员史国生参加会议。

18日

全省药品生产企业主体责任落实暨“品质鲁药”建设推进会在济南召开。省局副局长、二级巡视员史国生出席会议并讲话。

同日

省局印发开展2019年安全用药月活动的通知，启动全省安全用药月活动。

20—21日

省局副局长任绍彦参加省委全面依法治省培训班。

21—23日

全国第五届药检系统实验动物学术交流会在济南召开。

22日

省局印发《关于加强药品集中采购中标品种生产监管工作的通知》。

22—23日

全省仿制药一致性评价培训班在济南举办。

23—25日

全省疫苗流通使用监管培训班在济南举办。省局药品安全总监林炳勇主持开班仪式并讲话。

24日

省局党组书记、局长桂敦山参加第六次全省自强模范暨助残先进表彰大会。

同日

美国药典会副总裁、中华区负责人岑国山博士一行到省食品药品检验研究院交流访问。省局副局长李涛参加交流活动。

24—25日

省局副局长任绍彦带队到上海市调研。

25日

省局成立政务公开领导小组，并印发进一步加强政务公开工作的通知。

同日

全省疫苗监管培训班在济南召开。省局药品安全总监林炳勇主持会议并讲话。

28日

省局印发《山东省医疗器械注册人制度试点实施方案》《山东省第二类创新医疗器械特别审批程序（试行）》《山东省第二类医疗器械优先审批程序（试行）》《山东省第二类医疗器械注册质量管理体系核查工作程序》《关于实施医疗器械相关许可并联审批的通告》。

28—30日

全省医疗器械检查员培训班在济南举办。

29日

全省化妆品监管工作会议在济南召开。省局副局长任绍彦出席会议并讲话。

同日

全省医疗器械注册检验及监督抽验研讨会在济南召开。

29—31日

省局会同省石油化学工会委员会联合举办全省第七届药化械执法办案技能竞赛决赛。省局副局长李涛出席活动。

30日

省局副局长、二级巡视员史国生参加省纪委漠视侵害群众利益专项整治调度会。

30—31日

全省化妆品监管培训班在济南举办。

11月

1日

国家局药品监管司在枣庄、临沂开展主题党日活动。省局副局长、二级巡视员史国生陪同活动。

同日

全国药品安全性主动监测工作会议在济南召开。省局副局长李涛参加会议。

5 日

2019 年山东省“安全用药月”主题宣传活动启动仪式在济南举行。省局党组书记、局长桂敦山，省广播电视台副台长林修功出席活动。

同日

省局对济宁市政府药品监管安全工作进行约谈。省局副局长、二级巡视员史国生主持约谈会。

同日

国家局医疗器械注册司司长江德元一行到山东省医疗器械产品质量检验中心调研。

同日

全国医疗器械专题座谈会在济南召开。省局副局长任绍彦参加会议。

5—6 日

全省麻精药品安全风险防控暨药物滥用监测培训班在济南举办。

同日

全省 2019 年化妆品不良反应监测培训班在济南召开。

6—7 日

全国疫苗 NRA 评估药物警戒板块指标解读培训班在济南举办。省局副局长、二级巡视员史国生出席并致辞。

7 日

省局党组书记、局长桂敦山，省局副局长、二级巡视员史国生，省局副局长任绍彦、李涛，省局药品安全总监林炳勇参加山东广播电视台《问政山东》栏目。

8 日

省局党组书记、局长桂敦山赴潍坊督导《问政山东》曝光问题整改落实。省局副局长、二级巡视员史国生赴济宁督导《问政山东》曝光问题整改落实。省局副局长任绍彦赴临沂督导《问政山东》曝光问题整改落实。省局副局长李涛做好组织联络综合保障。

11 日

省政府第 41 次常务会议审议通过《关于改革和完善疫苗管理体制的实施意见》。11 月 20 日，以省政府办公厅名义印发。

11—13 日

第三期全省《药品管理法》《疫苗管理法》宣贯培训班在济南举办。

12 日

省局党组书记、局长桂敦山参加十九届四中全会精神宣讲会。

同日

国家局医疗器械监管司副司长张琪、中国食药院副院长邹健一行到山东省医疗器械产品质量检验中心调研。

13 日

省局印发《关于全面开展〈问政山东〉曝光问题排查整改建立健全监管长效机制的通知》。

13—14 日

省局党组书记、局长桂敦山在北京参加 2019 年智慧监管创新大会。

同日

2019 年山东省二级以上医疗机构医疗器械不良事件监测培训班在济南举办。

15 日

省局党组书记、局长桂敦山参加省委、省政府重点工作推进视频会议。

18—22 日

全省药品执法办案培训班在济南召开。省局副局长李涛出席并讲话。

19 日

国家局批准山东大学为国家药品监督管理局药品监管科学研究基地。该基地是首批国家局监管科学研究基地之一，也是现有监管科学研究基地中唯一一家以大学、全国性社会团体组织、政府监管部门、研究院所、药品检验机构、医院、企业及大数据开发应用平台为一体的“药品监管科学研究联合体”。

同日

省局组织召开药品生产企业风险防控专题会。省局副局长、二级巡视员史国生主持会议。

同日

全省药品执法培训班在济南召开。省局副局长李涛出席并讲话。

21 日

省局会同省市场监管局联合印发《关于建立山东省疫苗管理联席会议制度的通知》。

同日

国家局《药品监管简报》专刊刊载省局《坚持高位推动 着力防控风险 山东省创新完善疫苗监管新机制》信息。

25 日

省局印发《山东省医疗机构中药制剂调剂品种目录（第三批）》，积极稳妥做好医疗机构中药制剂调剂使用工作。

25—26 日

为贯彻落实刘家义书记批示指示要求，省局党组书记、局长桂敦山，省局副局长任绍彦赴北京，向国家局等部门汇报国际医药暨医疗器械博览会相关工作。

25—27日

全省2019年第二期药品GMP检查员培训班在济南举办。

27日

省局副局长李涛主持召开《问政山东》民意代表座谈会。

同日

全省药品监管行政执法监督检查通报会在济南召开，通报今年案卷评查及行政执法监督现场检查情况。

28日

省局召开媒体通气会解读《山东省药品零售企业分级分类管理办法》《山东省药品零售连锁企业管理办法》等文件。

29日

全省医疗器械注册检验及监督抽验研讨会在济南召开。

12月

2日

省局与青岛海关、济南海关就加强进口医疗器械监管签署合作备忘录。省局副局长任绍彦，青岛海关副关长朱兆银，济南海关副关长张艺兵参加仪式。

同日

全省化妆品风险会商会在济南召开。

3日

省局召开新闻发布会，发布医疗器械领域《山东省医疗器械注册人制度试点工作实施方案》《山东省第二类创新医疗器械特别审批程序（试行）》《山东省第二类医疗器械优先审批程序（试行）》《山东省药品监督管理局关于实施医疗器械相关许可并联审批的通告》等文件政策。

同日

全省化妆品抽检培训班在济南举办。

5日

省药品不良反应监测中心起草的《化妆品不良反应皮损形态判断标准及处理原则》经省市场监管局批准作为山东省地方标准发布，成为国内首个化妆品不良反应地方标准。

5—6日

全省药品医疗器械化妆品新闻宣传和应急管理工作座谈会在济南举办。省局副局长李涛参加会议。

同日

省食品药品检验研究院顺利通过国家血液制品批签发机构授权现场考核评估。

6日

省局成立国家安全工作领导小组、省局成立意识形态工作领导小组。

10日

省局印发《政府信息公开管理办法（试行）》。

10—11日

全省2019年度药品生产企业检验能力评估结果通报暨培训会在济南举办。

11—13日

全省医疗器械检查员实训班在济南举办。

17日

全省医疗器械风险会商会在济南召开。省局副局长任绍彦出席并讲话。

18日

省局副局长、二级巡视史国生主持召开省疫苗管理联席会议第一次联络员会议。

同日

全省疫苗追溯监管系统项目建设专题会在济南召开。省局副局长、二级巡视员史国生，省局副局长李涛，省局药品安全总监林炳勇出席会议。

24日

省局副局长、二级巡视员史国生参加全省短缺药品保供联席会议。

同日

省局印发《机关政府采购管理制度》《机关固定资产管理办法》《机关差旅费管理办法》《机关加班餐报销管理办法》。

25日

省局党组书记、局长桂敦山参加全省经济工作会议。

26日

省局党组书记、局长桂敦山参加《问政山东·回头看》节目。

同日

全省化妆品抽检不合格企业约谈会在济南召开，集中对4家抽检不合格的化妆品生产经营企业进行约谈。

27日

药品监管科学协同创新大会暨国家药品监督管理局药品监管科学研究基地揭牌仪式在济南举行。国家局副局长徐景和，中国药品监督管理研究会会长、原国家食品药品监督管理局局长、原卫生部副部长邵明立，山东省人大常委会副主任、山东省工商联主席王随莲，山东大学校长樊丽明，省局党组书记、局长桂敦山，省局副局长李涛参加有关活动。

同日

山东省疫苗管理联席会议第一次全体会议在济南召开。联席会议副召集人、省局党组书记、局长桂敦山主持会议并讲话，联席会议副召集人、省卫生健康委副主任秦成勇传达有关文件并通报工作情况。省委网信办、省发展改革委、省科技厅、省工业和信息化厅、省财政厅、省公安厅等11家成员单位的负责人参加会议并发言，各成员单位联络员参加会议。

同日

省局副局长、二级巡视员史国生出席中国菏泽生物医药智能制造高端论坛。

同日

省药品不良反应监测中心、省食品药品检验研究院中药室荣获共青团山东省省直机关工作委员会颁发的“青年文明号”称号。

同日

省局对《问政山东》曝光的济南市大观园市场化妆品批发销售一条街存在的问题进行督导，省局副局长任绍彦参加督导。

同日

省局印发《关于深入开展〈问政山东〉曝光问题排查整改保障化妆品经营环节质量安全的通知》，在全省组织开展《问政山东·回头看》节目曝光化妆品经营环节问题的排查整改工作。

30日

省食品药品检验研究院承担的省重点研发计划“药物一致性评价共性关键技术研究”，顺利通过省级考核组现场检查，综合绩效评价为优秀。

同日

国家药品不良反应监测中心主任沈传勇一行到临沂市调研药品化妆品不良反应、医疗器械不良事件和药物滥用监测工作，并出席临沂市药物警戒中心揭牌仪式。省局副局长、二级巡视员史国生，临沂市副市长刘贤军陪同调研。

31日

国家局《药品监管简报》专刊刊载省局《坚持问题导向 创新工作方式 加快构建不良反应监测风险防控机制》信息。

附 录

山东省药品监督管理局各级负责人员

局领导

党组书记、局长：桂敦山
党组成员、副局长、二级巡视员：史国生
副厅级干部：辛仁东
党组成员、副局长：任绍彦
党组成员、副局长：李涛

机关处室负责人

办公室
党组成员、副局长兼办公室主任、
一级调研员：李涛
一级调研员：隋晓燕
二级调研员：李洋均
副主任、三级调研员：郭笑巢
副主任：栾振兴
三级调研员：郭锋

政策法规处
处长：赵森
药品稽查专员：周元平
二级调研员：张宗利
副处长、三级调研员：李广春
副处长：王之香

注册处（行政许可处）
处长：曹森
二级调研员：殷培华
副处长、三级调研员：李琳波
三级调研员：刘传民、董家荣

药品生产监督管理处
处长、一级调研员：王新建
药品稽查专员：张子欣
副处长、三级调研员：宗凤玉
副处长：李霞、何召允

药品市场监督管理处
药品安全总监兼药品市场监督管理处处长、
一级调研员：林炳勇
二级调研员：刘斗
副处长：宗瑜琮、慈长安、林峰
三级调研员：赵合聚

医疗器械监督管理处
党组成员、副局长兼医疗器械监督管理处处长、
一级调研员：任绍彦
二级调研员：刘成刚、马长虹
副处长、三级调研员：付凯
副处长：任晓楠

化妆品监督管理处
处长、一级调研员：孙敏
二级调研员：陈冰梅
副处长、三级调研员：王梅

规划财务和科技处
处长、一级调研员：张立军
二级调研员：王正云、张伦
副处长、三级调研员：邵春蕾、薛修喜

省局直属机构

省局执法监察局
党总支书记、局长：李玉基
副局长、二级调研员：张绍勇
副局长、三级调研员：孙效晖
副局长：刘庆辉、于福贵
二级调研员：田宜勇
三级调研员：刘志刚、唐勤俭、曹金福
四级调研员：王海燕、王道清、郑玲、王宏

山东省食品药品检验研究院
党委书记、理事长：李军
党委副书记、院长、执行理事：祝建华
党委委员、副院长：胡德福
副院长：胡梅

党委委员、纪委书记：王维剑
党委委员、总经济师：王国金

山东省医疗器械产品质量检验中心
党委书记、主任：施燕平
党委委员、副主任：范海清
党委委员、纪委书记：徐志洲

山东省食品药品审评认证中心
党总支书记、主任：李泮海
副主任：周勇、陈洪忠

山东省药品不良反应监测中心
党支部书记、主任：吴世福
副主任：田月洁

重要政策法规

山东省药品监督管理局 山东省卫生健康委员会关于印发山东省药品化妆品不良反应监测哨点管理办法的通知

鲁药监发〔2019〕16 号

各市市场监管局、卫生健康委：

现将《山东省药品化妆品不良反应监测哨点管理办法》印发给你们，请遵照执行。

山东省药品监督管理局
山东省卫生健康委员会
2019 年 11 月 12 日

山东省药品化妆品不良反应监测哨点管理办法

第一章 总 则

第一条 为提升全省药品化妆品不良反应监测工作水平，推动药品化妆品不良反应监测哨点（以下简称“哨点”）体系建设，规范和加强哨点的认定和管理，依据《药品不良反应报告和监测管理办法》（原卫生部令第 81 号）及相关规定制定本办法。

第二条 本办法所称山东省药品不良反应监测哨点是指由山东省药品监督管理局和山东省卫生健康委员会联合认定的，借助中国医院药物警戒系统开展药品不良反应报告和监测及相关研究工作的医疗机构。

本办法所称山东省化妆品不良反应监测哨点是指由山东省药品监督管理局和山东省卫生健康委员会联合认定的，具备分析、评价化妆品不良反应能力，承担化妆品不良反应报告和监测等职责的医疗机构。

第三条 哨点建设应当遵循统筹规划、布局合理、数量适宜、代表性强的原则。

第四条 符合条件的医疗机构申请哨点认定，以及管理部门对哨点的监督管理适用本办法。

第二章 哨点认定

第五条 山东省药品监督管理局根据工作需要，面向全省发布哨点建设计划，医疗机构可根据条件自愿申请。

第六条 医疗机构申报哨点应当符合下列条件：

（一）具有独立法人资格的事业单位；

（二）卫生行政部门认定的三级综合医疗机构（化妆品哨点可放宽为皮肤病专科医疗机构），其中申请药品哨点认定的，应当具有 3 个以上省级及以上重点专科；

（三）主动开展药品或者化妆品不良反应报告和监测工作，有较好监测工作基础，愿意承担相关管理部门或者监测机构组织开展的相关研究工作；

（四）申报药品哨点，应当同意安装使用中国医院药物警戒系统，并符合《中国医院药物警戒系统建设应用基础条件》（附件 1）要求；

（五）申报化妆品哨点，每万人门诊量（皮肤科）年化妆品不良反应报告数不低于 5 份；具有化妆品不良反应监测及评价所需的仪器设备，如单独可上网电脑、数码照相机等，具有独立开展斑贴试验的条件。

第七条 申报哨点应当向山东省药品不良反应监测中心提交下列资料，并保证资料真实、完整、规范：

（一）药品哨点申请表（附件 2）/ 化妆品哨点申请表（附件 3）；

（二）医疗机构等级证书复印件；

（三）医疗机构主动开展不良反应报告和监测工作的相关证明文件；

（四）以往开展不良反应监测报告工作的情况总结；

（五）需要报送的其他资料。

第八条 山东省药品不良反应监测中心应当在收到申请资料后 15 日内完成初审并提出初审意见，连同医疗机构申请资料一并报送山东省药品监督管理局。

山东省药品监督管理局对申报单位进行审核，也可组织专家进行评审。审核通过的，由山东省药品监督管理局和山东省卫生健康委员会联合发文认定，并对获得哨点资格的医疗机构授牌。

审核未通过的医疗机构，由山东省药品不良反应监测中心反馈相关意见。

第九条　山东省辖区内的国家药品不良反应监测哨点、国家化妆品不良反应监测评价基地直接认定为山东省药品不良反应监测哨点、山东省化妆品不良反应监测哨点。

第三章　职责和权利

第十条　山东省药品监督管理局、山东省卫生健康委员会负责组织开展哨点的遴选、认定、检查、考核等管理工作，对哨点开展工作提供必要的经费及试剂等耗材支持。

第十一条　山东省药品不良反应监测中心承担下列职责：

（一）负责哨点申请材料的技术审核；

（二）负责哨点报告的不良反应监测资料的分析、评价、反馈、上报等工作；

（三）制定并印发哨点年度工作要点；

（四）对哨点开展技术指导，制定哨点运行相关技术规范；

（五）向哨点共享药品化妆品安全信息，开展相关研究活动。

第十二条　市级药品化妆品不良反应监测机构负责对辖区内哨点进行技术指导。

第十三条　药品哨点承担下列职责：

（一）药品不良反应报告和监测；

（二）药品不良反应主动监测等上市后研究与评价；

（三）药品不良反应风险信号的挖掘和验证，组织临床专家参与药品安全风险评估；

（四）配合开展严重或者群体不良反应/事件调查；

（五）开展药品不良反应监测宣传培训；

（六）其他职责。

化妆品哨点承担下列职责：

（一）化妆品不良反应报告、监测和分析评价；

（二）开展化妆品专项监测；

（三）收集报告化妆品不良反应风险信号；

（四）配合有关部门对严重化妆品不良反应/事件开展调查评估；

（五）开展化妆品不良反应监测宣传培训；

（六）其他职责。

第十四条　药品哨点享有下列权利：

（一）无偿安装使用中国医院药物警戒系统；

（二）经审核同意，可以使用全省药品不良反应监测数据；

（三）对拟主动开展的药品安全相关研究，经审核同意后获得一定经费支持；

（四）其他权利。

化妆品哨点享有下列权利：

（一）免费配备一定数量的斑贴试验等试剂耗材；

（二）对拟开展的化妆品不良反应监测相关课题研究，经审核同意后获得一定经费支持；

（三）工作较好的哨点优先推选为国家化妆品不良反应监测评价基地；

（四）其他权利。

药品/化妆品哨点可优先使用山东省药品监督管理局、山东省药品不良反应监测中心汇编的相关资料，优先参加山东省药品监督管理局、山东省药品不良反应监测中心组织的专家评估、培训考察等活动。

第十五条　为更好规范哨点工作，加强哨点自我管理，发挥哨点监测工作主动性，鼓励哨点联合自发成立药品/化妆品哨点工作委员会。哨点工作委员会成立后报山东省药品监督管理局备案，山东省药品监督管理局对哨点工作委员会的工作予以支持。

哨点工作委员会职责为：

（一）协助山东省药品监督管理局和山东省卫生健康委员会对哨点监测工作进行督导；

（二）制定哨点监测工作相关的技术标准并提供技术指导；

（三）协助山东省药品监督管理局和山东省卫生健康委员会开展对严重药品化妆品不良反应/事件的调查与评价；

（四）定期组织召开哨点工作会议及培训；

（五）带动各哨点积极开展不良反应监测相关课题研究、交流与合作。

第四章　哨点质量管理体系

第十六条　哨点应当建立药品/化妆品不良反应监测工作领导小组，主管药品/化妆品不良反应监测工作。领导小组组长建议由分管副院长担任，成员由包括药学部门/临床皮肤科、医务部门、信息部门和其他相关部门的主要负责人担任，并明确其具体工作职责。

第十七条　药品哨点应当建立药品不良反应数据的分析评价、信号挖掘与验证、主动监测、信息反馈等操作规程；应当推动中国医院药物警戒系统在医院的应用，围绕中国医院药物警戒系统完善药品不良反应报告和监测的操作规程。

第十八条　化妆品哨点应当建立化妆品不良反应收集上报、分析评价、信号挖掘、专项监测、信息反馈等操作规程，并按照相关要求建立哨点化妆品风险发现和报告工作流程。

第十九条　哨点应当建立不良反应报告质量控制

规范，持续对收集上报的不良反应报告质量开展评估，保证报告内容真实、完整、准确，并及时组织相关人员进行培训。

第二十条 哨点应当建立积极有效的不良反应报告和监测考核激励制度。

第二十一条 哨点应当做好档案管理工作，对在不良反应报告和监测过程中获取的商业秘密、个人隐私和患者信息应当予以保密。

第五章 监督管理

第二十二条 哨点应当每年总结监测工作情况，形成年度工作报告，内容包括年度工作要点落实情况、哨点制度建设和落实情况、不良反应收集与报告情况、存在问题和工作建议等。每年 1 月 20 日前将上一年度工作报告报山东省药品不良反应监测中心。

第二十三条 哨点实施动态管理，每 3 年由山东省药品监督管理局联合山东省卫生健康委员会组织一次哨点考核。考核合格者，其哨点资格继续保留；考核不合格者，取消其哨点资格。

第二十四条 药品 / 化妆品哨点有下列情形之一的取消哨点资格：

（一）未按照药品 / 化妆品不良反应监测相关法规规定开展工作造成不良影响的；

（二）药品 / 化妆品不良反应报告数量和报告质量不符合相关要求的；

（三）考核期内未完成哨点管理部门部署安排的工作任务，未及时提交年度工作报告的；

（四）发现申请资料造假的；

（五）故意泄露相关药品 / 化妆品不良反应信息并造成不良影响的；

（六）其他情形。

第二十五条 山东省药品不良反应监测中心应当于每年一季度总结上一年度哨点工作情况，报山东省药品监督管理局和山东省卫生健康委员会。

第六章 附 则

第二十六条 本办法下列用语的含义：

国家药品不良反应监测哨点，是指由国家药品不良反应监测中心认定的医疗机构，借助中国医院药物警戒系统开展药品不良反应报告和监测及相关研究工作，致力于探索药品不良反应主动监测模式、开展重点监测等上市后研究，促进合理用药，保障公众用药安全。

国家化妆品不良反应监测评价基地，是指有能力承担化妆品不良反应监测、评价、研究和技术指导等有关工作，并通过国家药品监督管理局组织相关评估程序后确定的医疗机构。

中国医院药物警戒系统，是指国家药品不良反应监测中心开发的辅助监测哨点发现、报告、评价药品不良反应 / 事件，开展重点监测、上市后研究，获取药品警戒信息的信息化系统。

专项监测，是指山东省药品不良反应监测中心在特定时期内集中对某类或者几类化妆品及其不良反应进行重点监测的活动，通常针对某类安全风险问题较突出的产品。

第二十七条 本办法由山东省药品监督管理局会同山东省卫生健康委员会负责解释。

第二十八条 本办法自 2020 年 1 月 1 日起施行，有效期至 2024 年 12 月 31 日。

附件：1. 中国医院药物警戒系统建设应用基础条件

2. 山东省药品不良反应监测哨点申请表

3. 山东省化妆品不良反应监测哨点申请表

附件 1

中国医院药物警戒系统建设应用基础条件

一、必要条件

（一）必备软、硬件及网络环境

1. 医院硬件及网络环境

医院应提供至少 1 台或以上的 CHPS 专用服务器（WEB 应用及数据库服务器），该服务器能连通医院内网，具有固定 IP 地址。同时，具备必要的网络通讯设备，包括交换机、网卡、路由器、MODEM 等。

2. 医院服务器支持软件

服务器支持 Windows 2008 以上版本的网络操作系统，支持 J2EE 框架，具有防火墙机制；软件 WEB 应用服务器支持 JDK1.8；

Apache + Tomcat8.0 版本或以上；数据库服务器支持 MS SQL Server2008 或以上版本。

（二）HIS 系统

医院 HIS 系统 [包括电子病历（EMR）系统、药库信息管理系统、实验室信息（LIS）系统等] 应具有开放的体系结构，能实现与 CHPS 的数据接口。

医院电子病历若为加密存储方式，院方应能协调实现 CHPS 系统的正常调用。医院能承担本院 HIS 系统相关接口的开发与测试任务。

二、建议条件

（一）医院信息科具有较好的 HIS 系统技术支持团队，能自行承担医院 HIS 系统接口开发任务。

（二）医院已建立过通用化程度较高的数据中心，HIS 系统相关子系统已具备较好的接口开发基础。

（三）医院电子病历存储为非加密的文本储存形式，电子病历系统包含门诊信息。

（四）能配备专职药品安全监测联络员（CHPS软件管理员），CHPS软件管理员具有较高计算机操作水平。

附件2

山东省药品不良反应监测哨点申请表

医院名称：	医院等级：	
床位：	年门诊量：	年出院人次：
正高人数：	副高人数：	护士人数：
年均ADR报告数：	ADR监测工作制度（个）：详细内容附后	
HIS系统服务商：	HIS数据加密：□是 □否	加入区域医疗：□是 □否
单位地址：		邮编：
国家级、省级重点专科名单：		
既往承担药品安全性研究情况：		
监测哨点方联系人		
分管院领导姓名：	手机：	邮箱/QQ：
药剂科负责人姓名：	手机：	邮箱/QQ：
监测工作负责人姓名：	手机：	邮箱/QQ：
信息科负责人姓名：	手机：	邮箱/QQ：
工程师（数据接口）姓名：	手机：	邮箱/QQ：
CHPS实施联系人姓名：	手机：	邮箱/QQ：
申请单位意见： 盖章： 年 月 日		
山东省药品不良反应监测中心审核意见： 盖章： 年 月 日		

山东省药品监督管理局制

附件 3

山东省化妆品不良反应监测哨点申请表

医院名称：		医院等级：
皮肤科床位：	皮肤科年门诊量：	皮肤科年出院人次：
正高人数：	副高人数：	护士人数：
门诊诊室间数（间）及总面积（平方米）： /		年均化妆品不良反应报告数：
单位地址：		邮编：
化妆品不良反应监测工作制度和程序目录（具体内容附页）：		
既往承担化妆品安全性研究情况：		
化妆品不良反应监测及评价仪器设备清单（可附页）：		
监测哨点方联系人		
分管院领导姓名：	手机：	邮箱 /QQ：
皮肤科负责人姓名：	手机：	邮箱 /QQ：
监测工作负责人姓名：	手机：	邮箱 /QQ：
申请单位意见： 盖章： 年 月 日		
山东省药品不良反应监测中心审核意见： 盖章： 年 月 日		

山东省药品监督管理局制

山东省药品监督管理局关于印发山东省药品行政处罚裁量基准（试行）的通知

鲁药监发〔2019〕18 号

各市市场监督管理局，省局机关各处室、执法监察局：

现将《山东省药品行政处罚裁量基准（试行）》印发给你们，请遵照执行。该基准自 2019 年 12 月 1 日起施行，有效期至 2021 年 11 月 30 日。

附件：山东省药品行政处罚裁量基准（试行）

山东省药品监督管理局
2019 年 11 月 20 日

附件

山东省药品行政处罚裁量基准（试行）

编码	1		
违法行为	未取得药品生产许可证、药品经营许可证或者医疗机构制剂许可证生产、销售药品。		
处罚依据	《中华人民共和国药品管理法》第一百一十五条：未取得药品生产许可证、药品经营许可证或者医疗机构制剂许可证生产、销售药品的，责令关闭，没收违法生产、销售的药品和违法所得，并处违法生产、销售的药品（包括已售出和未售出的药品，下同）货值金额十五倍以上三十倍以下的罚款；货值金额不足十万元的，按十万元计算。		
处罚种类	责令关闭； 没收违法所得，没收非法财物； 并处罚款。		
实施主体	县级以上人民政府药品监督管理部门。		
裁量范围	违法生产、销售的药品货值金额十五倍以上三十倍以下的罚款；货值金额不足十万元的，按十万元计算。		
裁量阶次	裁量	裁量因素	裁量基准
	中限	无本基准从重、从轻和减轻情节的	货值金额 22 倍罚款
	减轻	《山东省市场监督管理局行使行政处罚裁量权适用规则（试行）》第十一条、第十二条情形	货值金额 1 5 倍以上 15 倍以下罚款
	从轻	《山东省市场监督管理局行使行政处罚裁量权适用规则（试行）》第十一条、第十二条情形	货值金额 15 倍以上 22 倍以下罚款
		《山东省市场监督管理局行使行政处罚裁量权适用规则（试行）》第十四条情形	货值金额 15 倍罚款
	从重	《山东省市场监督管理局行使行政处罚裁量权适用规则（试行）》第十三条情形	货值金额 22 倍以上 30 倍以下罚款
		《山东省市场监督管理局行使行政处罚裁量权适用规则（试行）》第十四条情形	货值金额 30 倍罚款
说明	在裁量阶次中，从轻、减轻的，“以下”不包括本数；从重的，“以上”不包括本数（下同）。		

<table>
<tr><td>编码</td><td colspan="3">2</td></tr>
<tr><td>违法行为</td><td colspan="3">生产、销售、使用假药。</td></tr>
<tr><td>处罚依据</td><td colspan="3">1.《中华人民共和国药品管理法》第一百一十六条：生产、销售假药的，没收违法生产、销售的药品和违法所得，责令停产停业整顿，吊销药品批准证明文件，并处违法生产、销售的药品货值金额十五倍以上三十倍以下的罚款；货值金额不足十万元的，按十万元计算；情节严重的，吊销药品生产许可证、药品经营许可证或者医疗机构制剂许可证，十年内不受理其相应申请；药品上市许可持有人为境外企业的，十年内禁止其药品进口。
2.《中华人民共和国药品管理法》第一百一十八条：生产、销售假药，或者生产、销售劣药且情节严重的，对法定代表人、主要负责人、直接负责的主管人员和其他责任人员，没收违法行为发生期间自本单位所获收入，并处所获收入百分之三十以上三倍以下的罚款，终身禁止从事药品生产经营活动，并可以由公安机关处五日以上十五日以下的拘留。
对生产者专门用于生产假药、劣药的原料、辅料、包装材料、生产设备予以没收。
3.《中华人民共和国药品管理法》第一百一十九条：药品使用单位使用假药、劣药的，按照销售假药、零售劣药的规定处罚；情节严重的，法定代表人、主要负责人、直接负责的主管人员和其他责任人员有医疗卫生人员执业证书的，还应当吊销执业证书。</td></tr>
<tr><td>处罚种类</td><td colspan="3">没收违法所得，没收非法财物；
责令停产停业；
吊销批准证明文件、许可证、执业证书；
并处罚款；
十年内不受理相应申请、禁止进口、终身禁止从业；
没收违法行为发生期间自本单位所获收入。</td></tr>
<tr><td>实施主体</td><td colspan="3">1. 县级以上人民政府药品监督管理部门；
2. 吊销批准证明文件、许可证件、执业证书的，原批准、发证的部门。</td></tr>
<tr><td>裁量范围</td><td colspan="3">违法生产、销售的药品货值金额十五倍以上三十倍以下的罚款；货值金额不足十万元的，按十万元计算，使用假药按照销售假药的规定处罚。
个人：违法行为发生期间，自本单位所获收入百分之三十以上三倍以下的罚款。</td></tr>
<tr><td rowspan="7">裁量阶次</td><td>裁量</td><td>裁量因素</td><td>裁量基准</td></tr>
<tr><td>中限</td><td>无本基准从重、从轻和减轻情节的</td><td>货值金额 22 倍罚款
个人：所获收入 1.5 倍罚款</td></tr>
<tr><td>减轻</td><td>《山东省市场监督管理局行使行政处罚裁量权适用规则（试行）》第十一条、第十二条情形</td><td>货值金额 1.5 倍以上 15 倍以下罚款
个人：所获收入 3% 以上 30% 以下罚款</td></tr>
<tr><td rowspan="2">从轻</td><td>《山东省市场监督管理局行使行政处罚裁量权适用规则（试行）》第十一条、第十二条情形</td><td>货值金额 15 倍以上 22 倍以下罚款
个人：所获收入 30% 以上 1.5 倍以下罚款</td></tr>
<tr><td>《山东省市场监督管理局行使行政处罚裁量权适用规则（试行）》第十四条情形</td><td>货值金额 15 倍罚款
个人：所获收入 30% 罚款</td></tr>
<tr><td rowspan="2">从重</td><td>《山东省市场监督管理局行使行政处罚裁量权适用规则（试行）》第十三条情形</td><td>货值金额 22 倍以上 30 倍以下罚款
个人：所获收入 1.5 倍以上 3 倍以下罚款</td></tr>
<tr><td>《山东省市场监督管理局行使行政处罚裁量权适用规则（试行）》第十四条情形</td><td>货值金额 30 倍罚款
个人：所获收入 3 倍罚款</td></tr>
<tr><td>说明</td><td colspan="3"></td></tr>
</table>

<table>
<tr><td>编码</td><td colspan="3">3</td></tr>
<tr><td>违法行为</td><td colspan="3">生产、销售、使用劣药。</td></tr>
<tr><td>处罚依据</td><td colspan="3">1.《中华人民共和国药品管理法》第一百一十七条第一款：生产、销售劣药的，没收违法生产、销售的药品和违法所得，并处违法生产、销售的药品货值金额十倍以上二十倍以下的罚款；违法生产、批发的药品货值金额不足十万元的，按十万元计算，违法零售的药品货值金额不足一万元的，按一万元计算；情节严重的，责令停产停业整顿直至吊销药品批准证明文件、药品生产许可证、药品经营许可证或者医疗机构制剂许可证。
2.《中华人民共和国药品管理法》第一百一十八条：生产、销售假药，或者生产、销售劣药且情节严重的，对法定代表人、主要负责人、直接负责的主管人员和其他责任人员，没收违法行为发生期间自本单位所获收入，并处所获收入百分之三十以上三倍以下的罚款，终身禁止从事药品生产经营活动，并可以由公安机关处五日以上十五日以下的拘留。
对生产者专门用于生产假药、劣药的原料、辅料、包装材料、生产设备予以没收。
3.《中华人民共和国药品管理法》第一百一十九条：药品使用单位使用假药、劣药的，按照销售假药、零售劣药的规定处罚；情节严重的，法定代表人、主要负责人、直接负责的主管人员和其他责任人员有医疗卫生人员执业证书的，还应当吊销执业证书。</td></tr>
<tr><td>处罚种类</td><td colspan="3">没收违法所得，没收非法财物；
并处罚款；
责令停产停业；
吊销批准证明文件、许可证、执业证；
终身禁止从业；
没收违法行为发生期间所获收入。</td></tr>
<tr><td>实施主体</td><td colspan="3">1. 县级以上人民政府药品监督管理部门；
2. 吊销批准证明文件、许可证件、执业证书的，原批准、发证的部门。</td></tr>
<tr><td>裁量范围</td><td colspan="3">违法生产、销售的药品货值金额十倍以上二十倍以下的罚款；违法生产、批发的药品货值金额不足十万元的，按十万元计算，违法零售的药品货值金额不足一万元的，按一万元计算，使用劣药按照零售劣药的规定处罚。
个人：违法行为发生期间，自本单位所获收入百分之三十以上三倍以下的罚款。</td></tr>
<tr><td>裁量阶次</td><td>裁量</td><td>裁量因素</td><td>裁量基准</td></tr>
<tr><td rowspan="6"></td><td>中限</td><td>无本基准从重、从轻和减轻情节的</td><td>货值金额 15 倍罚款
个人：所获收入 1.5 倍罚款</td></tr>
<tr><td>减轻</td><td>《山东省市场监督管理局行使行政处罚裁量权适用规则（试行）》第十一条、第十二条情形</td><td>货值金额 1 倍以上 10 倍以下罚款
个人：所获收入 3% 以上 30% 以下罚款</td></tr>
<tr><td rowspan="2">从轻</td><td>《山东省市场监督管理局行使行政处罚裁量权适用规则（试行）》第十一条、第十二条情形</td><td>货值金额 10 倍以上 15 倍以下罚款
个人：所获收入 30% 以上 1.5 倍以下罚款</td></tr>
<tr><td>《山东省市场监督管理局行使行政处罚裁量权适用规则（试行）》第十四条情形</td><td>货值金额 10 倍罚款
个人：所获收入 30% 罚款</td></tr>
<tr><td rowspan="2">从重</td><td>《山东省市场监督管理局行使行政处罚裁量权适用规则（试行）》第十三条情形</td><td>货值金额 15 倍以上 20 倍以下罚款
个人：所获收入 1.5 倍以上 3 倍以下罚款</td></tr>
<tr><td>《山东省市场监督管理局行使行政处罚裁量权适用规则（试行）》第十四条情形</td><td>货值金额 20 倍罚款
个人：所获收入 3 倍罚款</td></tr>
<tr><td>说明</td><td colspan="3"></td></tr>
</table>

编码	4		
违法行为	生产、销售的中药饮片不符合药品标准，尚不影响安全性、有效性。		
处罚依据	《中华人民共和国药品管理法》第一百一十七条第二款：生产、销售的中药饮片不符合药品标准，尚不影响安全性、有效性的，责令限期改正，给予警告；可以处十万元以上五十万元以下的罚款。		
处罚种类	警告； 罚款。		
实施主体	县级以上人民政府药品监督管理部门。		
裁量范围	可以处十万元以上五十万元以下的罚款。		
裁量阶次	裁量	裁量因素	裁量基准
	中限	无本基准从重、从轻和减轻情节的	30 万元罚款
	不予处罚	《山东省市场监督管理局行使行政处罚裁量权适用规则（试行）》第十条情形	不予处罚
	减轻	《山东省市场监督管理局行使行政处罚裁量权适用规则（试行）》第十一条、第十二条情形	1 万元以上 10 万元以下罚款
	从轻	《山东省市场监督管理局行使行政处罚裁量权适用规则（试行）》第十一条、第十二条情形	10 万元以上 30 万元以下罚款
		《山东省市场监督管理局行使行政处罚裁量权适用规则（试行）》第十四条情形	10 万元罚款
	从重	《山东省市场监督管理局行使行政处罚裁量权适用规则（试行）》第十三条情形	30 万元以上 50 万元以下罚款
		《山东省市场监督管理局行使行政处罚裁量权适用规则（试行）》第十四条情形	50 万元罚款
说明	本条中规定的裁量因素和裁量基准，是在结合具体案情应当给予罚款处罚的情况下进行的阶次划分。		
编码	5		
违法行为	为假药、劣药等药品提供储存、运输等便利条件。		
处罚依据	《中华人民共和国药品管理法》第一百二十条：知道或者应当知道属于假药、劣药或者本法第一百二十四条第一款第一项至第五项规定的药品，而为其提供储存、运输等便利条件的，没收全部储存、运输收入，并处违法收入一倍以上五倍以下的罚款；情节严重的，并处违法收入五倍以上十五倍以下的罚款；违法收入不足五万元的，按五万元计算。		
处罚种类	没收违法所得； 并处罚款。		
实施主体	县级以上人民政府药品监督管理部门。		
裁量范围	处违法收入一倍以上五倍以下的罚款； 情节严重的，处违法收入五倍以上十五倍以下的罚款； 违法收入不足五万元的，按五万元计算。		
裁量阶次	裁量	裁量因素	裁量基准
	中限	无本基准从重、从轻和减轻情节的	违法收入的 3 倍罚款 情节严重的：违法收入的 10 倍罚款
	减轻	《山东省市场监督管理局行使行政处罚裁量权适用规则（试行）》第十一条、第十二条情形	5000 元以上违法收入的 1 倍以下罚款 情节严重的：2.5 万元以上违法收入的 5 倍以下罚款

	从轻	《山东省市场监督管理局行使行政处罚裁量权适用规则（试行）》第十一条、第十二条情形	违法收入的 1 倍以上 3 倍以下罚款 情节严重的：违法收入的 5 倍以上 10 倍以下罚款
		违法收入的 1 倍以上 3 倍以下罚款 情节严重的：违法收入的 5 倍以上 10 倍以下罚款	违法收入的 1 倍罚款 情节严重的：违法收入的 5 倍罚款
	从重	《山东省市场监督管理局行使行政处罚裁量权适用规则（试行）》第十三条情形	违法收入的 3 倍以上 5 倍以下罚款 情节严重的：违法收入的 10 倍以上 15 倍以下罚款
		《山东省市场监督管理局行使行政处罚裁量权适用规则（试行）》第十四条情形	违法收入的 5 倍罚款 情节严重的：违法收入的 15 倍罚款
说明			
编码	6		
违法行为	伪造、变造、出租、出借、非法买卖许可证或者药品批准证明文件。		
处罚依据	《中华人民共和国药品管理法》第一百二十二条：伪造、变造、出租、出借、非法买卖许可证或者药品批准证明文件的，没收违法所得，并处违法所得一倍以上五倍以下的罚款；情节严重的，并处违法所得五倍以上十五倍以下的罚款，吊销药品生产许可证、药品经营许可证、医疗机构制剂许可证或者药品批准证明文件，对法定代表人、主要负责人、直接负责的主管人员和其他责任人员，处二万元以上二十万元以下的罚款，十年内禁止从事药品生产经营活动，并可以由公安机关处五日以上十五日以下的拘留；违法所得不足十万元的，按十万元计算。		
处罚种类	没收违法所得； 并处罚款； 吊销药品批准证明文件、许可证； 十年内禁止从业。		
实施主体	1. 县级以上人民政府药品监督管理部门； 2. 吊销批准证明文件、许可证件的，原批准、发证的部门。		
裁量范围	处违法所得一倍以上五倍以下的罚款；情节严重的，处违法所得五倍以上十五倍以下的罚款；违法所得不足丨万元的，按十万元计算。 个人：处二万元以上二十万元以下的罚款。		
裁量阶次	裁量	裁量因素	裁量基准
	中限	无本基准从重、从轻和减轻情节的	违法所得的 3 倍罚款 情节严重的：违法所得的 10 倍罚款 个人：11 万元罚款
	减轻	《山东省市场监督管理局行使行政处罚裁量权适用规则（试行）》第十一条、第十二条情形	1 万元以上违法收入的 1 倍以下罚款 情节严重的：5 万元以上违法收入的 5 倍以下罚款 个人：2000 元以上 2 万元以下罚款
	从轻	《山东省市场监督管理局行使行政处罚裁量权适用规则（试行）》第十一条、第十二条情形	违法收入的 1 倍以上 3 倍以下罚款 情节严重的：违法收入的 5 倍以上 10 倍以下罚款 个人：2 万元以上 11 万元以下罚款
		《山东省市场监督管理局行使行政处罚裁量权适用规则（试行）》第十四条情形	违法收入的 1 倍罚款 情节严重的：违法收入的 5 倍罚款 个人：2 万元罚款

	从重	《山东省市场监督管理局行使行政处罚裁量权适用规则（试行）》第十三条情形	违法收入的 3 倍以上 5 倍以下罚款 情节严重的：违法收入的 10 倍以上 15 倍以下罚款 个人：11 万元以上 20 万元以下罚款
		《山东省市场监督管理局行使行政处罚裁量权适用规则（试行）》第十四条情形	违法收入的 5 倍罚款 情节严重的：违法收入的 15 倍罚款 个人：20 万元罚款
说明			
编码	7		
违法行为	提供虚假的证明、数据、资料、样品或者采取其他手段骗取相关药品许可。		
处罚依据	《中华人民共和国药品管理法》第一百二十三条：提供虚假的证明、数据、资料、样品或者采取其他手段骗取临床试验许可、药品生产许可、药品经营许可、医疗机构制剂许可或者药品注册等许可的，撤销相关许可，十年内不受理其相应申请，并处五十万元以上五百万元以下的罚款；情节严重的，对法定代表人、主要负责人、直接负责的主管人员和其他责任人员，处二万元以上二十万元以下的罚款，十年内禁止从事药品生产经营活动，并可以由公安机关处五日以上十五日以下的拘留。		
处罚种类	撤销相关许可； 十年内不受理其相应申请； 罚款； 十年内禁止从业。		
实施主体	1. 县级以上人民政府药品监督管理部门； 2. 撤销许可证件的，原批准、发证的部门。		
裁量范围	1. 县级以上人民政府药品监督管理部门； 2. 撤销许可证件的，原批准、发证的部门。		
裁量阶次	裁量	裁量因素	裁量基准
	中限	无本基准从重、从轻和减轻情节的	275 万元罚款 个人：11 万元罚款
	减轻	《山东省市场监督管理局行使行政处罚裁量权适用规则（试行）》第十一条、第十二条情形	5 万元以上 50 万元以下罚款 个人：2000 元以上 2 万元以下罚款
	从轻	《山东省市场监督管理局行使行政处罚裁量权适用规则（试行）》第十一条、第十二条情形	5 万元以上 50 万元以下罚款 个人：2000 元以上 2 万元以下罚款
		《山东省市场监督管理局行使行政处罚裁量权适用规则（试行）》第十四条情形	50 万元罚款 个人：2 万元罚款
	从重	《山东省市场监督管理局行使行政处罚裁量权适用规则（试行）》第十三条情形	275 万元以上 500 万元以下罚款 个人：11 万元以上 20 万元以下罚款
		《山东省市场监督管理局行使行政处罚裁量权适用规则（试行）》第十四条情形	500 万元罚款 个人：20 万元罚款
说明			

<table>
<tr><td>编码</td><td colspan="3">8</td></tr>
<tr><td>违法行为</td><td colspan="3">1. 未取得药品批准证明文件生产、进口药品；
2. 使用采取欺骗手段取得药品批准证明文件生产、进口药品；
3. 使用未经审批的原料药生产药品；
4. 应当检验而未经检验即销售药品；
5. 生产、销售国务院药品监督管理部门禁止使用的药品；
6. 编造生产、检验记录；
7. 未经批准在药品生产过程中进行重大变更。</td></tr>
<tr><td>处罚依据</td><td colspan="3">《中华人民共和国药品管理法》第一百二十四条：违反本法规定，有下列行为之一的，没收违法生产、进口、销售的药品和违法所得以及专门用于违法生产的原料、辅料、包装材料和生产设备，责令停产停业整顿，并处违法生产、进口、销售的药品货值金额十五倍以上三十倍以下的罚款；货值金额不足十万元的，按十万元计算；情节严重的，吊销药品批准证明文件直至吊销药品生产许可证、药品经营许可证或者医疗机构制剂许可证，对法定代表人、主要负责人、直接负责的主管人员和其他责任人员，没收违法行为发生期间自本单位所获收入，并处所获收入百分之三十以上三倍以下的罚款，十年直至终身禁止从事药品生产经营活动，并可以由公安机关处五日以上十五日以下的拘留：
（一）未取得药品批准证明文件生产、进口药品；
（二）使用采取欺骗手段取得的药品批准证明文件生产、进口药品；
（三）使用未经审评审批的原料药生产药品；
（四）应当检验而未经检验即销售药品；
（五）生产、销售国务院药品监督管理部门禁止使用的药品；
（六）编造生产、检验记录；
（七）未经批准在药品生产过程中进行重大变更。
销售前款第一项至第三项规定的药品，或者药品使用单位使用前款第一项至第五项规定的药品的，依照前款规定处罚；情节严重的，药品使用单位的法定代表人、主要负责人、直接负责的主管人员和其他责任人员有医疗卫生人员执业证书的，还应当吊销执业证书。
未经批准进口少量境外已合法上市的药品，情节较轻的，可以依法减轻或者免予处罚。</td></tr>
<tr><td>处罚种类</td><td colspan="3">没收违法所得，没收非法财物；
责令停产停业；
并处罚款；
吊销药品批准证明文件、许可证、执业证书；
没收违法行为发生期间所获收入；
十年直至终身禁止从业。</td></tr>
<tr><td>实施主体</td><td colspan="3">1. 县级以上人民政府药品监督管理部门；
2. 吊销批准证明文件、许可证件、执业证书的，原批准、发证的部门。</td></tr>
<tr><td>裁量范围</td><td colspan="3">违法生产、进口、销售的药品货值金额十五倍以上三十倍以下的罚款；货值金额不足十万元的，按十万元计算。
个人：处所获收入百分之三十以上三倍以下的罚款，十年直至终身禁止从事药品生产经营活动。</td></tr>
<tr><td>裁量阶次</td><td>裁量</td><td>裁量因素</td><td>裁量基准</td></tr>
<tr><td rowspan="2"></td><td>中限</td><td>无本基准从重、从轻和减轻情节的</td><td>货值金额 22 倍罚款
个人：所获收入 1.5 倍罚款，20 年内禁止从业</td></tr>
<tr><td>减轻</td><td>《山东省市场监督管理局行使行政处罚裁量权适用规则（试行）》第十一条、第十二条情形</td><td>货值金额 1.5 倍以上 15 倍以下罚款
个人：所获收入 3% 以上 30% 以下罚款；5 年以上 10 年以下禁止从业</td></tr>
</table>

	从轻	《山东省市场监督管理局行使行政处罚裁量权适用规则（试行）》第十一条、第十二条情形	货值金额 15 倍以上 22 倍以下罚款 个人：所获收入 30% 以上 1.5 倍以下罚款；10 年以上 20 年以下禁止从业
		《山东省市场监督管理局行使行政处罚裁量权适用规则（试行）》第十四条情形	货值金额 15 倍罚款 个人：所获收入 30% 罚款；10 年禁止从业
	从重	《山东省市场监督管理局行使行政处罚裁量权适用规则（试行）》第十三条情形	货值金额 22 倍以上 30 倍以下罚款 个人：所获收入 1.5 倍以上 3 倍以下罚款；20 年以上至终身禁止从业
		《山东省市场监督管理局行使行政处罚裁量权适用规则（试行）》第十四条情形	货值金额 30 倍罚款 个人：所获收入 3 倍罚款；终身禁止从业
说明			
编码	9		
违法行为	1. 未经批准开展药物临床试验； 2. 使用未经审评的直接接触药品的包装材料或者容器生产药品，或者销售该类药品； 3. 使用未经核准的标签、说明书。		
处罚依据	《中华人民共和国药品管理法》第一百二十五条：违反本法规定，有下列行为之一的，没收违法生产、销售的药品和违法所得以及包装材料、容器，责令停产停业整顿，并处五十万元以上五百万元以下的罚款；情节严重的，吊销药品批准证明文件、药品生产许可证、药品经营许可证，对法定代表人、主要负责人、直接负责的主管人员和其他责任人员处二万元以上二十万元以下的罚款，十年直至终身禁止从事药品生产经营活动： （一）未经批准开展药物临床试验； （二）使用未经审评的直接接触药品的包装材料或者容器生产药品，或者销售该类药品； （三）使用未经核准的标签、说明书。		
处罚种类	没收违法所得，没收非法财物； 责令停产停业； 罚款； 吊销药品批准证明文件，吊销许可证； 十年直至终身禁止从业。		
实施主体	1. 县级以上人民政府药品监督管理部门； 2. 吊销批准证明文件、许可证件的，原批准、发证的部门。		
裁量范围	处五十万元以上五百万元以下的罚款； 个人：处二万元以上二十万元以下的罚款，十年直至终身禁止从事药品生产经营活动。		
裁量阶次	裁量	裁量因素	裁量基准
	中限	无本基准从重、从轻和减轻情节的	275 万元罚款 个人：11 万元罚款；20 年内禁止从业
	减轻	《山东省市场监督管理局行使行政处罚裁量权适用规则（试行）》第十一条、第十二条情形	5 万元以上 50 万元以下罚款 个人：2000 元以上 2 万元以下罚款；5 年以上 10 年以下禁止从业
	从轻	《山东省市场监督管理局行使行政处罚裁量权适用规则（试行）》第十一条、第十二条情形	50 万元以上 275 万元以下罚款 个人：2 万元以上 11 万元以下罚款；10 年以上 20 年以下禁止从业

		《山东省市场监督管理局行使行政处罚裁量权适用规则（试行）》第十四条情形	50 万元罚款 个人：2 万元罚款；10 年内禁止从业
	从重	《山东省市场监督管理局行使行政处罚裁量权适用规则（试行）》第十三条情形	275 万元以上 500 万元以下罚款 个人：11 万元以上 20 万元以下罚款；20 年以上至终身禁止从业
		《山东省市场监督管理局行使行政处罚裁量权适用规则（试行）》第十四条情形	500 万元罚款 个人：20 万元罚款；终身禁止从业
说明			
编码	10		
违法行为	未遵守药品生产质量管理规范、药品经营质量管理规范、药物非临床研究质量管理规范、药物临床试验质量管理规范等。		
处罚依据	《中华人民共和国药品管理法》第一百二十六条：除本法另有规定的情形外，药品上市许可持有人、药品生产企业、药品经营企业、药物非临床安全性评价研究机构、药物临床试验机构等未遵守药品生产质量管理规范、药品经营质量管理规范、药物非临床研究质量管理规范、药物临床试验质量管理规范等的，责令限期改正，给予警告；逾期不改正的，处十万元以上五十万元以下的罚款；情节严重的，处五十万元以上二百万元以下的罚款，责令停产停业整顿直至吊销药品批准证明文件、药品生产许可证、药品经营许可证等，药物非临床安全性评价研究机构、药物临床试验机构等五年内不得开展药物非临床安全性评价研究、药物临床试验，对法定代表人、主要负责人、直接负责的主管人员和其他责任人员，没收违法行为发生期间自本单位所获收入，并处所获收入百分之十以上百分之五十以下的罚款，十年直至终身禁止从事药品生产经营等活动。		
处罚种类	警告； 罚款； 责令停产停业； 吊销药品批准证明文件，吊销许可证； 五年内不得开展相关研究、试验； 没收违法行为发生期间所获收入； 十年直至终身禁止从业。		
实施主体	1. 县级以上人民政府药品监督管理部门； 2. 吊销批准证明文件、许可证件的，原批准、发证的部门。		
裁量范围	逾期不改正的，处十万元以上五十万元以下的罚款； 情节严重的，处五十万元以上二百万元以下的罚款； 个人：处所获收入百分之十以上百分之五十以下的罚款，十年直至终身禁止从事药品生产经营等活动。		
裁量阶次	裁量	裁量因素	裁量基准
	中限	无本基准从重、从轻和减轻情节的	30 万元罚款 情节严重的：125 万元罚款 个人：所获收入 30% 罚款；20 年内禁止从业
	减轻	《山东省市场监督管理局行使行政处罚裁量权适用规则（试行）》第十一条、第十二条情形	1 万元以上 10 万元以下罚款 情节严重的：5 万元以上 50 万元以下罚款 个人：所获收入 1% 以上 10% 以下罚款；5 年以上 10 年以下禁止从业

	从轻	《山东省市场监督管理局行使行政处罚裁量权适用规则（试行）》第十一条、第十二条情形	10 万元以上 30 万元以下罚款 情节严重的：50 万元以上 125 万元以下罚款 个人：所获收入 10% 以上 30% 以下罚款；10 年以上 20 年以下禁止从业
		《山东省市场监督管理局行使行政处罚裁量权适用规则（试行）》第十四条情形	10 万元罚款 情节严重的：50 万元罚款 个人：所获收入 10% 罚款；10 年内禁止从业
	从重	《山东省市场监督管理局行使行政处罚裁量权适用规则（试行）》第十三条情形	30 万元以上 50 万元以下罚款 情节严重的：125 万元以上 200 万元以下罚款 个人：所获收入 30% 以上 50% 以下罚款；20 年以上至终身禁止从业
		《山东省市场监督管理局行使行政处罚裁量权适用规则（试行）》第十四条情形	50 万元罚款 情节严重的：200 万元罚款 个人：所获收入 50% 罚款；终身禁止从业
说明			
编码	11		
违法行为	1. 开展生物等效性试验未备案； 2. 药物临床试验期间，发现存在安全性问题或者其他风险，临床试验申办者未及时调整临床试验方案、暂停或者终止临床试验，或者未向国务院药品监督管理部门报告； 3. 未按照规定建立并实施药品追溯制度； 4. 未按照规定提交年度报告； 5. 未按照规定对药品生产过程中的变更进行备案或者报告； 6. 未制定药品上市后风险管理计划； 7. 未按照规定开展药品上市后研究或者上市后评价。		
处罚依据	《中华人民共和国药品管理法》第一百二十七条：违反本法规定，有下列行为之一的，责令限期改正，给予警告；逾期不改正的，处十万元以上五十万元以下的罚款： （一）开展生物等效性试验未备案； （二）药物临床试验期间，发现存在安全性问题或者其他风险，临床试验申办者未及时调整临床试验方案、暂停或者终止临床试验，或者未向国务院药品监督管理部门报告； （三）未按照规定建立并实施药品追溯制度； （四）未按照规定提交年度报告； （五）未按照规定对药品生产过程中的变更进行备案或者报告； （六）未制定药品上市后风险管理计划； （七）未按照规定开展药品上市后研究或者上市后评价。		
处罚种类	警告； 罚款。		
实施主体	县级以上人民政府药品监督管理部门。		
裁量范围	处十万元以上五十万元以下的罚款。		
裁量阶次	裁量	裁量因素	裁量基准

	中限	无本基准从重、从轻和减轻情节的	30 万元罚款
	减轻	《山东省市场监督管理局行使行政处罚裁量权适用规则（试行）》第十一条、第十二条情形	1 万元以上 10 万元以下罚款
	从轻	《山东省市场监督管理局行使行政处罚裁量权适用规则（试行）》第十一条、第十二条情形	10 万元以上 30 万元以下罚款
		《山东省市场监督管理局行使行政处罚裁量权适用规则（试行）》第十四条情形	10 万元罚款
	从重	《山东省市场监督管理局行使行政处罚裁量权适用规则（试行）》第十三条情形	30 万元以上 50 万元以下罚款
		《山东省市场监督管理局行使行政处罚裁量权适用规则（试行）》第十四条情形	50 万元罚款
说明			

编码	12		
违法行为	药品包装未按照规定印有、贴有标签或者附有说明书，标签、说明书未按照规定注明相关信息或者印有规定标志。		
处罚依据	《中华人民共和国药品管理法》第一百二十八条：除依法应当按照假药、劣药处罚的外，药品包装未按照规定印有、贴有标签或者附有说明书，标签、说明书未按照规定注明相关信息或者印有规定标志的，责令改正，给予警告；情节严重的，吊销药品注册证书。		
处罚种类	警告； 吊销注册证书。		
实施主体	1. 县级以上人民政府药品监督管理部门； 2. 吊销批准证明文件的，原批准、发证的部门。		
裁量范围	无裁量		
裁量阶次	裁量	裁量因素	裁量基准
	中限		无
	减轻		无
	从轻		无
	从重		无
说明			

编码	13
违法行为	从不具有生产、经营资格的企业或药品上市许可持有人处购进药品。
处罚依据	《中华人民共和国药品管理法》第一百二十九条：违反本法规定，药品上市许可持有人、药品生产企业、药品经营企业或者医疗机构未从药品上市许可持有人或者具有药品生产、经营资格的企业购进药品的，责令改正，没收违法购进的药品和违法所得，并处违法购进药品货值金额二倍以上十倍以下的罚款；情节严重的，并处货值金额十倍以上三十倍以下的罚款，吊销药品批准证明文件、药品生产许可证、药品经营许可证或者医疗机构执业许可证；货值金额不足五万元的，按五万元计算。
处罚种类	没收违法所得，没收非法财物； 并处罚款； 吊销药品批准证明文件、许可证。

实施主体	1. 县级以上人民政府药品监督管理部门； 2. 吊销批准证明文件、许可证件、执业证书的，原批准、发证的部门。		
裁量范围	处违法购进药品货值金额二倍以上十倍以下的罚款； 情节严重的：处货值金额十倍以上三十倍以下的罚款。 货值金额不足五万元的，按五万元计算。		
裁量阶次	裁量	裁量因素	裁量基准
	中限	无本基准从重、从轻和减轻情节的	货值金额的 6 倍罚款 情节严重的：货值金额的 20 倍罚款
	减轻	《山东省市场监督管理局行使行政处罚裁量权适用规则（试行）》第十一条、第十二条情形	1 万元以上货值金额的 2 倍以下罚款 情节严重的：5 万元以上货值金额的 10 倍以下罚款
	从轻	《山东省市场监督管理局行使行政处罚裁量权适用规则（试行）》第十一条、第十二条情形	货值金额的 2 倍以上 6 倍以下罚款 情节严重的：货值金额的 10 倍以上 20 倍以下罚款
		《山东省市场监督管理局行使行政处罚裁量权适用规则（试行）》第十四条情形	货值金额的 2 倍罚款 情节严重的：货值金额的 10 倍罚款
	从重	《山东省市场监督管理局行使行政处罚裁量权适用规则（试行）》第十三条情形	货值金额的 6 倍以上 10 倍以下罚款 情节严重的：货值金额的 20 倍以上 30 倍以下罚款
		《山东省市场监督管理局行使行政处罚裁量权适用规则（试行）》第十四条情形	货值金额的 10 倍罚款 情节严重的：货值金额的 30 倍罚款
说明			
编码	14		
违法行为	药品经营企业购销药品未按照规定进行记录，零售药品未正确说明用法、用量等事项，或者未按照规定调配处方。		
处罚依据	《中华人民共和国药品管理法》第一百三十条：违反本法规定，药品经营企业购销药品未按照规定进行记录，零售药品未正确说明用法、用量等事项，或者未按照规定调配处方的，责令改正，给予警告；情节严重的，吊销药品经营许可证。		
处罚种类	警告； 吊销许可证。		
实施主体	1. 县级以上人民政府药品监督管理部门； 2. 吊销许可证件的，原批准、发证的部门。		
裁量范围	无裁量		
裁量阶次	裁量	裁量因素	裁量基准
	中限		无
	减轻		无
	从轻		无
	从重		无
说明			

编码	15		
违法行为	药品网络交易第三方平台提供者未履行资质审核、报告、停止提供网络交易平台服务等义务。		
处罚依据	《中华人民共和国药品管理法》第一百三十一条：违反本法规定，药品网络交易第三方平台提供者未履行资质审核、报告、停止提供网络交易平台服务等义务的，责令改正，没收违法所得，并处二十万元以上二百万元以下的罚款；情节严重的，责令停业整顿，并处二百万元以上五百万元以下的罚款。		
处罚种类	1. 县级以上人民政府药品监督管理部门； 2. 吊销许可证件的，原批准、发证的部门。		
实施主体	县级以上人民政府药品监督管理部门。		
裁量范围	处二十万元以上二百万元以下的罚款； 情节严重的：处二百万元以上五百万元以下的罚款。		
裁量阶次	裁量	裁量因素	裁量基准
	中限	无本基准从重、从轻和减轻情节的	110 万元罚款 情节严重的：350 万元罚款
	减轻	《山东省市场监督管理局行使行政处罚裁量权适用规则（试行）》第十一条、第十二条情形	2 万元以上 20 万元以下罚款 情节严重的：20 万元以上 200 万元以下罚款
	从轻	《山东省市场监督管理局行使行政处罚裁量权适用规则（试行）》第十一条、第十二条情形	20 万元以上 110 万元以下罚款 情节严重的：200 万元以上 350 万元以下罚款
		《山东省市场监督管理局行使行政处罚裁量权适用规则（试行）》第十四条情形	20 万元罚款 情节严重的：200 万元罚款
	从重	《山东省市场监督管理局行使行政处罚裁量权适用规则（试行）》第十三条情形	110 万元以上 200 万元以下罚款 情节严重的：350 万元以上 500 万元以下罚款
		《山东省市场监督管理局行使行政处罚裁量权适用规则（试行）》第十四条情形	200 万元罚款 情节严重的：500 万元罚款
说明			
编码	16		
违法行为	进口已获得药品注册证书的药品，未按照规定向允许药品进口的口岸所在地药品监督管理部门备案。		
处罚依据	《中华人民共和国药品管理法》第一百三十二条：进口已获得药品注册证书的药品，未按照规定向允许药品进口的口岸所在地药品监督管理部门备案的，责令限期改正，给予警告；逾期不改正的，吊销药品注册证书。		
处罚种类	警告； 吊销注册证。		
实施主体	1. 县级以上人民政府药品监督管理部门； 2. 吊销批准证明文件的，原批准、发证的部门。		
裁量范围	无裁量		
裁量阶次	裁量	裁量因素	裁量基准
	中限		无

	减轻		无
	从轻		无
	从重		无
说明			
编码	17		
违法行为	医疗机构将其配制的制剂在市场上销售。		
处罚依据	《中华人民共和国药品管理法》第一百三十三条：违反本法规定，医疗机构将其配制的制剂在市场上销售的，责令改正，没收违法销售的制剂和违法所得，并处违法销售制剂货值金额二倍以上五倍以下的罚款；情节严重的，并处货值金额五倍以上十五倍以下的罚款；货值金额不足五万元的，按五万元计算。		
处罚种类	没收违法所得，没收非法财物； 并处罚款。		
实施主体	县级以上人民政府药品监督管理部门。		
裁量范围	处违法销售制剂货值金额二倍以上五倍以下的罚款； 情节严重的：处货值金额五倍以上十五倍以下的罚款。 货值金额不足五万元的，按五万元计算。		
裁量阶次	裁量	裁量因素	裁量基准
	中限	无本基准从重、从轻和减轻情节的	货值金额的 3.5 倍罚款 情节严重的：货值金额的 10 倍罚款
	减轻	《山东省市场监督管理局行使行政处罚裁量权适用规则（试行）》第十一条、第十二条情形	1 万元以上货值金额的 2 倍以下罚款 情节严重的：2.5 万元以上货值金额的 5 倍以下罚款
	从轻	《山东省市场监督管理局行使行政处罚裁量权适用规则（试行）》第十一条、第十二条情形	货值金额的 2 倍以上 3.5 倍以下罚款 情节严重的：货值金额的 5 倍以上 10 倍以下罚款
		《山东省市场监督管理局行使行政处罚裁量权适用规则（试行）》第十四条情形	货值金额的 2 倍罚款 情节严重的：货值金额的 5 倍罚款
	从重	《山东省市场监督管理局行使行政处罚裁量权适用规则（试行）》第十三条情形	货值金额的 3.5 倍以上 5 倍以下罚款 情节严重的：货值金额的 10 倍以上 15 倍以下罚款
		《山东省市场监督管理局行使行政处罚裁量权适用规则（试行）》第十四条情形	货值金额的 3.5 倍以上 5 倍以下罚款 情节严重的：货值金额的 10 倍以上 15 倍以下罚款
说明			
编码	18		
违法行为	药品上市许可持有人未按照规定开展药品不良反应监测或者报告疑似药品不良反应。		
处罚依据	《中华人民共和国药品管理法》第一百三十四条第一款：药品上市许可持有人未按照规定开展药品不良反应监测或者报告疑似药品不良反应的，责令限期改正，给予警告；逾期不改正的，责令停产停业整顿，并处十万元以上一百万元以下的罚款。		

处罚种类	警告； 责令停产停业； 并处罚款。		
实施主体	县级以上人民政府药品监督管理部门。		
裁量范围	逾期不改正的，处十万元以上一百万元以下的罚款。		
裁量阶次	裁量	裁量因素	裁量基准
	中限	无本基准从重、从轻和减轻情节的	60 万元罚款
	减轻	《山东省市场监督管理局行使行政处罚裁量权适用规则（试行）》第十一条、第十二条情形	1 万元以上 10 万元以下罚款
	从轻	《山东省市场监督管理局行使行政处罚裁量权适用规则（试行）》第十一条、第十二条情形	10 万元以上 60 万元以下罚款
		《山东省市场监督管理局行使行政处罚裁量权适用规则（试行）》第十四条情形	10 万元罚款
	从重	《山东省市场监督管理局行使行政处罚裁量权适用规则（试行）》第十三条情形	60 万元以上 100 万元以下罚款
		《山东省市场监督管理局行使行政处罚裁量权适用规则（试行）》第十四条情形	100 万元罚款
说明			
编码	19		
违法行为	药品经营企业未按照规定报告疑似药品不良反应。		
处罚依据	《中华人民共和国药品管理法》第一百三十四条第二款：药品经营企业未按照规定报告疑似药品不良反应的，责令限期改正，给予警告；逾期不改正的，责令停产停业整顿，并处五万元以上五十万元以下的罚款。		
处罚种类	警告； 责令停产停业； 并处罚款。		
实施主体	县级以上人民政府药品监督管理部门。		
裁量范围	逾期不改正的，处五万元以上五十万元以下的罚款。		
裁量阶次	裁量	裁量因素	裁量基准
	中限	无本基准从重、从轻和减轻情节的	27 万元罚款
	减轻	《山东省市场监督管理局行使行政处罚裁量权适用规则（试行）》第十一条、第十二条情形	5000 元以上 5 万元以下罚款
	从轻	《山东省市场监督管理局行使行政处罚裁量权适用规则（试行）》第十一条、第十二条情形	5 万元以上 27 万元以下罚款
		《山东省市场监督管理局行使行政处罚裁量权适用规则（试行）》第十四条情形	5 万元罚款
	从重	《山东省市场监督管理局行使行政处罚裁量权适用规则（试行）》第十三条情形	27 万元以上 50 万元以下罚款
		《山东省市场监督管理局行使行政处罚裁量权适用规则（试行）》第十四条情形	50 万元罚款

说明			
编码	20		
违法行为	医疗机构未按照规定报告疑似药品不良反应。		
处罚依据	《中华人民共和国药品管理法》第一百三十四条第三款：医疗机构未按照规定报告疑似药品不良反应的，责令限期改正，给予警告；逾期不改正的，处五万元以上五十万元以下的罚款。		
处罚种类	警告； 罚款。		
实施主体	县级以上人民政府药品监督管理部门。		
裁量范围	逾期不改正的，处五万元以上五十万元以下的罚款。		
裁量阶次	裁量	裁量因素	裁量基准
	中限	无本基准从重、从轻和减轻情节的	27 万元罚款
	减轻	《山东省市场监督管理局行使行政处罚裁量权适用规则（试行）》第十一条、第十二条情形	5000 元以上 5 万元以下罚款
	从轻	《山东省市场监督管理局行使行政处罚裁量权适用规则（试行）》第十一条、第十二条情形	5 万元以上 27 万元以下罚款
		《山东省市场监督管理局行使行政处罚裁量权适用规则（试行）》第十四条情形	5 万元罚款
	从重	《山东省市场监督管理局行使行政处罚裁量权适用规则（试行）》第十三条情形	27 万元以上 50 万元以下罚款
		《山东省市场监督管理局行使行政处罚裁量权适用规则（试行）》第十四条情形	50 万元罚款
说明			
编码	21		
违法行为	药品上市许可持有人在责令其召回药品后拒不召回。		
处罚依据	《中华人民共和国药品管理法》第一百三十五条：药品上市许可持有人在省、自治区、直辖市人民政府药品监督管理部门责令其召回后，拒不召回的，处应召回药品货值金额五倍以上十倍以下的罚款；货值金额不足十万元的，按十万元计算；情节严重的，吊销药品批准证明文件、药品生产许可证、药品经营许可证，对法定代表人、主要负责人、直接负责的主管人员和其他责任人员，处二万元以上二十万元以下的罚款。		
处罚种类	罚款； 吊销批准证明文件、许可证。		
实施主体	1. 县级以上人民政府药品监督管理部门； 2. 吊销批准证明文件、许可证件的，原批准、发证的部门。		
裁量范围	处应召回药品货值金额五倍以上十倍以下的罚款；货值金额不足十万元的，按十万元计算。 个人：处二万元以上二十万元以下的罚款。		
裁量阶次	裁量	裁量因素	裁量基准
	中限	无本基准从重、从轻和减轻情节的	货值金额 7.5 倍罚款 个人：11 万元罚款

	减轻	《山东省市场监督管理局行使行政处罚裁量权适用规则（试行）》第十一条、第十二条情形	5 万元以上货值金额 5 倍以下罚款 个人：2000 元以上 2 万元以下罚款
	从轻	《山东省市场监督管理局行使行政处罚裁量权适用规则（试行）》第十一条、第十二条情形	货值金额 5 倍以上 7.5 倍以下罚款 个人：2 万元以上 11 万元以下罚款
		《山东省市场监督管理局行使行政处罚裁量权适用规则（试行）》第十四条情形	货值金额 5 倍罚款 个人：2 万元罚款
	从重	《山东省市场监督管理局行使行政处罚裁量权适用规则（试行）》第十三条情形	货值金额 7.5 倍以上 10 倍以下罚款 个人：11 万元以上 20 万元以下罚款
		《山东省市场监督管理局行使行政处罚裁量权适用规则（试行）》第十四条情形	货值金额 10 倍罚款 个人：20 万元罚款
说明			
编码	22		
违法行为	药品生产企业、药品经营企业、医疗机构拒不配合召回违法药品。		
处罚依据	《中华人民共和国药品管理法》第一百三十五条：药品生产企业、药品经营企业、医疗机构拒不配合召回的，处十万元以上五十万元以下的罚款。		
处罚种类	罚款。		
实施主体	县级以上人民政府药品监督管理部门。		
裁量范围	处十万元以上五十万元以下的罚款。		
裁量阶次	裁量	裁量因素	裁量基准
	中限	无本基准从重、从轻和减轻情节的	30 万罚款
	减轻	《山东省市场监督管理局行使行政处罚裁量权适用规则（试行）》第十一条、第十二条情形	1 万元以上 10 万元以下罚款
	从轻	《山东省市场监督管理局行使行政处罚裁量权适用规则（试行）》第十一条、第十二条情形	10 万元以上 30 万元以下罚款
		《山东省市场监督管理局行使行政处罚裁量权适用规则（试行）》第十四条情形	10 万元罚款
	从重	《山东省市场监督管理局行使行政处罚裁量权适用规则（试行）》第十三条情形	30 万元以上 50 万元以下罚款
		《山东省市场监督管理局行使行政处罚裁量权适用规则（试行）》第十四条情形	50 万元罚款
说明			
编码	23		
违法行为	药品检验机构出具虚假检验报告。		
处罚依据	《中华人民共和国药品管理法》第一百三十八条：药品检验机构出具虚假检验报告的，责令改正，给予警告，对单位并处二十万元以上一百万元以下的罚款；对直接负责的主管人员和其他直接责任人员依法给予降级、撤职、开除处分，没收违法所得，并处五万元以下的罚款；情节严重的，撤销其检验资格。药品检验机构出具的检验结果不实，造成损失的，应当承担相应的赔偿责任。		

处罚种类	警告； 并处罚款； 没收违法所得。		
实施主体	1. 县级以上人民政府药品监督管理部门； 2. 撤销检验资格的，原批准、发证的部门。		
裁量范围	处二十万元以上一百万元以下的罚款； 个人：处五万元以下的罚款。		
裁量阶次	裁量	裁量因素	裁量基准
	中限	无本基准从重、从轻和减轻情节的	60 万元罚款 个人：3 万元的罚款
	减轻	《山东省市场监督管理局行使行政处罚裁量权适用规则（试行）》第十一条、第十二条情形	2 万元以上 20 万元以下罚款 个人：500 元以上 5000 元以下罚款
	从轻	《山东省市场监督管理局行使行政处罚裁量权适用规则（试行）》第十一条、第十二条情形	20 万元以上 60 万元以下罚款 个人：5000 元以上 3 万元以下罚款
		《山东省市场监督管理局行使行政处罚裁量权适用规则（试行）》第十四条情形	20 万元罚款 个人：5000 元罚款
	从重	《山东省市场监督管理局行使行政处罚裁量权适用规则（试行）》第十三条情形	60 万元以上 100 万元以下罚款 个人：3 万元以上 5 万元以下罚款
		《山东省市场监督管理局行使行政处罚裁量权适用规则（试行）》第十四条情形	100 万元罚款 个人：5 万元罚款
说明			
编码	24		
违法行为	药品上市许可持有人、药品生产企业、药品经营企业违反本法规定聘用人员。		
处罚依据	《中华人民共和国药品管理法》第一百四十条：药品上市许可持有人、药品生产企业、药品经营企业或者医疗机构违反本法规定聘用人员的，由药品监督管理部门或者卫生健康主管部门责令解聘，处五万元以上二十万元以下的罚款。		
处罚种类	罚款。		
实施主体	县级以上人民政府药品监督管理部门。		
裁量范围	处五万元以上二十万元以下的罚款。		
裁量阶次	裁量	裁量因素	裁量基准
	中限	无本基准从重、从轻和减轻情节的	12 万罚款
	减轻	《山东省市场监督管理局行使行政处罚裁量权适用规则（试行）》第十一条、第十二条情形	5000 元以上 5 万元以下罚款
	从轻	《山东省市场监督管理局行使行政处罚裁量权适用规则（试行）》第十一条、第十二条情形	5 万元以上 12 万元以下罚款
		《山东省市场监督管理局行使行政处罚裁量权适用规则（试行）》第十四条情形	5 万元罚款
	从重	《山东省市场监督管理局行使行政处罚裁量权适用规则（试行）》第十三条情形	12 万元以上 20 万元以下罚款

		《山东省市场监督管理局行使行政处罚裁量权适用规则（试行）》第十四条情形	20 万元罚款
说明			
编码	25		
违法行为	药品上市许可持有人、药品生产企业、药品经营企业或者代理人与医疗机构有关人员存在不正当利益关系。		
处罚依据	《中华人民共和国药品管理法》第一百四十一条：药品上市许可持有人、药品生产企业、药品经营企业或者医疗机构在药品购销中给予、收受回扣或者其他不正当利益的，药品上市许可持有人、药品生产企业、药品经营企业或者代理人给予使用其药品的医疗机构的负责人、药品采购人员、医师、药师等有关人员财物或者其他不正当利益的，由市场监督管理部门没收违法所得，并处三十万元以上三百万元以下的罚款；情节严重的，吊销药品上市许可持有人、药品生产企业、药品经营企业营业执照，并由药品监督管理部门吊销药品批准证明文件、药品生产许可证、药品经营许可证。 药品上市许可持有人、药品生产企业、药品经营企业在药品研制、生产、经营中向国家工作人员行贿的，对法定代表人、主要负责人、直接负责的主管人员和其他责任人员终身禁止从事药品生产经营活动。		
处罚种类	吊销批准证明文件、许可证。		
实施主体	吊销批准证明文件、许可证件的，原批准、发证的部门。		
裁量范围	无裁量		
裁量阶次	裁量	裁量因素	裁量基准
	中限		无
	减轻		无
	从轻		无
	从重		无
说明			
编码	26		
违法行为	生产、销售的疫苗属于假药。		
处罚依据	1.《中华人民共和国疫苗管理法》第八十条第一款：生产、销售的疫苗属于假药的，由省级以上人民政府药品监督管理部门没收违法所得和违法生产、销售的疫苗以及专门用于违法生产疫苗的原料、辅料、包装材料、设备等物品，责令停产停业整顿，吊销药品注册证书，直至吊销药品生产许可证等，并处违法生产、销售疫苗货值金额十五倍以上五十倍以下的罚款，货值金额不足五十万元的，按五十万元计算。 2.《中华人民共和国疫苗管理法》第八十条第三款：生产销售的疫苗属于假药，或者生产、销售的疫苗属于劣药且情节严重的，由省级以上人民政府药品监督管理部门对法定代表人、主要负责人、直接负责的主管人员和关键岗位人员以及其他责任人员，没收违法行为发生期间自本单位所获收入，并处所获收入一倍以上十倍以下的罚款，终身禁止从事药品生产经营活动，由公安机关处五日以上十五日以下拘留。		
处罚种类	没收违法所得、没收非法财物； 责令停产停业； 吊销注册证、许可证； 并处罚款； 没收违法期间所获收入； 终身禁止从业。		

<table>
<tr><td>实施主体</td><td colspan="3">1. 省级以上人民政府药品监督管理部门；
2. 吊销药品注册证书、药品生产许可证的，原批准、发证部门。</td></tr>
<tr><td>裁量范围</td><td colspan="3">违法生产、销售疫苗货值金额十五倍以上五十倍以下的罚款；货值金额不足五十万元的，按五十万元计算。
个人：违法行为发生期间，自本单位所获收入一倍以上十倍以下的罚款。</td></tr>
<tr><td>裁量阶次</td><td>裁量</td><td>裁量因素</td><td>裁量基准</td></tr>
<tr><td rowspan="7"></td><td>中限</td><td>无本基准从重、从轻和减轻情节的</td><td>货值金额 32 倍罚款
个人：所获收入 5 倍罚款</td></tr>
<tr><td>减轻</td><td>《山东省市场监督管理局行使行政处罚裁量权适用规则（试行）》第十一条、第十二条情形</td><td>货值金额 32 倍罚款
个人：所获收入 5 倍罚款</td></tr>
<tr><td rowspan="2">从轻</td><td>《山东省市场监督管理局行使行政处罚裁量权适用规则（试行）》第十一条、第十二条情形</td><td>货值金额 15 倍以上 32 倍以下罚款
个人：所获收入 1 倍以上 5 倍以下罚款</td></tr>
<tr><td>《山东省市场监督管理局行使行政处罚裁量权适用规则（试行）》第十四条情形</td><td>货值金额 15 倍罚款
个人：所获收入 1 倍罚款</td></tr>
<tr><td rowspan="2">从重</td><td>《山东省市场监督管理局行使行政处罚裁量权适用规则（试行）》第十三条情形</td><td>货值金额 32 倍以上 50 倍以下罚款
个人：所获收入 5 倍以上 10 倍以下罚款</td></tr>
<tr><td>《山东省市场监督管理局行使行政处罚裁量权适用规则（试行）》第十四条情形</td><td>货值金额 50 倍罚款
个人：所获收入 10 倍罚款</td></tr>
<tr><td colspan="3"></td></tr>
<tr><td>说明</td><td colspan="3"></td></tr>
<tr><td>编码</td><td colspan="3">27</td></tr>
<tr><td>违法行为</td><td colspan="3">生产、销售的疫苗属于劣药。</td></tr>
<tr><td>处罚依据</td><td colspan="3">1.《中华人民共和国疫苗管理法》第八十条第二款：生产、销售的疫苗属于劣药的，由省级以上人民政府药品监督管理部门没收违法所得和违法生产、销售的疫苗以及专门用于违法生产疫苗的原料、辅料、包装材料、设备等物品，责令停产停业整顿，并处违法生产、销售疫苗货值金额十倍以上三十倍以下的罚款，货值金额不足五十万元的，按五十万元计算；情节严重的，吊销药品注册证书，直至吊销药品生产许可证等。
2.《中华人民共和国疫苗管理法》第八十条第三款：生产销售的疫苗属于假药，或者生产、销售的疫苗属于劣药且情节严重的，由省级以上人民政府药品监督管理部门对法定代表人、主要负责人、直接负责的主管人员和关键岗位人员以及其他责任人员，没收违法行为发生期间自本单位所获收入，并处所获收入一倍以上十倍以下的罚款，终身禁止从事药品生产经营活动，由公安机关处五日以上十五日以下拘留。</td></tr>
<tr><td>处罚种类</td><td colspan="3">没收违法所得、没收非法财物；
责令停产停业；
并处罚款；
吊销注册证、许可证；
没收违法期间所获收入；
终身禁止从业。</td></tr>
<tr><td>实施主体</td><td colspan="3">1. 省级以上人民政府药品监督管理部门；
2. 吊销药品注册证书、药品生产许可证，原批准、发证部门。</td></tr>
<tr><td>裁量范围</td><td colspan="3">违法生产、销售疫苗货值金额十倍以上三十倍以下的罚款；货值金额不足五十万元的，按五十万元计算。
个人：违法行为发生期间，自本单位所获收入一倍以上十倍以下的罚款。</td></tr>
</table>

裁量阶次	裁量	裁量因素	裁量基准
	中限	无本基准从重、从轻和减轻情节的	货值金额 20 倍罚款 个人：所获收入 5 倍罚款
	减轻	《山东省市场监督管理局行使行政处罚裁量权适用规则（试行）》第十一条、第十二条情形	货值金额 1 倍以上 10 倍以下罚款 个人：所获收入 10% 以上 1 倍以下罚款
	从轻	《山东省市场监督管理局行使行政处罚裁量权适用规则（试行）》第十一条、第十二条情形	货值金额 10 倍以上 20 倍以下罚款 个人：所获收入 1 倍以上 5 倍以下罚款
		《山东省市场监督管理局行使行政处罚裁量权适用规则（试行）》第十四条情形	货值金额 10 倍罚款 个人：所获收入 1 倍罚款
	从重	《山东省市场监督管理局行使行政处罚裁量权适用规则（试行）》第十三条情形	货值金额 20 倍以上 30 倍以下罚款 个人：所获收入 5 倍以上 10 倍以下罚款
		《山东省市场监督管理局行使行政处罚裁量权适用规则（试行）》第十四条情形	货值金额 30 倍罚款 个人：所获收入 10 倍罚款
说明			
编码	28		
违法行为	1. 申请疫苗临床试验、注册、批签发提供虚假数据、资料、样品或者有其他欺骗行为； 2. 编造生产、检验记录或者更改产品批号； 3. 疾病预防控制机构以外的单位或者个人向接种单位供应疫苗； 4. 委托生产疫苗未经批准； 5. 生产工艺、生产场地、关键设备等发生变更按照规定应当经批准而未经批准； 6. 更新疫苗说明书、标签按照规定应当经核准而未经核准。		
处罚依据	《中华人民共和国疫苗管理法》第八十一条：有下列情形之一的，由省级以上人民政府药品监督管理部门没收违法所得和违法生产、销售的疫苗以及专门用于违法生产疫苗的原料、辅料、包装材料、设备等物品，责令停产停业整顿，并处违法生产、销售疫苗货值金额十五倍以上五十倍以下的罚款，货值金额不足五十万元的，按五十万元计算；情节严重的，吊销药品相关批准证明文件，直至吊销药品生产许可证等，对法定代表人、主要负责人、直接负责的主管人员和关键岗位人员以及其他责任人员，没收违法行为发生期间自本单位所获收入，并处所获收入百分之五十以上十倍以下的罚款，十年内直至终身禁止从事药品生产经营活动，由公安机关处五日以上十五日以下拘留。		
处罚种类	没收违法所得、没收非法财物； 责令停产停业； 并处罚款； 吊销批准证明文件、许可证； 没收违法期间所获收入； 禁止从业。		
实施主体	1. 省级以上人民政府药品监督管理部门； 2. 吊销药品批准证明文件、药品生产许可证，原批准、发证部门。		
裁量范围	违法生产、销售疫苗货值金额十五倍以上五十倍以下的罚款；货值金额不足五十万元的，按五十万元计算。 个人：违法行为发生期间，自本单位所获收入百分之五十以上十倍以下的罚款；十年内直至终身禁止从事药品生产经营活动。		
裁量阶次	裁量	裁量因素	裁量基准

	中限	无本基准从重、从轻和减轻情节的	货值金额 32 倍罚款 个人：所获收入 5 倍罚款；20 年内禁止从业
	减轻	《山东省市场监督管理局行使行政处罚裁量权适用规则（试行）》第十一条、第十二条情形	货值金额 1.5 倍以上 15 倍以下罚款 个人:所获收入 5% 以上 50% 以下罚款;5 年以上 10 年以下禁止从业
	从轻	《山东省市场监督管理局行使行政处罚裁量权适用规则（试行）》第十一条、第十二条情形	货值金额 15 倍以上 32 倍以下罚款 个人:所获收入 50% 以上 5 倍以下罚款;10 年以上 20 年以下禁止从业
		《山东省市场监督管理局行使行政处罚裁量权适用规则（试行）》第十四条情形	货值金额 15 倍罚款 个人：所获收入 50% 罚款；10 年禁止从业
	从重	《山东省市场监督管理局行使行政处罚裁量权适用规则（试行）》第十三条情形	货值金额 32 倍以上 50 倍以下罚款 个人：所获收入 5 倍以上 10 倍以下罚款，20 年以上至终身禁止从业
		《山东省市场监督管理局行使行政处罚裁量权适用规则（试行）》第十四条情形	货值金额 50 倍罚款 个人：所获收入 10 倍罚款，终身禁止从业
说明			
编码	29		
违法行为	疫苗上市许可持有人或者其他单位违反药品相关质量管理规范。		
处罚依据	《中华人民共和国疫苗管理法》第八十二条：除本法另有规定的情形外，疫苗上市许可持有人或者其他单位违反药品相关质量管理规范的，由县级以上人民政府药品监督管理部门责令改正，给予警告；拒不改正的，处二十万元以上五十万元以下的罚款；情节严重的，处五十万元以上三百万元以下的罚款，责令停产停业整顿，直至吊销药品相关批准证明文件、药品生产许可证等，对法定代表人、主要负责人、直接负责的主管人员和关键岗位人员以及其他责任人员，没收违法行为发生期间自本单位所获收入，并处所获收入百分之五十以上五倍以下的罚款，十年内直至终身禁止从事药品生产经营活动。		
处罚种类	警告； 罚款； 责令停产停业； 吊销批准证明文件、许可证； 没收违法期间所获收入； 禁止从业。		
实施主体	1. 县级以上人民政府药品监督管理部门； 2. 吊销药品批准证明文件、药品生产许可证，原批准、发证部门。		
裁量范围	拒不改正的，处二十万元以上五十万元以下的罚款； 情节严重的：处五十万元以上三百万元以下的罚款。 个人：违法行为发生期间，自本单位所获收入百分之五十以上五倍以下的罚款；十年内直至终身禁止从事药品生产经营活动。		
裁量阶次	裁量	裁量因素	裁量基准

	中限	无本基准从重、从轻和减轻情节的	35 万元罚款 情节严重的：175 万元罚款 个人：所获收入 2.5 倍罚款；20 年内禁止从业
	减轻	《山东省市场监督管理局行使行政处罚裁量权适用规则（试行）》第十一条、第十二条情形	2 万元以上 20 万元以下罚款 情节严重的：5 万元以上 50 万元以下罚款 个人：所获收入 5% 以上 50% 以下罚款；5 年以上 10 年以下禁止从业
	从轻	《山东省市场监督管理局行使行政处罚裁量权适用规则（试行）》第十一条、第十二条情形	20 万元以上 35 万元以下罚款 情节严重的：50 万元以上 175 万元以下罚款 个人：所获收入 50% 以上 2.5 倍以下罚款；10 年以上 20 年以下禁止从业
		《山东省市场监督管理局行使行政处罚裁量权适用规则（试行）》第十四条情形	20 万元罚款 情节严重的：50 万元罚款 个人：所获收入 50% 罚款；10 年禁止从业
	从重	《山东省市场监督管理局行使行政处罚裁量权适用规则（试行）》第十三条情形	35 万元以上 50 万元以下罚款 情节严重的：175 万元以上 300 万元以下罚款 个人：所获收入 2.5 倍以上 5 倍以下罚款；20 年以上至终身禁止从业
		《山东省市场监督管理局行使行政处罚裁量权适用规则（试行）》第十四条情形	50 万元罚款 情节严重的：300 万元罚款 个人：所获收入 5 倍罚款；终身禁止从业
说明			
编码	30		
违法行为	1. 未按照规定建立疫苗电子追溯系统； 2. 法定代表人、主要负责人和生产管理负责人、质量管理负责人、质量受权人等关键岗位人员不符合规定条件或者未按照规定对其进行培训、考核； 3. 未按照规定报告或者备案； 4. 未按照规定开展上市后研究，或者未按照规定设立机构、配备人员主动收集、跟踪分析疑似预防接种异常反应； 5. 未按照规定投保疫苗责任强制保险； 6. 未按照规定建立信息公开制度。		
处罚依据	《中华人民共和国疫苗管理法》第八十三条：违反本法规定，疫苗上市许可持有人有下列情形之一的，由省级以上人民政府药品监督管理部门责令改正，给予警告；拒不改正的，处二十万元以上五十万元以下的罚款；情节严重的，责令停产停业整顿，并处五十万元以上二百万元以下的罚款。		
处罚种类	警告； 罚款； 责令停产停业。		
实施主体	省级以上人民政府药品监督管理部门。		

<table>
<tr><td>裁量范围</td><td colspan="3">拒不改正的，处二十万元以上五十万元以下的罚款；
情节严重的，处五十万元以上二百万元以下的罚款。</td></tr>
<tr><td>裁量阶次</td><td>裁量</td><td>裁量因素</td><td>裁量基准</td></tr>
<tr><td rowspan="6"></td><td>中限</td><td>无本基准从重、从轻和减轻情节的</td><td>35 万元罚款
情节严重的：125 万元罚款</td></tr>
<tr><td>减轻</td><td>《山东省市场监督管理局行使行政处罚裁量权适用规则（试行）》第十一条、第十二条情形</td><td>2 万元以上 20 万元以下罚款
情节严重的：5 万元以上 50 万元以下罚款</td></tr>
<tr><td rowspan="2">从轻</td><td>《山东省市场监督管理局行使行政处罚裁量权适用规则（试行）》第十一条、第十二条情形</td><td>20 万元以上 35 万元以下罚款
情节严重的：50 万元以上 125 万元以下罚款</td></tr>
<tr><td>《山东省市场监督管理局行使行政处罚裁量权适用规则（试行）》第十四条情形</td><td>20 万元罚款
情节严重的：50 万元罚款</td></tr>
<tr><td rowspan="2">从重</td><td>《山东省市场监督管理局行使行政处罚裁量权适用规则（试行）》第十三条情形</td><td>35 万元以上 50 万元以下罚款
情节严重的：125 万元以上 200 万元以下罚款</td></tr>
<tr><td>《山东省市场监督管理局行使行政处罚裁量权适用规则（试行）》第十四条情形</td><td>50 万元罚款
情节严重的：200 万元罚款</td></tr>
<tr><td>说明</td><td colspan="3"></td></tr>
<tr><td>编码</td><td colspan="3">31</td></tr>
<tr><td>违法行为</td><td colspan="3">疾病预防控制机构、接种单位、疫苗上市许可持有人、疫苗配送单位违反疫苗储存、运输管理规范有关冷链储存、运输要求。</td></tr>
<tr><td>处罚依据</td><td colspan="3">1.《中华人民共和国疫苗管理法》第八十五条第一款：疾病预防控制机构、接种单位、疫苗上市许可持有人、疫苗配送单位违反疫苗储存、运输管理规范有关冷链储存、运输要求的，由县级以上人民政府药品监督管理部门责令改正，给予警告，对违法储存、运输的疫苗予以销毁，没收违法所得；拒不改正的，对接种单位、疫苗上市许可持有人、疫苗配送单位处二十万元以上一百万元以下的罚款；情节严重的，对接种单位、疫苗上市许可持有人、疫苗配送单位处违法储存、运输疫苗货值金额十倍以上三十倍以下的罚款，货值金额不足十万元的，按十万元计算，责令疫苗上市许可持有人、疫苗配送单位停产停业整顿，直至吊销药品相关批准证明文件、药品生产许可证等，对疫苗上市许可持有人、疫苗配送单位的法定代表人、主要负责人、直接负责的主管人员和关键岗位人员以及其他责任人员依照本法第八十二条规定给予处罚。
2.《中华人民共和国疫苗管理法》第八十二条：除本法另有规定的情形外，疫苗上市许可持有人或者其他单位违反药品相关质量管理规范的，由县级以上人民政府药品监督管理部门责令改正，给予警告；拒不改正的，处二十万元以上五十万元以下的罚款；情节严重的，处五十万元以上三百万元以下的罚款，责令停产停业整顿，直至吊销药品相关批准证明文件、药品生产许可证等，对法定代表人、主要负责人、直接负责的主管人员和关键岗位人员以及其他责任人员，没收违法行为发生期间自本单位所获收入，并处所获收入百分之五十以上五倍以下的罚款，十年内直至终身禁止从事药品生产经营活动。</td></tr>
<tr><td>处罚种类</td><td colspan="3">警告；
没收违法所得；
罚款；
责令停产停业；
吊销批准证明文件、许可证；
没收违法期间所获收入；
禁止从业。</td></tr>
</table>

<table>
<tr><td>实施主体</td><td colspan="3">1. 县级以上人民政府药品监督管理部门；
2. 吊销药品批准证明文件、药品生产许可证，原批准、发证部门。</td></tr>
<tr><td>裁量范围</td><td colspan="3">拒不改正的，处二十万元以上一百万元以下的罚款；
情节严重的，货值金额十倍以上三十倍以下的罚款，货值金额不足十万元的，按十万元计算；
个人：违法行为发生期间，自本单位所获收入百分之五十以上五倍以下的罚款；十年内直至终身禁止从事药品生产经营活动。</td></tr>
<tr><td>裁量阶次</td><td>裁量</td><td>裁量因素</td><td>裁量基准</td></tr>
<tr><td rowspan="6"></td><td>中限</td><td>无本基准从重、从轻和减轻情节的</td><td>60 万元罚款
情节严重的：货值金额 20 倍罚款
个人：所获收入 2.5 倍罚款；20 年内禁止从业</td></tr>
<tr><td>减轻</td><td>《山东省市场监督管理局行使行政处罚裁量权适用规则（试行）》第十一条、第十二条情形</td><td>60 万元罚款
情节严重的：货值金额 20 倍罚款
个人：所获收入 2.5 倍罚款；20 年内禁止从业</td></tr>
<tr><td rowspan="2">从轻</td><td>《山东省市场监督管理局行使行政处罚裁量权适用规则（试行）》第十一条、第十二条情形</td><td>20 万元以上 60 万元以下罚款
情节严重的：货值金额 10 倍以上 20 倍以下罚款
个人：所获收入 50% 以上 2.5 倍以下罚款；10 年以上 20 年以下禁止从业</td></tr>
<tr><td>《山东省市场监督管理局行使行政处罚裁量权适用规则（试行）》第十四条情形</td><td>20 万元罚款
情节严重的：货值金额 10 倍罚款
个人：所获收入 50% 罚款；10 年禁止从业</td></tr>
<tr><td rowspan="2">从重</td><td>《山东省市场监督管理局行使行政处罚裁量权适用规则（试行）》第十三条情形</td><td>60 万元以上 100 万元以下罚款
情节严重的：货值金额 20 倍以上 30 倍以下罚款
个人：所获收入 2.5 倍以上 5 倍以下罚款；20 年以上至终身禁止从业</td></tr>
<tr><td>《山东省市场监督管理局行使行政处罚裁量权适用规则（试行）》第十四条情形</td><td>100 万元罚款
情节严重的：货值金额 30 倍罚款
个人：所获收入 5 倍罚款；终身禁止从业</td></tr>
<tr><td>说明</td><td colspan="3"></td></tr>
<tr><td>编码</td><td colspan="3">32</td></tr>
<tr><td>违法行为</td><td colspan="3">疾病预防控制机构、接种单位、疫苗上市许可持有人、疫苗配送单位有本法第八十五条规定以外的违反疫苗储存、运输管理规范行为。</td></tr>
</table>

处罚依据	《中华人民共和国疫苗管理法》第八十六条第一款：疾病预防控制机构、接种单位、疫苗上市许可持有人、疫苗配送单位有本法第八十五条规定以外的违反疫苗储存、运输管理规范行为的，由县级以上人民政府药品监督管理部门责令改正，给予警告，没收违法所得；拒不改正的，对接种单位、疫苗上市许可持有人、疫苗配送单位处十万元以上三十万元以下的罚款；情节严重的，对接种单位、疫苗上市许可持有人、疫苗配送单位处违法储存、运输疫苗货值金额三倍以上十倍以下的罚款，货值金额不足十万元的，按十万元计算。		
处罚种类	警告； 没收违法所得； 罚款。		
实施主体	县级以上人民政府药品监督管理部门。		
裁量范围	拒不改正的，处十万元以上三十万元以下的罚款； 情节严重的：处违法储存、运输疫苗货值金额三倍以上十倍以下的罚款，货值金额不足十万元的，按十万元计算。		
裁量阶次	裁量	裁量因素	裁量基准
	中限	无本基准从重、从轻和减轻情节的	20 万元罚款 情节严重的：货值金额 6 倍罚款
	减轻	《山东省市场监督管理局行使行政处罚裁量权适用规则（试行）》第十一条、第十二条情形	1 万元以上 10 万元以下罚款 情节严重的：货值金额 1 倍以上 3 倍以下罚款
	从轻	《山东省市场监督管理局行使行政处罚裁量权适用规则（试行）》第十一条、第十二条情形	10 万元以上 20 万元以下罚款 情节严重的：货值金额 3 倍以上 6 倍以下罚款
		《山东省市场监督管理局行使行政处罚裁量权适用规则（试行）》第十四条情形	10 万元罚款 情节严重的：货值金额 3 倍罚款
	从重	《山东省市场监督管理局行使行政处罚裁量权适用规则（试行）》第十三条情形	20 万元以上 30 万元以下罚款 情节严重的：货值金额 6 倍以上 10 倍以下罚款
		《山东省市场监督管理局行使行政处罚裁量权适用规则（试行）》第十四条情形	30 万元罚款 情节严重的：货值金额 10 倍罚款
说明			
编码	33		
违法行为	1. 违反《中医药法》规定，炮制中药饮片、委托配制中药制剂应当备案而未备案，或者备案时提供虚假材料； 2. 医疗机构应用传统工艺配制中药制剂未依照《中医药法》规定备案，或者未按照备案材料载明的要求配制中药制剂。		
处罚依据	《中华人民共和国中医药法》第五十六条：违反本法规定，举办中医诊所、炮制中药饮片、委托配制中药制剂应当备案而未备案，或者备案时提供虚假材料的，由中医药主管部门和药品监督管理部门按照各自职责分工责令改正，没收违法所得，并处三万元以下罚款，向社会公告相关信息；拒不改正的，责令停止执业活动或者责令停止炮制中药饮片、委托配制中药制剂活动，其直接责任人员五年内不得从事中医药相关活动。 医疗机构应用传统工艺配制中药制剂未依照本法规定备案，或者未按照备案材料载明的要求配制中药制剂的，按生产假药给予处罚。		

处罚种类	没收违法所得； 并处罚款； 责令停止炮制中药饮片、委托配制中药制剂活动； 直接责任人员五年内不得从事中医药相关活动。		
实施主体	县级以上人民政府药品监督管理部门。		
裁量范围	处三万元以下罚款。		
裁量阶次	裁量	裁量因素	裁量基准
	中限	无本裁量基准从重、从轻和减轻等情节的	15000 元罚款
	减轻	《山东省市场监督管理局行使行政处罚裁量权适用规则（试行）》第十一条、第十二条情形	免除罚款处罚
	从轻	《山东省市场监督管理局行使行政处罚裁量权适用规则（试行）》第十一条、第十二条情形	1000 元以上 15000 元以下罚款
		《山东省市场监督管理局行使行政处罚裁量权适用规则（试行）》第十四条情形	1000 元罚款
	从重	《山东省市场监督管理局行使行政处罚裁量权适用规则（试行）》第十三条情形	15000 元以上 30000 元以下罚款
		《山东省市场监督管理局行使行政处罚裁量权适用规则（试行）》第十四条情形	30000 元罚款
说明			

山东省药品监督管理局
关于印发山东省药品生产经营企业风险
自查报告管理办法（试行）的通知

鲁药监发〔2019〕20 号

各市市场监督管理局，省局机关各处室、单位：

现将《山东省药品生产经营企业风险自查报告管理办法（试行）》印发给你们，请遵照执行。

山东省药品监督管理局
2019 年 12 月 19 日

山东省药品生产经营企业
风险自查报告管理办法（试行）

第一条 为落实药品生产经营企业主体责任，规范生产经营行为，防范质量安全风险，依据《中华人民共和国药品管理法》及其实施条例等法律法规，制定本办法。

第二条 本办法所称风险自查报告制度，是指药品生产经营企业依据药品管理相关法律、法规、规章、标准和规范，定期对生产经营活动开展全面自查，对排查的质量安全风险采取有效整改措施，对存在重大质量安全风险隐患的，立即停止生产经营活动，并向药品监督管理部门报告的制度。

第三条 本办法适用于山东省行政区域内取得《药品生产许可证》《药品经营许可证》的药品生产企业和药品批发企业（包括药品零售连锁总部）。

第四条 企业应当履行药品安全风险定期自查和报告义务，对其生产经营药品的质量安全负主体责任，建立健全药品生产经营质量管理体系，保证药品生产经营全过程持续符合法定要求。

企业法定代表人或者主要负责人应当组织落实风险自查报告制度，承担企业风险自查报告第一责任人义务。

第五条 企业应当遵循预防为主、风险管理、全程管控、自我纠错的原则，严格执行风险自查和定期报告制度。

第六条 企业应当将风险自查报告制度纳入其生产经营质量管理体系，建立由企业主要负责人牵头的风险自查报告工作机构，健全风险自查、风险评估、风险自纠、风险控制、风险报告的闭环运行机制，确保其生产经营活动始终处于合规状态。

第七条 企业应当定期按照法律、法规和生产经营质量管理规范、标准要求进行全面风险自查，必要时根据产品质量问题、不良反应监测信息、市场投诉信息等开展专项自查。

企业主要负责人对自查报告真实性和准确性负责。

第八条 企业在风险自查基础上，可以委托第三方专业机构对自身生产经营质量管理体系进行评价和分析。

第九条 企业应当定期开展风险自查。

疫苗、血液制品、中药注射剂、无菌药品、特殊药品等高风险药品生产企业每季度一次，其他生产企业每半年一次。

麻醉药品、第一类精神药品经营企业每季度一次，第二类精神药品等其他特殊药品经营企业及疫苗配送企业每半年一次，其他药品批发企业每年一次。

企业每年对风险自查情况进行一次全面的年度回顾和总结。

第十条 发生重大药品质量安全事故，企业应当及时报告并开展风险处置，确保风险得到及时控制。

第十一条 企业应当建立风险管控机制，采用科学的风险分析工具和分析方法，对排查出的风险划分风险等级，并采取相应的风险控制措施，以保证产品质量。

第十二条 企业经自查，发现生产经营条件或者行为不符合法律、法规及标准、规范和管理制度要求的，应当立即采取有效整改措施，明确整改期限，整改期限原则上不超过一个月，特殊情况可适当延长整改期限，并对整改效果及时进行评估。

对药品生产经营过程中的变更，要全面评估、验证变更事项对药品安全性、有效性和质量可控性的影响，并按照国家规定的分类原则和要求进行变更；存在重大风险隐患的，应当立即主动停产停业整改并报告。

第十三条 企业每次风险自查后，应当及时、准确填写风险自查报告表，由企业主要负责人签字后，通过山东省药品风险自查报告信息化系统上报。

第十四条 药品监督管理部门应当将企业自查报告制度执行情况纳入监督检查范围，对企业自查制度、自查记录和处置情况进行核实，督促企业执行好风险自查报告制度。

第十五条 对企业自查发现且及时整改的情节轻微的问题、没有发生重大药品质量安全事故的问题，依法减轻或从轻处理。对未建立健全风险自查报告制度、未按期整改或者经检查发现与实际不符的，责令限期改正，并进行约谈；发生重大药品质量安全事故，未及时报告并开展风险处置，风险未消除以及存在违法违规行为的，依法进行处理。

第十六条 医疗机构制剂室和药品零售企业的风险自查与定期报告参照本办法执行。

第十七条 本办法由山东省药品监督管理局负责解释。

第十八条 本办法自2020年2月1日起施行，有效期至2022年1月31日。

山东省药品监督管理局
关于印发《山东省药品零售企业分级分类管理办法》的通知

鲁药监药市〔2019〕60号

各市市场监督管理局、各市行政审批部门：

《山东省药品零售企业分级分类管理办法》已经省局局务会议审议通过，现印发给你们，请认真遵照执行。

山东省药品监督管理局

2019年10月27日

山东省药品零售企业分级分类管理办法

第一章 总 则

第一条 为落实《国务院办公厅关于进一步改革完善药品生产流通使用政策的若干意见》（国办发〔2017〕13号），推进分级分类管理，规范药品零售企业经营行为，促进我省医药产业有序发展，根据《药品管理法》等法律法规规章规定，结合我省实际，制定本办法。

第二条 本办法适用于山东省行政区域内药品零售企业（含药品零售连锁企业门店，以下简称企业）的监督管理与《药品经营许可证》的核发、变更及换发。

第三条 本办法中的分级分类管理，是指药品监督管理部门根据企业经营场地规模、药品经营范围、药学技术人员配置情况、药品质量管理、药品追溯管理、信息化管理水平、药学服务能力等因素，对其经营资质和风险管控实施动态分级分类管理的活动。

第四条 省药品监督管理部门负责制定本办法，指导设区的市级市场监督管理部门开展分级分类管理工作。设区的市级市场监督管理部门可结合本辖区实际，依法制定有关细则并指导区、县级市场监督管理部门具体实施。市、县级市场监督管理部门按照属地管理原则负责企业的日常监督管理工作。

第二章 分级分类

第五条 根据企业设置条件与药品经营范围、经营规模的适应程度，核定的经营范围从小到大分为一类、二类和三类，相对应的企业分别简称为一类店、二类店和三类店。

（一）一类店经营范围限定为非处方药（甲类非处方药、乙类非处方药）。

（二）二类店经营范围限定为非处方药、处方药（麻醉药品、放射性药品、第一类精神药品等禁止类药品除外；医疗用毒性药品、第二类精神药品、含麻醉药品的复方口服溶液等限制类药品除外；生物制品（微生态活菌制品除外）、中药饮片、罂粟壳等除外）。

（三）三类店经营范围包括非处方药、处方药（麻醉药品、放射性药品、第一类精神药品、医疗用毒性药品、罂粟壳等药品除外）、生物制品、中药饮片等可在药品零售企业销售的药品。

经批准三类店还可销售第二类精神药品，并在《药品经营许可证》的经营范围上单独列明。

（四）上述企业均应执行国家禁止药品零售企业销售麻醉药品、放射性药品、第一类精神药品、终止妊娠药品、蛋白同化制剂、肽类激素（胰岛素除外）、药品类易制毒化学品、疫苗等法律法规的规定。

（五）仅经营药食同源类或可用于保健食品的精制包装中药饮片，且不拆零销售的二类店、三类店，可不增加“中药饮片”经营范围。

第六条 根据日常监管情况，在经营分类的基础上，将每类药品零售企业门店分为A、B、C、D四个风险等级。

（一）A级：质量管理状况良好；一年内未受行政处罚的；

（二）B级：质量管理状况基本符合要求；一年内受到警告，被责令改正违法行为的；因违反《药品管理法实施条例》第七十五条的规定受到行政处罚的；

（三）C级：质量管理状况较差；一年内因实施同一违法行为被连续警告、公告两次以上的；被处以罚款、没收违法所得、没收违法财物的；

（四）D级：质量管理状况差；一年内被依法撤销行政许可证明文件的；提供虚假申请材料或者以欺骗、贿赂等不正当手段骗取行政许可证明文件的；拒绝、逃避、阻挠执法人员依法进行监督检查或者拒不配合执法人员进行案件调查的；违法行为构成犯罪的。

第七条 药品零售企业分级分类实施动态管理，根据开办条件验收、日常监督检查、跟踪检查及飞行检查等监督检查结果，结合企业设置条件的满足程度进行动态调整。

对未按核定的分类设置条件要求经营，擅自降低经营条件，经营范围、经营规模与原核定分类设定条件不相适应的，执业药师等依法经过资格认定的药学技术人员“挂证”，无法在职在岗履行处方审核、药学服务及质量管理等情形的，将按规定纳入药品安全“黑名单”。企业被吊销《药品经营许可证》后，被纳入药品安全“黑名单”的同一投资主体再次申请开办的，将按《山东省食品药品安全黑名单管理办法（试行）》规定处理。

第三章 机构人员

第八条 企业法定代表人或企业负责人、质量管理负责人应无《药品管理法》规定的禁止从事药品经营活动的情形。

第九条 企业负责人是企业药品质量的主要责任人。二类店和三类店的企业法定代表人或企业负责人应为执业药师。（利用“互联网+”技术开展企业内部集中、远程处方审核服务的连锁门店除外）

第十条 企业应设置与其经营范围及经营规模相适应的经营、质量管理部门或配备质量管理人员，履行《药品经营质量管理规范》规定的药品质量管理职责。

第十一条 企业应配备足够的、与经营范围和经营规模及岗位职能相适应的依法经过资格认定的药学技术人员，从事质量管理、药学服务及处方审核等工作。企业应按分类要求配备执业药师，负责处方审核，指导合理用药，并对经其审核的处方负责。

（一）一类店应当配备至少1名药师或以上职称的药学技术人员；仅经营乙类非处方药的一类店，各设区的市级市场监管部门可根据辖区实际情况会同行政审批部门，试点简化审批手续、适当放宽准入条件。

（二）二类店应当配备与经营范围、经营规模相适应的至少1名执业药师和1名药师或以上职称的药学技术人员。

（三）三类店应当配备与经营范围、经营规模相适应的至少1名执业药师（经营范围包括“中药饮片”的还应配备至少1名执业中药师或中药师或以上职称的药学技术人员）和2名药师或以上职称的药学技术人员。

（四）药品零售连锁企业总部在保证执业药师对处方药销售实行有效审查、确认、签字的基础上，可通过“互联网+”技术集中、远程审核处方，每20家连锁门店至少配备2名专职审方执业药师，在农村等偏远地区的连锁门店按照分类情况仅需配备依法经过资格认定的药学技术人员负责处方调配、复核与指导合理用药。专职审方执业药师信息须在总部及所服务门店显著位置公示。

（五）药品零售企业可使用符合《山东省药品零售企业远程审核处方服务平台指导原则》要求的第三方平台审核处方，作为执业药师临时不在岗时处方审核的补充。

（六）质量管理、验收、采购人员应当具有药学或者医学、生物、化学等相关专业中专以上学历或者具有药学专业初级以上专业技术职称。

（七）从事中药饮片质量管理、验收、采购人员应当具有中药学等相关专业中专以上学历或者具有中药学等相关专业初级以上专业技术职称。

（八）营业员应当具有高中以上文化程度或者符合省药品监督管理部门规定的条件。

（九）中药饮片调剂人员应当具有中药学等相关专业中专以上学历或初级以上专业技术职称或具备中药调剂员资格。

（十）仅经营药食同源类或可用于保健食品的精制包装单味中药饮片，且不拆零销售的，可不配备中药师。经营其他中药饮片的，应增加“中药饮片”经营范围，按要求配备中药师。

第十二条 质量管理人员、处方审核人员、药学服务人员等关键岗位人员应在职在岗，其岗位职责不得由其他岗位人员代为履行。

执业药师信息应在营业场所显著位置进行公示（至少包括姓名、执业注册证号及照片等）。使用第三方平台审核处方的要告知公众，执业药师临时不在岗时，应在处方药销售区域显著位置公示，停止销售处方药并记录原因，记录应存档备查。

第十三条 企业各岗位人员须经相应的法律法规和药品专业知识与技能的岗前培训和继续教育培训，掌握相关法律法规和专业知识，并能正确理解并履行职责。在企业申请核发《药品经营许可证》现场检查、日常监督检查、飞行检查等情况下，检查组应对企业有关人员进行现场考核，考核成绩作为是否通过检查的重要参考。

第十四条 企业从事药品质量管理、验收、养护、保管人员以及营业员等直接接触药品岗位工作的人员应进行岗前和年度健康检查，并建立健康档案。患有传染病或其他可能污染药品的疾病的人员，不得从事直接接触药品的工作。

第四章 设施设备

第十五条 企业应有与药品经营范围、经营规模相适应的营业场所。

（一）一类店药品营业场所面积（指使用面积，下同）应符合以下要求：

1. 县级（含）以上城区不少于 40 平方米；

2. 县以下农村地区不少于 20 平方米；

3. 在车站、码头、机场、宾馆及其他商场、超市等特定区域的，营业区域面积不少于 20 平方米。

（二）二类店药品营业场所面积应符合以下要求：

1. 县级（含）以上城区，单体药店不少于 80 平方米，零售连锁门店不少于 60 平方米；

2. 县以下农村地区不少于 40 平方米。

（三）三类店药品营业场所面积应符合以下要求：

1. 县级（含）以上城区，单体药店不少于 100 平方米，零售连锁门店不少于 80 平方米；

2. 县以下农村地区不少于 60 平方米。

上述面积指同一平面上的连续面积。已有《药品经营许可证》的药品零售企业，在企业实际经营场所不发生变化的情况下，可执行原标准。

第十六条 在车站、码头、机场、宾馆及其他商场、超市等特定区域设立企业的，必须具有独立的经营区域。

第十七条 企业营业场所应当与药品储存、办公、生活辅助及其他区域有效分开。

第十八条 企业营业场所和药品仓库应环境整洁、无污染物、地面和墙壁平整、清洁。

企业营业场所应有与外界有效间隔的设施，并安装空调以满足营业场所环境舒适，药品储存、销售、陈列区（库、柜）应配备有效调节及监测温、湿度的设施设备，确保药品储存、陈列温度符合药品包装、说明书规定的储存要求。

第十九条 企业营业场所应当配备以下营业设备：

（一）配置与经营范围、经营规模相适应的符合药品包装标示贮藏要求的存放和陈列药品的设施设备［货架、柜台、阴凉柜（区）、冷藏柜（箱）等］；

（二）经营中药饮片的（仅经营精制包装单味中药饮片且不拆零销售的除外），有符合中药饮片存放、处方调配及计量、卫生要求的药斗、衡器、中药饮片包装等设备；

（三）药品拆零销售的，应配备符合拆零及卫生要求的调配工具、包装用品；

（四）配备有能够符合经营和质量管理要求的计算机系统，并满足药品追溯的要求；

（五）销售凭证打印设备等。

第二十条 企业营业场所药品陈列区域应有避光、通风、防潮、防虫、防鼠等设备。陈列布局应当符合以下要求：

（一）按剂型、用途以及储存要求分类陈列，并设置醒目标识，分类类别标签字迹清晰、放置准确；

（二）处方药、非处方药应分区陈列，有处方药、非处方药专用标识，并在药品营业区显眼位置标示处方药的警示语和非处方药的忠告语；

（三）处方药、国家有专门管理要求的药品应集中设置专区（柜）销售，不得采用开架自选的方式陈列和销售；

（四）外用药与其他药品应分开摆放；

（五）经营非药品应当集中设置专区，与药品区域明显分开，并有醒目标志（具有功能主治声称包装的中药饮片等药品不得置于非药品区域）。

第二十一条 从事药品拆零销售业务的，企业负责拆零销售的人员应经过专门培训；应设置拆零药品专柜（区）和拆零记录；拆零的工作台及工具、包装袋应保持清洁、卫生，防止交叉污染；包装袋上写明药品名称、规格、数量、用法、用量、批号、有效期以及药店名称等内容。

第二十二条 药品零售连锁企业应在总部的管理下，统一企业标识、统一管理制度、统一计算机管理系统、统一人员培训、统一采购配送、统一票据管理、统一药学服务标准（简称“七统一”），连锁门店不得自行采购药品。

第二十三条 企业应当建立符合经营和质量管理要求的计算机系统，并满足药品追溯的要求。计算机系统应按照《药品经营质量管理规范》相关规定，在系统中设置各经营流程的质量控制功能，与采购、销售以及收货、验收、储存、陈列、养护、复核等系统功能形成内嵌式结构，对各项经营活动进行判断，对不符合药品监督管理法律法规以及《药品经营质量管理规范》的行为进行识别及控制，确保各项质量控制功能的实时和有效。

第二十四条 电子记录数据应当以安全、可靠的方式储存并按日备份。

销售凭证打印设备应与计算机管理系统自动连接，销售凭证格式至少包括药品名称、生产企业名称、批号、规格、数量、价格、销售企业名称、销售日期等内容。

药品零售连锁企业所属连锁门店应与总部、配送中心（仓库）实现计算机网络实时连接，具有接入互联网的能力，能够满足药品追溯的要求。

第二十五条 经营中药饮片应在营业场所设置独立区域，有明显标识，并配置所需的调配处方的设备；中药饮片销售应保留原包装，做到可追溯。

第二十六条 中药饮片柜斗谱的书写应当正名正字。

第二十七条 企业应配备合格的计量器具以及清洁卫生的药品调剂工具、包装用品等。

第二十八条 企业设置药品仓库的，其使用面积与功能应与经营规模相适应，并应符合《药品经营质量管理规范》及其附录有关规定，设置有效监测和调控温湿度的设备。企业未设置药品仓库的，应有相对固定的验收场所，不合格药品应设置专门区域，并实行色标管理。储存中药饮片应当设立专用库房。

第二十九条 企业应当在营业场所醒目位置公布药品监督管理部门的监督电话，设置顾客意见簿。

第三十条 企业在营业场所内进行的广告宣传，应符合国家有关规定。

第五章 管理制度

第三十一条 企业应制定具有保证所经营药品质量的管理制度，至少包括：

（一）岗位职责与质量责任；

（二）药品采购管理；

（三）药品验收管理；

（四）药品陈列管理；

（五）药品销售管理；

（六）供货单位和采购品种审核管理；

（七）处方药销售管理；

（八）药品拆零管理；

（九）特殊管理药品和国家有专门管理要求的药品管理；

（十）记录和凭证管理；

（十一）收集和查询质量信息管理；

（十二）质量事故、质量投诉的管理；

（十三）中药饮片处方审核、调配、核对的管理；

（十四）药品有效期的管理；

（十五）不合格药品、药品销毁的管理；

（十六）环境卫生和人员健康的规定；

（十七）提供用药咨询、指导合理用药等药学服务的管理；

（十八）人员培训及考核的规定；

（十九）药品不良反应报告的规定；

（二十）计算机系统管理；

（二十一）药品追溯的规定；

（二十二）设置库房的还应当包括储存、养护的管理。

药品零售连锁企业连锁门店的质量管理制度按照上述要求由总部统一制定，由连锁门店负责具体实施。

第三十二条 企业应制定具有保证所经营药品质量的操作规程，主要包括：

（一）药品采购、验收、销售；

（二）处方审核、调配、核对；

（三）中药饮片处方审核、调配、核对；

（四）药品拆零销售；

（五）特殊管理的药品和国家有专门管理要求的药品的销售；

（六）营业场所药品陈列及检查；

（七）营业场所冷藏药品的存放；

（八）计算机系统的操作和管理；

（九）设置库房的还应当包括储存和养护的操作规程。

药品零售连锁企业连锁门店的操作规程按照上述要求由总部统一制定，由连锁门店负责具体实施。

第三十三条 企业应建立真实、完整、准确、有效、可追溯的质量管理记录。主要包括：

（一）药品采购记录；

（二）药品验收记录；

（三）药品陈列检查记录；

（四）药品养护记录；

（五）药品销售记录；

（六）中药饮片处方审核、调配核对记录；

（七）中药饮片清斗装斗记录；

（八）药品拆零销售记录；

（九）温湿度监测记录；

（十）药品质量投诉和质量事故处理记录；

（十一）药品不良反应报告记录；

（十二）不合格药品处理记录；

（十三）首营企业审核记录；

（十四）首营品种审核记录；

（十五）有特殊管理要求药品专用账册。

药品零售连锁企业连锁门店的质量管理记录格式由总部统一制定，按相关规定实施。

第六章　附　则

第三十四条　现场检查时，将企业经营范围、经营规模及实际具备的条件与本管理办法所对应的分类设置条件进行比对核实，所有检查项目应与相应的分类设置条件相一致（合理缺项除外）。

第三十五条　原有关药品零售企业分级分类管理的规定凡与本办法不一致，按本办法执行。国家有新规定的，依国家规定。

第三十六条　本办法由省药品监督管理局负责解释。

第三十七条　本办法自2019年12月1日起施行，有效期5年。《关于印发山东省药品零售（连锁）企业许可验收实施标准和山东省药品零售企业许可验收实施标准的通知》（鲁食药监发〔2009〕14号）同时废止。

山东省药品监督管理局
关于印发《山东省药品零售连锁企业管理办法》的通知

鲁药监药市〔2019〕61号

各市市场监督管理局、各市行政审批部门：

《山东省药品零售连锁企业管理办法》已经省局局务会议审议通过，现印发给你们，请认真遵照执行。

山东省药品监督管理局

2019年10月27日

山东省药品零售连锁企业管理办法

第一章　总　则

第一条　为规范药品零售连锁企业（以下简称连锁企业）经营行为，保证药品质量，保障公众用药安全，促进药品零售规模化、规范化发展，根据《药品管理法》等法律法规规章规定，结合我省实际，制定本办法。

第二条　山东省辖区内的药品零售连锁经营和监督管理活动，适用本办法。

第三条　省药品监督管理局负责全省连锁企业监督管理工作，市、县级市场监督管理部门负责辖区内连锁企业的日常监督管理。

第二章　质量管理与药学服务

第四条　连锁企业总部应当对所属药品零售企业连锁门店（以下简称连锁门店）实行统一企业标识、统一管理制度、统一计算机管理系统、统一人员培训、统一采购配送、统一票据管理、统一药学服务标准的“七统一”管理（以下简称“七统一”管理）。

第五条　连锁企业总部应当符合药品经营质量管理规范有关药品批发企业的规定要求，设置专门的质量管理机构，负责质量管理体系构建与实施，保证企业持续合规，承担质量管理、供货商审计、药品验收、连锁门店管理、药学服务管理、质量管理、教育培训等职能，并建立药品追溯系统，实现药品可追溯。

第六条　连锁企业的企业负责人是药品质量的主要责任人，全面负责企业日常管理；企业质量负责人应当由高层管理人员担任，全面负责药品质量管理工作，独立履行职责，在企业内部对药品质量管理具有裁决权；连锁企业总部质量管理机构负责连锁企业（包括所属连锁门店）药品质量管理，负责制订统一质量管理制度和药学服务规范，并确保在企业持续、有效施行，保证药品质量和药学服务质量。

第七条　连锁企业应按药品经营质量管理规范规定配备足够的、符合相关资质与经验的执业药师等药学技术人员，并有制度与措施确保执业药师等药学技术人员在职在岗履行质量管理与药学服务职责。在具备上述条件并有效利用“互联网＋”技术开展企业内部集中、远程处方审核服务的条件下，专职审方执业药师可注册在连锁企业总部，农村等偏远地区的连锁门店仅需配备依法经过资格认定的药师。未开展企业内部集中、远程处方审核服务的连锁企业，执业药师按规定注册在连锁门店。

第八条　执业药师审核处方时，应当按《处方管理办法》（原卫生部令第53号）等规定，对处方审核质量负责，并按服务规范实施药学服务，保障公众用药合理、安全；连锁门店药学技术人员应当履行处方复核职责。

执业药师审核、调配处方后应签名确认，其签名须经连锁企业备案并留档备查；药学技术人员复核、调配处方的，应当签名确认，其签名须经连锁企业备案并在连锁门店留档备查。未凭医师处方销售、调配处方药、处方未经审核或执业药师未在职在岗履行处方审核职责销售处方药的，所涉及的连锁企业、执业药师将按相关规定依法进行处罚。属于“黑名单”范畴的，按照相关规定进行处理。

第九条 利用“互联网+”技术开展企业内部集中、远程处方审核服务的，处方审核服务平台应具备人脸识别、指纹确认、视频录像等功能，并制定完备的工作制度，确保执业药师在职在岗有效开展工作。企业开展集中、远程处方审核服务，须符合《山东省药品零售企业远程审核处方服务平台指导原则》（附件1）要求。

第三章 设施设备

第十条 连锁企业应当具有与其药品经营范围、经营规模相适应以及符合药品质量特性要求的储存运输设施设备，配备相应的库房（经营特殊温度要求、需冷藏冷冻药品的，需配备足够的阴凉库、冷库、冷藏箱、保温箱、冷藏车等设施设备）、仓储管理计算机系统、温湿度自动监控系统。应当具备收货与验收、储存与养护、出库、运输与配送等职能，并保证全流程药品质量与安全。

第十一条 采用委托配送的连锁企业门店，应当认真履行收货、验收职责，做好相关记录，及时将结果通过计算机管理系统反馈至总部。

连锁企业不得对非本连锁企业所属门店进行药品配送；连锁门店不得自行采购药品；

在紧急情况下，经连锁企业总部批准，同一连锁企业门店之间的药品可调剂使用，连锁企业总部对调剂使用药品的来源去向和质量负责。

第十二条 连锁企业应当按照药品经营质量管理规范及其附录的要求，建立符合药品经营和质量、追溯要求的、覆盖连锁企业总部以及连锁门店的质量管理体系和计算机管理系统，实时控制并记录药品经营各环节和质量管理全过程，确保药品经营全过程可追溯，计算机管理系统应具备药品监督管理数据接口。

连锁企业总部、连锁门店之间应当实现计算机网络实时信息传输和数据共享，并有确保数据安全的设备设施和应急措施。

第四章 委托储存配送

第十三条 连锁企业需要委托储存配送的，应当将其经营范围内的全部药品或部分药品（仅限冷藏冷冻药品）委托给一家具备现代物流条件的药品批发企业或委托给一家同一法定代表人（或属于同一企业集团）的药品批发企业。委托企业与被委托企业的计算机系统要对接，能够实现数据实时查询。委托企业应定期对被委托企业进行质量管理体系审查。

第十四条 连锁企业委托前后应当达到以下要求：

（一）开展委托储存配送业务前，连锁企业应当对拟委托储存配送的药品批发企业的储存、运输、配送条件及质量保障能力等进行审查，并与其签订委托协议和质量保证协议，明确双方质量责任以及相关权利与义务。

（二）受托储存配送的药品批发企业的药品经营范围应当与连锁企业的药品经营范围相适应。

（三）委托储存配送的连锁企业应当及时办理《药品经营许可证》仓库地址变更（部分委托储存配送的除外）。

（四）药品储存配送中出现的质量问题，应按质量协议所规定的权利与义务，由委托、被委托双方承担相应责任。

（五）药品储存配送业务全部由被委托方开展的连锁企业，不得另行开展药品储存配送业务。

第十五条 连锁企业总部因违法违规行为，除经营假劣药品或严重违反药品经营质量规范等影响产品质量的情形外，被责令停业期间，其各连锁门店可将连锁企业总部和连锁门店库存合格药品在药品有效期内销售完为止，但不能自行从其他药品批发企业（包括受委托储存配送的药品批发企业）购进药品。其他药品批发企业不得向被要求停业的连锁企业及其门店配送药品。

第十六条 连锁企业委托药品批发企业配送药品的，受委托的企业被责令停业或被吊销《药品经营许可证》等不能实施储存配送的，连锁企业可按本规定第十三条、第十四条要求办理变更委托手续。

第五章 监督管理

第十七条 开办连锁企业和连锁门店应当分别办理《药品经营许可证》。连锁企业应当符合《山东省药品零售连锁企业验收标准》（附件2）。

第十八条 连锁门店的《药品经营许可证》的新办、换发、变更、补发、注销等事项办理工作，应由连锁总部负责具体办理。

第十九条 连锁总部核减经营范围的，连锁总部负责所有连锁门店在30天内办理核减手续，未办理核减经营范围的，以超范围经营处理。

第二十条 连锁总部注销《药品经营许可证》的，其所属连锁门店应当依法办理《药品经营许可证》注销手续。所属连锁门店由其他连锁企业收购、兼并的，如实际经营地址、许可条件未发生变化的，可按变更《药品经营许可证》办理。

第二十一条 日常监督管理工作的内容主要包括：

（一）企业名称、注册地址、仓库地址、企业法定代表人（企业负责人）、质量负责人、执业药师、经营方式、经营范围、分支机构等重要事项的执行和变动情况。

（二）企业经营设施设备及仓储条件变动情况。

（三）企业委托储存配送执行和变动情况。

（四）企业质量管理体系运行情况及实施药品经营质量管理规范情况。

（五）药品追溯系统建立与运行情况。

（六）企业计算机管理系统运行情况。

（七）企业对上次药品监督管理部门检查结果的整改情况。

（八）执行国家、省有关药品管理法律、法规、规定的情况。

第二十二条　监督管理部门对连锁企业监督中发现有违反《药品管理法》等法律法规规章的，应依法处理。

第六章　附　则

第二十三条　药品零售连锁经营是药品零售的一种特殊经营形式，在同一连锁企业总部的管理下，实施“七统一”管理，总部采购与门店销售分离，并实现计算机联网管理，实行规模化、集团化管理的经营模式。

第二十四条　连锁企业由连锁企业总部和 10 家以上连锁门店（为总部的分支机构）构成，是一个完整的有机整体。总部是连锁企业经营管理的核心，负责药品采购、储存、配送及质量与安全控制，以及对连锁门店的统一管理；连锁门店是连锁企业的药品销售网络终端，承担日常药品零售和药学服务业务，确保终端药品销售与服务质量。

第二十五条　原有关药品零售连锁管理的规定凡与本办法不一致，按本办法执行。国家有新规定的，依国家规定。

第二十六条　本办法由省药品监督管理局负责解释。

第二十七条　本办法自 2019 年 12 月 1 日起施行，有效期 5 年。

附件：1. 山东省药品零售企业远程审核处方服务平台指导原则

2. 山东省药品零售连锁企业验收标准

附件 1

山东省药品零售企业远程审核处方服务平台指导原则

一、机构与人员

（一）远程审核处方服务平台（以下简称平台）应设立专门的运行管理部门，负责平台的运营管理。配备平台负责人 1 名，大学本科以上学历，熟悉药品经营相关法律法规，两年以上药品经营管理经验，主要负责平台的日常管理，确保平台正常运转；根据平台规模，配备一定数量的信息管理和运行维护人员负责平台的正常运行。

（二）平台配备的专职审方执业药师（以下简称审方药师）执业范围应与所服务药品零售企业经营范围相匹配，数量与经营规模相适应，一般不低于 30 人。平台所服务的药品零售企业数量多于 300 家，且平台日审方数量峰值大于 2400 张时，每增加 20 家药品零售企业，须多配备 2 名审方药师。

（三）平台应配备一定数量的药学服务质量巡查人员，原则上不少于审方药师数量的 5%，具有执业药师资格，三年以上药品经营质量管理经验，熟悉药事服务工作，专门负责对审方药师审方质量、各药店通过平台提供药事服务等工作进行质量巡查。

二、场所

（一）平台应为审方药师设置独立的工作场所，宽敞、明亮、安静，有利于高强度的审方工作。每名审方药师有一定面积的专用、固定工作区域，杜绝相互干扰，原则上每人不少于 2 平方米。

（二）平台应具备独立的服务器机房，确保服务器安全、稳定、正常工作。

（三）平台应具备一定面积的办公用房，满足平台管理人员、质量巡查人员等正常办公需要。

三、设施与设备

（一）配备企业级专用数据服务器，双机热备。具备与服务规模相匹配的远程服务操作系统、网络设备、企业级防火墙，具有固定的外网 IP，保证平台与所服务的药店之间通讯顺畅、网络环境安全。

（二）配备专用高清视频服务器，具备高清摄像头及语音对讲设备，审方药师能与所服务的药店之间通过视频和语音对讲实现实时在线用药咨询、用药指导等药学服务，双方视频语音对讲流畅，不卡顿。

（三）配备独立的、专用存储服务器，远程审核的处方和药学服务影像资料能够实时上传专用服务器并加密封存备查，设置防止处方图片的修改与删除功能。影像资料保存不少于 1 年；普通药品处方保存时间不少于 1 年；含麻黄碱类复方制剂等特殊管理药品的处方保存时间不少于 2 年。

（四）配备审方药师工作区域视频监控系统，该系统能满足对每一名审方药师登录系统、审核处方、签字确认等每一个工作环节的全过程、清晰记录，并自动保存至专用存储服务器，视频资料保存时间不少于 1 年。

（五）配备可靠的不间断电源或备用发电机组，确保突然断电情况下平台正常运行。

（六）配备指纹确认、人脸识别等技术设备，对审方药师进行考勤记录，考勤情况实时上传专用存储服务器加密存档备查且不可修改。

四、制度与操作规程

平台应建立开展远程服务工作的管理制度和管理规定，至少应包括以下内容：

（一）平台管理制度；

（二）平台服务质量管理制度；

（三）平台服务质量评估规程；

（四）审方药师管理制度及岗位职责；

（五）处方审核操作规程；

（六）处方审核权限设置管理制度；

（七）药学服务质量管理制度；

（八）药学服务质量评估规程；

（九）平台工作人员岗位职责；

（十）平台服务器管理制度；

（十一）平台应急管理预案；

（十二）患者隐私数据管理制度；

（十三）处方管理制度等。

五、其他

（一）审方药师工作时间应与所服务的药品零售企业营业时间同步，不可使用手机、PAD 等移动终端进行在线药学服务。

平台可根据是否业务峰值科学合理安排审方药师工作时间，保证业务高峰时段不低于 60% 的审方药师在岗；其他时段不低于 10% 的审方药师在岗，零售门店请求审方药师服务响应等待时间一般不超过 2 分钟。

（二）平台远程服务操作系统中应保存所有审方药师的注册证书、人脸识别信息、指纹信息等内容，确保审方药师登录的唯一性。

平台远程服务操作系统应具备数据统计、分析等功能，全面、客观的反映审方药师工作开展情况。

（三）审方药师签署通过或不予通过的审核意见，经指纹确认或脸部识别系统确认后发送门店。对不予通过的处方，在该处方上注明原因；平台远程服务操作系统能够体现先审核后销售。

（四）平台因故障或断电等情况无法正常运行时，平台应第一时间通知所服务的药品零售企业暂停销售处方药。

（五）审方药师通过平台远程服务操作系统对患者购买的处方药用法用量、禁忌症、注意事项等进行药事服务，确保患者用药安全。

（六）对有特殊管理要求的药品，平台远程服务操作系统能够自动“专册登记”，登记内容包括药品名称、规格、销售数量、生产企业、生产批号。实名制管理的药品“专册登记”，内容能够体现购买人姓名、身份证号码等。

（七）对同时购买多种 OTC 药品的顾客，平台可提供视频在线用药咨询、用药指导等药学服务，介绍药品用法、用量，对有配伍禁忌或者超剂量的药品应当拒绝调配。

（八）平台所合作的开展远程问诊、电子处方在线服务的医疗机构或第三方机构应遵守《互联网诊疗管理办法（试行）》和《互联网医院管理办法（试行）》《远程医疗服务管理规范（试行）》的规定，互联网医院使用的信息系统及电子处方系统应当实施第三级信息安全等级保护。平台应当建立相应的管理制度，确保电子处方的合法性和真实性。

附件 2

山东省药品零售连锁企业验收标准

1. 具有 10 家以上药品零售门店。

2. 企业法定代表人或企业负责人、质量管理负责人无《药品管理法》规定的禁止从事药品经营活动的情形。

3. 企业法定代表人或企业负责人具有执业药师资格，企业负责人应当具有大学专科以上学历或者中级以上专业技术职称，经过基本的药学专业知识培训，熟悉有关药品管理的法律法规及《药品经营质量管理规范》。

4. 企业质量负责人应当具有大学本科以上学历、执业药师资格和 3 年以上药品经营质量管理工作经历，在质量管理工作中具备正确判断和保障实施的能力。

企业质量管理部门负责人应当具有执业药师资格和 3 年以上药品经营质量管理工作经历，能独立解决经营过程中的质量问题。

企业其他从事质量管理工作的人员，应当具有药学中专或者医学、生物、化学等相关专业大学专科以上学历或者具有药学初级以上专业技术职称。

5. 从事验收、养护工作的人员，应当具有药学或者医学、生物、化学等相关专业中专以上学历或者具有药学初级以上专业技术职称。

企业从事中药饮片验收工作的人员，应当具有中药学相关专业中专以上学历或者具有中药学中级以上专业技术职称；从事中药饮片养护工作的人员，应当具有中药学相关专业中专以上学历或者具有中药学初级以上专业技术职称。

企业从事采购工作的人员应当具有药学或者医学、生物、化学等相关专业中专以上学历。

企业应配备 1 名以上计算机专业大学学历的计算机管理人员，维护企业计算机管理系统，并能处理常见的计算机软、硬件故障。

6. 企业从事质量管理、验收工作的人员应当在职在岗，不得兼职其他业务工作。

7. 企业各岗位人员须经相应的法律法规和药品专业知识与技能的岗前培训和继续培训，能正确理解并履行职责。

8. 企业在质量管理、药品验收、养护、保管等直接接触药品岗位工作的人员，应每年在二级以上医疗机构进行健康检查并建立档案。患有精神病、传染病等可能污染药品或导致药品发生差错疾病的患者，不得从事直接接触药品的工作。

9. 企业应当具有与其药品经营范围、经营规模相适应的经营场所和仓库（委托储存配送的除外）。其中连锁企业总部经营场所建筑面积应不少于 100 平方米，仓库建筑面积应不少于 500 平方米，最低处层高不低于 5 米（二层以上最低处不低于 4 米）。

同一法定代表人的药品批发企业和药品零售连锁企业总部的营业场所设在同一楼层的，应设置有效物理隔离设施。

10. 配送中心（仓库）库房药品储存作业区、辅助作业区应当与办公区和生活区分开一定距离或者有隔离措施。

11. 配送中心（仓库）的规模及条件应当满足药品的合理、安全储存，并达到以下要求，便于开展储存作业：

（1）库房内外环境整洁，无污染源，库区地面硬化或者绿化；

（2）库房内墙、顶光洁，地面平整，门窗结构严密；

（3）库房有可靠的安全防护措施，能够对无关人员进入实行可控管理，防止药品被盗、替换或者混入假药；

（4）有防止室外装卸、搬运、接收、发运等作业受异常天气影响的措施。

12. 配送中心（仓库）应当配备以下设施设备：

（1）药品与地面之间有效隔离的设备；

（2）避光、通风、防潮、防虫、防鼠等设备；

（3）有效调控温湿度及室内外空气交换的设备；

（4）自动监测、记录库房温湿度的设备；

（5）符合储存作业要求的照明设备；

（6）用于零货拣选、拼箱发货操作及复核的作业区域和设备；

（7）包装物料的存放场所；

（8）验收、发货、退货的专用场所；

（9）不合格药品专用存放场所；

（10）经营特殊管理的药品有符合国家规定的储存设施。

13. 经营中药饮片的，应当有专用的库房和养护工作场所。

14. 储存、运输冷藏、冷冻药品的，应当配备以下设施设备：

（1）与其经营规模和品种相适应的冷库，冷库体积不小于 20 立方米；

（2）用于冷库温度自动监测、显示、记录、调控、报警的设备；

（3）冷库制冷设备的备用发电机组或者双回路供电系统；

（4）对有特殊低温要求的药品，应当配备符合其储存要求的设施设备；

（5）冷藏车及车载冷藏箱或者保温箱等设备。

15. 运输药品应当使用封闭式货物运输工具。

16. 运输冷藏、冷冻药品的冷藏车及车载冷藏箱（或保温箱）应当符合药品运输过程中对温度控制的要求。冷藏车具有自动调控温度、显示温度、存储和读取温度监测数据的功能；冷藏箱（或保温箱）具有外部显示和采集箱体内温度数据的功能。

17. 药品零售连锁企业应按照《药品经营质量管理规范》及附录 2：药品经营企业计算机系统的要求，建立符合经营和质量要求的计算机管理系统，实时控制并记录药品经营各环节和质量管理全过程，实现药品可追溯，并可实现按要求上传至药品监督管理部门的功能。

连锁企业总部、配送中心（仓库）、连锁门店之间应实现计算机网络实时的信息传输和数据共享。

18. 企业应制定保证质量管理职能正常行使和所经营药品质量的规章制度及操作规程。内容包括：

（1）质量管理体系内审的规定；

（2）质量否决权的规定；

（3）质量管理文件的管理；

（4）质量信息的管理；

（5）供货单位、购货单位、供货单位销售人员及购货单位采购人员等资格审核的规定；

（6）药品采购、收货、验收、储存、养护、销售、出库、运输的管理；

（7）特殊管理的药品的规定；

（8）药品有效期的管理；

（9）不合格药品、药品销毁的管理；

（10）药品退货的管理；

（11）药品召回的管理；

（12）质量查询的管理；

（13）质量事故、质量投诉的管理；

（14）药品不良反应报告的规定；

（15）门店访问的管理；

（16）环境卫生、人员健康的规定；

（17）质量方面的教育、培训及考核的规定；

（18）设施设备保管和维护的管理；

（19）设施设备验证和校准的管理；

（20）记录和凭证的管理；

（21）计算机系统的管理；

（22）药品追溯的规定；

（23）远程审方服务平台运行的有关规定。

19. 企业应统一制定连锁门店的质量管理制度，由连锁门店负责具体实施。主要包括：

（1）有关业务和管理岗位的质量责任；

（2）药品采购、验收管理；

（3）药品陈列管理；

（4）药品销售管理；

（5）处方药销售管理；

（6）药品拆零管理；

（7）特殊管理药品和国家有专门管理要求的药品管理；

（8）记录和凭证管理；

（9）收集和查询质量信息管理；

（10）质量事故、质量投诉的管理；

（11）中药饮片处方审核、调配、核对的管理；

（12）药品有效期的管理；

（13）不合格药品、药品销毁的管理；

（14）环境卫生和人员健康的规定；

（15）提供用药咨询、指导合理用药等药学服务的管理；

（16）人员培训及考核的规定；

（17）药品不良反应报告的规定；

（18）计算机系统管理；

（19）药品追溯的规定；

（20）处方审核与执业药师责任管理；

（21）执业药师等药学技术人员考勤规定；

（22）远程审方平台操作规程等其他应当规定的内容。

20. 企业应明确各部门及岗位职责，包括：

（1）质量管理、采购、配送中心、门店管理、财务和信息管理等部门职责；

（2）企业负责人、质量负责人及质量管理、采购、配送中心、门店管理、财务和信息管理等部门负责人的岗位职责；

（3）质量管理、采购、收货、验收、储存、养护、出库复核、运输、门店管理、财务、信息管理等岗位职责；

（4）与药品经营相关的其他岗位职责。

21. 企业应按规定建立药品质量管理记录，做到及时、清晰、同步、准确、真实、完整、有效和可追溯。内容包括：

（1）药品购进记录；

（2）购进药品验收记录；

（3）药品质量养护记录；

（4）药品出库复核记录；

（5）药品配送记录；

（6）药品质量事故情况记录；

（7）不合格药品报废、销毁记录；

（8）药品配送退回记录；

（9）购进退出记录；

（10）储运温湿度监测、调控记录；

（11）计量器具使用、检定记录；

（12）质量事故报告记录；

（13）药品不良反应报告记录；

（14）质量管理体系内审记录；

（15）处方审核与登记记录等。

22. 企业应按规定建立以下质量管理档案。内容包括：

（1）员工健康检查档案；

（2）员工培训档案；

（3）药品质量档案；

（4）药品养护档案；

（5）供货方档案；

（6）门店档案；

（7）设施和设备及定期检查、维修、保养档案；

（8）计量器具管理档案；

（9）首营企业审批表；

（10）首营品种审批表；

（11）不合格药品报损审批表；

（12）药品质量信息汇总表；

（13）药品质量问题追踪表；

（14）药品不良反应报告表；

（15）药品销售处方档案与处方药销售登记台账；

（16）药学技术人员考核档案等。

重要新闻报道

（一）中国医药报

焦红出席中国医药创新发展大会强调——激发医药产业创新活力 推动医药产业转型升级

日期：2019-7-18　版面：头版头条

7 月 16 日，中国医药创新发展大会在济南开幕。国家药品监管局局长焦红出席大会并讲话。

会上，焦红指出，经历改革开放 40 年发展，我国公众用药基本得到满足，药品安全保障水平持续提升，并积极为全球贡献了中国力量。当前，国内医药企业创新发展的热潮持续兴起，社会各界支持改革、关心改革、参与改革的良好氛围日益浓厚，全行业重视创新、主动创新的趋势日益显现，各级党委、政府，各部门和产业界追求医药产业高质量发展已成共识，鼓励药品医疗器械创新的政策环境逐步完善，一批医药创新成果竞相涌现，展现了中国医药创新的能力和水平。

焦红表示，强大的监管造就强大的产业，强大的产业推进强大监管。监管事业与产业发展互促互进。抓创新就是促发展，抓创新就是谋长远。激发医药产业创新发展活力，推动医药产业转型升级，能更好地满足公众用药需求，更是建设健康中国应有之义。

焦红强调，鼓励创新是药品监管部门义不容辞的责任，将持续做好各项工作。一是进一步完善法律法规体系。积极推动新修订的《药品管理法》和《医疗器械监督管理条例》年内出台，加快配套规章制修订，为各项改革措施及早实施提供法规制度保障，释放政策红利。二是进一步深化审评审批制度改革。以临床价值为导向，完善优先审评审批程序，加快创新和临床急需药品医疗器械审评审批，支持罕见病药品研发，支持中药传承和创新，全力推进仿制药质量和疗效一致性评价工作。三是进一步加强上市后监管。严格落实“四个最严”要求，督促药品上市许可持有人落实主体责任，强化对产品全生命周期管理，加快职业化、专业化检查员队伍建设，严厉打击违法违规行为，营造良好的产业发展环境。四是进一步推进监管科学研究。全面实施中国药品监管科学行动计划，系统开展药品监管科学基础研究，积极推进监管科学重点项目研究，提高药品监管科学化水平。五是进一步服务医药企业创新研发。持续深化“放管服”改革，认真倾听企业呼声，主动热情为企业提供服务，坦荡真诚与企业交往，实实在在地帮助企业发展；及时制定调整监管政策，引导产业结构调整，让创新者受到激励，让创新者获得回报，全力推动我国由制药大国向制药强国迈进。

来自国家药监局相关司局、山东省政府及相关部门工作人员，以及医药行业协会、医药企业代表2000余人参加了大会。

山东公布药品监管权责清单

日期：2019-6-3　版面：头版头条

近日，山东省药品监管局公布《山东省药品监督管理系统权责清单通用目录》（以下简称《清单》），涵盖药品、医疗器械和化妆品监管行政许可等7类182个事项。《清单》为山东推进药品监管依单履职提供了制度保障。

据悉，山东省规范权责清单试点工作启动以来，山东省药监局作为试点单位，迅速制定工作方案，成立工作专班，坚持全面、依法、客观的原则，推进试点工作。通过全面梳理药品、医疗器械和化妆品法律法规，依法确定了省市县三级权责事项，经广泛征求意见、多次论证、专题研讨和集体研究，编制完成《清单》。

《清单》包括该省药品、医疗器械和化妆品监管行政许可、行政处罚、行政检查、其他行政权力、行政强制、行政确认、行政奖励等7类182个事项，实现了权力清单、责任清单两单融合，省市县三级行政权力事项名称、编码、类型、依据等要素基本统一。《清单》细化了责任事项，围绕事前定标准、事中管实施、事后抓指导监督三个方面，根据事项类型确定了直接实施责任和指导监督责任，并依法明确了追责情形。

山东省药监局将根据药品监管法律法规制修订情况对《清单》进行动态调整，以权责清单作为核心和基点，聚焦企业和群众需求，积极拓展应用形式和应用范围，全面正确履行药品监管职责。

山东器审改革打出组合拳

日期：2019-12-12　版面：头版头条

近日，山东省药品监督管理局召开新闻发布会，对《山东省医疗器械注册人制度试点工作实施方案》《山东省第二类创新医疗器械特别审批程序（试行）》《山东省第二类医疗器械优先审批程序（试行）》《山东省药品监督管理局关于实施医疗器械相关许可并联审批的通告》等4个文件进行解读。

据悉，为加快推动山东省新旧动能转换重大工程，健全完善医疗器械注册许可制度体系，推进医疗器械注册许可“流程再造”，山东省药监局经过深入调研，在广泛征求意见的基础上，制定出台了上述文件。

《山东省医疗器械注册人制度试点工作实施方案》重点从操作层面对试点工作进行了细化，对相关事项的“办理程序”（包括注册申请、生产许可证办理、生产地址登记事项变更办理、受托备案等）作出明确规定；同时，进一步强化监管责任，加强对注册人履行义务情况的监督管理。

为进一步加快临床急需医疗器械上市，促进优质项目落户山东，《山东省第二类创新医疗器械特别审批程序（试行）》《山东省第二类医疗器械优先审批程序（试行）》明确，将符合相关条件的医疗器械纳入审批“绿色通道”，予以优先审评审批。目前，已有7个产品申请、1个产品获准进入山东省创新医疗器械特别审批通道。

此外，《山东省药品监督管理局关于实施医疗器械相关许可并联审批的通告》明确，企业申请医疗器械注册证、医疗器械生产许可证时的6种情形，可实施并联审批；上一环节审批结果作为下一环节审评依据的，通过系统流转、内部流程优化等，实现注册证和许可证同步发放。

山东省药监局注册处（行政许可处）相关负责人表示，该局将按照上述4个文件要求，明确工作任务，加强组织协调，强化督导检查，确保各项制度落地见效。

山东推行零售药店分级分类管理

日期：2019-12-24 版面：头版头条

日前，山东省药品监督管理局印发实施《山东省药品零售企业分级分类管理办法》和新修订《山东省药品零售连锁企业管理办法》，进一步促进药品零售业高质量发展，保障公众用药安全有效。

按照《山东省药品零售企业分级分类管理办法》，药品零售企业分为A、B、C、D四个风险等级。其中，A级标准为质量管理状况良好、一年内未受行政处罚。如果企业提供虚假申请材料，拒绝、逃避、阻挠执法人员依法进行监督检查或者拒不配合执法人员进行案件调查等，则为D级。目前，山东省有约4万家药店。到2020年底，山东将完成对每家药店的分级管理，并在药店醒目位置公示。

《山东省药品零售企业分级分类管理办法》规定，根据企业设置条件与药品经营范围、经营规模适应程度，核定的经营范围从小到大分为一类、二类和三类。其中，一类店经营范围限定为非处方药（甲类非处方药、乙类非处方药）。二类店经营范围限定为非处方药、处方药。不包括麻醉药品、放射性药品、第一类精神药品等禁止类药品，医疗用毒性药品、第二类精神药品、含麻醉药品的复方口服溶液等限制类药品，以及生物制品（微生态活菌制品除外）、中药饮片、罂粟壳等。三类店经营范围包括非处方药、处方药，除麻醉药品、放射性药品、第一类精神药品等不得在零售药店销售的药品外，生物制品、中药饮片等均可在三类店销售。

此外，不同类别的药店可差异化配备执业药师。一类店应当配备至少1名药师或药师以上职称的药学技术人员，仅经营乙类非处方药的一类店，各设区的市级市场监管部门可根据辖区实际情况会同行政审批部门，试点简化审批手续、适当放宽准入条件；二类店应当配备与经营范围、经营规模相适应的至少1名执业药师和1名药师或以上职称的药学技术人员；三类店应当配备与经营范围、经营规模相适应的至少1名执业药师和2名药师或以上职称的药学技术人员。

对于二类店、三类店仅经营药食同源的精制包装中药饮片的，也放宽了准入门槛，可不配备中药师，可不配备药斗等设备，可不增加“中药饮片”经营范围。据山东省药监局药品安全总监林炳勇介绍，该项政策的出台不仅有利于中药产业发展，还降低了药品零售企业在经营精制包装中药饮片方面的成本，一定程度上释放了药品零售企业中药饮片的经营潜能。

新修订《山东省药品零售连锁企业管理办法》还将连锁药企的标准，由此前2家连锁门店的标准提高到10家以上连锁门店。总部负责药品采购、储存、配送及质量与安全控制，连锁企业需要委托储存配送的，应当将其经营范围内的全部药品或部分药品（仅限冷藏冷冻药品）委托给一家具备现代物流条件的药品批发企业，或委托给一家同一法定代表人（或属于同一企业集团）的药品批发企业。同时，明确提出连锁企业总部对所属连锁门店实行统一企业标识、统一管理制度、统一计算机管理系统、统一人员培训、统一采购配送、统一票据管理、统一药学服务标准的“七统一”管理。

山东省药监局设立正处级执法监察局

日期：2019-3-25 版面：头版

近日，山东机构编制网发布《山东省药品监督管理局职能配置、内设机构和人员编制规定》（以下简称“三定规定”）。该规定指出，山东省药监局机关行政编制69名。设局长1名，副局长3名；正处级领导职数13名（含药品安全总监1名、药品稽查专员4名），副处级领导职数13名。省药监局执法监察局是省药监局直属机构，为正处级，承担药品、医疗器械和化妆品监管具体行政执法任务。执法监察局锁定事业编制65名，设局长1名、副局长3名。

此前，江苏、天津等省市药品监管部门的“三定规定”引起业内关注。“山东方案”的出台又引发了新一轮讨论。

体现地方特色和监管需求

上海市食品药品安全研究会会长唐民皓认为，山东省药监局的“三定规定”对机构设置和省以下药品监管职能做了调整，省药监局设立直属执法监察局（正处级建制），这应该是地方机构改革的一个“亮点”，有助于强化药品执法独立性，提升药品监管专业化水平。这是根据本地的实际需求，对地方药品监管职能的重新配置。

“中共中央印发的《深化党和国家机构改革方案》明确，赋予省级及以下机构更多自主权，突出不同层级的职责特点，允许地方根据本地区经济社会发展实际，在规定限额内因地制宜设置机构和配置职能。我认为，山东省药监部门机构改革体现了地方特色和监管需求，值得点赞。”唐民皓表示。

保障执法监察的统一

中国人民大学公共管理学院教授、国家发展与战略研究院青岛分院院长刘鹏认为，从机构横向设置来看，山东的机构设置方案并没有像江苏一样，将日常监管执法权与检查权相区分，而与广东和天津更类似，将检查权并入监察执法权中，有利于将药品检查与日常监察执法紧密结合，但职业化检查员队伍建设可能会面临一定挑战。而从机构纵向设置看，山东与广东、江苏和天津的思路又有不同，并没有采用直接设置地区分局的模式，而是直接在省级层面设置执法监察局，也许更能保障药品执法监察的集中、统一和专业，但可能存在与省以下地方的信息不对称及与当地市场监管部门的协调问题。

"不过，全国各个省市药品监管情况不同，面临的任务和风险也各异，不同模式的探索和设置应该是值得鼓励和肯定的。"刘鹏表示。

期待实践检验

江西省食品安全委员会专家委员会副主任委员黄富强指出，省级药监机构改革内设机构的设置大同小异，山东设置直属于省药监局的执法监察局，是一种新模式。目前，尚未经实践检验，但据多年药监行政执法的历史经验推测，这样的执法监察局将有利于整合全省药品执法资源，维护执法统一性、权威性，节省执法行政成本，也有利于克服和防止地方保护主义。

"药监机构如何改革，中央有明确要求，全国各地情况不一样，机构设置也不会完全一样，但只要符合中央精神就应该给予肯定和支持。实践出真知，我们要在实践中总结经验，完善工作机制，提升监管效能。改革正在进行，千万不能未经实践，就片面评价哪种模式好，哪种模式不好。"黄富强表示。

【专项整治进行时】山东对零售药店违法违规经营行为"动真格"

日期：2019-6-12 版面：头版

近期，山东省药品监管局围绕药品经营环节存在的突出问题，以零售药店为突破口，在全省范围内开展严厉打击零售药店违法违规行为专项整治，重点查处违规销售处方药等行为。4 月 26 日至 5 月 31 日，全省共检查零售药店 34010 家，警告 4998 家，限期整改 9465 家，收回药品 GSP 证书 71 张，撤销药品 GSP 证书 55 张，吊销许可证 2 张，立案查处 739 家企业。

此次专项整治过程中，山东省药监局派出 7 个检查组，对各地零售药店暗查暗访，针对部分药店存在违规销售处方药等问题，山东省药监局已通报各市市场监管局，要求从严从重查处，公开曝光查实的违法违规行为，向社会公开列入"黑名单"的企业及其负责人。

为巩固专项整治成果，着力解决群众反映强烈的痛点、难点、焦点问题，山东省药监局还将组织开展为期半年的药品零售环节损害群众利益问题专项治理，专项治理将持续到今年 12 月底。主要针对不凭医师处方销售处方药，执业药师"挂证"行为，储存销售假冒伪劣、过期失效及标签不符合规定的药品等 12 类问题，分 4 个阶段开展整治；重点从落实企业主体责任，加强监管和严厉打击，规范提升，建立长效机制和责任落实 4 个方面实施 12 项整治措施。

据悉，为期半年的专项治理将对零售连锁总部实施全覆盖抽检，开展拉网式专项检查。重点检查日常管理水平低、购销渠道混乱等问题较多，且自查不认真、整改措施不力的企业。对检查中发现的问题，实施严惩重处，坚持"四个一律"原则，凡查实存在"挂证"行为的执业药师，一律注销《执业药师注册证》；凡存在从非法渠道购药行为的企业，一律撤销药品 GSP 认证证书；凡主观故意经营假药的企业，一律吊销《药品经营许可证》，同时将案件及相关线索移交公安机关；凡涉及吊证及刑事犯罪的，除依法依规对单位进行处罚外，一律将单位直接负责人列入"黑名单"，依法给予一定期限的禁业限制。在抓好突出问题整治的同时，山东省药监局将构建长效机制，加强明查暗访和督导检查，将专项整治开展情况作为药品安全责任考核的重要指标，严格督促落实监管责任。

搭建多方交流平台 推动智慧监管建设——第二届国际智慧健康产业发展博览会签约仪式暨新闻发布会举行

日期：2019-7-24 版面：头版

7 月 19 日，"第二届国际智慧健康产业发展博览会暨 2019 智慧监管创新大会"签约仪式暨新闻发布会在青岛举行。

记者从发布会上获悉，由中国健康传媒集团与青岛市崂山区人民政府共同主办，中国健康传媒集团天和会展有限公司、青岛市崂山区市场监管局承办的第二届国际智慧健康产业发展博览会暨 2019 智慧监管创新大会将于今年 11 月 13~15 日在青岛国际会展中心举办。活动将以"智赋健康 AI 享未来"为主题，着力打造我国大健康相关领域集展览、会议、榜单发布等多位一体的精彩盛会。

山东省市场监管局党组副书记，山东省药品监管局局长、党组书记桂敦山；中国健康传媒集团董事长吴少祯；青岛市崂山区人民政府副区长李鸿雁出席会议并致辞。

"举办第二届国际智慧健康产业发展博览会暨 2019 智慧监管创新大会，是推动智慧健康产业和智慧监管创新的一件大事。"桂敦山表示，发展智慧健康产业已经成为一个大趋势，实施智慧监管成为提升监管效能的根本之策。第二届国际智慧健康产业发展博览会暨 2019 智慧监管创新大会的召开，将为政府、监管部门、协会、企业等各方搭建智慧产业、智慧监管的沟通桥梁和纽带。

"智慧监管已成为国家监管方式创新的核心组成部分，是监管科学和监管国际化的重要抓手和科技支撑。"吴少祯表示，当前，智慧监管已上升至国家战略层面。在国家智慧监管工作总体布局下，国家食品监管、药品监管等主管部门已在智慧体系建设方面作出一系列部署安排，对推进智慧监管创新、有效提高监管效率提出了明确要求。中国健康传媒集团组织召开第二届国际智慧健康产业发展博览会暨2019智慧监管创新大会旨在更好地贯彻落实国家智慧监管相关工作部署，展示我国智慧健康产业发展成就，大力推进健康中国战略实施。

青岛市崂山区人民政府副区长李鸿雁表示，崂山将举全区之力、集全区之智，发展壮大生态健康产业集群，奋力创建国家健康产业先行先试区，努力把崂山建设成为支撑经济发展的产业之城、人民群众对美好生活追求的幸福健康之城和外来游客高品质体验的修身康养之城。

会上，中国健康传媒集团天和会展有限公司副总经理郑冬艳对第二届国际智慧健康产业发展博览会暨2019智慧监管创新大会目前筹备情况进行了介绍。据了解，该活动将通过主旨报告、圆桌对话、指数发布、展览展示等组织形式，为政府监管方、企业主体责任方、信息技术服务方等各界搭建高质量交流平台，共同探寻新型信息技术手段与大健康行业深度融合的突破点。活动期间，拟召开药品智慧监管技术研讨会、药品追溯平台应用研讨会、风险预警赋能监管新趋势技术研讨会、新时代下医药产业发展研讨会、大数据时代食品安全智慧管理研讨会、人工智能临床研发与应用研讨会、中药产业智能制造发展研讨会、智慧医养及康养服务探索与发展研讨会、智慧健康投融资主题研讨会等众多主题会议，内容涉及“智慧+”监管、医养、食品、药品、医疗器械、投融资等众多领域。同时，活动还将设立七大展区，即综合展区、新技术展区、智慧食品展区、智慧医药展区、智慧医疗展区、医养及康养展区、地方特色展区。

据悉，本次活动拟邀请国家相关部委领导、院士、行业大咖100余位，监管部门信息化负责人及食品、医药行业专业观众2万余名，预计现场直播观看人数超过200万。

会上，中国健康传媒集团分别与青岛市崂山区人民政府、青岛国际会展中心签署了战略合作协议。

不断推进药品监管体系和监管能力现代化——新修订《药品管理法》宣贯大会在济南召开

日期：2019-9-19 版面：头版

9月17日，由中国健康传媒集团主办、山东省药品监管局协办、《中国医药报》社承办的新修订《药品管理法》宣贯大会在济南召开。本次会议围绕新修订《药品管理法》的药品上市许可持有人制度、鼓励药品创新、强化药品上市后监管、履行主体责任等话题进行了深入探讨，旨在推动药品监管系统深刻领会《药品管理法》立法宗旨、精神实质和重要内容，促进医药行业相关人员深入学习《药品管理法》新规定与新要求，不断推进药品监管体系和监管能力现代化。

在主题发言环节，国家药品监管局政策法规司司长刘沛、国家药品监管局药品注册管理司副司长杨胜、国家药品监管局药品监管司副司长高天兵分别对新修订《药品管理法》进行了解读。

《药品管理法》和《疫苗管理法》（以下简称“两法”）是药品监管部门履行职责最重要的法律依据。当前和今后一个时期，宣传贯彻好“两法”是国家药监局的重要工作。刘沛指出，此次《药品管理法》修订突出重点，落实“四个最严”要求，坚守公共安全底线，强化监督检查；坚持问题导向，采取有效措施堵塞监管漏洞；鼓励创新，满足公众用药需求，解决改革急需，就药品审评审批制度改革中需要法律支撑的改革措施，有针对性地对法律进行完善。主要修订的内容包括结构变化、鼓励创新、药品上市许可持有人制度、明确监管事权、假劣药定义及法律责任等。

鼓励创新与严格审批并重，是《药品管理法》对药品研制和审评审批工作的要求。杨胜介绍，在新修订《药品管理法》中，设置了不少条款用于鼓励创新。对临床急需的短缺药品、防治重大传染病和罕见病等疾病的新药、儿童用药品优先审评审批；对治疗严重危及生命且尚无有效治疗手段的疾病以及公共卫生方面急需的药品，药物临床试验已有数据显示疗效并能预测其临床价值的，可附带条件批准，并在药品注册证书中载明相关事项。目前，国家药监局药品注册管理司正在抓紧制定后续配套政策和文件。

围绕明确责任，强化上市后监管这一话题，高天兵针对新修订《药品管理法》创新制度、明确责任、强化监管的相关条款进行了解读。新修订《药品管理法》引入药品上市许可持有人制度、药品追溯制度、药物警戒制度等，体现了药品管理理念和管理方式的全面现代化；明确了上市许可持有人与监管部门的责任；全面加大对违法行为的处罚力度，实施联合惩戒。

山东省药监局党组书记、局长桂敦山，中国健康传媒集团董事长吴少祯在会上致辞。

桂敦山表示，新形势、新使命呼唤药品监管要有新作为。新修订《药品管理法》为监管部门依法行政提供了更加切合实际的法律依据，为人民群众维护自己的合法权益提供了法律保障，为医药事业健康发展提供了可靠保证。山东省药监局将把学习、宣传、贯彻新修订《药品管理法》作为药品监管工作的重中之重，突出抓好宣传、配套、改革、严管、提升能力五项工作。

吴少祯指出，法律宣贯是法律实施的第一步。希望通过本次宣贯大会，与会药品监管部门、生产经营企业及相关研发机构代表能对新修订《药品管理法》有更深入的理解，为下一步贯彻落实厘清思路，指引方向。中国健康传媒集团还将开展内容丰富、形式多样的宣贯活动，营造良好的法治氛围。

会上，齐鲁制药集团副总裁、齐鲁制药有限公司总经理鲍海忠，先声药业集团党委书记兼研究院副院长王峰围绕认真贯彻执行新修订《药品管理法》、依法履行主体责任，把握历史机遇，迎接创新升级等话题进行了分享。

来自全国各地市场监管、药品监管部门，以及医药企业的代表 800 余人参会。《中国医药报》社总经理许东雷主持会议。

【专项整治进行时】山东化妆品“线上净网线下清源”显成效

日期：2019-10-25 版面：头版

近日，记者从山东省药品监督管理局获悉，自今年 5 月在全省范围内开展化妆品“线上净网线下清源”风险排查处置工作以来，山东省药监系统已累计出动执法人员 2.2 万人次，共计排查化妆品电子商务平台 14 家、化妆品网络销售者约 1 万家，清理网络销售产品 1591 个、违法产品信息 37 条、产品虚假资质信息 29 条，全省化妆品网络销售秩序得到进一步规范。

据了解，为深入排查化妆品网络销售市场安全风险，山东省药监局积极协调网络监管部门，查阅淘宝、京东等电子商务平台，并结合对辖区内化妆品生产经营企业的日常监管及近年来化妆品投诉举报线索、稽查办案、抽检监测及不良反应等信息，摸清全省化妆品电子商务平台经营者及化妆品网络销售者情况，建立网络销售经营者监管档案。

与此同时，全省各级药品监管部门还积极开展对化妆品电子商务平台经营者及化妆品网络销售者的培训指导，解答疑难问题，督促电子商务平台经营者承担管理职责，建立化妆品电子商务平台管理制度；要求网络销售者建立完善索证索票、台账管理等质量安全管理制度，指导化妆品从业人员做好对产品的查验及台账的记录工作；组织化妆品电子商务平台及网络销售者进行全面自查，督促企业切实履行主体责任，自觉维护化妆品网络销售市场环境。

在企业自查基础上，监管人员全面排查清理违法产品、违法产品信息、企业及产品虚假资质信息，重点排查使用无效生产许可证或冒用其他企业生产许可证、使用无效产品资质信息或冒用其他产品注册或者备案信息生产销售假冒产品，并对以非化妆品冒充化妆品、明示或暗示医疗作用等违法信息进行排查清理。同时，及时将国家药品监督管理局通知暂停销售的假冒化妆品信息在山东省药监局网站上公开，并告知辖区内化妆品经营者及时予以清理；对国家药监局移交的投诉举报线索，依法组织调查，并及时上报。

山东省药监局化妆品监督管理处负责人表示，对化妆品网络销售市场的深入排查，除打击网络违法销售化妆品行为，更重要的是督促化妆品网络销售者和化妆品电子商务平台经营者建立长效机制，帮助他们落实主体责任，引导公众树立安全用妆意识，推进化妆品安全社会共治。

弘扬法治精神 推进药品监管体系和治理能力现代化——各地药监系统掀起宪法、“两法”学习热潮

日期：2019-12-6 版面：头版

12 月 4 日，是第六个国家宪法日。12 月 1 日至 7 日，宪法宣传周活动在全国开展。时值《疫苗管理法》和新修订《药品管理法》（以下简称“两法”）施行伊始，连日来，各地药品监管部门积极组织开展国家宪法日暨宪法宣传周活动，促进法治精神深入人心，推动“两法”贯彻实施。

山东省药品监督管理局积极开展法治培训，通过发放“两法”培训资料、举办执法监管能力培训班，提升各级监管人员执法规范化水平；组织印制“两法”宣传画和宣传手册，结合安全用药月等活动开展“两法”有奖答题，结合药品公益广告大赛，组织开展“两法”普法微视频和法治动漫征集活动，向公众传递药品安全法治理念和法律知识；积极组织局机关及直属单位参加第十三届全国百家网站微信公众号法律知识竞赛。同时，山东省药监局还落实“谁执法、谁普法”普法责任制，将普法贯穿监管执法和审批服务全过程，不断扩大法治宣传覆盖面和影响力。（节选）

山东出台 18 条措施加强药品监管

日期：2019-1-18 版面：2 版

近日，山东省市场监管局和省药品监管局联合印发切实加强药品安全监管实施意见，明确六个方面 18 条措施。

根据意见，山东省将严格质量监管，加大飞行检查力度；加强质量检验，提升抽检靶向性和实效性；聚焦抗肿瘤类、慢性病用药类、中药饮片等产品，以及互联网违法售药行为，强化治理整治；严厉打击违法违规行为，特别是对主观恶意违法行为“零容忍”。

意见还提出，坚持关口前移，加强风险防控；加强药品不良反应监测，及时发现、有效防控药品安全风险；对检查、抽检、不良反应监测等数据开展综合分析利用，实现安全预警自动化和监管智慧化等。

山东省还将指导支持济南市、淄博市、烟台市、威海市等医药产业聚集区加快医药创新；加快推进仿制药质量和疗效一致性评价，会同财政部门落实省级相关奖补政策。

山东出台 18 条措施加强药品监管

日期：2019-2-1 版面：3 版

日前，山东省药品监管局派出督导组，对济南市、

潍坊市、临沂市、菏泽市药品安全监管工作开展督导检查，守护春节期间公众用药安全。

据了解，山东省药监局提前制定了“两节”期间药品安全督导检查工作方案，以深入开展风险隐患排查。

督导组先后对菏泽舜王城中药材市场、山东鲁西药业有限公司、潍坊市奎文区疾病预防控制中心等21家药品、医疗器械生产、经营、使用单位现场督导检查。针对发现的问题，能当场整改的，立即督促企业当场整改；不能当场整改的，督促属地监管部门落实好后续工作，确保所有问题整改到位。

督导组还了解到，四市持续开展药品安全隐患排查化解，强化“两节”期间药品安全监管工作，加强药品医疗器械安全保障水平。济南市药品监管部门不断提升智慧监管水平，致力医疗器械经营企业日常监督检查信息系统建设；潍坊市药品监管部门对医疗机构特殊药品、中药饮片开展专项检查；临沂市药品监管部门不断强化药品不良反应监测工作数据质量管控和风险预警，已有药品监测站点4397个，网上直报点773个，实现乡镇以上医疗机构全覆盖；菏泽市药品监管部门对辖区内药品生产企业进行分级分类监管，强化对中药饮片、药包材等品种的跟踪检查和抽查。

从源头祛除执业药师“挂证”顽疾 山东启动药品零售企业执业药师人才培养活动

日期：2019-5-8 版面：2版

4月28日，由山东省药品监管局支持，中国健康传媒集团指导，中国健康传媒集团天创科技信息技术有限公司与山东省药师协会联合主办的2019年山东省药品零售企业执业药师人才培养启动大会在济南市召开，来自山东省药品零售企业等机构的400余人参会。会议认为，由于明年执业药师考试难度将加大，加之执业药师缺口比较大，执业药师资格证含金量将进一步提高。

提升执业药师数量和能力

3月15日，媒体曝光重庆市部分药品零售企业存在执业药师“挂证”问题；3月17日，国家药品监管局下发通知，决定在全国范围内开展为期6个月的药品零售企业执业药师“挂证”行为整治。

山东省药监部门严查药品零售企业执业药师“挂证”行为，但执业药师缺口大，数量不能满足需求。山东省药监局副局长史国生表示，该局正在全省范围内开展严厉打击药品零售企业执业药师“挂证”、处方药不凭处方销售等违法违规行为整治行动。“事实上，这些问题的根源就是缺乏执业药师。”史国生介绍说，为从源头解决执业药师“挂证”问题，提升执业药师数量和综合能力，山东省药监局支持举办此次培训活动。

“坚持执业药师在岗，禁止‘挂证’脱岗……”在启动仪式上，漱玉平民大药房、老百姓大药房、青岛医保城药品连锁有限公司等22家药品零售企业代表共同宣读并签订《山东省药品零售企业诚信自律公约》，承诺自觉遵守国家相关法律法规和公约要求，接受社会监督。

为执业药师提供培训服务

“药师在线”是具有国资背景的执业药师考前在线学习平台。据介绍，中国健康传媒集团旗下天创在线教育的培训项目涵盖国家执业药师资格考试、全国护士执业资格考试等近10项，是国内权威医药健康类培训平台之一。

“执业药师考试难度将进一步加大。”中国健康传媒集团天创科技信息技术有限公司总经理王冲认为，今年国家严厉打击执业药师“挂证”行为，国家药监局、人社部联合印发的《执业药师职业资格制度规定》和《执业药师职业资格考试实施办法》，提高了执业药师报考的学历和工作年限“门槛”。此外，实施办法明确，执业药师考试周期由2年调整为4年，说明考试难度会进一步提高。

中国健康传媒集团紧跟国家最新政策，努力为执业药师提供学历提升和能力提升服务：与山东省药师协会合作，为山东省执业药师考生提供线上线下相结合的人才培训服务；“药师在线”将在山东设立教学分中心，加大培训力度，助力学员通过考试；将与国家开放大学达成战略合作。未来，“药师在线”将推出“学历提升+技能提升+能力提升+职称提升”的药学全领域培训平台，致力打造大药学教育生态圈。

课程兼具专业性和实用性

在启动大会上，国家执业药师考试大纲审定委员会委员及天创在线教育“药师在线”权威辅导专家为山东省执业药师考生解读最新考试政策，剖析历年命题规律，制定科学复习方案。

在培训公开课上，国家执业药师资格考试指南原主编杨世民教授系统解读了考试政策，介绍了执业药师发展历程、面临的问题，探讨了新形势下执业药师的发展方向及前景。“药师在线”的其他知名专家针对药事管理与法规、药学、中药学等课程，进行了深入浅出的讲解。

参训学员纷纷表示，“药师在线”专家讲解的课程兼具专业性和实用性，大家听得津津有味，能有效满足自己了解考试政策、未来发展趋势、复习策略等多方面的实际需要。

执业药师缺口大，也带来了良好的就业前景。青岛医保城公司员工王云昌说：“现在公司领导重视执业药师人才，特意让员工参加此次培训；考取执业药师资格证的员工会被当作骨干培养，考证后基本都可担任店长，收入可比考证前每月提高 1500 元左右。”

山东对零售药店违法违规行为零容忍

日期：2019-5-9　版面：2 版

近日，山东省药品监管局部署在全省范围内开展“拉网式”检查和专项整治，对零售药店不凭处方销售处方药、执业药师“挂证”、从非法渠道购进药品等违法违规行为零容忍。

4 月 25 日，山东省电视台曝光了淄博市、东营市、滨州市的部分零售药店存在不凭处方销售处方药等违法违规行为。针对曝光问题，山东省药监局连夜召开专题会议，成立工作组；4 月 26 日，三个工作组分别赴淄博市、东营市、滨州市现场督导，指导当地监管部门开展检查和专项整治工作。

山东省药监局局长桂敦山要求，对存在违法违规行为的零售药店从严从重处罚，凡是留存处方信息与处方药销售记录不一致的，一律按不凭处方销售处方药论处；凡查实存在“挂证”行为的执业药师，一律注销其《执业药师注册证》；凡存在从非法渠道购药行为的企业，一律撤销药品 GSP 证书；凡主观故意经营假药的企业，一律吊销《药品经营许可证》，同时将案件及相关线索移交公安机关；凡涉及吊证及刑事犯罪的，除依法依规对企业进行处罚外，一律将直接负责人列入“黑名单”，依法给予一定期限的禁业限制。

山东消费者走进检验实验室

日期：2019-5-24　版面：2 版

5 月 20 日，按照山东省药品监管局部署，山东省审评认证中心、省食品药品检验研究院开展化妆品安全科普宣传周活动。

山东省审评认证中心邀请化妆品安全专家走进济南市羊头峪社区，回答居民疑问，普及安全用妆知识。山东省食品药品检验研究院邀请消费者代表走进实验室，近距离了解化妆品检验流程、检验项目以及检验设备等化妆品质量检验安全知识，并就消费者关心的激素、抗生素、塑化剂等违法添加及染发产品使用问题给予解答。

山东宣贯植入性医疗器械相关标准

日期：2019-6-14　版面：2 版

近日，山东省药品监管局在威海召开全省植入性医疗器械生产企业培训暨质量管理汇报会，对企业法定代表人和管理者代表进行法规、标准培训，进一步增强企业责任意识，加强植入性医疗器械监管。山东省药监局医疗器械监管处、相关直属单位、部分市市场监管局相关人员，以及全省 25 家植入性医疗器械生产企业法定代表人、管理者代表共 70 余人参加会议。

会议传达了国家药监局关于进一步加强无菌和植入性医疗器械监督检查的通知精神，并对医疗器械上市后监管法规体系、植入性医疗器械生产质量管理规范、植入性医疗器械相关标准进行了宣贯培训。山东省药监局要求企业负责人和管理者进一步增强法治意识、责任意识、风险意识、质量意识、自律意识、诚信意识，要学懂弄通医疗器械相关法律法规和标准要求，确保企业全员懂法、守法，严格依照法律法规和标准从事生产经营活动，全面加强风险防控和质量管理，促进企业健康发展；全省各级监管部门要全面加强医疗器械监管，依法严厉查处违法违规行为，保证公众用械安全。

会上，企业代表结合各自产品特点，就质量管理体系情况、质量安全意识、落实主体责任进行了汇报和交流。

山东积极深化改革推动器械监管创新

日期：2019-7-16　版面：6 版

山东是医疗器械产业大省、消费大省。山东省药品监管部门坚持以服务人民群众用械安全为重点，坚守安全底线；同时，不断优化营商环境，助推产业高质量发展，积极深化改革，创新监管，取得较好成效。

坚持优化服务　深化改革求创新

高质量的产业发展呼唤高质量的监管服务。近年来，山东省坚持深化改革，不断优化服务环境，“放管服”改革取得实效。在全国药品监管系统率先实现省级药品医疗器械行政审批事项“全程网办”，一网申请、受理、审评和审批，对许可事项发放电子证照，让群众“零跑腿”；推行“创新、快捷、常规”三通道审批，坚持最小负担原则，完善审查标准、精简审批材料、压缩审批时限，推动行政许可由“一次办结”到“一次办好”。将审评审批制度改革向纵深推进，在全国率先出台《关于深化审评审批制度改革鼓励药品医疗器械创新的实施意见》，在优化产业结构、鼓励产品创新、促进产业聚集发展、推动流通行业转型升级、优化政府服务方面提出了一系列创新性举措；设立重点帮扶项目库，对创新医疗器械产品由山东省医疗器械检验中心分中心实施“一对一”重点帮扶；将“高性能医疗器械”纳入山东省“十三五”科技创新规划；协调联动争取广泛支持，与京津冀三省市签署医药产业协同发展协议，加强区域合作促进生产要素自由流通。

截至目前，山东省已有 5 个器械产品进入国家药品监管局特别审查通道，分别是山东赛克赛斯药业科技有限公司的“可吸收硬脑膜封合医用胶”、青岛宇明生物技术有限公司的“组织工程人角膜内皮”、青岛中皓生物工程有限公司的“三 aPCS 型角膜基质替代物”、山东华安生物科技有限公司的“生物全降解冠脉雷帕霉素洗脱支架系统”和山东威高手术机器人有限公司的“内窥镜手术器械操控系统”。另外，山东威高骨科材料股份有限公司的“Premier 脊柱后路内固定系统”、山东赛克赛斯药业科技有限公司的“可吸收硬脑膜封合医用胶”成功入选科技部《创新医疗器械产品目录（2018）》。

坚持风险管控 精准监管保安全

质量发展的高线与保安全的底线互相依存。底线失守，高线就会崩塌。保安全，是企业的主体责任，也是监管部门的首要职责。近年来，山东省药监部门聚焦风险管理，逐步走向精准监管。

一是风险管理体系化。统筹生产、经营、使用全环节，统筹许可、注册、审评、检验、监测、稽查各方力量，统筹检查、抽检、监测、整治、约谈等手段，建立风险排查、会商、交流、处置机制，保证监管处室第一时间发现风险、组织研判风险、制定管控措施、防范化解风险。今年 5 月，为严防全省机构改革过渡时期发生特殊风险，山东省药监局及时组织全省医疗器械风险会商会，研判过渡期新情况、新问题、新风险，针对生产企业监管事权划分、行政审批制度改革引发的许可与监管衔接风险、与群众关系密切的经营使用环节市场监管风险、舆情风险隐患等统一认识、明确对策、落实责任，保证过渡时期群众用械安全。

二是风险管控靶向化。改革医疗器械抽检机制，提升抽检覆盖率和靶向性，充分发挥监督抽检风险排查和防控作用。今年，山东省药监局医疗器械抽检任务达到 69 个品种 1265 批次，其中风险监测 9 个品种 232 批次。同时，山东省药监局还强化不良事件监测信息分析运用，通过约谈、发警示函、培训、检查等多种方式，督促企业落实主体责任。根据监督检查、抽检信息、监测信号和投诉举报线索等，组织深层次、专业化的飞行检查、跟踪检查、体系检查等，不断提高监管效能。

三是风险整治精准化。聚焦公众反映强烈的突出问题和重点难点问题，按照整治一类产品、规范一种行为的思路，每年选取几类重点产品如隐形眼镜、定制式义齿、注射用透明质酸钠、避孕套等，联合相关部门持续进行集中整治，并要求各地结合实际开展更具针对性的专项整治，实施“部门联动打、追根溯源打、行刑衔接打”，严厉打击违法犯罪行为，持续净化市场。

坚持规范提升 创新监管促发展

推动产业强大，要不断推动产业规范提升。从去年起，山东省药监局根据医疗器械行业特点和监管实际，探索创新监管模式，分步走推动产业规范提升。

探索一品一策。以定制式义齿和体外诊断试剂生产企业为试点，探索推动企业转型升级规范发展之路。第一步，在连续三年专项整治基础上，制定山东省定制式义齿和体外诊断试剂现场检查指南，加强和改进专业品类监督检查，以检查促规范；第二步，鼓励企业自发组建义齿制造和体外诊断试剂行业协会，发挥协会自律功能，提升整体技术、质量、管理、服务水平，实现抱团发展、规范发展、共同发展；第三步，打造山东义齿、体外诊断试剂品牌，鼓励新材料、新技术、新模式，整体提升产业发展水平。

探索一域一策。以医疗器械经营使用领域日常监管为着力点，探索“守信者轻监管、失信者重监管”的监管模式。第一步，结合基层监管实际能力，坚持问题导向，制定重点突出、操作简便的山东省医疗器械经营企业、使用单位日常监管现场检查要点；第二步，完善企业档案，探索建立守信随机抽查、失信全覆盖全项目检查、违法者最严厉处罚的监管制度，让监管“隐身于诚信中，现身于失信前”，倒逼企业落实主体责任。

探索一企一策。以企业发展诉求为关键点，面对新模式、新业态，实施一企一策量身定制监管制度，探索鼓励发展的监管模式。在调研基础上，山东省药监局印发《关于开展医疗器械经营多仓协同管理试点的通知》，选择瑞康医药股份有限公司开展多仓协同经营模式试点，在省内 21 家子公司间实施采购、收货、验收、入库、贮存、检查、出库、配送等统一管理，实现产品直调、多仓联动、跨区配送，并要求各级监管部门密切关注可能出现的风险隐患，及时加强与企业的沟通、协调、交流，更好地服务企业。

今年，山东省医疗器械监管工作的总体思路是实施“三三三三”战略，围绕三个重点，三聚焦、三着力、三推进。即：以提升全省医疗器械质量安全水平为重点，聚焦风险管理，着力强化风险隐患排查和防控，推进精准监管；以提升监管能力为重点，聚焦队伍建设，着力健全完善监管体制机制，推进科学监管；以推动高质量发展为重点，聚焦优化环境，着力落实“放管服”改革和深化审评审批制度改革，推进创新监管，全力保障人民群众用械安全。

严格依法执法 保障群众用药安全——部分省级药监局负责人谈贯彻落实新修订《药品管理法》

日期：2019-8-27 版面：5 版

山东省药品监管局党组书记、局长桂敦山

药品安全与公众健康息息相关。新修订的《药品管理法》贯穿以人民为中心的立法理念，充分体现了重典治乱、去疴除弊的修法思路，将对我国药品安全监管和医药产业发展发挥重要的推动作用。

法律的生命在于实施。下一步，山东省药品监管局将秉承法治精神，把贯彻落实新修订《药品管理法》融入日常监管各项工作中。一方面，全面梳理监管制度规范，做好“废改立释”工作，尽快建立与新法相适应的制度规范体系，积极营造遵法、学法、用法、守法的良好氛围；另一方面，严格落实“四个最严”要求，对故意违法、造成严重后果的企业，依法实施巨额处罚，做到处罚到人，让违法者寸步难行。（节选）

【聚焦 2019 安全用药月】做百姓听得懂记得住的科普——山东省药监局多措并举普及安全用药知识

日期：2019-10-31 版面：2 版

近日，记者从山东省药品监督管理局获悉，安全用药月期间，该局将围绕“安全用药 良法善治”主题，组织安全用药大咖说、药品安全随手拍、药品法律法规宣讲等十多项富有趣味的活动，全方位、多角度普及安全用药知识和药品相关法律法规。

今年以来，山东省药监局创新传播渠道和形式，增强科普宣传的可读、可听、可视性，将专业的安全用药知识制作成动漫短片、广播情景剧、微信长图、儿童绘本等，让百姓看得懂、听得明白、记得住，切实提高安全用药能力，从而有力推动药品安全社会共治。

动漫人物拉近距离

“以前我儿子一发烧，无论高烧低烧，婆婆都给他吃退烧药，我怎么劝她都不听。看了‘小鲁科普课’后，婆婆马上把乱给孩子吃退烧药的习惯改掉了。”张芬香说的“小鲁科普课”是山东省药监局今年重点打造的药品安全科普宣传品牌。据山东省药监局办公室副主任栾振兴介绍，监管人员发现借助卡通形象宣传药品安全知识，可以避免说教，百姓更爱看，也更容易接受。于是，该局设计了动漫人物“小鲁”，其憨态可掬又富有齐鲁文化特色的形象，一经推出就得到群众喜爱。

“我们按照接地气、惠民生的原则，制作推送‘小鲁科普课’，普及药品安全知识。”栾振兴说。在安全用药宣传中，“小鲁”功劳不小，如今，“小鲁科普课”已经推出“常用药三大误区”“儿童安全用药科普视频”等微信 200 余条；而且，在每篇微信文章后还有索引，将科普信息整合汇总，方便群众查询。

张芬香告诉记者，她就是看到“小鲁科普课”中儿童退烧药用药误区视频，觉得有趣易懂，又是权威机构制作，于是推荐给婆婆看，才改变了婆婆的“老想法”。现在，婆婆也成了“小鲁科普课”的粉丝，每期必看，学到不少安全用药知识。

视听结合通俗易懂

近年来，语音播报、短视频等新传播形式层出不穷，山东省药监局将传统宣传方式与新媒体宣传相结合，运用 H5 等形式，制作电子科普信息，在微信公众号、客户端推送。

“我们尽量多用图片，增强趣味性，文字力求简洁易懂。”栾振兴介绍说，安全用药知识专业性强，为了避免生涩枯燥，让百姓看得懂、记得住，该局制作科普宣传资料时优先使用微信长图、微视频等形式，文字只在“敲重点”时出现。

同时，该局注重培养观众的阅读期待，在固定时间推出科普宣传内容。例如，每周五晚上在山东电视台推出的“食品药品一点通”节目，邀请专家解读药品安全知识点，目前已播出《中药饮用有科学》《正确使用家庭小药箱》《儿童用药杜绝滥用》等短片，以通俗易懂的语言，将安全用药知识传播给百姓。

“现在开车的人越来越多，让百姓‘听得进去’对于药品安全科普宣传工作也很重要。”栾振兴告诉记者，山东省药监局与广播电台合作，推出《不靠谱的血压仪》《真假注射笔》《吃药有讲究》等广播剧，以讲故事的方式向群众普及安全用药知识。

此外，山东省药监局还加大在高铁、公交车上的科普宣传力度，如在公交站牌上设置安全用药科普宣传公益广告，将科普宣传渗透到群众生活中。

找准受众提升效果

为达到更好的传播效果，山东省药监局针对不同人群不同的安全用药科普需求和认知接受水平，开展不同形式的科普宣传活动，进一步调动群众参与的积极性，提升科普宣传效果。

山东省药监局首先总结了多种传播方式的传播特点和效果，然后根据不同受众的不同需求，有针对性地选取适当形式。例如，针对儿童受众，编印安全用药亲子绘本，增强科普宣传的趣味性和通俗性。目前，该绘本已经进入山东省 30 多所幼儿园和小学。此外，山东省药监局还印制了《魔法药片不乱吃》《VC 片不可多吃》等安全用药知识手册，以图文并茂的方式普及安全用药知识，不仅得到儿童的喜爱，还通过儿童影响家长，取得很好的科普传播效果。

同时，山东省药监局为中学生编印了药品安全科普读本，联合教育机构开展药品安全知识进课堂等活动，提高学生安全用药意识；针对成年人，组织安全用药科普宣传进社区活动，在活动中发放安全用药科普宣传册、药品安全知识文创产品等，让药品安全科普宣传走到百姓身边。

今年以来，山东省药监局还探索运用“开门纳谏”、游戏竞赛、实验辟谣、科普体验等方式，让不同年龄、不同知识水平的群众都主动学习安全用药知识，提升全社会安全用药的意识和能力。

【聚焦 2019 安全用药月】山东举行安全用药月主题活动

日期：2019-11-19 版面：2 版

近日，由山东省药品监督管理局主办的 2019 年山东省安全用药月主题活动在济南举行。

此次主题活动围绕“安全用药 良法善治”主题，

结合《疫苗管理法》和新修订《药品管理法》宣贯，设置严格管控、良法善治，科学用药、守护安全，品质鲁药、示范争先等环节，展示山东省药监局助推医药产业发展、严保药品质量的工作成果，以及普及安全用药知识，推动药品安全共治共享。

活动中，山东省药监局相关人员重点解读了《疫苗管理法》和新修订《药品管理法》；山东省医药行业协会、山东新华制药股份有限公司、漱玉平民大药房连锁股份有限公司代表行业协会和生产经营企业发出守护药品安全倡议。活动还通过科普动画、现场实验形式普及安全用药和染发剂选用等知识。

山东成立督导组整改群众反映问题

日期：2019-11-20 版面：2 版

近日，山东省药品监督管理局参加山东广播电视台《问政山东》节目，接受现场直播问政，回应公众关切。节目结束后，该局连夜召开问题整改会议，第一时间研究部署整改工作。

整改会议上，山东省药监局成立 5 个督导组，分别梳理分析群众反映的零售药店问题、网售化妆品安全问题、隐形眼镜安全问题、中药饮片质量问题以及“三无”药品问题等，明确整改工作责任，研究整改措施。

会议要求全省各市市场监管局切实提高思想认识，压实监管责任，持续推进问题整改，全面加强药品监管工作；要狠抓整改落实，第一时间深入现场，查清问题、快督快办，实行销号管理，确保整改工作高效推进，做到问题不解决不收手、整改不到位不罢休；要举一反三，聚焦群众关切的难点问题，找准主攻方向和短板弱项，全面排查整改；要健全长效机制，坚持“当下改”与“长久立”相结合，深挖问题根源，找准症结，从制度、流程、根源上一体解决，推动整改工作长效化、整改成效常态化。

会后，督导组赶赴一线，对群众反映的问题产品、涉事企业现场督办，要求一查到底、坚决打击。

良法善治 严格落实监管责任——山东省局局长桂敦山谈“两法”

日期：2019-12-2 版面：3 版

“两法”为监管部门依法行政提供了法律依据，为人民群众维护合法权益提供了法律保障，为医药事业健康发展提供了可靠保证。

山东省药监局将着力抓好五项工作。一是抓宣贯。组织开展普法宣传活动。二是抓配套。建立与“两法”相适应的制度规范体系。三是抓改革。深化药审制度改革、“一次办好”改革。四是抓严管。落实处罚到人要求，压实企业主体责任。五是提能力。推动职业化专业化药品检查员队伍和技术支撑机构建设。

山东药监联手海关保障进口医疗器械安全

日期：2019-12-5 版面：2 版

12 月 2 日，山东省药品监督管理局、青岛海关、济南海关三方签订《加强进口医疗器械监管合作备忘录》（以下简称《备忘录》），推进建立全方位紧密合作机制，建立健全联防联控、应急处置、信息共享、协同监管、科技交流等工作机制，全面提升进口医疗器械质量安全保障水平。

根据《备忘录》，三方将共同建立完善质量安全风险监测体系，交流共享风险信息，在入境检验、监督管理、产品召回等环节加强合作，及时通报共享不合格信息、进口检验不合格案例、国内外风险预警通报、伤害事故和召回案例、消费者投诉举报等进口医疗器械质量安全风险信息；开展风险信息研判，做到风险隐患早发现、早沟通、早研判、早预警、早处置；探索建立山东省进口医疗器械风险监测点，落实进口医疗器械质量安全风险监测、风险研判及风险信息收集工作；开展联合督查，规范进口医疗器械市场秩序；就有关政策落实、企业意见等开展联合调研，并提出意见建议；建立进口医疗器械违法违规事件联合处置机制，加强行政执法和刑事司法衔接，严厉打击走私、以旧充新等违法犯罪行为；联合处置与进口医疗器械有关的社会热点问题；充分发挥三方各自领域的政策、信息及专家技术资源等优势，加强科研与技术合作，开展技术交流，不断提升医疗器械监管技术水平和工作能力。

山东印发不良反应监测哨点管理办法

日期：2019-12-25 版面：2 版

近日，山东省药品监督管理局、省卫生健康委员会联合印发《山东省药品化妆品不良反应监测哨点管理办法》（以下简称《办法》）。《办法》自 2020 年 1 月 1 日起正式实施。

《办法》明确了药品、化妆品不良反应监测哨点的定位、建立哨点的目的以及认定程序，提出哨点管理体系理念，制定哨点考核制度以及与之相对应的资格取消制度。

《办法》涵盖从申报、认定到哨点建立后工作运行及考核的全过程工作原则及要求，为监测哨点工作指明了方向、理清了思路，使监测哨点工作目标明确、有章可循。

（二）大众日报

刘家义龚正会见出席中国医药创新发展大会嘉宾

日期：2019-7-16 版面：头版

今天下午，省委书记刘家义，省委副书记、省长龚正在济南会见了出席中国医药创新发展大会的嘉宾代表。

刘家义代表省委、省政府向各位嘉宾的到来表示热烈欢迎。他说，山东是经济大省、人口大省、科技大省、教育大省，同时也是医疗、医药卫生大省。我们按照习近平总书记重要指示要求，深入实施八大发展战略，积极培育医养健康产业，深化医药卫生领域改革，加快建设医养结合示范省，全省医疗卫生状况持续改善，人民群众幸福指数不断提高。这为各位医学家、企业家来山东发展提供了大好机遇。希望大家抢抓山东发展机遇，积极来鲁创新创业、投资兴业。我们将大力优化营商环境，加大政策支持力度，提供更好服务保障，让大家在山东工作生活得更安心舒心。

十三届全国政协副主席、农工党中央常务副主席何维代表与会嘉宾，感谢山东方面的热情欢迎。他说，山东省委、省政府高度重视健康产业发展，为产业发展提供了良好环境，给我们留下很深印象。希望山东持续加大投入，把创新链、产业链、研发链紧密对接，推动健康产业规模化、集群化发展。我们将进一步做好相关工作，为山东健康产业发展作出应有贡献。

国家药监局局长、农工党中央副主席焦红，省领导孙立成、王忠林、任爱荣、赵家军参加会见。

会见结束后，任爱荣代表山东省政府分别与中国药品监督管理研究会、中国药学会、中国医药创新促进会签订合作协议。

12月起我省全面实施药品零售企业分级分类管理

日期：2019-11-29　版面：头版

今天，记者从省药监局获悉，12月1日起，全省施行《山东省药品零售企业分级分类管理办法》和《山东省药品零售连锁企业管理办法》。

《山东省药品零售企业分级分类管理办法》对药品零售企业进行分类，根据企业设置条件与药品经营范围、经营规模的适应程度，核定的经营范围从小到大分为一类店、二类店和三类店。一类店经营范围限定为非处方药（甲类非处方药、乙类非处方药），二类店经营范围限定为非处方药、处方药，三类店经营范围包括非处方药、处方药，除麻醉药品、放射性药品、第一类精神药品等不得在零售药店销售的药品外，生物制品、中药饮片等均可在三类店销售。此《办法》还对不同类别的药店实施了差异化配备执业药师的政策，能够从一定程度上缓解执业药师相对数量不足的问题。同时，在经营分类的基础上将每类药品零售企业分为A、B、C、D四个风险等级。

《山东省药品零售连锁企业管理办法》规定药品零售连锁企业由连锁企业总部和10家以上连锁门店构成，连锁企业总部对所属连锁门店实行统一企业标识等“七统一”管理。

省药监局药品安全总监林炳勇介绍，两个《办法》都支持药品零售企业通过“互联网+”技术开展“远程审方”，药品零售连锁企业利用“互联网+”技术开展企业内部集中、远程处方审核服务，且达到远程审核处方服务平台指导原则要求的，农村等偏远地区的连锁门店仅需配备依法经过资格认定的药师。

我省多措并举加强药品安全监管

日期：2019-1-10　版面：11版

日前，省市场监督管理局和省药品监督管理局印发切实加强药品安全监管的实施意见，实施意见明确从六个方面十八条措施，切实加强药品安全监管工作，保障广大群众用药安全有效，促进医药产业高质量发展。

加强质量检验，提升药品抽检靶向性和实效性。强化对聚焦抗肿瘤类、慢性病用药类、中药饮片、美容药械等产品，以及互联网违法售药行为的治理整治，严厉打击违法违规行为，特别是对主观恶意违法行为实施“零容忍”。

针对药品不良反应监测，生产企业落实直报制度，医疗机构发挥监测报告“主渠道”作用，监测机构当好“前沿哨兵”。密切关注、妥善处置药品不良事件聚集性信号，及时发现、有效防控药品安全风险。聚焦注射剂类药品的安全、中药产品的质量，每年对20个左右品种组织探索性研究和风险监测，实现对产品和企业的规范提升。

同时进一步简政放权、优化服务。对申报材料、审批时限和办理流程再精减、再压缩、再优化，激发企业与市场活力。建立新旧动能转换重点项目库，制订“一企一策”帮扶措施。

重大新药创制最高可获2000万元补助

日期：2019-1-10　版面：11版

近年来，我省加大对药品创制的支持力度，推动药品生产企业创新发展。记者了解到，目前，全省已有375个品种启动仿制药一致性评价，其中有68个品种上报国家审评，约占全国的12%，9个品种通过评价获准上市，仿制药一致性评价申报品种数量居全国前列。

据介绍，我省在全国率先研究出台省级《关于深化审评审批制度改革鼓励药品医疗器械创新的实施意见》，《实施意见》将“重大新药创制”“高性能医疗器械”纳入“十三五”科技创新规划，并明确对在我省实现产业化的一类新药纳入重点支持范围，最高给予2000万元的后补助支持。

我省是国务院授权的10个药品上市许可持有人制度试点省份之一，全国首个药品上市许可持有人品种“吉非替尼”落户山东。目前，全省共有 8 家企业 201 个品种获批成为药品上市许可持有人试点品种，约占全国的 20%。

省药品监督管理局联合省财政厅制定了《山东省省级仿制药质量和疗效一致性评价补助资金管理办法》，对同品种全国前 3 名通过一致性评价的我省企业给予 200 万元奖补，结合济南、烟台等市出台的奖补政策，最高可给予 600 万元奖补资金，为全国最高。齐鲁制药有限公司申报 28 个仿制药一致性评价品种，为全国申报数量最多的企业，且均为全国前 3 名。该企业吉非替尼片通过一致性评价后，降价至 547 元 / 盒，比原研药 5000 元 / 盒降价近 90%。

2018 年食品药品好新闻评选揭晓来 自中央、省、市媒体的 60 件作品获奖

日期：2019-1-10　版面：11 版

由山东省市场监督管理局、山东省新闻工作者协会主办的 2018 年食品药品好新闻评选活动，经过评选办公室组织评审团成员，对推荐作品进行了初评、复评和定评，最终，来自中央、省、市媒体的 60 件作品获奖，其中一等奖 10 件，二等奖 20 件，三等奖 30 件。

我省开展“两节”药品安全督导检查

日期：2019-1-24　版面：15 版

为守护“两节”期间公众用药安全，山东省药品监督管理局近日派出督导组，对济南、潍坊、临沂、菏泽四市药品安全监管工作开展督导检查。

据了解，山东省药品监督管理局专门制订“两节”期间药品安全督导检查工作方案，督导组先后对菏泽舜王城中药材市场等 21 家药品、医疗器械生产、经营、使用单位进行现场督导检查。

督导检查推动了各市“两节”期间药品安全监管工作。济南市食药监局不断提升智慧监管水平，开发全市医疗器械经营企业日常监督检查信息系统，实现使用移动执法设备现场录入检查结果、打印检查报告，结果自动上传；潍坊市食药监局对医疗机构特殊药品、中药饮片、疫苗使用开展专项检查，对全市 28 家二级以上医院进行全面排查，发现验收使用记录不规范、人员培训不到位等 13 类问题，已责令相关单位限期整改；临沂市食药监局不断强化药品不良反应监测工作数据质量管控和风险预警，有药品监测站点 4397 个，网上直报点 773 个，乡镇以上医疗机构全覆盖，共上报监测数据 22150 条，其中企业直报 559 条，发布药械化风险信号 81 个；菏泽市食药监局对辖区内药品生产企业进行分级分类监管，对 AB 级企业检查 2 次，C 级企业检查 3 次，D 级企业检查 4 次，对关键时期和重点产品加大监管频次，强化对中药饮片、药包材、医用氧、医疗机构制剂等进行跟踪检查和随机抽查，全力守护公众用药安全。

全面落实药品监管“四个最严”要求 执业药师“挂证”将被撤销注册证

日期：2019-4-21　版面：5 版

日前，省药品监督管理局在全省部署开展药品零售企业执业药师“挂证”行为整治工作，全面落实药品监管“四个最严”要求，严厉打击执业药师“挂证”行为。

按照国家药品监督管理局的要求，此次整治行动为期 6 个月，重点查处执业药师“挂证”等违法违规经营行为，将辖区内所有药品零售企业纳入“挂证”行为整治工作范围，与规范进货渠道和处方药销售、严格票据管理等日常监督检查内容相结合，严厉打击药品零售环节存在的违法违规行为。

对于“挂证”人员，将依据国家药监局和国家人社部联合下发的《关于印发执业药师职业资格制度规定和执业药师职业资格考试实施办法的通知》及《山东省人民政府关于 2014 年第二批取消下放行政审批项目和承接国务院下放行政审批项目等事项的通知》，由发证市局撤销“挂证”人员《执业药师注册证》并在官网公开曝光，通报其实际工作单位。对存在买卖、租借《执业药师注册证》，未按规定销售处方药等违法违规行为的药品零售企业，依据《中华人民共和国药品管理法》《药品流通监督管理办法》《药品经营许可证管理办法》《药品经营质量管理规范认证管理办法》等法律法规，列入年度重点检查对象，视情况采取撤销《药品经营质量管理规范认证证书》、注销《药品经营许可证》等措施严厉查处。

各市局将对撤销《药品经营质量管理规范认证证书》、注销《药品经营许可证》的药品零售企业及时在市局官网公开曝光。

我省从源头解决执业药师“挂证”行为

日期：2019-5-23　版面：15 版

日前，2019 年山东省药品零售企业执业药师人才培养启动仪式在济南举行。有关专家告诉记者，这是山东从源头解决执业药师“挂证”行为，提升执业药师数量以及执业药师综合能力的重要举措。

本次启动仪式邀请国家执业药师考试大纲审定委员会委员及天创在线教育“药师在线”权威辅导专家为我省执业药师考生解读最新考试政策，剖析历年命题规律，制订科学复习方案。

据了解，我省执业药师只有 8000 名左右，数量偏少，而零售药店有 3 万多家，执业药师远远不能满足需求。此次培训旨在全面提高执业药师考试通过率，提升执业药师综合能力，推动我省执业药师规范管理。

我省药品监督管理有了权责清单

日期：2019－5－29 版面：2 版

记者今天从省药监局获悉，为规范和完善部门权责清单，强化权力运行监督制约，省药监局通过全面梳理药品、医疗器械和化妆品法律规范，依法确定了省市县三级权责事项，经广泛征求意见、多次论证、专题研讨和集体研究，编制完成并公布《山东省药品监督管理系统权责清单通用目录》。

《清单》包括全省药品、医疗器械和化妆品监管行政许可、行政处罚、行政检查、其他行政权力、行政强制、行政确认、行政奖励等 7 类共 182 个事项，实现了权力清单、责任清单两单融合，省市县三级行政权力事项名称、编码、类型、依据等要素基本统一。为强化履职尽责，《清单》细化了责任事项，围绕事前定标准、事中管实施、事后抓指导监督等三个方面，根据事项类型确定了直接实施责任和指导监督责任，并依法明确了追责情形。

省药监局相关负责人透露，下一步，还将对《清单》进行动态调整，以权责清单作为核心和基点，聚焦企业群众需求，拓展应用形式和应用范围，全面正确履行药品监管职责。

山东省药监局确定今年 8 项重点工作任务

日期：2019－6－6 版面：8 版

近期，省药监局印发《2019 年全省药品监管工作要点》，对今年工作进行安排，围绕抓改革、保安全、促发展三条主线，完善监管体制机制，创新监管方式方法，牢牢守住药品安全底线，积极助推医药产业高质量发展。

一是健全完善药品监管体制机制。构建专业权威的监管体系，明晰省市县市场监管局的事权，加强药品审评检查、检验检测、执法办案、不良反应监测技术支撑机构建设，强化权责明确、紧密协作的监管体系建设，健全药品相关法规制度体系。

二是实施严格监管。强化疫苗监管，加快完善疫苗药品管理体制，强化疫苗配送、储存质量监管。加强监督检查，科学安排检查计划，采取联合检查形式提高问题发现率，加大问题处置力度。加大抽检力度，扩大抽检覆盖率，对在产基本药物品种和药品生产企业实施全覆盖抽检，对药品批发企业和零售连锁总部实施全覆盖抽检。深入开展专项整治，推进中药饮片质量集中整治、阿胶类药品整治、医疗机构制剂专项整治、无菌植入性医疗器械专项检查和清网行动、化妆品“线上净网、线下清源”行动、药品零售企业执业药师“挂证”行为整治。加大案件查办力度，加强行刑衔接，深入开展“专项执法”行动，推进信用“联合惩戒”。

三是严防严控安全风险。加强药品不良反应监测，强化注射剂类药品、中药产品和植入性高风险医疗器械风险监测，健全舆情监测处置机制。

四是落实各方责任。推动地方各级党委政府属地管理责任落实，推动企业履行全生命周期责任、严格执行质量管理规范，落实主体责任。严格落实部门监管责任，认真履行省级监管职责，着力加强对市县市场监管局的监督管理，形成整体合力。

五是推进简政放权。加快“放管服”改革，完善审查标准、精简审批材料、压缩审批时限、优化准入服务，推动行政许可由“一次办结”实现“一次办好”。鼓励医药产业创新，高标准筹备“生物医药创新发展大会”，发挥国家药品审评中心药品创新与审评制度改革联系点作用，启动“品质鲁药”建设工程，实施品牌培育计划。深入推进药品医疗器械审评审批制度改革，加快推进仿制药一致性评价，积极探索药品上市许可持有人制度。

六是夯实监管基础。加快“智慧监管”工程建设，建设完善监管业务系统，加快功能优化和推广应用。加强监管队伍建设，加快推进省级职业化检查员队伍建设，开展监管业务培训，提升监管能力。提升技术支撑能力，重点加强血液制品等检验能力建设，积极争取血液制品批签发资质授权。

七是强化社会共治。加强舆论引导，强化政务公开，坚持开门监管，鼓励新闻媒体、研究机构、高校等广泛参与科普宣传，畅通投诉举报渠道，发挥企业内部吹哨人作用，充分发挥协会和志愿者在科普宣传、社会调查等方面的积极作用。

八是加强党的建设。加强政治建设、组织建设、廉政建设、作风建设，认真落实全省“担当作为、狠抓落实”工作动员大会精神和“工作落实年”部署要求，狠抓工作落实。

我省出台办法规范药监系统指导性案例管理

日期：2019－7－5 版面：2 版

日前，山东省药监局印发《指导性案例管理办法》（以下简称《办法》），明确了全省药品监管系统指导性案例的界定和效力、遴选范围、审查发布机制等，为进一步发挥指导性案例示范引导作用完善了制度基础，这是我省药品监管法制建设的积极探索。

指导性案例是指全省药品、医疗器械、化妆品监管和执法工作中已经发生法律效力，对办理类似案件在认定事实、证据采集、适用法律等方面具有普遍指导意义的案例。

《办法》明确了指导性案例效力。全省药品监管和执法工作，应当以法律法规规章为依据；对违法事实、性质、情节相同或相似案件，应当参照指导性案例，参照时可以引述指导性案例中的释法说理等内容，但不得作为执法依据引用。《办法》明确了指导性案例遴选范围。包括疑难复杂或者新类型案例、法律规定比较原则的案例、经过行政复议或者行政诉讼的案例、移送司法机关的涉嫌犯罪案例以及涉外或者在本地区影响较大的案例等。

中国医药创新发展大会在济南举行

日期：2019-7-17 版面：2 版

今天上午，由山东省人民政府主办，山东省市场监督管理局、济南市人民政府、山东省药品监督管理局共同承办的“中国医药创新发展大会”在济南开幕。相关领域院士专家，重点企业代表共2000多人参加会议。十三届全国政协副主席、农工党中央常务副主席何维，省委副书记杨东奇，省委常委、济南市委书记王忠林出席会议并致辞。国家药监局局长、农工党中央副主席焦红讲话。省政协副主席、致公党山东省委主任委员赵家军出席。副省长任爱荣主持。

何维指出，山东是医药产业第一大省，在全国医药经济中占有重要地位。健康产业要加速与健康服务业的融合发展，山东一贯重视全面深化医改、重视医养结合养老事业的发展，有利于创新产品的应用。改善健康产业营商环境，给予技术、资源、资金、土地等政策支持，给予文化政策的关切，有利于创新医药产业发展，创新人才的集聚。

杨东奇介绍，山东资源禀赋突出，医疗基础扎实，产业优势明显，技术支撑有力，市场潜力巨大。近年来，我们将医养健康作为“十强”产业之一，着力打造万亿级产业，不断满足群众健康服务需求。下一步，我们将坚持不懈优化产业结构、鼓励产品创新、促进产业集聚、优化营商环境，以最大的诚意、最优的服务和最扎实的行动，助力大家创业兴业乐业，实现事业发展。

王忠林表示，济南将全力促创新，以济南国际医学科学中心、济南药谷为载体，以高新区国家重大新药创制平台和关键性创新药物平台为支撑，搭建以企业为主体、市场为导向、产学研结合的产业技术创新服务平台，健全平台资源开放共享机制，全力服务药企创新发展。

焦红在讲话中指出，作为药品监管部门，将进一步完善药品监管法律法规体系，深化审评审批制度改革，强化对产品全生命周期管理，推进监管科学研究，持续深化“放管服”改革，服务医药企业创新研发，全力推动我国由制药大国向制药强国迈进。

培育扶持医药创新产品引业界关注 药界知名专家携“硬核”来山东

日期：2019-7-19 版面：3 版

小白鼠身上可以种出人工皮肤，再生医学赋予皮肤新生命；可吸收硬脑膜封合医用胶，成为国内首个通过 CFDA“创新医疗器械特别审批”的三类医疗器械，为术后脑脊液渗漏防治提供新的解决方法……7月16日，在山东省政府主办的中国医药创新发展大会上，我省与3家药界权威学术组织签订合作协议。

在这次大会上，还有齐鲁制药有限公司与中国工程院王广基院士签订创新药物研发合作协议；绿叶投资集团有限公司与美国医学生物工程院宋国立院士签订创新药物研发合作协议；省食品药品检验研究院与中国工程院丁健院士签订聘任合作协议；烟台荣昌制药股份有限公司与罗恩·巴比克院士签订建立加拿大生物科技创新中心合作协议。4项院士的医药产业资金合作项目达到74.3亿元。另外，多位国内外药界知名专家到会发言。

记者了解到，国内外药界知名专家青睐山东的背后，是山东医药创新产品的“遍地开花”。2018年，全省新获批药品注册文号137个，居全国首位，占全国近1/6，制度创新释放了发展活力。

山东在2016年率先推行省级药品医疗器械行政许可事项“全程网办”的基础上，今年正在大力推行“电子证照”，企业办理省级行政许可事项能做到“一次都不跑”。建立实施“创新通道”“快捷通道”和“常规通道”三通道审批，对进入“创新通道”的审批事项单独排队，第一时间进入办理流程。实行“容缺受理”“并联审批”、分类审签工作制度，进一步提升审批效能。

山东还出台了一系列鼓励措施和优惠政策，全力做好上市许可持有人试点、仿制药一致性评价等各项药审制度改革，对仿制药一致性评价品种最高可给予600万元奖补。支持新药研发，将“重大新药创制”“高性能医疗器械”纳入“十三五”科技创新规划，明确对实现产业化的1类新药最高可给予2000万元的后补助支持，并将新药及时纳入医保支付。

据了解，目前山东共有220个品种获批开展药品上市许可持有人试点，约占全国20%，其中齐鲁制药的“吉非替尼”是全国首个试点品种。有133个仿制药一致性评价品种上报国家审评，占全国12%，其中27个品种通过评价。药物临床试验机构数量由药审制度改革前的20家增长到50家，每年可开展100多个生物等效性试验（BE试验）。拥有国家级医药创新平台21个，累计有27个原料药通过欧盟认证，7个制剂通过美国FDA认证。

我省为支持创新，每年财政拿出100亿元以上的资金用于建设大科学计划、大科学平台等，着力推动全省300多家国家级创新平台、21个国家重点实验室等创新载体建设。我省还赋予院士在科研成果转化、经费使用、收益分配、工作生活环境等方面更多自主权。对在科研一线创新、建设重大科研设施、大科学装置的院士及团队，最大努力给予资金支持。对创办科技型企业、实施成果转移转化的院士及团队，省新旧动能转换基金将给予优先支持。

院士专家“山东论药”助推山东医药产业创新发展和转型升级

日期：2019-7-22 版面：7 版

核心提示　为深入贯彻全省“担当作为、狠抓落实”工作动员大会精神，认真落实新旧动能转换重大工程部署要求，着力搭建“双招双引”平台，引领全国医药优质资源向我省集聚，吸引企业家科学家围绕山东医药产业发展进行创新创业创造，加快推动我省医药产业高质量发展，培育山东经济发展新动能，7 月 15 日—18 日，由山东省人民政府主办，山东省市场监督管理局、济南市人民政府、山东省药品监督管理局共同承办的“2019 中国医药创新发展大会”在济南召开。相关领域院士专家，重点企业代表共 2000 多人参加会议。

近年来，在推进高质量发展的征程中，山东坚持因地制宜发展产业，注重促进经济发展和民生改善良性互动。其中，医药产业就是战略选择之一，是优势所在、机遇所在。山东是药品使用大省、医药产业大省，形成了化学药、生物药、中药、医疗器械、药用辅料、药包材和制药机械等完整的产业体系，产业规模占全国近 1/6，是全国重要的医药生产供应基地。毫无疑问，中国医药创新发展大会是一场撼动医药界的盛会，必将为山东的医药产业注入新动力，带来新机遇。

此次大会异彩纷呈，特别是多位院士专家“山东论药”，引起医药界的广泛关注。他们对全球和中国医药产业发展的分析和观点，对推进山东医药产业创新发展和转型升级，推动医药大省向医药强省转变将起到重要作用。

全链条整体布局
强化基础研究和原始创新

中国科学院院士、国家“重大新药创制”科技重大专项技术副总师陈凯先说，为提高我国自主创制药物的研发能力，促进生物医药战略性新兴产业发展，我国从 2008 年开始实施主要针对 10 大类重要疾病药物研发的国家重大新药创制科技重大专项（以下简称“专项”）。截至 2018 年，专项立项的课题、子课题共 3037 项，安排中央财政经费近 190 亿元。

目前，专项已经取得一批重大标志性成果。其中，针对 10 类重大疾病战略布局，成功研发出一批药物，包括一类新药 44 个（化学药 27 个、生物药 17 个），数量是实施期前的 8 倍；中药新药 23 个。同时改造 200 余种临床急需品种，涉及国家基本药物 140 余种，药品质量明显提升。专项支持的部分创新药和首仿药 350 余个已陆续进入不同省份的医保、新农合目录。

专项促进了药物创新体系的初步建成。构建了集综合性大平台、企业研发平台、单元性平台为一体的网格化创新体系，建立了一批安全性评价、临床评价和资源性平台，为新药创制提供了评价和支撑体系。同时，吸引和聚集高端人才，促进 CRO 产业规模快速提升，推动国内 CMO 行业高速发展，获国家科学技术奖励 54 项。在专项的带动下，医药企业科研投入大大增加，并逐渐成为创新主体；同时，更多医药企业上市，融资能力不断增强，得到资本市场的支持，也带动了区域经济发展。专项也促使医药企业国际化程度不断提高。主要表现为部分国产药品和疫苗获得国际市场准入，国际成果转让与合作更加广泛；国产药品国际临床试验数量持续增加，技术平台获得国际认证并与国际接轨；生物医药企业的境外投资并购活动不断增多等。

新时代（2021—2035 年）新药专项的总体目标是让我国新药创新能力进入世界第一梯队，形成结构完备、运行高效的国家新药创新体系，产生一批引领全球的原创性新药产品，形成一批处于国际前列的大型医药企业，自主研发药物完全满足我国人民健康需要，推动生物医药成为国家支柱型产业，出口大幅提升。

为此，新时代新药专项研究内容将从传统的化学药、生物药和中药，扩大到基因治疗、免疫治疗、干细胞治疗等创新疗法，以及指导个性化用药等诊断产品。瞄准世界生物技术发展前沿，聚焦新药品种及其相关生物技术，全链条整体布局，强化基础研究和原始创新。同时，强化以科研院所和高校为主的源头创新、以企业为主的技术创新。建设上中下游紧密结合的网格化创新体系，加快成功转移转化。

有效无效才是
检验医药成果的唯一标准

中国工程院院士、美国医学科学院外籍院士樊代明指出：“现代医学研究和实践一味向技术化发展，一味向微观领域深入，由此导致了专业的过度分化、专科过度细化和医学知识碎片化等问题，使现代医学偏离了其初衷和走向，已经引发自身难以解决的难题。而要解决目前这些难题，我们应该换一种思维，这就是‘反向研究’，即对医学的研究要不断结合经验、不断反思，综合考虑正反双方向的结果，重新创立研究方法，才能得出正确的答案。”

樊代明认为，当今的医学界在基础研究方面发表了大量的论文，医学界以发表论文作为前进的标志和结果，但只有 3% 具有参考价值。现在诊断出来的病例比过去 10 年翻了一番，但治疗并没有跟上，究其原因，部分来源于经验主义，用医学上的同质性来分析病人的异质性。在医学界普遍流行一种说法，认为前瞻性研究更科学。前瞻性研究是随意的，可人为控制，它固然有一定的真理，但并不是高于回顾性研究。

那么如何用反向思维破解这些难题呢？现代医学、药学存在的弊病主要有以下三点：其一，基础研究方面花了大量的人物和物力，不知道从什么时候开始，发表论文成为医学前进的标志，也不知道什么时候能结束。我们认为，医学应当是将对病人有效或无效作为根本。譬如大家都喜欢吃包子，但如果我们永远只产出白面，包子是永远做不成的。其二，现在临床医学中，一个医生只能看一种病，别的病看不了，我们把病人分开来治、分段来治。其三，药品越来越多，但治疗效果未必越来越好。问题主要是医学的研究方法和研究得出的结论出现了偏差，现代医学是正确的，但是片面的正确，真理在对面和侧面，但目前研究局限于正面。

从这个角度来讲，技术是万能的吗？知识就是力量吗？答案是否定的。图书馆里全是知识，可它们是力量吗？不是。如果不加以整合应用，它就是压垮下一层楼的重量，而不是力量。有效无效才是检验医药成果的唯一标准，而不应该是论文数量的堆积。

生物医药产业正在进行跨越式的发展

“目前，欧美日等主要地区和国家均把生物医药技术及其产业化提升为国家战略。可以预判，生物医药市场作为朝阳产业还将不断增大。”中国医药创新促进会执行会长宋瑞霖在作大会主题演讲时说，随着人类疾病谱悄然发生变化，威胁人类的疾病从传染性疾病为主逐渐转化为慢性复杂性疾病为主，医药企业创新就得顺势朝这个方向发展、发力。

宋瑞霖分析，全球新药研发投入逐年增加，但新药研发的成功率在下降。据统计，新药从Ⅰ期临床研究到最终获批上市的成功率平均为9.6%，抗肿瘤药的研发成功率最低，仅为5.1%，而小型药企、生物新锐公司等新药研发的回报率显著高于大型药企。鉴于此，大型药企也越来越重视整合中小型生物科技公司的创新活力，这是大趋势。

医药创新模式已越来越强调开放式创新，越发重视学术机构、小型生物技术公司的创新活力。目前全球销量前20位药物的原研机构，不乏一些学术机构和小型生物技术公司的身影。而中国生物医药产业在此背景下蓬勃发展，始终保持两位数的高增长，远高于全工业平均增速。

自2008年以来，“重大新药创制”科技重大专项的实施极大推动了医药研发和创新的热情，新药获批率比2008年以前显著提高。截至目前，一类创新药达到44个。从CDE的统计数据来看，2018年各类药品注册申请受理情况与近3年相比明显提升。受理一类创新药注册申请共264个品种，较2017年增长21%。

创新的全球化程度亦不断加码。8个GLP平台帮助我国医药企业提交境外新药IND申报300余个。其中，一类新药罗沙司他胶囊获批上市，这是首个由中国本土研发孵化、由中国率先批准的“First in Class”创新药。而一类新药本维莫德作为中国本土“全球新”首创新药的诞生，意味着创新驱动的生物医药产业正在进行跨越式的发展。尤其是在中国药监部门加入ICH后，审评标准对接国际，促进了创新项目的国际合作与转让。

破除制约创新发展的思想观念和制度藩篱

“未来医药经济运行将会呈现出四大趋势：一是医药超高速增长时代成为过去，创新热潮已经来临；二是医药营销模式将在政策挤压和商业利益的博弈中动态平衡；三是资源和渠道的争夺愈演愈烈，促使产业洗牌，普药在垄断和严管、降价、国际化竞争之下被大批淘汰；四是业外新势力或将带来令人意想不到的冲击，特别要关注医药互联网带来的影响。”国家药品监督管理局南方医药经济研究所所长林建宁如是判断。

统计局数据显示，今年1—5月份，我国医药制造业8个子行业营业收入10012.1亿元，同比增长9.5%，对比去年全年的同比增长率为12.4%，有所下滑。医药上市公司的利润及其增速也不乐观：化学原料药板块2018年利润下降10.2%，2019年一季度下降21.5%；化学制剂板块在2018年利润下降40.8%，2019年一季度下降5.3%。从终端销售情况看，2019年1—5月中国药品市场销售额为7292亿元，同比增长4.3%，其中医院市场药品同比增长达5.8%。基层医疗终端方面，药品销售增幅仍未能止住近两年的下滑态势。今年前5月，基层医疗市场药品销售额达750亿元，同比增长8.5%。然而，三大终端中最不理想的数据来自零售终端——按照测算，今年前5月药品零售市场销售额增幅仅为3.6%。

从上述数据看，医药工业增速进一步放缓，终端增长持续下滑，外资企业销售明显好于内资企业，第二终端出现较大滑坡，零售扩张仍在继续但效率大不如前。随着“两票制”非常规增长基本消化完毕，今年上下游增速同步下滑的可能性较大，上下游不再背离。

林建宁进而从国家医保局、卫健委、财政部3个部门的政策共振分析了对医药经济发展趋势的影响。

其中，国家医疗保障局主导的“4+7”试点城市带量采购将带来大幅度降价。据悉，带量采购11个地区从2019年3月执行开始至6月底，已完成标的量的近70%。与此同时，带量采购的25个品种2019年1—5月在全国的采购情况呈现负增长，比去年同期减少13%。首批带量采购的超预期或将加速第二批带量采购的到来，同时还出现了未实施地区主动加入“4+7”集采阵营的情况。带量采购将打破旧有利益格局。

卫健委方面，7 月 1 日印发的《第一批国家重点监控合理用药药品目录》加强医疗机构辅助用药临床应用管理。重点监控合理用药不是新鲜事，但国家颁布统一目录的“杀伤力”还是巨大的。下一步，如果滚动式发布目录，必将使销售领先品种销量受到遏制。加上财政部查账 77 家药企等举措，多部门的政策共振将倒逼医药行业从形式合规进入事实合规。

另外，从深化药品审评审批制度改革的角度看，落实创新驱动发展战略，瞄准国际先进水平，破除制约创新发展的思想观念和制度藩篱，促进提高研发创新水平将是主基调。

山东：推进医药产业高质量发展行稳致远

日期：2019-7-22　版面：7 版

7 月 15 日—18 日，2019 中国医药创新发展大会在济南举行，这是全国医药界的一大盛事，也是山东推动高质量发展的一件大事。

山东资源禀赋突出，东临大海、沿黄而居，纬度适宜、海拔适中，光照资源充足，自然环境优良，中药资源约 1500 种，占全国种类的 10% 以上；医疗基础扎实，全省人均期望寿命达 78.5 岁，各级各类医疗卫生机构总数位居全国前列，床位数全国第一；产业优势明显，山东是药品使用大省、医药产业大省，形成了化学药、生物药、中药、医疗器械、药用辅料、药包材和制药机械等完整的产业体系，产业规模占全国近 1/6，是全国重要的医药生产供应基地；科技支撑有力，拥有国家级医药创新平台 21 个，国家健康医疗大数据中心、省临床医学研究中心建设方兴未艾，医药人才队伍日益壮大；市场潜力巨大，常住人口、户籍人口数量均突破 1 亿，居民消费能力持续提升，区域辐射带动作用日益明显。

近年来，山东保安全、促发展，在现代化经济体系的“跑道”上，推进医药产业高质量发展行稳致远，培育经济发展新动能。

坚决保障
人民群众用药安全

工欲善其事，必先利其器。药品安全关系人民群众身体健康、生命安全和社会和谐稳定。近年来，山东省委、省政府坚决扛起保障药品安全政治责任，坚定不移以“四个最严”要求抓好药品安全监管，保障群众用药安全。去年，全省药品质量抽检合格率达 99.7%，药品安全形势总体稳定。

坚持严字当头，综合检查、抽检、监测、执法办案、公开曝光等各种方式，全面加强药品安全监管。针对省一级直接承担监管职能的实际，不断加大省级检查力度，提升省级检查能力。今年全年安排省级药品、化妆品、医疗器械抽检 18300 批次，同比增加 25% 以上。深入开展药品零售环节专项整治，实施严惩重处，着力解决人民群众关注的痛点难点焦点问题，违规销售处方药等问题得到初步遏制。截至 5 月 31 日，全省共检查药品零售药店 34010 家，警告 4998 家，限期整改 9465 家，在省市监管部门网站公开曝光 123 家，收回、撤销药品 GSP 证书 126 张。

为加强风险管理，召开全省防范化解重大风险视频会议并作出具体部署，要求对全省药品安全风险和薄弱环节进行全面排查和梳理，相关部门逐一研究制定具体防控措施。2019 年一季度，对全省所有高风险品种及相关企业、单位进行一次全覆盖风险隐患排查。健全完善风险防控机制和 24 小时舆情监测处置机制，对生物制品、阿胶、医疗机构制剂、不良事件聚集的医疗器械等高风险产品进行专项整治，妥善处置 10 余起药品安全问题和舆情风险。

日前，山东省药监局印发《指导性案例管理办法》，明确了全省药品监管系统指导性案例的界定和效力、遴选范围、审查发布机制等，为进一步发挥指导性案例示范引导作用完善了制度基础，是药品监管法制建设的积极探索。《办法》明确了指导性案例效力：全省药品监管和执法工作，应当以法律法规规章为依据；对违法事实、性质、情节相同或相似案件，应当参照指导性案例，参照时可以引述指导性案例中的释法说理等内容，但不得作为执法依据引用。明确了指导性案例遴选范围：主要包括疑难复杂或者新类型案例、法律规定比较原则的案例、经过行政复议或者行政诉讼的案例、移送司法机关的涉嫌犯罪案例以及涉外或者在本地区影响较大的案例等。

着力满足公众
日益增长的健康需求

医药产业一头连着民生福祉，一头连着经济发展。在保障安全的同时，山东省委、省政府全力支持医药产业发展，着力追求产业高质量发展高线。特别是近年来山东将医养健康作为“十强”产业之一，着力打造万亿级产业，着力满足公众日益增长的健康需求，产业发展后劲持续增强。

为培育一批医药领域品牌产品和知名企业，实现医药产业品牌高端化，山东制定出台《关于深化审评审批制度改革鼓励药品医疗器械创新的实施意见》《省级仿制药质量和疗效一致性评价补助资金管理办法》等文件，鼓励药品医疗器械生产企业兼并重组、联合发展，逐步培育一批具备国际竞争力的大型企业集团。促进新产品、新技术与已有产能对接，积极承接先进医药制造企业、创新产品、整体搬迁项目等落户山东。出台一系列鼓励措施和优惠政策，全力做好上市许可持有人试点、仿制药一致性评价等各项药审制度改革任务，对仿制药一致性评价品种最高可给予 600 万元奖补。大力支持新药研发，将“重大新药创制”“高性能医疗器械”纳入“十三五”科技创新规划，明确对在我省实现产业化的1类新药最高可给予2000万元的后补助支持，并将我省新药及时纳入医保支付。在国家药监局大力支持下，充分发挥药品进口口岸、口岸药品监管局作用，进一步提升进口药品通关便捷度。

山东深入推进“放管服”改革和“一次办好”改革。实施“互联网＋行政许可”，最大限度简化办事流程，提高办事效率。在2016年率先推行省级药品医疗器械行政许可事项“全程网办”的基础上，今年正在大力推行“电子证照”，企业办理省级行政许可事项能做到“一次都不跑”。建立实施“创新通道”“快捷通道”和“常规通道”三通道审批，对进入“创新通道”的审批事项单独排队，第一时间进入办理流程。实行“容缺受理”“并联审批”、分类审签工作制度，进一步提升审批效能。

《山东省新旧动能转换重大工程实施规划》提出，要加大创新药物研发攻关力度，积极开发新剂型和新产品，重点发展以创新药物、临床急需仿制药和特殊制剂为主的化学药，以疫苗与诊断试剂、海洋药物等为主的生物药。2018年，山东新获批药品注册文号137个，居全国首位占全国近1/6，其中青岛杰华生物的“乐复能”是我省14年来首个一类创新药物。目前共有220个品种获批开展药品上市许可持有人试点，约占全国20%，其中齐鲁制药的“吉非替尼”是全国首个试点品种。有133个仿制药一致性评价品种上报国家审评，占全国12%，其中27个品种通过评价。药物临床试验机构数量由药审制度改革前的20家增长到50家，每年可开展100多个生物等效性试验（BE试验）。拥有国家级医药创新平台21个，累计有27个原料药通过欧盟认证，7个制剂通过美国FDA认证。

坚持不懈
建设医药产业大省

抓改革、保安全、促发展，是医药产业高质量发展的三条主线。

山东构建专业权威的监管体系，明晰省市县市场监管局的事权，加强药品审评检查、检验检测、执法办案、不良反应监测技术支撑机构建设，强化权责明确、紧密协作的监管体系建设，健全药品相关法规制度体系。强化疫苗监管，加快完善疫苗药品管理体制，强化疫苗配送、储存质量监管。加强监督检查，科学安排检查计划，采取联合检查形式提高问题发现率，加大问题处置力度。加大抽检力度，扩大抽检覆盖率，对在产基本药物品种和药品生产企业实施全覆盖抽检，对药品批发企业和零售连锁总部实施全覆盖抽检。深入开展专项整治，推进中药饮片质量集中整治、阿胶类药品整治、医疗机构制剂专项整治、无菌植入性医疗器械专项检查和清网行动、化妆品“线上净网、线下清源”行动、药品零售企业执业药师“挂证”行为整治。加大案件查办力度，加强行刑衔接，深入开展“专项执法”行动，推进信用“联合惩戒”。

日前，山东召开山东省创新驱动发展院士恳谈会，邀请全国116名院士共话科技创新，共享山东机遇，共谋未来发展。山东将加快推进中科院海洋大科学研究中心、国家健康数据北方中心、国际医学科学中心、山东产业技术研究院、高等技术研究院等项目建设，加快“仿制药一致性评价关键技术研究重点实验室”等4个国家级医药重点实验室建设，为院士和企业家创新创业提供广阔舞台。希望院士专家发挥智力优势，加强与山东企业、高校、科研院所的交流合作，围绕山东医药产业、医养健康产业进行研发创新，加快推动产学研用深度融合。

山东将坚持不懈优化产业结构，鼓励市场主体兼并重组、联合发展，逐步培育一批具备国际竞争力的大型企业集团实施国际化发展战略，引进一批国际先进技术、创新产品和全球优秀企业；深化“品质鲁药”建设工程，培育一批医药领域品牌产品和知名企业，帮助企业走好国际化、品牌化、高端化的路子。

山东将坚持不懈鼓励产品创新，支持龙头骨干企业创建重点实验室、工程技术中心等国家级平台，加快推进治疗重大疾病的药品、高端和创新医疗器械的研制；对一类新药给予一定数额的后补助支持，对关键共性技术和重大品种在省科技计划中给予扶持，让科创企业和人才享受“最高礼遇”。

山东将坚持不懈促进产业聚集，加快创建一批管理规范、环境友好、特色突出、产业关联度高的新型医药产业园区；加快建设济南药谷、淄博医药创新中心、烟台生命科学创新示范区、威海医疗器械产业园等重点园区，支持济南、淄博、烟台、菏泽等地产业集群发展，打造具有区域影响力的医药产业高地。

山东将坚持不懈优化营商环境，在全程网办、“最多跑一次”的基础上，尽快推行电子证照，力争实现“零跑腿”，持续完善审批“绿色通道”，提前介入、全程带扶，加快创新药品医疗器械上市；建好用好国家健康医疗大数据北方中心，为企业提供更多政策和数据红利。

国家药监局发布首批重点实验室山东占四席

日期：2019-7-25　版面：8版

为落实“十三五”国家药品安全规划任务，强化药品监管技术支撑，近日，国家药监局组织完成了首批重点实验室的评审工作，认定并发布了《国家药监局首批重点实验室名单》，全国共有45所重点实验室入选。我省的胶类产品质量评价重点实验室、仿制药研究与评价重点实验室、药品包装材料质量控制重点实验室、生物材料器械安全性评价重点实验室等4个重点实验室入选。

据了解，重点实验室是食品药品监管科学技术创新的重要平台，是组织开展食品药品监管领域高水平的基础研究和应用研究、聚集和培养优秀人才、促进科技成果转化、带动食品药品检验检测水平和技术支撑能力提升的专业龙头机构。省药监局相关负责人表示，建设一批国家级、创新型的重点实验室，对于完善食品药品科技创新体系、推动科学监管水平提升具有引领和示范作用。同时，有效推进重点实验室建设，对提升食品药品监管科技自主创新能力、解决重大监管难题具有重要意义。

山东构建新型药品监管体系

日期：2019-9-27 版面：19 版

日前，山东新修订《药品管理法》宣贯培训会在济南举行，会议围绕新修订《药品管理法》的立法宗旨、精神实质和重要内容进行宣贯、培训。

省药监局党组书记、局长桂敦山在培训会上说，目前省级已形成涵盖监管、执法、检测、审评、查验以及派出机构六位一体的新型监管体系。下一步，将把学习、宣传、贯彻新修订的《药品管理法》作为药品监管工作重点，突出抓好宣传贯彻、制度配套、放管服改革、严格监管、提升能力等 5 项工作，在全省营造尊法、学法、守法、用法的浓厚氛围。

《药品管理法》是我国药品管理的基本法律，通过修订进一步健全了覆盖药品研制、生产、经营、使用全过程的法律制度。此次修订《药品管理法》认真落实“四个最严”的要求，对法律结构、严格监管、鼓励创新等进行了明确。同时，坚持问题导向、改革导向，强化监督检查，解决改革急需，以及药品审评审批制度改革中需要法律支撑的改革措施，有针对性地对法律进行了完善。

在新修订的《药品管理法》中，设置了鼓励创新的条款。比如，对临床急需的短缺药品、防治重大传染病和罕见病等疾病的新药、儿童用药品优先审评审批；对治疗严重危及生命且尚无有效治疗手段的疾病，以及公共卫生方面急需的药品等，目前国家药品注册管理司正在抓紧制定后续配套政策和文件。

此外，新修订《药品管理法》引入药品上市许可持有人制度、药品追溯制度、药物警戒制度等，体现了药品管理理念和管理方式的全面现代化；明确了上市许可持有人与监管部门的责任；全面加大对违法行为的处罚力度，实施联合惩戒。

我省强化无菌和植入性医疗器械监管

日期：2019-10-17 版面：19 版

记者从省药监局了解到，目前，我省各级监管部门已检查无菌和植入性医疗器械生产企业 132 家、经营企业 4325 家、使用单位 8328 家，责令改正生产企业 45 家、经营企业 753 家、使用单位 1284 家，立案查处经营企业 32 家、使用单位 108 家，取得阶段性成果。

省药监局相关负责人介绍，我省将进一步强化无菌和植入性医疗器械监管，强化风险防控意识，把存在管理人员法规意识淡薄、不良事件和投诉举报较多、监督抽检不合格等 10 种情形的企业列为监督检查的重点对象，督促生产经营企业和使用单位切实履行主体责任，妥善化解潜在风险隐患。

据了解，省药监局全年共安排抽检 69 个品种 1265 批次，其中一次性使用输液器等 6 种无菌产品 422 批次，药物涂层支架系统等 4 种植入性产品 51 批次，无菌和植入性医疗器械抽检批次数占总批次数的 37%。

药监系统省级行政许可事项实现“零跑腿”

日期：2019-10-17 版面：19 版

为深化放管服改革，优化药品安全监管政务环境，加快“互联网 + 政务服务”工作步伐，从 10 月 1 日起，山东省药品监督管理局承担的所有省级行政许可事项实行“电子证书”，真正意义上实现了办理行政许可“零跑腿”，做到了“不见面”审批。

“从提交材料到打印证书，不用跑腿，在办公室里就轻松搞定。”日前，齐鲁制药安替公司相关负责人告诉记者，前段时间，公司建成一条生产线，需要省食药监部门的 GMP 认证证书才能开始生产，不用见面就审批了，办事真是方便。作为抗生素等药品的原料药生产企业，早一天拿到证书，就可以早一天服务患者，早一天开发市场，此举给企业带来了很大的效益。

省药监局相关人员介绍，“不见面”并不是简单地把审批行为搬到网上，而是在审批项目精简、审批流程再造的基础上，让审批服务更便捷。2016 年起，省药监局所有许可事项实现“全程网办”，企业审批从平均跑 4 次变为只跑 1 次，但在最后一环证书的领取上，要么需要邮寄，要么企业来取。去年该局首批 37 个许可事项实行“电子证书”，开启“网上申报、网上受理、网上审评、网上审批和网上发证”的全程电子化模式。在此基础上，继续将所有省级行政许可事项全部实行“电子证书”，彻底改变了传统的纸质发证模式，开启了无纸化、网络化的审批模式。

与纸质证书相比，电子证书更安全高效。申请人足不出户，在线就可完成各类行政许可的申请、打印，极大地方便了企业和群众。另外，电子证书采用电子签名技术，数据不会被篡改，可随时查询、永久保存。电子证书一经签发，与纸质证书具有同等的法律效力，可通过扫描电子证书二维码或登录山东药监局官方网站对证书进行查询或核对。

引导公众树立安全用妆意识 推进化妆品安全社会共治——山东深入开展化妆品“线上净网线下清源”风险排查处置工作

日期：2019-11-1 版面：14 版

山东省药品监督管理局自今年 5 月起，在全省范围内开展化妆品“线上净网线下清源”风险排查处置工作以来，全省药品监管系统已累计出动执法人员 2.2 万人次，共计排查化妆品平台 14 家、化妆品网络销售者约 1 万家，清理网络销售产品 1591 个、违法产品信息 37 条、产品虚假资质信息 29 条，全省化妆品网络销售秩序得到进一步规范。

据了解，为深入排查化妆品网络销售市场安全风险，山东省药监局积极协调网络监管部门，查阅了淘宝、京东等网络交易平台，并结合对辖区内化妆品生产经营企业的日常监管以及近年来化妆品投诉举报线索、稽查办案、抽检监测及不良反应等信息，摸清全省化妆品电子商务平台经营者及化妆品网络销售者情况，建立了网络销售经营者监管档案。

与此同时，为确保企业自查效果，各级药品监管部门还积极开展对化妆品电子商务平台经营者及化妆品网络销售者的培训指导，解答疑难问题，督促电子商务平台经营者承担管理职责，建立化妆品平台管理制度，经营中认真审查登记经营者主体身份，保存相关信息，及时处置监管部门公布的不合格产品；要求网络销售企业建立完善索证索票、台账管理等质量安全管理制度，指导化妆品从业人员做好对产品的查验及台账的记录工作；组织化妆品网络销售平台及网络销售生产经营企业按照规定的禁止行为进行全面自查，切实履行企业主体责任，自觉维护化妆品网络销售市场环境。

在企业自查的基础上，监管人员突出重点，全面排查清理违法产品、违法产品信息、企业及产品虚假资质信息，重点排查使用无效生产许可证或冒用其他企业生产许可证、使用无效产品资质信息或冒用其他产品注册或者备案信息生产销售假冒产品，并对以非化妆品冒充化妆品、明示或暗示医疗作用等违法信息进行排查清理。同时，及时将国家药品监督管理局通知暂停销售的“茶麸神洗索菲雅染发膏”“慧豪魔颜美人焕彩亮肤霜”“蔻博泉 K R N O B Q U E 幻彩美肤霜”等系列假冒化妆品信息在山东省药品监督管理局网站上公开，并告知辖区内化妆品经营者及时予以清理；对国家药品监督管理局移交的投诉举报线索，依法组织调查，并及时将调查情况报告给国家药品监督管理局。

山东省药监局化妆品监督管理处相关负责人介绍：“本次对化妆品网络销售市场的深入排查，除了打击网络生产销售违法化妆品行为，更为重要的是督促化妆品网络销售者和化妆品电子商务平台经营者建立长效机制，帮助他们落实主体责任，引导公众树立安全用妆意识，推进化妆品安全社会共治。”

嘉祥县 3 家山氏康复中心涉嫌非法配药被取缔

日期：2019-11-14 版面：11 版

日前媒体曝光了嘉祥县山氏康复中心违规制售号称“祖传秘方”的“三无药品”鼻炎药后，省药品监督管理局督导组于 11 月 8 日上午赶赴嘉祥县，先后对该县 3 家山氏康复中心进行实地调查，逐一检查现场的药品。

监管人员现场对当事人进行了调查，对相关涉事物品进行了查封扣押，并对 3 家山氏康复中心予以取缔。山氏康复中心总店店主承认，号称“纯中药熬制”“祖传秘方”的鼻炎水，实际是他从药店购买达克宁软膏加水勾兑而成。而另一家山氏康复中心的店主供述，店内的鼻炎水由他从药店购买氯雷他定片（常用于治疗过敏症状）兑水而成。经查实，3 家山氏康复中心均没有行医、从药的资质。

省药品监督管理局药品生产处处长王新建指出，达克宁是用于治疗脚气等真菌感染的皮肤用药，如果通过鼻黏膜吸收，可能对人体造成危害，这种行为是比较恶劣的。

省药品监督管理局副局长史国生表示，经过初步调查，3 家山氏康复中心实际上是非法配制使用药品的窝点，涉嫌未经批准配制使用药品，目前公安机关已经介入调查。事实查清以后，将从严处理，决不姑息。

2019 年山东省安全用药月主题活动举行

日期：2019-11 14 版面：11 版

11 月 5 日，由省药品监督管理局主办的 2019 年山东省安全用药月主题活动在济南举行。活动紧紧围绕国家安全用药月活动主题“安全用药、良法善治”展开，通过“严格管控、良法善治”“科学用药、守护安全”“品质鲁药、示范争先”等五个环节，展示了山东助推医药产业发展、严控药品质量所作出的努力，普及了安全用药知识。

此次活动以 MG 动画、现场科普实验等生动的形式，普及安全用药和染发剂选用等知识。活动还邀请 5 家省级媒体记者担任媒体观察员，共同守护公众用药安全。

《疫苗管理法》全民科普有奖竞赛启动

日期：2019-11-14 版面：11 版

11 月 11 日，由山东省药品监督管理局主办的《疫苗管理法》全民科普有奖竞赛启动，通过竞赛答题的形式向公众普及疫苗安全知识及相关法律法规。活动将持续至 11 月 25 日，其间参与答题，得分最高的 200 名网友（随机抽取），每人可获得话费 100 元。

网友可通过关注微信公众号“山东药品监管”后进入答题专栏。

三方合作机制加强进口医疗器械监管

日期：2019-12-4 版面：2 版

日前，青岛海关、济南海关和山东省药品监督管理局共同签署《加强进口医疗器械监管合作备忘录》，三方决定在加强进口医疗器械监管方面开展全面合作，建立全方位紧密合作机制。

三方将重点在两方面开展合作。在共同建立完善质量安全风险监测体系方面，开展风险信息交流共享，及时通报共享检验检测机构监测不合格信息、进口检验不合格案例、国内外风险预警通报、伤害事故和召回案例、消费者投诉举报等进口医疗器械质量安全风险信息；开展风险信息研判，共同制定风险信息分析、研判和风险管理措施；探索建立山东省进口医疗器械风险监测点，落实好进口医疗器械质量安全风险监测、风险研判及风险信息收集工作。

在推动开展联合执法合作方面，开展联合督察，规范进口医疗器械市场秩序；开展联合调研，就有关政策落实、企业意见建议等开展联合调研，提出对策建议；开展联合办案，加强跨部门案件查办的联动配合，建立进口医疗器械违法、违规事件联合处置机制，加强行政执法和刑事司法链接，严厉打击走私、以旧充新进口医疗器械违法犯罪行为；开展联合处置，对涉及对方监管职责的突发事件，按职责分工组织开展联合处置应对，联合回应与进口医疗器械有关的社会热点问题；开展联合培训和科技交流，充分发挥三方各自领域的政策、信息及专家技术资源等优势，加强科研与技术合作，开展技术交流，不断提升技术水平和工作能力。

医疗器械审评审批制度改革打出组合拳

日期：2019-12-4 版面：2 版

目前，我省已有 7 个医疗器械产品申请了创新特别审批；省内某知名企业拟按新程序将其在省外的企业携 18 个产品整体迁入我省……今天，在山东省药品监督管理局召开的新闻发布会上，该局相关负责人对 10 月 28 日施行的《山东省医疗器械注册人制度试点工作实施方案》等 4 个制度文件进行了解读。

4 个制度文件涉及医疗器械注册人制度试点、第二类创新医疗器械特别审批程序、第二类医疗器械优先审批程序、医疗器械相关许可并联审批等相关内容。

科研机构首次纳入注册人主体试点范围。《山东省医疗器械注册人制度试点工作实施方案》重点从操作层面对有关事项进行了细化：对“注册人、受托生产企业的义务和责任”进一步明确，符合条件的医疗器械注册申请人可以单独申请产品注册证，委托有生产资质或生产能力的企业生产产品。此外，注册人主体不再仅限于企业，科研机构也首次纳入注册人主体试点范围；对监管责任进一步强化，加强对注册人履行保证医疗器械质量、上市销售与服务、医疗器械召回等义务情况的监督管理。

进一步鼓励创新产品的研发上市。《山东省第二类创新医疗器械特别审批程序（试行）》规定，将在国内依法拥有产品核心技术发明专利，列入国家、山东省科技重大专项或者国家、山东省重点研发计划的医疗器械，获得国家级发明奖、科技进步奖、获实用新型专利（与临床应用相关）的产品纳入创新审批。在标准不降低、程序不减少的情况下予以优先审评审批，对检验检测、审评、审批分别明确时限要求，进一步鼓励创新产品的研发上市。

七类医疗器械可试行优先审批程序。《山东省第二类医疗器械优先审批程序（试行）》明确，临床急需的医疗器械产品；诊断或者治疗罕见病、恶性肿瘤，且具有明显临床优势；诊断或者治疗老年人特有和多发疾病，且目前尚无有效诊断或者治疗手段；专用于儿童，且具有明显临床优势；列入山东省新旧动能转换重大项目库的医疗器械；获得省级科技进步奖二等奖及以上或市级科技进步奖一等奖的医疗器械产品；已在外省市取得产品注册证，且产品符合国家或本省行业发展规划的医疗器械生产企业携已注册产品迁入本省的可优先审批。

实施医疗器械相关许可并联审批。针对企业申请医疗器械注册证、医疗器械生产许可证时的 6 种情形可实施并联审批，同时采取容缺受理、合并检查、关联审批和一次发证的方式进行，上一环节审批结果作为下一环节审评依据的，通过系统流转、内部流程优化，实现注册证和许可证的同步发放。

2019 年药品安全好新闻评选正在进行

日期：2019-12-12 版面：10 版

为发挥药品安全好新闻对全省药品监管工作的引导作用，日前，山东省药品监督管理局、山东省新闻工作者协会联合启动 2 0 1 9 年药品安全好新闻评选活动，旨在发挥优秀新闻作品和优秀新闻工作者、药品安全宣传工作者的示范和激励作用，引导广大宣传工作者坚持正确舆论导向，坚持正确新闻志向，坚持正确工作取向，为加强药品监管工作创造更好的舆论环境，提升人民群众获得感。

据了解，药品安全好新闻作品奖项设一等奖 10 个、二等奖 20 个、三等奖 30 个。评选范围是，2018 年 10 月 1 日至 2019 年 10 月 1 日期间，在市级以上有新闻资质的主流媒体公开发表的优秀稿件、图片、视听网络作品和理论文章等。参评作品类别分为报刊新闻（含图片新闻、报刊理论文章等）和广播、电视、网络新闻四类，作品为原发。评选采用评委集中评选等形式，按项目分类进行评选。省药品监督管理局、省新闻工作者协会联合组织评选活动，评审委员会负责2019年药品安全好新闻作品复评和定评。评选结束后，评选结果将在《大众日报》公示。药品安全好新闻评审委员会办公室受理公示期间有关举报，进行认真核查并提出处理意见。

山东发布国内首个化妆品不良反应地方标准

日期：2019-12-13 版面：2版

记者从省药监局获悉，日前，山东省药品不良反应监测中心起草的《化妆品不良反应皮损形态判断标准及处理原则》经山东省市场监督管理局批准作为山东省地方标准发布，成为国内首个化妆品不良反应地方标准，填补了国内空白。

据悉，化妆 品不良反应监测是化妆品上市后安全监管的重要手段，为保障百姓用妆安全发挥着重要作用。该项研究切实解决了不同职业不同专业背景的不良反应报告人员对化妆品不良反应知识掌握水平不一，导致对化妆品不良反应尤其是皮损形态的判定存在偏差，影响监测数据质量等问题。

省药品监管局开展“安全用药进社区”活动

日期：2019-12-27 版面：11版

12月22日，由山东省药品监督管理局主办的“安全用药进社区”活动走进济南赤霞广场，为市民带去了专家义诊和安全用药知识科普，帮助他们了解基本的用药知识，保障健康和安全。

记者看到，现场设有视力筛查、测血压血糖、中医问诊和中药真伪鉴别讲解等义诊项目，每检查完一项，就可以得到一枚小贴纸，集齐3张小贴纸还可以获赠一套安全用药宣传册当做纪念品。这些宣传册是由省药监局专门定制的，包含如何科学吃中药、儿童用药指南、医疗器械科普、家庭常用药和日常用药误区等，内容囊括了安全用药的方方面面，非常受中老年人欢迎。

相关专家介绍，中老年人对于安全用药的知识是有需求的，“安全用药进社区”活动的举办，正是顺应了这一需求，再加上专家义诊，更是有利于他们的身体健康。

（三）山东卫视

山东通报48批次不合格药品

日期：2019-6-20 栏目：卫视频道－山东新闻联播

省药监局日前对市场上销售或使用的蒲公英、土鳖虫、复方大青叶合剂等药品进行监督抽检，检测发现，天马（安徽）国药科技、安徽亿源药业、山东商都药业、山东岳草堂药业等39家单位的48批次药品不合格，不合格项目主要为性状、含量测定等。针对不合格产品，药监管部门已采取查封、扣押、产品召回等控制措施，并进行立案查处。

刘家义龚正会见出席中国医药创新发展大会嘉宾

日期：2019-7-16 栏目：卫视频道－山东新闻联播

昨天（15日）下午，省委书记刘家义，省委副书记、省长龚正在济南会见了出席中国医药创新发展大会的十三届全国政协副主席、农工党中央常务副主席何维一行。国家药监局局长、农工党中央副主席焦红，省领导孙立成、王忠林、任爱荣、赵家军参加会见。会见结束后，山东省政府分别与中国药品监督管理研究会、中国药学会、中国医药创新促进会签订合作协议。

中国医药创新发展大会在济南举行

日期：2019-7-16 栏目：卫视频道－山东新闻联播

由山东省人民政府主办的“中国医药创新发展大会”今天在济南开幕。会议主题为“以改革创新引领医药高质量发展”，来自全国的相关领域院士专家、重点企业代表共2000多人参加会议。十三届全国政协副主席、农工党中央常务副主席何维，省委副书记杨东奇，省委常委、济南市委书记王忠林，国家药监局局长、农工党中央副主席焦红等出席开幕式。

山东立案查处739家违法违规药品零售店

日期：2019-7-17 栏目：卫视频道－山东新闻联播

正在全省开展的打击零售药店违法违规行为专项行动，目前已检查药品零售药店34010家，警告4998家，立案查处739家，罚款146万元。专项行动将持续到12月，还将对药品购进、储存、分类管理、销售服务中存在的12项突出问题进行整治，以着力解决群众反映强烈的问题，推动药品安全状况明显好转。

山东发布第3期药品质量抽检结果 61批次药品不合格

日期：2019-7-22 栏目：卫视频道－山东新闻联播

省药监局今天发布今年第3期药品质量抽检通告，61批次药品不合格。药监部门日前对阳谷县人民医院等多家机构使用的蒲公英、人参片、紫苏子等药品进行了抽查，经核查确认，天马（安徽）国药科技股份有限公司、河北孚泰药业有限公司等 43 家生产单位的 22 个品种 61 批次药品不合格，不合格项目主要为农药残留量、含量测定等，其中有部分企业否认生产该批次不合格药品。药监部门已对不符合规定的产品，采取查封、召回等控制措施。

2019 年山东省“安全用药月”主题宣传活动在济南举行

日期：2019-11-5　栏目：卫视频道 - 山东新闻联播

2019 年山东省安全用药月主题活动今天在济南举行，主题是“安全用药、良法善治”，活动以 MG 动画、科普实验等形式，普及安全用药知识。活动现场，山东医药行业协会、药品生产、经营单位等共同发出倡议，守护药品安全。

【问政山东·追踪】山东省药监局部署整改 一周内整改到位

日期：2019-11-8　栏目：卫视频道 - 山东新闻联播

【导语】昨晚《问政山东》直播结束后，山东省药品监督管理局立即召开会议，部署整改。

【正文】针对节目反映的药店违规销售处方药、违规生产制剂、中药饮片市场乱象等问题，省药品监督管理局成立 6 个督导组，赶赴一线，对问题产品、涉事企业，一查到底、坚决打击。

【同期声】山东省药品监督管理局局长 桂敦山

确保节目中曝光的问题，一周之内全部整改到位。对不合格产品，坚决退市。不合格市场主体，坚决拉入黑名单。对涉嫌犯罪的坚决移送公安机关。

【问政山东·追踪】昌乐：立案查处 多家违规药店

日期：2019-11-8　栏目：卫视频道 - 山东新闻联播

【导语】针对《问政山东》曝光的昌乐县部分药店违规销售药品等问题，省药监局督导组到现场督导整改。

【正文】督导组调查发现，昌乐县康寿药店连锁六店、恒康大药房、立健药店连锁 3 家药店存在不凭处方销售处方药等问题，并且药店工作人员在未了解核实患者信息的情况下，违规进行远程诊疗。

【同期声】昌乐县市场监管局食品药品专职副局长 马宁

我们对其进行了立案查处，拟对其顶格处罚两万元，要求立即停业整改。

【正文】针对昌乐县康寿药店爱伦堡 33 店不登记消费者身份证信息，随意出售麻黄碱类药物等重点监管药物的违规行为，昌乐县市场监管部门对其处罚 1000 元，并撤销其 GSP 证书。

【问政山东·追踪】淄博 临沂：查封扣押产品 严肃处罚涉事业户

日期：2019-11-9　栏目：卫视频道 - 山东新闻联播

【导语】针对《问政山东》节目曝光的眼镜店没有医疗器械经营许可等问题，省药监局督导组赴淄博、临沂督导整改。

【正文】在淄博，督导组经实地核查，节目中所曝光的两家眼镜店确实没有医疗器械企业经营许可证。沂水县中心街的多家眼镜店也存在同样的问题。目前，涉无证经营的相关产品已被查封扣押。淄博市市场监管局及沂水县市场监管部门正在对产品数量、品种以及销售金额进行核查核算。核定后，将依法依规严厉处罚。

【同期声】山东省药品监督管理局副局长 任绍彦

省药品监督管理局将以对人民更加负责的态度，加强对全省医疗器械监管工作的督导和考核，进一步加大工作监管力度，确保人民群众使用医疗器械的安全。

【问政山东·追踪】鄄城县舜王城药材市场：142 家业户违规销售中药饮片

日期：2019-11-9　栏目：卫视频道 - 山东新闻联播

【导语】针对《问政山东》曝光的药材市场非法售卖中药饮片等问题，省药监局督导组赶赴鄄城进行督导。

【正文】问题曝光后，鄄城县成立了 122 人的联合调查组，对舜王城中药材市场 189 家商户违规销售中药饮片的情况逐一调查。

【同期声】侯贵华 鄄城县政府分管负责人

对 142 户经营饮片的进行了下架处理，我们坚决全部进行彻底查处 如果有非法经营的 依法进行严肃处理

【同期声】李玉基 山东省药品监督管理局执法监察局局长

我们要求调查结束后要形成问题清单，责任到人。实施销号管理。逐一监督，整改到位。同时，我们也要责成县委县政府针对药材市场存在的问题拿出一揽子的解决计划。

山东今起全面实施药品零售企业分级分类管理

日期：2019-12-1　栏目：卫视频道 - 山东新闻

联播

《山东省药品零售企业分级分类管理办法》和《山东省药品零售连锁企业管理办法》，将于今天起施行，其中，《山东省药品零售企业分级分类管理办法》根据企业设置条件与药品经营范围、规模，将全省4万多家药店分成三类，根据日常监管情况，将每类药品零售企业分为A、B、C、D四个风险等级。办法还对药品零售企业开展“远程审方”、中药饮片经营、执业药师配备等方面做出了详细规定。

山东全面加强进口医疗器械产品质量安全监管

日期：2019-12-2 栏目：卫视频道－山东新闻联播

青岛海关、济南海关、省药监局今天在济南共同签署《加强进口医疗器械监管合作备忘录》，三方开展联合执法和监督检查，建立进口医疗器械违法、违规事件联合处置机制，严厉打击走私、以旧充新进口医疗器械等违法犯罪行为。

今年前11个月，青岛海关共进口医疗器械1221批，货值1.76亿美元。其中，不合格进口医疗器械88批，货值812.42万美元，实施退货销毁7批，主要包括超声波诊断仪、血压监测系统等，不合格项目为未获得医疗器械注册证书、存在品质缺陷及缺少中文说明书等。

调研报告

我省药品安全网络舆情现状及防控应对建议

应对处置药品安全网络舆情是监管部门的重要职责，也是实现药品安全治理体系和治理能力现代化的重要内容。党中央国务院高度重视网络舆情工作。习近平总书记指出，“网民来自老百姓，老百姓上了网，民意也就上了网。群众在哪儿，我们的领导干部就要到哪儿去。各级党政机关和领导干部要学会通过网络走群众路线，经常上网看看，了解群众所思所愿。”为做好政务舆情工作，2016年，国务院办公厅印发《关于在政务公开工作中进一步做好政务舆情回应的通知》，就进一步做好政务舆情回应工作作出明确规定。2018年10月，省委宣传部对政务舆情工作也出台相关规定，明确各部门单位要落实政务舆情处置的主体责任，做好舆情应对工作。这些要求，对我们做好药品安全网络舆情提供了重要政策遵循，是做好今后一个时期舆情应对工作的依据。

一、药品安全网络舆情的现状

（一）我国药品安全网络舆情环境现状。当前，随着互联网的迅猛发展以及自媒体时代的到来，网络已经成为公众参与社会监督的一种重要形式。从中国互联网络信息中心《互联网络发展状况统计报告》的数据可以看出，截至2018年12月，我国网民数量高达8.29亿，互联网普及率达59.6%。其中，我国手机网民规模达8.17亿，网民中使用手机上网的比例达98.6%，手机上网已成为网民最常用的上网渠道之一。

从药品安全监管的角度看，在互联网日益普及的基础上，加上药品健康产品这一特有属性，药品安全的受关注度、敏感度就日益凸显，而且触点多、燃点低，发酵迅速，极易被误读、被炒作，一旦处置不当，很可能由一个点迅速发展成为全国性的舆情事件，甚至演变成公共安全事件。毫不夸张地讲，舆情风险已经成为影响药品安全的最大风险。

积极主动地去防控这一风险，首先应从我国药品安全舆论的大环境来研判，主要有以下几个基本认识。

一是我国已经整体进入药品安全舆情高发期。当前，我国正处于社会转型阶段，各种利益问题交织，矛盾集中凸显。在药品安全领域，受产业水平不高、技术力量较弱、监管还不到位等因素影响，存在质量管理不够严、监管还不到位等问题，每隔一段时间，就会发生涉及质量安全、虚假宣传等方面的药品安全舆情事件。比如，2010年，山西疫苗事件；2012年，铬胶囊事件；2015年，齐都药业“头发丝”事件；2016年，济南非法经营疫苗事件；2018年，长春长生问题疫苗事件，鸿茅药酒虚假宣传事件，以及涉普爱思虚假宣传事件等等。

二是微博微信成为舆情发酵的重要平台。新闻类网站发布的药品安全信息比较权威、客观，但社交类网络媒体在发布信息时，几乎没有什么门槛。特别是以微字开头的信息传播应用工具正不断涌现。比如，微博、微信、微视频等等。微博是在虚拟空间，经意见领袖及其粉丝等转载而形成的舆论，已经成为传播舆情的重要渠道；微信则是人与人之间的熟人聊天工具，重点是人与人之间的交流。但微信公众号的传播模式正在改变这一现状，正由熟人聊天工具向大众传播媒体转变。比如，2018年长春长生疫苗，“兽楼处”公众号发布的“疫苗之王”，在一个周末的时间直接刷屏，导致舆情迅速发酵，形成了影响全国的重大舆情事件。

三是药品安全事件经常成为伪命题。当前遭到热议的药品安全事件，往往是“伪安全问题”。公众对不具备专业知识背景的媒体报道的事件一般是全听全信，而政府发言、专家解读经常遭到质疑，社会不理智情绪极易形成较大的舆论场。比如，铬胶囊事件中的孙忠实曾表示：空心胶囊铬超标并不奇怪，一天吃六个胶囊没吃多少铬。这个解释围绕标准作出解释，目的是为了防止出现用药安全恐慌，让老百姓不要过于担心可能产生的副作用。但经人民网转载后，不仅没有消解网民情绪，反而引起新一轮舆情。再比如，去年长春长生问题疫苗事件，国家层面发布了 20 余篇疫苗相关的科普文章，阐明此次涉事疫苗没什么安全问题，但是，疫苗问题一经媒体报道，依然能够挑起公众敏感的神经。

四是公众认知极易陷入“信息茧房”“圈层传播”。在信息时代，公众置身于极其丰富的海量信息中，获取信息已经由限量供应转变为随意选择阶段。大部分公众往往只会选择那些自己感兴趣的信息，长此以往，便会与其他信息之间形成一道无形的墙，形成“信息茧房”。一旦形成“信息茧房”，再接受不同的信息和不同的观点相对较难。比如，长期使用今日头条，会自动收到感兴趣的信息，其他信息则不会被及时推送。从获取药品信息来看，受专业性强等因素影响，大部分公众时常把药品安全信息排除在“信息茧房”之外。随着“信息茧房”的进一步发展，持有相同观点和共同喜好的公众形成舆论圈层，药品安全舆论场中，信息在圈层内传播容易，打破圈层传播便越来越难。

其次，从药品安全网络舆情特点看，主要表现在三个方面。

一是涉及面广。与普通安全风险限于一定区域和人群所不同，一个批次的药品产量就非常大，有的能达到几十万支，全国流通，涉及地域广、人数多，一旦出事就是大事。比如，齐都药业年产注射液就高达十几亿瓶（袋）。我省每年查处药品违法违规案件十几万件，接到药品不良反应报告 20 万余份。这些产品数量、违法案件等关键点，很容易被别有用心的媒体进行挖掘炒作，进而引发网络舆情事件。

二是敏感度高。药品治病救人的特殊性决定了其高度的社会敏感度。一旦药品遇有质量问题轻则失去疗效、重则危及生命，人民群众高度敏感。我省是人口大省，人口超过 1 亿，药品用量大，特别是涉及儿童、孕妇、老人等特殊群体的药品安全问题，一触即发、一点就着。加之药品专业性强，公众用药安全知识普遍不足，如果科普解读不到位，极易引发群体性恐慌，甚至形成公共安全事件。

三是破坏性大。药品安全问题始终是媒体关注、报道的焦点，是网络大 V、精英阶层深度关注挖掘的重点领域。从媒体角度看，即使是已发生多年的事，都可能借助一个新事件、新题目，进行旧闻新炒，甚至反复推送重要网页，往往会形成一小波网络舆情。根据前期摸排情况，这已经成为网络媒体炒作的常规报道方式。从行业角度看，医药行业竞争激烈，各种利益交织，通过爆料、炒作来实现利益诉求的行为时有发生。从国际环境看，我国是全球第二大药品市场，国外不仅对中国市场虎视眈眈，甚至妄图通过炒作药品负面事件来抹黑中国、唱衰中国。近年来，药品舆情事件高发，严重影响了公众对国产药品的信心，对产业造成重大冲击，也对政府公信力造成了严重损害。而舆情的平息，最后往往是通过严肃的问责来实现。这种结果，不论会对监管部门造成很大伤害，对区域，甚至整体产业发展也造成不可逆的损害。

（二）我省药品安全舆情面临的形势及舆情风险点。山东是医药产业第一大省，已经形成了涵盖化学药、生物药、中药、医疗器械、药用辅料、药包材和制药机械等较为完整的医药产业体系。目前，全省共有药品生产企业 820 家（含药包材企业、医疗机构制剂室）、文号 1.3 万余个，批发企业 600 家、零售连锁企业 800 家、药店 3.7 万个，使用单位 7.9 万家。医疗器械生产企业 1044 家，文号 1 万余个，经营使用单位 11 万家。化妆品生产企业 160 家，经营使用单位 50 万家。从面上来看，市场主体存在多、小、散、弱的特点，这样的产业情况也直接决定着我们面临着什么样的安全风险和舆情风险。通过对近几年舆情数据的统计分析，结合监管工作实际，我省药品安全领域舆情风险主要集中在以下几个方面：

一是高风险品种始终是舆情关注的焦点。疫苗等生物制品、无菌注射剂、血液制品等药品属于高风险类产品，质量安全风险大，直接关系公众的身体健康和生命安全，如发生质量安全问题，易引起公众恐慌，产生较大舆情；中药材的质量问题比较突出，相关抽检数据和重大案件的发布，易引起媒体和公众的广泛关注。从 2016 年以来的舆情数据看，疫苗等生物制品、无菌注射剂等高风险品种舆情信息 17 条，占总数的 31%。

二是高风险业态（企业）仍是舆情关注的焦点。长期停产企业、经营使用毒麻精放等特殊药品、含特殊药品复方制剂、疫苗、血液制品、中药饮片等高风险品种企业单位、中药材市场容易产生风险隐患，从而引发关注。经梳理 2016 年以来的舆情数据发现，涉及高风险业态的舆情信息 11 条，占总数的 20%。

三是涉敏感人群的舆情仍是药品监管系统防范的重点。涉敏感人群的舆情，包括儿童、学生、老人、孕产妇、外籍人员等敏感人群的药品安全舆情问题，易炒作形成影响较大的舆情事件，是全省药品系统着力防范的重点。从 2016 年以来的舆情数据看，涉及敏感人群的舆情信息 11 条，占总数的 20%。2018 年的长春长生疫苗事件因为涉及儿童，影响范围广，极易引发社会的广泛关注。

四是高风险区域也是药品安全风险防控的重点。从2016年以来的舆情数据看，济南、青岛驻地媒体较多，通过舆情反映出的问题较多，约15条，占27%。临沂、潍坊、淄博作为人口大市，又是药品生产经营企业的集聚区，生产经营体量大，产品输出范围广，容易成为公众和媒体关注的焦点，易发生负面舆情，约9条，占16%。

五是自媒体和传统媒体相互作用促进舆情发酵。随着微博舆论场中网友维权意识增强，许多新媒体博主急于打造账号影响力，曝光公众关心的药品安全负面舆情信息现象比较突出，经微博传播发酵，传统媒体介入报道，极易引发舆情的广泛传播，引发舆情事件。从2016年以来的舆情数据看，电视媒体15条，占28%；报纸媒体9条，占17%；网络媒体12条，占22%；新媒体13条，占24%；其他5条，占9%。2018年吉林长春长生疫苗事件中，微信公众号“兽楼处”一篇《疫苗之王》的文章迅速刷爆朋友圈，迅速引发了各类媒体和公众对问题的疫苗的评价和解读。

六是舆论场空档期往往成为舆情高发期。除了每年元旦、春节、“3·15”期间、暑期旅游旺季等关键时间节点，舆论场信息量不足的空档期，往往是药品安全舆情多发期，当公众没有集中关注的信息时，部分媒体、自媒体往往结合往年舆情关注点，挖掘药品安全相关产品质量、不良反应、药品修改说明书等问题，引发舆情炒作。

二、客观认识药品安全舆情的难点

总的来看，经过近几年的努力，我省药品安全舆情应对管理体系持续健全，体制机制逐步完善，协同作战不断加强，能力建设逐步提升，智慧应急全面实施。但是，也应看到，舆情工作开展的系统化、科学化、专业化还不够，处置药品安全舆情还存在不少“难点”，具体表现在以下几个方面。

（一）思想认识还需提高。近几年，经历过几次大的舆情事件后，各级对药品安全舆情应对有了新的认识，但是伴随着新一轮机构、人员调整，监管部门对药品安全网络舆情的认识还有待提升。比如，有的对药品安全的新闻宣传、舆论引导重视不够、认识不足，普遍存在“重处置、轻预防”的问题。有的主动宣传意识不强，即使在面对正面宣传报道时，往往采用“推”的方式来处理。有的还没有形成在聚光灯下工作的习惯，以至于不想用、不会用、不善用、不敢用媒体进行正面发声。有时安排工作，没有做到监管、宣传同部署、同推进、同落实，存在“两张皮”的现象。

（二）专业手段还不丰富。从全国来看，大部分部门单位主要是依托第三方监测机构进行舆情监测，监管部门内部尚未形成有力的监测体系，舆情风险发现、研判、处置机制还不够完善。以我局为例，我们主要委托第三方舆情监测机构——大众网舆情监测中心，通过人工加智能方式，实施24小时全天候舆情监测，对监测到的舆情，及时推送相关处室、单位或市县局进行处置。但是，受制于药品专业性、监测滞后性等因素影响，并不能在第一时间捕捉到舆情并及时研判、处置。比如，大量的药品名称都较为复杂，不易被监测到。特别受技术等因素的影响，面对微博、微信中出现的舆论关注度还不够，为舆情的发酵提供了时间和空间。

（三）应对规律还需探索。随着新媒体、大数据时代的到来，信息实现扁平化、裂变式传播，传播速度惊人、范围广泛。目前，对舆情规律的研究还远远落后于舆情发展速度。药品安全舆情是多学科交叉的综合性问题，做好舆情工作，不仅需要药学、医学、新闻等专业基本知识，更需要研究其发展规律。一旦应对不力，可能就会产生严重的负面影响。比如，针对去年省疾控中心的舆情回应，省委书记刘家义这样评价，需要发声时未发声，不让发声却乱发声。在应对负面舆情时，依靠什么人，在什么时间、什么情况下回应什么，达到什么效果，亟待探寻舆情回应、引导和处置规律。

（四）应急机制还需健全。一方面，在内部机制方面。机构改革后，原食品药品监管体制下的应急处置机制发生根本性变化，省市县三级监测、预警、评估、处置、反馈、考核的舆情监测处置闭环机制被打破，还需根据新的监管事权，重新构建药品安全舆情的处置闭环机制。另一方面，在部门协作机制方面。虽然我局与宣传、网信等部门建立了协调机制，与外省部分兄弟单位开展了舆情应对协同合作，但协调工作机制还需进一步磨合和强化，联动处置的具体措施仍需细化。同时，在具体处置舆情过程中，企业参与少，甚至不参与、不发声的现象依然存在，导致企业主体责任缺位，不利于及时处置舆情。

（五）舆论生态还需修复。近年来发生的几起药品安全事件，给公众心理造成极大创伤，严重影响了政府和药品监管部门的公信力，破坏了药品安全的舆论生态。比如，在谈到疫苗事件时，媒体、公众就会习惯性地引用这几年的事件来分析、报道，会再次引发药品安全舆情的次生灾害。

三、正确把握药品安全舆情的着力点

（一）着力在提高认识上下功夫。没有危机感，就在危机中。牢固树立“把舆情当事故来处置”的理念，牢牢掌握新闻舆论工作的主导权和主动权，善于跟媒体交朋友、打交道，学会设置议题、引导舆论，坚决防止小事情演变成颠覆性的大事件。希望各处室、单位坚持把舆情作为一项大事来抓，切实摆上议事日程，坚持做到“三个同步”，在安排工作时同步考虑舆情，在督导工作时同步考虑舆情，在总结工作时同步考虑舆情。要及时接收、核查、反馈省局舆情工作平台推送的舆情预警信息，及时采取相应的应对处置措施，努力在最早的时间、最低的层级、以最小的成本把舆情消灭在萌芽状态。加强对舆论关注的重要敏感舆情信息的风险会商，准确评估舆情风险，敏锐掌握信息传播动态，及时主动正面发声，批驳谣言、定纷止争，让权威声音引领舆论，防止负面舆情发酵做大。

（二）*着力在健全体系上下功夫*。以舆情监测处置平台（手机 APP）为抓手，建立健全横向到边、纵向到底的相互衔接配套的制度体系。一是健全工作责任落实机制。依托药品舆情监测处置平台，大众舆情中心负责舆情信息的监测和分送；办公室负责平台的运转和管理，各监管处室负责舆情信息处置的督导；市县两级负责信息的处置和反馈，将责任细化到人，衔接好横向、纵向各工作接口，实现监测处置痕迹化，确保舆情事件件件有着落，件件有处置。二是健全完善联动处置机制。实施药品舆情 24 小时监测，优化信息收集、监测、分析、预警、办理、反馈等工作流程，动态研判事件危害程度和发展趋势，实时进行分级预警，协调、跟踪有关处室和相关市局及时采取相应的应对处置措施，实施处置情况在线查询督办，处置结果网上报备审核，实现信息收集整理、分析研判、专题追踪、反馈总结的工作闭环。建立落实舆情信息办理结果媒体反馈、官网发布制度，舆情监测处置平台设置媒体反馈选项，督促适时开展舆情回应。三是建立健全完善考核机制。建立预警信息处置完成情况统计排名、定期通报制度，依托舆情监测处置平台和舆情月报，实时对各市药品舆情数量进行排名，每月对处置情况进行通报，实现监督考核机制常态化。

（三）*着力在丰富手段上下功夫*。一方面，进一步强化舆情监测。探索将舆情工作平台、微信微博平台、投诉举报平台等各类平台打通，实现平台互联互通、信息资源共享，推动处置流程前移，确保第一时间发现舆情、处置舆情、消解舆情。另一方面，探索建立舆情双向研判会商机制，办公室负责从舆情发展规律的角度，分析舆情发展方向和发展态势；相关业务处室从监管业务的角度，分析舆情信息背后潜在的监管风险点，经双向研判会商，提高研判的精准度。比如，在药品重大政策和规范性文件发布前，做好风险点预判，发布后做好舆情跟踪，提前备好政策解读，减少因主动发布带来的舆情风险。

（四）*着力在舆论引导上下功夫*。研究探索药品重大信息处理办法和舆情应对处置模板，完善舆情信息风险评估指标体系和应对措施，明确舆情回应的范围、时间、主体、内容和方式，力求主动掌控舆情。成立药品安全网络舆情应对决策咨询小组，梳理出系统内外话语资源，搭建合作平台，邀请药品安全领域、传统和新兴媒体领域、应急业务领域、网络研究方面的专业人员，为舆情处置提供咨询和建议，为药品重大敏感突发事件应对处置提供决策方案。加强部门联动，与网信、宣传、公安等部门建立的联动工作机制，加强交流和沟通，发挥相关部门舆情控制合力。打造覆盖省市县三级的官方微信矩阵，联合开展药品舆情回应和舆论引导，扩大权威发布的覆盖面，提高渗透率。借助省委网信办力量，建立系统网军队伍，加快权威信息发布传播速度，加快形成话语优势，营造良好舆论生态。充分运用新媒体资源，与网络大 V、影响较大的公众号、新媒体联盟等建立密切联系，探索联合发声，提升影响力。与外省兄弟单位建立媒体资源共享机制，形成舆情引导矩阵，有效应对舆情。

（五）*着力在应急能力上下功夫*。只有平时多培训、多演练，战时才能少流泪、少流血。针对薄弱环节，定期组织开展覆盖省市县三级，以及相关企业参与的全省药品系统舆情突发事件应急培训演练，坚持边训边点评，引导启发学员带着问题学，积极主动参与研讨，有效提高参训人员的应对能力和实战水平。组织开展药品专题案例分析会，结合舆情应对工作中的困惑和难点，组织召集应急管理、舆情监测、舆论引导、媒体公关等领域专家，探索药品舆情事件应对处置规律。把应急管理工作纳入考核体系，重点加大对信息报送、体制机制、应急预案、实战演练、队伍建设等内容的考核，利用考核指挥棒的作用，把应急管理各项工作落到实处。

关于《山东省药品使用条例》修订调研报告

《山东省药品使用条例》（2006 年 11 月 30 日山东省第十届人民代表大会常务委员会第二十四次会议通过，2007 年 3 月 1 日起施行，2012 年 1 月山东省人民代表大会常务委员会公告第 107 号修订）（以下简称《条例》）是我国第一部专门对药品使用环节用药行为进行全面规范的地方性法规，对规范药品使用行为，强化药品监督管理，打击违法犯罪活动，保证药品质量安全，保障人民群众身体健康和生命安全发挥了重要作用。尽管在《条例》之后，原国家食品药品监督管理局出台了《医疗机构药品监督管理办法（试行）》（国食药监安〔2011〕442 号），但作为规范性文件，其效力不及《条例》，目前在监管实践中，《条例》仍然是重要的执法依据。随着经济社会和医药行业的快速发展，监管形势和管理理念发生了深刻变化，加之《中华人民共和国药品管理法》（以下简称《药品管理法》）再次修订和《中华人民共和国疫苗管理法》（以下简称《疫苗管理法》）的出台，《条例》已不能完全适应现实需要，其修订已迫在眉睫。

一、修订《条例》的必要性

（一）药品使用案件数据分析。据统计，2016—2018年，全省办理涉及适用《条例》的处罚案件共3931件，其中2016年1593件、2017年1400件、2018年938件。为掌握使用环节现有状况，我们每市抽出3个案卷共计48个案例进行了分析。违法主体涉及卫生室28件、诊所14件、医院4件、个人2件，处罚结果涉及警告、没收非法财物、没收违法所得及罚款等，其中，罚没款47件，共计431412.34元；没收违法所得15件，共计24344.46元；没收非法财物11件。处罚条款涉及《条例》第三十六条27件、第三十四条10件、第三十五条8件、第三十三条2件、第三十九条1件。违法行为表现为：未建立药品购进验收记录24件、从非法渠道购进药品8件、使用假劣药和过期药品6件、使用检验不符合药品标准的药品5件、未取得合法执业资格2件、直接接触药品的人员未进行健康检查1件、裸手直接接触无包装药品1件、未分类摆放药品1件。从以上数据可以看出，药品使用环节存在的主要问题是医疗机构内部管理不到位，制度不健全，法律意识淡薄，执行制度不严格，因此有必要在法规层面进一步加大惩戒力度和完善制度措施，以保障药品使用环节用药的安全有效。

（二）《条例》修订的必要性分析。其一，修订《条例》是落实“四个最严”要求的需要。近年来，习近平总书记多次强调，要用最严谨的标准、最严格的监管、最严厉的处罚、最严肃的问责，严把从实验室到医院的每一道防线，确保人民群众用药安全。他指出，药品安全责任重于泰山，保障药品安全是技术问题、管理工作，也是道德问题、民心工程。党的十八大以来，党中央、国务院对切实转变政府职能，深化行政审批制度改革提出了明确要求，特别是十八届三中全会提出要使市场在资源配置中起决定性作用和更好发挥政府作用。修订的《药品管理法》将药品领域改革成果和行之有效的做法上升为法律，为公众健康提供了更有力的法制保障。与药品管理工作面临的新形势相比，《条例》显然不能适应药品使用监管需求，因此有必要作出调整和修改。

其二，修订《条例》是贯彻法律要求的需要。随着医药产业的快速发展，《药品管理法》对医疗机构药事管理提出了更高的要求。一是《药品管理法》增加使用药品的规定。第72条规定了医疗机构及医疗机构以外的其他药品使用单位应当遵守的使用药品规定。二是《药品管理法》新增对药品使用单位使用假药、劣药的处罚条款。第119条规定：“药品使用单位使用假药、劣药的，按照销售假药、零售劣药的规定处罚；情节严重的，法定代表人、主要负责人、直接负责的主管人员和其他责任人员有医疗卫生人员执业证书的，还应当吊销执业证书”。三是《药品管理法》未对其他药品使用单位药品购进、储存及调配等做出具体规定。对医疗机构以外的其他药品使用单位药品购进、验收、储存、调配及应用应该有所规范。四是《药品管理法》未设定药品使用的相应罚则。《药品管理法》第六章医疗机构药事管理中规定了一些义务，而药品使用单位不履行这些义务，没有相应的法律责任，使得药品监管部门对药品使用环节的监督管理缺乏执法依据。基于此有必要通过《条例》修订，把相关法律规定落到实处。

其三，修订《条例》是保障民生的迫切需要。药品使用是药品管理中最为复杂的环节，这是由药品使用的特殊性决定的。药品之所以称为特殊商品，最为关键的一点就是直接的消费者一般并不能判断自己是否应当使用某药品，使用某药品时应当如何使用，这种判断需要依靠医生和药师来完成。药品使用的复杂性，从科学层面而言，是人的生命的复杂性在药品领域的折射；从社会层面而言，药品使用又关涉商业、伦理、健康权、社会公平等问题。药品使用环节的质量保障是防止药害事件发生的最后一道关口，直接关系到人民群众的切身利益，因此修订《条例》，完善相关制度，也是保障民生的迫切需要。

二、《条例》修订拟增加的内容

（一）完善能力建设、主体责任等内容。

1. 重视监管部门自身能力建设。药品使用监管人员专业技能不熟练，严重影响了药品使用监管效能。药品使用监管的成效与监管人员的素质能力分不开，要以现代监管理念为核心，进行监管制度、机制、方式的创新，努力提高执法监管人员的能力与水平。

2. 强化用药人的主体责任意识。强化用药人主体责任，进一步明确药品使用各环节的安全义务，严格药品安全风险管理责任，加大对涉药人员的教育培训力度，增强依法规范服务行为的积极性和自觉性。

3. 全面落实法律各项具体要求。《药品管理法》突出了严惩重处违法和处罚到人的特点，提高了财产罚幅度，加大了资格罚力度，增加了自由罚手段和“处罚到人”措施，完善了民事责任制度。《条例》修订要把法律的要求具体化，要把“处罚到人”的措施落到实处。

4. 增加社会共治原则和手段。公共治理不是行政机关一方的事情，应该有广大公众的积极参与。药品使用监管属于社会公共安全治理范畴，应当将社会共治，公众参与的理念写入法条，加大药品安全知识宣传，提升公众药品安全认知水平。同时增加加强药品质量安全救济渠道和药品质量安全问题投诉举报奖励的条款。探讨如何充分利用药学会等第三方资源力量，实现政府与社会组织的互补。

5. 增加疫苗质量监管的内容。填补疾病预防控制机构和接种单位疫苗质量管理空白，将《疫苗管理法》的相关规定落到实处。建立健全常规监督检查机制，完善监管档案和问题发现处置机制以及过期疫苗的销毁监督程序。厘清药品监督管理部门与卫生健康部门的职责边界，建立科学高效的协调联动机制，共同做好疫苗使用质量的监管工作。

（二）增加药物警戒一章。药品上市后安全性监测是药品安全监管的重要组成部分，医疗机构是药品使用最集中的场所，是上市后不良反应及其他与药品有关伤害发生最集中的场所，医疗机构是药品不良反应信息的主要来源。《药品管理法》《疫苗管理法》《药品不良反应报告和监测管理办法》均规定了医疗机构开展药品不良反应监测的法律义务和责任。目前，我省每年收集药品不良反应报告 13 万份，其中 95% 以上来自医疗机构。通过对不良反应的监测评价，每年预警药品风险 4000 余起，向监管部门提供抽检品种建议，多次发现药品不合格风险，被国家局和省局采纳并采取风险控制措施。定期对整体数据及基本药物、儿童用药等重点领域深入分析，报送季度和年度分析报告，为全省药品安全监管提供技术支撑。药物警戒工作已经成为我省发现药品风险、控制药品风险的重要手段，也是药品安全监管工作的重要组成部分。

我国现行法律法规明确规定了我国实行药物警戒制度，医疗机构应该对药品不良反应进行监测和报告。《药品管理法》第十二条规定“国家建立药物警戒制度，对药品不良反应及其他与用药有关的有害反应进行监测、识别、评估和控制。”第八十一条规定“药品上市许可持有人、药品生产企业、药品经营企业和医疗机构应当经常考察本单位所生产、经营、使用的药品质量、疗效和不良反应。发现疑似不良反应的，应当及时向药品监督管理部门和卫生健康主管部门报告。”《疫苗管理法》第五十三条规定“国家加强预防接种异常反应监测。预防接种异常反应监测方案由国务院卫生健康主管部门会同国务院药品监督管理部门制定。”《药品不良反应报告和监测管理办法》第十三条规定“药品生产、经营企业和医疗机构应当建立药品不良反应报告和监测管理制度。”这些规定都为《条例》修订提供了法律依据。

另外，我省近几年在药品不良反应监测领域中的实践创新所取得的经验，也亟需在法规中得到提炼和固定。我省在全国率先探索了药品不良反应监测哨点建设工作，并纳入《山东省食品药品安全“十三五”规划》重点工作。2018 年 12 月，省药监局、省卫生健康委联合下发《关于公布山东省药品化妆品监测哨点的通知》，在全省建立了 50 家药品不良反应监测哨点。2019 年 11 月，省药监局、省卫生健康委又联合下发《山东省药品化妆品监测哨点管理办法》，使药品不良反应监测哨点的管理又推进了一步。根据《药品管理法》规定，药物警戒包括对药品不良反应及其他与用药有关的有害反应进行监测、识别、评估和控制。我国多年开展药品不良反应报告和监测工作，自 2011 年《药品不良反应报告和监测管理办法》颁布实施以来，全国每年收集药品不良反应报告 140 多万份。我省建立了较为完善的药品不良反应监测体系，监测网络覆盖各级医疗机构。2018 年 12 月，省药监局和省卫生健康委联合下发《关于进一步加强药品不良反应监测工作的通知》，对药品上市许可持有人、医疗机构、药品不良反应监测机构和监管部门加强药品不良反应监测工作提出了进一步要求，在这样的现实背景下，将相关药物警戒的条款纳入《条例》，无疑将有力促进我省医疗机构药物警戒相关工作的开展。

依据法律法规规章的规定，结合我省药物警戒工作实际，我们建议在《条例》药物警戒一章中设置五方面内容，即规定医疗机构应当建立的制度、监测报告、监测哨点职责、群体事件报告和配合调查。一是，根据《药品管理法》的要求，相应提出医疗机构应当建立药物警戒制度，考虑到药物警戒覆盖药品全生命周期，医疗机构在其中主要承担的是监测、识别和报告工作，因此，描述为医疗机构应当建立药物警戒“相关”制度，明确机构和人员，并在条款中明确医疗机构在药物警戒中的主要工作，即“监测和报告”。二是，落实《药品管理法》的要求，明确所有医疗机构的法定责任，即发现不良反应应上报，并结合药物警戒范围，细化医疗机构监测、识别的具体内容，并明确上报给药品不良反应监测机构。三是，对于药物警戒制度涉及的“评估”工作，根据我省在药品不良反应监测哨点领域的探索，以及落实《山东省食品药品安全“十三五”规划》过程中哨点建设取得的经验，将“哨点监测”纳入《条例》，并根据省药品监督管理局、省卫生健康委制定的《山东省药品化妆品不良反应监测哨点管理办法》，确定监测哨点的药物警戒“评估”职责。四是，对公众危害严重、对社会稳定影响巨大的群体事件，根据《药品不良反应报告和监测管理办法》要求，对医疗机构提出具体要求，确保医疗机构发生群体事件能及时发现、报告和处置。五是，根据《药品不良反应报告和监测管理办法》，赋予医疗机构配合监管部门、监测机构针对药品风险进行调查的义务。

山东省生物材料医疗器械产业发展与检测能力需求提升调研报告

一、国际生物材料医疗器械产业状况

近半个世纪以来，新兴经济体的发展直接带动了数十亿群众健康意识的提升，同时受多重因素影响，许多发达国家和部分发展中国家正面临快速老龄化的严峻挑战，慢性非传染性疾病成为现阶段全球性的医

学难题，各国人民对全周期、高质量的医疗卫生服务需求越来越大。此外，由于电离辐射技术、3D 打印、人工智能等新型应用的普及，以 PET-CT、γ 刀、“达芬奇”手术机器人等为代表的高精尖医疗器械逐渐走入百姓视野。医疗器械行业作为全球从上一轮经济危机中复苏的重要引擎增长点，也是下一轮科技革命的核心突破点，其发展受到各国普遍重视。

从市值总量看，根据全球医药市场权威研究机构 EvaluateMedTech 和我国医疗器械行业市场研究机构发布的报告显示，2012 年全球医疗器械行业市场总量约为 3620 亿美元，2017 年已增至 4030 亿美元，根据预测，2024 年市场规模将达到 5950 亿美元，期间年均复合增长率保持在 4.23% 左右，高于国际货币基金组织官方对同阶段全球经济增长的预期（3.5% ～ 4%）。

从市场份额分布区域层面看，欧、美、日等主要发达经济体医疗器械产业发展起步时间早，综合工业底蕴深厚，美敦力（Medtronic，Inc.）、强生（Johnson and Johnson）、雅培（Abbott Laborcatories）、西门子（SIEMENS）、奥林巴斯（Olympus Corporation）等国际知名医疗器械企业均诞生于此。这些国家医疗器械行业市场规模庞大、外来产品准入严格，本国需求主要以更新换代为主。美国是全球医疗器械最主要的制造国，也是最大的消费国，其产品研发创新能力全球领先。美国占有医疗器械国际市场规模的近 40%，世界前 20 大医疗器械生产企业中总部在美国的有 16 家。欧盟是全球医疗器械第二大制造地区和第三大消费市场，值得一提的是，欧盟医疗器械市场呈现出较为明显的两极分布态势，德国、法国是欧盟地区乃至国际医疗器械市场最主要的供给国，而以匈牙利和波兰等国为代表的东欧地区国家，是医疗器械市场的纯进口国。

最具潜力的当属以中国为代表的新兴市场经济体，我国医疗器械产品需求市场兼具应用普及和更新换代两方面特征。其不仅是世界第二大医疗器械消费市场，也是全球医疗器械的重要生产基地之一，在多种以劳动密集型为主要特征的中低风险医疗器械领域，我国产量位居世界前茅。

通过对全球流通中的医疗器械产品进行归类整理后发现，全球医疗器械产品数量 位居前五位的分别是体外诊 断产品（In VitroDiagnostic Products，IVD），心血管类医疗器械，影像诊断类、骨科类以及眼科类器械，各自占到流通产品总数 8%~15% 不等。随着人们健康管理意识的不断提升与慢性非传染性疾病的群体性迁延，糖尿病管理类医疗器械产品数也已经在全球前十位榜单中拥有一席。

二、我国生物材料医疗器械产业状况

截至 2018 年底，医疗设备市场依然是中国医疗器械最大的细分市场，市场规模约为 3013 亿元，占比 56.80%；其次为高值医用耗材市场，市场规模约为 1046 亿元，占比 19.72%。中国医疗器械市场整体销售规模首次突破 5000 亿元大关，约为 5250 亿元，比 2017 年度的 4450 亿元增长了 800 亿元，增长率约为 17.98%。

注册方面，国家药品监督管理局依职责共受理医疗器械首次注册、延续注册和许可事项变更注册申请 6608 项，与 2017 年相比注册受理项目减少 3.3%。国家药品监督管理局共批准医疗器械首次注册、延续注册和变更注册 5528 项。与 2017 年相比注册批准总数量减少 38.0%。其中，首次注册 1128 项，延续注册 2150 项，许可事项变更 2250 项。

三、山东省生物材料医疗器械产业状况

（一）产业概况。山东是全国医疗器械产业和消费大省。截至 2018 年底，全省共拥有医疗器械生产企业 1139 家，其中一类 477 家、二类 537 家、三类 125 家，产品涉及 40 余个类别 300 多个品种；医疗器械经营企业 41445 家；各类医疗器械使用单位 7.9 万家。2018 年全省医疗器械工业销售收入达 731.7 亿元，同 2017 年的 663 亿相比，增长 10.4%。涌现出威高、新华、吉威和杜蕾斯等一大批竞争力强、发展后劲足的企业，拥有高压氧舱、血液净化设备、生物医学材料、冠脉支架系统、体外诊断试剂等一大批优势产品。近年来，移动医疗器械，医疗电子产业（如定制化数字医疗 3D 打印、精准数字化手术室系统）、检验诊断设备、慢性病相关家用设备、医用康复器械、医生随诊随访设备、超声等安全便捷的影像设备等或成为我省重点发展领域。

但从产业具体情况来看，山东省医疗器械产业发展特点一是产业规模小。100 人以内的小企业占了 80% 以上，超过二十亿元销售收入的企业仅有 3 家。二是高科技含量的企业少。如我省的三类产品企业数仅占总数的 16.5%，其中大多还是一次性无菌输注器具生产企业，占 70% 以上。三是产品回报率不高。从近三年我国医疗器械市场产品结构看，具有高科技含量回报率较高的影像诊断设备占据最大的 40% 左右市场份额，而这类企业我省几乎没有。我省的多数企业为耗材以及骨科植入性器材产品，产品回报率不足 20%。由于高研发投入需要高投入，而我省高端器械产品少，成规模大企业少，优质优价的产品少，导致我省的医疗器械产业创新动力不足。

因此，我省医疗器械行业存在的问题实质上是供给侧问题，而产品质量又是供给侧结构性矛盾的典型表现。一方面，不缺产能，中小企业林立，产品以中低端为主，产品附加值低，市场秩序不规范、法治意识淡漠、行业自律水平较低；另一方面，受质量安全因素影响，经济发展带动医疗服务需求升级，导致健

康服务需求显著增加，难以满足消费者需求。

（二）科技创新情况。自 2014 年 3 月国务院颁布了新版《医疗器械监督管理条例》（简称“新版《条例》”）后，一系列相关国家战略、法规政策的密集出台，相关部门鼓励支持医疗器械的产业发展的政策文件陆续发布，这也促进了山东省医疗器械领域的创新迎来加速发展的“黄金时期”。特别是科技部《国家重点研发计划》的试点专项以及《中共中央办公厅、国务院办公厅关于深化审评审批制度改革鼓励药品医疗器械创新的意见》（厅字〔2017〕42 号）的发布，我省创新医疗产品的研发及注册申报数量大大增加。近年来，移动医疗器械，医疗电子产业（如定制化数字医疗 3D 打印、精准数字化手术室系统）、检验诊断设备、慢性病相关家用设备、医用康复器械、新型可降解医疗产品、组织工程产品等或成为我省重点发展领域和创新。近三年来，山东省取得三类医疗器械注册证的产品数持续增加，经统计，2015 年取得三类医疗器械注册证的产品数为 83 个，2016 年为 96 个，2017 年 131 个。

（三）龙头企业情况。山东新华医疗器械股份有限公司、山东威高集团医用高分子制品股份有限公司作为山东医疗器械行业的龙头企业，2016 年度在我国医疗器械上市企业营业收入在全国排名前两位（引自《中国医疗器械行业发展报告 2017》）。为践行省委、省政府提出的全面开展新旧动能转换重大工程战略决策，认真省级职能部门对坚持创新发展的总体要求，龙头企业正由高速发展向高质量发展转变。

1. 威高。截至 2017 年底，威高总资产已达 450 亿元，净资产 280 亿元，30 年来累计上缴国家税金 110 多亿元。从 2015 年起，公司每年进入中国企业 500 强。2017 年名列中国企业 500 强第 418 位、中国制造业 500 强第 194 位、中国民营企业 500 强第 154 位、中国民营制造业 500 强第 86 位；名列山东省百强企业第 52 位、山东省百强民营企业第 29 位、山东省工业百强企业第 47 位、中国医药工业百强企业第 11 位等等。

公司坚持完善创新体系，建设科技平台，推动产学研合作。研发了一批行业领先产品，形成了高端产品为主的产品格局，打造了国内一流品牌。高端医用耗材、血液净化系列产品、骨科材料系列产品、心内耗材系列产品、药包材、人工肝、留置针、化学发光分析仪、DR、彩超、微创手术机器人、电动手术病床等 100 多种产品打破了国外垄断，30 多个项目列入了国家计划，聚烯烃材料、输注与介入医用耗材、心脏支架 3 个项目获得国家科技奖。坚持实施名牌战略，以质取胜，诚信经营，赢得了市场的充分肯定，极大地提高了市场占有率。打造了威高、洁瑞两个驰名商标。骨科材料系列、血液净化系列、心内耗材系列、留置针系列、冲管注射器等产品国内市场占有率达到 30% 左右，高端输注耗材、血液设备及耗材、药包材等产品国内市场占有率达到 80% 左右，均打造了国内第一品牌。深刻学习领会《关于深化审评审批制度改革鼓励药品医疗器械创新的意见》，加快产品研发、审批，启动数字诊疗装备研发专项“多孔腔镜手术机器人系统设计与产品研发”等多项“十三五”国家重点研发计划项目。

近年来，威高收购兼并、异地建厂实现新突破。通过成功收购美国爱琅公司、美国拉德索斯公司、美国苏黎世医疗等国外公司，走向世界，逐渐提高威高在国外的市场份额。在国内成功收购山东蓝孚高能物理技术公司、浙江爱普医疗科技公司等，在四川邛崃、天津、深圳、北京、上海等地建立或收购了一批企业，进一步带动产业发展。

2. 新华医疗。现已发展成为以医疗器械及装备、制药装备、医疗服务为主要业务板块，可为用户提供消毒供应中心整体解决方案、制药装备系列整体解决方案、放射诊疗整体解决方案、数字化手术室整体解决方案、口腔整体解决方案、医用环保及供氧工程整体解决方案、实验动物保障系统整体解决方案、体外诊断试剂及仪器、生物医学材料及耗材九大产品线的中国医疗器械民族企业。公司为全球灭菌器产量最大的生产基地，产品荣获中国名牌。其中，供应中心整体解决方案、制药装备系列整体解决方案、放射诊疗整体解决方案的产量、质量和市场占有率均在国内位居前列。

新华医疗秉承“科技创新 引领时代”为主题，共完成国家级创新项目 21 项，省级创新项目 6 项；共取得发明专利 162 项，实用新型专利 1485 项，外观设计专利 309 项；主持和参与标准 109 项，其中国家标准 33 项，行业标准 76 项。

四、山东检测能力需求情况

根据山东省医疗器械创新产业特别是新型生物医学材料、3D 打印、人工智能、远程医疗等新材料、新技术的应用及高端医疗器械装备的快速发展，对医疗器械监管工作提出了更高的要求。为满足医疗器械监管新要求，适应医疗器械产业的快速发展，必须进一步加强医疗器械检验检测能力建设的，提升医疗器械检验检测的技术水平。十三五以来，医疗器械检验机构的检验检测能力虽然取得了长足发展，但与日日增强的监管工作需要和产业的高速发展需求相比，仍存在明显的差距。

（一）检验检测对医疗器械品种和专业覆盖的能力和领域及技术水平需进一步拓展并提升。在无源医疗器械检验方面，山东省对骨科器械等的检验能力较弱，对医疗器械与药物相容性研究、生物材料和高风险医疗器械风险评价还刚起步；在有源医疗器械检验方面，医用电气类医疗器械、医用X射线诊断设备（含CT）、医用超声诊断及治疗设备、有源植入器械、放射治疗设备、核医学设备、剂量学设备，以及在用大型医疗设备的检验检测能力还比较弱甚至是空白。

（二）与国家总局及省局的要求存在较大差距。国家总局要求国家级医疗器械检验检测机构对医疗器械分类目录内产品的检验能力应达到95%以上，省级医疗器械检验检测机构对辖区内生产的医疗器械的检验能力应达到95%以上，对医用电气安全性和电磁兼容的检验能力应达到100%。而检验中心对山东省内生产和流通的医疗器械的检验能力只能达到85%和65%左右。新建的3米法电磁兼容实验室虽已形成检验能力，但只能对小型医疗器械开展检验，还没有建设10米法电磁兼容（仲裁法）实验室，达不到国家总局关于在2015年1月1日全面实施电磁兼容检验的要求。

（三）基础设施与医用电器设备类医疗器械的检测不适应。目前占地15亩的实验楼，是按照国家级医疗器械检测机构归口的医用高分子材料、生物材料、卫生材料、医疗器械生物相容性评价试验检测实验室进行设计和建设的。因为没有院落且一楼面积过少，大型设备上不了楼，不适合医用电器设备类医疗器械的检测，而且射线和高能物理类医疗器械的检测需要防辐射的装修。受检验场所不足影响，有源医疗器械检验能力发展受到制约，特别是一些大型医用电器设备检验扩项工作无法开展。

（四）与其他检验机构相比存在一定差距。目前有8个国家级医疗器械检验中心和江苏等省中心建设了10米法电磁兼容实验室，北京、上海、广东、浙江、天津、辽宁等国家中心均具备较强的大型医用电器设备的检验能力，相比之下，我省有源医疗器械检验能力发展滞后，甚至落后于江苏等省级检验中心，与医疗器械产业大省的地位不相适应。

（五）面对医疗器械高风险产品的增多。各种医疗器械突发事件时有发生，除应建立健全医疗器械应急检验保障机制外，还必须加强和提高与产品质量和产业发展相适应的科研工作，保证科学、准确、及时、高效地完成医疗器械突发事件中的质量检验，以及对可能存在有害物质或者擅自改变医疗器械设计、原材料和生产工艺并存在安全隐患的医疗器械而按现行标准无法检验医疗器械的处置和补充检验方法的研究。

（六）与国外同行业的实验室相比，生物安全评价能力还存在差距。还没有完全达到GLP认证要求。

综上所述，山东省检测能力无论是在满足产业发展需要方面，还是在基础设施及设备保障能力方面，以及在人员水平和能力提高方面，尤其是在人员编制数量、人才队伍建设、人员梯次配备及高水平学科带头人培养方面，尚存在薄弱环节。必须结合医疗器械监管需要和产业发展需求，针对自身存在的不足，进一步加大检验能力建设力度，加快自身发展，进一步提升服务医疗器械监管和产业发展的能力和水平。

创新化妆品监管措施
助推我省化妆品产业发展调研报告

随着社会经济的发展，生活水平的提高，人们对化妆品的需求越来越高，化妆品产业正在不断蓬勃发展，如何保障化妆品质量安全，促进我省化妆品产业快速健康发展，化妆品监管处对我省化妆品产业现状进行了全面调查研究，并对标广东、上海、浙江、江苏等先进省份产业政策及监管举措，探索创新我省化妆品监管措施，努力推动我省化妆品产业健康发展。

一、化妆品产业发展状况

（一）我省化妆品产业发展状况。目前，我省共有化妆品生产企业167家，委托生产的品牌企业近3000家，化妆品经营单位约50万家，化妆品品种近4万个，全省化妆品工业销售收入近50亿元，市场规模约800亿元。近年来，我省化妆品生产企业不断加大研发投入，应用高新技术，创新开发了许多新产品，有效带动了全省化妆品产品结构、科技含量、质量水平的改进和提高。同时充分利用山东半岛地理区位优势与特色资源，初步形成了依托韩资技术的威海彩妆类产品产业区、依托临沂小商品城的香水类产品产业区、环渤海浴盐类产品产业区、东部海洋资源产品产业区、菏泽牡丹及平阴玫瑰类产品产业区等各具特色的产业带。另外，我省在化妆品原料的研发与创新方面具备很好的基础和优势，全球最大的透明质酸研发生产和应用基地、最大的海藻酸钠研发与应用基地、最大的谷氨酸生产研发基地以及最大的牡丹、玫瑰的种植和深加工企业都在我省，为众多国际品牌化妆品供应原料。产业的快速发展，带动了华熙生物科技股份有限公司、青岛明月爱熙化妆品有限公司、青岛优度生物工程有限公司、山东安然纳米实业发展有限公司等中小企业的快速崛起。企业的发展也培育了品牌的成长，烟台新时代健康产业日化有限公司的“竹珍”“SHARELAND”（香兰阁）系列，山东福瑞达生物工程有限公司的“颐莲”“善颜”系列，山东九鑫日用化工有限公司的“满婷”系列，狮王日用化工（青岛）有限公司的牙膏系列产品已在全国具有了一定的知名度。

我省生产企业的产品质量总体情况较好。从近几年来的化妆品各级抽检情况来看，产品合格率在97%以上，高于全国平均合格率，未发现有非法添加等严重违法行为；从不良反应监测情况来看，近年来我省未出现重大化妆品安全事件及严重不良反应，反映了我省企业生产的产品质量安全水平较高。

我省化妆品产业发展仍存在发展规模小并且不均衡的情况，济南、青岛、潍坊、济宁、威海、临沂6市的化妆品生产企业占全省的3/4以上；销售收入过亿元的只有烟台新时代、福瑞达生物工程、狮王日用化工、安然纳米等几家，产业整体以低、小、散居多，企业主要靠订单式和季节性生产为主，缺乏知名品牌和大规模企业，在产业格局、规模及产品知名度方面与发达省市相比仍有相当的差距。

（二）浙江等先进省市产业发展状况。浙江省共有化妆品生产企业500多家，委托生产的品牌企业3500余家，生产企业数量位列全国第二，其中2018年新办生产企业84家，以20.6%的增幅领跑全国；累计注册备案产品约10万件。据统计，浙江省有规模较大、具有市场优势、研发能力强、销售额在2000万以上的优势企业43家，其中珀莱雅、欧诗漫、纳爱斯等销售额、品牌影响力位居国内化妆品行业前列，具备与国际巨头竞争实力。2018年，全省化妆品企业销售收入约为400亿元，进出口额124亿元。湖州市打造的美妆小镇已累计引进化妆品及配套项目62个，总投资约160亿元，有望成为全国主要的化妆品产业集群之一；舟山市政府以实施“进口非特”化妆品备案制度为契机，打造以化妆品进口为主，涵盖研发、生产、包材制造、原辅料制造产业链的化妆品产业园区，引进30多家进口化妆品企业。义乌“美创园”，依托义乌大市场优势，打造品牌彩妆出口基地，入驻化妆品相关企业近50家。在经营环节，义乌（中国）化妆品城是国内最大的外贸化妆品企业窗口，有化妆品经营户1400余家，彩妆类产品销往全球；浙江省有天猫、淘宝、网易考拉、云集等各类网络平台35家，仅天猫、淘宝，2018年销售额达1800亿，占网络经营化妆品60%的市场份额；浙江省作为跨境电商发展的先行区，杭州、宁波、义乌均为跨境电商综合试验区，国内最大的跨境电商平台天猫国际、网易考拉均位于浙江。

广东省是化妆品生产和消费第一大省，共有生产企业2700多家，约占全国化妆品生产企业数量的55%，产品品种数占全国的2/3左右，年产值约2100亿元。江苏省有化妆品生产企业300多家，上海市有化妆品生产企业200多家，年产值均400亿元左右，企业数量在全国分别列广东、浙江之后位列第三、第四位。三省一市整体情况相似，都是既有大品牌、大规模的外资企业，同时又具有相当数量的代加工企业和中小型企业。

二、我省化妆品产业发展存在的问题

作为“健康美丽”和“美”文化的传承，化妆品产业近年来在国内处于转型期并呈现蓬勃发展状态，越来越多的民间资本、大中型企业资本进入化妆品这一朝阳产业。山东具有丰富悠久的齐鲁文化、独特的地理位置和广阔的消费市场，但是化妆品产业发展相对落后，综合外省调研情况与我省自身情况分析，制约我省化妆品生产企业发展的主要问题仍然是企业规模小、管理落后、品牌名气小、打不开市场、无法吸引人才和资金、缺少扶持政策等限制了企业的发展。

（一）产业政策亟需改进和完善。《山东省人民政府办公厅关于印发山东省化工投资项目管理暂行规定的通知》（鲁政办字〔2017〕215号）将化妆品生产企业作为化工产业，要求新建、扩建项目原则上须进入省政府公布的化工园区、专业化工园区或化工重点监控点建设。因此，我省近两年新开办化妆品生产企业明显减少，部分企业改建、增加生产线同样受到影响。调研中发现，个别市县将化妆品产业视为污染行业不予引进，威海、临沂等市的生产企业因安全环保等原因，两年来几乎没有开工，严重制约了企业的发展。相对来说，浙江、广东、上海、江苏作为中国化妆品产业最为集聚、最具发展前景的4个区域，近年来不断出台政策刺激产业发展。如浙江省由政府主导的湖州“美妆小镇”建设、义乌的“美创园”建设；广东省在化妆品产业最集聚的白云区出台了《化妆品产业提质增效三年行动计划（2018-2020年）》，旨在打造千亿规模产业园区；上海市在奉贤区规划打造“东方美谷”化妆品产业基地，市政府专门出台了《关于推进上海美丽健康产业发展的若干意见》，在土地、税收和人才等方面对化妆品产业给予优惠政策。各省推进产业集聚发展的趋势明显，对我省化妆品产业发展带来竞争，有的研发能力全省领先的化妆品生产企业，因为外省有更好的扶持政策，将新的生产车间建到了江浙沪等地。

（二）品牌战略亟需跟进。随着我国居民人均可支配收入的增长和对生活品质追求的提高，消费者对化妆品产品功效及化妆品品牌层级的需求逐步提升。中高端品牌凭借优质的产品质量和广泛传播的品牌美誉度，产品销量快速增长，品牌市场占有率稳步。随着化妆品进口关税的大幅调低以及进口非特殊用途化妆品由国家审批逐渐在全国推开为备案制，极大促进了化妆品的进口的增长，境外公司的不断涌入，使化妆品产业竞争将更趋激烈，中国化妆品市场主要中高端产品大部分被进口及外资企业产品垄断，剩余也几乎被上海、江苏、浙江、广东以及北京等地的国内大品牌占据。

（三）产品研发创新意识亟待树立。我省化妆品行业以中小企业为主，绝大部分企业年产值在1000万以下，处于间歇性生产甚至长期停产状态，在资金、技术、管理、市场等许多方面都存在着明显的差距：产品研发创新和品牌设计能力不足，缺少适合化妆品行业的高水平产品研发、设计的人才和研究机构；缺乏自身的应变能力，重销售、轻科研的现象普遍存在，缺乏现代化的管理体制和对企业宏观的、长期的发展战略，在初期的原始积累中，企业还能够生存，但发展到一定规模，技术和管理的落后直接影响到了企业的生存。

（四）*质量管理水平亟待提高*。中小微企业质量意识有待于提高，质量管理人员专业知识和管理水平有待加强，对相关法律法规及要求学习掌握不够，不能有效指导企业的质量管理工作，给产品上市质量安全留下隐患。生产过程中，普遍存在原料购买索证索票不全、不能对原辅料进行合规性评价和风险评估，批生产记录不全或并未建立生产记录，不能保证产品质量的可追溯性；注册备案中，部分企业在产品配方、名称或包装变更后未能及时注销后重新备案或变更，导致检查过程中发现备案信息与实际不一致的情况；技术支撑能力上，大部分生产企业检验人员不足，设备配置不够，导致化妆品自检能力不强；产品销售中，厂家直销、电视购物、网络销售、微商、海代、跨境电商新型销售渠道蓬勃发展，带来了较多的风险点。

三、创新监管措施、促进产业发展的思考

（一）*充分认识化妆品产业在社会经济中的重要地位*。当前，我国化妆品消费总额已成为仅次于美国的世界第二大化妆品消费市场，伴随着我国居民消费水平的日渐提高以及对更高生活品质的追求，化妆品行业发展潜力巨大。同时，化妆品生产过程污染少，产品附加值高，大力发展化妆品产业，也符合我省转方式、调结构的经济发展要求。因此，我省应把推进化妆品产业发展纳入经济强省的重要战略，结合新旧动能转换，大力推动我省化妆品产业高质量发展。

（二）*完善鼓励产业发展政策*。一是针对化妆品生产企业进入化工园区的问题，省化转办起草了《山东省化工投资项目管理规定》，明确了化妆品生产可以在省政府认定的化工园区、专业化工园区和重点监控点以外实施，建议尽快下发该文件，有利于我省企业抢抓行业发展关键期；二是协调相关部门了解化妆品产业的生产工艺特点，避免因环保及安全认知误区导致对化妆品产业发展制造政策障碍；三是借助“十四五”规划良机，制定未来五至十年推进我省化妆品产业发展战略规划，为我省化妆品产业赶超江、浙、沪、粤先进省份创造发展机遇；四是发挥原料基地等优势，加强化妆品生产的上下游配套服务建设，吸引国内外知名化妆品企业落户山东，带动我省化妆品产业的高质量发展。

（三）*深化放管服改革改善营商环境*。一是进一步优化许可备案流程，完善审核审批程序，借鉴浙江等省做法，对部分许可备案项目下放到地市办理，提高许可备案效率。二是引导企业转方式调结构，淘汰落后产能，创新产品、升级产业，引导企业规模化、集约化发展。三是加快专业人才培养，相关高校、职业学院等加大化妆品专业技术人才培养，提高我省产品研发和科技创新能力，为化妆品产业发展培养队伍、输送人才；四是会同协会组织质量管理、检验检测等培训，举办化妆品相关博览会及产业发展论坛，加强法律法规、监管政策与外省市经验做法的宣传力度，让企业及时掌握发展与监管动向。

（四）*建立公平公正新型监管制度*。探索建立“双随机、一公开”为基本手段、以重点监管为补充、以信用管监为基础的新型监管制度。经营环节面大量广，监管中着重推行“双随机、一公开”监管模式；生产环节以婴幼儿使用化妆品、抽检不合格产品、严重不良反应聚集、投诉举报案件为监管重点，重点打击非法生产、非法添加行为；根据企业生产经营管理、产品质量、注册（备案）、生产许可等信息，对企业实行差异化监管，探索建立信用基础上的监督管理制度。

（五）*加强技术支撑体系建设*。无论产业发展还是安全监管都离不开技术支撑，加强技术支撑体系已经刻不容缓。建议以满足企业和监管需求为中心，大力开展各级检验检测机构、审评认证检查机构、不良反应监测机构以及相关培训机构的能力建设。深入推进“智慧监管”工程，探索运用大数据技术进行汇总分析，增强风险防控的科学性、有效性；加快推进全程追溯体系建设。

（六）*推进社会共治*。转变传统的政府监管理念，传统监管模式过度强调政府管理责任，在“靠谁监管”的问题上，没有突出社会共同治理责任，导致政府独担监管责任，市场主体责任、社会共治责任严重缺位。新常态下，国家从“管理”走向“治理”，政府更好地发挥作用不仅在于兜住化妆品安全底线，还应当为市场机制和社会作用的发挥做好引领和服务。政府实施风险管理、市场承担主体责任、调动社会力量参与，加强课普宣传。协助行业组织开展安全知识科普活动，引导生产者、经营者、消费者安全生产、安全经营、安全消费，形成社会共治格局，从而有效促进化妆品产业健康有序快速发展。

执业药师注册管理与监管应用的调研报告

2019 年 3 月 5 日，国家药监局和人力资源社会保障部联合下发《关于印发执业药师职业资格制度规定和执业药师执业资格考试实施办法的通知》（国药监人〔2019〕12 号），对执业药师职业资格管理、资格考试制度进行了修订。为更好的服务我省医药产业发展，提高执业药师注册管理和监管水平，我局对全省执业药师现状、注册管理情况、监管情况等内容进行了调查研究。

一、我省执业药师现状

执业药师是指依据国家药监局和国家人社部联合制定的《执业药师职业资格制度规定》，经全国统一考试合格，取得《中华人民共和国执业药师职业资格证书》（以下简称《执业药师职业资格证书》）并经注册，在药品生产、经营、使用和其他需要提供药学服务的单位中执业的药学技术人员。

截至2018年底，全国约有药品零售企业48.89万家，约有103万人取得《执业药师职业资格证书》，约46万人经注册取得《执业药师注册证》，其中注册在药品零售企业的执业药师约41.86万人，约占总注册人数的91%，还有近一成的执业药师注册在医疗机构或药品研发、生产、批发企业。

截至2019年12月6日，我省约有药品零售企业4万家，有79673人取得执业药师资格证书，39657人经注册取得执业药师注册证，其中注册在药品零售企业的有36381人，约占总注册人数的91.7%。全省取得执业药师注册证的39657名执业药师中，有15名博士、397名硕士，大学本科以上学历人员6053人，约占15.3%。

二、我省执业药师注册管理情况

（一）注册管理机构。根据《国务院对确需保留的行政审批项目设定行政许可的决定》《执业药师职业资格制度规定》《执业药师注册管理暂行办法》等规定要求，国家药品监督管理局为全国执业药师注册管理机构，各省级药品监管部门为本辖区执业药师注册机构，负责本辖区内药品生产、经营、使用单位的符合执业条件的药师首次注册、再次注册、变更注册、注销注册等注册管理工作。

根据《山东省人民政府关于2014年第二批取消下放行政审批项目和承接国务院下放行政审批项目等事项的通知》（鲁政字〔2014〕189号）要求，将执业药师注册——首次注册、再次注册、变更注册，下放至设区市人民政府食品药品监管部门，济宁市将该事权下放至县区级有关部门。

2019年以来，共办理执业药师注册23411人次，其中首次注册6246人次，再次注册7869人次，变更注册6395人次，注销注册2901人次。

（二）注册流程。申请人可登录原国家食药监总局执业药师注册网络服务平台（http：//zyys.sfda.gov.cn）选择“网上全程办理”注册类型，也可选择“网上申报，窗口受理”注册类型。

（三）继续教育情况。省政府办公厅《关于印发山东省食品药品监督管理局主要职责内设机构和人员编制规定的通知》（鲁政办发〔2013〕23号）规定，取消执业药师继续教育管理职责，工作由省药师协会承担。根据国务院、省政府要求，按照《执业药师继续教育管理试行办法》等有关规定，省药师协会面向全省开展远程网络、高级研修班、专题培训等多种形式的执业药师继续教育。2018年山东省新通过执业药师5110人，总数已达79673人。

截至2019年11月底，2019年参加高级研修班97人；参加网络继续教育人数达38244人次；审核认证继续教育学分证明930余份。

三、执业药师使用监管情况

2019年“3·15”晚会曝光执业药师“挂证”问题之后，我局按照国家局部署，下发了《关于转发国家药监局开展药品零售企业执业药师“挂证”行为整治工作的通知》（鲁药监办函〔2019〕16号），严厉打击执业药师“挂证”行为。5月7日，省市场局印发《山东省市场监督管理局食品药品安全方面损害群众利益问题专项整治方案》，我局将不凭处方销售处方药、执业药师“挂证”等12类问题作为整治重点。近半年来，主要做了以下工作：

（一）召开警示教育会，组织企业自查自纠。省市两级召开药品经营企业警示教育会，以案说法，警示企业守法合规经营。针对药品经营过程中可能存在的12类问题，要求企业逐条对照自查自纠，对存在的问题限期整改到位。

（二）暗查暗访，了解零售药店真实情况。5月份，我局组成7个检查组，采取暗查暗访的形式，以顾客的身份购买处方药，验证零售药店是否存在“处方药不凭处方销售”等问题。检查组对每个市随机选取不少于10家的零售药店，共暗查暗访了196家零售药店，发现有多家药店违规销售处方药，其中威海、枣庄、滨州等市均有10家零售药店违规销售处方药。9月至11月，委托第三方机构对全省1114家药品零售企业规范经营情况进行暗访。

（三）开展集中整治，组织各市交叉检查。按照整治要求，查处并曝光了一批违法违规的药品零售企业和从业人员，依法采取撤销药品经营质量管理规范认证证书、执业药师注册证等措施，将“挂证”执业药师纳入信用管理“黑名单”并录入全国执业药师注册管理系统，有效遏制了“挂证”行为，形成严查重处的高压态势和强大威慑。

通过整治，进一步规范了我省药品经营秩序和执业药师执业行为，切实保障了人民群众用药安全有效。截至11月22日，全省已检查零售药店58588家次，撤销药品GSP证书335张，收回药品GSP证书268张，在省药监局网站曝光73期，立案查处3365家次，罚款1133万元，查处存在“挂证”行为的执业药师139人，发布执业药师“挂证”行为检查情况通告2期。自2019年3月15日至今，全省共主动注销执业药师注册证2609个。

（四）加强信息通报。对于查实药品零售企业存在执业药师“挂证”的，及时通报当地医保管理部门，建议取消其医保定点资格，形成部门联合惩戒机制。截至2019年11月22日，全省共建议当地医保管理部门取消医保定点资格企业241家。

（五）*建立长效机制*。推动药品零售企业分类分级管理，我省出台《山东省药品零售企业分类分级管理办法》和《山东省药品零售连锁企业管理办法》。根据经营范围，对药品零售企业进行分类，依据日常监管情况，对其进行分级。进一步加强对药品零售连锁企业的管理，明确连锁总部与连锁门店的责任，提升连锁企业的管理水平。

四、存在的问题

一是注册执业药师数量不足，无法满足企业发展需求；二是执业药师注册管理缺乏法规依据，制度缺位；三是执业药师工作职能定位不明确，在药品零售环节作用发挥受限；四是互联网技术在药品零售环节发挥作用不明显，特别是远程诊疗、远程审方等方面的应用。

五、工作建议

（一）*国家层面尽快出台执业药师管理的法律法规*。完善进入、激励、退出机制等，促进执业药师待遇和社会地位的提升，加大对执业药师违法行为的打击力度；进一步探索建立全国范围内的执业药师“禁业限制”数据库，完善社会信用体系与执法数据共享机制，真正让违法者“一处失信、处处受限”；发挥药师协会在加强药师自律管理、继续教育等方面的作用，进一步规范药师执业行为。

（二）*国家局科学设置执业药师配备政策*。建议国家层面积极推动零售药店分类分级管理实施进程、研究如何更好发挥“互联网+”在执业药师指导群众用药方面的作用、研究“药学技术人员”替代“执业药师”方案等，从而有效缓解当前许可政策与执业药师数量之间的现实差距问题。

（三）*借鉴上海等先进省市的做法，制定出台促进全省药品经营企业合理布局、实现药品流通行业转型升级，推动高质量发展的具体政策。*

（四）*修订药品零售企业许可标准，推动药品流通行业有序健康发展，保障药品供应，确保人民群众用药安全。*

山东省药品生产企业风险状况分析及监管措施

新一轮机构改革后，省药监局直接承担药品生产环节的监管职责，由原来的宏观指导和组织协调为主转变为直接承担监管职责，任务量呈几何倍数增长，如何创新监管方式，提高监管效率，是省局面临的一项重要课题。今年以来，省局紧密结合监管工作，一手抓改革一手抓监管，通过召开风险研判会、座谈会，与部分企业代表充分沟通，广泛听取意见建议，积极借智借力，形成了《山东省药品生产企业风险状况分析及监管措施》调研报告。

一、产业基本情况

山东是一个医药产业大省，形成了化学药、生物药、中药、药用辅料、药包材等完整的产业体系，共有药品生产企业820家（含药包材、医疗机构制剂）、批准文号1.3万余个。2018年，规模以上医药工业企业主营业务收入3659.4亿元、增长8.8%，利润508.9亿元、增长22.3%，占全国医药产业的七分之一，连续多年居全国首位。齐鲁制药等13家企业进入医药工业百强，数量居全国第一。

二、面临形势及存在问题

药品安全关系人民群众身体健康和生命安全，党中央国务院高度重视、公众十分关注、舆情极易触发。党的十八大以来，习近平总书记站在党和国家全局的高度，围绕药品安全工作作出了一系列重要批示指示。新修订《药品管理法》修订和《疫苗管理法》已经正式实施，充分体现了党和政府对药品安全的重视和决心。药品安全监管作为一项重要的政治任务，必须全面落实“四个最严”，实行从实验室到医院全过程、全生命周期无缝监管，全面落实各方责任，确保公众用药安全。当前，药品安全仍处于问题“多发期”与监管“薄弱期”两碰头的特殊时期，形势依然严峻，安全风险高、问题隐患多、监管力量弱、舆情高发多发等问题依旧突出，同时还面临许多新情况新问题，容不得半点松懈。

（一）*安全隐患极难管控*。一是上市前研究不充分带来的风险。目前国内很大一部分药品都是上世纪八九十年代获批上市的，普遍存在先天不足，主要体现在剂型选择不当、标准不完善、工艺不成熟、临床不良反应多等。国家批准上市后，这些问题都转移到生产环节，集中表现为药品质量缺陷。前期，省局监测发现并妥善处置的注射用硫辛酸产品标准不完善，企业无法有效控制质量的问题就是如此。同时，随着科技进步和检测水平的提高，一些未知风险也逐步发现，比如浙江华海药业缬沙坦原料药事件，就是用高精密仪器检测出法定标准之外的微量致癌物。现行生产工艺与注册工艺不一致性的问题，也需高度重视。二是产品结构带来的风险。山东省是高风险药品生产大省，注射剂等无菌药品产量达到145亿瓶（支），居全国首位，血液制品、无菌及植入类医疗器械等品种都有生产（两家疫苗企业也已申报文号，分别为东营的亦度生物和青岛的恒业生物），如果生产时控制不当，容易造成重大药品安全事件。同时，山东省绝大多数企业以生产附加值低的普通药品为主，同质化严重，竞争压力大，特别是受低价招标政策影响，企业想方设法降成本，甚至以牺牲质量为代价。三是诚信缺失带来的风险。个别企业偷工减料、以次充好、非法添加、染色增重，使用劣质中药材甚至违法添加化学成分生产中成药、违法使用化工原料生产化学药等情况时有发生。前期，处置了个别企业违规使用马皮生产阿胶的问题等。这类风险极具隐蔽性，但后果却非常严重。四是药品输入输出带来的风险。山东省用药需求量大，临床使用的很多药品来自外省，输入性风险很高。同时，山东省也是药品输出大省，一旦发生问题，监管部门后续处置的任务量会非常大，输出性风险防控任务繁重。五是特殊药品流弊的风险。毒性药品、麻醉药品、精神药品、放射性药品等管制类药品，一旦被不法分子利用，就会影响公共安全和社会稳定。前几年，某企业的伪麻黄碱片，被制毒分子套购用于生产冰毒，造成了不良影响。同时，随着药审制度改革深入推进，“4+7”带量采购政策的实施，医药行业正在重新洗牌，一些濒临淘汰的企业可能会铤而走险；网络药品交易快速增长，线上风险逐步显现，但监管还无法可依；现有监管力量及手段还跟不上技术创新步伐，发现和处置风险的能力有待提升。如何科学评价和有效管理新的医疗产品，是各级面临的新课题。

（二）舆情风险高发多发。药品安全问题燃点低、触点多，发酵迅速，极易被误读、被炒作，由一个点引爆全国，形成重大舆情事件，甚至演变成公共安全事件。一是涉及面极广。与普通安全风险限于一定区域和人群所不同，一个批次的药品产量就非常大，有的能达到几十万支，全国流通，涉及地域广、人数多，一旦出事就是大事。二是极其高发。全国每年查处药品违法违规案件十几万件，接到药品不良反应报告上百万份，涉及我省药品生产企业的就有近 16 万份，我省药品使用单位上报的有近 20 万份；全省每年受理投诉举报 1.7 万件，查处违法违规案件 1.2 万余件。这么多的问题和案件，很容易被挖掘炒作，引发舆情事件。三是极度敏感。药品遇有质量问题轻则失去疗效、重则危及生命，人民群众高度敏感。特别是涉及儿童、孕妇、老人等特殊群体的药品安全问题，一触即发、一点就着。加之药品专业性强，公众的药品知识普遍不足，如果科普解读不到位，极易引发群体性恐慌。比如“铬胶囊”事件发生时，用药群众普遍不安，有的甚至停药，但实际上每天的用药量根本造不成危害。四是极具破坏性。药品安全问题始终是媒体关注的焦点，是网络大 V、精英阶层深度关注挖掘的重点领域。比如，长春长生问题疫苗舆情就是由微信公众号——“兽楼处”的一篇深度报道文章“疫苗之王”引发的。即使是很久以前的事，都能挖出来旧闻新炒。医药行业竞争激烈，各种利益交织，通过爆料、炒作来实现利益诉求的行为时有发生。我国是全球第二大药品市场，国外不仅对中国市场虎视眈眈，甚至妄图通过炒作药品负面事件来抹黑中国、唱衰中国。近年来，药品舆情事件高发，严重影响了公众对国产药品的信心，对产业造成重大冲击，也对政府公信力造成了严重损害。而舆情的平息，最后往往是通过严肃的问责来实现。省委宣传部、省委网信办多次召开舆情分析会，研究强化舆情管控的具体措施，明确提出今后舆情应对不力也要问责，把舆情当作事故来应对、来处置，这对我们做好新时期的药品安全工作也提出了更高的新要求。

（三）制度机制亟需完善。一是滞后。监管法律法规的制修订进度与经济社会发展的速度还不匹配，新修订《药品管理法》已经实施，《药品管理法实施条例》及《药品生产监督管理办法》等配套法规规章尚未出台，已远远落后于产业和监管实际。二是缺失。药品使用监管、追溯体系建设、出口药品监管等方面的法律法规缺失，监管无法可依（以电子监管码为依托的药品追溯系统，耗费了大量人力物力，但由于法律依据不充分、有些企业不配合而不得不叫停）。药审制度改革提出的任务要求，如仿制药一致性评价、上市许可持有人制度等，相关配套政策标准和文件出台不够及时，不确定因素较多。此外，国家、省级层面的工作机制也有待健全。比如，与科技厅（科技立项）、医疗保障局（创新药进医保）支持药物创新的制度机制需要抓紧建立，与卫生健康部门对药品使用单位齐抓共管以及推动医疗机构药品追溯体系建设的协作机制还未形成，等等。三是不完善。《疫苗流通和预防接种管理条例》《山东省药品使用条例》等对部门的一些职能界定模糊，措施不完善，为监管履职带来了很大风险。同时，机构改革后，山东省相关制度规范也需要进行大的调整，层级事权划分还需进一步明晰。

（四）产业基础还不牢固。山东省医药产业多小粗低、大而不强的问题仍然突出，药品医疗器械审评审批制度改革任务仍很艰巨，药品安全的产业基础需要进一步巩固。一是产业层次不高。突出表现在“三多三少”，原料药生产企业多（原料药占药品的 21%），高端制剂生产企业少；高耗能化学药品生产企业多，科技含量高的生物制品生产企业少；低端仿制药生产企业多，高附加值创新药生产企业少。二是自主创新能力不强。山东省医药企业研发投入占年销售收入的比例不高，一些企业创新动力明显不足。创新药物总数不足江苏三分之一，创新医疗器械总数不足江苏四分之一。三是国际化程度较低。出口额小且产品档次较低，主要以低附加值的化学原料药、中药材、一次性医疗器具等为主。吸引外资能力不强，全球 500 强中的大型医药企业没有一家在山东省设立研发中心或生产基地。

三、监管工作开展情况

机构改革后，省局结合职责转变，紧密围绕国家局和省局中心工作，严格落实“四个最严”要求，以提升全省药品安全水平为重点，聚焦风险管理，着力强化风险隐患排查和防控，不断推进精准监管，全力保障人民群众用药安全。

（一）攻坚克难，全力加强改革期间生产监管。一是构建以检查为中心，以检验和监测为技术支撑的生产监管体系。制定全年药品生产监管工作要点和检查计划，并按时完成检查任务。二是持续开展高风险企业的专项检查和重点领域整治。先后开展生物制品、血液制品、阿胶、大容量注射剂、特殊药品和通过仿制药一致性评价品种等五个专项检查，形成风险防控报告，开展中药饮片质量整治和医疗机构制剂两个专项整治。探索第三方服务型检查，助力监管工作。三是强化问题处置。采取限期整改、约谈警示、收回GMP证书、暂停生产、立案查处等措施，构建监督检查闭环处置模式。全省检查1192家次，其中省级检查134家次，约谈25家，收回GMP证书4张，发布检查公告6期。四是将追溯体系建设纳入检查重点，加快推进追溯体系建设，全省在产制剂生产企业已完成追溯体系建设。

（二）坚持关口前移，加大风险防控力度。一是推进风险分级分类管理。对全省在产药品生产企业进行评定，A级占22.3%，B级占49.9%，C级占22.9%，D级占5.0%，实行分级分类监管。二是加强不良反应监测工作。扎实做好不良反应监测报告、分析评价和风险处置等工作，针对使用环节的复方骨肽注射液、银杏达莫注射液等不良反应聚集性信号，第一时间处置风险信号。组织对51家生产企业开展药品不良反应报告和监测检查，覆盖率达到25.8%。联合省卫健委在国内率先出台《山东省药品不良反应监测哨点管理办法》，推动50家药品和30家化妆品不良反应监测哨点建设，为15家监测哨点安装药物警戒系统。三是强化风险会商。聚焦风险，构建检查后会商、专项会商和综合会商等多层次会商机制，召开风险会商会30余次，有效防控了制霉菌素质量标准、齐鲁天和国外审计、NDMA杂质、出口产品等10余起重大风险隐患。

（三）坚持技术支撑，稳步推进抽检工作。一是积极开展全省药品抽检工作。优化抽检方案、扩大抽检范围，实施“本地抽、异地检”的抽检分离模式，对基本药物、通过一致性评价品种、省内生产企业集中招标采购全品种全覆盖抽验。定期调度和通报，发布6期药品质量通告。目前，完成抽样14920批，整体合格率96.63%（扣除中药饮片合格率为99.71%），其中评价性抽检合格率99.86%；二是统筹做好国抽工作。完成45家生产企业、99家经营企业、65家医疗机构总计689批次的抽样任务。承担国评抽检任务共18个（省院16个品种4个专项、青岛院2个品种），妥善处置复方感冒灵颗粒等探索性研究项目检验不合格问题。三是实施监检结合。现场检查与监督抽样紧密结合，抽样254批，经检验不合格6批，有效支撑监管工作。四是做好抽验经费测算工作。根据抽检买样的要求，提前开展购样成本调查，做好成本测算，为2020年抽检经费预算打下了基础。

（四）坚持放管结合，推动落实主体责任。一是开展风险自查定期报告。在国内率先出台了《山东省药品生产企业风险自查报告管理办法》，推动企业风险定期自查强制报告的制度化和常态化，形成隐患发现、问题整改、隐患消除的闭环。二是督促企业开展不良反应直报，落实企业主体责任。三是推进“品质鲁药”建设。指导医药行业协会开展“品质鲁药”品牌建设活动，举办全省落实生产企业主体责任暨“品质鲁药”建设推进会，宣贯法律法规新要求，签订落实主体责任承诺书，发布了“品质鲁药”品牌建设综合实力30强、“品质鲁药”品牌建设优秀产品66个等，发挥示范引领作用。

（五）强化特殊药品监管，严防流弊案件。一是开展为期四个月的芬太尼类药品专项检查。省级对二类精神药品生产企业全覆盖检查，对特殊药品使用企业按10%比例抽查。二是部门联动，形成合力。联合省卫健委部署特殊药品专项督导检查工作，厘清药监与卫健部门职责，形成监管合力。三是开展药品类易制毒化学品原料药专项检查，严查特药流向，堵塞监管漏洞。

（六）坚持创新监管，持续开展检验能力评估。在连续七年组织药品生产企业检验能力评估基础上，今年细分为中药和化药两期。第一期针对中药饮片生产存在的薄弱环节，选取中药五加皮的显微鉴别为评估项目。评估结果为优秀、满意、不满意的企业分别占11.3%、81.8%和6.9%，评估满意率占比93.1%，显著高于往年81.7%的结果。第二期针对无菌药品生产企业，选取细菌内毒素检查为评估项目，评估结果为满意、可疑、不满意的企业分别占89.03%、5.49%和5.49%，评估满意率由2013年的82.9%提升至89.03%。对检验能力评估结果及时通报，对评估结果不满意和怀疑的，及时发布质量提示函，实施精准监管。

（七）坚持夯实基础，大力提升监管队伍能力。一是组织系统性培训工作。对全省药品GMP检查员进行全覆盖培训，分层次组织两期GMP培训班，培训350余人次。同时，邀请我省无菌制剂企业列席一并培训。二是组织专题实训培训。借国家新型生物制品监管专题实训班、疫苗监管培训班和不良反应监测检查培训班的机会，组织省内业务骨干一并参加实训，提高监管能力。三是开展麻精药品安全风险防控暨药物滥用监测大培训，提升麻醉药品和精神药品安全风险防控能力。四是加强实训锻炼。针对本轮机构改革人员有变动，注重以老带新，理论培训和跟踪检查相结合，增强检查员的实战能力。

（八）坚持靠前服务，积极推动疫苗生产企业落地。一是主动对企业进行指导。先后多次调研企业进展情况，现场予以协调和指导。二是做好疫苗国家监管体系检查板块评估工作。完成疫苗监管体系监督检查板块自评估工作，开展疫苗检查员培训、完善疫苗检查制度，制定《山东省药品监督管理局向疫苗生产企业派驻检查员实施细则（试行）》等工作。三是组织专家上门服务。邀请国家药监局专家带队，抽调骨干检查员组成检查组，赴2家疫苗企业进行系统检查，针对产品注册上市存在的问题，提出针对性意见建议。四是做好生物制品批签发资质授权筹备工作。制定生物制品批签发资质授权筹备实施方案，上报血液制品批签发授权的申请并多次赴国家局进行专题汇报，开展CNAS实验室认可，近期国家局将组织现场评估验收。

四、下一步工作打算

（一）夯实企业主体责任。倒逼企业主体责任落实，是今后做好监管的重要手段。一是以深入宣贯新修订《药品管理法》等法律法规为抓手，督促企业加强质量管理体系建设，切实履行产品全生命周期责任，将生产经营的利益链转化为责任链；二是督促严格执行药品生产的法律法规和技术规范，保证其生产经营过程持续合规；三是督促企业加强产品安全有效性研究，持续提升产品质量。

（二）重建制度机制。认真研究新的监管制度、工作机制和监管模式，尽快适应监管新形势。在新修订《药品管理法》《药品生产监督管理办法》等实施后及时学习研究和宣传贯彻，确保让监管人员和企业熟知。对省级层面的制度规范、工作程序等进行全面梳理，做好“废、改、立”工作，构建新体制相适应的制度规范体系。

（三）加强以检查为中心的事中事后监管。一是统筹资源，提高监管效能。针对新《药品管理法》对高风险药品实施重点监督检查要求，《药品生产监督管理办法》对检查频次要求以及上市许可持有人跨省监管的要求，统筹职业检查员队伍和派出分局力量，制定科学的检查计划，提高监管效能。省药监局侧重于高风险企业、集中招标采购品种等的检查，每年至少150家次的任务，各派出分局负责日常检查、整改复查和高风险产品以外（含制剂室、医用氧、中药饮片）的检查。二是突出检查重点。将缺陷问题较多、价格成本倒挂、不良反应报告数量多、不合格批次较多、风险分级较高等企业列为必查，提高检查精准性。三是加强深度检查、延伸检查，着力发现深层次问题，提高监管的技术水平和科学有效性。三是发挥第三方GMP符合性审核服务作用，建立第三方助力监管新机制。

（四）完善检查后处置措施。完善限期整改、约谈、质量提示函、停产整顿、暂停生产、立案查处等后处置措施。对一般缺陷问题的采取限期改正、发放提示函成为常态；对较多缺陷问题采取责任约谈或告诫信成为处理的大多数；对严重违反GMP停产停业整顿成为少数；对违法行为立案查处成为极少数。构成犯罪的，及时移交公安部门。

（五）完善风险防范机制。一是强化抽检监测风险信号运用。对不良反应聚集性信号、抽检不合格产品、风险警示等的重大风险信号，第一时间研判、检查、检验、处置。二是扎实开展风险会商。定期会商，对风险信息及时收集汇总、分析研判、妥善处置。三是加强风险清单管理。制定风险管理清单，对风险问题实行台账化管理、动态管理和销号管理，及时处置风险问题。

（六）充分发挥技术支撑作用。一是科学制定抽检计划。加大对高风险、使用量大等重点品种的抽检力度，对基本药物、通过一致性评价品种、集中招标采购品种全覆盖抽验，提高抽检靶向性。积极开展补充检验方法研究，及时发现产品潜在风险。二是加强药物警戒工作。提升药品不良反应聚集性信号的收集汇总、分析评价和科学处置能力。三是深入实施智慧监管。完善药品日常监管系统功能，实现各模块信息的互联互通。

（七）推动社会共治。充分发挥行业协会、新闻媒体和社会公众等各方力量作用，倡导行业自律，指导行业协会搭建药品GMP审计互助平台，推动由单纯“政府监管”向“社会多元治理”转变。发挥企业内部吹哨人作用。加大信息公开力度，将检查、检验、查处等监管信息及时公开曝光，倒逼企业守法生产。创新推进“品质鲁药”建设，完善评定标准，打造一批示范企业，发挥正向引领作用，促进产业健康发展。

山东省医疗器械生产企业风险状况分析及监管对策

机构改革后，省药监局直接承担医疗器械生产环节的监管职责，如何在以往监管方式的基础上，实施更加有效的精准监管，进一步提升监管能力和工作成效，是面临的一项重要课题。今年结合落实省委、省政府《关于做好“对标先进”工作的通知》要求，我省医疗器械监管工作全面对标上海市药监局，重点学习借鉴其实施多维风险分级监管的做法。10月份，组成调研组，赴上海进行了专题调研，深入了解上海市药监局关于医疗器械生产企业二维风险分级精准监管工作情况，并实地考察了上海微创医疗器械（集团）有限公司、自贸壹号生命科技产业园、捷普科技（上海）有限公司等代表性企业。同时，紧密结合监管工作，通过召开风险研判会、座谈会，与省内相关单位和企业充分沟通，广泛听取各方意见建议，形成了《山东省医疗器械生产企业风险状况分析及监管对策》调研报告，提出了推进我省医疗器械生产企业多维风险分级分类开展精细化监管的意见建议。

一、产业基本情况

我省是医疗器械产业大省，企业数量和产业规模均居全国前列。截至 2018 年底，全省共有医疗器械生产企业 1139 家，产品涉及 40 余个类别 300 多个品种；医疗器械经营企业 41445 家；各类医疗器械使用单位 7.9 万家。2018 年全省医疗器械工业销售收入达 731.7 亿元，同 2017 年的 663 亿相比，增长 10.4%。机构改革后，省局将直接承担二、三类医疗器械生产企业监管。全省共有二类、三类医疗器械生产企业 693 家，其中，三类医疗器械生产企业 131 家、二类医疗器械生产企业 562 家，在全省 16 个市均有分布：

全省二、三类医疗器械生产企业汇总表

项目	类别	单位	济南	青岛	淄博	枣庄	东营	烟台	潍坊	济宁	泰安	威海	日照	莱芜	临沂	德州	聊城	滨州	菏泽	合计
生产企业	总数	家	138	99	54	8	3	60	55	49	27	58	16	5	22	25	18	10	46	693
	二类	家	118	81	43	7	3	50	48	44	25	31	11	4	20	20	17	9	31	562
	三类	家	20	18	11	1	0	10	7	5	2	27	5	1	2	5	1	1	15	131

从产业集聚度上看，近年来，我省持续加大医疗器械产业扶持力度，医疗器械生产企业区域集中度显现，济南、青岛、淄博、烟台、潍坊、济宁、威海、菏泽等 8 市医疗器械生产企业数量占到全省生产企业总数的 70% 以上，初步形成了体外诊断试剂、定制式义齿类主要集中在济南、青岛，一次性输注器具类主要集中在威海、淄博，高压氧舱类产品主要集中在烟台，医用卫生材料类产品主要集中在菏泽的发展态势。从企业方面看，先后涌现出威高集团、新华医疗、吉威医疗、山东博科等一批竞争力强、发展后劲足的创新骨干企业，催生了赛克赛斯、莱博生物、正海生物材料等一批高新技术企业和独角兽企业。从产品力面看，在传统产品结构上，我省具有生物材料、消毒灭菌设备、放疗设备、高值耗材、生物诊断、康复护理设备和数字医疗等领域等一批市场占有率高的优势产品。创新产品方面，先后有山东赛克赛斯药业科技有限公司"可吸收硬脑膜封合医用胶"等 5 个产品进入国家局特别审批通道。

另一方面，我省医疗器械产业大而不强，企业"多、小、散、弱"的情形依然存在。一是大企业数量少。员工数量 100 人以内的小企业占了 80% 以上，年销售收入超过二十亿元的生产企业仅有 3 家，90% 以上在 2000 万元以下，达不到规模企业标准。二是创新能力不足。省内多数企业以耗材以及低值器材产品为主，具有高科技含量且回报率较高的影像诊断类设备几乎没有。三是产品结构不合理。产品以中低端为主，如三类产品中一次性无菌输注器具生产企业占 70% 以上；中低端产品同质化竞争严重，全省定制式义齿生产企业 118 家、医用护理垫生产企业 87 家等。从整个产业基础和发展阶段来看，还处于产业转型升级过程中的问题易发高发阶段。

二、监管工作开展情况

机构改革后，省局结合职责转变，紧密围绕国家局和省局中心工作，严格落实"四个最严"要求，以提升全省医疗器械质量安全水平为重点，聚焦风险管理，着力强化风险隐患排查和防控，不断推进精准监管，全力保障人民群众用械安全。

（一）**持续加大监督检查力度**。结合实际，科学制定监督检查计划，推行分级分类分层监管，合理划分层级事权，明确检查原则、检查层级、检查重点、检查频次和检查覆盖率，确保各监管环节无遗漏。结合日常监管、监督抽检、不良事件监测和投诉举报等情况，采取"双随机"抽查、跟踪检查、体系检查等多种检查方式，不断提高监管效能。2019 年全省共完成 865 家生产企业（其中，三类 123 家、二类 450 家、一类 292 家）、27597 家经营企业、24577 家使用单位的日常监管任务。其中，省局已完成对 93 家重点监管生产企业和问题企业的飞行检查，完成率 86%。对国家局飞行检查发现问题需整改的企业全部进行了跟踪检查，确保企业整改措施到位。

（二）**平稳推进监督抽检工作**。坚持以问题为导向，以发现风险隐患为重点，合理确定抽检批次，科学设置检验项目，对我省产量大、临床使用面广的医疗器械进行监督抽检，对可能存在质量问题的医疗器械进行跟踪和有因抽检，同时开展风险监测和应急抽检，按照国家抽检工作要求，省内完成抽样 139 批次，居全国第 7 位；科学制定年度省抽方案，合理确定检验品种，全年共安排抽检 69 个品种 1265 批次。2019

年已经完成检验并出具报告 764 批次，合格的 699 批次，未下结论（风险检测）20 批次，不合格的 45 批次；组织召开抽检工作专题会，深入分析 2018 年度抽检数据，总结归纳和科学研判抽检中发现的质量风险点。根据产品质量安全趋势，有针对性的加强监管工作。

（三）*不断提升不良事件监测能力*。积极组织《医疗器械不良事件监测和再评价管理办法》和监测信息系统培训，明确各级监测机构职责分工，落实生产企业主体责任，做好新系统用户注册和信息维护工作。建设 6 个不良事件专业评价平台，对呼吸机、血液透析机、植介入医疗器械等产品全省数据深入评价；充分利用不良事件监测风险防控作用，全省共挖掘医疗器械不良事件风险信号 63 个，开展 14 期风险信号不良事件评价、风险会商工作，所有不良事件均得到及时处置。

（四）*逐步完善风险会商机制*。建立多层级风险会商机制，每季度开展一次例行会商，根据风险会商研判结果，列出风险清单，制定实施有针对性的风险管控措施。对风险清单实施动态管理，对已经有效防控的，及时销号；对尚未化解到位的，研究进一步防控措施。针对生产企业监管事权划分、行政审批制度改革引发的许可与监管衔接风险、与群众关系密切的经营使用环节市场监管风险、舆情风险隐患等，专题组织召开医疗器械风险会商会，明确对策、落实责任，防范化解风险。根据舆情监测和举报信息，及时组织专题风险会商 9 次，围绕生产企业涉嫌重大违规行为开展风险会商研判，采取有效措施防控相关风险。

（五）*持续优化制度体系建设*。一是与省卫健委联合印发《关于贯彻实施医疗器械不良事件监测和再评价管理办法有关事项的通知》，明确各级药品监管和卫生健康部门职责，全面加强我省医疗器械不良事件监测和再评价工作的监督管理。二是制定了《山东省药品监督管理局医疗器械生产企业监督检查工作程序》《山东省药品监督管理局医疗器械省级抽验工作程序》《山东省体外诊断试剂生产现场检查指南》，进一步明确检查和抽检工作职责、规范检查和抽检工作流程，确保监管工作质量。

（六）*深入开展专项整治行动*。一是组织开展无菌和植入性医疗器械监督检查。根据国家局要求，制定检查方案，确定检查范围、检查重点、检查方式和重点检查内容，在生产、流通和使用全过程组织对无菌和植入性医疗器械生产经营企业、使用单位开展监督检查。2019 年全省各级监管部门共检查无菌和植入性医疗器械生产企业 132 家、经营企业 4325 家、使用单位 8328 家，责令改正生产企业 45 家、经营企业 753 家、使用单位 1284 家，立案查处经营企业 32 家、使用单位 108 家。二是开展医疗器械“清网”行动。加大培训力度，落实医疗器械网络交易服务第三方平台和网络销售企业主体责任，严厉打击网络医疗器械销售违规行为。2019 年全省各级监管部门对 1152 家网络销售企业、5 家第三方平台进行了监督检查，对国家局 23 条可疑信息及时予以核实、处置和反馈，责令改正 56 家，责令停业 2 家，立案 15 起，罚没款合计 4.68 万元。三是针对《问政山东》反映隐形眼镜无证经营问题，系统梳理分析，逐条研究整改措施，对节目中反映的问题产品、涉事企业，进行现场督办，一查到底、坚决打击，出台《关于进一步加强隐形眼镜经营环节监督管理工作的通知》，从制度上、流程上、根源上一体解决，推动整改工作长效化、整改成效常态化。

三、上海市医疗器械精准监管情况介绍

截至 2019 年 7 月底，上海市共有各类医疗器械生产企业 940 家，其中三类生产企业 202 家，二类生产企业 497 家，一类 241 家；共有医疗器械经营企业 26426 家，仅经营三类的企业为 3892 家，仅备案的企业为 12565 家，同时经营二三类的企业 9969 家，为其他医疗器械生产经营企业提供贮存配送的共有 39 家。机构改革后，上海市针对监管自身能力严重不足的突出问题，结合自身实际，以风险防控为核心，以监管大数据分析为抓手，完善精准监管，推进联动监管，进一步提升医疗器械日常监督检查的针对性和靶向性。

（一）*建立“二维”风险分级模型*。按照产品固有风险和质量管理风险两个维度 X 个因素，将辖区内医疗器械生产企业分为四类 5 个监管级别（见附件），建立医疗器械生产企业二维分级模型。其中，产品固有风险包括产品管理类别、是否无菌和植入性医疗器械、是否列入国家或市级重点监管产品目录、是否列入创新特别审批程序。质量管理风险包括连续两年质量信用 C 级、两年内多次监督抽检公告不合格、多次日常监管存在严重缺陷、多次行政处罚、国家和市级飞行检查停产整改、因质量安全原因被举报投诉且查证属实、未提交年度质量体系自查报告、委托 / 受托生产等情形。

（二）*对照分级实行精细化监管*。在每年的监督检查计划中，针对不同监管级别企业，上海市局分别采取重点检查、重点抽查和一般抽查相结合的风险分级监管，提高监管效能。其中，风险分级最高的五级生产企业为重点检查企业（43 家，占监管对象总数的 4.64%），检查覆盖率 100%；四级、三级生产企业为重点抽查企业，全年随机抽查比例不少于 50%，其中四级（221 家，占监管对象总数的 23.87%）最低检查覆盖率 60%，三级（158 家，占监管对象总数的 17.06%）最低检查覆盖率 50%；二级、一级为一般抽查企业，全年随机抽查比例不少于 20%，其中二级监管企业每三年全面检查不少于 1 次，一级监管企业每四年全面检查不少于 1 次。同时将信用评级与监管有效衔接，上一年度质量信用 A 级的生产企业，可以适

当减少检查频次，重点以审核年度质量自查报告为主（详见下表）。

不同监管级别企业检查覆盖率统计表

监管级别		企业数量	所占比例		最低检查覆盖率
重点检查	五级	43	4.64%		100%
重点抽查	四级	221	23.87%	40.93%	60%
	三级	158	17.06%		50%
一般抽查	二级	358	38.66%	54.43%	20%
	一级	146	15.77%		20%

（三）落实不同监管要求。明确各级监管职责，市级组织对重点检查企业和重点抽查企业开展飞行检查和第三方机构质量体系评估，各区市场监管局负责一般抽查企业。在检查方式上，日常检查和专项检查以飞行检查为主、告知检查为辅，综合运用专项检查、体系核查、监督抽检、环境监测等形式；在检查对象和检查员选择上，整合行政许可、日常监督、不良事件监测、产品召回、行政处罚等监管信息系统，建设全市行政检查管理系统，重点检查企业通过系统分层随机抽取检查员，重点抽查和一般抽查企业通过系统分层随机抽取检查对象和检查人员，通过在线选择随机抽查对象和检查人员，随机抽取过程全程记录，实现责任可追溯。

（四）严格细化检查标准。在现场检查中推行企业自查报告、不良事件监测和管代履职能力“三项逢查必查”，即企业自查报告必查，一旦现场检查中发现有不一致的地方，则视企业存在真实性问题，从严查处；不良事件监测工作必查，重点检查企业是否建立完善的报告体系，是否对严重不良事件开展有效分析并提出有效纠正预防措施；管代履职能力必查，通过查阅资料、问询等形式考察。在检查过程中，围绕企业质量管理体系系统性、规范性、真实性、有效性制定体系“四性”检查核心要点，重点检查企业是否配备相应的专业人员、建立系统性的管控体系、建立良好的内审、管理和年度自查制度以及针对发现的问题是否进行有效分析并持续完善改进质量体系，不断推进企业主体责任落实。

（五）检查员队伍梯队建设相对合理。上海率先在全国发布《医疗器械生产质量监督检查员管理办法》，并探索开展实训新模式。结合企业数量、风险程度和检查频次等因素，制定检查员培训方案，对医疗器械检查员不同层级提出满足检查的能力要求，先后在全市选择并建立了 5 个不同门类的实训基地，组建了 200 多名医疗器械专兼职检查员队伍。其中，有 150 多名检查员能承担日常监督检查的基本任务，具备初级检查员资格；30 多名检查员能承担日常监督检查和全项检查的任务，具备中级检查员资格；10 多名检查员能承担以发现问题为主的飞行检查和跟踪检查的任务，并具备处理和分析复杂专业性问题的能力，具备高级检查员资格。

（六）差异化监管成效显著。上海市通过二维风险分类分级，实现了医疗器械生产企业的四类五级的差异化监管。一是通过分类分级，在现有有限的检查人员基础上，确保了五级生产企业检查力量，使有限的专业监管力量能够投入到风险高的企业上；二是通过合理确定各级生产企业年度随机抽查比例（20%-100% 不等），年度检查工作量更加科学有效；三是提高了监管靶向性，按照上海市局医疗器械处主要负责人的话讲，“分级分类监管几乎一抓一个准”，且发现问题主动公告后企业均无异议。四是推进了企业主体责任落实，监管过程贯穿“对于诚信的、好的企业，将监管融入服务之中；对于不诚信的、差的企业，只有监管，没有服务”的监管理念，以精准监管强化最严监管，以最严监管倒逼企业主体责任落实。

四、对标上海我省在监管方面存在的问题差距

（一）风险分级的精准化有差距。目前我省主要是以医疗器械产品固有风险作为分级指标，企业质量管理风险未有效纳入，与上海市相比，风险分级分类指标不全面、不精准。由于风险分级不全面、不精准，防控风险的全面性、准确性不够，风险会商缺乏有效数据支撑，监管措施大而化之，指导性、针对性不强，监管靶向性不高。

（二）信息化建设稍显滞后。我省虽然也于 2017 年建成药品行政许可审批系统，但仅仅实现了省级医疗器械行政许可（注册）事项系统整合，与上海行政检查管理系统相比，工商、税务、日常监管、不良事件监测、监督抽检、产品处罚等纵向和横向的信息“孤岛”仍然不同程度存在，亟需建设一个整合基础信息、行政许可、风险监管、查询统计、政策法规、咨询交流等功能的全省医疗器械生产监管信息管理系统。

（三）监管方式亟需创新。上海在创新监管方式实施精准化差异化监管方式的同时，实现了日常检查、监督抽检、不良事件监测、第三方平台等监管方式的有效整合，实现了监管中心从注重事前的审评审批到事中事后的风险管控转变，监管效率得到进一步整合提升。反观我省，在运用不同监管手段乃至深度运用同一监管手段方面，举措不多，成效不明显。以医疗器械生产监管监督检查为例，前后需要开展注册体系核查、生产许可现场检查、飞行检查等各类监督检查，上述检查均由不同处室组织，检查结果不能共享，造成重复检查，浪费了有限的监管资源，降低了监管效率。

（四）监管人员能力亟待提升。与上海 200 余人

的专兼职检查员队伍相比，改革后，我省各级医疗器械监管人员不足 200 人，省级专业化职业化医疗器械检查员队伍仅有 10 余人，数量尤为不足。医疗器械生产环节专职检查员队伍高、中、低搭配不甚合理，大部分检查员仅能承担日常监督检查和全项检查的任务，执行以发现问题为主的飞行检查和跟踪检查的任务时，处理和分析复杂专业性问题的能力相对不足。

五、对标任务和措施

（一）进一步完善监管体制机制。结合《医疗器械监督管理条例》和相关规章的制修订进程，修订完善我省医疗器械上市后监管制度，结合医疗器械注册人制度试点工作，认真谋划省局、检查分局、职业化检查员以及市县各级市场监管部门工作职责分工、加速工作流程再造，进一步理顺监管职责、监管事项、监管流程、实施科学监管。

（二）探索开展医疗器械生产企业多维风险分级管理试点。第一阶段，2020 年，在全省 76 家重点生产企业开展多维风险分级管理试点工作。借鉴上海模式，在原有产品固有风险的基础上，引入企业质量管理和外部舆情等风险因素，按照产品固有风险、质量管理风险、外部舆情风险等多个维度，初步建立多维风险分级指标，对 76 家重点监管医疗器械生产企业重新进行分级分类评定，结合监管实际，实施差异化监管试点。第二阶段，在 76 家重点生产企业试点基础上，摸清医疗器械生产企业和在产产品底数，认真总结经验，结合检查分局、职业化检查员建设进程和“流程再造”，逐步在二、三类医疗器械生产企业全面推行多维风险分级管理工作，对重点监管企业和部分高风险企业实施全覆盖、全项目检查；认真落实“双随机一公开”，对第二类、第一类企业和经营企业按照一定比例抽查，在检查企业的同时对市局工作进行考核评估，争取形成山东模式。

（三）建设医疗器械多维风险分级管理信息化系统。结合监管大数据建设，提出全省医疗器械多维风险分级管理信息化系统建设需求，在全省行政许可信息系统的基础上，破除工商、税务等部门壁垒，打破行政许可、日常监管、不良事件监测、监督抽检等信息“孤岛”，实现全省监管企业基础信息、日常监管、行政许可、监督抽检、行政处罚、政策法规等信息互联互通。

（四）配齐配强职业化检查员队伍。结合省药监局检查分局、职业化检查员队伍建设，尽快建设一支素质高、能力强、数量足的省级医疗器械检查员队伍，通过加强培训，不断提升省级医疗器械检查员的素质和水平；另一方面，通过分级分类试点，下放部分医疗器械生产企业检查权限，加强对市县监管人员培训，使市县监管人员加深对医疗器械生产环节现场检查要点的理解和把握，进一步提高生产环节监管水平。

附件

上海市医疗器械生产企业监督检查分级标准

管理风险 \ 产品风险		三类				二类					一类
		无菌和植入性产品	列入创新特别审批程序产品	其他国家重点产品目录	其他市级重点产品目录	无菌和植入性产品	列入创新特别审批程序产品	其他国家重点产品目录	其他市级重点产品目录	其他	—
四类	连续两年质量信用 C、D 级	五级	五级	五级	五级	五级	五级	五级	五级	四级	四级
	两年内多次受到行政处罚	五级	五级	五级	五级	五级	五级	五级	五级	四级	四级
	两年内多次监督抽验不合格	五级	五级	五级	五级	五级	五级	五级	五级	四级	四级
	两年内多次日常监管存在严重缺陷	五级	五级	五级	五级	五级	五级	五级	五级	四级	四级
	两年内国家和市级飞行检查停产整改企业	五级	五级	五级	五级	五级	五级	五级	五级	四级	四级
三类	2018 年质量信用 C、D 级或未按规定开展信用自评	四级	四级	四级	四级	四级	四级	四级	四级	三级	三级
	被纳入本市药品重点监管名单或国家药品安全“黑名单”	四级	四级	四级	四级	四级	四级	四级	四级	三级	三级
	2018 年医疗器械产品抽检不合格	四级	四级	四级	四级	四级	四级	四级	四级	三级	三级
	2018 年因质量安全原因被举报投诉且查证属实	四级	四级	四级	四级	四级	四级	四级	四级	三级	三级
	2018 年受到行政处罚	四级	四级	四级	四级	四级	四级	四级	四级	三级	三级
	2018 年未通过产品注册或生产许可体系核查	四级	四级	四级	四级	四级	四级	四级	四级	三级	—
	2018 年日常监管存在严重缺陷	四级	四级	四级	四级	四级	四级	四级	四级	三级	三级
	委托 / 受托生产本市医疗器械	四级	四级	四级	四级	四级	四级	四级	四级	三级	三级
二类	未按规定报告医疗器械不良事件信息	四级	四级	四级	三级	四级	四级	四级	三级	二级	二级
	2018 年医疗器械总产值大于 2000 万元	四级	四级	四级	三级	四级	四级	四级	三级	二级	二级
	管理者代表未按规定履职或登记报备	四级	四级	四级	三级	四级	四级	四级	三级	二级	—
	未提交 2018 年质量体系自查报告或报告内容不真实	四级	四级	四级	三级	四级	四级	四级	三级	二级	二级
	间歇性生产的无菌植入试剂类企业	四级	四级	四级	三级	四级	四级	四级	三级	二级	二级
一类	其他医疗器械生产企业	四级	四级	四级	三级	四级	四级	四级	三级	二级	一级

注：1. 如果同一企业适用两个或两个以上的监管级别，应当采用其中风险程度最高的监管级别；2. 本表中“—”代表不存在这种情形

全省药品执法工作机制调研报告

为全面落实省委、省政府“工作落实年”和全省“担当作为、狠抓落实”工作动员大会的部署安排，按照山东省人民政府研究室《关于印发2019年全省政府系统专项调研课题的通知》有关要求，省药品监管局执法监察局以习近平新时代中国特色社会主义思想和党的十九大精神为指导，聚焦习近平总书记对山东的重要指示批示精神，落实“走在前列、全面开创”的要求，坚持问题导向，于2019年6—9月组织开展了全省药品执法工作机制调研，现将调研情况报告如下。

一、调研组织开展情况

（一）开展问卷调查。印发《关于开展全省药品执法体系建设调研的通知》，组织全省市场监管综合执法机构开展了问卷调查，对全省药品执法队伍现状进行了全面调研，目前，共收回青岛、淄博等14个市调查问卷56份。

（二）开展实地调研。执法监察局主要负责人于7月下旬到上海市药监局学习考察了药品执法及行刑衔接工作；执法监察局班子成员结合执法办案工作，分别到有关市进行实地调研，查阅相关资料、与有关执法人员进行座谈，掌握第一手资料。

（三）组织座谈调研。组织召开各市市场监管综合执法机构主要负责人参加的座谈会，了解各市药品执法全面工作开展情况，听取对全省药品执法工作、执法能力建设的意见建议。

二、全省药品执法能力基本情况

（一）全省药品执法职能情况。机构改革后，全省各级市场监管部门深入贯彻落实省委、省政府机构改革总体部署，认真落实《关于改革和完善疫苗管理体制的意见》《关于深化市场监管综合行政执法改革的指导意见》，组建省市县三级综合执法队伍，承担药品执法任务。在省级层面，设立省药监局执法监察局作为省药监局直属机构，承担药品、医疗器械和化妆品生产环节、药品批发、零售连锁总部、互联网销售第三方平台的行政执法任务。市县两级不设药监局，药品执法由重新组建的市场监管综合执法队伍承担，成为市场监管综合执法工作的一部分。目前，全省市县综合执法队伍整合尚未完成。在市级层面，青岛、东营、潍坊、济宁、泰安、威海、德州、聊城、滨州等9个市已组建完成市场监管综合执法机构，内设药品执法部门1—2个，淄博、枣庄、日照、临沂、菏泽等5市综合执法机构改革正在推进中，原食品药品稽查机构分专业内设药品执法部门2—4个，承担药品、医疗器械和化妆品零售、经营、使用环节的执法任务；市级市场监管综合执法机构均配备了专职药品执法人员。在县级层面，全省近三分之一的县（市、区）组建县级市场监管综合执法机构，威海、德州等市县级市场监管综合执法机构内设药品执法部门1—2个，配备专职药品执法人员；泰安等市县级市场监管综合执法机构不分专业内设综合执法部门，在承担其他市场综合执法职能的同时，承担辖区内相关药品执法任务，未配备专职药品执法人员。

（二）全省药品执法队伍总体情况。截至2019年7月31日，青岛、淄博、东营、潍坊等14个市及其所辖县（市、区）共有专职药品执法人员869人，2017年14市共有专职药品执法人员1177人，改革后专职药品执法人员减少308人，减少了26.1%，减少的这部分药品执法人员转岗从事其他市场监管执法工作。全省药品执法人员数占市场监管综合执法队伍编制总数的12.5%，占现有在岗人员的15.8%。14个市级市场监管综合执法机构共有执法人员114人，占编制总数的12.3%，占在岗人员数的14.9%。县级共有药品执法人员755人，占编制总数的12.6%，占在岗人员数的15.9%。由于大部分县（市、区）尚未组建市场监管综合执法机构，改革未到位前原食品药品稽查机构仍然负责药品执法工作，因此县级药品执法人员统计数据以原食品药品稽查机构为主，随着县级市场监管综合执法体制改革的深入推进，县级专职药品执法人员数将继续减少。

（三）全省药品执法队伍能力现状。全省药品执法队伍性别结构方面，男女之比为7：3；年龄结构方面，30岁及以下人员79人、31—40岁人员304人、41—50岁382人、51岁以上人员104人，占比分别为：9.1%、35.0%、44.0%、11.9%；学历结构方面，获得硕士学位或研究生及以上学历人员51人、大学学历491人、大专学历251人、中专及以下人员76人，占比分别为：5.7%、56.5%、28.9%、8.9%；专业结构方面，药学205人、医疗器械29人、化妆品15人、其他专业606人，占比分别为：23.6%、3.3%、1.7%、71.4%；从事执法工作年限方面，5年及以下229人，6—15年338人，15年及以上302人，占比分别为：26.3%、38.9%、34.8%。全省药品执法队伍总体来看，80%的人员年龄在31—50岁之间，60%的执法人员学历为大学以上，整个队伍年龄结构合理，学历层次较高，队伍素质可提升空间较大。

三、执法机制存在的问题及原因分析

（一）全省药品执法力量不足。与承担的药品执法任务、严峻的药品安全形势和药品违法犯罪的现状相比，全省药品执法队伍力量薄弱，维护药品安全的工作压力极大。一是对药品执法重视程度降低。在这次机构改革过程中，市、县市场监管综合执法机构普遍承担了工商、质检、食品、药品、物价、商标、盐业等领域执法职责，药品执法职能仅为市场监管综合执法职能的一部分，特别是明确市县不再承担药品生

产环节执法职能后，有的县区认为药品监管已经比较规范，零售、使用环节出不了大事，对药品执法的重视程度下降，重视程度明显不如其他市场领域执法职能，市级及部分县级药品执法人员仅占市场监管执法编制总数的10%，甚至有的县无专职药品执法人员，药品执法工作呈现弱化、边缘化趋势，药品执法从原来食品药品执法机构的主责主业成为了综合执法机构的边缘副业。二是药品执法力量弱化。改革后综合执法队伍大多由原质监、食药等执法人员组成，综合执法人员编制与职能不相匹配，全省1/4多的原专职药品执法人员转岗从事其他市场监管执法工作，导致药品执法力量被稀释，药品执法力量被弱化。三是其他工作挤占药品执法力量。由于市县实行综合执法模式，药品执法人员经常被抽调执行其他工作任务，有的市县反映，“双随机一公开”“创城”“安保维稳”、应急、专项整治等工作很大程度上分流了基层药品执法力量。

（二）全省药品执法队伍专业性不强。一是药械化专业执法人员极度缺乏。全省药品执法队伍专业结构不均衡，药学、医疗器械、化妆品专业人员少，药械化专业背景人员占比为28.6%，特别是全省医疗器械、化妆品专业背景执法人员更为缺乏，全省仅有29人、15人且主要集中在青岛市，8个市无医疗器械专业背景人员、12个市无化妆品专业背景人员，东营市市场监管综合执法机构无药械化专业背景人员。二是基层药品执法专业人才流失严重。机构改革后，经过长期培养和实践锻炼的药品专业执法人员分流转岗，药品执法岗位懂专业、会检查、能发现问题、能办案的专业人员越来越少，药品执法力量被稀释。三是高层次人才匮乏。在药品执法队伍中，研究生及以上学历的人员仅占5.7%，高学历人才比较少。有些市、县反映，由于受人员编制和人事政策等限制，人才引进和交流困难，对药品执法工作带来一定影响。

（三）全省药品执法办案能力亟待提升。一是药品执法专业能力不强。随着科技发展，当前药品违法主体多样、违法手段隐蔽、违法性质恶劣的特点仍然比较突出；药品违法生产经营活动越来越呈现出专业化、智能化、集团化、区域化特点，违法产品产供销网络化、国际化速度加快，新的违法手段、新的问题不断出现，对药品执法人员专业性要求越来越高。全省药品执法人员知识结构有待进一步改善，专业知识水平和实际执法能力有待进一步提高，缺乏有执法实践经验的专业技术人才。二是执法手段相对落后。执法办案方式单一，特别是信息化执法水平不高，对一些网络、微信、物流等新兴经营模式，调查处理方式和技巧不能掌握，在一些重大违法案件上，存在取证难、入罪难、追诉难等问题，深查案件、发现问题、解决问题能力不足，对社会危害大、社会反映强烈、涉案案值较大、涉及面广的大案要案查办数量不多。三是培训长效机制尚未建立。全省各级只是结合工作实际，针对部分专业人员开展相关业务培训，未开展过系统的药品执法培训。基层普遍反映，药品执法人员执法业务培训少、时间短，培训内容与执法实际结合少，一定程度影响了执法能力的提升。

（四）基层药品执法装备缺口较大。虽然全省药品执法装备情况有了明显改善，但基层还是普遍反映，执法装备匮乏、快速检验检测能力不足等问题依然是制约基层稽查执法工作开展的重要原因之一。市县两级执法车辆不足是当前面临的突出问题，多数基层稽查机构仅配备了照相机、录音笔等简单执法装备，执法车辆、药品快检设备、调查取证设备缺口较大。少数基层单位碍于配备取证工具类、快检设备类装备状况，对药品的检查还局限在眼看、鼻闻、手摸等手段，检验技术作用发挥不充分，案件证据固定不到位。尤其是各乡镇村村都有卫生室，镇街驻地都有药店诊所和生产企业，监管任务比较繁重，监管能力不足风险逐步显现。各级药品执法机构还突出存在着现代化装备、信息化水平不高的问题，执法文书仍停留在纸质书写和传递，多数执法人员未配备移动执法终端，导致执法成本高，工作效率较低。

（五）行刑衔接机制有待完善。各级执法机构已经在药品执法办案领域，加强同公安、工商、卫生等部门的联系协作，但联合执法、协作配合的机制运行上仍然存在很多问题。比如：少数地方在查处大要案的联合执法工作中，部门之间没有建立稳固的协作关系，也没有形成一套可行的制度体系，大多是在需要联合执法时临时联系，往往造成在联合执法中一遇到以某个部门为主的事，其他执法部门就当起“配角”和“陪衬”，有时出现相互推诿、扯皮现象，致使各执法环节不能有效衔接，“执法链”上的漏洞削弱稽查执法的效果。

（六）执法办案与日常监管的衔接配合缺乏有效的机制保障。主要表现在：一是日常监管环节的信息不能及时准确传递到执法办案环节，而执法办案也未能准确及时的将相关信息传递到监管环节，日常监管与执法办案相互衔接不够好。二是监管与办案相互脱节，监管环节的基础数据资料不足以作为执法办案的依据，而办案查出的问题以及作出的行政处罚措施，往往由于与监管脱节而导致未对当事人需改进的事项进行督促检查，造成药品安全秩序得不到进一步改善。三是重复监管和交叉执法现象仍然存在，由于职能设置不明确，增加了行政执法成本，降低了监管效能，也增加监管对象不必要的负担，引发管理相对人抵触心理，不利于执法工作开展。

四、加强药品执法工作机制建设的对策与建议

（一）确保药品执法专业力量。中办和国办先后

印发的《关于改革和完善疫苗管理体制的意见》《关于深化市场监管综合行政执法改革的指导意见》明确要求：各市、县组建市场监管机构以及综合执法队伍过程中，要强化疫苗监管力量，确保事有人干、责有人负；市场监管领域的行政执法事项主要由市县两级综合执法机构承担，市县两级要确保一线执法力量，尤其是药品领域执法力量。一是建议省市场局加强药品执法队伍建设的顶层设计。认真贯彻落实中办、国办相关文件精神，省市场局联合省编办出台加强全省药品执法队伍建设的意见，统筹考虑监管区域、监管对象数量等因素，科学设置药品执法办案机构，明确药品执法人员配备要求。二是确保一线药品执法力量。建议市、县级市场监管综合执法机构根据当地药品执法工作实际，设置 1-3 个相对独立的药品执法内设部门，把熟悉药品业务、具备药品执法能力的人员调整充实到药品执法岗位，科学合理配置药品执法人员，确保药品执法专业性。三是保持药品执法队伍的稳定性。建议各级市场监管部门严格人员借调程序，保证一线药品执法人员专注药品执法工作，减少综合执法改革对药品执法工作的影响。

（二）加强专业化执法队伍建设。一是充实专业执法力量。采取多种进人方式，引进法学、药学、生物工程等专业高学历、高层次人才，充实执法专业力量。通过政府购买服务的方式设置药品专职协管员，解决基层监管人员不足的问题。树立"全员执法"理念，做到"人人想办案，人人能办案"，提升案件数量和质量。二是加大培训力度。研究当前药品工作面临的新情况、新问题，结合执法人员素质现状，有针对性地开展培训。开展案卷制作评比活动，建立在线学习培训系统，实行全方位多角度、分层次分类别培训，以适应当前复杂多变的监管形势。建议以食品药品职业学院等院校和相关企业为平台，建立全省性的药品执法人员实训基地，制定长期、系统性培训规划，逐步、整体提升执法能力。三是加强省级药品执法专家库建设。建立省级专家库，一方面是对市、县重大案件进行现场指导，为有效打击药品违法犯罪行为提供专业咨询和技术支撑。另一方面是促进全省药品执法骨干力量能力提升，通过相关领域专家在专业鉴定、技术分析、法律适用等方面的优势，合力破解不断出现的药品执法工作新难题，提升全省药品执法工作整体水平。将在执法实战、技能竞赛中业务精湛，成绩突出，特别是有查处重大专案经历的人员选拔扩充到药品执法人才库中，加强全省药品执法工作的后备力量。

（三）加强药品执法能力建设。一是增加药品执法办案经费投入，专项用于药品执法办案的支出，解决药品办案经费不足的问题。二是配齐必要的执法装备。配备专用执法车辆，提高快速反应和应急处置能力。配备录音、录像机等调查取证设备和即时通讯设备、人身安全保障装备、违法行为快速识别检测设备以及信息化设备，为药品执法办案提供有力的技术支撑。三是搭建药品执法信息交流平台，畅通信息渠道。利用现代化的互联网络优势，倡导建立共享的药品执法信息库，发挥网络信息在执法工作的作用，实现执法信息化。四是加强法制建设。从省级层面出台指导性意见，解决基层法律适用执行难、自由裁量权的使用把握不准确等问题。五是加强工作协调。积极探索和完善药品执法各项工作协调机制，协调处理好各方面关系，增强执法工作合力。从省局层面完善案件移送机制，构建更加完善的行刑衔接平台，与公安部门形成合力打击药品违法犯罪行为。

仿制药一致性评价工作调研报告

仿制药一致性评价是药品审评审批制度改革的重要内容，为加快推进我省仿制药一致性评价进程，我们专题开展调研活动，了解掌握存在问题、分析研究对策措施。有关情况如下：

一、前期工作情况

（一）国家政策要求。2015 年 8 月，《国务院办公厅关于开展仿制药质量和疗效一致性评价的意见》，将开展仿制药一致性评价、提高国产药品质量列为改革目标之一。

2016 年 2 月，《国务院办公厅关于开展仿制药质量和疗效一致性评价的意见》，对仿制药一致性评价作出部署安排：化学药品新注册分类实施前（2016 年 3 月 4 日前）批准上市的仿制药，凡未按照与原研药质量和疗效一致原则审批的，均须开展一致性评价。其中，国家基本药物目录中的化学药品仿制药口服固体制剂应在 2018 年底前完成一致性评价。其他仿制药，自首家品种通过一致性评价后，其他药品生产企业的相同品种原则上应在 3 年内完成一致性评价。

2017 年 10 月，《中共中央办公厅 国务院办公厅关于深化审评审批制度改革鼓励药品医疗器械创新的意见》，进一步重申加快推进仿制药一致性评价。

2018 年 12 月，《国家药品监督管理局关于仿制药质量和疗效一致性评价有关事项的公告》，对仿制药一致性评价有关政策作出调整：不再统一设置国家基本药物目录的品种的评价时限要求；新注册分类实施前批准上市的仿制药，逾期未完成的，经评估认为属于临床必需、市场短缺品种的，可予适当延期。

（二）我省配套政策落实情况。为加快推进我省仿制药一致性评价工作，省局代拟《关于改革药品医疗器械审评审批制度的实施意见》，并以省委办公厅、省政府办公厅名义印发实施。在此基础上，联合有关部门研究制订系列配套措施，一是会同省财政厅研究制定《山东省省级仿制药质量和疗效一致性评价补助资金管理办法》，对同品种全国前3名通过一致性的企业给予200万元奖补。济南、烟台等地也相继出台仿制药一致性评价奖补政策，其中，济南奖补力度最大，每个品种最高奖补400万元，结合省级奖补政策，我省企业最高可获得600万奖补，为全国最高。二是推动省公共资源交易中心研究制订《关于山东省公立医疗卫生机构药品和高值医用耗材集中采购工作有关问题的通告》等文件，将通过评价的仿制药一致性评价的药品纳入第一竞价组，与原研药同平台竞争。三是争取增设济南药品进口口岸，提升一致性评价所需参比制剂进口的便利度。四是会同省卫生健康委指导医疗机构建设BE临床试验基地，全省临床试验机构数量达到50余家，每年可以开展BE试验数量由改革前的10个左右提升到现在的100个以上。五是依托省食药检院技术力量，投资建设省内首家生物样本检测实验室，主要为仿制药一致性评价开展临床生物样本检测服务（前期，省食药检院承接完成的仿制药一致性评价项目陆续上报审评，近日，吲达帕胺片顺利通过国家药监局核查中心组织的现场核查）。六是省食药检院积极做好一致性评价品种复核检验工作，截至目前，完成87个品规的复核检验任务，数量居全国第一，高于第二、第三名之和，等等。

（三）我省评价进展。我省是医药大省，医药工业总产值连续多年位居全国前列，2017年产值5141.5亿元，约占全国的1/6。我省也是仿制药大省，全省共有化学仿制药7300余个，其中，2765个品规（以批准文号计）的化学口服固体制剂须开展一致性评价，约占全省总数的27.5%。截至目前，全省已有375个品种启动仿制药一致性评价，其中有167个品种上报国家审评，32个品种通过评价获准上市，申报数量、获批上市数量约占全国1/10（受理数量居全国第2位、获批数量居全国第4位）。

各省仿制药一致性评价受理统计表

序号	省份	数量
1	江苏	303
2	山东	167
3	浙江	133
4	广东	130
5	四川	100
6	上海	81
7	河北	71
8	湖北	66

续表

序号	省份	数量
9	北京	52
10	重庆	51
合计	1416	

各省通过仿制药一致性评价统计表

序号	省市	数量
1	江苏省	73
2	浙江省	48
3	四川省	36
4	山东省	32
5	广东省	28
6	河北省	17
7	北京市	17
8	重庆市	16
9	上海市	14
10	湖南省	12
总计	335	

二、调研情况

仿制药一致性评价是一个系统工程，需要各方共同参与，主要包括仿制药生产企业、合同研究组织（CRO公司）、临床试验机构等。本次调研活动，分别选取具有一定代表性的企业，“解剖麻雀、以点代面”，深入掌握制约我省一致性评价工作开展的关键因素，并研究提出针对性措施。

（一）山东博山制药有限公司——仿制药生产企业代表。药品生产企业是一致性评价的主体，对于很多中小型企业来说，一致性评价是一项十分艰巨的任务，以博山制药为例，该公司位于淄博市博山区白塔镇，2018年销售收入4000万，2019年预计销售收入1亿、利税1600万，需要开展一致性评价的品种有30余个。该公司于2017年6月正式启动评价工作，首批筛选了硝酸异山梨酯片（5mg）、奋乃静片（2mg、4mg）、盐酸氯丙嗪片等4个产品规格进行一致性评价，目前均完成处方工艺研究、质量研究以及与参比制剂的质量对比研究工作，进行了车间放大生产和工艺验证工作，正在进行预BE实验阶段。还有5—10个品种，待资金到位后再启动评价工作；其他品种，大多是老品种，市场竞争力不足，拟放弃评价。由于自身不具备研发能力，一致性评价研究工作主要委托海南一家CRO公司实施。

（二）山东则正医药技术有限公司——CRO公司代表。合同研究组织（CRO公司），是药物研发服务机构的统称，能够为生产企业开展一致性评价研究提供外包技术服务，以山东则正为例，该公司成立于2016年初，总部设在淄博高新区，在上海也设有制剂研发中心，并在济南筹建服务国内企业的制剂研发中心及临床事业部，主要承接仿制药研究和一致性评价等业务，与济南中心医院、省食药检院等有深度合作，为瑞阳制药、青岛黄海、山东新华、鲁抗医药、凤凰制药等省内企业提供研究服务。截至目前共承接项目40余个，其中5个一致性评价项目已被CDE受理（包括瑞阳制药的盐酸雷尼替丁片、盐酸雷尼替丁胶囊，青岛黄海的布洛芬片、对乙酰氨基酚片），2019年计划申报11个品种，包括瑞阳制药的格列吡嗪片、凤凰制药的苯磺酸氨氯地平片、新达制药的阿莫西林胶囊等，协助完成青岛黄海与军事医学科学院合作的一个2类新药，完成首个申报美国FDA项目的预BE。

（三）济南市中心医院——BE试验机构代表。BE试验是验证仿制药与原研药疗效是否一致的“金标准”，BE试验必须由临床试验机构来完成。以济南市中心医院为例，该院I期临床试验研究中心于2016年8月建成并投入使用，截至目前，已承接完成试验项目80余项，其中，一致性评价项目73项，包括了普通片剂、胶囊剂、口腔崩解片、混悬剂、缓控释制剂、注射剂等剂型，合作的申办方包括了Sun Pharma、齐鲁制药、正大天晴、江苏恒瑞、扬子江等大型中外制药企业。自承接项目以来，多次接受国家和省级监管部门的现场核查，未发现数据完整性问题，目前已有6个项目获得上市批准，2个一致性评价项目免核查获得上市批准。

（四）省食药检院——生物样本检测机构代表。BE试验主要包括受试者用药采血、检测血液中药物浓度两项工作，受试者用药采血是临床研究机构的专长，血药浓度检测却普遍能力不足，为此，北京、上海等发达省份都形成了医疗机构采血、第三方检测血药浓度的研究链条，但我省市场化程度比较低，尚无专门的血药浓度第三方检测机构。在这种情况下，省食药检院于2016年投资1500余万元，建设省内首家生物样本检测实验室，主要为仿制药一致性评价开展临床生物样本检测服务。目前实验室已经完成7个预BE实验，3个正式BE实验的生物样本检测任务。2018年，国家药监局焦红局长在省食药检院现场调研时，对仿制药一致性评价服务平台给予高度评价。

三、存在的问题

仿制药一致性评价，实质上是对已上市产品进行二次开发的过程，技术要求高、研发周期长、资金投入大，是对一个企业甚至一个地区药物研究能力的重大考验。江苏一致性评价申报受理303个，我省只有167个，这个数据客观反映了两省药物研发能力的巨大差距。从调研情况看，制约我省一致性评价工作的突出问题，主要包括：

（一）资金投入大，企业难以负担。据了解，每个品种一致性评价的研究费用大约1000万左右，甚至超过了一些企业全年的利润，因此，很多企业只能选择市场预期较好的品种开展评价，其他品种只能放弃或暂缓实施。2018年年底，上海市推动的“4+7”带量采购政策，沿用“低价中标”模式，且只能1家企业中标，这背离了一致性评价品种“优质优价”的设计初衷。前期投入大、预期收益低，影响了企业开展一致性评价的积极性。

（二）企业研究能力不足，评价研究只能依靠“外包”。仿制药一致性评价，需要对原研药生产所用原料的晶型杂质、辅料种类用量及原研药的溶出曲线进行全面研究，在此基础上，研制生产仿制药品，并以体外溶出、体内BE试验为标准，验证仿制药品与原研药是否质量疗效一致，如果不一致，需要重新研究，可以说，其难度不亚于研发一个新产品。据了解，我省除齐鲁、鲁南、绿叶等少数企业拥有自己的研发团队、能够自主开展评价研究，其他绝大多数企业需要委托CRO公司实施，这无形之中增加了研究的成本，同时，如何选择技术过硬、诚实守信的CRO公司也是企业面临的实际问题，我省某企业委托CRO公司开展多个品种研究，历经1年多时间，预BE试验验证结果不等效，浪费了时间、错失了机遇。

（三）研究机构偏少，评价研究的服务能力有限。客观地说，生产企业的研发能力不是短时间就能具备的，特别是在当前社会分工越来越细的大背景下，生产企业选题立项、委托CRO公司研究开发是医药行业普遍做法。因此，一个地区药物研究机构数量多少、质量高低，是这个地区创新研究能力的重要体现，也是这个地区医药创新发展的决定性因素。目前，我省只有药科院、百诺、创新、则正等科研公司能够承接企业委托的一致性评价项目研究，远远不能满足庞大的市场需求。同时，我省也没有在全国有影响力的大型研究机构，以药明康德为例，该公司是全国最大的CRO机构，在上海、天津、南京、苏州、无锡、武汉、成都等医药产业聚集区设立分支机构，但在我省还是空白，这与山东医药大省的地位不相匹配，这也说明我省药物研发活跃度不够高，无法吸引高水平CRO公司落户。

（四）临床试验能力不足，BE试验需要外省“支援”。受2015年临床试验数据自查核查“风暴”影响，我省很多临床试验机构承接BE试验积极性不高，面对这一问题，我们会同省卫建委鼓励支持济南市中心医院、青岛大学附属医院等加快建设Ⅰ期临床试验室，取得一定成效。但从数量上仍无法满足需求，很多企业只能到外省排队做BE试验，从质量上也有一定差距，近期，我们在监督检查中发现，某中医医院将Ⅰ期临床试验交由CRO公司运行管理，存在很大安全隐患。

四、对策措施

（一）*强化政策供给*。仿制药一致性评价是政府主导推动、企业主体参与的一项重大改革，中央、省委出台系列政策措施，保障评价工作有序推进。我们要发挥好牵头作用，会同相关部门深入贯彻省委办公厅、省政府办公厅《关于改革药品医疗器械审评审批制度的实施意见》，切实抓好仿制药一致性评价资金奖补、临床使用等措施落实，鼓励支持企业开展一致性评价工作。

（二）*加强指导服务*。发挥国家药品审评中心药品创新和审评制度改革联系点的作用，邀请国家药品审评专家到山东开班授课，面对面为企业解疑释惑。调整充实山东省仿制药一致性评价技术专家委员会，聘请“千人计划”等高层次专家为顾问，开展上门服务、做好技术指导。立足自身职能，积极协调国家局相关单位，做好一致性评价现场核查、复核检验等工作，建立重大品种项目库，密切关注青岛黄海促福达等大品种的审评进度，及时协调解决有关技术问题。同时，以推进仿制药一致性评价为契机，引导企业加大科研投入，提升新药研发能力，着力改变过去以价换量、以量取胜的低水平发展方式。

（三）*加快提升药物研究能力*。以满足省内药物研发需求为导向，加快提升第三方研发服务能力，鼓励支持省内管理规范、能力突出的CRO公司优先承接省内企业委托项目，推动形成“企业有需求、第三方有供给”的有利格局。适时与药明康德对接，积极争取药明康德来我省布局建设研发中心或生产基地。坚持“不为所有，但为所用”原则，充分发挥信息优势，积极搭建沟通桥梁，择优推荐优质CRO公司与有需求的企业对接合作，利用好省内外研发资源。

（四）*加快提升临床试验能力*。联合省卫生健康委、科技厅等部门，研究制订鼓励临床医生开展临床试验的具体措施，探索将承担的省内大品种BE试验作为省部级课题，充分调动临床医生的积极性。依托协会组织，建立临床研究专业委员会，定期开展学术交流活动，促进提升我省药物研究能力水平。前期，我们指导齐鲁医院开展一期临床试验专题培训，近日，还将与省药师协会合作，在烟台召开全省临床试验培训会，会训结合、共促提升。

（五）*加快提升生物样本检测能力*。近日，省食药检院承接完成的吲达帕胺片仿制药一致性评价项目，顺利通过国家局组织的现场检查和集中会审，这是一个良好开端。但目前省食药检院承接项目的能力还十分有限，食药检院将对生物样本分析实验室进行扩建，拟投入资金2200万元用于仪器设备、软件购置等，预计每年可承担30～50个BE项目，达到全国同类实验室的一流水平。积极推进省食药检院与临床试验机构的合作，打造“临床试验机构采血、省食药检院检测”分工明确、互为补充的临床试验完整服务链条。继续加快药物杂质研究平台、包材相容性研究平台建设，为我省企业一致性评价提供药学研究服务（主要是杂质谱研究、注射剂产品包材相容性研究）。

（六）*加快实施注射剂一致性评价*。口服固体制剂一致性评价，着力解决仿制药的疗效问题，而注射剂一致性评价，则重点解决注射剂的安全问题。目前，国家局正在制订相关技术标准，近期将正式启动注射剂一致性评价工作。我省是注射剂第一大省，年产量超过50亿瓶，注射剂一致性评价任务繁重，下一步，我们将主动对接国家局，及时做好政策宣传和技术培训，确保我省注射剂一致性评价早起步、早见效。前期，指导省食药检院举办中美仿制药一致性评价关键技术和共性问题研讨会、溶出度与药品质量研究国际学术研讨会等国际会议等，近期，我们还将专门组织注射剂一致性评价专题培训班。

（七）*加强评价后监管*。对于通过一致性评价的品种，加强监督检查和质量抽检，督促企业严格按照一致性评价研究的工艺处方组织生产，严防出现“一致性评价”变成“一次性评价”问题发生。

综上，做好仿制药一致性评价工作，政府相关部门要加强政策宣传和技术指导，确保相关政策落地落实，生产企业要不等不靠、积极参与，千方百计利用各方资源加快开展评价研究，CRO机构、临床试验机构要提供强有力的技术支撑，只有各方齐心协力、共同努力，我省企业才能经受住“仿制药一致性评价”的重大考验，我省医药产业才能继续走在高质量发展的前列。

山东省药品监督管理统计报表

第一部分　药品安全状况

一、药品研发、生产、经营情况

2019年，省局上报194个品规的仿制药到国家进行一致性审评，通过54个，居全国第2位；有239个品种获批成为上市许可持有人，占全国10%。

2019年，受理药品补充审批申请261件，药品补充备案申请687件，再注册申请2492件。

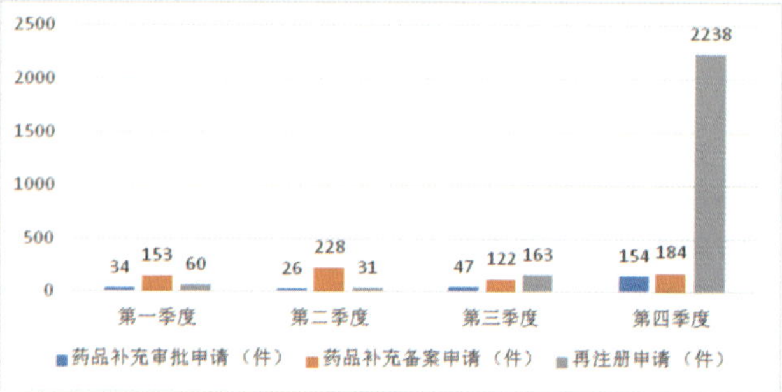

图1-1 2019年每季度药品行政受理情况

2019年，山东省持药品生产许可证生产企业459家，其中生物制品生产企业18家（其中，血液制品1家、疫苗2家、诊断试剂2家），化药制剂与中药制剂企业225家（其中，纯化药制剂企业62家，纯中药制剂企业47家），纯原料药55家，中药饮片生产企业75家，医用氧企业48家，药用辅料33家、空心胶囊生产企业8家。此外，有医疗机构制剂室156家，药包材生产企业190家。

山东省有药品批发及零售连锁企业1400余家、零售药店4万余个、使用单位8.2万家。

二、药品质量安全状况

（一）药品抽检情况。2019年完成抽样15289批，较2018年增加20%，整体合格率97.4%（2018年为96.0%），其中，药品评价性抽检合格率99.8%，中药饮片抽检合格率为89.3%（2018年为86.6%），山东省药品质量状况保持在较高水平。同时，统筹做好国抽工作。承担国评抽检任务共18个（省院16个品种4个专项、青岛院2个品种），完成45家生产企业、99家经营企业、65家医疗机构总689批次的抽样任务，妥善处置复方感冒灵颗粒等探索性研究项目检验不合格问题。

表1-1　药品抽检情况

抽检批次	合格率	药品评价性抽检合格率	中药饮片抽检合格率	国抽批次
15289	97.4%	99.8%	89.3%	689

（二）药品投诉举报情况。2019年，山东省各级监管机构共受理药品投诉举报12473件。立案180件，结案160件，移交司法机关34件。

表1-2　2019年药品投诉举报情况

类别	受理	立案	结案	移交司法机关
第一季度	2552	38	28	8
第二季度	4119	32	31	2
第三季度	2860	49	46	21
第四季度	2942	61	55	3
合计	12473	180	160	34

（三）日常检查情况。2019年，山东省检查企业1700余家次，发布检查公告6期，检查数量和查处力度均居全国前列。

表1-3　2019年药品生产企业日常监管情况

指标名称		第一季度	第二季度	第三季度	第四季度	合计
检查生产企业（家次）		251	301	337	524	1413
	其中：含基本药物的生产企业（家次）	90	119	155	84	448
	含血液制品、注射剂等高风险品种的生产企业（家次）	44	50	73	30	197
出动检查人次		760	870	844	1437	3911

续表

指标名称		第一季度	第二季度	第三季度	第四季度	合计
发现违法违规的生产企业（家次）		11	24	37	51	123
责令整改的生产企业（家次）		77	0	71	0	148
收回 GMP 证书（张）		0	7	1	0	8
	其中：在省药监局政务网站公开（张）	3	0	0	0	3
立案查处的生产企业（家次）		1	0	2	0	3

表 1–4　2019 年药品经营企业日常监管情况

指标名称			第一季度		第二季度		第三季度		第四季度	
			批发企业	零售企业	批发企业	零售企业	批发企业	零售企业	批发企业	零售企业
检查经营企业家次（家次）			374	10435	390	23866	371	20464	665	25474
发现违法违规的经营企业（家次）			46	1267	35	5102	36	3772	58	3768
	未遵守 GSP（家次）		40	29	3450	26	2773	46	2600	943
		未遵守 GSP 关于执业药师配备使用要求（家次）	1	185	0	294	0	776	0	124
	涉及假药（家次）		0	0	4	1	3	0	9	0
	涉及劣药（家次）		0	2	50	5	50	5	58	18
	无照经营（家次）		0	1	4	0	9	0	37	9
	非法渠道购进药品（家次）		0	0	89	0	152	0	43	22
	其他（家次）		7	12	1989	5	1108	12	1174	321
完成整改的经营企业（家次）			41	1084	57	4838	75	3750	76	3146
撤销 GSP 证书（张）			0	40	0	103	1	344	0	222
立案查处企业（家次）			20	163	8	765	9	777	6	1174

（四）打击违法犯罪情况。2019 年，山东省各级药品监管部门共查处药品案件 7138 件，查处药品案件货值金额 1137.35 万元。其中，涉及药包材案件 49 件，货值金额 88.54 万元。

表 1–5　2019 年查处药品、药品包装材料案件情况

类别	案件（件）	货值金额（万元）	涉及药包材案件（件）	涉及药包材案件货值金额（万元）
第一季度	531	184.13	20	48.76
第二季度	1519	158.81	22	29.58
第三季度	1712	183.25	1	1
第四季度	3376	611.16	6	9.2
合计	7138	1137.35	49	88.54

第二部分　医疗器械安全状况

一、医疗器械生产、经营、使用情况

医疗器械流通情况。2019 年，山东省共有二、三类医疗器械经营企业 49380 家，其中，仅经营二类医疗器械产品的企业 24987 家，仅经营三类医疗器械产品的企业 10647 家，同时从事二、三类医疗器械经营的企业 13746 家。

表 2-1　2019 年医疗器械经营企业情况

二、三类医疗器械经营企业（家）	49380
仅经营二类医疗器械（家）	24987
仅经营三类医疗器械（家）	10647
同时从事二、三类医疗器械经营（家）	13746

二、医疗器械质量安全状况

（一）医疗器械抽检情况。2019 年，按照国家抽检工作要求，山东省完成省内抽样 139 批次，居全国前列。此外，全年共安排抽检 69 个品种 1265 批次，完成检验并出具报告 870 批次，风险监测 113 批次，监督抽检 757 批次。其中生产环节 270 批次，经营环节 114 批次，使用环节 486 批次，不合格 51 批次。

表 2-2　2019 年医疗器械抽检情况

抽检批次	1265
完成检验并出具报告	870
风险监测批次	113
监督抽检批次	757
不合格批次	51

（二）医疗器械投诉举报情况。2019 年，山东省各级监管机构共受理医疗器械投诉举报 2381 件，立案 32 件，结案 34 件。

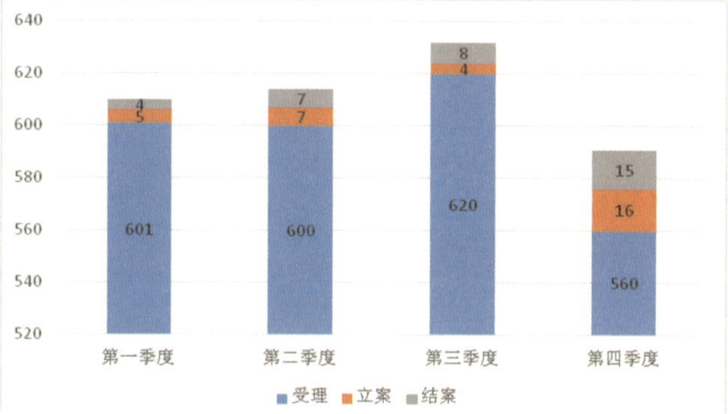

图 2-1　2019 年医疗器械投诉举报情况

（三）医疗器械检查情况。2019 年，山东省完成生产企业 1066 家次，经营企业 33441 家次检查任务。其中，山东省药监局直接组织对 113 家生产企业进行了飞行检查，包括，无菌类 55 家，植入类 17 家，体外诊断试剂 7 家，其他 34 家；涉及国家、省重点监管企业 92 家；涉及三类企业 76 家，二类企业 37 家。

表 2-3　2019 年医疗器械生产企业日常监管情况

项目		第一季度	第二季度	第三季度	第四季度	合计
检查生产企业（家次）		392	482	588	765	2227
其中：含一类医疗器械产品的生产企业（家次）		151	231	222	337	941
其中：未通过检查（家次）		2	23	21	6	52
其中：含二类医疗器械产品的生产企业（家次）		177	200	21	370	768
其中：未通过检查（家次）		5	14	21	5	45
其中：含三类医疗器械产品的生产企业（家次）		76	86	253	108	523
其中：未通过检查（家次）		1	2	3	3	9
重点企业	国家重点监管企业	29	25	43	29	126
	省重点监管企业	13	17	31	11	72

续表

项目		第一季度	第二季度	第三季度	第四季度	合计
全面检查高风险企业	含无菌医疗器械的生产企业	52	69	77	84	282
	其中：未通过检查	0	12	7	1	20
	含植入性医疗器械的生产企业	13	18	23	30	84
	其中：未通过检查	0	0	1	0	1
	第三类医疗器械的生产企业	36	53	71	59	219
	其中：未通过检查	0	0	1	1	2
医疗器械生产企业飞行检查	省级及以下组织	22	30	70	102	224
	停产整改	4	0	2	1	7
存在违法违规的生产企业（家次）		19	30	6	55	110
完成整改的生产企业（家次）		78	106	149	131	464
立案查处的生产企业（家次）		5	3	3	2	13

表 2-4　2019 年医疗器械经营企业日常监管情况

项目		第一季度	第二季度	第三季度	第四季度	合计
检查经营企业、使用单位（家次）		10598	15365	13632	19308	58903
其中	经营企业（家次）	8442	7819	10897	5981	33139
	使用单位（家次）	6847	5677	7909	4456	24889
	医疗器械网络交易服务第三方平台数（家次）	76	136	502	161	875
省级及以下组织医疗器械经营企业飞行检查（家次）		517	453	136	204	1310
存在违法违规的企业或单位（家次）		675	1084	175	1471	3405
其中	经营企业（家次）	698	1028	850	443	3019
	使用单位（家次）	359	604	595	222	1780
	医疗器械网络交易服务第三方平台数（家次）	27	27	26	10	90
完成整改的企业或单位（家次）		1325	2032	409	2339	6105
其中	经营企业（家次）	960	15	1215	790	2980
	使用单位（家次）	1023	1796	1107	524	4450
	医疗器械网络交易服务第三方平台数（家次）	49	49	17	11	126
移交稽查部门的企业或单位（家次）		32	115	924	177	1248
其中	经营企业（家次）	53	867	70	16	1006
	使用单位（家次）	62	5	106	16	189
	医疗器械网络交易服务第三方平台数（家次）	0	0	1	0	1
移交卫生部门处理的单位（家次）		0	0	61	1	62

第三部分　化妆品安全状况

一、化妆品生产、经营企业情况

2019 年，山东省有化妆品生产企业 169 家，委托生产的品牌企业 3000 余家，化妆品品种 4.3 万余个。新增化妆品生产企业 10 家，注销 3 家，新增化妆品产品 1.5 万余个。山东省有化妆品经营单位约 50 万家，市场规模约 800 亿元。

二、化妆品质量安全状况

化妆品投诉举报情况。2019 年，山东省各级监管机构受理化妆品投诉举报 3622 件。立案 34 件，结案 32 件，没有移交司法机关的案件。

表 3-1　2019 年化妆品投诉举报情况

类别	受理	立案	结案	移交司法机关
第一季度	781	9	9	0
第二季度	965	14	12	0
第三季度	911	6	6	0
第四季度	965	5	5	0
合计	3622	34	32	0

三、监督管理情况

表 3-2　2019 年化妆品生产企业日常监管情况

指标名称	第一季度	第二季度	第三季度	第四季度	合计
检查化妆品生产企业（家）	151	307	453	224	1135
检查化妆品生产企业（家次）	204	361	569	293	1427
出动检查人次	605	802	1738	840	3985
检查化妆品品种（种次）	562	1056	1330	729	3677
抽验化妆品批次	68	218	702	109	1097
检出不合格化妆品批次	1	2	36	7	46
发现生产记录缺失、不完整（家次）	18	28	21	44	111
完成整改的企业（家）	28	131	52	86	297
飞行检查化妆品生产企业（家次）	18	17	17	83	135
责令暂停生产企业（家次）	1	1	52	1	55
完成整改后恢复生产企业（家次）	5	3	3	9	20

查处违规案件情况。2019 年，山东省共查处化妆品案件 302 件，查处化妆品案件货值金额 292.52 万元。其中，涉及互联网案件 13 件，货值金额 16.94 万元。

表 3-3　2019 年查处化妆品案件情况

类别	案件（件）	货值金额（万元）	涉及互联网（件）	涉及互联网货值金额（万元）
第一季度	61	48.99	3	1.88
第二季度	62	13.97	2	2.43
第三季度	68	35.66	2	2.43
第四季度	111	193.9	6	10.2
合计	302	292.52	13	16.94

索 引

说明：

本索引是将书首目录中的条目简化成的索引条目，对特载、附录等栏目不作主题索引。索引条目按汉语拼音顺序排列，同一字母条目的次序按原目录前后顺序排列。条目后的阿拉伯数字表示内容所在的页码。

条目索引

H

J

K

L

M

N

P

Q

R

S

T

W

X

Y

Z